4 한국산업인력공단 출제기준안에 따른 의공산업기사 필기

의료기기 유지보수

기출문제 수록

공학박사 나 승 권 저

감 수

•윤 형 로•
공학박사 / 연세대학교 의공학부 교수

•황 락 훈•
공학박사 / 세명대학교 전기학과 교수

•김 종 탁•
이학박사 / 상지대학교 의료시스템정보과 교수

•남 삼 극•
의학박사 / 삼육서울병원 의무원장

문제 및 해설

도서출판 상 학 당

欲爲大者 當爲人役

크고자 하거든 남을 섬기라

머리말

현대산업의 기술수준은 하루가 다르게 급속도로 발전하고 있다. 그중에서 컴퓨터의 발전으로 인해 IT분야와 전자 · 전기 분야의 발전속도는 더욱 가속화되고 있다. 이러한 급격한 기술의 발전은 새로운 기술 인력을 요구하게 되었고, 이에 편승하여 산업계 종사자들도 기술습득을 위한 노력을 기울이고 있다. 사회적으로 의료보건산업이 활성화 됨에 따라 의료전자기기의 관심이 높아지고 있다. 이와 같은 추세에 따라 정부는 2008년도부터 의공기사, 의공산업기사, 의료전자기능사 등 의료기기분야 국가자격증을 신설하여 의료기기 분야 전문인력을 양성하고 있으며, 여러 대학에서 관련 학과의 신설, 증대를 계획하고 있다.

의공학은 의학 자체를 적극적으로 발전시킬 것을 목적으로 하는 학문으로서 현재 의학이 공학이나 의학의 진보에 따라 발전하고 있는 것을 부인할 수 없는 사실이다. 현대의학에서 진료용 장비는 필수 기기이고, 과학기술의 발전은 여러 분야(공학, 의학, 통신 등)의 과학이 서로 협력함으로써 이룰 수 있고, 의학에 공학 분야를 도입하여 접목시키지 않으면 의학 발전을 생각할 수 없을 것이다. 의공학은 이와 같은 여러 과학이 이룬 성과를 집대성하여 현재까지 계속하여 발전하는 단계이다.

2024년부터 NCS 적용으로 시험과목이 개편되어 의료기기 유지보수에서는 진단기기 및 치료기기와 의료정보에서 의료정보시스템, 의료기기 안전관리에서는 의료기기 등급별 안전관리 주기 및 방법, 의료기기 안전관리 규정, 의료기기 안전에서는 육안검사, 접지와 누설전류, Electric Shock, 의료기기 안전표시 등이 있다. 예방점검에서 의료기기 예방점검 계획, 실시, 점검보고서 작성을, 의료기기 안전관리 계획, 의료기기 안전 및 교육, 의료기기 수리, 교정에서는 의료기기 안전관리 평가 및 결과서 작성을 다루었다.

그러나 과목마다 유사한 문제가 출제되어 2008년부터 출제되었던 기출문제를 추가하였으며, 특히 안전에는 의료법규에 유사한 문제가 많고 특히 의료기기 인허가 시험과목에 출제기준에 있어 다루었다. 의공학을 전공하는 이들에게 진정으로 학습에 도움이 되는 최근까지 출제되었던 과년도 문제와 해설을 넣었다. 집필 중 많은 고심에도 손길이 미치지 못한 곳은 계속 보완할 것이며, 출판과정에 도움을 주신 도서출판 상학당의 남승우 사장님과 이 책에 관심과 애정을 주신 모든 분들께 감사의 말씀을 전한다.

저자 나 승 권 씀

차 례

Chapter 01 의공산업기사 자격증 설명

01 의공산업기사의 직무 ········· 10
02 의공산업기사의 직업명세서 ········· 10
03 의공산업기사의 자격검정체계 ········· 11
04 의공산업기사의 검정기준 ········· 12

Chapter 02 진단기기 및 치료기기

01 진단기기 ········· 16

1. 심전계(ECG, EMG, EEG 등) ········· 16
   - 예상문제 ········· 16
   - 기출문제 ········· 23
2. 환자감시장치 ········· 28
   - 예상문제 ········· 28
   - 기출문제 ········· 42
3. 초음파 영상 진단기기 ········· 58
   - 예상문제 ········· 58
   - 기출문제 ········· 73
4. X-RAY ········· 89
   - 예상문제 ········· 89
   - 기출문제 ········· 105
5. 전산화 단층 X-선 촬영장치(CT) ········· 119
   - 예상문제 ········· 119
   - 기출문제 ········· 124

6. 자기공명단층촬영장치(MRI) ········· 128
■ 예상문제 ········· 128
■ 기출문제 ········· 137

7. 기타 기출 진단기기 ········· 143
■ 기출문제 ········· 143

02 | 치료기기 ········· 170

1. 제세동기 ········· 170
■ 예상문제 ········· 170
■ 기출문제 ········· 175

2. 페이스메이커 ········· 180
■ 예상문제 ········· 180
■ 기출문제 ········· 183

3. 전기수술기 ········· 187
■ 예상문제 ········· 187
■ 기출문제 ········· 191

4. 전기자극 치료기 ········· 196
■ 예상문제 ········· 196
■ 기출문제 ········· 199

5. 수액펌프 ········· 206
■ 예상문제 ········· 206
■ 기출문제 ········· 208

6. 인공호흡기 ········· 211
■ 예상문제 ········· 211
■ 기출문제 ········· 226

7. 마취기 ········· 230
■ 예상문제 ········· 230
■ 기출문제 ········· 232

8. 보육기 ········· 235
■ 예상문제 ········· 235
■ 기출문제 ········· 237

9. 기타 기출 치료기기 ········· 239
■ 기출문제 ········· 239

Chapter 03 의료정보

01 | 의료정보시스템 ······ 262

1. 의료정보의 이해 ······ 262
   - 예상문제 ······ 262
   - 기출문제 ······ 280
2. 의료정보시스템 ······ 299
   - 예상문제 ······ 299
   - 기출문제 ······ 318

Chapter 04 의료기기 안전관리

01 | 의료기기 안전관리 ······ 352

1. 의료기기 등급별 안전관리 주기 및 방법 ······ 352
   - 예상문제 ······ 352
   - 기출문제 ······ 355
2. 의료기기 안전관리 규정 ······ 360
   - 예상문제 ······ 360
   - 기출문제 ······ 366

02 | 의료기기 안전 ······ 373

1. 육안검사 ······ 373
   - 예상문제 ······ 373
   - 기출문제 ······ 377
2. 접지와 누설전류 ······ 382
   - 예상문제 ······ 382
   - 기출문제 ······ 397
3. Electric Shock ······ 415
   - 예상문제 ······ 415
   - 기출문제 ······ 428

4. 의료기기 안전표시 ··· 440
■ 예상문제 ··· 440
■ 기출문제 ··· 447

5. 기타 의료기기 안전 ··· 451
■ 기출문제 ··· 451

Chapter 05 의료기기 예방점검

01 | 의료기기 예방점검 계획, 실시, 점검보고서 작성 ··· 470

1. 의료기기별 특성에 따른 예방점검 주기, 항목, 절차 ··· 470
■ 예상문제 ··· 470
■ 기출문제 ··· 485

2. 예방점검 측정기기, 인원, 시설 ··· 499
■ 예상문제 ··· 499

Chapter 06 의료기기 수리, 교정

01 | 의료기기 수리, 교정 및 결과보고서 작성 ··· 506

1. 고장원인 분석 및 수리 ··· 506
■ 예상문제 ··· 507

2. 의료기기별 허용 오차범위에 따른 교정 ··· 510
■ 예상문제 ··· 510
■ 기출문제 ··· 520

3. 의료기기 유지보수 결과서 작성 ··· 521
■ 예상문제 ··· 521
■ 기출문제 ··· 526

Chapter 01
의공산업기사 자격증 설명

01 의공산업기사의 직무
02 의공산업기사의 직업명세서
03 의공산업기사의 자격검정체계
04 의공산업기사의 검정기준

01 의공산업기사의 직무

의공산업기사는 의료기기가 인체에 위해를 가하지 않으면서 안전하게 진단 및 치료에 사용될 수 있도록 의료기기의 구조 및 작용기전을 충분히 숙지하면서 다음의 각 직무를 수행한다.

① 의료기기의 연구 및 개발
② 의료기기의 제조 및 수리
③ 의료기기의 인허가
④ 의료기기의 판매 및 수입
⑤ 의료기기의 사후관리(A/S)

02 의공산업기사의 직업명세서

<table>
<tr><td colspan="6">1. 직업분류</td></tr>
<tr><td colspan="2">직업명(한글)</td><td colspan="2">의공산업기사</td><td>직업명(영문)</td><td>Biomedical Engineer</td></tr>
<tr><td>현장직업명</td><td colspan="3">의공사, 의공학기사, 의료공학기사</td><td>교육훈련 수준</td><td>전문대학</td></tr>
<tr><td>교육훈련 직종명</td><td colspan="3">의료공학, 의공학</td><td>자격종목명</td><td>의공산업기사</td></tr>
<tr><td colspan="6">2. 직무수행에 필요한 조건</td></tr>
<tr><td>적정교육 훈련기관</td><td>전문대학</td><td>교육훈련 기간</td><td>2년</td><td>최소 교육정도</td><td>전문대학</td></tr>
<tr><td>견습기간(OJT)</td><td>6개월 이상</td><td>신체제약조건</td><td colspan="3">시각·청각 및 정신적 장애자, 색맹</td></tr>
<tr><td>직업활동 영역</td><td colspan="5">① 의료기기 연구, 개발
② 의료기기 제조, 관리, 영업, 유통, 수리
③ 의료기기 수입, 판매
④ 병원의 의공실, 의료기기 구매 관련 부서</td></tr>
<tr><td>승진 및 전직</td><td colspan="5">[승진] ① 기업체 : 사원 → 주임 → 대리(계장) → 과장 → 차장 → 부장 → 임원
② 병원 : 의공사 → 주임 → 계장 → 과장(팀장) → 부장
[전직] ① 의료기기 유지수리 전문 서비스 자영업
② 의료기기 기술 컨설팅
③ 의료기기 수입 오퍼상</td></tr>
<tr><td rowspan="2">직업적성</td><td>정신적</td><td colspan="4">① 사용자와 환자의 안전을 우선으로 하는 책임의식
② 의료기기 구조에 따른 원리를 이해할 수 있는 관찰력, 판단력 및 분석력이 요구된다.</td></tr>
<tr><td>신체적</td><td colspan="4">의료기기를 조작할 수 있는 손의 재능과 운동능력</td></tr>
</table>

3. 인력양성 실태 및 취업경로		
양성기관	교육(훈련)	전문대학 : 의료공학과, 의공학과, 의료전자공학과
취업경로	① 의료기기를 유지·수리·기술 관리하는 의료기관 ② 의료기기 전문 서비스 업체 ③ 의료기기 생산 제조업체 ④ 의료기기 관련 기술 컨설팅 업체 ⑤ 의료기기 관련 자영업체	
4. 작업환경 조건		
작업조건	의료기기는 전기적 안전이 확보되어야 하며 식품의약품안전처에서 허가한 KGMP(우수 의료기기 업체) 규격을 확보해야 한다.	
안전 및 위생	① 의료기기는 환자의 진료와 치료를 목적으로 하고 있으므로 멸균상태에 항상 주의하여야 한다. ② 사용된 의료기기는 종사자에게 생물학적인 감염을 일으킬 수 있으므로 주의가 필요하며, 감염환자가 사용한 기기는 철저히 소독 혹은 멸균과정을 거친 후 작업하여야 한다. ③ 고전압, 누설전류, 접지불량으로 인한 전기사고에 유의하여야 하며, 사용 에너지 종류별 기기의 정기적 점검을 통한 안전사고에 유의하여야 한다.	

03 의공산업기사의 자격검정체계

1. 의공산업기사 직무분야

의공학에 관한 고급 기술지식과 숙련 기능을 숙지하고 의료기기의 구조를 이해하여 연구개발, 인허가, 제조, 품질관리 및 설치, 유지, 보수 및 안전성을 확보하는 의료기기와 관련된 제반 직무

2 의공산업기사 자격종목명 및 등급

자격종목명은 '의공산업기사'라 하고 등급은 두지 않는다.

3. 의공산업기사 응시자격

① 기능사 등급 이상의 자격을 취득한 후 응시하려는 종목이 속하는 동일 및 유사 직무 분야에 1년 이상 실무에 종사한 사람

② 응시하려는 종목이 속하는 동일 및 유사 직무 분야의 다른 종목의 산업기사 등급 이상의 자격을 취득한 사람

③ 관련학과의 2년제 또는 3년제 전문대학 졸업자 등 또는 그 졸업예정자
④ 관련학과의 대학 졸업자 등 또는 그 졸업예정자
⑤ 동일 및 유사 직무 분야의 산업기사 수준의 기술훈련 과정 이수자 또는 그 이수예정자
⑥ 응시하려는 종목이 속하는 동일 및 유사 직무 분야에서 2년 이상 실무에 종사한 사람
⑦ 노동부령이 정하는 기능경기대회 입상자
⑧ 외국에서 동일한 종목에 해당하는 자격을 취득한 사람

4. 의공산업기사 검정기준

응시하고자 하는 종목에 관한 공학적 기술 이론 및 지식을 가지고 설계, 시공, 분석 등의 기술업무를 수행할 수 있는 능력의 유무 및 숙련기능을 가지고 제작, 조작, 보수, 정비, 검사 또는 직업 관리 및 이에 관련되는 업무를 수행할 수 있는 능력의 유무

5. 의공산업기사 검정시행형태 및 합격결정기준

① 1차 필기시험과 2차 실기시험으로 구분하여 시행하고, 2차 실기시험은 1차 필기시험에서 각 과목별 시험 40점 이상의 점수를 받고, 전 과목 평균 60점 이상 득점한 자이다.
② 실기시험은 60점 이상을 합격으로 한다.

04 의공산업기사의 검정기준

1. 의공산업기사 검정기준

① 의료기기의 구조 및 작동기전을 이해할 수 있는 기초 전공능력(의료기기 기초의학, 의료기기공학)을 갖고 있는지의 여부
② 의료기기가 사용되는 환경을 이해하여 의료기기 사용시의 안전을 확보할 수 있는지의 여부(의료기기 인허가, 의료기기 유지보수)
③ 의료기기의 종류와 사용법 등을 숙지하고 있는지의 여부(의료기기 유지보수)

2. 의공산업기사 검정방법(필기・실기) 및 시험과목

문제은행식으로 80문제(각 과목 20문제)를 선별하여 출제하며 의공기사에 비하여 기초 지식이나 기능을 묻는 문제를 위주로 출제하여야 한다.

<table>
<tr><th rowspan="2">자격등급</th><th colspan="2">검정방법</th></tr>
<tr><th>필기시험</th><th>실기시험</th></tr>
<tr><td>의공산업기사</td><td>1) 의료기기 기초의학
2) 의료기기공학
3) 의료기기 인허가
4) 의료기기 유지보수</td><td>의료기기실무</td></tr>
</table>

3. 의공산업기사 출제기준

이론 4개 과목에 대하여 문제은행식으로 80문제를 선별하여 출제한다. 각각의 분야에 대한 출제경향은 다음과 같다.

① 산업체의 수요에 맞는 문제출제와 공정한 시험관리를 위하여 수시로 직무분석과 수요자를 통해 현장에서 필요로 하는 업무내용과 첨단기술을 반영하도록 한다.
② 객관적이고 융통성 있는 평가기준을 마련하여 공정한 검정이 유지되도록 주기적으로 출제위원 및 검증위원들의 의견을 수렴하도록 한다.
③ 검정과목 관련 전문가(대학교수, 박사, 전문강사 등)들이 출제기준(내용, 난이도, 변별도)에 부합하도록 문제출제 및 검증할 수 있도록 한다.

4. 의공산업기사 출제방법 및 시험시간

검정방법	출제방법	시험시간
필기시험	객관식	2시간
실기시험	필답형	2시간 30분

5. 의공산업기사 필기시험과목 및 출제기준 및 출제범위

직무분야	전기・전자	중직무분야	전자	자격종목	의공산업기사

○ 직무내용 : 의공학에 관한 기술지식을 바탕으로 의료기기의 제조, 품질관리, 설치, 유지보수, 인허가 및 안전관리를 하는 직무이다.

필기검정방법	객관식	문제수	20	시험시간	30분

주 요 항 목	세 부 항 목	세 세 항 목
1. 진단 및 치료기기	1. 진단기기	1. 심전계 2. 환자감시장치 3. 초음파 영상진단기기 4. X-Ray 5. 전산화 단층X선 촬영장치(CT) 6. 자기공명 단층촬영장치(MRI)
	2. 치료기기	1. 제세동기 2. 페이스메이커 3. 전기수술기 4. 전기자극치료기 5. 수액펌프 6. 인공호흡기 7. 마취기 8. 보육기
2. 의료정보	1. 의료정보시스템	1. 의료정보의 이해 2. 의료정보시스템
3. 의료기기 안전관리	1. 의료기기 안전관리	1. 의료기기 등급별 안전관리 주기 및 방법 2. 의료기기 안전관리규정
	2. 의료기기안전	1 육안검사 2. 접지와 누설전류 3. Electric Shock 4. 의료기기 안전표시
4. 의료기기 예방점검	1. 의료기기 예방점검 계획, 실시, 점검보고서 작성	1. 의료기기별 특성에 따른 예방점검 주기, 항목, 절차 2. 예방점검 측정기기, 인원, 시설
5. 의료기기 수리 교정	1. 의료기기 수리, 교정 및 결과보고서 작성	1. 고장원인 분석 및 수리 2. 의료기기별 허용 오차범위에 따른 교정 3. 의료기기 유지보수 결과서 작성

Chapter 02
진단기기 및 치료기기

01 진단기기
02 치료기기

01 | 진단기기

1 심전계(ECG, EMG, EEG 등)

예 · 상 · 문 · 제

01 다음 중 생체신호의 종류와 주파수 범위, 전압진폭의 범위가 아닌 것은?

① ENG(Elecctroneuropgram) : 100[Hz]~1[kHz], 5[mV]~10[mV]
② EMG(Eelectromyogram) : 500[Hz]~10[kHz], 1[mV]~10[mV]
③ EEG(Electroencepalogram) : 0.5[Hz]~100[Hz], 1[mV]~10[mV]
④ ECG(Electrocardiogram) : 0.05[Hz]~100[Hz], 1[V]~10[V]

해설 ㉠ 심전도(Electrocardiogram : ECG, EKG) : 심장의 수축에 따른 활동전류를 곡선으로 기록한 것이다.

ⓐ 심근(心筋)의 흥분은 정맥동에서 일어나 심방 · 심실방향으로 나아가므로 이 흥분을 임의의 두 점에서 전류계(심전계)에 유도하면 심장의 활동전류를 그래프로 나타낸 것으로 심장질환의 진단에 매우 중요하다.

ⓑ 심근의 활동(탈분극〈脫分極〉, 재분극〈再分極〉)에 의해 생기는 전위변화(電位變化)를 체표면(體表面)에 둔 도자(導子)로 유도, 증폭하여 기록한 것으로 심전도를 검사하는 것인데 심장과 같은 움직이는 장기의 운동상태를 탐지하고, 심장을 표시하는데 M-모드를 이용한다.

ⓒ 심방근의 탈분극(脫分極)에 의해 P파(波), 재분극(再分極)에 의해 Ta파(波), 심실근의 탈분극에 의해 QRS파(波), 재분극에 의해 T파(波)가 기록된다. T파의 직후에 나타나는 작고 완만한 흔들림을 U파라고 한다.

ⓓ 각 파(波)의 출현빈도(出血頻度), 규칙성에서 심장조율(心臟調律)의 이상의 유무와 종류, 파고(波高), 파형(波形)에서 심근(心筋)의 기질적(器質的), 기능적 변화(機能的變化)의 유무 정도를 알 수가 있다.

㉡ 수면뇌파(Sleep Electroencephalogram : EEG) : 수면단계에는 입면기(入眠期), 경수면기(輕睡眠期), 중등도수면기(中等度睡眠期), 심수면기(深睡眠期), 부활수면기(賦活睡眠期)가 있다.

ⓐ 각 수면기에 있어서 뇌파는 특징적인 파형(波形)을 보인다. 입면기에서는 α파(波)의 연속성이 나빠지고, 중심부는 중심으로 저진폭(低振幅)의 델타파(波)가 산발 혹은 짧은 트레인(train)을 이루어 나타난다.

ⓑ 경수면기에 들어가면 양(陽) - 음(陰) 2상성(相性) 혹은 양-음-양의 3상성(相性)이며, 100~300[msec]의 지속을 지니는 200~300[μV]의 고진폭예파(高振幅銳波)가 관찰된다.

㉢ 근전도 검사(Electromyography : EMG) : 근전도기기(Electromyograph)를 사용하여 근육의 전기적 활성도를 확인하는 검사방법이다.

ⓐ 신경자극에 대한 근육의 반응을 근육 내 전기적 변화를 감지하여 검사하는 것이다. 근육의 활동전위를 기록한 곡선으로 인체의 피부표면에 전극을 부착하여 전위를 인도하는 표면도출법과 침상전극을 근육에 꽂아 넣고 근육 내의 한 지점에 생긴 활동전위를 이끌어 내어 운동단위의 활동을 검출하는 바늘전극법이 있다.

ⓑ 바늘전극법에 의하면 근육의 활동전위가 매회 분리되어 기록되고, 그것이 매초 몇 회에서 20~30회까지 근육활동의 정도에 따라 빈도를 달리하는 것이 밝혀졌다.

ⓒ 근육은 신경의 지배를 받고, 근육 자체에도 미세한 전류가 항상 흐르고 있기에 이를 바늘이나 전극 등으로 확인하여 근전도기기로 기록하면 말초신경에서 근육 자체에 이르기까지 근육이 제대로 활동하고 있는지를 알 수 있게 된다.

ⓓ 말초신경 및 근육에 여러 문제가 생겼을 경우, 근전도 검사로 이를 정확히 검사할 수 있다. 검사목적은 주로 근육위축과 신경장애와 같이 근육약화를 초래하는 근육의 상태를 찾아내기 위한 것이다.

㉣ 망막전도(Electroretinogram : ERG) : 망막의 원추세포나 간상세포의 기능과 관계가 있으므로 그 파형(波 形)의 차이를 분석하여 안저(眼底)를 검사할 수 없는 안질환의 진단이나 예후판정에 주로 응용된다.

㉤ 안전도 검사 Electrooculography(EOG) : 전기안구법은 망막의 정지전위를 측정하는 기술로, 그 결과로 생기는 신호를 안전

정답 | 01.④

도라고 한다. 그 주된 응용방법들은 안과진단과 눈알의 동작기록에 사용된다. 망전도와는 달리 전기안구법은 개인의 시각적 자극들에 대한 반응을 나타내지 않는다. 인간의 눈앞과 뒤에 존재하는 망막 – 망막 전위를 측정하는 기술이다.

ⓐ 결과 신호 : Electrooculogram이라고 한다.
ⓑ 주요 용도 : 안과진단 및 안구운동 기록이다.
ⓒ 망막전위도 검사 와 달리 EOG는 개별 시각자극에 대한 반응을 측정하지 않는다.
ⓓ 안구운동을 측정하기 위해 전극 쌍은 일반적으로 눈의 위나 아래 또는 눈의 왼쪽과 오른쪽에 배치된다.
ⓔ 안구가 중심 위치에서 두 전극 중 하나를 향해 움직이는 경우, 이 전극은 망막의 양성 측면을 '보게 되며', 반대 전극은 망막의 음성 측면을 '보게 된다'. 결과적으로 전극들 간에 전위차가 발생한다.
ⓕ 휴식 잠재력이 일정하다고 가정하면, 기록된 잠재력은 눈 위치의 척도이다.

ⓗ 뇌전도(EEG) : 뇌파를 기록한 도면으로 사람의 뇌세포는 독특한 모양의 규칙적인 전기충격을 일으키는데, 이것을 뇌파라 한다. 1929년 독일의 정신과 의사인 한스 베르거가 처음으로 머리에 외상을 입은 환자의 두개골 피하에 2개의 백금전극을 넣어 뇌파를 기록했고, 이를 뇌전도라 한다. 뇌파는 환자에게 고통을 주지 않고도 검사가 가능하며, 뇌의 이상 부위나 성질 등 을 정확하게 알 수 있다.

ⓢ 뇌파검사 뇌전도(腦電圖, Electroencephalography : EEG) : 신경계에서 뇌신경 사이에 신호가 전달될 때 생기는 전기의 흐름이다.

ⓐ 심신의 상태에 따라 각각 다르게 나타나며, 뇌의 활동상황을 측정하는 가장 중요한 지표이다.
ⓑ 뇌의 전기적 활동에 대한 신경생리학적 측정방법으로 두피에 부착한 전극을 통해 기록한다.
ⓒ 경우에 따라 전극을 피질에 부착하기도 한다.
ⓓ 이 장치는 뇌손상, 뇌전증 또는 여러 질환을 평가하는 거나, 법률적으로 뇌사를 진단하는데 사용한다.
ⓔ 뇌전도는 다른 종류의 뇌영상화 시스템과 함께 사용할 수 있다.
ⓕ 신경과학자와 생물정신의학자들은 사람이나 동물이 실험 중 통제된 행동을 수행하는 동안 뇌파를 측정하여 뇌의 기능을 연구하는데 뇌전도를 사용한다.
ⓖ 수면에 관한 이론은 종종 잠든 동안 뇌전도 패턴을 바탕으로 한다. 뇌전증 진단에도 사용한다.

02 다음 중 생체전위 증폭기의 기본 조건이 아닌 것은?

① 출력 임피던스는 부하 임피던스보다는 높아야 한다.
② 대역폭을 제한함으로써 최적의 신호 대 잡음비를 얻는다.
③ CMRR을 가져야 한다.
④ 입력 임피던스가 10[MΩ] 이상이어야 한다.

해설 생체전위는 크기가 아주 작으므로 입력 임피던스가 충분히 큰 증폭기를 사용해야 한다.

03 다음 중 환자와 신호처리기 사이를 무선으로 연결하는 무선원격측정기술을 이용하여 생체전위 및 그밖의 신호를 처리하는 방법은?

① 심장측정법
② 송수신측정법
③ 무선원격측정법(Radio Telemetry)
④ 원격기록법

해설 ㉠ 심장측정법 : 심장의 일반적 진단 및 병변유무의 판단을 위한 측정방법이다.
㉡ 무선원격측정법 : 환자의 신호처리기 사이를 무선으로 연결하는 무선원격측정기술을 이용하여 생체전위 및 그밖의 신호를 처리한다.
㉢ 송수신측정법 : 환자감시 시스템의 송수신장치의 원활한 작동유무를 위해 송신과 수신의 측정을 한다.
㉣ 원격기록법 : 선로 또는 전파를 이용해서 멀리 떨어진 환자의 상태를 기록장치에 기록하는 원격제어를 가르킨다.

04 다음 중 심전도 분석기의 설명이 아닌 것은?

① 생체신호를 빛의 신호로 변환한 후 정형화된 데이터에 대입한다.
② 빈맥, 서맥, 방실폐쇄 등 심장질환을 분석할 수 있는 장비이다.
③ 인체신호를 검출하여 디지털 신호로 변환한 후 분석하는 의료기기이다.
④ 중추신경계 및 자율신경계의 상태, 부정맥 등을 진단할 수 있는 종합적인 신호처리 의료기기이다.

정답 | 02.① 03.③ 04.①

해설 ㉠ 심전도 분석기 : 심장에서 획득한 생체신호를 디지털 신호로 변환한 후 정형화된 데이터에 대입하여 빈맥, 서맥, 방실폐쇄 등 심장질환을 분석할 수 있는 장비이다. 인체신호를 검출하여 디지털 신호로 변환한 후 분석하는 의료기기이다.
㉡ 생체신호 분석진단기 : 중추신경계 및 자율신경계의 상태, 부정맥 등을 진단할 수 있는 종합적인 신호처리 의료기기이다.

05 다음 중 심전도 측정방법에 대한 설명이 아닌 것은?

① 전극의 부착 부분을 사전에 깨끗이 한다.
② 일회용 전극은 재사용하지 않는다.
③ 측정시 움직이지 않는다.
④ 전극의 전해질을 충분히 건조시키고 사용한다.

해설 ㉠ 소아의 경우 움직임이 심할 경우 인공음영(Artifact)의 원인이 되는 것에 유의한다.
㉡ 전극을 부착할 부위에는 인공음영이 생길 우려가 있으므로 젤을 바른다.
㉢ 팔시계, 목걸이 등의 금속은 인공음영의 원인이 될 수 있으므로 정확히 늑골을 천지해 유도하는지 확인한다.
㉣ 누전에 유의한다.
※ 누전 : 절연이 불완전하여 전류의 일부가 전선 밖으로 새어 나가는 증상, 또는 그 전류(누설전류)를 의미한다.

06 다음 중 ECG에 대한 설명이 아닌 것은?

① 심장의 근육이 활동할 때는 전기적 흥분이 일어나게 되며, 활동전위가 발생하게 된다.
② 심근의 흥분은 정맥동(靜脈洞)에서 발생하여 심방 · 심실방향으로 전도된다.
③ 심장박동은 심근이 이완함으로써 이루어지며, 심장박동시 마다 미약한 전기신호가 발생된다.
④ 심장의 활동전위는 1[mV] 이하의 작은 전위차이다.

해설 ㉠ 심근의 흥분 : 정맥동에서 일어나 심방 · 심실방향으로 나아가므로 이 흥분을 임의의 두 점에서 전류계(심전계)에 유도하면 심장의 활동전류가 그래프로 묘사된다.
㉡ 심장의 기저부가 흥분해서 첨부에 대하여 전기적으로 음성이 될 때 전류계의 지침(바늘)이 위쪽으로 향하게 곡선을 그릴 경우, 등전위선에서 돌출하는 곳을 W.에인트호번의 명명에 따라 P, Q, R, S, T, U파라고 한다.
㉢ 심장박동 : 심근이 수축하므로 이루어지며, 심장박동시 마다 미약한 전기신호가 발생된다.
㉣ 심전도 : 심장의 수축에 따른 활동전류 및 활동전위차를 파상 곡선으로 기록한 도면이다. 보통 심전계를 사용하여 몇 개의 심전 곡선으로 나타내며, 심장질환의 진단에 매우 중요하다. ≒전기심동도
㉤ 심장의 활동전위 : 1[mV] 이하의 작은 전위차를 가지므로 매우 예민한 전류계를 필요로 한다. 이 예민한 전류의 흐름을 기록하기 위하여 기계장치를 사용하게 되는데, 초창기에는 2~3[μ]의 석영 또는 백금선을 이용하여 이것이 강한 자장 속에 배열해서 여기에 활동전류를 흘리게 되면 플레밍의 왼손법칙에 의해 편향운동을 하게 하는 Einthoven의 현선전류계(Saitengalvanometer)라는 것을 사용하여 편향운동을 하는 회전축에 거울을 붙이고, 이에 광선을 비쳐 확대하여 투사 촬영하는 방법을 사용했다.

07 다음 중 심전도 모니터의 출력에서 발진현상이 관측된 원인, 잡음 등을 줄이기 위해 궤환원리를 이용한 적용방식은?

① 오른다리 구동회로 이득의 증가
② 전치증폭기 이득의 증가
③ 전치증폭기 대역폭의 감소
④ CMRP의 감소

해설 심전도 측정시 신호에 근잡음과 전원잡음 등의 잡음이 섞이는 경우가 많다. 이러한 잡음들은 심전도 신호의 주요 주파수 성분에 비하여 상대적으로 고주파 성분이지만 전체적으로 보면 주파수 스펙트럼이 중첩된다. 이것은 공통성분 원인에 의해 발생하는데 오른쪽다리 구동회로를 사용하여 이에 궤환원리를 적용시키면 잡음(noise)을 제거 또는 감소시킬 수 있다.
㉠ 오른다리 구동회로 이득의 증가로 인해 심전도 모니터의 출력에 발진현상을 일으킬 수 있다.
㉡ 심전계의 구성 : 심장의 활동전류를 묘사하는 장치이다. 심전계는 네덜란드의 생리학자 W. 에인트호번이 1911년 해저전신용의 현선전류계를 개량한 것을 사용해 처음으로 활동전류를 묘사하여 심전도학의 기초를 확립했다.
ⓐ 권선전류계 등도 이용되었지만, 초기의 것은 전류계로 직접 기록한 것으로서 이것을 전류심전계라고 한다. 그러나 장치가 크고 불편한 점이 많기에, 그 후에 기술의 진보에 따라 전위차의 변화를 증폭진공관에 의하여 증폭시켜 간접적으로 오실로그래프에 그리게 하는 전압심전계가 많이 쓰이게 되었다.
ⓑ 음극선 오실로그래프를 이용한 브라운관 심전계와 동시에 두 방향에서 벡터의 변화를 브라운관에 의하여 형광판에 곡으로 그리게 하는 벡터심전계 등이 있다. 또한 왕진용인 소형도 있다.

정답 | 05.④ 06.③ 07.①

08 다음 중 전형적인 심전계의 구성이 아닌 것은?

① 보호회로(Protection Circuit)
② 교정증폭기(Calibration Amplifier)
③ 리드 선택기(Lead Selector)
④ 전치증폭기(Preamplifier)

해설 ㉠ 심전계의 표준형 : 1유도씩 기록하는 채널 직기식인데 요즘에는 3유도를 동시에 기록하는 다채널 심전계도 늘고 있다. 유도라는 것은 전위차를 계측하는 2점의 조합을 말하며, 표준적으로는 12조로 정해져 있다.
㉡ 심전계의 구성 : 고입력 저항의 차동형 전치증폭기, 차동형 주증폭기, 안정화전원 등으로 되어 있으며, 여기에 유도전극의 조합을 선택하는 셀렉터 스위치와 1[mA]의 교정용 전원이 부속되어 있다. 또한 보호회로와 리드 선택기, 전치증폭기 등이 주요소자로 구성되어 있다.

09 다음 중 심전계의 설계와 응용에 있어서 고려해야 할 사항이 아닌 것은?

① 주파수 왜곡
② 포화왜곡 및 차단왜곡
③ 접지 루프
④ 접지선의 개폐

해설 심전계의 구성
㉠ 고입력 저항의 차동형 전치증폭기, 차동형 주증폭기, 안정화 전원 등으로 되어 있으며, 여기에 유도전극의 조합을 선택하는 셀렉터 스위치와 1[mA]의 교정용 전원이 부속되어 있다.
㉡ 심전계의 설계 및 응용에 앞서 주의해야 할 것들은 주파수의 왜곡과 포화 및 차단 왜곡, 접지 루프(Ground loops)의 고정상태에 유의해야 한다.

10 다음 중 심전계의 증폭단에 대한 설명이 아닌 것은?

① 입력 임피던스가 높아야 한다.
② 전력전원과 전기적으로 분리시켜야 한다.
③ 오른다리 구동회로는 사용하지 않는다.
④ 고압방전에 대한 보호회로가 반드시 필요하다.

해설 심전계의 증폭단
㉠ 입력 임피던스가 높아야 한다.
㉡ 오른다리 구동회로를 사용하여 전력전원과 전기적으로 분리시켜야 한다.
㉢ 고압방전에 대한 보호회로가 반드시 필요하다.

11 다음 설명에 해당하는 기기는?

인체에서 자연적으로 방출되지만 눈에 보이지 않는 적외선을 감지하여 통증부위나 질병부위의 미세한 체온변화를 컴퓨터가 천연색 영상으로 나타내 줌으로써 신체의 이상을 진단하는 기기이며, 통증이 전혀 없고 적외선을 이용한다.

① 심전도 분석기
② 생체신호 분석진단기
③ 홀터 심전계
④ 스트레스 진단기

해설 ㉠ 홀터 심전계(Holter Electrocardiograph) : 인체에서 자연적으로 방출되지만 눈에 보이지 않는 적외선을 감지하여 통증부위나 질병부위의 미세한 체온변화를 컴퓨터가 천연색 영상으로 나타내줌으로써 신체의 이상을 진단하는 기기이다. 통증이 전혀 없으며 적외선을 이용한다.
㉡ 인공심장 : 심장의 펌프기능을 일시적 또는 영구적으로 대행하는 인공장기이다.
㉢ 심전도 분석기 : 심장에서 획득한 생체신호를 디지털 신호로 변환한 후 정형화된 데이터에 대입하여 빈맥, 서맥, 방실폐쇄 등의 심장질환을 분석할 수 있는 장비이다.
㉣ 심전계 : 네덜란드의 생리학자 W.에인트호번이 1911년 해저전신용의 현선전류계(絃線電流計)를 개량한 것을 사용해 처음으로 활동전류를 묘사하여 심전도학(心電圖學)의 기초를 확립했다. 그 후 권선전류계(捲線電流計) 등도 이용되었지만, 초기의 것은 전류계로 직접 기록한 것으로서 이것을 전류심전계라고 한다.

12 다음 중 심전계의 입력전압에 대한 출력전압의 증폭배수가 1,000배일 때 증폭도는?

① 60[dB]
② 70[dB]
③ 80[dB]
④ 100[dB]

정답 | 08.② 09.④ 10.③ 11.③ 12.①

해설 심전계의 증폭도와 증폭배수의 관계식 : G[dB] = 20 log[V_o / V_i]이다. G : 증폭이득(gain), V_o : 출력전압, V_i : 입력전압을 나타낸다.

㉠ 증폭도 : 20×10의 지수가 되므로 증폭배수가 1,000배이면 10^3이므로 G[dB] = 20log10^3을 계산하면 증폭도 G[dB]는 60[dB]이 된다.

㉡ 표준 증폭배수 : 심전계가 1,000배이며, 뇌파계와 근전계에서는 100만 배이다.

13 다음 중 심전계의 구성이 아닌 것은?

① 분리회로 ② 리드 선택회로
③ 왼다리 구동회로 ④ 윌슨회로 분리회로

해설 ㉠ 왼다리 구동회로 : 신호검출을 위한 접점이고, 환자의 안전과 간섭제거를 위해 오른다리 구동회로를 사용한다.

㉡ 분리회로 : 트랜지스터, 다이오드, 저항이나 콘덴서 등의 소자를 연결하여 조립한 회로로 집적회로(IC)와 반대되는 개념이다.

㉢ 리드 선택회로 : 조합신호를 택일신호로 변환하는 회로로 A, B, C는 각각 별개 조건으로 동작하므로 서로 여러 가지 조합이 얻어진다. 그 각각의 조합에 따라 X, Y, Z의 어느 하나의 사상(事象)이 발생하도록 되어 있다.

14 다음 설명에 해당하는 태아심박수 검출방법은?

> 복벽상에 전극을 장착하여 복벽으로부터 태아전도를 얻는 것으로 통상 태아 R파가 10~50이고, 이 태아심전도에 모체 R파 100~300 정도의 모체심전도를 중첩하여 심전도를 얻는다.

① 태아의 심음 트랜스듀서에 의한 방법 ② 경질유도 태아심전도법
③ 초음파 트랜스듀서에 의한 방법 ④ 복벽유도 태아심전도법

해설 ㉠ 복벽유도 태아심전도법 : 다른 방법보다 모체의 구속감이 작다는 장점이 있으나 태아의 R파가 매우 작고, 분만진행에 따라 진통 발작시에 모체 근전도의 영향으로 태아 심전도의 검출이 불가능 할 때가 있다.

㉡ 태아의 심음 트랜스듀서에 의한 방법 : 모체의 복벽 위에 태아의 심음이 가장 잘 들리는 곳에 트랜스듀서를 장착하여 태아심음을 검출하고, 심음신호를 증폭 처리하여 태아 심박수를 계수하는 방법이다.

㉢ 초음파 트랜스듀서에 의한 방법 : 모체 복벽 위에 장착한 트랜스듀서로 부터 처음 발생하여 태아의 심박동을 기계적인 움직임으로 변환한 도플러 효과를 이용하여 변조된 음파를 전기신호로 변환하고, 이것을 증폭처리해 태아 심박동수를 얻는 것이다.

㉣ 경질유도 태아 심전도법 : 파수 후의 태아 선단부 한쪽에 전극, 모체의 산도 내의 일부에 다른 전극을 장착하여 태아 심전도를 얻기 때문에 진통 발작 중에도 잡음이 강하고 안정되며, 정확한 순시 심박수를 측정할 수 있다.

15 다음 중 기록계를 컴퓨터로 하여 뇌파기를 사용할 때에 장점이 아닌 것은?

① 병소의 위치가 자동으로 분석된다.
② 자극부터 인식까지의 응답시간 측정이 용이하다.
③ 검사자의 임의성이 제거된다.
④ 검사결과를 정량적으로 분석이 용이하여 정확한 진단결과를 얻는다.

해설 ㉠ 뇌파기 : 뇌전도를 그려내는 장치이다. 뇌파를 기록하기 위해서는 머리에 접착하는 전극과 뇌파계, 그리고 그 양쪽을 여러 가지 방법으로 조합하여 연결시키기 위한 전극상자가 필요하다.

㉡ 뇌파계 : 입력부분 · 증폭부분 · 기록부분의 3가지 부분으로 이루어져 있다.

ⓐ 입력부분 : 두피에 붙이는 여러 개의 전극을 임의로 조합할 수 있는 선택기로 되어 있다.

ⓑ 증폭부분 : 들어온 미약한 뇌파를 증폭시켜서 다음 기록부분이 작동할 수 있는 충분한 전력으로 강화하는 역할을 하며, 뇌파의 주파수 범위 안에서 되도록 균일한 감도를 나타내도록 설계되어 있다.

ⓒ 기록부분 : 잉크로 기록되는 오실로그래프나 열펜식 등의 직기방식과 브라운관 오실로그래프와 같은 사진방식이 있다.

㉢ 임상용 뇌파계 : 잉크 기록방식으로 수술실 등에서 뇌파를 관찰하기 위하여서는 브라운관 방식을 쓰는 일이 많다. 그리고 보통은 광음 자극장치가 부착되어 있다.

정답 | 13.③ 14.④ 15.①

16 다음 중 뇌파상의 변화요인이 아닌 것은?

① 신체의 물리적 변화　　② 의식상태의 변화
③ 뇌내 병적 과정 혹은 질환　　④ 개인 및 연령 차이

해설 ㉠ 인간의 뇌파 : 안정적일 때 규칙적인 파형을 만드는데 이러한 뇌의 전기적인 활동을 기록하는 것을 뇌전도(EEG)라고 한다.
㉡ 뇌파상의 변화 요인 : 지각자극, 의식상태의 변화, 정신활동, 신체의 생화학적 변화, 뇌내 병적 과정 혹은 질환 상태, 개인차, 연령 등이 있다.

17 다음 중 뇌파에 대한 설명이 아닌 것은?

① 뇌기능의 질병 이상 유무를 판단하거나 인간이 수면시 수면정도를 판단하는데 사용될 수 있다.
② 뇌기능의 이상을 판단할 때에는 간질과 같은 발작장애의 진단에도 매우 유용하며 뇌사상태, 호흡결핍 등에 의한 심각한 외손상의 진단을 위해 뇌파를 사용할 수 있다.
③ 수면시에 뇌에서는 뉴런들의 활동이 없고 정보교환이 이루어지지 않는데 평상시 일상생활을 할 때 뇌의 일정한 활동리듬이 있는데 수면시에는 그 활동리듬이 나타나지 않는다.
④ 인간의 수면상태와 수면에서 깨어 나오는 상태가 단순히 잠이 들었다가 자명종 소리를 들었을 때 잠에서 깨는 단순한 형태를 나타내는 것이 아니라, 대개 정상적인 수면은 잠이 들기 시작해서 초기에 수면상태로 돌아오는 주기적인 특징을 보인다.

해설 수면시에도 뇌에서는 뉴런들의 활발한 활동으로 정보교환이 이루어지게 되는데, 평상시 일상생활을 할 때 뇌의 일정한 활동리듬이 있지만 수면시에도 그 활동리듬이 확연히 나타난다.

18 다음 중 심수면 중에 주로 나타나는 뇌파는?

① α파　　② β파　　③ γ파　　④ δ파

해설 ㉠ 알파파(α파) : 뇌파에서 주파수가 8~13헤르츠[Hz], [c / s]의 파이다.
ⓐ 정상성인의 안정개안시에는 10[Hz] 전후에서 진폭 30~50[γV]의 사이커브와 비슷한 파가 양쪽의 후두부에 우위로 좌 · 우대칭성에 출현한다.
ⓑ 진폭은 1~수초의 주기로 다소의 증감을 되풀이 한다.
ⓒ 개안이나 주의집중(암산 등)에 의해서 진폭이 감소해 α파가 블록된다.
ⓓ 유아나 노인의 경우 느린 α파(8~9[Hz])를 볼 수 있다.
㉡ 베타파(β파) : 뇌파에서 일반적으로 13[Hz] 이상의 주파수를 가진 파이다.
ⓐ 정상인에서 개안시 내지 정신활동시에 출현하며, 일반적으로 저진폭, 좌 · 우대칭성으로 규칙성은 적다.
ⓑ 바르비쯔로제나 향정신약 복용시에 중등진폭의 β파가 나타난다.
㉢ 델타파(γ파) : 뇌파에서 4[Hz] 미만의 주파수를 보이는 파(波)이다. 주파수 대역은 대략 25~100[Hz] 사이를 감마파로 볼 수 있다.
ⓐ 긴장하고 흥분하거나 걱정거리가 있어서 머리가 아프고, 복잡한 계산을 할 때 나타나는 뇌파이다. 외계와의 대응시 감마파와 알파파가 동시에 나타나기도 한다.
ⓑ 각성상태에서는 델타파(波)는 세타파(波)와 마찬가지로 성인에서는 볼 수 없으나 영유아의 뇌파에는 어느 정도 나타난다. 중등도수면기, 심수면기에도 델타파(波)는 출현한다. 그러므로 델타파의 출현에 관해서는 세타파와 마찬가지로 나이나 검사시의 상태를 충분히 고려하여 병적(病的)인지 아닌지를 판단하지 않으면 안 된다.
ⓒ 델타파(波)가 병적인 의미를 지니는 것은 세타파와 마찬가지로 뇌종양 등 점거성병변, 뇌혈관장애, 간질, 저혈당상태나 저산소 상태 등 여러 가지 뇌기능 저하 증상 등이다.
㉣ 세타파(δ파) : 사람의 뇌파에서 1 / 8~1 / 4[초]의 지속시간을 갖는 뇌파의 일종이다.
ⓐ 4~8[Hz] 빈도의 뇌파리듬을 θ리듬이라고 한다.
ⓑ 세타파는 δ파와 같이 정상인의 수면에 나타나지만 각성시에 α파와 같은 정도의 진폭으로 나타나는 것은 비정상적이다.
ⓒ 젊은 여성에서는 각성시에도 저진폭의 θ파가 나타나는 경우가 있다.
ⓓ 소아에서는 각성기, 특히 불쾌, 낙담 상태나 잠에서 깰 때 등에서 볼 수 있다.

정답 | 16.① 17.③ 18.④

19 다음 중 유발전위장치의 구성요소가 아닌 것은?

① 가산평균장치 ② SQUID ③ 펄스 광자극장치 ④ 음자극장치

해설 ㉠ 초전도 양자간섭소자(SQUID) : 조지프슨 효과를 이용하여 미소자계를 계측할 수 있도록 한 고감도 자력계이다.
ⓐ 소자에는 약한 접합부가 2개인 dc.SQUID와 1개인 rf.SQUID의 2종류가 있다.
ⓑ dc.SQUID는 잡음에 강하나 안전성의 문제가 있어 처음에는 rf.SQUID만 사용되었으나 최근에는 dc.SQUID도 상용화되었다.
㉡ 유발전위장치 : 가산평균장치, 음자극장치, 펄스광자극장치 등이 있다.

20 다음 중 심음도검사를 통하여 알 수 있는 것은?

ⓐ 심장혈관계의 혈행 동태	ⓑ 판막의 협착 또는 폐쇄부전
ⓒ 심장혈관의 기형	ⓓ 심장의 리듬 이상

① ⓐ, ⓑ, ⓒ ② ⓐ, ⓒ, ⓓ ③ ⓑ, ⓒ, ⓓ ④ ⓐ, ⓑ, ⓓ

해설 ㉠ 심장혈관계의 혈행 동태, 판막의 협착 또는 폐쇄부전, 심장혈관의 기형을 알 수 있다.
㉡ 심음도 : 심음, 심잡음의 정확한 시간적 관계, 주파수, 지속 등의 성상을 기록한 것이다.
ⓐ 심장의 청진 소견을 보다 객관적으로 그래픽에 표현하기 위해 심장부의 체표면에 댄 마이크로폰으로 검출한 음향을 여러가지의 주파수 대역으로 나누어 도출부위마다 표시한 그림이다.
ⓑ 심전도와 동시에 기록함으로써 보다 엄밀한 심음의 해석이 가능해 진다.

21 다음 중 정상 심음에서 구출기의 종료와 등용이완기 시작 시점에 반월판이 폐쇄되면서 들리는 심음은?

① I음 ② II음 ③ III음 ④ IV음

해설 심음계를 통해서 측정할 수 있는 정상 심음 : I음, II음, III음, IV음이 있다.
㉠ I음 : 구출전기(등용수축기)에 방실판(승모판, 삼첨판)의 폐쇄 및 반월판(대동맥판, 폐동맥판)의 개방에 의해 발생하며, R파의 0.04~0.06초 후에 발생한다.
㉡ II음 : 등용이완기에 반월판이 폐쇄하면서 들리는 음이며, T파의 끝부분에 거의 일치한다.
㉢ III음 : 급속유입기에 유입혈액에 의해 심실근의 갑작스런 이완으로 심실벽이 진동하기 때문에 발생한다.
㉣ IV음 : 심방수축기에 좌심실 이완말기압의 상승과 그것에 의한 강한 심방수축에 의해 발생하는 음이며, P파의 뒤에 발생한다.

22 다음 중 심음도검사시 주의사항에 대한 설명이 아닌 것은?

① 마이크로폰은 강하게 누를수록 저음이 잘 기록된다.
② 호흡의 혼입을 방지하기 위하여 경도의 호기위치에서 호흡정지의 상태로 실시한다.
③ 위장 등의 불필요한 잡음혼입을 방지하기 위하여 공복시는 피한다.
④ 심장주기를 알기 위하여 심전도의 II유도를 같이 기록한다.

해설 마이크로폰을 누르는 압력은 일정하여야 한다.
㉠ 압력을 너무 가하면 저음영역에 감쇠가 강해지고 기록에 지장을 초래한다.
㉡ 고음을 잘 기록하고 싶을 때는 마이크로폰을 약간 누르는 기분으로 한다.

23 다음 중 심음계에서 쓰는 필터들의 기호와 사용되는 주파수대역이 바르게 이어진 것은?

① H : 저주파 ② E : 인간 청각에 유사한 주파수
③ M : 20[Hz] 이하 ④ L : 중간주파수

해설 ㉠ L(Low) : 30~100[Hz] ㉡ M(Medium) : 75~300[Hz] ㉢ H(High) : 150~600[Hz]
㉣ 주파수 : 진동운동에서 물체가 일정한 왕복운동을 지속적으로 반복하여 보일 때 단위시간당 이러한 반복운동이 일어난 회수를 주파수 또는 진동수라 한다.

정답 | 19.② 20.① 21.② 22.① 23.②

24 다음 중 과잉심음이 아닌 것은?

① 승모판 폐쇄음 ② 구출음 ③ 확장조기 분마음 ④ 수축기 크리크음

해설 과잉심음 : 정상심음이 분열되거나 항진되면서 들리는 이상심음으로 수축기 과잉심음과 이완기 과잉심음으로 나눌 수 있다.

㉠ 수축기 과잉심음 : I음의 항진 및 분열, 구출음, 수축기 크리크음 등이 있으며, 구출음은 I음의 제4성분(대동맥판 개방음)과 일치한다.

㉡ 이완기 과잉심음 : II음의 항진, II음의 분열, 방실판 개방음, 이완조기 분마음, 심방성 분마음 등이 있다.

㉢ 방실판 개방음(주로 승모판 개방음 : Opening Snap, OS) : II음의 제2성분(폐동맥판 폐쇄음)의 뒤에 발생하며, 주된 발생원인은 방실판구 협착증이다.

㉣ 이완조기 분마음 : III음이 병적으로 강한 것이고, 심방성 분마음은 IV음이 병적으로 강해져서 들리는 과잉심음이다.

㉤ 승모판 폐쇄음 : 정상심음인 I음의 한 성분이다.

25 다음 중 근육이 수축할 때 발생하는 전위를 기록한 것은?

① 안구전도 ② 심전도 ③ 근전도 ④ 뇌전도

해설 EMG(근전도) : 신경과 근섬유를 따라 자극이 전달되면 근육 내 이온변화가 발생하게 된다.

㉠ 근의 안정시 섬유막의 외부는 (+)이온, 내부는 (−)이온 상태를 나타나게 된다.

㉡ 근이 수축을 하게 되면 자극이 전달되면서 섬유막 외부와 내부의 이온이 상호 전달되는 탈분극현상이 발생되며, 전달 후에 다시 분극상태로 돌아가게 된다.

㉢ 전달경로의 다른 두 지점 간에 전극을 부착하고 전압계를 통해 두 지점 간의 전위차를 얻을 수 있으며, 이를 증폭하여 그래프 상태로 나타낸 것이 근전도(EMG : Electromyogram)이다.

㉣ 심전도 : 심장의 뛰는 모습이나 파형을 기록한 것이다.

㉤ 뇌전도 : EEG로 사람 또는 동물의 대뇌에 일어나는 전위변동, 또는 그것에 의하여 일어나는 뇌전류를 두피상에서 유도하여 기록한 전기기록소이다.

기 · 출 · 문 · 제

01 다음 중 심근의 활동에 의해 발생되는 수 [mV]의 전위차를 피부표면 혹은 체내의 측정점에서 검출하는 측정법은?

(11년1회기사5번, 15년4회기사19번, 19년4회기사05번)

① EEG ② ECG ③ EMG ④ ERG

해설 ㉠ 뇌전도(EEG) : 뇌파를 기록한 도면이다. 사람의 뇌세포에서 독특한 모양의 규칙적인 전기충격을 일으키는 것을 뇌파라 하고, 뇌를 구성하는 뇌세포 집단의 미세하고 특이한 리듬의 전기적 활동을 전압의 변환 형태로 측정한 것이다.

ⓐ 1929년 독일의 정신과 의사인 한스 베르거가 처음으로 머리에 외상을 입은 환자의 두개골 피하에 2개의 백금 전극을 넣어 뇌파를 기록하고, 이를 뇌전도라 하였다.

ⓑ 뇌파는 환자에게 고통을 주지 않고도 검사가 가능하며, 뇌의 이상 부위나 성질 등을 정확하게 알 수 있다는 점에서 많이 활용되고 있다.

㉡ 심전도(ECG, EKG) : 심장의 수축에 따른 활동전류를 곡선으로 기록한 것이다.

ⓐ 심근의 흥분 : 정맥동에서 일어나 심방심실 방향으로 나아가므로 이 흥분을 임의의 두 점에서 전류계(심전계)에 유도하면 심장의 활동전류가 그래프로 묘사되며, 심장질환의 진단에 매우 중요하다.

ⓑ 심장의 전기적 활성단계에서 발생하는 미약한 전위차를 신체표면에서 시간에 따른 변동곡선(0.1~200[Hz] 정도의 주파수 성분)으로 측정하는 것이다.

㉢ 근전도(EMG) : 근육의 활동전위를 기록한 곡선이다.

ⓐ 신경이나 근육이 가지고 있는 전기적 흥분성을 이용한 근육계와 말초신경계의 질환이다. 즉 신경 · 근계의 질환을 진단하는 방법이다.

ⓑ 인체의 피부표면에 전극을 부착하여 전위를 인도하는 표면도출법과 침상전극을 근육에 꽂아 넣고 근육 내의 한 지점에 생긴

정답 | 24.① 25.③ 〈기출문제〉 01.②

활동전위를 이끌어 내어 운동단위의 활동을 검출하는 바늘전극법이 있다.

ⓒ 바늘전극법 : 근육의 활동전위가 매회 분리되어 기록되고, 그것이 매초 몇 회에서 20~30회까지 근육활동의 정도에 따라 빈도를 달리하는 것이다.

㉣ 심음도 : 심장의 소리에너지인 기계적 현상을 이용, 전기적 에너지로 바꾸어 그래프화한 것이다.

ⓐ 심음, 심잡음의 정확한 시간적 관계, 주파수, 지속 등의 성상을 기록한 것으로 심장의 청진 소견을 보다 객관적으로 그래픽에 표현하기 위해 심장부의 체표면에 댄 마이크로폰으로 검출한 음향을 여러가지의 주파수 대역으로 나누어 도출부위마다 표시한 그림이다.

ⓑ 심전도와 동시에 기록함으로써 보다 엄밀한 심음의 해석이 가능해 진다.

02 다음 중 1개의 전극은 두피 위에, 다른 전극은 귓바퀴에 붙이면 2개 전극 사이에 전압차가 발생하는 것을 이용하여 생체 신호를 측정하는 기기는? (09년4회산업17번, 12년1회산업20번, 18년1회산업19번)

① 심전도 ② 뇌전도 ③ 근전도 ④ 생체임피던스

해설 01 진단기기-1. 심전계(ECG, EMG, EEG 등)(기출 01번 해설)

03 다음 중 전극을 통해 생체전기현상을 기록할 수 있는 것이 아닌 것은?
(08년4회산업19번, 10년2회산업10번, 10년4회산업5번, 13년1회기사1번, 14년4회산업15번)

① 심전도 ② 안구전도 ③ 뇌전도 ④ 심음도

해설 ㉠ 생체전기신호의 종류 : EMG(근전도), ECG(심전도), EEG(뇌전도), 신경전도

㉡ 생체전기신호 측정의 목적 : 진단과 치료

㉢ 심음도 : 심장의 소리에너지를 심음계를 이용하여 전기적 에너지로 바꾸어 표시(생체음향신호에 해당)

04 다음 중 뇌파는 진동수의 범위에 따라 α파, β파, γ파, θ파, δ파로 구분되는데, 각 뇌파에 대한 설명이 아닌 것은? (17년1회산업19번)

① δ파 : 0.5~4[Hz]의 주파수 영역에서의 신호로 꿈을 꾸지 않는 숙면과정에서 전형적으로 나타내는 신호이다.

② θ파 : 4~8[Hz] 사이의 주파수 영역에서의 신호로 가벼운 수면과정이나 강한 환경자극에 의해 반응한다.

③ β파 : 14~30[Hz] 사이의 주파수 영역의 신호로 REM 수면상태에서 나타난다.

④ α파 : 30[Hz] 이상의 주파수 영역의 신호로 강한 집중시 잘 나타난다.

해설 ㉠ 알파파(α-wave) : 뇌파에서 주파수가 8~13[Hz], [c/s]의 파이다.

ⓐ 주파수 : (8~12.99[Hz]) 사이의 주파수 영역의 신호이며, 심신이 안정을 취하고 있을 때의 뇌파로 안정파이다.

ⓑ 가벼운 이완 내지는 이완된 각성과 관련이 있으며, 긴장 이완과 같은 편안한 상태에서 주로 나타나며, 안정되고 편안한 상태일수록 진폭이 증가하게 된다.

ⓒ 일반적으로 규칙적이고 연속적인 파동의 형태로 나타나며, 두정부와 후두부에서 가장 크게 기록되고 전두부에 가장 작게 나타나는 특성이 있다.

ⓓ 특징 : 사람 뇌파의 대표적인 성분으로 뇌의 발달과 밀접한 관계가 있다.

ⓔ 정상성인의 안정개안시 : 10[Hz] 전후에서 진폭 30~50[γV] 사이 커브와 비슷한 파가 양쪽의 후두부에 우위로 좌우 대칭성에 출현한다.

ⓕ 진폭 : 1~수초의 주기로 다소의 증감을 되풀이 한다.

ⓖ 개안이나 주의 집중(암산 등)에 의해서 진폭이 감소해 α파가 블록된다.

ⓗ 유아나 노인의 경우 : 느린 α파(8~9[Hz])가 있다.

㉡ 베타파(β Wave) : 뇌파에서 일반적으로 13[Hz] 이상의 주파수를 가진 파이다.

ⓐ 주파수 : (13~29.99[Hz]) 사이의 주파수 영역의 신호이며 '스트레스파'라고도 한다. 불안, 긴장 등의 활동파이다.

ⓑ 정상인에서 개안시 내지 정신활동시에 출현하며, 일반적으로 저진폭, 좌우대칭성으로 규칙성은 적다.

ⓒ 바르비쯔로제나 향정신약 복용시에 중등진폭의 β파가 나타난다.

ⓓ 베타파는 모든 사람들의 대략 8[%]의 경우에 정상적인 뇌파 변동으로 나타난다.

ⓔ 특정한 항정신성 약제 효과의 결과로 생길 수도 있으며, 또는 REM 수면 상태에서 나타난다.

정답 | 02.② 03.④ 04.④

ⓒ 감마파(γ-ray) : 뇌파(腦波) 파형(波形)의 1종이다.

ⓐ 뇌파에는 α, β, γ, θ, δ의 5파형(波形)이 있다.

ⓑ 주파수 : 30[Hz] 이상이다.

ⓒ 극도의 각성과 흥분시, 전두엽과 두정(중심)엽에서 비교적 많이 발생한다(2-20[μV]).

ⓔ 세타파(θ wave) : 사람의 뇌파에서 1/8~1/4초의 지속시간을 갖는 뇌파의 일종이다.

ⓐ 주파수 : 4-7.99[Hz] 사이의 주파수 영역의 신호이며, '졸음파' 또는 '서파수면파(徐波睡眠波)'라고 한다.

ⓑ 가벼운 수면과정이나 강한 환경자극에 의해 반응하고, 정서적 안정 또는 수면으로 이어지는 과정에서 주로 나타나는 신호로 성인보다는 어린이에게서 더 많은 분포를 한다.

ⓒ 잠에 빠져들 때 통과하는 뇌파 4~8[Hz] 빈도의 뇌파 리듬을 θ리듬이라고 한다.

ⓓ δ파와 같이 정상인의 수면에 나타나지만 각성시에 α 파와 같은 정도의 진폭으로 나타나는 것은 비정상적이다.

ⓔ 젊은 여성 : 각성시에도 저진폭의 θ파가 있다.

ⓕ 소아 : 각성기, 특히 불쾌, 낙담 상태나 잠에서 깰 때 등에서 볼 수 있다.

ⓜ 델타 파(δ-wave) : 뇌파의 하나로 이상파이다.

ⓐ 주파수 : 0.2~3.99[Hz] 낮은 주파수 영역이며, '수면파'라고도 하며, 수면시 발생한다.

ⓑ 이 파(波)가 나타나면 이상으로 판정되나 수면시에 나타나는 경우에는 이상이라고 할 수 없다. δ-파는 의식장해, 특히 혼수상태에서는 뇌전체에 광범위하게 출현한다.

ⓒ δ-파는 경막하출혈, 뇌종양 등에서는 병변부위에 국재성으로 나타나 병변위치를 알려주는데 도움이 된다.

05 다음 중 뇌파에 대한 설명 이 아닌 것은? (21년1회기사07번)

① 뇌전류들은 직접적으로 뇌표면으로부터 유도된다.
② 뇌파는 연속적으로 변화하고 두피상 각 부위에 따라 파형이 다르게 나타난다.
③ 뇌파의 종류로는 델타파, 세타파, 알파파, 베타파, 감마파가 있다.
④ 뇌파 측정에서 단극유도법은 한쌍의 각 전극 간에 나타난 전위를 측정하는 방법이다.

해설 01 진단기기-1. 심전계(ECG, EMG, EEG 등)(기출 04번 해설)

06 다음 뇌파 중 주파수 대역이 8~13 [Hz]인 성분의 명칭은? (19년4회산업기사18번)

① 알파파 ② 델타파 ③ 세타파 ④ 감마파

해설 01 진단기기-1. 심전계(ECG, EMG, EEG 등)(기출 04번 해설)

07 다음 중 뇌파 중 꿈을 꾸지 않는 숙면과정에서 전형적으로 나타나는 신호로 주로 정상인의 깊은 수면상태와 신생아의 경우 두드러지게 나타나는 파는? (18년4회기사20번)

① 델타(δ)파 ② 세타(θ)파 ③ 알파(α)파 ④ 베타(β)파

해설 01 진단기기-1. 심전계(ECG, EMG, EEG 등)(기출 04번 해설)

08 다음 보기의 눈을 감고 있을 때 진폭이 큰 저주파 파형에 해당하는 뇌파는? (17년4회기사3번)

건강한 정상인을 피검자로 하여 안정된 상태에서 뇌파를 관찰하던 중 피검자가 눈을 감고 안정적으로 있는 동안 진폭이 큰 저주파로 보이던 파형이 눈을 뜨자 진폭이 작은 고주파 파형으로 바뀌었다.

① θ(theta)파 ② δ(delta)파 ③ β(beta)파 ④ α(alpha)파

해설 ㉠ 세타파 : 일반적으로 수면상태에서 발생되는 뇌파이다.

㉡ 세타파 상태에서 꿈을 꾸는데 이때의 수면상태를 램(REM)수면 상태라고 한다. 램수면시에는 델타파 상태의 비램수면과 달리 눈동자가 움직이면서 꿈을 꾸는 것과 같은 어느 정도의 정신활동을 하지만 육체는 완전히 이완되어 아무런 감각도 없게 된다.

㉢ 램수면상태를 역설적 수면상태라고 한다. 옆에서 건드려도 모를 정도로 깊이 잠들었을 때 뇌는 델타파 상태가 된다.

㉣ 뇌활동은 최소 상태가 되고, 육체적으로는 약간의 긴장상태로 몸을 뒤척이는 것과 같은 잠버릇 행위가 나온다.

정답 | 05.④ 06.① 07.① 08.④

09 다음 중 뇌파를 검사하기 위한 뇌전도 장치의 전극에 대한 설명이 아닌 것은? (15년1회기사19번)

① 두피전극으로 평판전극과 침전극이 있다.
② 뇌전도계의 전극은 뇌파의 파형유도가 시간에 따라 변해야 한다.
③ 음-염화은 전극을 많이 사용한다.
④ 전극유도법으로는 단극유도법과 쌍극유도법이 있다.

해설 ㉠ 뇌파 측정용 전극(Electrode) : 전극의 종류나 부착 위치에 따라 뇌파 기록목적이 다양하다.
㉡ 신경세포 각각의 활동을 측정하는 활동, 신경세포군 간 상호 전달을 조사하는 방법, 또는 대뇌피질 표면에 전극을 설치하여 측정하는 방법 등이 있으나 이것은 뇌수술이나 동물실험에 시행해지는 것으로 보통은 두피상 전극에 의한 외파 기록이 행해지고 있다.

10 다음 중 뇌파계 사용시 주의사항이 아닌 것은? (20년3회기사02번)

① 올바른 부위에 전극을 장착한다.
② 교류장해로부터 차폐가 필요하다.
③ 피검자에게 정신적 스트레스를 주지 않는다.
④ 기계적인 진동은 장치에 영향을 주지 않는다.

해설 뇌파검사의 주의사항
㉠ 검사과정
ⓐ 뇌파 검사실 침상에 누워 검사받게 되는데 두피에 연고를 이용하여 전극을 부착한 후 가만히 누워 검사자의 지시에 따른다.
ⓑ 검사 도중 눈을 뜨거나 감도록 검사자가 지시하는데로 따르면 되고, 눈앞에서 번쩍거리는 불빛 자극을 받으며 검사하거나 깊고 빠른 숨을 쉬며 검사하는 경우가 있다.
ⓒ 각성 상태에서 뇌파를 검사하지만 필요한 경우에는 수면제를 복용한 후 수면 뇌파를 검사하게 하는 경우도 있으며, 검사 소요시간은 약 1~2시간 정도이다.
㉡ 주의사항
ⓐ 특별한 검사 전 준비는 필요하지 않지만, 두피에 전기적인 활동을 감지하는 전극을 연고를 이용하여 붙여야 하므로 헤어스프레이와 같은 용품은 사용하지 말아야 한다.
ⓑ 특별한 주의사항은 없으나, 움직임에 예민한 검사이므로 검사 도중에 가급적 움직이지 않는다.

11 다음 중 뇌파계 장치를 구성하는 요소가 아닌 것은? (19년1회기사09번)

① 시준기 ② 증폭기 ③ 전극 ④ 필터

해설 ㉠ 뇌파계 장치를 구성하는 요소 : 증폭기, 전극, 필터 등이 있다.
㉡ 시준기 : 입사 광선이나 입사 입자의 줄기를 평행하게 만들어 주는 장치이다.

12 다음 중 EEG 10-20 전극배치법에 대한 설명이 아닌 것은? (13년4회기사13번, 16년4회기사10번)

① 가장 보편적으로 이용되는 전극배치법이다.
② EEG 전극명에 붙는 짝수는 왼쪽 두뇌에, 홀수는 오른쪽 두뇌에 위치하는 전극이다.
③ 전후면의 비근(Nasion)과 뒤통수점(Inion) 측면부의 양쪽 귓바퀴앞점(Preauricular Point) 사이를 분할하여 그 교점을 전극지점으로 한다.
④ 10과 20은 전극지점 상호 간의 간격이 각각 10[%]와 20[%]로 구성되도록 배치하는 것이다.

해설 ㉠ Montriol법, Jasper법 이며, 매년 Paris의 국제뇌파학회 연합회에서 공인된 것이다.
㉡ 4개의 기준점을 이용하여 10[%]와 20[%] 거리를 두고 분할한 위치에 전극을 부착한다.

13 다음 중 EEG(뇌파기록계) 전치증폭기에 대한 특징이 아닌 것은? (18년1회산업20번)

① 차동증폭기를 바로 사용할 수 있다.
② 저주파 직류결합 동작을 한다.
③ 높은 공통모드 제거비를 가진다.
④ 낮은 내부잡음과 높은 이득을 가진다.

해설 EEG(뇌파기록계)전극 : 대뇌조직으로부터의 이온전류를 EEG(뇌파기록계) 전치 증폭기에 사용하는 전류로 변형시키는 역할을 한다.

정답 | 09.② 10.④ 11.① 12.② 13.②

14 다음 뇌파 분석기법 중 특정한 자극을 반복적으로 인가할 때 나오는 뇌파를 반복적으로 계측하고, 이를 평균화하여 뇌의 응답특성을 분석하는 기법은? (18년4회기사4번)

① 주파수분석 ② 상관관계분석 ③ 한계분석 ④ 유발전위분석

해설 뇌파 유발전위분석 : 일반적으로 유발법(Activation)은 안정 각성시의 뇌파만으로는 뇌파의 이상이 출현하지 않는 경우에 뇌파 기록시 개 · 폐안을 시키거나 광자극, 과호흡 또는 수면 등을 유도하여 이상 뇌파를 부활시키는 것으로 알려져 있다. 이로써 잠재하고 있던 이상파가 출현하는 경우가 많다.

15 다음 중 말초신경에 직접 전기자극을 가하여 신경의 지배하에 있는 근육으로부터 발생되는 활동전위를 측정 · 기록하는 근전도는? (11년4회기사13번, 21년1회기사04번)

① 일반근전도 ② 유발근전도 ③ 양극근전도 ④ 표면근전도

해설 ㉠ 근전도(Electromyogram : EMG) : 골격근의 활동전위를 세포외 전극을 이용하여 유도 · 기록하는 전기적 검사법의 일종이다. 근전도는 골격근, 신경근접합부 운동뉴런 기능의 생리학적 연구 및 그들 부위가 관련하는 신경, 근질환 진단에 사용하고 있다.
㉡ 유발근전도(Evoked Electromyogram) : 말초신경에 직접 전기자극을 가하게 되면 신경의지배 하에 있는 근육이 수축하게 되고, 활동전위를 발생시키는 것으로 M파, H파, F파, T파로 분류한다.
㉢ 표면근전도 : 피부표면에 전극을 부착하여 무통증, 비침습적인 방법으로 측정된 근육활동 전압(표면 근전도 신호파형)이다.

16 다음 중 유발근전도의 분류에 대한 설명이 아닌 것은? (19년1회산업기사02번)

① M파 : 자극 후 수 [msec]의 잠복기간 후 나타나는 전위이다.
② F파 : 근육부위의 운동신경 전도속도를 측정하는데 유효하다.
③ H파 : 척수반사 회로를 통하여 자극을 전달한다.
④ T파 : 원심성 운동신경 섬유를 역행하는 자극에 의한 것이다.

해설 T파 : 유발근전도가 아닌 심전도이다.

17 다음 중 피부로부터 측정된 근전도 신호를 증폭하기 위한 증폭기에 대한 설명이 아닌 것은? (16년1회산업4번)

① 근육조직의 생리적 변화에 따른 이온 흐름 변화를 관찰하는 것이므로 전류증폭기를 사용하여 신호를 증폭한다.
② 전극 모두에 공통적으로 유도되는 잡음을 제거하기 위해 공통모드 제거비(CMRR)가 큰 증폭기를 사용한다.
③ 증폭기의 입력 임피던스는 1～10[MΩ] 이상으로 커야 한다.
④ 근전도 신호의 주파수는 10～250[Hz] 범위에 있어 증폭기의 동작 주파수 범위는 10～500[Hz] 정도이다.

해설 ㉠ 근전도(EMG) : 근육의 활동전위를 기록한 곡선이다.
ⓐ 인체의 피부표면에 전극을 부착하여 전위를 인도하는 표면도출법과 침상전극을 근육에 꽂아 넣고 근육 내의 한 지점에 생긴 활동전위를 이끌어 내어 운동단위의 활동을 검출하는 바늘전극법이 있다.
ⓑ 바늘전극법에 의하면 근육의 활동전위가 매회 분리되어 기록되고, 그것이 매초 몇 회에서 20～30회까지 근육활동의 정도에 따라 빈도를 달리하는 것이 밝혀졌다.
㉡ 공통모드 제거비(CMRR) : 차동증폭기(Differential Amplifier)가 두 입력(+ 및 −)에 공통되는 신호부를 통과시키지 않고 거부하는 정도를 나타낸다. 높은값의 CMRR은 높은 전압 오프셋과 작은 전압 요동을 가진 신호나 두 개의 신호의 전압차이를 포함한 정보(예 평형선에서의 음성 전송)에서 중요하게 응용된다.

18 다음 중 종아리 근육의 수축력을 측정하려고 할 때 사용되는 생체신호는? (18년4회산업5번)

① 심전도 ② 뇌전도 ③ 신경전도 ④ 근전도

해설 01 진단기기 – 1. 심전계(ECG, EMG, EEG 등)(기출 17번 해설)

정답 | 14.④ 15.② 16.④ 17.① 18.④

19 다음 중 생체 내에서 축적된 자성 미분체에 의해 발생하는 자장을 검출하여 생체정보를 얻는 계측이 아닌 것은?
(17년4회기사17번)

① 폐자도 ② 심자도 ③ 뇌자도 ④ 골전도

해설 세포의 전기활동에 의해 발생하는 생체내 활동전류에 의해 발생하는 자장을 기록하는 심자도, 뇌자도가 있으며, 생체 내에 축적된 자성 미분체에 의해 발생하는 자장을 검출하는 폐자도가 있다.
㉠ 폐자도 : 분진(粉塵)의 폐내축적량의 진단 또는 규폐병(硅肺病)의 진단에 유효하며, X-선보다 감도가 뛰어난 것으로 되고 있다.
㉡ 심자도 : 심장의 미세한 전류에 의해 발생되는 자기장 신호를 측정해 심장질환을 진단할 수 있게 하는 기술이다. 심장의 미세한 전류를 측정해 허혈성 심근질환이나 부정맥과 같은 심장질환을 진단하는데 쓰인다.
㉢ 뇌자도 : 뇌신경세포의 전기적 활동에서 발생하는 미세한 생체 자기를 초전도 코일을 이용하여 측정하고 영상화하는 최신 뇌기능 검사이다

2 환자감시장치

예 · 상 · 문 · 제

01 다음 중 주로 중환자실, 신생아실, 분만실이나 회복실에서 사용하는 기기로서 환자의 심전도, 혈압, 호흡, 체온, 산소포화농도 등을 수치나 파형으로 나타내는 기기는?

① 분만감시장치 ② 심전계 ③ 뇌전계 ④ 환자감시장치

해설 ㉠ 분만감시장치 : 산모의 임신과 출산중의 상태, 태아의 상태를 감시하는 기기이다.
㉡ 심전계 : 심장박동에 따라 심근세포의 활동전위의 시간적 변동을 곡선으로 기록하여 표시하는 장치이다.
㉢ 뇌전계 : 뇌에 전극을 붙이고 전극사이에 나타나는 전압차이를 기록하는 기기이다.
㉣ 환자감시장치 : 환자의 생명유지를 위한 ECG, SpO_2,, CO_2, NIBP, IBP, 체온, 호흡, 심박수 등의 진단정보를 연속 측정함으로써 위급하게 발생하는 환자의 상태변화를 빨리 발견하여 신속하게 치료하려는 것을 목적으로 한다.

02 다음 중 과거의 진료과별로 독립적인 환자진료에서 벗어나 환자의 증상이나 상태 또한 치료의 시기나 간호의 정도에 따라 의료진이나 시설을 전문화 · 중앙화 하려는 것은?

① 환자감시 시스템 ② 수액펌프 ③ 의료용 소독세척기 ④ 인공호흡기

해설 ㉠ 수액펌프 : 수액을 지속적으로 투입하거나 미세한 수액량까지도 조절하여 투여할 수 있게 해주는 장비이다.
㉡ 의료용 소독세척기 : 물속에 강력한 초음파를 발사해 세척물에 파장을 일으킨 뒤 발생하는 반발력을 이용하여 살균 및 제거하고 의료기기를 세정할 수 있다.
㉢ 인공호흡기 : 호흡계를 치료할 때 중요한 점은 환자의 허파에 원활한 순환이 이루어져야 한다.
㉣ 환자감시장치의 주요 사용장소 : 일반적으로 병원에서 환자감시가 이루어지고 있는 곳은 수술실, 회복실, 집중치료실, 심장병 집중치료실, 호흡기질환 집중치료실, 뇌졸중 집중치료실, 미숙아, 신생아실, 분만실, 고압산소실, 방사선치료실 등이 있다.

03 다음 중 생체의 여러 가지 현상을 시간의 변화에 따라 연속적으로 나타내서 환자의 상태를 파악하는데 사용되는 장치는?

① X-선촬영기 ② 자기공명장치 ③ 산소호흡기 ④ 환자감시장치

해설 환자감시장치
㉠ 생체의 여러 가지 현상을 시간의 변화에 따라 연속적으로 나타내는 장치이다.
㉡ 환자의 심전도, 뇌파, 혈압, 혈중산소포화도, 호흡, 심박수, 체온 등의 진단정보를 모니터에 나타내어 24시간 동안 경과를 연속 감시하여 환자의 돌발적인 변화를 발견하고 신속하게 조치할 수 있게 한다.

정답 19.④ 〈예상문제〉 01.④ 02.① 03.④

ⓒ 환자감시장치를 이동이 가능한 차량이나 구급 헬리콥터 등에 설치하며, 병원으로 환자를 이송 중에도 전문의사와 연락을 하면서 환자의 증세 변화에 적절한 대응을 할 수 있어 인명구조에 유익하게 활용한다.

ⓔ Central Monitoring System으로 4개의 파형과 함께 8개의 바이탈 사인(Vital Sigh : 생명징후)을 나타낼 수 있으며, 내부 배터리의 장착으로 외부전원이 끊어진 상태에서도 약 2시간 동안 작동하며, 부가적으로 프린터를 설치하여 환자상태의 변화를 프린터할 수 있다.

ⓜ 중앙모니터링 시스템이 가능하여 여러 환자의 상태를 한 대의 컴퓨터 모니터로 종합적으로 나타낼 수 있다(M-6000 모델).

04 다음 중 환자감시장치 또는 심전계로부터 획득하는 심전도의 임상적 의미는?

① 심장의 세부구조를 알 수 있다.
② 간의 정상여부를 판단할 수 있다.
③ 혈액 내 산소농도를 정확히 측정할 수 있다.
④ 심장 및 심혈관계 질환에 관한 정보를 얻을 수 있다.

해설 ㉠ 심전도의 임상적 의미 : 심혈관계 질환이나 심장의 비정상적인 활동에 의해 심전도의 형태가 변화하므로 심장 및 심혈관계 질환에 관한 정보를 얻을 수 있다(부정맥, 심근장애 등).
㉡ 환자감시장치 : 환자의 체온, 심박수, 혈압, 심전도 따위를 전자계측기로 늘 감시하는 장치이다.

05 다음 중 환자감시 시스템에서 심근경색증, 심정지 등의 심장질환처럼 예고없이 발병하는 질환을 조기에 검사하여 관찰하고, 연속감시가 필요할 때 사용되는 감시장치를 시행하지 않는 곳은?

① ICU ② CCU ③ 분만실 ④ 치과

해설 환자감시 시스템 : 응급치료시 대처할 수 있는 능력이 있으므로 병원 모든 곳에서 사용된다.
㉠ 수술실, 회복실, ICU(내과계, 외과계를 불문하고 중증환자들이 모인 중환자실), CCU(관상동맥질환을 집중치료하는 병동), RCU, SCU, 미숙아, 신생아실, 분만실, 고압산소실, 방사선치료실에서 사용된다.

06 다음 중 환자감시로 환자의 데이터를 감시하거나 계측하기 위한 기술적인 과제가 아닌 것은?

① 장시간 안정한 센서 ② 무선 텔레미터의 도입
③ 센서의 대형화 ④ 무침습적인 계측

해설 환자의 데이터를 감시하거나 계측하기 위한 기술적인 과제로는 센서의 소형화, 장시간 안정한 센서, 무침습적인 계측, 복합 센서의 개발, 무선 텔레미터의 도입, 높은 신뢰성과 안전성, 오동작의 방지, 데이터 처리기술의 도입 등이 있다.

07 다음 중 환자감시장치 또는 심전계로부터 획득하는 심전도의 임상적 의미는?

① 심장의 세부 구조를 알 수 있다.
② 간의 정상여부를 판단할 수 있다.
③ 혈액 내 산소농도를 정확히 측정할 수 있다
④ 심장 및 심혈관계 질환에 관한 정보를 얻을 수 있다.

해설 ㉠ 심전도의 임상적 의미 : 심혈관계 질환이나 심장의 비정상적인 활동에 의해 심전도의 형태가 변화하므로 심장 및 심혈 관계질환에 관한 정보를 얻을 수 있다(부정맥, 심근장애 등).
㉡ 환자감시장치 : 환자의 체온, 심박수, 혈압, 심전도 따위를 전자계측기로 실시간으로 감시하는 장치이다.

08 다음 중 심장의 활동에 의해 발생된 전위를 기록하는 것은?

> 인체에서 발생하는 신호는 주파수가 낮고 작은 특성이 있는데, 인체표면에서 측정한 주파수 범위는 0.05~100[Hz]이며 독일식으로 EKG로 표기한다. 또한 심장의 활동에 의해 발생된 전위를 기록하여 근경색 협심증, 관동맥질환과 심장 이상의 유무의 확인, 조사 등 사용범위나 응용면이 광대하고, 심장질환의 진단학상 아주 중요한 부분을 알 수 있는 측정 파형이다.

정답 | 04.④ 05.④ 06.③ 07.④

① EOG(안구전도) ② ECG(심전도) ③ EMG(근전도) ④ EEG(뇌전도)

해설 ㉠ EOG(안구전도) : 척추동물의 안구에서는 외부 자극에 대한 반응에 관계없이 언제나 각막측이(+), 후극부가(-)가 되는 것과 같은 전위차가 존재하기 때문에 내 · 외안각부에 전극을 붙여 두면 안구운동에 수반하는 전장변화를 일으킨다.

ⓐ 망막색소상피의 연구에 사용되고 베스트 황반변성증, 망막색소변성증등 망막기능의 임상적 검사에도 사용된다.

㉡ ECG, EKG(Electrokardiogramme : 심전도) : 심장질환의 진단학상을 알 수 있는 하나의 기기로써 심장활동에 의해 국소적으로 발생하는 전기변화를 기록한 그림이며, 심근의 흥분은 정맥동에서 일어나 심방, 심실방향으로 나가므로 이것의 흥분을 임의의 두 점에서 심전계에 유도하면 심장의 활동전류가 그래프로 표시된다.

ⓐ 심근(心筋)의 활동(탈분극〈脫分極〉, 재분극〈再分極〉)에 의해 생기는 전위변화(電位變化)를 체표면(體表面)에 둔 도자(導子)로 유도 · 증폭하여 기록한 것이다.

ⓑ 전기변화는 용적도체를 이루는 조직에 전해져 체표에 미치기 때문에 체표면에서도 기록할 수 있다.

ⓒ 사람은 보통 체표면의 특정 부위에 전극을 붙여 전위를 유도해 기록한다.

ⓓ 양손에서 유도된 제1도출(Ⅰ), 오른손-왼발에서 유도된 제2도출(Ⅱ), 왼손-왼발에서 유도된 제3도출(Ⅲ)이 주된 도출법이지만, 단극유도 등의 새로운 도출방법도 시도되고 있다. 이것을 기록하는 장치를 심장[곡선]기록장치라고 한다.

ⓔ 인체심전도의 전형적인 형에서 P는 심방의 활동, QRST는 심실의 활동에 기초한다.

㉢ EEG(뇌전도) : 뇌파를 기록한 도면이다. 사람의 뇌세포는 독특한 모양의 규칙적인 전기충격을 일으키는데, 이것을 뇌파라 한다.

ⓐ 1929년 독일의 정신과 의사인 한스 베르거가 처음으로 머리에 외상을 입은 환자의 두개골 피하에 2개의 백금전극을 넣어 뇌파를 기록하고, 이를 뇌전도라 하였다.

ⓑ 사람 또는 동물의 대뇌에 일어나는 전위변동, 또는 그것에 의하여 일어나는 뇌전류(Brain Current)를 두피(頭皮) 상에서 유도하여 기록한 전기기록도이다.

ⓒ 근육의 활동전위를 기록한 곡선이다.

ⓓ R. Caton(1875)이 토끼, 원숭이 등의 대뇌피질 전위변동을 관찰하면서 시작되어 생물체의 두피상 유도를 성공하면서 활발한 연구가 진행되었다. 이것에 대한 뇌파를 베르거리듬이라고도 한다.

㉣ 근전도 : 근육의 활동전위를 기록한 곡선이다.

ⓐ 인체의 피부표면에 전극을 부착하여 전위를 인도하는 표면도출법과 침상전극(針狀電極)을 근육에 꽂아 넣고 근육 내의 한 지점에 생긴 활동전위를 이끌어내어 운동단위의 활동을 검출하는 바늘전극법이 있다.

ⓑ 바늘전극법에 의하면 근육의 활동전위가 매회 분리되어 기록되고, 그것이 매초 몇 회에서 20~30회까지 근육활동의 정도에 따라 빈도를 달리하는 것이 밝혀졌다.

ⓒ 근전도에 의해서 운동기능의 이상의 원인을 진찰할 수 있는 경우도 있다.

ⓓ 바늘전극으로는 주사바늘의 중심에 가느다란 침상전극을 절연 고정하고, 주사바늘을 다른 극으로 사용하는 것이 보통인데, 이것을 동심전극(同心電極)이라 한다.

09 다음 중 심장의 활동으로 생긴 작은 전위변화를 신체표면의 서로 다른 두 지점에 유도코드를 접속하여 전위차를 기록한 것은?

① 인공호흡기 ② 근전도 ③ 심전도 ④ 폐활량

해설 ㉠ 심전도 : 심장전기도(ECG 또는 EKG)

ⓐ 심근의 흥분 : 정맥동에서 일어나 심방 · 심실 방향으로 나아가므로 이 흥분을 임의의 두 점에서 전류계(심전계)에 유도하면 심장의 활동전류가 그래프로 묘사된다.

ⓑ 그래프해서 얻은 것이 심전도이며, 심장질환의 진단에 매우 중요하다.

ⓒ 심장의 기저부가 흥분해서 첨부에 대하여 전기적으로 음성이 될 때 전류계의 지침(바늘)이 위쪽으로 향하게 곡선을 그릴 경우 등전위선에서 돌출하는 곳을 W. 에인트호번의 명명에 따라 P, Q, R, S, T, U파라고 한다.

ⓓ 협심증이나 심근경색 등의 관동맥 질환을 비롯하여 여러 가지 부정맥이나 전해질 이상 등의 진단 또는 수술 중의 심장이상의 유무의 조사 · 확인 등 그 응용면이 넓고, 심장질환의 진단학상 매우 중요하다.

㉡ 심전도 유도법

ⓐ 표준유도 : 양손(제1유도), 오른손과 왼발(제2유도), 왼손과 왼발(제3유도)

ⓑ 사지유도 : aVR, aVL, aVF

ⓒ 흉부유도 : V_1, V_2, V_3, V_4, V_5, V_6 유도

정답 | 08.② 09.③

10 다음 중 운동부하 심전도의 양성기준에 포함되는 경우가 아닌 것은?

① 깊은 Q파의 출현
② 심실성 이단맥의 출현
③ T파의 평탄화 또는 역전
④ ST부분의 1[mm] 이상 하강

해설 ㉠ 운동부하 심전도의 양성 판정기준 중 가장 중요한 것은 ST부분의 하강으로 운동부하 중이나 운동부하 후 6분 이내에 J점에서 0.08초에 떨어진 지점에서의 1[mm] 이상의 하강이 연속 3회 있을 경우 양성으로 판정하며, 심근허혈을 의심할 수 있다.
㉡ 중증 부정맥(심실성 빈맥이나 기외수축의 빈발, 2도 이상의 방실블록, 심방세동, 각 블록 등), QRS 진폭의 지나친 증대, 깊은 Q파의 출현, 분명한 협심증 발작의 출현, 상향성 T파의 평탄화 또는 역전, 평탄화 또는 역전되어 있던 T파의 상향화 등을 보일 때 양성기준에 포함할 수 있다.

11 다음 보기의 심장기능 검사법은?

> 심장이 수축할 때마다 반복적으로 발생하는 전기적 변화를 체표면에 부착한 전극을 통해 유도하여 증폭을 기록하는 심장기능 검사법이다.

① 심초음파 ② 심맥파 ③ 심전도 ④ 심음도

해설 ㉠ 심초음파(USG) : 가청영역 이상의 진동을 갖는 음파를 이용 생체내의 모든 장기의 형태와 움직임을 보는 검사이다.
㉡ 심맥파(MCG) : 심장박동에 따른 흉벽 및 대혈관의 박동을 파형으로 그리는 검사이다.
㉢ 심전도(ECG) : 심장의 전기적 활동에 의해 생긴 미약한 전위변화를 체표면의 적당한 부위에서 파형으로 기록하는 검사이다.
㉣ 심음도(PCG) : 심음, 심잡음이라고 하는 기계적 현상을 청진법의 시각화를 위해 객관적으로 진단하는 방법이다.

12 다음 이상 심전도 중에서 동성빈맥과 동성서맥의 차이점이 아닌 것은?

① PP간격 ② 심박동수 ③ P파의 존재유무 ④ 자율신경계

해설 동성빈맥(Sinus Tachycardia)과 동성서맥(sinus bradycardia)은 둘 다 정소성 자극생성 이상에 의한 부정맥이다. 공통점은 동방결절의 자극발생에 기인하므로 P파, QRS군, T파가 정상적으로 존재하는 것이다.

동성빈맥	동성서맥
1분당 P파(R파)의 수가 증가하므로 PP(RR) 간격이 좁아진다.	1분당 P파(R파)의 수가 감소하므로 PP(RR) 간격이 길어진다.
동성빈맥 100회 / 분 이상	동성서맥 60회 / 분 이하
교감신경 긴장의 증가	부교감신경의 긴장의 증가

※ 차이점 : ㉠ 동빈맥 : 1분당 P파(R파)의 수가 증가하므로 PP(RR) 간격이 좁아진다.
㉡ 동서맥 : 1분당 P파(R파)의 수가 감소하므로 PP(RR) 간격이 길어진다.
㉢ 심박동수 : 동빈맥은 100회 / 분 이상이고, 동서맥은 60회 / 분 이하이다.
㉣ 동빈맥 : 교감신경 긴장의 증가에 의해 동서맥은 부교감신경의 긴장의 증가에 의해 발생하는 것도 차이점이다.

13 다음 중 심전도검사가 유용한 경우로 짝지어진 것은?

> ⓐ 부정맥의 해석 ⓑ 심근경색의 판정 ⓒ 심실세동의 판정 ⓓ 심박출량의 측정

① ⓐ, ⓑ, ⓒ ② ⓐ, ⓑ ③ ⓐ, ⓓ ④ ⓑ, ⓓ

해설 ㉠ 심전도 : 심장의 전기현상을 표현하는 것으로 심방 및 심실의 비대, 내분비 이상, 전해질대사 이상, 인공 심박조율기 기능의 평가, 자율신경 이상 등을 알 수 있으며, 이 중에서도 부정맥은 심전도로서 가장 정확한 정보를 제공해 주고 있다.
㉡ 한편 심전도를 통해 심박동수를 알 수 있으나, 심부전과 같은 수축력의 감소나 심박출량의 측정을 나타내기가 어려움이 있다.

14 다음 중 생체계측장치가 아닌 것은?

① 심전계 ② 근전계 ③ 초음파 진단장치 ④ 혈압계

정답 | 10.② 11.③ 12.④ 13.① 14.③

해설 생체계측장치 : 심전계, 뇌파계, 근전계, 혈압계이다.
㉠ 심전계 : 심장의 활동전류를 묘사하는 장치이다.
㉡ 근전계 : 근이 수축할 때 발생하는 전기를 활동(동작) 전류라고 하는데, 이 전류를 증폭하여 기록하는 장치이다.
㉢ 혈압계 : 인체의 혈압을 측정하는 기구로 맥압계(脈壓計)라고도 한다.

15 다음 중 심근경색시 일반적으로 볼 수 있는 심전도 소견은?

① 이상 Q파, 관상성 T파, ST부분 상승 ② 이상 Q파, ST부분 상승, 폭넓은 Q파
③ 폭넓은 Q파, 이상 Q파, ST부분 상승 ④ 관상성 T파, 폭넓은 Q파

해설 심근경색의 일반적인 심전도 소견 : ST부분 상승, 관상성(Coronary) T파, 이상 Q파
㉠ 이상 Q파
ⓐ Q / R이 1 / 4 이상이고, Q파의 폭이 0.04초 이상으로 깊고 넓은 Q파이다.
ⓑ 심근경색의 특징적인 심전도 소견은 동시에 나타나는 것이 아니라 경색의 진행단계에 따라 초급성(높고 첨예한) T파 → ST 부분 상승 → 이상 Q파 → 관성 T파의 순으로 나타난다.
㉡ 이상 Q파 : 경색 발병 후 수개월 내지 평생동안 나타나므로 만성 심근경색의 확실한 진단기준이 된다.
㉢ ST부분의 상승 : 경색이 급성이다.
㉣ 관상성 T파의 형태 : 하향성 대칭성인 것이 특징적이다.

16 다음 중 심근의 흥분성에 대한 주기 중에서 심전도의 QRS군에 해당되는 시기는?

① 절대불응기 ② 과상기 ③ 수공기 ④ 상대불응기

해설 심근의 흥분성에 따른 주기의 순서 : 절대불응기 → 수공기 → 상대불응기 → 과상기의 순서이다.
㉠ 절대불응기 : 심근이 흥분한 후 흥분이 완전히 종료될 때까지의 짧은 시간(200~300[msec])으로 아무리 강한 자극을 가하여도 결코 반응하지 않은 시기이다. 즉 심전도의 QRS군에 해당하게 된다.
㉡ 수공기
ⓐ 심근의 활동전압의 말기, 즉 절대불응기 말기와 상대불응기 초기에 심근세포에 강한 자극을 주면 심실세동을 일으킬 수 있는 시기이다.
ⓑ 심근이 부분적으로 재분극되는 시기로 정상자극에 대해 충분하게 반응할 준비가 되어 있지 않은 시기이며, 전기적인 자극에 의해 비정상적인 흥분성 동요를 나타내는 딥 현상을 볼 수 있으며, 이 현상이 지속적으로 반복되면 세동을 일으킨다.
ⓒ 심전도에서 T파의 정점부근에 기외수축(조기수축)이 발생하면 위험하게 된다(R on T 현상).
㉢ 상대불응기 : 강한 자극에 반응하나 보통의 자극에는 반응하지 않는 시간(약 50[msce]), 심전도의 ST부분과 T파에 해당한다.
㉣ 과상기 : 심근의 흥분성과 관계있으며, 심근이 역치 이하의 자극에는 전혀 반응기 없다가 역치 이상의 반복적인 자극에 의해 흥분을 일으키되 자극에 비례적이지 않고, 일정한 흥분성을 유지하는 법칙이다.
㉤ 실무율 : 심근의 흥분성과 관계있으며, 심근이 역치 이하의 자극에는 전혀 반응이 없다가 역치 이상의 반복적인 자극에 의해 흥분을 일으키되 자극에 비례적이지 않고, 일정한 흥분성을 유지하는 법칙이다.

17 다음 중 심전도 파형 중에서 심실 전체가 흥분함으로써 나타나는 파형으로 심실 내 흥분 전도시간을 반영하는 것은?

① T파 ② QRS군 ③ P파 ④ ST부분

해설 ㉠ P파 : P파의 시작에서부터 끝날 때까지의 부분으로 심방흥분 전파기를 의미하며, 심방의 탈분극에 의해 형성된다.
㉡ QRS군 : Q파의 시작에서부터 S파의 끝까지의 부분으로 심실 내 전도시간 또는 심실흥분 전파기를 의미하며, 심실의 탈분극에 의해 형성된다.
㉢ T파 : 심실흥분 회복기를 의미하며, 심실의 재분극으로 형성된다.
㉣ ST부분 : QRS군의 끝에서부터 T파의 시작까지의 부분으로 심실 전체의 흥분상태이며, 심실흥분의 극기(말기)를 나타낸다. 대개 심내막하 허혈시 하강하며, 심근경색시 상승한다.

18 다음 보기의 탈분극이 지연된다는 것을 심전도 소견과 비교한 것은?

세포외에 K+이 많아지는 과칼륨혈증(HyperKalemia) 상태가 되면 탈분극이 지연되는 현상이 생긴다.

정답 | 15.① 16.① 17.②

① QRS파가 넓어진다. ② T파는 낮아진다. ③ U파는 생긴다. ④ QRS파는 높아진다.

해설 고칼륨혈증
㉠ P파의 소실 및 진폭의 감소 ㉡ QRS 복합체의 확장과 연달음 ㉢ S-T분절의 변화
㉣ T파의 진폭과 진동수 증가 ㉤ R파 진폭의 감소 ㉥ PR간격의 확장 QT간격연장 ㉦ T파의 평저하와 역전
㉧ 이동성 T파 또는 U파의 출현 등의 심전도 이상을 나타낼 수 있다.

19 다음 중 심전도 파형에서 정상범위가 0.1초 이내인 것은?

① QRS군, RR시간 ② ST부분, QT시간 ③ P파, QRS군 ④ ST부분, P파, QT시간

해설 ㉠ P파 : 0.06~0.10초 ㉡ QRS군 : 0.06~0.08초 ㉢ T파 : 0.1~0.25초
㉣ PQ 시간 : 0.12~0.20초 ㉤ QTc 시간 : 0.30~0.44초 ㉥ RR 시간 : 0.6~1.0초

20 다음 중 심전도의 감도가 1.0일 때 QRS군의 높이가 10[mm]이라면 그 전압은?

① 0.1[mV] ② 0.8[mV] ③ 1[mV] ④ 2[mV]

해설 심전도의 감도 : 진동의 크기를 입력전압으로 나눈 것으로 단위는 [mm / mV]이다.
㉠ 표준감도 : 1.0이란 10[mm]의 진동이 1[mV]로 표시되는 값이고, 감도가 2.0은 20[mm]의 진동이 1[mV]로 표시되고, 감도가 0.5란 5[mm]의 진동이 1[mV]로 표시된다.
㉡ 표준감도(감도 1.0)의 조건에서 높이가 10[mm]이라면 그때의 전압은 1[mV]가 된다.

21 다음 중 심전도 파형 중 가장 먼저 나타나는 파형으로 페이스메이커의 위치를 나타내고 우심방, 좌심방의 자극을 나타내는 파형은?

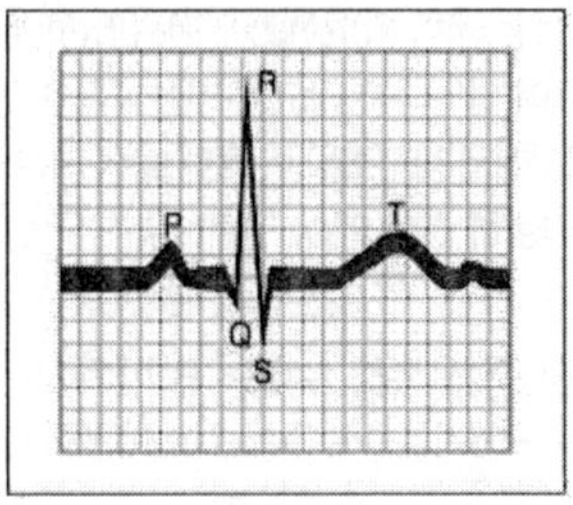

① Q : 심방수축 ② R : 심방확대 ③ P : 심방흥분 ④ S : 심실흥분

해설 P : 심방흥분, Q : 심방수축, R : 심방확대, S : 심실흥분, T : 심실수축, U : 심실확대

22 다음 그림에서 심전도 파형에 관한 설명이 아닌 것은?

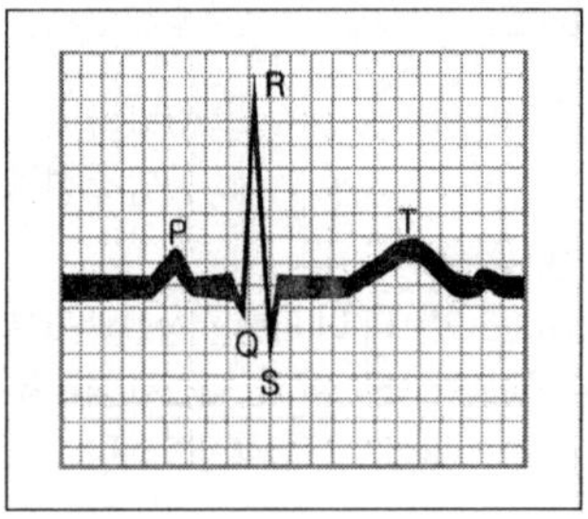

① T파는 심실의 재분극에 의해 나타나는 파형
② P파는 심방의 탈분극에 의해 나타나는 파형
③ U파는 Purkinje Fibers의 재분극에 의해 나타나는 파형

④ QRS Complex는 심실의 재분극에 의해 나타나는 파형

해설 ㉠ QRS Complex : 심전도에 있어서 QRS파는 심실근의 탈분극 과정에 의해 생긴다.
㉡ P파에 이어지는 최초의 하향파를 Q파, 최초의 상향파를 R파, R에 이어지는 하향파를 S파라고 이름 붙인다.
㉢ S파의 뒤에 상향파가 있는 경우에는 R'파, 다시 그 뒤에 하양파가 있는 경우에는 S'파로 한다.
㉣ 정상(正常)에서는 QRS파의 폭은 0.06~0.10초 이며, 0.10초이상인 경우에는 각 블록 등 심실내전도장애를 시사한다.

23 다음 그림은 심전도를 측정하기 위한 피부 측정점이다. 심전도에 관한 내용이 아닌 것은?

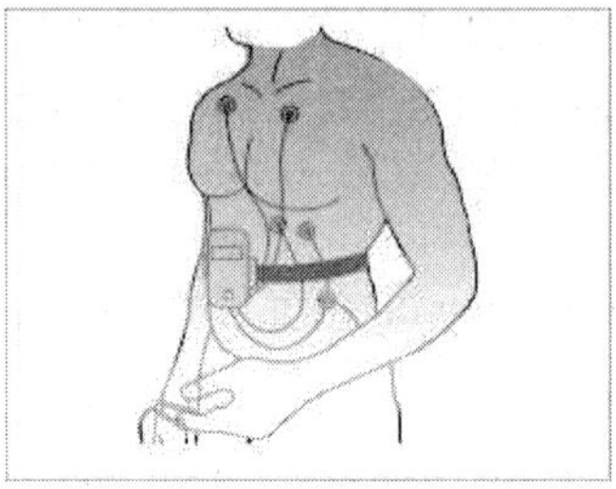

① 심전도는 Electro Cardio Gram으로 ECG라 한다.
② 전도는 심장에서 발생하는 전기적 활동을 신체표면에서 측정하여 그래프로 나타내는 것이다.
③ 심장의 비정상적인 활동에 의해 심전도의 형태가 변화한다.
④ 심전도를 통해서 호흡기관의 이상 유무를 알 수 있다.

해설 심전도(Electrocardiogram : ECG) : 심근의 활동(탈분극, 재분극)에 의해 생기는 전위변화(電位變化)를 체표면(體表面)에 둔 도자(導子)로 유도 · 증폭하여 기록한 것이다.
㉠ 심방근의 탈분극(脫分極)에 의해 P파(波), 재분극(再分極)에 의해 Ta파(波)가, 심실근의 탈분극에 의해 QRS파(波), 재분극에 의해 T파(波)가 기록된다. T파의 직후에 나타나는 작고 완만한 흔들림을 U파라고 한다.
㉡ 각 파(波)의 출현빈도(出血頻度), 규칙성에서 심장조율(心臟調律)의 이상의 유무와 종류를 알 수 있고, 파고(波高), 파형(波形)에서 심근(心筋)의 기질적(器質的), 기능적 변화(機能的變化)의 유무 정도를 알 수가 있다.

24 다음 그림은 심전도를 나타낸 것이다. 가장 큰 진폭을 보이는 R파(ⓒ)가 발생하는 시점의 심장활동 상태는?

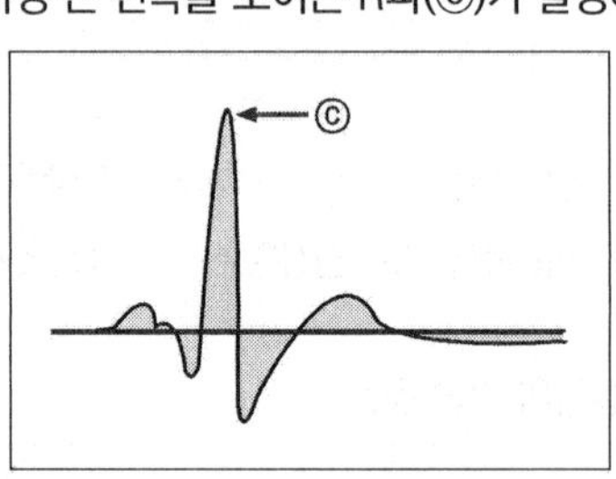

① 심실이완
② 심방수축
③ 심실수축
④ 동방결절(SA Node)에서 흥분 발생

해설 ㉠ ⓒ 부분은 QRS극파로 심실수축을 표시한다.
㉡ QRS극파 Q, R, S 세 개의 파를 포함하고 있는데 이 파형은 심실의 탈분극을 나타낸다.
㉢ 심실의 탈분극파는 잇달아 방실결절, 히스속, 좌각, 우각, 퍼킨제 섬유를 통해 심실근육으로 퍼져 나간다.
㉣ 세 개의 파를 포함한 QRS군의 총기간이 P파(심방수축)과 비슷하다.

25 다음 이상 심전도 소견 중 QRS폭이 연장되는 경우를 모두 짝지어진 것은?

ⓐ WPW 증후군	ⓑ 고칼륨혈증	ⓒ 심실성 조기수축	ⓓ 각 블록

정답 | 22.④ 23.④ 24.③

① ⓐ, ⓑ, ⓒ　　② ⓐ, ⓑ, ⓓ
③ ⓑ, ⓒ, ⓓ　　④ ⓐ, ⓑ, ⓒ, ⓓ

해설 ㉠ WPW 증후군 : 심방과 심실 간의 부경로(Kent)에 의하여 delta(델타)파가 출현하고, 그로 인해 PQ 시간의 단축 및 QRS폭의 연장이 일어난다.
㉡ 고칼륨혈증 : 심실탈분극에 소요되는 시간이 길어져 결국 QRS폭이 연장한다.
㉢ 심실성 조기수축 : 정상적인 각 전도계(Bundle Branch Conduction System)를 따르지 않고, 심실이 독자적으로 수축함에 따라 정상적인 각전도계보다 1 / 2 내지 1 / 4배 늦게 심실근의 수축이 일어나므로 QRS폭이 연장된다.
㉣ 각블록 : 히스 속 이하 심실까지 전도되는 흥분이 차단되므로 QRS폭이 연장된다.

26 다음 중 이상 심전도에서 심실성 조기수축의 일반적인 특징이 아닌 것은?

① 1사이클(P파, QRS군, T파)의 소실　　② RR 간격 불규칙
③ 폭넓고, 키가 큰 비정상 QRS군의 출현　　④ T파는 QRS군과 반대방향

해설 심실성 조기수축(심실성 기외수축, 심실성 조기박동, 심실성 전수축)
㉠ 심실의 조기수축에 의해 P파가 예상되기 이전에 미성숙의 폭넓고 키가 큰 비정상 QRS군이 출현하는 이소성 자극생성 이상에 의한 부정맥으로 일반적으로 P파는 소실된다.
㉡ RR 간격이 불규칙하며, T파는 QRS군과 반대방향인 특징이 있고, 심실성 기외수축 후에는 오랫동안 대상성 휴지기가 있다.
㉢ 심전도상 1사이클(P파, QRS군, T파)이 전부 소실되는 부정맥은 동방블록과 동정지가 있다.

27 다음 중 우흉심의 심전도 소견에 대한 설명이 아닌 것은?

① 표준사지유도에서 I유도의 P파, QRS군, T파 모두 상향파이다.
② 단극흉부유도에서 V_3의 대칭부위에 V_3R 유도전극을 부착하여 기록할 수 있다.
③ aVF 유도의 파형은 변화가 없다.
④ 단극사지유도에서 aVL과 aVR 유도는 정상 심장과 반대로 기록된다.

해설 우흉심 : 선천적으로 심장의 우측흉곽에 있는 기형으로 심전도상에서 aVF 유도를 제외한 모든 유도에서 변화가 있다.
㉠ I 유도 : P파, QRS군, T파가 모두 하향(음성)파로 나타나는데 그 이유는 정상 심장의 왼손과 오른손 전극이 바뀐 경우와 같은 원리이다. 기선을 축으로 하여 상하를 반대로 하고, III유도와 II유도를 바꿔서 판독하면 된다.
㉡ 단극흉부유도 : V_3~V_6의 대칭부위인 우흉부에서 각각 V_3R~V_6R를 유도하면 통상과 마찬가지 파형을 얻을 수 있다.

28 다음 심근경색 중에서 측벽경색을 의심하는 경우에는 어느 유도에서 이상 Q파가 출현하는가?

① I 유도, III 유도, aVL 유도　　② I 유도, aVL 유도, V_5, V_6
③ aVF 유도, aVL 유도, V_5, V_6　　④ III 유도, aVF 유도, II 유도

해설 ㉠ 심근경색의 심전도 변화 중에서 가장 마지막까지 남아 있는 것은 이상 Q파이지만 이상 Q파가 나타나지 않는 심근경색도 있다(고위후벽경색, 심내막하경색).
㉡ 심근경색의 부위 진단 : 보통 이상 Q파가 보이는 유도에 의해서 할 수 있다.
ⓐ 전벽중격(Anterior-Septal)경색 : V_1~V_4 유도에서 이상 Q파 출현
ⓑ 측벽(Lateral)경색 : I, aVL, V_5, V_6 유도에서 이상 Q파 출현
ⓒ 하벽(Inferior)경색 : II, III, aVF 유도에서 이상 Q파 출현
ⓓ 후벽(Posterior)경색 : V_1, V_2 유도에서 높은 R파 출현, 전벽경색의 반대현상
ⓔ 하벽측벽(Inferior-Lateral)경색 : I, II, III, aVL, aVF, V_5, V_6유도에서 이상 Q파 출현

29 다음 중 ECG 흉부 유도 위치가 아닌 것은?

① V_2 : 제4늑간 흉골우측 가장자리　　② V_3 : V_2와 V_4의 중간점
③ V_4 : 제5늑간과 좌측쇄골 중간선의 교차점　　④ V_6 : V_4와 수평되는 중액와선 부위

해설 ECG 흉부유도

정답 | 25.④ 26.① 27.① 28.② 29.①

㉠ V_1 : 제4늑간 흉골우측 가장자리 ㉡ V_2 : 제4늑간 흉골좌측 가장자리
㉢ V_3 : V_2와 V_4의 중간점 ㉣ V_4 : 제5늑간과 좌측쇄골 중간선의 교차점
㉤ V_5 : V_4의 높이에서 전액와선상 ㉥ V_2 : V_4의 높이에서 중액와선상

30 다음 중 심전도 유도와 생체증폭기의 입력이 잘못 연결된 것은? [(−) : 인버팅, (+) : 논인버팅]

① 제V유도 : 윌슨결합점(+), 흉부(−)
② 제Ⅱ유도 : 왼발(+), 오른손(−)
③ 제Ⅲ유도 : 왼발(+), 왼손(−)
④ 제Ⅰ유도 : 왼손(+), 오른손(−)

해설 ㉠ 제Ⅰ유도 : 왼손과 오른손을 연결한다.
㉡ 제Ⅱ유도 : 왼발과 오른손을 연결한다.
㉢ 제Ⅲ유도 : 왼발과 왼손을 각각 연결한다.

31 다음 중 심전도 검사시 만일 왼손에 힘이 들어갔다면 어느 유도에서 근전도의 혼입이 일어나는가?

① I유도, II유도, III유도
② I유도, III유도, aVL유도
③ II유도, III유도, aVF유도
④ I유도, II유도, aVR유도

해설 ㉠ 왼손에 힘을 들어가면 I, III, aVL유도에서 근전도의 혼입을 볼 수 있다.
㉡ 오른손에 힘이 들어가면 I, II, aVR유도에서 근전도의 혼입을 볼 수 있다.
㉢ 왼발에 힘이 들어가면 II, III, aVF유도에서 근전도의 혼입을 볼 수 있다.

32 다음 중 심전도의 단극흉부유도에서 V_2 유도전극의 정상적인 부착위치는?

① 제5늑간 흉골 우측연
② 제4늑간 흉골 좌측연
③ V_1과 V_3의 중간지점
④ 제5늑간과 좌쇄골하 중앙선의 교점

해설 ㉠ 표준흉부유도 : ⓐ V_1 유도 : 제4늑간 흉골 우측 가장자리 ⓑ V_2 유도 : 제4늑간 흉골 좌측 가장자리
ⓒ V_3 유도 : V2와 V4의 중간점 ⓓ V_4 유도 : 제5늑간과 좌측 쇄골 중간선의 교점
ⓔ V_5 유도 : V4의 높이에서 좌전액와선상 ⓕ V_6 유도 : V4의 높이에서 좌중액와선상
㉡ 추가흉부유도 : ⓐ V_7 유도 : V4와 같은 높이에서 좌후액와선상과의 교점, 좌심실비대 의심할 경우
ⓑ V_8 유도 : V4와 같은 높이에서 좌견갑골 바로 아래, 좌심실비대 의심할 경우
ⓒ V_9 유도 : V4와 같은 높이에서 좌측 척추 가장자리
ⓓ V3R~V6R 유도 : V3~V6과 대칭인 우측 흉부의 위치, 우흉심을 의심할 경우

33 다음 중 심전도 검사시 왼손 전극과 오른손 전극을 바꿔 부착하였을 때 심전도 파형상의 변화가 없는 것은?

① I유도, II유도
② V_4유도, aVF유도
③ V_4유도, I유도, aVF유도
④ V_4유도, I유도, II유도

해설 ㉠ I 유도의 경우 : 전극을 정상적으로 부착하였을 때의 I 유도는 왼손(LA)이 양극(+), 오른손(RA)이 음극(−)되어 I = LA − RA에 의하여 P, QRS, T파가 모두 기선에서 위로 향한 상향파가 된다.
ⓐ 왼손(LA)과 오른손(RA)의 전극이 바뀌었을 때는 I = RA − LA = −(LA − RA)가 된다.
ⓑ ( ) 앞의 − 부호에 의하여 P, QRS, T파가 모두 기선에서 아래로 향한 하향파로 기록된다.
ⓒ II유도와 III유도가, aVR유도와 aVL유도가 서로 바뀌어서 기록된다.
㉡ aVF유도와 흉부유도 : 전극위치의 변화가 없으므로 심전도 파형상에도 변화가 없게 된다.

34 다음 ECG의 측정방법 중 오른손(−), 왼손(+)에 전극을 부착하여 측정하는 신호는?

① LEAD I ② LEAD 2 ③ aVF ④ aVR

해설 ㉠ 단극흉부유도(Chest lead) : Wilson 결합전극을 불관전극(−)으로 관전극(+)을 흉부에 설치하여 유도한다.
ⓐ V_1 : 흉골 우측 제4늑간 ⓑ V_2 : 흉골 좌측 제4늑간
ⓒ V_3 : V_2와 V_4의 중간부분 ⓓ V_4 : 좌측 쇄골 중앙선과 제5늑간의 교차부위

정답 | 30.① 31.② 32.② 33.② 34.①

ⓔ V_5 : V_4와 수평이 되는 전액와선 부위　ⓕ V_6 : 좌측 액와선의 가운데 부위(중액와선)

㉡ 표준쌍극지유도 : 두 점 간의 전위차를 기록하는 것, 제 I 유도, 제 II 유도, 제 III 유도가 있다.

ⓐ LEAD 1 : 오른손(−)과 왼손 간(+)의 전위차(L−R)

ⓑ LEAD 2 : 오른손(−)과 왼발 간(+)의 전위차(F−R)

ⓒ LEAD 3 : 왼손(−)과 왼발 간(+)의 전위차(F−L)

㉢ Goldberger 증대 단극지 유도 : 전극을 부착시킨 부위의 전위변화를 그대로 기록하는 단극유도로 Wilson 결합전극을 불관전극(−)으로, 관전극(+)을 손과 발에 설치하여 유도한다.

ⓐ aVR : 오른손(관전극), 왼손과 왼발의 결합전극(Wilson 결합전극)

ⓑ aVL : 왼손(관전극), 오른손과 왼발의 결합전극(Wilson 결합전극)

ⓒ aVF : 왼발(관전극), 오른손과 왼손의 결합전극(Wilson 결합전극)

35 다음 중 심전도의 쌍극사지유도에서 왼손 전극에 음극을, 왼발 전극에 양극을 주고 두 개의 전극 간의 전위차를 기록하는 유도는?

① aVF유도　② 1유도　③ 2유도　④ 3유도

해설 표준 12유도법 : 극성에 따라 쌍극유도와 단극유도로 나눌 수 있고, 전극부착 위치에 따라서 쌍극사지유도와 흉부유도로 구분할 수 있다.

㉠ 쌍극사지유도 : 1, 2, 3 유도가 있다.

㉡ 단극사지 유도 : aVF, aVL, aVR 유도가 있다.

㉢ 흉부유도 : 모두 단극유도로 V1, V2, V3, V4, V5, V6 유도가 있다.

ⓐ 1유도 : 왼손(+)과 오른손(−) 간의 전위차 기록　ⓑ 2유도 : 왼발(+)과 오른손(−) 간의 전위차 기록

ⓒ 3유도 : 왼발(+)과 왼손(−) 간의 전위차 기록　ⓓ aVF 유도 : 왼발(+)과 오른손−왼손의 결합점(0)과의 전위차 기록

36 다음 중 심장의 평균 전기축을 구할 수 있는 유도로만 짝지어진 것은?

① I유도, II유도, aVF유도　② I유도, aVF유도

③ V1유도　④ II유도, V1유도

해설 심장의 평균 전기축은 전액면 유도 또는 사지유도(표준, 증폭, 단극)에서 구할 수 있다.

㉠ 표준사지유도 : I, II, III유도이다.

㉡ 증폭단극사지유도 : aVF, aVL, aVR유도이다.

㉢ 전기축 : 심장의 평면적 위치, 심실비대 여부, 심근경색 부위를 추정할 수 있다.

㉣ 정상축 : I유도가 상향파이고, aVF 유도(또는 III유도)가 상향파일 때이며, 범위는 0[°]∼+90[°]이다.

㉤ 좌축편위 : I유도가 상향파이고, aVF유도(또는 III유도)가 하향파일 때이며, 범위는 0[°]∼−90[°]이다.

㉥ 우축편위 : +90∼+150[°]이다.

㉦ 심장전기축의 중심 : 방실결절이다.

37 다음 중 심전도의 이행대가 V_5, V_6 유도에 있는 경우는?

① 시계반대방향 회전　② 정상전기축　③ 시계방향회전　④ 우측편위

해설 ㉠ 이행대의 특징 : V_1∼V_6로 갈수록 음성파에서 양성파로 바뀐다(R파 기준).

ⓐ V_1, V_2 : QRS가 음성파 − RCS　ⓑ V_3, V_4 : QRS 중에 R파는 양성파, S파를 음성파(R : S=1 : 1) − R=S

ⓒ V_5, V_6 : QRS가 양성파 − R 〉 S　ⓓ R : S = 1 : 1이 나타나는 부위를 이행대라 한다.

㉡ 심실대 등에 의해서 심장의 심장축이 밀려났을 경우, 이행대의 이상 출현이 관찰(심실 중격의 이동)된다.

ⓐ V_1, V_2에서 이행대 관찰(R파가 미리 나타난다. 조기 이행) → 좌심실비대일 경우 심장의 심장축이 반시계 방향으로 회전한다.

ⓑ V_5, V_6에서 이행대 관찰(R파 낮게 측정된다. 후기 이행) → 우심실비대일 경우 심장의 심장축이 시계 방향으로 회전한다.

38 다음 중 심전도의 V_5와 V_6 유도에서 2개의 R파가 출현했다면 어떤 부정맥인가?

① 좌각블록　② 좌심실비대　③ 우각블록　④ 우심실비대

정답 | 35.④ 36.① 37.① 38.①

해설 각 블록(Bundle Branch Block) : 히스 속 이하 좌 · 우 심실가지의 전도가 차단된 부정맥으로 심전도상에 2개의 R(R, R')파가 출현하므로 QRS폭이 0.12초 이상으로 넓어지며, 좌각블록(LBBB)은 좌측 흉부유도(V_5, V_6)에서 2개의 R파가 출현한다. 좌심실비대, 우심실비대는 부정맥이 아니다.

39 다음 중 심전도 소견에서 좌심방부하와 관계가 없는 것은?

① 2봉성 P파 ② 승모성 P파 ③ M형 P파 ④ 폐성 P파

해설 ㉠ 좌심방부하(좌심방비대, 좌심방확장, Left Atrial Overloading, Left Atrial Hypertrophy, Left Atrial Enlargement) : II 유도에서 P파의 폭이 0.12초 이상 되는 2봉성(M형) P파를 보이는데, 주로 승모판 질환에서 현저하므로 이 2봉성 P파를 승모성 P파라고 하며, V1유도에서 후반부(음성부분)가 깊은 2상성 P파가 나타난다.

㉡ 우심방부하는 II유도에서 첨예한 P파를 보이며, 주로 폐동맥 협착이나 만성폐질환에서 현저하므로 폐성 P파라고도 하며, V1 유도에서 전반부(양성부분)가 높은 2상성(Diphasic) P파가 나타난다.

40 다음 중 방실전도시간은 연장되지 않으나 심방에서 심실로의 흥분전도가 갑자기 끊어진 상태로 1개 또는 몇 개의 심실수축이 탈락하는 부정맥 심전도는?

① 모비츠 I형 방실블록 ② 제1도 방실블록
③ 모비츠 II형 방실블록 ④ 제3도 방실블록

해설 ㉠ 제1도 방실블록 : 방실흥분 전도시간만이 정상보다 지연되는 것으로 P, QRS, T파의 순서는 정상이면서 PQ 시간만 0.20초 이상으로 지연된다.

㉡ 모비츠 I형 방실블록 : 제2도 I형 방실블록으로 PQ 간격의 점진적인 연장과 QRS군의 탈락을 주기적이고 규칙적으로 반복한다.

㉢ 모비츠 II형 방실블록 : 제2도 II형 방실블록으로 방실전도시간은 연장되지 않으나 심방에서 심실로의 흥분전도가 가끔 갑자기 끊어진 상태로 1개 또는 몇 개의 심실수축이 탈락하는 경우이다. 심전도 소견으로는 PQ 시간이 정상적으로 진행되다가 QRS 군이 갑자기 탈락된다.

㉣ 제3도 방실블록 : 심방과 심실 간의 흥분전도가 완전히 끊어진 상태로 심방과 심실은 각각 독자적인 심박조율에 의해 수축하므로 RR 시간은 비교적 규칙적이지만 PR 시간은 완전히 불규칙하다.

41 다음 중 이상 심전도 소견에서 부정맥에 속하는 것이 맞게 짝지어진 것은?

① 1도 방실블록 ② 좌심실비대, 우심방부하
③ 심실성 조기수축, 1도 방실블록 ④ 좌심실비대, 심실성 조기수축, 우심방부하

해설 이상 심전도 : 부정맥과 부정맥 이외의 이상심전도로 분류할 수 있다.

㉠ 부정맥 심전도 : 다시 자극생성 이상과 흥분전도 이상으로 나눌 수 있다.

ⓐ 자극생성 이상 : 동성빈맥, 동성서맥, 동성부정맥, 심박조율기의 이동 등의 정소성 자극생성 이상과 조기수축(기외수축), 발작성빈맥, 조동, 세동 등의 이소성 자극생성 이상에 의한 부정맥으로 나눌 수 있다.

ⓑ 흥분전도 이상 : 부정맥에는 동정지, 동방블록, 방실블록, 각 블록이 포함되며, 자극생성 이상과 흥분전도 이상이 합병된 부정맥에는 조기흥분 증후군이 있다.

㉡ 부정맥 이외의 이상 심전도 : 심방부하, 심실비대, 심근경색, 전해질 이상, 저전위차, 우흉심 등이 있다.

42 다음 중 심박동이 불규칙적일 때 심전도를 6초간 기록하여 QRS군이 10개 포함되었다면 1분간 심박동수는?

① 6회 ② 15회 ③ 20회 ④ 100회

해설 심박동수 : 1분당 심장수축의 횟수이다. 심박동수를 측정하는 방법이 심박동이 규칙적일 때와 불규칙적일 때가 있다.

㉠ 심박동수가 규칙적일 때 : RR시간을 측정하여 60으로 나눈 값(60 ÷ RR 시간)을 구하는 실측법이 있다.

㉡ 간편법 : R파와 R파 사이에 굵은 선이 몇 개 있는가를 세어 300으로 나누어 측정하는 방법이 있으며, R파의 정점이 정확하게 굵은 선상에 일치하는 곳을 찾아 다음 R파가 위치하는 곳에서 대략적인 심박동수를 읽는 방법이 있다.

ⓐ 첫 번째 굵은 선의 심박동수 : 300(회 / 분)라면, 두 번째 : 50, 세 번째 : 100, 네 번째 : 75, 다섯 번째 : 60, 여섯 번째 : 50에 해당된다.

정답 | 39.④ 40.③ 41.③ 42.④

ⓒ 만일 심박동이 불규칙적일 때는 6초간의 구획 중에 몇 개의 QRS군이 포함되어 있는가를 세어 그것에 10배를 곱하면 대략적인 1분간의 심박동수가 얻어진다.

43 다음 중 심전도 소견이 바르게 연결된 것은?

① WPW 증후군 : PQ시간의 단축
② 심막염 : 이상 Q파의 출현
③ 고칼륨혈증 : T파의 상승
④ 저칼슘혈증 : QT시간의 연장

해설 ㉠ WPW 증후군 : 델타파의 출현, PQ시간의 단축, QRS폭의 연장
㉡ 저칼슘혈증 : ST분절의 연장, QT시간의 단축
㉢ 고칼륨혈증 : T파의 평지(텐트형 T파), QRS폭의 연장
㉣ 심막염 : ST분절의 상승, 하향성 대칭성 T파

44 다음 중 좌심실비대의 심전도 소견이 아닌 것은?

① 우축편위
② SV1 + RV5 ≥ 3.5[mV]
③ RaVL ≥ 1.2[mV]
④ RV ≥ 2.6[mV]

해설 ㉠ 좌심실비대의 전기축 : 좌축편위를 보이는 경우가 많으며, 반면에 우심실비대(RVH)의 진단기준은 RV1 ≥0.7[mV], RV1 + SV5.6≥1.1[mV], 우축편위이다.
㉡ 좌심실에서 대동맥 혹은 말초로의 박출저항이 높아지고(압부하), 또는 좌심의 혈액증가(용량부하)로 인해 좌심실근에 장기적 부담이 걸리면 좌심실 근비대와 확장이 일어난다.
㉢ 대동맥판막질환, 승모판폐쇄부전증, 고혈압, 비대성심근증, 관동맥경화, 심실중격결손증 등이 원인이 된다.

45 다음 보기의 부정맥 심전도는?

> 심방의 불규칙한 흥분으로 인해 P파가 소실되며, F파가 300~600회 / 분의 빈도로 출현하고, RR 간격이 완전히 불규칙하게 출현하는 부정맥 심전도

① 심방세동 ② 심실세동 ③ 심방조동 ④ 심실조동

해설 ㉠ 심방세동 : 심방의 불규칙한 흥분으로 인해 P파가 소실되며, F파가 300~600회 / 분의 빈도로 출현하고, RR 간격이 완전히 불규칙하여 절대성 부정맥이라고도 한다.
㉡ 심방조동 : 심방의 규칙적인 흥분으로 P파가 소실되며, F파가 300회 / 분의 빈도로 출현하는 이소성 자극생성 이상에 의한 부정맥이다.
㉢ 심실조동 : 심실의 이소성 중추에 의한 심실의 불규칙한 흥분으로 인해 P, QRS, T파의 구별이 불가능하지만 비교적 규칙적인 사인곡선 모양의 파가 200회 / 분의 빈도로 출현하는 부정맥이다.
㉣ 심실세동 : 심실의 이소성 중추에 의한 심실의 불규칙한 흥분으로 인해 P, QRS, T파의 구별이 완전 불가능하며, 불규칙한 파가 150~500회 / 분의 빈도로 출현하는 심장정지에 의한 형태로 사망 직전의 심전도라고도 한다.

46 다음 중 부하 심전도검사법에서 전동모터에 의해 회전하는 벨트 위를 강제적으로 보행시켜 부하를 주는 방법은?

① 트레이드밀법 ② 저산소 부하시험 ③ 마스터 2계단법 ④ 에르고미터법

해설 부하 심전도 안정시 심전도에 명확한 변화가 없는 경우 심장에 일정한 부담을 주어 이상소견을 발견해 냄으로써 잠재되어 있는 관상동맥질환을 찾아내는 방법으로 운동 부하시험, 저산소 부하시험, 약물 부하시험으로 나눌 수 있다. 운동 부하시험에는 트레이드밀법, 에르고미터법, 마스터 2계단법이 있다.
㉠ 트레이드밀(답차운동부하시험)법 : 전동으로 회전하는 벨트 위를 보행시키는 검사법으로 보통 브루스프로토콜(Bruceprotocol)을 많이 사용한다.
ⓐ 부하량은 벨트의 경사도([%])와 회전속도[mile / hour]에 따라 정해지며, 연령별 최대 심박동수 또는 최대 심박동수에 이를 때까지 부하를 증가시켜 시행하는 것이 주목적이다.
ⓑ 운동 부하수행 정도의 단위는 [METs]이다.
㉡ 에르고미터법 : 고정한 자전거페달을 발이나 손으로 돌리게 하는 검사법으로 주로 보행 불가능한 환자에 유용하다.

정답 | 43.① 44.① 45.① 46.①

ⓒ 마스터의 2계단법 : 피검자의 성별, 연령, 체중에 의해 정해진 회수를 2계단 5step를 1회로 하여 왕복하는 방법이다. 마스터의 2계단법의 승강시간은 단일 부하시험은 90초이며, 이중 부하시험은 3분이다.
ⓔ 저산소 부하시험 : 15[%]의 저농도의 산소를 흡입시켜 심장에 부담을 주는 검사법이다.

47 다음 중 심전도 검사시 발생하는 인공산물에서 근전도 혼입을 일으킬 수 있는 것은?

① 검사실의 온도저하 ② 접지선의 단선
③ 피부와 전극의 접촉불량 ④ 거친 호흡운동

해설 심전도 검사시 발생할 수 있는 3대 인공산물(Artifact)
㉠ 교류장애(Hum)의 혼입 : 교류 장애의 발생원인은 단선(접지선, 오른발 유도코드, 유도코드의 차폐선 등의 단선 등), 접속 · 접촉불량(접지의 접속불량, 전극과 유도코드와의 접속불량, 피부와 전극의 접촉불량 등), 심전계 구근에 전기기구(룸쿨러, 전기냉장고, X-선 장치, 형광등, 라디오 등)가 있는 경우 심전계 내의 교류장해 제거장치의 고장 등이다.
㉡ 근전도(EMG)의 혼입 : 발생원인은 피검자의 불안이나 긴장, 검사실의 온도저하에 의한 근육의 떨림, 전극부착밴드나 집게의 지나친 조임, 파킨슨 증후군이나 Basedow씨병 등에 의한 손발의 떨림 등이다.
㉢ 기선의 동요(drift) : 발생원인은 전극의 오염, 증폭기의 불안정, 거친 호흡운동, 접속 · 접촉불량(전원 코드, 전극과 유도코드 등의 접속불량, 피부와 전극의 접촉불량 등), 단선 등이 있다.

48 다음 중 심전도검사를 위한 조건이 아닌 것은?

① 검사실의 습도는 60[%] 이상이 되어야 한다.
② 검사실의 온도는 20±2[℃]가 적당하다.
③ 검사실에는 전용접지 단자를 설치하는 것이 원칙이다.
④ 심전계의 설치장소는 화학약품이나 가스가 발생하는 곳은 피하여야 한다.

해설 심전계 : 건조한 곳(지적습도 60[%])에 설치하는 것이 바람직하며, 경우에 따라서는 40[%] 미만의 습도와 공기청정기가 설치된 곳이면 더욱 바람직하다. 만일 습도가 너무 높은 곳에 심전계를 설치하면 교류장애의 원인이 되어 깨끗한 파형을 얻을 수 없게 된다.

49 다음 중 일과성의 부정맥이나 허혈성 심장질환의 추적에 유용한 검사법으로 심전도를 일상생활을 하면서 24시간 기록한 것은?

① 마이크로 쇼크 ② 매크로 쇼크 ③ 캘러브레이션 ④ Holter 심전도

해설 ㉠ 매크로 쇼크 : 체표면에 100[mA]의 전류가 통전되어 심실세동을 일으켜 위험을 초래하는 현상이며, 그 허용전류치는 0.1[mA]이다.
㉡ 마이크로 쇼크 : 직접 심장에 100[μA]의 전류가 통전되어 심실세동을 일으켜 위험을 초래하는 현상이며, 그 허용전류치는 10[μA]이다.
㉢ Holter 심전도 : 심전도에 의한 단시간 기록에서는 일과성으로 출현하는 부정맥(不整脈)이나 발작성 허혈성변화를 포착하기는 어렵다.
ⓐ Holter에 의해 개발된 장시간 연속 심전도 기록장치를 간단히 Holter 심전도라 한다.
ⓑ 소형경량의 테이프레코더가 장착된 심전계를 환자에 휴대시켜 자유로운 생활속에서 심전도를 24시간에 걸쳐서 자기 테이프에 연속기록하고, 후일 이를 고속재생하거나 소형전산기로 해석하는 검사법이다.
ⓒ 본법의 개발에 공헌한 미국인 Holter의 이름을 따서 홀터 심전도라고 한다.
ⓓ 일과성으로 나타나는 부정맥이나 협심증 발작시의 허혈성 심전도 이상을 포착하는데 이용된다.

50 다음 중 환자감시장치에서의 (ⓐ) 측정은 보통 ECG 신호측정을 위해 두 개의 흉부 전극 사이에 발생하는 (ⓑ)의 변화를 이용하여 측정한다.( ) 안에 알맞은 말은?

① 호흡 : 임피던스 ② 맥박 : 피크값 ③ 심전도 : 최대값 ④ 혈압 : 리액턴스

해설 호흡 : 중증환자나 대수술 후의 환자 중에는 환자의 호흡기능도 계측하는 것이 바람직하며, 환자의 콧구멍에 장착시킨 서미스트 뉴모그래프로 측정을 할 수 있다. 호흡상태를 측정하여 파형으로 브라운관에 나타내고, 호흡 횟수는 숫자로 표시한다.
㉠ 측정방법 : 호흡의 측정은 ECG(심전도)의 두 전극 사이에 발생하는 임피던스의 변화를 이용하여 측정하는데 환자의 흉곽에 2개의 전극을 부착하고 전극 간의 저항변화를 감지하여 호흡상태를 측정한다. 사람이 호흡을 할 때는 흉곽근육이 수축, 팽창을

정답 | 47.① 48.① 49.④ 50.①

반복하는데 이 때문에 흉곽근육의 저항이 변하는 것을 전극을 통해 감지하여 호흡측정에 이용하는 것이다.

㉡ 호흡측정방식

ⓐ 비구형이라고 하는 예열된 서미스터의 온도를 변환시키는 방식이다.

ⓑ 전해액 또는 카본을 가득 채운 고무튜브를 흉부에 감아서 저항변화를 측정하는 방식이다.

ⓒ 흉곽의 전후에 코일을 놓고 고주파에서의 상호유도를 측정하는 방식 등이 있다.

51 **다음 중 적외선과 빨간빛은 흡수하는 정도의 차이가 있음을 이용하여 손가락 끝의 혈관에 센서를 부착하여 측정하는 생체신호는?**

① SpO_2(혈중산소포화도) 또는 혈중산소포화농도

② 선형가변 차동변환기(LVDT : Linear Variable Differential Transformer)

③ 동방결절, SA노드 또는 Sinoatral 노드

④ 심장전기도의 약어로서 ECG(미국식), EKG(독일식)이다.

해설 ㉠ SpO_2(혈중산소포화도, 혈중산소포화농도) : SpO_2 센서는 발광부와 수광부가 있으며, 발광부에서는 LED 발광을 통해 적외선과 빨간색 빛을 동시에 방출하게 된다.

ⓐ 방출된 빛은 손가락 사이의 혈관을 통과하여 수광부를 통해 검출되는데 산소와 결합한 헤모글로빈은 적외선이다.

ⓑ 그렇지 않은 환원 헤모글로빈은 빨간색 빛을 더 흡수하는 성질을 이용하여 그 빛의 차이를 측정하여 SpO_2의 수치를 산출한다.

㉡ 선형가변 차동변환기 : LVDT(The linear variable differential transformer)는 선형 거리차이를 측정하는 전기적 변환기의 형태인 3개의 솔레노이드 코일이 튜브를 둘러싼 형태로 위치하고 있다.

ⓐ 가운데 코일이 메인이며, 나머지 두 개는 바깥에 위치하고 있다.

ⓑ 실린더 형태의 자석 코어가 튜브 중심을 따라 이동하면서 측정 대상의 위치값을 알려주게 된다.

㉢ 동방결절, SA 노드, Sinotral 노드 : 정상심장에서 전기자극을 형성하는 부위로 위대정맥과 우심방의 접합부에 위치한다.

ⓐ 동방결절은 위대정맥(상대정맥)과 우심방 돌기의 능선이 만나는 곳에서 아래대정맥(하대정맥)을 향하여 심장바깥막(심장외막)면에서 관찰되는 분계고랑(Terminal Groove)의 심장바깥막 바로 밑에 있으며, 긴 지름이 2[cm] 정도 되는 크기의 원뿔모양이다.

ⓑ 발생학적으로 정맥동굴(정맥동)에서 기원한 부분과 실질 심방에서 기원한 부분의 경계선이며, 심방 내면에서는 분계 능선(Terminal Crest)에 해당한다.

52 **다음 환자감사장치 중 체외에서 커프를 신체의 상박에 감고, 커프 속으로 공기가 들어가 상박으로 지나는 상완동맥을 누르게 되어 압력에 의해 혈액의 흐름이 줄어들게 되고, 조금씩 공기가 빠져 나가면서 혈액이 다시 흐르기 시작하면 수축기압, 평균압, 이완기압을 측정하는 할 수 있는 의료기기는?**

① 인공호흡기 ② 침습형 혈압기

③ 비침습형 혈압기 ④ 산소호흡기

해설 ㉠ NIBP(비침습형 혈압기) : 커프(cuff)를 팔에 감고 공기로 압력을 주어서 인체의 혈압을 측정하는 방법으로 체외혈압이라고 한다. 압력에 의해 혈액의 흐름이 줄어들게 되고 조금씩 공기가 빠져 나가면서 혈액이 다시 흐르기 시작하면서 수축기압, 평균압, 이완기압을 측정한다.

㉡ ABP : 동맥혈압기

㉢ IBP : 침습적 혈압기

53 **다음 중 SpO_2의 측정원리가 아닌 것은?**

① 사용광원 : 660(적색), 940[nm](적외선)

② DC : 피부, 정맥, 모세혈관, 동맥의 비맥동성분에 의한 흡수

③ 상용 LED : 적색 630~670[nm], 적외선 880~950[nm]

④ AC : 맥동동맥혈에 의한 반사

해설 AC : 맥동동맥혈에 의한 흡수를 한다.

정답 | 51.① 52.③ 53.④

54 다음 중 환자감시장치에서 혈중산소포화농도(SpO_2) 측정에 사용되는 광원은?

① X-선 ② 자외선 ③ 적외선 ④ 감마선

해설 혈중산소포화농도(SpO_2)의 사용광원 : 660(적색), 940[nm](적외선)이다.
㉠ [SpO_2] Sensor 사이에 직물을 통과해서 적외선 빛과 빨간색 빛이 발광 다이오드에 의하여 빛이 난다.
㉡ 거의 모든 센서는 발가락, 손가락이나 귀와 같은 우리 몸의 끝부분에 사용하게 된다.
㉢ 적용 위치의 직물, 혈액과 뼈는 거의 모든 빛을 흡수한다.
㉣ 약간의 나머지 빛은 신체의 끝부분을 통과하고, 통과하게 되면 광원 반대 위치에 Light-Sensitive Detector(빛 센서 탐지기)는 그 빛의 양을 인식하게 된다.

55 다음 중 동맥혈의 헤모글로빈과 산소분자와의 백분율로 나타내는 환자감시장치의 기능은?

① HR ② BP ③ APG ④ SpO_2

해설 ㉠ SpO_2(혈중산소포화도) : 포화된 동맥혈중과 산소의 헤모글로빈 분자와의 백분율로 표현된다.
㉡ HR(Heart Rate) : 심박수를 나타낸다.
㉢ Pulse Rate : 맥박은 일반적인 측정기준이다.
㉣ BP(Blood Pressure) : 혈압으로 혈액이 혈관 속을 흐르고 있을 때 혈관벽에 미치는 압력이다.
㉤ APG(APGarscore, 애프카채점법) : 신생아의 심장박동수 · 호흡속도 등 신체 상태를 나타낸 수치이다.

기 · 출 · 문 · 제

01 다음 중 심전도의 발생원리에 대한 설명은? (09년2회산업8번, 11년4회산업6번)

① 심장의 동방결절에서 나오는 활동전위만을 전기신호로 바꾸어 준 것이다.
② 전기적 자극에 의해 발생, 전파되는 전기적 활동은 신호가 미약하여 심전도에서 검출되지 않는다.
③ 주로 동방결절의 탈분극과 재분극이 그래프를 생성해 낸다.
④ 심방과 심실의 기계적인 이완과 수축이 그래프에 가중되어 나타난다.

해설 ㉠ 심음계의 구성 요소인 마이크로폰 : 인체에 나는 소리를 들을 수 있게 해주는 센서로 소리를 모으는 역할과 소리신호를 전기신호로 바꾸어 주는 역할을 한다.
㉡ 심전도의 발생원리 : ⓐ 심근의 안쪽에서 바깥쪽으로 향하여 전류가 흐르면, 전극이 캐치한다.
ⓑ 심실근은 자극 전도계가 있는 안쪽에서 전기가 일어나, 바깥쪽으로 향하여 퍼져간다.
ⓒ 이 때 전위가 높은 안쪽에서 낮은 바깥쪽으로 향하여 전류가 발생, 체표면으로부터 전극을 통하여 심전계에 흐른다.
ⓓ 심전계에서는 플러스 측의 전극으로부터 전류가 들어오면 파형은 오름새에도 움직인다.
ⓔ 전기가 일어날 때의 전류를 파악하고, 오름새의 R파가 나타난다.

02 다음 중 심전도 유도법에 따라 체표면의 일정부위에 전극들을 부착시키고, 두 전극간의 전위차 또는 체표면상의 한 점 전위변화를 전극으로 유도하여 신호 증폭 후 그래프나 곡선으로 기록하는 의료기기는? (17년1회산업6번)

① MEG ② EMG ③ ECG ④ EEG

해설 ㉠ MEG(Magnetoencephalography : 뇌자도) 자기 뇌도 측정법(MEG) : 뉴런이 활성화하면 약한 자기장이 발생한다는 사실을 이용하여 두개 표면에 많은 전극을 부착하여 뇌활동을 측정하는 방법이다. 자극에 반응하여 발생하는 최대 자기장 활동의 근원을 추적할 수 있다.
㉡ EMG(Electromyography : 근전도) : 근전도 검사는 근전도기기(Electromyograph)를 사용하여 근육의 전기적 활성도를 확인하는 검사방법이다.
ⓐ 신경자극에 대한 근육의 반응을 근육 내 전기적 변화를 감지하여 검사하는 것이다.

정답 | 54.③ 55.④ 〈기출문제〉 01.① 02.③

ⓑ 근육은 신경의 지배를 받고, 근육 자체에도 미세한 전류가 항상 흐르고 있기 때문에 이를 바늘이나 전극 등으로 확인하여 근전도기기로 기록하면 말초신경에서 근육 자체에 이르기까지 근육이 제대로 활동하고 있는지를 알 수 있게 된다.
ⓒ 말초신경 및 근육에 여러 문제가 생겼을 경우, 근전도 검사로 이를 정확히 검사할 수 있다.
ⓓ 검사 목적 : 주로 근육위축과 신경장애와 같이 근육약화를 초래하는 근육의 상태를 찾아내기 위한 것이다.

㉢ ECG(Electrocardiogram : 심전도) : 심근의 활동(탈분극, 재분극)에 의해 생기는 전위변화를 체표면에 둔 도자로 유도, 증폭하여, 기록한 것이다.
ⓐ 심방근의 탈분극에 의해 P파, 재분극에 의해 Ta파가, 심실근의 탈분극에 의해 QRS파, 재분극에 의해 T파가 기록된다. T파의 직후에 나타나는 작고 완만한 흔들림을 U파라고 한다.
ⓑ 각 파의 출현빈도, 규칙성에서 심장조율의 이상의 유무와 종류를 알 수 있고, 또한 파고, 파형에서 심근의 기질적, 기능적변화의 유무, 정도를 알 수가 있다.

㉣ EEG(Electroencephalography : 뇌전도)
ⓐ 수면뇌파(Sleep Electroencephalogram : EEG) : 수면단계에는 입면기, 경수면기, 중등도수면기, 심수면기, 부활수면기가 있다. 이들 각 수면기에 있어서 뇌파는 특징적인 파형을 보인다.
ⓑ 입면기는 α파의 연속성이 나빠지고, 중심부는 중심으로 저진폭의 델타파가 산발 혹은 짧은 트레인(Train)을 이루어 나타난다.
ⓒ 경수면기에 들어가면 양 - 음2상성 혹은 양-음-양의 3상성이며, 100~300[msec]의 지속을 지니는 200~300[μV]의 고진폭예파가 관찰된다. 이 파는 그 형상에서 유파(Hump)라고 하며, 양쪽 두정부에서 중심부에 걸쳐서 우세하게 볼 수 있기 때문에 biparietal hump라고도 한다.

03 다음 중 심전도에 대한 설명으로 아닌 것은? (17년1회산업16번)

① 심방의 탈분극은 P파로 기록된다.
② 심전도는 심방과 심실의 탈분극과 재분극에 의해 발생된 전위를 체표면에서 기록한 그래프이다.
③ 심실의 탈분극은 QRS Complex로 기록된다.
④ 일반적으로 심실의 재분극은 QRS Complex에 묻혀 구분이 어렵다.

해설 ㉠ 심전도(Electrocardiogram : ECG, EKG) : 심장의 수축에 따른 활동전류를 곡선으로 기록한 것이다.
ⓐ 심근의 흥분은 정맥동에서 일어나 심방 · 심실 방향으로 나아가므로 이 흥분을 임의의 두 점에서 전류계(심전계)에 유도하면 심장의 활동전류가 그래프로 묘사된다.
ⓑ 이와 같이 해서 얻은 것이 심전도이며, 심장질환의 진단에 매우 중요하다.
㉡ 심방과 심실의 기계적인 수축과 이완은 신호가 미약하여 심전도에서는 검출되지 않는다. 따라서 심전도에서 심장의 모든 근육의 흥분상태를 파악할 수 없다.
㉢ 심방근의 탈분극에 의해 P파, 재분극에 의해 Ta파, 심실근의 탈분극에 의해 QRS파, 재분극에 의해 T파가 기록된다. T파의 직후에 나타나는 작고 완만한 흔들림을 U파라고 한다.
㉣ 각 파의 출현빈도, 규칙성에서 심장조율의 이상의 유무와 종류를 또 파고 파형에서 심근의 기질적, 기능적 변화의 유무정도를 알 수가 있다.

04 다음 중 환자감시장치에 대한 설명이 아닌 것은? (14년1회기사15번)

① 환자 각 부위에 부착된 변환기(심전도 · 호흡 : 면전극, 혈압 : 스트레인 게이지, 체온 : 서미스터)는 환자의 안전을 위해 전류용량이 큰 외부 전원의 접지와 연결하여 둔다.
② 환자감시장치에서 심전도, 혈압, 호흡 그리고 체온 등의 생체신호는 기본요소이다.
③ 환자감시장치에서 기본적인 생체신호들은 모두 낮은 주파수 대역의 신호들이므로 디지털 신호로 변환하여 실시간 처리를 위해 컴퓨터를 사용하는 것이 가능하다.
④ 환자감시장치의 기본구성은 크게 아날로그 부분과 디지털 부분으로 나눌 수 있다.

해설 ㉠ 환자감시장치 : 환자감시는 연속적으로 환자의 질병상태를 파악하여야 하므로 많은 인력과 비용이 필요하다. 그러므로 병원경영상 합리화가 필요한 분야로서 가장 의공학 기술이 필요한 업무라 할 수 있다.
㉡ 환자감시장치 생체신호 : ECG, SpO_2, CO_2, NIBP, IBP, 체온, 호흡, 심박수 등이 있다.

정답 | 03.④ 04.①

05 다음 중 환자감시장치의 측정항목이 아닌 것이 포함된 것은?

(08년4회산업11번, 11년4회산업2번, 18년4회기사10번, 21년1회기사06번)

① 심전도, 호기말이산화탄소분압 ② 혈중산소포화도, 호흡수
③ 호흡수, 체온, 맥박, 혈압 ④ 안구전도, 뇌전도, 근전도

해설 환자감시장치가 계측하는 항목 : 맥박, 심전도, 호흡, 혈압, 체온, 혈중산소포화도, 호기말이산화탄소분압

06 다음 중 환자감시장치에서 측정하는 생리신호가 아닌 것은?

(08년4회기사20번, 10년4회기사16번, 12년1회산업7번, 16년4회산업19번)

① 맥박수 ② 혈중산소포화농도 ③ 호흡 ④ 근전도

해설 ㉠ CCU(Coronary Care Unit) : 관상동맥질환을 집중적으로 치료하는 시설로 심장병 환자, 특히 심근경색환자의 부정맥을 조기에 발견하고 처리 하는데 집중적으로 이용한다.

㉡ 근전도 : 근육의 활동전위를 기록한 곡선이다. 인체의 피부표면에 전극을 부착하여 전위를 인도하는 표면도출법과 침상전극을 근육에 꽂아 넣고 근육 내의 한 지점에 생긴 활동전위를 이끌어 내어 운동단위의 활동을 검출하는 바늘전극법이 있다. 바늘전극법에 의하면 근육의 활동전위가 매회 분리되어 기록되고, 그것이 매초 몇 회에서 20~30회까지 근육활동의 정도에 따라 빈도를 달리하는 것이다.

㉢ 환자감시장치 : 심전도, 혈압, 체온, 호흡, 맥박(심박수), 혈중산소포화도 등의 진단정보를 연속 측정함으로써 위급하게 발생하는 환자상태의 변화를 빨리 발견하여 신속하게 치료하는 것을 목적으로 한다.

ⓐ 환자의 질병상태를 파악하여야 하므로 많은 인력과 비용이 필요하다.

ⓑ 계측에 의해서 지속적으로 수집되는데이터에는 환자의 신장, 체중 등의 기초데이터 및 신체검사 데이터, 생리학적 데이터, 투약 · 치료의 데이터, 환자가 과거에 경험한 질병, 약품 등에 대한 알레르기 유무 등이 포함된다.

㉣ 심전도 : 심장의 수축에 따른 활동전류를 곡선으로 기록한 것이다. 심근의 흥분은 정맥동에서 일어나 심방 · 심실방향으로 나아가므로 이 흥분을 임의의 두 점에서 전류계(심전계)에 유도하면 심장의 활동전류가 그래프로 나타낸다.

㉤ 혈압 : 혈액이 혈관 속을 흐르고 있을 때 혈관벽에 미치는 압력으로 혈관의 이름에 따라 동맥혈압 · 모세관혈압 · 정맥혈압 등으로 구별되는데, 보통 혈압이라 하면 동맥혈압이다.

ⓐ 동맥혈압은 심장박동에 의하여 변동한다.

ⓑ 심실이 수축하여 혈액이 동맥 속으로 밀려 나갔을 때의 혈압을 수축기 혈압이라 한다.

ⓒ 심실이 확장하여 혈액이 밀려 나가지 않을 때에도 동맥벽에 탄력이 있어 혈액을 압박하고 있으므로 혈압이 0이 되지는 않는다. 이때의 혈압을 확장기혈압이라고 하며, 수축기 혈압과 확장기 혈압과의 차이를 맥압이라고 한다.

㉥ 호흡 : 산소를 들이마시고 이산화탄소를 내보내는 가스교환을 통하여 생물들이 유기물을 분해하여 생활에 필요한 에너지를 만드는 작용이다. 호흡은 외호흡과 내호흡으로 구분한다.

07 다음 중 환자감시장치에서 호흡수는 별도의 계측장치를 사용하지 않고 측정이 가능한 생체신호는?

(11년1회산업7번, 18년1회산업4번)

① 심전도(ECG) ② 혈중 산소포화도(SpO_2)
③ 체온계 ④ 혈압계

해설 ㉠ 심전도(ECG, EKG) : 심장의 수축에 따른 활동전류를 곡선으로 기록한 것이다. 심근의 흥분은 정맥동에서 일어나 심상, 심실방향으로 나아가므로 이 흥분을 임의의 두 점에서 전류계(심전계)에 유도하면 심장의 활동전류가 그래프로 묘사된다.

㉡ 혈중 산소포화도(SpO_2) : 포화된 동맥혈중과 산소의 헤모글로빈 분자와의 백분율로 표시된다.

08 다음 중 생체신호 계측용 차동증폭기를 이용하여 심전도를 측정하고자 할 때, 차동증폭기의 반전 입력단자(−)와 비반전 입력단자(+)에 접속하는 신체 부위가 아닌 것은? (15년4회기사10번)

① aVR은 왼팔과 왼발의 중점에 (-)극, 오른팔에 (+)극을 접속한다.
② aVL은 오른팔과 왼발의 중점에 (-)극, 왼팔에 (+)극을 접속한다.
③ aVF는 양발 중점에 (-)극, 왼팔에 (+)극을 접속한다.

정답 | 05.④ 06.④ 07.①

④ aVF는 양팔 중점에 (-)극, 왼발에 (+)극을 접속한다.

해설 차동증폭기(Differential Amplifier)

㉠ 차동 증폭기의 입력단은 2개의 트랜지스터 이미터를 결합한 회로가 사용된다.
㉡ 베이스에는 바이어스 회로를 설치하여 영전위로 사용할 수 있게 되어 있으며, 전원은 2종류를 사용하는 경우가 많다.
㉢ 차동 증폭기는 2개의 입력 단자에 동시에 가해진 신호에 대하여 출력이 영이 되기 때문에 2개의 트랜지스터 Q1, Q2의 특성이 맞으면 온도변화 등에 의한 바이어스의 변동은 출력에 나타나지 않는다.

09 다음과 같은 유도법은? (15년4회산업3번)

> 심장의 전기적활동을 기록하기 위한 심전도의 측정방법에 대한 설명이다. 단극유도이며, 불관전극은 좌완(L), 우완(R), 좌족(F)의 결합점(윌슨 중심전극)이면서 6개의 관전극을 흉부상에 정착하여 V1～V6유도로 기록하는 방법이다.

① 단극유도(Unipolar Lead : Goldberger)
② 쌍극유도(Bipolar Lead)
③ 흉부유도(Precordial Lead)
④ Wilson 중심전극(Wilson Central Terminal)

해설 ㉠ 단극유도 : 1개의 전극에서 전위를 끌어내는 것이다.
㉡ 쌍극유도 : 신체의 서로 다른 두 부위에 2개의 전극을 둔 유도법이다.
㉢ Wilson 중심전극 : 심전도의 단극유도시에 사용되는 불관전극의 하나이다.
ⓐ 오른손, 왼손, 왼발의 전극으로부터의 각 도선을 제각기 5→10[kΩ]의 저항을 통해서 1점에 맞추어서 만든 전극이고 윌슨의 중심전극이라고도 한다. 이에 따라서 오른손, 왼손, 왼발의 전위평균을 얻을 수 있다.
ⓑ 단극 유도점으로부터의 도선을 심전계의 플러스입력단자에 연결하고, 윌슨전극으로부터의 도선을 마이너스 입력단자에 연결해서 단극유도를 한다.

10 다음 중 ECG 측정을 위한 신호유도법이 아닌 것은? (19년1회기사17번)

① 표준유도 ② 기준유도 ③ 사지유도 ④ 흉부유도

해설 심전도(ECG)측정 신호유도법 : 사지유도, 표준유도, 흉부유도가 있다.

11 다음 중 정상 심전도의 파형 중에서 심실의 탈분극에 해당하는 것은? (14년4회산업7번)

① P Wave ② QRS Complex ③ T Wave ④ U Wave

해설 ㉠ U Wave(퍼킨지 섬유의 재분극) : T파 다음의 파형으로 심실의 아주 느리게 재분극 되는 섬유에 의해 나타나는 것이다.
㉡ T Wave(심실의 재분극) : 상향파를 나타내고, 둥글며 약간 비대칭이다. 높이는 5[mm]이고 시간은 0.1～0.25[sec] 정도이다.
㉢ P Wave(심방의 탈분극) : 작고 둥글고 리드 II에서 상향파를 나타내고, 높이는 0.5[mm]～0.25[m] 시간은 0.1[sec] 이하이다.
㉣ QRS Complex(심실의 탈분극) : QRS군의 폭은 첫 편향의 시작점으로 부터 마지막 편향(Jpoint)까지 끝을 측정한다.
ⓐ R파의 높이는 기저선 에서부터 R파의 꼭대기까지 측정하고, 시간은 0.1초 이하이다.
ⓑ 1개의 P파에 1개에 QRS군이 따르는 것이 정상이다.

12 다음 중 심전도에서 T파가 기록되는 동안에 심장에서 일어나는 전기적 활동은? (17년4회기사10번, 19년1회기사08번)

① 심방의 탈분극 ② 심방의 재분극 ③ 심실의 탈분극 ④ 심실의 재분극

해설 심전도 : 심박동 1주기가 지나는 동안에 P파, QRS파, T파가 차례로 나타난다.
㉠ P파 : 최초의 파형(심방의 탈분극) ㉡ T파 : 심실의 재분극 ㉢ QRS군 : 심실의 탈분극
㉣ 심방의 탈분극 상태 PQ 또는 PR : 동방결절의 임펄스가 심실에 도달할 때까지의 시간

13 다음 심전도(ECG) 파형의 명칭에 대한 설명이 아닌 것은? (13년4회산업10번. 18년4회산업9번)

① RR간격 : 연속되는 2개의 R파의 간격
② PR간격 : P파의 시작에서 다음 P파 시작까지의 시간

정답 | 08.③ 09.③ 10.② 11.② 12.④

③ PQ간격 : P파의 시작에서 QRS파 시작까지의 시간
④ QT간격 : Q파 시작에서 T파 끝까지의 시간

해설 ㉠ 심전도 파형
ⓐ P파 : 심방의 탈분극(수축) 높이 2.5[mm] 미만, 폭 0.12초 미만이다. 양성편향(상향), Ⅰ, Ⅱ, aVF, V4-6 음성편향(하향), aVR 등이 있다.
ⓑ QRS파 : 심실의 탈분극(수축), 정상 0.06~0.1초이다.
ⓒ T파 : 심실의 재분극, 양성편향, Ⅰ, Ⅱ, V3-4 음성편향, aVR 등이 있다.
㉡ 파형의 간격 : ⓐ PR간격 : P파시작~QRS군시작까지 간격(0.12~0.2초)이다.
ⓑ QRS폭 : 심실의 총 탈분극 시간(0.06~0.1초)이다.
ⓒ 심실활성 시간(VAT) : QRS 시작에서 R파 정점이다.
ⓓ QT간격 : QRS시작에서 T파의 끝, 심실의 전기적 수축기이다.

14 다음 중 심전도(ECG) 파형에 대한 설명이 아닌 것은? (18년4회기사14번)

① P파 : 심방의 탈분극
② PR간격 : P파의 시작에서 다음 P파시작까지의 시간
③ RR간격 : R파의 시작에서 다음 R파 시작까지의 시간
④ T파 : 심실의 재분극

해설 01 진단기기 - 2. 환자감시장치(기출 13번 해설)

15 다음 중 정상적인 심전도의 분석 내용은? (13년4회기사7번)

① P Wave : 퍼킨지 섬유의 재분극
② Qrs Wave : 심방의 탈분극
③ T Wave : 심실의 재분극
④ U Wave : 심실의 탈분극

해설 ㉠ P Wave : 심방의 탈분극, 심방 내 전도시간 0.06~0.1[s]이다.
㉡ QRS Wave : 심실의 탈분극, 0.08~0.1[s]이다.
㉢ T Wave : 심실의 재분극, 0.2[s]이다.
㉣ U Wave : 퍼킨지 섬유의 재분극이다.

16 다음 중 심전도 파형에서 QRS 복합파는 심실의 수축을, T파는 불응기를 나타낸다면 P파는 어떤 현상인가? (17년1회기사2번)

① 심방의 불응
② 심실의 수축
③ 심방의 수축
④ 심실의 불응

해설 P파 : 심방 탈분극시기에 발생, QRS군 : 심실 탈분극 시기, T파 : 심실 재분극 시기를 반영한다.
㉠ 불응상태(Refractory State) : 일반적으로 외부자극에 대한 생리학적인 반응이 어떤 원인으로는 나타나지 않는 상태이다.
ⓐ 면역응답은 면역내성을 유도하기도 한다. 유전적으로 특정한 항원에 대한 수용체가 있는 림프구집단이 결여하고 있다.
ⓑ 항원경합현상이 일어나고 있는 것은 불응상태가 된다.
㉡ 수축(Contraction) : 생체구성물 내지 생체 구조물이 오그라드는 현상을 수축이라고 한다.
ⓐ 아메바나 점균의 운동도 수축의 한 예인데 일반적으로는 근육이 자극에 반응해서 수축하는 현상이다.
ⓑ 단일의 활동전위에 의한 단수축과 이것의 합성에 따라서 생기는 강축이 있다.
ⓒ 근수축의 기록 : 등장력성 수축과 등척성 수축을 측정하는 방법이 있다.
㉮ 등장력성 : 근을 일정한 하중하에 단축시켜서 길이의 변화를 기록하는 방법이다.
㉯ 등척성 : 근의 길이를 일정하게 유지해 발생 장력을 기록하는 방법이다.

17 다음 중 심전도 파형의 의미가 아닌 것은? (14년1회기사1번)

① P파 : 심방의 탈분극파
② QRS파 : 심실의 탈분극파
③ T파 : 심실의 재분극파
④ J점 : T파 뒤에 나타나기도 하는 파(생성원인 불명)

해설 심전도는 심박동 1주기가 지나는 동안에 P파, QRS파, T파가 차례로 나타난다.

정답 | 13.② 14.② 15.③ 16.③ 17.④

㉠ T파 : 심실의 재분극 ㉡ 심방의 탈분극 상태 PQ 또는 PR : 동방결절의 임펄스가 심실에 도달할 때까지의 시간
㉢ QRS군 : 심실의 탈분극 ㉣ P파 : 최초의 파형
㉤ J점 : 심전도파형의 명칭의 하나로 QRS에서 ST로 이행하는 점을 J점(ST접합점)이라 한다.
ⓐ 심전도상 언제나 명확히 판정된다고는 할 수 없다.
ⓑ J점의 움직임은 심근허혈의 판정에도 이용된다.

18 다음 중 심전도 파형의 의미가 아닌 것은? (08년4회산업6번, 10년4회산업15번, 14년1회산업4번, 17년4회산업9번)

① T파는 심방의 재분극 ② Q파는 심실 격벽의 탈분극
③ R파는 심실의 탈분극 ④ P파는 심방의 탈분극

해설 01 진단기기 - 2. 환자감시장치(기출 17번 해설)

19 다음 그림의 ECG 그래프와 심장의 동작 중에서 잘못 연결된 것은? (12년4회기사1번)

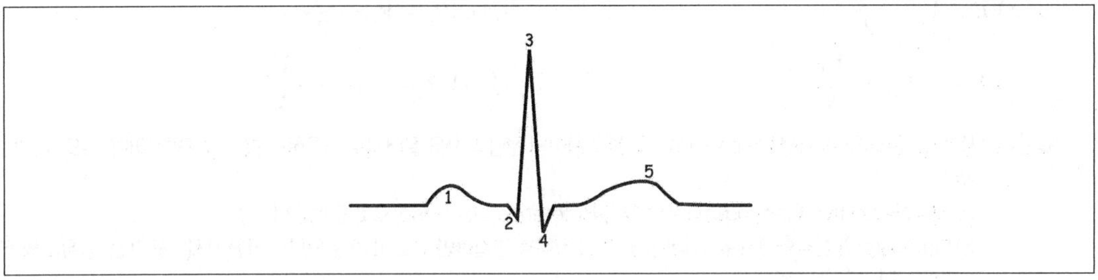

① 1 : P-wave, 심방의 수축 ② 2 : s1, mitral value의 닫힘
③ 2,3,4 : QRS-wave, 심실 수축 ④ 5 : T-wave, 심실 재분극

해설 ㉠ P파 : 심장의 탈분극 ㉡ 2,3,4.QBS군 : 심실의 탈분극
㉢ 5.T파 : 심실의 재분극 ㉣ U파 : 퍼킨지섬유의 재분극
㉤ ECG(심전도) : 심장의 수축에 따른 활동 전류 및 활동전위차를 파상 곡선으로 기록한 도면, 보통 심전도계를 사용하여 몇 개의 심전 곡선으로 나타내며, 심장병의 진단에 매우 중요하다.

20 다음 중 심전도 신호에서 심실수축시 발생되는 파는? (19년1회산업기사18번)

① QRS파 ② P파 ③ T파 ④ U파

해설 ㉠ P : 심방의 탈분극 ㉡ QRS : 심실의 수축 ㉢ T : 심실수축기 ㉣ U : 재분극의 지연

21 다음 ECG의 측정방법 중 팔다리에서 측정하는 신호가 아닌 것은?
(08년4회산업5번, 10년4회산업2번, 13년1회기사6번, 14년1회산업12번, 15년4회산업8번, 18년1회산업15번)

① LEAD I ② V6 ③ aVF ④ aVR

해설 ㉠ ECG (심전도) : 심장의 전기적 활동을 측정하는 시험이다. 심장이 몸을 통해 혈액을 펌프 하는 리듬운동 근육기관이다.
ⓐ LEAD I : 왼손(+)과 오른손(-) 간의 전위차 기록 (L-R)
ⓑ aVF : 심장의 중심부와 좌측발목(LF)사이의 전위차 기록
ⓒ aVR : 심장의 중심부와 우측팔목(RA)사이의 전위차 기록
ⓓ V_6 : V_4의 높이에서 좌중액와선상
㉡ 단극흉부유도(Chest lead) : Wilson결합전극을 불관전극(-)으로, 관전극(+)을 흉부에 설치하여 유도한다.
ⓐ V_1 : 흉골 우측 제4늑간 ⓑ V_2 : 흉골 좌측 제4늑간 ⓒ V_3 : V_2와 V4의 중간부분
ⓓ V_4 : 좌측 쇄골 중앙선과 제5늑간의 교차부위 ⓔ V_5 : V_4와 수평이 되는 전액와선 부위
ⓕ V_6 : 좌측 액와선의 가운데 부위(중액와선)

정답 | 18.① 19.② 20.① 21.②

ⓒ 표준쌍극지유도 : 두 점 간의 전위차를 기록하는 것으로, 제 I 유도, 제 II 유도, 제 III 유도가 있다.
ⓐ LEAD 1 - 오른손(-)과 왼손 간(+)의 전위차(L-R)
ⓑ LEAD 2 - 오른손(-)과 왼발 간(+)의 전위차(F-R)
ⓒ LEAD 3 - 왼손(-)과 왼발 간(+)의 전위차(F-L)
ⓓ Goldberger 증대단극지유도 : 전극을 부착시킨 부위의 전위변화를 그대로 기록하는 단극유도로 Wilson 결합전극을 불관전극(-)으로, 관전극(+)을 손과 발에 설치하여 유도한다.
ⓐ aVR - 오른손(관전극), 왼손과 왼발의 결합전극(Wilson 결합전극)
ⓑ aVL - 왼손(관전극), 오른손과 왼발의 결합전극(Wilson 결합전극)
ⓒ aVF - 왼발(관전극), 오른손과 왼손의 결합전극(Wilson 결합전극)

22 다음 중 ECG 전극유도에서 표준사지전극유도(V_I, V_{II}, V_{III})와 증폭전극유도(aVL, aVR, aVF)사이의 관계는?
(16년4회기사15번)

① $aVR = V_i - \frac{V_{III}}{2}$
② $aVL = V_I - \frac{V_{II}}{2}$
③ $aVF = -V_{II} - \frac{V_{III}}{2}$
④ $aVR = -V_{II} - \frac{V_I}{2}$

해설 ㉠ 표준사지유도(Standard Limb Lead) : 두 전극 사이의 전압의 차를 절대치로 기록하는 양극 유도방식이며, 유도 I, II, III이 있다.
ⓐ 활동전극(Active Electrode)과 기준전극(Reference Electrode)으로 구성된다.
ⓑ Einthoven의 삼각형에서 유도 I과 유도 III의 벡터를 연결하면 유도 II와 같으므로 표준사지유도 II는 두 유도의 합으로 나타난다.
ⓒ 파형이 제일 크게 기록되는 Lead II에서 보통 판독한다.
㉡ 증폭사지유도(Augmented Limb Lead, 단극사지유도) : aVR, aVL, aVF의 3개의 유도가 있다.
ⓐ 기록하는 활동전극(+전극)의 위치에 따라 왼쪽 팔(aVL), 오른쪽 팔(aVR) 왼쪽발(aVF)로 구분한다.
ⓑ a는 augumented(증폭), V는 voltage, L, R, F는 각각 left, right, foot이다.

23 다음 중 aVR, aVL, aVF 등으로 표기되는 생체신호와 측정방법이 맞게 짝지어진 것은?(09년4회기사14번, 13년1회기사10번)

① 안전도, 표준사지유도
② 심전도, 증폭사지유도
③ 심전도, 흉부유도
④ 안전도, 흉부유도

해설 심전도(ECG) 부위별 유도법
㉠ 표준유도 : I, II, III
㉡ 사지유도 : aVR, aVL, aVF
㉢ 흉부유도 : V_1, V_2, V_3, V_4, V_5, V_6
ⓐ V_1 : 제4늑간의 흉골 우연이다.
ⓑ V_2 : 제4늑간의 흉골 좌연이다.
ⓒ V_3 : V_2와 V_4의 중간부위이다.
ⓓ V_4 : 제5늑간과 좌측 쇄골 중앙선이 만나는 부위이다.
ⓔ V_5 : V_4와 수평되는 전액와선 부위이다.
ⓕ V_6 V_4와 수평되는 중액와선 부위이다.

24 다음 중 표준 12 유도법을 이용한 심전도 측정시 사용되는 전극의 개수는?
(16년1회산업14번)

① 9
② 10
③ 11
④ 12

해설 ㉠ 표준 12유도 : I, II, III, aVR1, aVC, aVF1, V1, V2, V3, V4, V5, V6의 12유도를 가리킨다.
㉡ 표준심전도 검사 : 양쪽 팔목과 발목, 가슴 부위 6곳에 총 10개의 전극을 부착하며, 검사는 5분 이내에 끝나며 정상 소견 심박동수가 분당 60~100회이고, 리듬이 규칙적이며 심전도 파형의 크기와 형태가 정상일 때 정상심전도라고 한다.

정답 | 22.② 23.② 24.②

25 다음 중 ECG 표준전극법에서 측정부위 기호와 증폭기의 전극 극성을 짝지은 것이 아닌 것은? (단, RA : Right Arm, LA : Left Arm, LL : leg) (12년4회산업4번)

① Lead Ⅰ에서 RA는 -극, LA는 +극
② Lead Ⅰ에서 RA는 +극, LA는 -극
③ Lead Ⅱ에서 RA는 -극, LL는 +극
④ Lead Ⅲ에서 LA는 -극, LL은 +극

해설 ㉠ 제1유도(lead Ⅰ) : 오른쪽 팔목과 왼쪽 팔목 사이의 전기적 변동을 기록한다.
㉡ 제2유도(lead Ⅱ) : 오른쪽 팔목과 왼쪽 발목에 부착한 전극 사이의 전위차를 기록한다.
㉢ 제3유도(lead Ⅲ) : 왼쪽 팔목과 왼쪽 발목에 부착한 전극 사이의 전위차를 기록한다.

26 다음 심전도 유도법 중 표준유도법 제Ⅱ유도법은? (18년4회산업7번)

① 외손(-)과 왼발(+) 간의 전위차
② 오른손(-)과 왼손(+) 간의 전위차
③ 오른손(-)과 왼발(+) 간의 전위차
④ 왼손(-)과 오른발(+) 간의 전위차

해설 01 진단기기-2. 환자감시장치(기출 25번 해설)

27 ECG 표준 유도법(전극법)으로 옳은 것은? (19년1회산업14번)

① Ⅰ : 오른쪽 팔(-)과 왼쪽 팔(+),
Ⅱ : 오른쪽 팔(-)과 오른쪽 다리(+),
Ⅲ : 왼쪽 팔(-)과 오른쪽 다리(+)

② Ⅰ : 오른쪽 팔(-)과 왼쪽 팔(+),
Ⅱ : 오른쪽 팔(-)과 왼쪽 다리(+),
Ⅲ : 왼쪽 팔(-)과 오른쪽 다리(+)

③ Ⅰ : 오른쪽 팔(-)과 왼쪽 팔(+),
Ⅱ : 오른쪽 팔(-)과 왼쪽 다리(+),
Ⅲ : 왼쪽 팔과(-) 왼쪽 다리(+)

④ Ⅰ : 오른쪽 팔(-)과 왼쪽 팔(+),
Ⅱ : 오른쪽 팔(-)과 오른쪽 다리(+),
Ⅲ : 왼쪽 팔(-)과 왼쪽 다리(+)

해설 01 진단기기-2. 환자감시장치(기출 25번 해설)

28 다음 심전도의 구성요소 중 외부잡음을 제거하거나 증폭기로부터 간섭을 감소시키기 위해 접지 역할을 하는 것은? (18년1회산업11번)

① 전치증폭기 ② 오른다리 구동회로 ③ 분리회로 ④ 구동증폭기

해설 01 진단기기-2. 환자감시장치(기출 25번 해설)

29 다음 중 표준전극법(Lead Ⅰ, Ⅱ, Ⅲ)으로 심전도를 측정할 때 전극을 부착하지 않는 부위는? (14년4회산업15번)

① 오른손 ② 왼손 ③ 오른다리 ④ 왼다리

해설 ㉠ 제 1유도 : 양손 ㉡ 제 2유도 : 오른손과 왼발 ㉢ 제3 유도 : 왼손과 왼발

30 다음 심전도의 표준지 유도법 중 제Ⅲ유도법은? (09년2회기사8번, 11년1회산업8번)

① 왼발(양극)-왼손(음극)
② 왼손(양극)-왼발(음극)
③ 왼손(양극)-오른손(음극)
④ 왼발(양극)-오른손(음극)

해설 ㉠ 제Ⅰ유도 : 왼손(+), 오른손(-) ㉡ 제Ⅱ유도 : 왼발(+), 오른손(-) ㉢ 제Ⅲ유도 : 왼발(+), 왼손(-)

31 다음 중 단극흉부유도법으로 심전도의 계측시 음극(-)으로 옳은 것은? (18년1회기사3번)

① 왼손
② 왼발
③ 오른발
④ 윌슨(Wilson)의 결합전극

해설 심전도 검사를 할 때의 유도법 가운데 하나로 심장에 가까운 흉부에 관 전극을 두고 먼 곳에 불관 전극을 놓고 각 점의 단위를 구하는 단극 유도이다.

정답 | 25.② 26.③ 27.③ 28.② 29.③ 30.① 31.④

32 다음 중 환자감시장치의 심전도 신호측정시 기저선의 이동을 일으키는 주요 원인이 아닌 것은? (19년4회기사09번)

① 전극에 작용하는 장력 ② 환자용 케이블의 단선
③ 전극의 이탈 또는 불완전한 접촉 ④ 호흡에 의한 전극이나 케이블의 진동

해설 01 진단기기-2. 환자감시장치(기출 31번 해설)

33 다음 중 몸에 항상 휴대하면서 24시간 심전도를 측정하는 장치는? (15년4회산업20번)

① DR(Digital Radiography) ② 환자감시장치
③ 초음파스캐너 ④ 홀터 모니터

해설 ㉠ DR(Digital radiography) : X-선 필름을 쓰지 않고 평판 X-선 디텍터를 써서 X-선 영상을 얻는 것을 DR이라 한다. X-선 필름을 쓰는 것에 비해 진단의 효율성 및 정확성을 높일 숫 있기 때문에 장래 널리 쓰일 것이다.
㉡ 환자감시장치 : 환자의 각종 생체정보를 감시하는 기구로서 각종 감지기를 환자의 정확한 부위에 부착하거나 삽입하여 각 기능에서 감지된 신호를 증폭부를 거쳐 완충증폭 후 아날로그/디지털로 전환하는 장비이다.
㉢ 초음파 스캐너 : 초음파를 이용한 컴퓨터 단층장치이다. CT스캐너는 투영 물체로부터 참된 단면상을 재구성할 뿐 아니라, 각 화소의 흡수계수에 대하여 미세한 차를 식별하여 그 분포를 표시할 수 있는 정밀한 장치이다.
㉣ 홀터모니터(holter monitor) : 심전도를 24시간 또는 48시간 연속적으로 기록하는 것으로 작은 카세트 라디오 같은 것을 직접 휴대하여 일상적인 생활이 가능토록 하면서 심전도의 변화를 관찰하는 검사기록법이다. 환자의 몸에 지닌 상태에서 긴 시간 동안 심장의 상태를 계속해서 측정하는 기구이다.

34 다음 중 환자감시장치에서 적외선과 가시광선을 이용하여 동맥혈의 헤모글로빈이 산소와의 결합 백분율로 표현된 것은? (08년4회산업17번, 10년2회산업15번, 12년1회산업18번)

① HR ② BP ③ APG ④ SpO_2

해설 ㉠ 환자의 동맥혈 내의 산소포화도를 비침습적인 방법으로 측정하여 환자의 호흡 상태를 판단하는 기능, 동맥혈의 산소포화도는 동맥혈의 헤모글로빈이 산소와의 결합 백분율로서 SaO_2라고도 한다.
ⓐ 발광부 : LED발광을 통해 적외선과 빨간색 빛을 동시에 방출한다.
ⓑ 수광부 : 산소와 결합한 헤모글로빈은 적외선을, 그렇지 않은 환원 헤모글로빈은 빨간색 빛을 더 흡수하는 성질을 이용하여 그 빛의 차이를 측정하여 SpO_2의 수치를 산출한다.
㉡ HR(Heart Rate) : 심박수를 나타낸다.
㉢ BP(Blood Pressure) : 혈압으로 혈액이 혈관 속을 흐르고 있을 때 혈관벽에 미치는 압력이다.
㉣ APG(APGarscore, 애프카 채점법) : 신생아의 심장박동수 · 호흡속도 등 신체 상태를 나타낸 수치이다.

35 다음 중 비침습적인 방법으로 혈중산소포화도를 측정할 때 사용하는 전자파로 옳게 짝지어진 것은? (11년4회기사12번, 15년4회기사11번)

① 자외선 : 보라색 빛 ② 자외선 : 빨간색 빛 ③ 적외선 : 파란색 빛 ④ 적외선 : 빨간색 빛

해설 SpO_2(혈중산소포화도) : 포화된 동맥혈중과 산소의 헤모글로빈 분자와의 백분율로 표현된다.
㉠ 환자의 동맥혈 내의 산소포화도를 비침습적인 방법으로 측정하여 환자의 호흡상태를 판단하는 기능, 동맥혈의 산소포화도는 동맥혈의 헤모글로빈이 산소와의 결합 백분율로서 SaO_2라고도 한다.
㉡ 발광부 : LED발광을 통해 적외선과 빨간색 빛을 동시에 방출한다.
㉢ 수광부 : 산소와 결합한 헤모글로빈은 적외선을, 그렇지 않은 환원 헤모글로빈은 빨간색 빛을 더 흡수하는 성질을 이용하여 그 빛의 차이를 측정하여 SpO_2의 수치를 산출한다.

36 다음 중에서 혈중 산소포화농도(SpO_2)와 관계없는 것은? (13년4회기사11번)

① 환자의 동맥혈 중의 SPO_2를 피를 뽑지 않고 측정하여 호흡상태를 파악할 수 있다.
② Capnometer를 이용하여 비침습적 방법으로 간편하게 그리고 연속적으로 측정할 수 있다.
③ 동맥 속의 헤모글로빈이 산소와 몇 [%] 결합하였는지를 나타내는 지표이다.

정답 | 32.② 33.④ 34.④ 35.④

④ 헤모글로빈과 디옥시헤모글로빈의 빛 흡수 성질이 다른 것을 이용하여 SPO_2를 측정할 수 있다.

해설 혈중산소포화농도(SpO_2) : 전체 혈색소 중에서 산소와 실제로 결합한 혈색소가 차지하는 비율이다.
㉠ 적혈구는 대부분 수분과 헤모글로빈으로 구성되어 있고, 적혈구의 작용은 헤모글로빈의 작용이라고 해도 좋다.
㉡ 헤모글로빈은 Heme(황원 : 헤마틴)이라고 하는 철을 함유한 붉은 색소와 글로빈이라고 하는 단백질 성분이 결합되어 있다.

37 다음 중 환자감시장치에서 혈중산소포화농도(SpO_2)에 대한 설명이 아닌 것은? (13년1회기사15번, 16년1회산업2번)

① 적외선 빛과 빨간색 빛의 총합비교를 측정하여 값을 산출한다.
② 방출된 빛은 손가락 내의 혈관을 통해 수광부를 통해 검출된다.
③ 수광부(발광부)에서는 LED 발광을 통해 자외선과 빨간색 빛을 동시에 내보낸다.
④ 산소와 결합한 헤모글로빈은 적외선을, 그렇지 않은 헤모글로빈은 빨간색 빛을 더 흡수하는 성질을 갖고 있다.

해설 환자감시장치에서의 혈중산소포화농도(SpO_2) : 환자의 동맥혈 내의 산소포화도를 비침습적인 방법으로 측정하여 환자의 호흡 상태를 판단하는 기능이다.
㉠ 체내 산소상태를 디지털화하여 판단함으로써 환자의 호흡관리 및 인공적인 산소공급을 위한 판단에 도움을 주게 된다.
㉡ 동맥혈의 산소포화도는 동맥혈의 헤모글로빈이 산소와의 결합 백분율로서 O_2라고도 하며, 건강한 성인의 수치는 94[%]~100[%] 이다.
㉢ 측정방법 : SpO_2 센서는 발광부와 수광부가 있으며, 발광부에는 LED 발광을 통해 적외선과 빨간색 빛을 동시에 방출하게 된다. 방출된 빛은 손가락 사이의 혈관을 통과하여 수광부를 통해 검출되는데 산소와 결합한 헤모글로빈은 적외선을, 그렇지 않은 환원 헤모글로빈은 빨간색 빛을 더 흡수하는 성질을 이용하여 그 빛의 차이를 측정하여 SpO_2의 수치를 산출한다.

38 다음 중 산소포화농도측정과 관련 있는 법칙은? (09년4회기사20번, 11년4회기사7번)

① 광의 흡수에 관한 Beer의 법칙
② 케겔 운동
③ 광의 방출에 관한 Beer의 법칙
④ Imbert-Fick의 법칙

해설 산소포화농도측정기 : 동맥혈액의 산소분압이나 농도를 직접 측정하는 기구는 아니고, 광원과 센서 사이에 있는 박동성 동맥혈관의 팽창과 수축에 따라서 감지되는 광량이 산소헤모글로빈과 환원헤모글로빈의 흡수도에 의해서 좌우되는 성질을 이용하여 비침습적 방법으로 계속해서 동맥혈액의 산소포화도를 측정할 수 있도록 고안된 장치이다.

39 다음 중 적외선 및 가시광선을 인체 내에 투과하여 인체 내에서의 광흡수도를 비교하여 측정할 수 있는 것은? (11년1회산업15번, 14년1회산업15번)

① 혈압 ② 혈중산소포화도 ③ 폐활량 ④ 체온

해설 혈중산소포화도(SpO_2) : 광의 흡수에 관한 Beer의 법칙을 이용한 장비로 광원과 센서 사이에 있는 박동성 동맥혈관의 팽창과 수축을 따라서 감지되는 광량이 산소헤모글로빈과 환원헤모글로빈의 흡수도에 의해서 좌우되는 성질을 이용하여 비침습적 방법으로 계속해서 동맥혈액의 (혈중산소포화도)를 측정할 수 있도록 고안된 장치이다.
부위에서는 SpO_2의 변화폭이 SaO_2의 변화폭보다 더 크기 때문에 SpO_2로 산소화의 변화를 평가하는 것이 보다 더 의의가 있다.

40 다음 중 커프에 공기압을 가하였다가 천천히 공기압을 뺄 때 동맥혈관 위의 커프에 생기는 압진동의 크기를 압센서에 의해 감지 · 기록하여 혈압을 측정하는 방법은? (11년1회기사20번, 14년1회기사6번)

① 초음파 감지법 ② 촉지법 ③ 오실로메트릭법 ④ 진동법

해설 오실로 메트릭법
㉠ 동맥혈관에 혈액의 흐름이 없어질 때까지 커프에 공기를 가압한 후 서서히 압력을 낮추면 압박된 혈관 내로 생긴 공간속으로 혈액이 흐르기 시작하면서 맥박이 뛰며 진동이 발생하게 되는데, 커프의 압력을 더 줄이면 혈관은 더욱 넓어지며 흐르는 혈액량은 더 많아지고 진동도 더 커지게 된다.
㉡ 최대의 진동폭을 기록하며 커프의 압력이 더욱 낮아지면서 결국은 진동이 없어지게 되는데 이러한 심동의 박동과 동기한 혈관벽의 운동을 반영하는 커프압의 작은 진동을 측정하는 방식을 오실로메트릭 방식이라고 한다.

정답 | 36.② 37.③ 38.① 39.② 40.③

41 다음 중 동맥혈관에 혈액의 흐름이 멈출 때까지 압박대에 공기압력을 가한 후 압박대의 압력을 서서히 줄이면서 압박대(Cuff)내 압력의 진동을 측정하여 혈압을 측정하는 방법은? (14년4회산업4번, 19년1회산업기사16번)

① 초음파 감지법(Doppler 법) ② 촉지법
③ 카테터 측정법 ④ 오실로메트릭법

해설 오실로메트릭법 : 비침습적 방법으로 혈압을 측정하는 것으로 커프에 공기압을 가하였다가 천천히 공기압을 뺄 때 동맥혈관 위의 커프에 생기는 압진동의 크기를 압센서에 의해 감지, 기록하여 혈압을 측정하는 방법이다.

42 다음 중 동맥혈관 주위에 발생하는 커프압의 진동을 이용하여 혈압을 측정하는 방법은? (21년4회기사10번)

① 오실로메트릭 측정 ② 혈압의 침습적 측정
③ 카테터 삽입 측정 ④ 관혈 혈압 측정

해설 오실로메트릭 측정방법 : 동맥혈관에 혈액의 흐름이 없어질 때까지 커프에 공기를 가압한 후 서서히 압력을 낮추면 압박된 혈관 내로 생긴 공간속으로 혈액이 흐르기 시작하면서 맥박이 뛰며 진동이 발생하게 되는데, 커프의 압력을 더 줄이면 혈관은 더욱 넓어지며 흐르는 혈액량은 더 많아지고 진동도 더 커지게 된다.
㉠ 이후 최대의 진동폭을 기록하며 커프의 압력이 더욱 낮아지면서 결국은 진동이 없어지게 되는데, 이러한 심동의 박동과 동기한 혈관벽의 운동을 반영하는 커프압의 작은 진동을 측정하는 방식을 오실로메트릭 방식이라고 한다.
㉡ 오실로메트릭 방식 : 다음과 같은 공식을 지니며 일반적으로 커프압력은 150[mmHg]를 사용한다.
평균동맥압[mmHg]$= \text{최저혈압} + \frac{\text{최고혈압} - \text{최저혈압}}{3}$
㉢ 압박대(cuff)의 초기 입력값 : 150[mmHg]+30~40[mmHg]

43 다음 중 혈압에 영향을 미치는 외적 요인이 아닌 것은? (16년4회산업8번)

① 정신적 스트레스 ② 온도 및 습도변화
③ 나이 및 성별 ④ 혈액의 점도 및 혈류

해설 혈압측정시 : 혈압에 영향을 주는 요인으로는 혈액의 점도, 혈류량, 혈관 저항, 대동맥의 탄력성 등이 있다.
㉠ 혈압에 영향을 미치는 외적 요인
ⓐ 운동 ⓑ 정신적 스트레스 ⓒ 온도, 습도 변화 ⓓ 하루 동안의 변동 ⓔ 음식 ⓕ 동통 ⓖ 나이 ⓗ 성별
㉡ 혈압에 영향을 미치는 내적 요인
ⓐ 혈관저항 ⓑ 혈류 ⓒ 혈액의 점도 ⓓ 대동맥의 탄력성

44 다음 혈압계 기술기준 중 상완에 감싼 박대의 가압조직에 의해서 동맥혈류를 일시 저지하고, 박대압력의 저감에 따라서 나타내는 코로토코프(Korotokoff) 음을 인식하여 혈압을 측정하는 방법은? (10년4회기사13번)

① 비관혈 혈압 측정 ② 혈압의 침습적 측정
③ 카테터 삽입 측정 ④ 관혈 혈압 측정

해설 비관혈 혈압 측정(간접 측정) : 사지 또는 하지의 동맥을 기낭으로 감싼 후 압력을 가하여 혈류를 차단한 다음 기낭의 압력을 서서히 낮춤으로써 혈류가 재개될 때 혈액의 와류에 의해서 일어나는 소리를 청진기로 듣고 동맥폐쇄 압력을 측정하는 방법이다.

45 다음 중 동맥압과 Cuff 압력이 같아지면 동맥 내의 혈액이 혈관에서 뿜어져 나와 흐르기 시작하면서 소리가 나는데, 이 때를 설명하는 용어는? (15년4회기사6번)

① Echo Sound ② Cuff Sound
③ Korotkoff Sound ④ Muffling Sound

해설 Korotkoff Sound(코로트코프 음) : 혈압의 청진 측정시에 들리는 음으로서 근위측에 부착한 공기 커프(Cuff) 때문에 이전에 벽이 이완되었던 동맥의 갑작스러운 확장에 의해서 생긴다.

정답 | 41.④ 42.① 43.④ 44.① 45.③

46 다음 중 청진법으로 간접 혈압측정시 이용되는 혈압의 신호원은? (16년1회산업7번)

① 동맥혈관벽 운동 ② 커프압 진동 ③ 코로트코프음 ④ 맥박

해설 코르트코프음 : 커프를 사용하여 혈액이 혈관벽에 부딪혀서 발생되는 혈관음을 청진기를 통하여 들을 수 있는 소리이다.

47 다음 중 혈압에 영향을 미치는 내적요인의 설명은? (17년4회산업11번)

① 혈관저항 : 세동맥의 직경이 가늘수록 혈관저항이 증가하여 혈압은 높아진다.
② 혈류 : 혈관저항이 일정하면 심장에서 나가는 혈액량과 상관없이 혈압은 변하지 않는다.
③ 혈액의 점도 : 혈액의 점도는 높을수록 혈압이 낮아진다.
④ 대동맥의 탄력성 : 혈관의 탄성이 떨어지면 혈류 속도가 낮아지기 때문에 혈압이 낮아진다.

해설 ㉠ 혈관저항(Capillary Resistance Test) : 피부의 모세관에 내부 또는 외부로부터 압력을 가해 모세혈관벽의 저항성을 검토하는 것이다. 현재 가장 자주 이루어지고 있는 방법은 룸펠리드법이다.
ⓐ 이 방법은 우선 환자를 반듯이 눕게 하고 상완에 혈압계인 란셋을 감아 혈압을 측정하고, 최고혈압과 최저혈압의 중간압을 란셋에 걸어 5분간 방치한 2~3분 뒤에 점상출혈의 유무를 검사한다.
ⓑ 정상인의 경우에도 10개정도의 출혈이 나타날 수 있다. 따라서 10개 이상을 양성으로 한다.
㉡ 혈류(Blood Flow) : 혈관계에서 혈압의 경사에 의해 생기는 혈액의 흐름, 심실, 동맥, 모세혈관, 정맥, 심방 순으로 각 부분의 혈압기울기가 저하되면서 혈액이 흐른다.
ⓐ 혈관 내의 단위 시간당 혈류의 용량은 그곳 염의 농도경사에 비례, 혈관 지름의 4제곱에 비례하며, 혈류의 속도는 지름의 제곱에 비례한다.
㉢ 혈액의 점도 : 혈류에 영향을 미치는 요인은 혈액의 점성이며, 점성이 증가할수록 혈류속도가 느려진다.
㉣ 대동맥의 탄력성 : 심장수축에 의해 혈액이 분출될 때 동맥에서는 혈류 박동, 동맥벽의 압력 박동 및 내경 박동의 변화가 나타난다. 동맥의 맥파는 동맥이 갈라지는 곳에서 일부는 계속 나아가는 진행파를 유지하지만, 다른 일부는 말초혈관에서 중심 동맥 쪽으로 반사되는 반사파를 형성하게 된다.

48 다음 중 혈압에 관한 설명이 아닌 것은? (19년4회기사14번)

① 혈관저항이 클수록 혈압은 상승한다.
② 혈액의 점도가 높을수록 혈압이 상승한다.
③ 혈관의 탄성이 떨어질수록 혈압이 상승한다.
④ 심장으로부터 박출되는 혈류량이 증가할수록 혈압이 하강한다.

해설 01 진단기기 – 2. 환자감시장치(기출 47번 해설)

49 다음 중 혈압에 대한 설명이 아닌 것은? (18년4회산업19번)

① 심장의 수축시 혈압을 수축기 혈압이라 한다.
② 혈압은 시시각각 변화한다.
③ 이완기 혈압은 정맥혈관에 미치는 압력이 가장 낮을 때를 의미한다.
④ 심장이 한번 박동하는 동안에도 큰 차이를 보인다.

해설 01 진단기기 – 2. 환자감시장치(기출 47번 해설)

50 다음 중 혈압에 대한 설명 이 아닌 것은? (21년4회기사17번)

① 혈압은 대게 정맥혈압이다.
② 심장에 한번 박동하는 동안에도 혈압은 큰 차이가 난다.
③ 혈관 내의 압력으로 혈액이 전신을 돌아다니는데 필요한 압력이다.
④ 혈압을 나타내는 경우 수축기 혈압을 먼저 쓰고 이완기 혈압을 쓴다.

해설 01 진단기기 – 2. 환자감시장치(기출 47번 해설)

정답 | 46.③ 47.① 48.④ 49.③ 50.①

51 다음 중 혈압에 영향을 미치는 내적 요인이 아닌 것은? (21년1회기사20번)

① 온도 ② 혈류량 ③ 혈액의 점도 ④ 대동맥의 탄력성

해설 01 진단기기 - 2. 환자감시장치(기출 47번 해설)

52 다음 중 혈압측정법에 대한 설명은? (09년4회기사13번)

① 혈압의 간접측정법은 혈압을 침습적(Invasive)으로 측정하는 방법이다.
② 직접혈압측정법을 이용하기 위해서는 카테터(Catheter)와 커프가 필요하다.
③ 촉진법으로 측정시 맥박이 처음 감지할 때의 압력이 수축기 혈압이다.
④ 혈압의 간접적인 표시수단으로 커프의 진동음을 이용하는 방법을 청진법이라 한다.

해설 ㉠ 혈압의 간접측정 : 동맥 내의 혈압을 비관혈적으로 측정하며, 요골동맥의 맥을 촉진하면서 맥이 끊길 때까지 일단 가입대압을 높인 후 커프압을 천천히 떨어뜨리다 끊겼던 맥이 출현한 점에서 수은주 높이를 찾아 최고혈압으로 정하는 방법이다.
ⓐ 간접측정 중 손으로 재는 방법 중 가장 표준화된 기술은 압박주머니(Occlusive Cuff)를 달고, 이곳보다 더 말단 부위에서의 맥박을 촉진이나 청진으로 감지하는 방법이다.
ⓑ 간접 혈압측정기 : 혈관 압박용 팽창주머니와 이것을 팽착시키기 위한 고무공, 혈압측정용의 수은 혹은 애너로이드 압력계로 구성되어 있다.
㉡ 직접측정 : 수은혈압계 등을 통해 압력센서를 혈관 내에 삽입시켜 최대한 심장 가까이에서 측정하므로 정확한 혈압을 측정할 수 있지만 피부를 절개하여 카테터를 인체에 삽입하기 때문에 피검자에게 고통과 불안감을 준다.

53 다음 중 혈압측정에 관한 설명이 아닌 것은? (15년1회기사14번)

① 혈압측정에 영향을 미치는 요인 중 혈관의 탄성이 떨어지면 혈압이 낮아진다.
② 직접적(또는 관혈적) 방법과 간적적 (또는 비관현적)방법으로 나눈다.
③ 환자가 똑발고 누운 자세에서 심장과 혈압을 측정하는 센서의 높이는 같아야한다.
④ 상완의 압박주머니를 심장 수축압력보다 높게 팽창한 후 압력을 낮추면 혈류에 의해 나는 소리를 들을 수 있다.

해설 01 진단기기 - 2. 환자감시장치(기출 52번 해설)

54 다음 중 혈압을 측정하는 방법이 아닌 것은? (10년4회기사15번)

① 직접 혈관에 Catheter를 삽입해서 혈압을 측정하는 방법과 간접적으로 혈압을 측정하는 방법이 있다.
② 간접법은 체외에서 압력이 가해진 혈압계낭대(Cuff)를 이용하여 팔이나 다리를 압박한 후 혈관이 압착되는 때의 혈압을 Korotokoff sound와 압력계를 통해 간접 측정하는 것이다.
③ Korotokoff sound는 혈압이 완전히 압착된 후 혈관에서 발생하는 소리이다.
④ 직접법은 간접법에 비해 혈압을 정밀하게 측정할 수 있으며, 혈압의 파형을 관찰하기에 적합하다.

해설 ㉠ 처음 Korotokoff음(제1상)의 출현이 수축기압이며 맥압의 소실(제5상)을 확장기압이다.
㉡ 혈압측정하는 방법 : ⓐ 통상 수은압계를 사용하고 상완(上腕)에서 측정한다. 상완에 13[cm] 폭의 만셋을 감고, 요골동맥 박동이 소실하는 압보다 20~30[mmHg]의 높은 압까지 급속하게 올려 커프의 압을 1박마다 2~3[mmHg]의 속도로 하강시키면서 주동맥(肘動脈)으로 촉진해서 측정한다.
ⓑ 최초로 박동음을 청취하는 점을 수축기 혈압, 박동음이 소실하는 점을 확장기 혈압으로 한다.
ⓒ 안정시 혈압은 30분 이상 안정해서 눕게 한 뒤에 측정하는데 편의상 비교적 안정을 유지한 상태에서 앉은 자세로 측정하는 경우가 많다.
ⓓ 기립성 저혈압을 진단하기 위해 선자세로 측정하는 경우도 있다. 하지의 혈압측정은 15~18[cm]폭의 만셋을 사용한다. 이 때에는 좌 · 우(座右, 또는 와위(臥位))로 실시되며, 한쪽만을 잴 때에는 우상완동맥(右上腕動脈)을 사용하는 것이 좋다. 혈압계의 만셋은 그 하연(下緣)이 주와(肘臥窩)보다도 3[cm] 정도 위에 놓이게 한다.
ⓔ 촉진법(觸診法)에서는 요골동맥(橈骨動脈)을 촉진하면서, 그 맥박이 소실하는데에서 20~30[mmHg]쯤 높은데까지 만셋의 내압(內壓)을 높이고, 이어서 내압을 1심박(心搏)마다 2~3[mmHg] 정도의 속도로 내려서 맥박이 출현하는 점을 취해서 최고혈압으로 한다.

정답 | 51.① 52.③ 53.① 54.③

ⓕ 청심법(聽心法)에서는 청심기(聽心器)를 상완 동맥 위에 대고, 만셋의 내압(內壓)을 요골동맥에서 만질 수 없는데까지 급상승시킨 다음, 내압을 청진법과 마찬가지로 서서히 내려간다.
ⓖ 동맥음이 최초에 들리는 점이 Swan의 제1점으로서 최고혈압과 일치한다.
ⓗ 더욱 감압하면, 어떤 점에서 갑자기 음이 약해지고(제4점), 마침내는 음이 소실한다(제5점).
ⓘ 일반적으로 제5점이 직접법에 의한 혈관내압측정에 의한 최저혈압과 일치하므로 이것을 최저혈압으로 한다.
ⓙ 우선 촉진법으로 대개의 짐작을 하고나서 청심법을 실시하는 것이 좋다.
ⓚ 혈압은 운동, 식사, 정신적 긴장 등 여러 가지 요인으로부터 영향을 받기 쉽기 때문에 되도록이면 일정하게 하는 것이 바람직하다.
ⓛ 정상치는 결정하기 어려우나 성인에서는 최고혈압 100~130, 최저혈압 50~80, 맥압(脈壓) 30~40으로서, 여자는 남자보다도 5~10[mmHg]정도 낮다.
ⓜ 40세 이상이 되면 연령과 더불어 다소 상승한다. 아침에는 저녁때보다도 낮고 수면 중에는 저하된다.

55 다음 중 혈압측정시 주의사항이 아닌 것은? (18년1회산업9번)

① 측정 전 최소 5분간 안정 상태를 유지한다.
② 커프 중심부가 심장의 높이보다 위치가 낮도록 한다.
③ 움직이거나 말을 하지 않는다.
④ 수액을 주입하는 경우 반대쪽 팔을 측정한다.

해설 01 진단기기 - 2. 환자감시장치(기출 54번 해설)

56 다음 중 침습적 혈압측정법에서 사용할 수 있는 가장 적합한 압력 트랜스듀서로만 나열한 것은? (19년1회기사20번)

① 스트레인 게이지, 홀센서, 가변유도용량기
② 스트레인 게이지, 선형가변차동변압기, 가변정전용량기
③ 가변정전용량기, 가변반고정저항기, 선형차동변압기
④ 홀센서, 가변반고정저항기, 선형자동변압기

해설 01 진단기기 - 2. 환자감시장치(기출 54번 해설)

57 다음 중 혈압에 영향을 미치는 내적 · 생리학적 요인이 아닌 것은? (18년1회산업17번)

① 혈류량 ② 혈관 저항 ③ 온도 변화 ④ 혈액의 점도

해설 혈압을 측정하기 위해 신체 외부에 압박대(cuff)를 두르는 것과 온도변화는 내적 · 생리학적 요인으로 볼 수 없다.

58 다음 중 아네로이드 혈압계의 구조에 해당하지 않는 것은? (15년4회기사5번)

① 전극 ② 압박대 ③ 고무구 ④ 압력계

해설 아네로이드 혈압계 : 수은혈압계보다 이용과 휴대가 편리하나 정확도가 떨어지고, 어느 정도 측정기술이 요구된다.

59 다음 혈압측정방법 중 직접 동맥혈압을 측정하기 위해 카테터를 가장 많이 이용하는 동맥은? (14년4회산업5번)

① 요골, 상완 ② 요골, 족배 ③ 족배, 대퇴 ④ 액와, 대퇴

해설 직접 동맥혈압을 측정하기 위해 카테터를 삽입할 수 있는 동맥 : 요골, 상완골, 액와, 족배, 대퇴동맥 등이 있으며, 이 중 요골동맥과 족배동맥을 많이 이용한다.

60 다음 중 혈압측정법에서 혈관 내로 카테터를 삽입하고 열결하여 측정하는 혈압측정방법은? (16년4회기사19번)

① 오실로메트릭법 ② 직접측정법 ③ 간접측정법 ④ 촉지법

해설 직접측정법
㉠ 혈관 내로 Fluid-Filled Catheter를 삽입한다.

정답 | 55.② 56.② 57.③ 58.① 59.② 60.②

ⓛ 카테터에 스트레인게이지 type의 압력센서를 연결하여 혈압파형을 계측한다.
ⓒ 혈압을 실시간적으로 계측이 가능하다.
ⓔ 간혹 초소형 혈관 내 압력센서를 직접 삽입하여 혈압측정을 하면 동특성이 우수하다.

61 다음 중 직접 혈압측정에서 혈압파형을 왜곡없이 기록하기 위한 방법이 아닌 것은? (12년4회기사20번)

① 진동계의 주파수 특성이 충분히 높아야한다.
② 카테터는 가능한 길고 가늘어야한다.
③ 카테터내에 기포가 들어가지 않도록 해야 한다.
④ 카테터의 재질이 단단해야 한다.

해설 혈관의 직접측정 : 혈관 안에 카테터를 입관하여 혈압을 측정하는 방법이다.
㉠ 카테터의 바깥쪽에 수은주를 바로 연결하면 즉시 읽을 수 있지만, 이것은 측정 시스템의 관성이 커서 혈압파형에 왜곡을 만들 수 있다.
ⓛ 주로 사용되는 압전기 트랜스듀서는 가변정전용량, 가변유도용량, 선형가변차동변압기, 광전기, 스트레인 게이지, 그리고 반도체 소자 등이 있다.

62 다음 중 직접측정법에 의해 혈압을 측정하고자 할 경우 구성요소가 아닌 것은?
(11년4회산업5번, 14년1회기사12번, 16년1회산업15번, 18년1회기사14번)

① 커프(Cuff)
② 카테터(Catheter)
③ 압력 변환기(Transducer)
④ 증폭기와 표시(Monitor) 장치

해설 혈압측정 : 혈관의 이름에 따라 동맥혈압 · 모세관혈압 · 정맥혈압 등으로 구별되는데, 보통 혈압이라고 하면 동맥혈압을 뜻할 때가 많다.
㉠ 동맥혈압 : 심장박동에 의하여 변동한다. 심실이 수축하여 혈액이 동맥 속으로 밀려나갔을 때의 혈압을 수축기 혈압이라 한다.
ⓐ 심실이 확장하여 혈액이 밀려나가지 않을 때에도 동맥벽에 탄력이 있어 혈액을 압박하고 있으므로 혈압이 0이 되지는 않는다.
ⓑ 혈압을 확장기 혈압이라고 하며, 수축기 혈압과 확장기 혈압과의 차이를 맥압이라고 한다.
ⓒ 심장으로부터 밀려나가는 혈액량이 증가하거나 동맥혈관의 탄성이 낮아지면 맥압이 증가한다.
ⓛ 일반인의 정상적인 수축기 혈압 : 120[mmHg], 확장기 혈압은 80[mmHg]이며, 평균 동맥압은 100[mmHg], 맥압은 40[mmHg] 정도이나 사람에 따라 다소 차이가 나기도 한다. 식사 후에는 약 6~8[mmHg] 상승하며, 자세나 운동상태 등에 따라 변화한다.
ⓒ 나이가 많은 사람이나 동맥경화증이 있는 사람은 혈관의 벽에 탄력성이 떨어져 혈류의 저항이 커지므로 정상인에 비하여 맥압이 두 배 이상 높은 경우가 많다.
ⓔ 직접법에 의한 혈압측정에 사용하는 관혈식 모니터 : 카테터와 압력 트랜스듀서(압력센서) 및 본체, 기록기, 모니터용 브라운관으로 구성된다.
ⓜ 카테터 : 생리식염수로 채워놓고 혈압을 체외로 유도하는 역할을 한다.
ⓑ 압력 트랜스듀서(압력센서) : 전달된 혈압을 전기신호로 변환하며, 모니터 본체는 혈압의 전기신호를 증폭하여 펜으로 기록할 수 있고 브라운관에 표시하도록 한다.

63 다음 중 혈압을 간접 측정하기 위한 기구에 해당하지 않는 구성으로 연결된 것은? (13년4회산업12번, 17년1회산업8번)

① 압박대와 가압구(고무구)
② 가압구(고무구)와 압력조절기
③ 압력계와 가압구(고무구)
④ 압력계와 농도계

해설 혈압의 간접 측정을 위한 기구에는 압박대, 가압구, 압력조절기, 압력계 등으로 구성된다.
㉠ 혈압의 간접 측정 : 동맥 내의 혈압을 비관혈적으로 측정하며, 요골동맥의 맥을 촉진하면서 맥이 끊길 때까지 일단 가입대압을 높인 후 커프압을 천천히 떨어뜨리다 끊겼던 맥이 출현한 점에서 수은주 높이를 찾아 최고 혈압으로 정하는 방법이다.
ⓛ 간접 측정 중 손으로 재는 방법 중 가장 표준화된 기술은 압박주머니(Occlusive Cuff)를 달고, 이곳보다 더 말단 부위에서의 맥박을 촉진이나 청진으로 감지하는 방법이다.
ⓒ 간접 혈압측정기 : 혈관압박용 팽창주머니와 이것을 팽창시키기 위한 고무공, 혈압측정용의 수은 혹은 애너로이드 압력계로 구성되어 있다.

정답 | 61.② 62.① 63.④

64 다음 중 간접 혈압측정법에 대한 설명이 아닌 것은? (19년4회산업기사07번)

① 압력계가 부착된 압박대(cuff)와 공기주입펌프가 있다.
② 대표적인 간접 혈압측정법으로는 촉진법과 청진법이 있다.
③ 간접 혈압측정법 중 촉진법은 최고혈압과 최저혈압 모두 측정이 가능하다.
④ 청진법에서 동맥압박에 의해 발생되는 혈관음을 코로트코프(korotkoff) 음이라 한다.

해설 01 모니터링기기 – 2. 환자감시장치(기출 63번 해설)

65 다음 혈압측정법 중 간접 또는 비침식적 혈압측정방법이 아닌 것은? (15년1회기사7번)

① 오실로 메트릭법 ② 초음파 감지법 ③ Oscillation method ④ catheterization

해설 Catheterization(도뇨) : 방광 안에 있는 오줌을 카테테르를 사용하여 배뇨(排尿)시키는 일이다.

66 다음 중 최고혈압과 최저혈압이 각각 130[mmHg], 90[mmHg]로 예상되는 경우 압박대의 초기 압력은? (14년1회산업9번)

① 100[mmHg] ② 120[mmHg] ③ 160[mmHg] ④ 180[mmHg]

해설 ㉠ 평균동맥압[mmHg] = 최저혈압 + $\frac{\text{최고혈압} - \text{최저혈압}}{3}$

㉡ 압박대(Cuff)의 초기 입력값 : 130[mmHg]+30~40[mmHg]

67 다음 중 수축기 혈압이 120[mmHg]이고, 이완기 혈압이 90[mmHg]로 추정되는 환자의 혈압을 오실로메트릭(Oscillomeric) 측정법으로 측정할 때 압박대(Cuff)의 초기 압력은? (10년2회산업18번)

① 90[mmHg] ② 120[mmHg] ③ 150[mmHg] ④ 210[mmHg]

해설 오실로메트릭 측정방법 : 동맥혈관에 혈액의 흐름이 없어질 때까지 커프에 공기를 가압한 후 서서히 압력을 낮추면 압박된 혈관내로 생긴 공간 속으로 혈액이 흐르기 시작하면서 맥박이 뛰며 진동이 발생하게 되는데, 커프의 압력을 더 줄이면 혈관은 더욱 넓어지며 흐르는 혈액량은 더 많아지고 진동도 더 커지게 된다.

㉠ 최대의 진동폭을 기록하며 커프의 압력이 더욱 낮아지면서 결국은 진동이 없어지게 되는데, 이러한 심동의 박동과 동기한 혈관벽의 운동을 반영하는 커프압의 작은 진동을 측정하는 방식을 오실로메트릭 방식이라고 한다.

㉡ 오실로메트릭 방식은 다음과 같은 공식을 지니며 일반적으로 커프압력은 150[mmHg]를 사용한다.

평균동맥압[mmHg] = 최저혈압 + $\frac{\text{최고혈압} - \text{최저혈압}}{3}$

㉢ 압박대(Cuff)의 초기 입력값 : 120[mmHg]+30~40[mmHg]

68 다음 중 환자감시장치에서 마취환자의 자발호흡상태 또는 환자의 환기상태를 평가할 수 있는 기능은?

(09년2회기사6번, 10년4회기사6번, 12년4회산업18번, 12년4회기사19번, 15년1회산업14번, 16년4회기사8번)

① 심전도(ECG) ② 비관혈식혈압(NIBP)
③ 호기말이산화탄소분압($ETCO_2$) ④ 혈중산소포화농도(SpO_2)

해설 심전도(ECG, EKG)

㉠ 심장의 수축에 따른 활동전류를 곡선으로 기록한 것이다.

㉡ 심근의 흥분 : 정맥동(靜脈洞)에서 일어나 심방 · 심실 방향으로 나아가므로 이 흥분을 임의의 두 점에서 전류계(심전계)에 유도하면 심장의 활동전류가 그래프로 묘사되며 심장질환의 진단에 매우 중요하다.

㉢ 환자감시장치 7가지 종류 : 심전도, 맥박, 혈압, 체온, 혈중산소포화도, 호기말이산화탄소분압, 호흡 등이 있다.

ⓐ NIBP(비침습형 혈압기, 체외혈압) : 커프(Cuff)를 팔에 감고 공기로 압력을 주어서 인체의 혈압을 측정하는 방법이다.

ⓑ SpO_2(혈중산소포화도) : 포화된 동맥혈중과 산소의 헤모글로빈 분자와의 백분율로 표시한다.

정답 | 64.③ 65.④ 66.③ 67.③ 68.③

69 다음 중 ECG 두 전극 사이의 임피던스 변화를 측정하여 알 수 있는 생리학적 변화는? (16년4회산업14번)

① 호흡 ② 근전위 ③ 맥박 ④ 체온

해설 01 진단기기 - 2. 환자감시장치(기출 68번 해설)

70 다음 중 환자의 체온측정에 이용되는 열전대(Thermocouple)의 기본 원리를 나타내는 것은? (16년1회산업14번)

① 제벡효과 ② 펠티어 효과 ③ 열적외선 효과 ④ 압전효과

해설 ㉠ 제벡효과 : 2종류의 금속 또는 반도체의 양 끝을 접합하여 거기에 온도차를 주면 회로에 열기전력을 일으킨다. 열기전력을 측정하여 온도로 환산하는 열전대식 온도계는 공업적으로도 널리 이용되고 있고, 고온에서 극저온까지 각종 열전대이 개발되어 있다.

㉡ 펠티어 효과 : 서로 다른 종류의 도체(금속 또는 반도체)를 접합하여 전류를 흐르게 할 때 접합부에 줄열(Joule's Heat) 외에 발열 또는 흡열이 일어나는 현상이다.

㉢ 압전효과[피에조 효과(Piezo Effect)] : 결정의 어느 방향에서 힘을 가한 경우, 정해진 방향에 전기분극을 일으키는 현상으로 응력에 비례하여 전계를 발생할 때의 양효과, 전계에 의해 일그러짐이 생길때를 역효과라 하며, 반드시 상반한다. 모든 결정은 32종의 결정계로 분류되고, 그 중에서 대칭의 중심을 가지지 않는 20종의 결정계가 압전효과를 일으키는 것으로 알려져 있다.

3 초음파 영상 진단기기

예 · 상 · 문 · 제

01 다음 중 ( )에 공통으로 들어갈 용어는?

> ( ) 진단장치는 인체조직을 투과하는 ( )가 다른 조직의 경계면에서 반사하여 되돌아오는 반사파를 영상화하는 장치이다.

① MRI ② 초음파 ③ X-선 ④ 감마나이프

해설 ㉠ MRI : 자력에 의하여 발생하는 자기장을 이용하여 생체의 임의의 단층상을 얻을수 있는 첨단의학기계, 또는 그 기계로 만든 영상법이다.

㉡ 감마나이프 : 감마광선과 나이프의 합성어로서 주로 외과적 수술이 어려운 선천성 뇌동정맥 기형, 뇌하수체 종양, 수막종, 신경초종, 전이성 뇌종양, 파킨슨병 등 뇌질환 환자의 시술에 효과가 큰 것으로 보고되고 있다.

02 다음 중 초음파의 파동을 가슴에 전달하여 심판막, 심실과 심방, 심장 표면으로부터 되돌아오는 반향음을 전기적으로 기록하는 것으로 심장의 구조와 움직임을 볼 수 있는 검사는?

① cardiac scan ② cardiac MRI
③ echocardiography ④ digital subtraction angiography

해설 ㉠ echocardiography(심장 초음파 검사) : 심장 초음파는 초음파를 이용하여 실시간으로 심장의 움직이는 모습을 관찰할 수 있으며, 심장의 해부학적 구조의 이상, 심장기능, 심장 내 압력 등을 실시간 · 비침습적으로 관찰할 수 있는 검사법이다.

㉡ cardiac scan(심장 스캔, 심장동기 스캔) : 현재의 CT장치에서는 아무리 빠른 스캔이라도 초단위의 시간이 필요하고, 그 사이의 심장의 움직임으로 인해 아무래도 심장의 CT상은 불선명해진다. 심전도를 이용해 그 어떤 일정한 시기(P파 또는 ST파)에만 스캔을 하고 그 몇 개의 심박에 걸친 스캔의 합성으로 보다 선명한 심장상을 얻으려는 CT기구가 개발되어 있다.

㉢ ccardiac MRI(심장 자기공명영상) : 최근 기술의 발달로 빠른 시간 안에 영상을 얻어 움직이는 심장을 보다 정확하게 영상화하는 것이 가능해졌으며, 방사선 피폭 없이 안전하며, 연부조직을 잘 구별할 수 있는 장점이 있어 심장영상 분야에서의 이용이 빠르게 증가하고 있다.

정답 | 69.① 70.① 〈예상문제〉 01.② 02.③

ⓐ 심장 자기공명영상의 영화 기법을 통해 심근 및 판막의 움직임을 영상화할 수 있고, 속도기록 기법을 이용하여 판막협착이나 폐쇄부전 정도를 정량화할 수 있다.
ⓑ 심근경색의 있는 경우에는 조영제를 사용하여 죽은 심근조직의 위치와 두께를 정확하게 평가할 수 있어 심근경색 환자의 예후를 평가하고, 개통술 후 소생 가능성이 있는 심근을 미리 예측할 수 있는 장점이 있다.
ⓒ 심근경색 환자에서 조영제를 이용한 심근 자기공명영상(MRI)은 심근 단일광자단층촬영(SPECT)에 비해 탁월한 공간해상도를 제공한다.

㉣ digital subtraction angiography(디지털 감산 혈관조영술, 디지털 배경 감소 혈관조영술) : 조영제 주입 전 및 주입 후의 X-선상을 텔레비전 카메라로 촬영하여 디지털화한 후에, 두 개의 디지털메모리 장치를 사용하여 감산처리 subtraction를 행하여 뼈나 연부조질을 빼서 제거하여 조영된 혈관상만을 추출하는 방법이다. 이 방법에 의하면 소량의 조영제로 콘트라스트 분해능이 좋은 상을 얻을 수가 있어 경정맥성의 조영제 주입으로 선명한 동맥상을 얻을 수도 있다.

03 다음 중 초음파의 특성이 아닌 것은?

① 반사, 굴절, 투과를 한다.
② 빛과 같은 렌즈의 확산이 있다.
③ 공동, 산화, 발열, 교반작용이 있다.
④ 지향성이 날카롭다.

해설 초음파의 일반적 성질
㉠ 지향성이 날카롭다.
㉡ 20~20,000[Hz] 이상의 주파수를 갖는 음파이다.
㉢ 매질 내를 직진한다.
㉣ 렌즈에서 집속, 확산할 수 있다.
㉤ 반사와 굴절을 한다.
㉥ 광선과 유사한 성질이다.
㉦ 높은 에너지의 것은 파괴력이 있다(4[Hz/cm^2] 이상 : 생체파괴).
㉧ 전파속도 : 고체 > 액체 > 기체(폐 병변진단에는 사용 안함)

04 다음 중 초음파 트랜스듀서(Transducer : 탐촉자, 진동자)의 구성요소가 아닌 것은?

① 매칭층 ② 다이오드 ③ 댐핑 물질 ④ 진동소자

해설 초음파의 탐촉자 : 매칭층(결합층), 댐핑 물질(흡입층), 탐촉소자, 고주파 어스와 동조 코일 등으로 구성된다.

05 다음 중 초음파 탐촉자의 구조에 속하지 않는 것은?

① 흡음층(Dampling Layer)
② 결합층(Maching Layer)
③ 진동자(Vibrator)
④ 증감지(Intensification)

해설 초음파 탐촉자 : 초음파 진동자가 효과적으로 동작할 수 있게 만들어져야 한다.
㉠ 초음파 펄스를 효과적으로 송신할 수 있도록 진동자 앞면에는 결합층(maching layers)이 설치되어 있다. 이 결합층은 잡음을 줄이고, 인공산물(Artifact)이 감소된다.
㉡ 진동자 뒤쪽엔 후면 흡음층(Backing Material = Damping Layer)이 있어서 전기적 자극을 준 후 진동자(Vibrator)의 공명에 의해서 후방으로부터 방사되는 초음파를 흡수한다.
㉢ 초음파 절연층 또한 탐촉자의 구조에 속해 있다. ※ 증감지는 DR(Digital Radiography)에 사용된다.

06 다음 중 탐촉자의 구조를 설명하는 용어가 아닌 것은?

① 결합층 ② 영상처리장치 ③ 진동자 ④ 초음파 절연층

해설 01 진단기기 - 3. 초음파 영상 진단기기(05번 해설)

07 다음 중 초음파 영상기기의 탐촉자(Probe)의 두께는 파장의 몇 배인가?

① 1/8배 ② 1/4배 ③ 1/2배 ④ 1배

정답 | 03.③ 04.② 05.④ 06.② 07.②

해설 초음파 영상기기의 탐촉자(Probe)의 두께 : 파장의 1/4배이다.

08 다음 초음파 영상물 중 증강(Enhancement)은 어느 것에 의해 발생되는가?

① 강한 반사체 ② 전달속도의 오차 ③ 약한 반사체 ④ 굴절하는 반사체

해설 초음파가 인체 내의 조직을 통과할 때 그 조직이 액체로 차 있는 경우 반사가 거의 없어(약한 반사체) 초음파 영상이 거의 맺히지 않지만, 액체가 없는 조직으로 투과할 때는 반사가 일어나서 영상이 만들어진다.

09 다음 중 측방향 분해능에서 반사체를 표시할 수 있는 최소의 값은?

① 공간 펄스 길이 ② 음속 직경의 1/2 ③ 음속 직경의 2배 ④ 음속 직경

해설 분해능 : 영상표시장치에서 상세하게 표시할 수 있는 능력으로서 발생된 반사파를 분리하기 위하여 두 반사파 사이의 최소한의 간격이다. ※ 거리분해능[mm] = $\frac{\text{공간 펄스 길이}}{2}$

10 다음 중 초음파 탐촉자(Probe)의 음파발생기전으로 알맞은 것은?

① 도플러 효과 ② 압전효과 ③ 음향 전기적 효과 ④ 음향 광학적 효과

해설 ㉠ 초음파 탐촉자 : 초음파 진동자가 효과적으로 동작할 수 있게 만들어져야 한다.
ⓐ 초음파 펄스를 효과적으로 송신할 수 있도록 진동자 앞면에는 결합층이 설치되어 있다.
ⓑ 결합층은 잡음을 줄이고, 인공산물이 감소된다.
ⓒ 압전결정체 뒤쪽엔 후면 흡음층이 있어서 전기적 자극을 준 후 압전결정체의 공명에 의해서 후방으로부터 방사되는 초음파를 흡수한다.
ⓓ 초음파 진동자의 양단에는 접지전극과 내측전극이 있어 외부전선 케이블과 연결된다.
ⓔ 진동자는 탐촉자의 표면부근에 있으며, 안으로는 인공 세라믹으로 구성되어 있다.
㉡ 압전효과(Piezoelectric Effect) : 높은 진동수의 전기를 일정 물질에 가하면 그 물질이 전류의 극성에 따라 팽창과 수축이 일어나며, 교류전압의 주파수에 비례하여 반복 발생하게 하는 효과이다.
ⓐ 결정에 압력을 가했을 때 전압이 발생되고, 반대로 이들 물질에 전압이 가해지면 체적변화를 일으키는 현상이다. 초음파를 발생시키는 탐촉소자는 전기적 에너지를 음파로 전환시키고 반사음을 받아 다시 전기적 에너지로 전환시키는 역할을 하는 탐촉소자이다.
ⓑ 초음파를 발생시키는 탐촉소자는 전기적 에너지를 음파로 전화시키고 반사음을 받아 다시 전기적 에너지로 전환시키는 역할을 하는 탐촉소자이다.
㉢ 도플러 효과(Doppler Effect) : 움직이고 있는 피검체에 음파를 보내면 반사된 음파의 주파수는 그 물체의 속도에 비례하여 변화한다. 이때 물체가 음원에 반사음 주파수는 멀어질 때는 낮아지고, 물체가 가까워지는 방향으로 운동하면 입사음보다 높아진다.
㉣ 음향의 전기적 · 광학적 효과는 음파발생기전과는 관계가 없다.

11 다음 중 초음파 진동재료가 아닌 것은?

① 황산바륨 ② PZT ③ 황산리튬 ④ 수정

해설 초음파 압전재료(진동재료) : 수정(Crystal), 티탄산바륨($BaTiO_3$), 황산리튬(Li_2SO_4), 지르콘티탄 산납계(ZrTi), 세라믹(Ceramic) 등이 있다. 현재는 PZT 같은 인공세라믹이 많이 사용되고 있지만, 플루오르화 폴리비닐리덴(PVF_2, Poly Vinylidene Difluoride)막 등의 압전 유기재료도 이용되고 있다.

12 다음 중 초음파의 전파속도에 영향을 미치는 요소가 아닌 것은?

① 주파수 ② 매체의 경도 ③ 빛의 세기 ④ 매체의 밀도

해설 전파속도 : 음파가 매체를 통과하는 속도라 한다.
㉠ 음향변수가 이동할 때의 독특한 값으로 파장과 주파수의 곱과 같다. 전파속도[m/s] = 파장[m] × 주파수[Hz]

정답 | 08.③ 09.② 10.② 11.① 12.③

ⓛ 전파속도 : 매체의 밀도(Density)와 경도(Stiffness)에 따라 결정된다. 일반적으로 밀도에 반비례하고, 경도에 비례한다.

13 다음 중 초음파를 사용하는 기기의 특성이 아닌 것은?

> 초음파 의료기기의 사용 중 결석의 탐사와 위치결정 그리고 분쇄상태를 확인할 때는 X-선을 이용하는 방식과 초음파를 이용하는 방식이 있다.

① X-선 투과성 결석도 발견할 수 있다.
② 방사선 노출위험이 없다.
③ 뼈와 겹치는 부분의 결석분쇄도 가능하다.
④ 가격이 저렴하다.

해설 ㉠ 초음파를 사용하는 기기
ⓐ 장점 : 방사선 노출 위험이 없고 X-선 투과성 결석도 발견할 수 있으며 가격이 저렴하다.
ⓑ 단점 : 영상해상력이 X-선 영상정보보다 낮고, 시술 중 또는 시술 후에 정확한 결과 판정이 불확실하며 뼈와 겹치는 부분의 결석 분쇄를 할 수 없다.
㉡ 초음파 방식
ⓐ 장점 : 5[mm] 이하의 작은 결석의 위치측정이 뛰어나다.
ⓑ 단점 : X-선 장치에 비해 해상력이 떨어지고 뼈 부분에 결석이 있을 경우 식별이 불가능하다.

14 다음 중 초음파 영상기기의 진단용 초음파기기의 성질은?

① 회절　② 반사　③ 투과　④ 굴절

해설 초음파 영상기기를 이용하여 진단시 생체조직에서 반사된 초음파를 수신하는 방법으로 진단을 내리게 된다.
㉠ 반사되어 온 초음파를 에코(Echo, 반사)라 하고, 반사되어 송신된 초음파를 초음파 장치에서 증폭, 검파하여 모니터에 영상화한다.
㉡ 초음파 프로브에서 송신된 초음파는 생체 내부로 송신되고, 음향 임피던스가 서로 진동자에 의해 에코신호로 수신한다.
㉢ 초음파 프로브에 수신되는 에코신호는 약하며, 따라서 이 신호는 수신 증폭기에 유도되어 검파 증폭된다.
㉣ 반사된 초음파 신호에 의한 반사위치는 처리된 신호로부터 초음파 프로브의 진동자 위치신호, 펄스반사의 타이밍(Timing) 신호를 기준값으로 찾는다.
㉤ 수신처리된 결과는 표시장치 모니터에서 생체 단층면상에 대응하는 위치에 대한 반사파 에코신호의 강도로 표시한다.

15 다음 설명에서 의료용 초음파 진단장치의 장점에 해당하는 것은?

> ⓐ 혈액의 이동을 실시간으로 볼 수 없다.
> ⓑ 인체에 전혀 해를 끼치지 않는다.
> ⓒ 짧은시간 내에 진단이 가능하다.
> ⓓ 움직이는 인체 내부기관을 실시간으로 볼 수 있다.

① ⓐ　② ⓐ, ⓑ　③ ⓑ, ⓒ, ⓓ　④ ⓐ, ⓑ, ⓒ, ⓓ

해설 초음파 진단장치의 장점 : 인체에 전혀 해가 없고, 단층촬영기처럼 인체 내부를 표시할 뿐 아니라 인체 내부의 움직이는 인체기관과 혈액의 이동을 실시간으로 볼 수 있고, 짧은 시간 내에 진단이 가능하며 가격이 저렴하다.

16 다음 중 초음파 검사시 주의사항이 아닌 것은?

① 산부인과 검사시는 배뇨를 참게 한다.
② 임신 초기(태아기관 형성기)에는 장시간 초음파 검사를 하지 않는 것이 좋다.
③ 폐 검사시에 주로 사용한다.
④ 심부자궁 및 장기등의 확인이 용이하다.

해설 ㉠ 방광 내 Urine을 충만 시켜야만 투과가 용이하며, 심부자궁 및 장기 등의 확인이 용이하다.
㉡ 초음파가 감쇠하기 때문에 폐(기관지)검사에는 사용하지 않는다.

정답 | 13.③ 14.② 15.③ 16.③

17 다음 중 초음파 영상기기의 수신부의 기능이 아닌 것은?

① 전치증폭 및 증폭　② 시간 이득보상　③ 진동자　④ 압 축

해설 초음파의 수신 : 진동소자(탐촉소자)를 이용하여 받고 있다.
㉠ 진동소자에 초음파를 인가하면 진동소자는 이에 상응하는 미세한 전기현상을 발생시키는데, 이것을 증폭하면 전기신호로서 검출할 수 있다.
㉡ 수신부 : 전치 증폭 및 증폭과 시간의 이득보상, 압축의 기능을 가지고 있다.
㉢ 펄스를 발생하여 송신하는 곳은 송신부(탐촉자, 진동자)의 기능이다.

18 다음 초음파의 압전물질 중 최근 인공세라믹으로 대체되어 이용되는 것은?

① PZT　② 로셀염　③ 수정　④ 티탄산바륨

해설 ㉠ 압전효과가 나타나는 물질을 압전물질이라 하며, 대표적인 압전물질은 수정, 로셀염, 티탄산바륨 등이 있으나 최근에는 PZT와 같은 인공세라믹으로 대체되어 이용되고 있다.
㉡ PZT : 아연, 지르코늄, 티탄의 복합물인 납(Lead)과 지르코늄이다.
㉢ 지르코늄(Zirconium) 티탄(Titanate)의 합금인 초전도체로써 압전효과가 좋다.

19 다음 중 초음파가 조직을 통과할 때 탐촉자로부터 가까운 부근에서는 강도가 강하나, 탐촉자로부터 멀어질수록 강도가 약해지므로 초음파에서는 근거리에서의 에코를 억제하고 원거리에서의 에코를 상승시키는 회로는?

① Dynamic Rang　② TGC　③ Master Clock　④ Pulser

해설 TGC(STC = Sensitivity Time Compensation) : 초음파가 조직을 통과할 때 탐촉자로부터 가까운 부근에서는 강도가 강하나, 탐촉자로부터 멀어질수록 강도가 약해지므로 초음파에서는 근거리에서의 에코를 억제하고 원거리에서의 에코를 상승시키는 회로이다.

20 다음 중 진단용 초음파 장치의 기본적인 구성요소가 아닌 것은?

① 고압발생장치　② Pulser
③ Transducer(탐촉자)　④ Display System(영상처리장치)

해설 ㉠ 고압발생장치 : X-선 장치의 구성이다.
㉡ 탐촉자(Transducer) : 입력 에너지를 출력 에너지로 변환시키는 장치이다.

21 다음 중 초음파 영상의 artifact에 속하지 않는 것은?

① Reverberation(잔향)　② Enhancement(음의 증강)
③ 다중흡수　④ 분해능

해설 초음파 영상의 Artifact에는 잔향(Reverberation), shadowing은 음의 증강, 다중반사, 굴절과 사이드로비, 다중반사경로, 분해능 등이 있다.

22 다음 중 초음파 트랜스듀서로 사용되는 재료는?

① 초전체　② 광도전체　③ 섬광체　④ 자성체

해설 ㉠ 초전체 : 전기신호를 입력신호(음향신호)로 음향신호를 전기신호로 변환하는 성질을 가지고 있으며, 초음파 트랜스듀서로 사용되는 재료이다.
㉡ 광도전체 : 어두운 곳에서는 절연체에 가깝고 빛이 닿을 때만 도전성을 갖는 물질로 빛의 검출기나 계전기 등으로 계측하여 제어에 사용된다.
㉢ 섬광체 : 이온화 입자의 작용에 의하여 섬광을 내는 물질로 유기 및 무기 결정, 유기액체, 합성세제, 희유기체 따위를 이용한다. 섬광 셈관의 머리부분으로 쓴다.
㉣ 자성체 : 자성을 지닌 물질, 즉 자기장 안에서 자화하는 물질이다.

정답 | 17.③ 18.① 19.② 20.① 21.③ 22.①

ⓐ 강자성체 : 원자의 자기 모멘트가 정렬되어 있어 자성이 강한 자성체이다.
ⓑ 상자성체 : 원자의 열진동으로 인해 자화가 무질서하게 일어난 자성체이다.
ⓒ 반자성체 : 외부 자기장과 반대 방향으로 자화가 일어나는 자성체이다.

23 다음 중 초음파 트랜스듀서에는 임피던스 정합층이 있는데 트랜스듀서의 음향 임피던스가 9이고, 피부의 음향 임피던스가 4라고 한다. 그렇다면 임피던스 정합층의 음향 임피던스는?

① 4 ② 6 ③ 9 ④ 12

해설 정합층의 임피던스 : 양 옆에 있는 두 물질의 음향 임피던스의 기하 평균이다.

24 다음 중 초음파 트랜스듀서 내에서의 음속이 4000[m/s]인 경우 두께가 2[mm]인 트랜스듀서의 공명주파수는?

① 10[MHz] ② 5[MHz]
③ 2[MHz] ④ 1[MHz]

해설 ㉠ 파장 = $\frac{음속}{주파수}$, 두께 = $\frac{파장}{2}$, 파장의 길이 = $\frac{공기\ 중의\ 소리속도}{주파수}$ = 4×10^6/주파수이다.

㉡ 단위는 [MHz]이므로 [MHz]로 고치면 × 1000000해주어야 한다. ∴ 4×10^6이므로 파장이 4가 된다.

ⓐ 두께는 파장/2파장은 4이므로 4는 4×10^6/주파수 그러므로 주파수는 $4 \times 10^6/4 = 10^6$[m/s]이다.

ⓑ 구하는 것이 [MHz]이므로 단위를 통일시키려면 × 10^6하면 / [MHz]가 된다.

㉢ 공진주파수[MHz] = $\frac{전파속도(주파수 \cdot 파장)}{파장} = \frac{전파속도[mm/\mu s]}{2 \times 두께[mm]}$

ⓐ 두께 = $\frac{파장}{2}$ (2×두께 = 파장)

ⓑ 파장 = $\frac{음속}{주파수}$ $(\frac{파장}{음속} = 주파수)$

ⓒ 파장의 길이 = $\frac{공기\ 중의\ 소리속도}{주파수}$ = 4×10^6/주파수

ⓓ 주파수 = $\frac{2 \times 두께}{음속} = \frac{4}{4 \times 10^{-6}} = \frac{4 \times 10^6}{4} = 10^6 = 1[MHz]$

25 다음 중 초음파 트랜스듀서 내에서의 음속이 4000[m/s]인 경우에 두께가 1[mm]인 트랜스듀서의 공명주파수는?

① 1[MHz] ② 2[MHz]
③ 5[MHz] ④ 10[MHz]

해설 트랜스듀서의 공명 : 트랜스듀서 두께가 음파 파장의 1/2일 때 일어난다.

㉠ 공진주파수[MHz] = $\frac{전파속도(주파수 \cdot 파장)}{파장} = \frac{전파속도([mm/\mu s])}{2 \times 두께[mm]}$

㉡ 두께 = $\frac{파장}{2}$ (2×두께 = 파장), 파장 = $\frac{음속}{주파수}$ $(\frac{파장}{음속} = 주파수)$, 주파수 = $\frac{2 \times 두께}{음속}$

㉢ 주파수 = $\frac{2 \times 두께}{음속} = \frac{2}{4 \times 10^{-6}} = \frac{4 \times 10^6}{2} = 2 \times 10^6 = 2[MHz]$

26 다음 초음파 진동소자의 종류 중 압전효과의 동작원리를 가지며 변환효율이 50~60[%]이고, 주파수 범위가 0.3~2[MHz]인 것은?

① 황산리튬(Li_2SO_4) ② 티탄산바륨($BaTiO_3$)
③ PZT ④ 수정

해설 PZT : 세라믹 소재 중 하나로 초전도체, 납(lead), 지르코늄(Zirconium), 티탄(Titanate)의 합금이다.

정답 | 23.② 24.④ 25.② 26.①

동작원리	진동자 재료	변환효율[%]	주파수 범위[MHz]
압전효과	티탄산바륨($BaTiO_3$)	40	1~15
	황산리튬(Li_2SO_4)	50~60	0.3~2
	수정	10~20	0.5~20

27 다음 중 초음파에서 근거리 음장(Near Field)에 대한 설명은?

① 음속이 발생원에 평행하게 진행하는 부분 ② 음속이 발생원으로부터 점차 확장되는 부분
③ 음속이 발생원으로부터 점점 집속되는 부분 ④ 음속이 발생원으로부터 사라지는 부분

해설 초음파 영상 : 근거리 음장에서 만들어지고, 근거리 음장은 음속이 발생원에 평행하게 진행하는 부분이다.
㉠ 근거리 음장이 길수록 영상이 좋다.
㉡ 근거리 음장이 짧으면 심부장기를 나타내지 못한다.
㉢ 근거리 음장에서 분해능이 우수하며, 진단영상도 이 음장영역의 반사름에 의해 기록된다.
㉣ 근거리 음장을 길게 하려면 파장을 짧게 하거나 탐촉자 직경을 크게 하며, 원거리 음장의 확산각도를 줄이려면 파장을 짧게 해야 한다.

28 다음 중 치료용 초음파기기에서 사용되는 진동주파수 범위는?

① 0.5~5[MHz] ② 100~200[Hz] ③ 500~1[MHz] ④ 10[MHz] 이상

해설 초음파 치료 : 0.5~5[MHz]의 진동주파수를 사용하며, 대개 1[MHz] 내외의 초음파를 사용하여 치료한다.

29 다음 중 초음파 음역의 음파는 빛음과 비슷한 성질을 가지고 있다. 이와 비슷하지 않은 성질은?

① 반사 ② 왜곡 ③ 감약 ④ 직진

해설 음파와 빛음 : 직진과 반사, 감약의 성질을 공통으로 가지고 있다.

30 다음 중 감약계수는 음파가 전파할 때 단위 ( )에 비례해서 감쇠한다. ( ) 안의 용어는?

① 넓이, 길이, 시간 ② 시간, 강도, 넓이 ③ 길이, 강도, 두께 ④ 무게, 시간, 두께

해설 감약 계수 : 음파가 전달될 때 길이, 강도, 두께에 비례해서 감쇠한다.

31 다음 중 초음파 영상진단기에 대한 설명이 아닌 것은?

① 뱃속의 태아를 실시간 검사할 수 있다.
② 원거리 영상은 저화질의 화면으로 관찰하기 힘들다.
③ 미세한 조직간의 변화를 관찰할 수 있다.
④ 근거리 영상은 고화질의 화면으로 관찰할 수 있다.

해설 초음파 영상진단기 : 뱃속의 태아를 실시간 검사할 수 있는 기계로서 태아의 이상 유무는 물론 건강상태, 심장소리 등을 모니터를 통해 관찰할 수 있는데 디지털 초음파로 미세한 조직 간의 변화를 관찰할 수 있다. 또한 근거리, 원거리 영상까지 고화질의 화면으로 관찰할 수 있도록 설계된 기기이다.

32 다음 중 초음파 도플러 신호를 이용하는 태아 모니터의 주된 측정은?

① 자궁의 움직임 ② 태아의 호흡운동 ③ 태아심장의 움직임 ④ 자궁의 전체 크기

해설 태아감시장치(Fetal Monitor) : 태아의 심음 심박수, 자궁의 수축도, 태아의 움직임 등을 측정하여 태아의 건강을 평가하는 의료기기로 방수전극을 사용하여 수중분만에도 이용할 수 있다.

정답 | 27.① 28.① 29.② 30.③ 31.② 32.③

33 다음 중 초음파 검사에 이용되는 전파물질이 아닌 것은?

① 글리세롤 ② 젤라틴 ③ 물 ④ 공기

해설 음향결합제(탐촉자와 피부 사이를 결합시키는 전파물질) : 유동파라핀, 글리세롤 젤, 젤라틴 크림, 물

34 다음 중 초음파 진단기기의 설명이 아닌 것은?

① 안구, 복부, 자궁 등을 진단하는데 쓰인다.
② 20[Hz]~2[MHz] 대역이 쓰인다.
③ 0.5[Hz]~5[Hz]대역이 사용된다.
④ 초음파의 발생은 압전효과를 이용한다.

해설 초음파 : 부드러운 조직을 검사할 때 사용되며, 피부 등의 특정부위에는 20~30[MHz]가 사용된다. 초음파 진단장치로 사용되는 범위는 3.5~5[MHz]이다.
㉠ 초음파 장비 : 초음파를 이용하여 안구, 복부, 자궁, 심장 등을 진단하는데 쓰는 장비이다. 주파수는 음파 20[Hz]~2[MHz]보다 높은 0.5~5[Hz]가 쓰인다.
㉡ 초음파의 발생 : 압전효과, 역압전효과를 이용한다.

35 다음 중 초음파 진단장치에서 한 개의 2차원 영상을 구성하기 위해서는 대략 몇 개의 스캔 라인을 얻어야 영상을 구성할 수 있는가?

① 128개 ② 135개 ③ 110개 ④ 153개

해설 초음파 진단장치 : 한 개의 2차원 영상을 구성하기 위해서는 약 128개의 스캔 라인을 얻어야 한다.

36 다음 중 초음파 진단에서 초음파로 볼 수 있는 조직은?

① 자궁, 난소 : 임신 여부, 태아 발육상태, 기형아, 자궁외 임신
② 태아 : 자궁근종, 자궁암, 난소암, 난소 낭종 등
③ 간 : 췌장염/암, 비종대, 비낭포 등
④ 유방 : 유방암, 유방성형 확인 등

해설 ㉠ 자궁, 난소 : 자궁근종, 자궁암, 난소암, 난소 낭종 등이 있다.
㉡ 태아 : 임신여부, 태아 발육상태, 기형아, 자궁외 임신 등이 있다.
㉢ 간 : 간암, 간경화, 간염, 지방간, 간농양, 간디스토마 등이 있다.

37 다음 초음파를 이용한 의료기 중 생체기능의 변화가 아닌 것은?

① 초음파 치료기 ② 초음파 온욕기 ③ 초음파 인공심장 ④ 치석제거장치

해설 ㉠ ④ : 생체조직 파괴를 목적으로 하는 의료기기이다.
㉡ 초음파 치료기 : 귀로 들을 수 없는 정도의 높은 주파수를 가진 음파를 이용한 치료기로 초음파는 공기 중에서는 전파되지 않으나 인체조직에서는 흡수, 전도가 잘됨으로써 치료, 수술, 진단 등 의학계에서 널리 이용되고 있다.
㉢ 초음파 온욕기 : 기능장애를 일으키는 신장을 대신하도록 만든 장치이고, 주로 요독증 치료에 쓴다.
㉣ 치석제거장치 : 치과용으로 치아의 치석을 제거하는 장치이다.

38 다음 중 심초음파를 이용한 판정이 아닌 것은?

① 10[mm] 이상의 것은 불규칙한 에코로서 나타난다.
② 실 중격의 두께이다.
③ 대동맥의 직경, 좌심방의 직경 등이다.
④ 심실, 방실판, 반월판의 움직임이다.

정답 | 33.④ 34.② 35.① 36.④ 37.④ 38.①

해설 ㉠ 심막(낭)액 저류의 유무(역류 유무) : 심초음파를 이용한 판정이다.
㉡ 유선 종양 : 10[mm] 이상의 것은 불규칙한 에코로서 나타난다.

39 다음 초음파 진단방식 중 안과학, 뇌과학, 파형 높이로 표시하는 방법으로 구분되는 모드는?

> 모니터에 나타나는 초음파 영상방법 중 "브라운관의 Y축에 초음파 발사시간을 표시하고, 시간축상에 반사파의 세기를 진폭의 파형 높이로 표시하는 방법"

① A-모드 ② B-모드
③ C-모드 ④ D-모드

해설 초음파 영상기록방법 : A-mode, B-mode, M-mode 또는 TM-mode, Doppler-mode가 있다.
㉠ A-mode : 모니터상에 Y축(종축)에 반사파(echo)의 세기를, X축(시간축)상에 초음파 발사시간을 표시하는 방법이다.
ⓐ 심장학, 안과학 그리고 뇌과학에서 사용되며, CT, MRI의 등장으로 현재는 별로 이용되고 있지 않다.
ⓑ 브라운관의 Y축에 초음파 발사 시간을 표시하고 시간(거리, Y)축상에 반사파(echo)의 세기를 앰플리튜드(진폭)의 파형 높이로 표시하는 방법이다.
㉡ B-mode : 초음파 에코(echo)의 세기를 휘도 변조하여 단층영상을 얻는 방법이다.
ⓐ 가장 일반적인 초음파 진단법으로 보통 초음파 검사라고 하면 B-모드이며, 에코그램(echogram)이라고도 한다. 전체적인 영상을 관측할 수 있다.
ⓑ 브라운관의 거리축상에 초음파 에코의 세기를 밝기(휘도)를 변조하여 표시하는 방법으로 매질 내부에 초음파를 입사하여 얻은 에코(echo)로부터 단면의 영상자료를 얻는 표시법이다.
㉢ M-mode : 심장과 같이 움직이는 장기의 운동 상태를 표시한다.
ⓐ 정 대상이 되는 피검체가 움직이고 있는 경우는 프로브의 위치를 고정시켜도 시시각각 다른 A-모드 파형이 검출된다.
ⓑ 이것을 시간과 더불어 천천히 가로방향으로 스캔하고, 휘도 변조하여 모니터상에 세로방향으로 표시하면 시간에 따른 장기의 움직임을 영상화할 수 있다.
ⓒ 심장판막 움직임의 기록 등 심장진단에 주로 이용되며, 초음파심전계(Ultrasound Cardiogram : UCG)라 하고 있다.
ⓓ 심장판막 움직임의 상태와 운동하는 범위 등의 시간적인 변화를 기록한 것으로서 화면으로 출력하여 심장진단에 사용되고 있으며, 울트라사운드 카디오그램(UCG : Ultrasound Cardiogram)라 한다.
㉣ TM-mode : 매질 내부에 초음파를 가하여 반사파로부터 단면영상을 얻는 모드이다.
ⓐ 시간에 의한 1차원적인 움직임을 보기위한 모드로 ECK 등 심장과 같은 움직이는 장기의 운동상태를 관찰하기 위해 사용되는 모드이다.
㉤ Doppler Mode : 혈류의 속도 및 방향을 측정, B-모드 및 M-모드와 함께 사용한다.
ⓐ 도플러 모드를 이용하여 혈류속도 및 방향을 측정할 수 있는 검사로 펄스파와 연속파를 이용한다.
ⓑ 스펙트럼 방식이라고도 하며, 혈관검사에 사용된다.
ⓒ 속도가 있는 혈류에서 음파는 주파수 천이(Dopper Shift)가 일어난다. 이러한 현상을 이용해 혈관 내 혈류의 속도를 측정하는 방식이 Doppler 방식이다.
ⓓ 물체가 음원에서 멀어지면 되돌아오는 음의 주파수는 낮아지고, 반대로 가까워지면 반사되는 음의 주파수는 입사음보다 높아지는 현상을 이용한 모드이다.
ⓔ 혈류의 이동방향과 탐촉자에서 보내진 주파수가 0각도로 입사하여 얻는 정보를 나타내는데 원리를 이용하면 생체 내에서 운동하는 장기(심장이나 심장판막, 혈류의 속도, 혈관 등)의 운동상황을 관측할 수 있다.

40 다음 중 ECG 등 심장과 같은 움직이는 장기의 움직임을 관찰하기 위해 사용되고 운동장기의 운동파형을 관찰하기 위해 사용되는 초음파 동작 모드는?

① M-mode ② B-mode
③ A-mode ④ C-mode

해설 01 진단기기 - 3. 초음파 영상 진단기기(39번 해설)

정답 | 39.① 40.①

41 다음 그림은 초음파에서 B-모드 장치의 블록도를 나타낸 것이다. 괄호 안에 알맞은 말은?

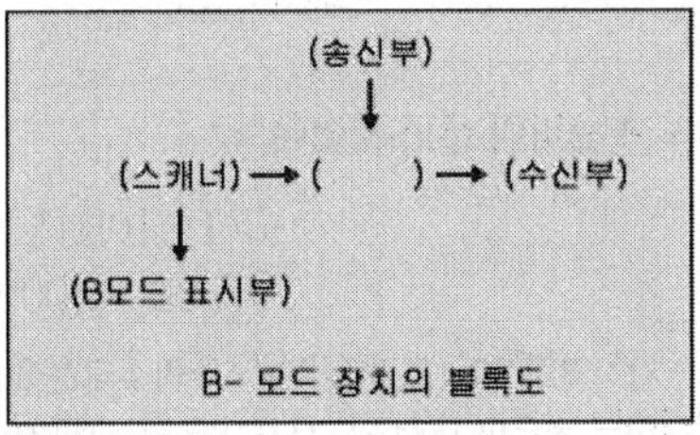

① 프로브부　　② 스윕부　　③ 전원부　　④ 표시부

해설 ㉠ 초음파 빔의 방향이나 위치를 연속적으로 이동시키면서 반사파를 유출하여 단층면상에서 빔이 향하고 있는 방향으로 모니터 상의 점을 스캐닝하여 배열하고, A-모드로 얻어진 반사강도로 그 휘도(Brightness)를 제어하면 단층면 상의 반사강도의 공간적인 확산이 영상자료화 된다.
㉡ 에코의 거리(반사시간)를 Y(종)축에, 탐촉자(Prove)의 위치를 오실로스코프의 X(횡)축에 입력하고, 에코의 세기를 높이 (Z)축에 입력하여 브라운관상에 프로브의 빔이 투사되는 면과 이동선에 따른 단면상을 만들어 내는 것이다.

42 다음 B-모드 기법 중에서 스캐닝하는 방법이 아닌 것은?

① 리니어(Liner)　　② 섹터(Sector)　　③ UCG　　④ 컴파운드(Compound)

해설 ㉠ B-모드 기법 중에서 스캐닝하는 방법 : 리니어, 섹터, 컴파운드 스캔방식이 있다.
㉡ UCG : M-모드 기법에서 사용한다.

43 다음 중 심초음파(UCG = M-mode)로 심장의 내부구조를 판정하지 못하는 경우는?

① 심장의 판막의 움직임　　② 심방, 심실, 대혈관(대동맥, 폐동맥) 등의 직경
③ 심실 중격의 두께　　④ 기관지의 움직임과 혈류속도

해설 ㉠ 심초음파(UCG = M-mode)로 심장의 내부구조를 파악할 수 있다.
㉡ 심장의 판막의 움직임과 심방, 심실, 대혈관(대동맥, 폐동맥) 등의 직경이다.
㉢ 심실 중격의 두께이다.
㉣ 심낭액의 전류 등을 알 수 있으나 기관지의 움직임과 혈류의 속도는 알 수 없다.

44 다음 현재의 초음파 진단기 중 리니어 스위치 어레이(Linear Switch Array)가 주로 채택하고 있는 초음파 기기는?

① 컴파운드 스캐너(Compound Scanner)　　② 리니어 스캐너(Linear Scanner)
③ 섹터 스캐너(Sector Scanner)　　④ 아크 스캐너(Arc Scanner)

해설 ㉠ B-모드 : 브라운관의 거리축상에 초음파 에코의 세기를 밝기(휘도)를 변조하여 표시하는 방법으로 보통 초음파 검사라고 한다.
㉡ B-모드 기법 중 리니어 스위치 어레이(Linear Switch array)를 주로 사용하는 스캐너는 리니어 스캐너(Linear Scanner)기이다.

45 다음 중 탐촉자의 종류가 아닌 것은?

① Sector Scan형 프로브　　② Doppler 검사용 프로브
③ 원형 프로브　　④ Convex형 프로브

해설 탐촉자(Probe)
㉠ 초음파 탐사기를 사용할 때 피검자 몸에 접촉시켜 초음파를 송수신하는 것이다.
㉡ 오실로스코프나 전자전압계 등의 입력단자에 접촉하여 피접촉점에 접촉하는데 사용하는 것이다.

46 다음 중 Gain(이득)과 감쇠의 비에 로그를 취한 뒤 붙이는 단위는?

① [cm]　　② [dB]　　③ [cm/dB]　　④ [dB/cm]

정답 | 41.① 42.③ 43.④ 44.② 45.③ 46.④

해설 ㉠ 단위 길이당 음의 감쇠단위 : [dB/cm]로 표시한다.
㉡ 매질에 의한 음파의 감쇠 : $P = P_0 \exp(-ax)$, $I = I_0 \exp(-\mu x)$

47 다음 중 일반적으로 임상에 이용하는 초음파의 주파수 영역은?

① 100~500[MHz]
② 1~10[kHz]
③ 1~100[MHz]
④ 500~1,000[MHz]

해설 진단용 초음파, 즉 임상용 초음파 : 가청영역(20~2만[Hz])보다 주파수대가 훨씬 높은 음파(1~100[MHz])를 이용하지만 대부분 3.5~5[MHz]의 주파수를 발신하는 초음파 트랜스듀서가 이용되고 있다.
㉠ 음파가 조직을 통과하는 속도와 반사율의 차이를 영상으로 얻는다.
㉡ MRI와 초음파 장비는 인체 위해요인이 없거나 미미해 임신부에게도 사용되고 있다.

48 다음 중에서 음향변수에 속하는 것은?

① 음압 ② 주기 ③ 전달속도 ④ 주파수

해설 음파의 특별한 형태의 소리이다.
㉠ 음향변수 : 음파를 전파하는데 있어 양적인 변화를 가지고 있으며, 밀도(Density), 음압(Pressure), 입자운동(Particle Motion) 및 온도(Temperature) 등이 있다.
㉡ 음파 : 음향변수의 전파진동이다.

49 다음 중 음파의 전달속도가 빠른 순은?

① 고체 > 액체 > 기체
② 액체 > 고체 > 기체
③ 기체 > 액체 > 고체
④ 액체 > 기체 > 고체

해설 음파의 전달속도 : 매질에 의해 정해지기 때문에 기체 〈 액체 〈 고체 순으로 빠르다.
㉠ 음파가 반드시 주기적인 것은 아니지만 우리가 관심을 가지는 음파들은 주기적이어서 일정한 진동수와 파장을 갖는다.
㉡ 밀도와 같은 관성요소가 일정할 때 매질의 탄성이 크면 음속은 빨라진다.
㉢ 정상조건인 기체 내에서의 음속은 진동수와 무관하지만 압력에 대한 진동수의 비가 충분히 증가하면 음속도 증가한다.
㉣ 액체의 경우 액체의 압축률이 온도에 따라 복잡하게 변하기 때문에 온도에 따른 음속의 변화를 간단한 수식으로 표현하기는 매우 어렵다.

50 다음 중 음향 임피던스를 계산할 때 어느 것을 적용 하는가?

① 임피던스, 감쇠
② 감쇠, 밀도, 전달속도
③ 밀도, 전달속도
④ 전달속도, 전달시간

해설 음향 임피던스 : 매질이 가지는 음파의 저항이며, 매질의 음속과 밀도와는 다음과 같은 관계성으로 이루어진다.
$Z = \rho C$이고, 단위는 [kg/m^2 · sec]이며, [Rayls]로도 나타낸다.

51 다음 중 음향 임피던스를 나타내는 단위는?

① [Rayls] ② [dB] ③ [eV] ④ [Ci]

해설 ㉠ [Rayls](음향 임피던스 단위) : 음파가 전파될 때 그 파면에 평행인 면에서의 음압을 그 면을 통과하는 파동의 부피속도로 나눈 양이다.
㉡ [dB](데시벨) : 소리의 상대적인 크기를 나타내는 단위로 소리의 세기의 비를 상용로그 취해준 값에 10을 곱한 값이다.
㉢ [eV](전자볼트) : 전기를 띤 입자가 전위차를 통과하여 움직일 때 일을 하게 된다. 이때의 에너지 단위를 [eV]로 쓰며, 전하량 곱하기 전위차의 에너지 차원을 갖는다.
㉣ [Ci] (방사능의 단위) : 방사능의 단위로 기호는 [Ci]이다. 1[Ci]는 매초 3.7×10^{10}개의 원자핵이 붕괴하는 방사성 물질의 양이다. 초당 붕괴수가 3.7×10^{10}일 때의 방사능을 1[Ci]로 한다.

정답 | 47.③ 48.① 49.① 50.④ 51.①

52 다음 중 스캐닝한 화상을 구성하는 방법(스캔방법)에 따른 초음파 영상기법 주사방식이 아닌 것은?

① 리니어 스캔(Linear Scan) ② 섹터 스캔(Sector Scan)
③ 삼각 스캔(Triangle Scan) ④ 컴파운드 스캔(Compound Scan)

해설 전자식 스캔법 : 프로브에 작은 네모형의 여러 개의 진동자를 조합시켜 전기적으로 순차 이동시키는 방법이며, 전자 스캔법을 사용하면 실시간 영상을 얻을 수 있다. 여러 개의 트랜스듀서를 동시에 구동하면 음속의 모양이 보다 직선형이 되는데, 이런 전자식 스캔법을 쓰면 빔의 폭, 초점거리, 빔 방향을 제어할 수 있다.

㉠ 리니어 스캔(linear scan : 선형 주사) : 선상 배열방식으로 얇고 작은 직사각형 진동자를 선상으로 나란히 배열한 것으로 구동하는 트랜스듀서의 위치를 순차적으로 바꾸어주면 초음파 빔을 선형적으로 주사할 수 있게 된다.

Frame Rate(FR) : 1초에 얻을 수 있는 화면의 수 $FR=\frac{v}{2zn}$, n : 선형주사에서 주사선의 수, z : 관찰하려는 깊이, v : 음속

㉡ 섹터 스캔(Sector Scan : 섹터 주사) : 위상차 배열방식으로 진동자의 표면이 더 작다. 전자 집속방식으로 모든 진동자가 구동하나 시간차를 두고 구동하여 초음파의 집속과 방향을 조정하고 높은 화상의 질이 형성된다. 체표부분의 상이 좁아서 사각이 생기는 단점이 있으나 원거리 장기의 관찰이 용이하여 늑간을 통한 심장관찰, 자궁, 난소 등 골반 내 장기의 검사에 편리하다.

㉢ 컴파운드 스캔(Compound Scan : 복합 주사) : 진동자가 하나로 구성되어 있다. 현재는 컨벡스(Convex) 주사를 많이 사용하고 있다.

53 다음 중 강자성체가 그 길이의 방향으로 자화할 때 자장강도에 따라 자성체의 길이가 축소하고, 자화를 소멸시키면 처음의 길이로 돌아오는 현상은?

① 자왜효과 ② 압전효과 ③ 도플러 현상 ④ 음향 광학적 효과

해설 ㉠ 자왜효과 : 강자성체를 자화할 때 그 자성체에 탄성적 변형이 생기는 현상으로 자기 변형, 자기 일그러짐이라고도 한다. 자성체를 결정축과의 관계에 따라 어떤 방향으로 자화하는데 필요한 이방성 에너지로 인한 자성체 내의 내부충격 때문에 생긴다.

㉡ 압전효과 : 어떤 종류의 결정조각을 전극에 끼워서 이 결정조각에 압력이나 비트는 힘을 가하면 전극 사이에 전압이 발생한다. 이것을 압전효과라 하며, 이런 효과를 내는 결정을 압전결정이라고 한다.

㉢ 도플러 현상 : 파동을 발생시키는 파원과 관측자 사이에 거리가 좁아질 때에는 파동의 주파수가 더 높게, 떨어질 때에는 파동의 주파수가 더 낮게 관측되는 현상이다.

54 다음 물질 중 음향 임피던스가 제일 작은 것은?

① 지방 ② 알루미늄 ③ 공기 ④ 물(20[℃])

해설 ㉠ 공기 : 0.0004 ㉡ 지방 : 1.38 ㉢ 물 : 1.48 ㉣ 알루미늄 : 18.0[Rayls] 순이다.

55 다음 중 음향 임피던스가 다를 때 음파의 진행방향이 변하는 것은?

① 회전 ② 굴절 ③ 투과 ④ 반사

해설 두 매질의 음속이 다른 경우, 즉 음향 임피던스가 다를 때 음파의 진행방향이 변하면서 굴절이 생긴다.

56 다음 중 연부조직에서의 음향 임피던스의 평균값은?

① $0.63 \times 10_3$[cgs Rayls] ② 0.63×10^5[cgs Rayls]
③ 1.63×10^3[cgs Rayls] ④ 1.63×10^5[cgs Rayls]

해설 ㉠ 연부조직의 음향 임피던스의 평균값 : 1.63×10^5[cgs Rayls]이다.
㉡ 인체조직에 대한 음향 임피던스값 : $Z=\rho C$(음향 임피던스 = 매질의 밀도 × 전파속도)이다.

57 다음 중 음파의 변수로서 음원에 따라 적정되지 않는 변수는?

① 진폭 ② 주파수 ③ 전파속도 ④ 강도

해설 (음향 임피던스 = 매질의 밀도 × 전파속도)음원 : 주파수, 주기, 진폭, 강도에 의해 결정된다.

정답 | 52.③ 53.① 54.③ 55.② 56.④ 57.③

㉠ 진폭 : 주기적인 진동이 있을 때 진동의 중심으로부터 최대로 움직인 거리 혹은 변위를 이르는 용어이다.
㉡ 주파수 : 단위 시간 내에 몇 개의 주기나 파형이 반복되었는가를 나타내는 수이며, 주기의 역수와 같다.
㉢ 1초당 1회 반복하는 것을 1[Hz]라 하며, 진동수는 1[cycle/s]와 같다. 주어진 시간이나 시추공 길이에 걸쳐 나타나는 반복적인 사건의 수를 나타내기도 한다.
㉣ 전파속도 : 파장이 매체를 통과하는 속도이며, 전파속도는 음향변수가 이동할 때의 특별한 값이다.
ⓐ 주파수와 파장의 관계 식 : 전파속도(C)=주파수(f)×파장(λ)
㉤ 주기 : 진동현상에서 진동 중심 주위로 왕복운동이 한 번 이루어지거나 물리적인 값의 요동이 한 번 일어날 때까지 걸리는 시간이다.
㉥ 진폭 : 주기적인 진동이 있을 때 진동의 중심으로부터 최대로 움직인 거리 혹은 변위이다.

58 다음 중 압전효과에 대한 설명이 아닌 것은?

① 압전효과는 전기적 에너지를 역학적 에너지로 변환시킨다.
② 역학적 에너지(초음파)를 전기적 에너지로 변환시킨다.
③ 강자성체가 그 길이의 방향으로 자화할 때 자장강도에 따라 자성체의 길이가 축소하고, 자화를 소멸시키면 처음의 길이로 돌아오는 현상을 자왜효과라 한다.
④ 강자성체의 단면적이 변화하는 것을 자왜효과라 한다.

해설 압전효과 : 전기적 에너지를 역학적 에너지로, 역학적 에너지(초음파)를 전기적 에너지로 변환시키는 것이다.
㉠ 압전효과를 보이는 결정에 압력을 가했을 때 전력이 발생되고, 반대로 이들 물질에 전압이 가해지면 체적변화를 일으킨다.
㉡ 의학적으로 사용되는 대부분의 초음파의 발생소자는 압전효과를 이용하여 음향의 송신과 수신 모두가 동작하는 것이다.
㉢ 자왜효과 : 초음파의 발생에는 압전효과와 더불어 자왜효과도 이용되는데 강자성체가 그 길이의 방향으로 자화할 때 자장강도에 따라 자성체의 길이가 축소하고 자화를 소멸시키면 처음의 길이로 돌아오는 현상이다.

59 다음 설명의 ( ) 안에 알맞은 것은?

> 초음파를 발생시키는 진동소자는 전기적 에너지를 음파로 변환시키고 (ⓐ), 반사음을 받아 다시 전기적 에너지로 전환시키는 (ⓑ) 역할을 동시에 수행할 수 있다.

① ⓐ 수신, ⓑ 송신
② ⓐ 송신, ⓑ 압전효과
③ ⓐ 압전효과, ⓑ 수신
④ ⓐ 송신, ⓑ 수신

해설 초음파를 발생시키는 탐촉자는 진단시 전기적 에너지를 음파로 변화시켜 보내주기도 하고, 반사음을 받아서 전기적 에너지로 바꾸어 주는 역할을 동시에 수행할 수 있다. 현재는 의학적으로 사용되고 있으며, 대부분의 초음파의 발생소자는 압전효과를 이용하여 음향의 송신과 수신 모두가 동작하는 것이다.

60 다음 중 직경이 5[mm]인 초음파 프로브를 1.5[MHz]의 신호로 구동시켰을 때 근거리 영역(near field)의 길이와 발산각은? (단, 초음파의 속도는 1500[m/sec]로 한다).

① 4.25, 11.90 ② 5.25, 12.90 ③ 6.25, 13.90 ④ 7.25, 14.90

해설 ㉠ 근거리 영역 $d_{nf}=\dfrac{D^2}{4\lambda}=\dfrac{(5\times10^{-3})^2}{4\times10^{-3}[\mathrm{m}]}=\dfrac{25\times10^{-6}[\mathrm{m}^2]}{4\times10^{-3}[\mathrm{m}]}=6.25\times10^{-3}[\mathrm{m}]=6.25[\mathrm{mm}]$

㉡ 발산각 $\sin\varnothing=\dfrac{1.2\lambda}{D}=\dfrac{1.2\times1\times10^{-3}}{5\times10^{-3}}=0.24,\ \phi=\sin^{-1}(0.24)13.9[^\circ]$

61 다음 중 발신기로부터의 펄스는 어느 것에 의하여 가해지는 것인가?

① 발신기 ② 탐촉자 ③ 표시 시스템 ④ 수신기

해설 초음파 펄스법 : 탐진동자(탐촉자)에서 초음파를 발신하여 펄스와 펄스 사이의 휴지기간 내에 생체로부터의 반사된 초음파를 탐촉자로 차례로 수신하는 방법이다.

정답 | 58.④ 59.④ 60.③ 61.②

62 다음 중 수신기의 기능이 아닌 것은?

① 증폭　② 보상　③ 펄스 발생　④ 압축

해설 초음파의 수신 : 진동소자(탐촉소자)를 이용하여 받고 있다.

㉠ 진동소자에 초음파를 인가하면 진동소자는 이에 상응하는 미세한 전기현상을 발생시키는데, 이것을 증폭하면 전기신호로서 검출할 수 있다.

㉡ 수신부 : 전치증폭 및 증폭과 시간의 이득보상, 압축의 기능을 가지고 하고 있다.

㉢ 펄스를 발생하여 송신하는 곳은 송신부(탐촉자, 진동자)의 기능이다.

63 다음 중 전기적 에너지를 역학적 에너지로, 역학적 에너지를 전기적 에너지로 변환시키는 현상은?

① 도플러 효과　② 자왜효과　③ 압전효과　④ 컴파운드

해설 ㉠ 도플러 효과 : 움직이고 있는 물체에 음파를 보내면 이동방향에 의해 들리는 음의 크기는 다르며, 듣는 사람에게 되돌아오는 음의 주파수는 그 이동하는 물체의 속도에 비례하여 변화한다.

㉡ 자왜효과 : 강자성체를 자화할 때 그 자성체에 탄성적 변형이 생기는 현상으로 자기변형, 자기 일그러짐이라고도 한다. 자성체를 결정축과의 관계에 따라 어떤 방향으로 자화하는데 필요한 이방성 에너지로 인한 자성체 내의 내부충격 때문에 생긴다.

㉢ 압전효과 : 전기적 에너지를 역학적 에너지로 역학적 에너지를 전기적 에너지로 변화시키는 현상이다. 어떤 결정에 기계적 힘을 가해 전하를 발생시키거나 전압을 가해 변형이 생기게 하는 현상이다.

64 다음 중 압전효과에 사용되는 압전재료가 아닌 것은?

① 천연결정체인 수정(Cristal)　② 황산리튬(Li_2SO)

③ 지용성 결정체인 티탄산납　④ 티탄산바륨($BaTiO_3$)

해설 압전효과에 나타나는 압전재료

㉠ 천연결정체인 수정(crystal), 황산리튬, 티탄산바륨, 수용성 결정체 로셀염(Rochell Salt), 지르콘 티탄산 납(PZT)계 세라믹 등이 있다.

㉡ 현재는 진단시 사용하는 탐촉자로는 변환효율이 좋은 PZT와 같은 인공세라믹이 주로 쓰이고 있지만, PVF_2(Poly Vinylidne Difluoride) 등의 압전 유기재료도 이용하고 있다.

65 다음 중 압전물질이 아닌 것은?

① 수정　② 티탄산바륨　③ PZT　④ 실리콘

해설 ㉠ 압전물질 : 수정, 티탄산바륨, PZT, 로셀염이 있다.

㉡ PZT(Pb C = lead, Titanate) 지르코늄, 티탄, 납의 합금 세라믹 재료 중 하나이다.

66 다음 중 소리가 매질을 통과하는 사이에 흡수나 산란이 일어나 소리가 줄어드는 현상은?

① 소리의 지향성　② 속도　③ 감쇠　④ 음향 임피던스

해설 감쇠 : 파동이나 입자가 물질을 통과하는 사이에 흡수나 산란이 일어나 에너지나 입자의 수가 줄어드는 현상을 가리킨다. 이 현상을 일으키는 원인의 종류에 따라 쿨롱 감쇠 또는 마찰감쇠, 점성감쇠 또는 유체감쇠 그리고 구조감쇠 등으로 나눌 수 있다.

67 다음 표에서 ( ) 안의 용어는?

인체조직에 대한 감쇠계수		인체조직에 대한 감쇠계수	
매질	감쇠계수 1[MHz]	매질	감쇠계수 1[MHz]
근육	1.2	혈액	( )
간	0.5	물	0.0002

① 0.18　② 0.17　③ 0.16　④ 0.15

정답 | 62.③ 63.③ 64.③ 65.④ 66.③ 67.①

해설 ㉠ 감쇠 : 연부조직 내에서 주파수에 비례하므로 1[MHz]이다.
㉡ 주파수로서 감쇠계수 : 2[MHz]는 2배 5[MHz]에서는 5배가 된다.

68 다음 중 도플러법을 이용하여 심초음파 기록시 측정할 수 있는 것은?

① 혈액의 저항 ② 혈압 ③ 혈류속도 ④ 혈액의 부피

해설 도플러법 : 탐촉자에서 보낸 연속파가 혈구에 부딪혀 산란한 초음파의 반사파를 잡는 것으로 혈류속도는 측정되나 거리분해능은 측정 불가능하다.

69 다음 중 어떤 물체가 음원에서 멀어지면 되돌아오는 음의 주파수는 낮아지고, 반대로 가까워지면 반사되는 음주파수가 입사음보다 높아지는 현상은?

① 도플러 효과 ② 매질 ③ 전파속도 ④ 파장

해설 ㉠ 도플러 : 움직이고 있는 물체에 음파를 보내면 이동방향에 의해 들리는 음의 크기는 다르며, 듣는 사람에게 되돌아오는 음의 주파수는 그 이동하는 물체의 속도에 비례하여 변화한다. 물체가 음원에서 멀어지면 되돌아오는 음의 주파수는 낮아지고, 반대로 가까워지면 반사되는 음의 주파수는 입사음보다 높아지는 현상이다.
㉡ 매질 : 물리적 작용을 한 곳에서 다른 곳으로 전하는 물질이다.
㉢ 전파속도 : 전자기파의 파동이 퍼져나가는 속도이다.
㉣ 파장 : 시간의 흐름이 정지된 상태에서 반복되는 모양을 주기적으로 보이는 파동을 관찰했을 때 마루와 마루 사이의 거리, 혹은 골과 골 사이의 거리를 파동에서의 파장이라고 한다.

70 다음 중 근거리 음장을 구하는 식은?

① 탐촉자의 반경^2 / 초음파의 파장 ② 탐촉자의 반경 × 주파수/음속
③ 탐촉자의 반경^2 × 음속 / 주파수 ④ 초음파의 파장 / 탐촉자의 반경^2

해설 근거리 음장 = 탐촉자의 반경^2 / 초음파의 파장 = 탐촉자의 반경^2 × 주파수/음속

71 다음 중 결석의 위치를 측정하는 방식으로 초음파를 이용하는 방식과 X-선을 이용하는 방식이 있는데, X-선 이용방식의 장점이 아닌 것은?

① 초음파 방식에 비해 양질의 영상정보를 얻을 수 있다.
② 시술중 부서진 정도나 시술 후의 평가를 정확히 할 수 있다.
③ 연속 투시에 의해 실시간으로 파악할 수 있다.
④ 어떠한 특수성분의 결석, 담석은 초음파로는 진단이 불가능하지만 X-선 영상에서는 확인할 수 있다.

해설 결석의 위치측정 : 결석의 탐사와 위치결정 그리고 분쇄상태를 확인할 때는 X-선을 이용하는 방식과 초음파를 사용하는 방식을 사용한다.
㉠ 초음파 방식 : X-선 방식에 비해 영상정보의 질은 떨어지나 비전리 방사선을 사용하기 때문에 안전성이 높다.
ⓐ 장점 : 어떠한 특수성분의 결석, 담석은 X-선 영상으로는 진단이 불가능하지만 초음파 영상으로 확인할 수 있다.
㉡ X-선 방식 : 2방향에서 X-선을 조사하여 X-선 화면으로 결석상황을 확인하는 것으로 신결석뿐만 아니라 작은 요관결석도 장소에 상관없이 위치측정을 할 수 있어 정확한 조준이 가능하다.
ⓐ 장점 : 연속투시에 의해 실시간으로 파악할 수 있고, 시술 중 결석의 부서진 정도나 시술 후의 평가를 정확히 할 수 있다.

72 다음 중 음파가 매질을 통과할 시 음파의 진폭 감쇠와의 관계가 아닌 것은?

① 음의 흡수 ② 음의 산란 ③ 음의 투과 ④ 음의 반사

해설 ㉠ 음향이 어떤 매질을 통과할 때는 매질에 의해서 일부가 흡수되므로 음파가 진행함에 따라서 강도가 점차 약해진다.
㉡ 음파가 유한한 크기를 갖는 장애물에 충돌하면 음향 에너지의 일부는 반사되고 일부는 장애물을 투과하며 일부는 장애물을 우회하는데, 이를 회절이라 한다.

정답 | 68.③ 69.① 70.① 71.④ 72.③

ⓒ 이 경우 장애물에 의해서 음파가 산란되었다고 표현한다. 이때 산란되는 모양은 입사파의 파장과 장애물의 크기와 깊은 관계가 있다.

73 다음 중 음파의 매질 내 흡수에 영향을 미치는 요인이 아닌 것은?

① 음의 주파수 ② 매질의 완화시간 ③ 매질의 점도 ④ 매질의 두께

해설 ㉠ 매질의 음파 흡수에 영향을 주는 성분에는 주파수, 매질의 점성, 매질의 완화시간이 있다.
㉡ 점성이 높은 고무나 솜 같은 매질은 소리의 흡수가 크다.
㉢ 흡수는 주파수에도 크게 의존한다.
㉣ 소리의 주파수가 클수록 흡수정도도 그만큼 커진다.
㉤ 매질의 질에 따라 소리의 흡수정도는 달라진다.

74 다음 중 음파의 감쇠가 가장 작은 물질은?

① 공기 ② 뼈 ③ 지방 ④ 근육

해설 음파의 감쇠가 큰 순 : 뼈 - 근육 - 간 - 혈액 - 지방 - 공기 - 물이다.

기·출·문·제

01 다음 중 초음파에 대한 설명이 아닌 것은? (17년4회산업20번)

① 공기를 함유한 조직을 잘 통과한다.
② 약 20[kHz] 이상의 음파를 초음파라 한다.
③ 음향 임피던스는 밀도와 음속의 곱으로 나타낸다.
④ 생체 조직에서의 감쇠계수는 주파수에 거의 비례한다.

해설 ㉠ 초음파 : 사람의 귀로 감지할 수 없는 음역 이상의 소리(음파)로 20[kHz] 이상의 주파수이다.
ⓐ 공기 중 및 진공 중에서 진행하지 못한다.
ⓑ 전자파에 비해 파장이 짧으며, 진행속도가 느리다.
ⓒ 금속 및 물속에서 전달이 쉽다.
ⓓ 인체에 해롭지 않다.
㉡ 음향 임피던스 : 매질이 가지는 음파의 저항이며, 매질의 음속과 밀도의 곱으로 나타낸다.
㉢ 소리가 매질을 통과하는 사이에 흡수나 산란이 일어나 소리가 줄어드는 현상을 음파의 감쇠라고 한다.
㉣ 감쇠 : 연부 조직 내에서 주파수에 비례하므로 1[MHz] 주파수로서 감쇠계수가 주어진다면 2[MHz]는 2배, 5[MHz]에서는 5배가 된다.

02 다음 중 초음파 진단기에 이용되는 물리적 현상에 대한 설명은? (16년4회기사17번)

① 반사 : 여러 가지 물질이 혼재되어 있을 때 잘 일어나는 현상이다.
② 굴절 : 서로 다른 매질의 경계면에서 음파 진행방향이 바뀌는 현상이다.
③ 산란 : 서로 다른 매질 사이의 경계면에서 음파가 돌아오는 현상이다.
④ 흡수 : 반사, 굴절, 산란 등의 종합적인 영향으로 음파의 에너지가 점차 작아지는 현상이다.

해설 ㉠ 반사 : 파동이 한 매질에서 다른 매질로 전파해나갈 때, 경계면에서 일부 파동이 진행방향을 바꿔 원래의 매질 안으로 되돌아오는 현상이다. 반듯한 면에서는 정반사가 일어나고 울퉁불퉁한 면에서는 난반사가 일어나며, 굴절되는 빛이 전혀없이 모두 반사되는 것은 전반사라고 한다.
㉡ 굴절 : 파동이 서로 다른 매질(媒質)의 경계면을 지나면서 진행방향이 바뀌는 현상이다.

정답 | 73.④ 74.① 〈기출문제〉 01.① 02.②

ⓒ 산란 : 파동이나 빠른 속도의 입자선이 많은 분자, 원자, 미립자 등에 충돌하여 운동방향을 바꾸고 흩어지는 일을 가리킨다. 기체, 액체, 고체 내부에서 모두 일어나지만 고체나 액체에서는 산광이 합성되어 굴절광이나 반사광으로 보이는 경우가 더 많다.

ⓓ 흡수 : 기체가 액체나 고체 내부에 빨려 들어가는 일을 말하며, 물질이나 구조체 속에서 음파 등의 탄성파 또는 전자기파 등의 복사선의 에너지가 감쇠되는 일도 흡수라 한다.

03 다음 중 초음파에 관한 사항만 나열한 것은? (14년1회산업18번, 18년4회산업6번, 19년4회산업기사01번)

> ㉠ 공기를 함유한 조직을 잘 통과한다.
> ㉡ 혈류방향으로 산란된 초음파는 입사파의 주파수와 다르다.
> ㉢ 생체 조직에서의 감쇄계수는 주파수에 거의 비례한다.
> ㉣ 특성 음향 임피던스는 밀도와 음속의 곱으로 나타난다.
> ㉤ 태아에 대한 초음파 검사는 태아의 기형을 일으킬 가능성이 있다.

① ㉡, ㉢ ② ㉡, ㉤ ③ ㉣, ㉤ ④ ㉢, ㉣

해설 ㉠ 초음파의 주파수는 변화가 없으므로 음파의 강도와 시간차이에 따라 영상을 만들어 내는 반면, 도플러 검사는 도플러 효과(소리를 내는 물체나 관측자, 음파 반사체의 운동에 따라 소리의 주파수가 달라지는 것)를 이용한다.

㉡ 음파의 반사체 역할을 하는 혈관 속 혈구의 움직임(혈류) 때문에 생기는 주파수 변이를 이용하여 계산된 혈류의 속도와 방향에 따라 색깔을 지정하여 혈류의 속도와 방향을 평가할 수 있는 검사법이다.

㉢ 초음파가 매질 속을 전파할 때 진폭이 작아지는 정도를 나타내는 계수이다. 또한 평면파가 매질 속을 전파할 때 산란손실 및 에너지손실 때문에 음의 세기가 약해지는 정도를 나타내는 계수이다

㉣ 초음파가 전파하는 매질의 밀도(ρ)와 음속(C)의 곱 즉, $Z = \rho \cdot C$로 나타내는 매질 고유의 값이다. 이론적으로는 입자속도와 음압의 비(比)를 매질의 음향 임피던스(Z)라 한다.

04 다음 중 초음파의 물리적 성질 중 산란에 대한 설명은? (17년1회산업15번)

① 음파가 여러 방향으로 반사되거나 굴절하는 현상
② 서로 다른 매질 사이의 경계면에서 음파의 방향이 굴절되어 통과하는 현상
③ 음파가 매질을 진행하면서 음파의 에너지가 매질에 흡수되는 현상
④ 서로 다른 매질 사이의 경계면에 음파가 입사되면 일부는 투과하고, 일부는 반사되어 되돌아오는 현상

해설 산란은 재질의 구성이 완전하게 균일하지 않기 때문에 생기는 현상으로, 재질내부의 개재물 또는 기공과 같은 음향 임피던스 값이 달라지는 경계면이 재질을 구성하고 있는 입계면(Grain Boundary)으로 인해 발생한다.

㉠ 산란(Scattering) : 산란된 파동을 산란파라 한다.

ⓐ 빛인 경우에는 산광(散光)이라 하며, 이론적으로는 원자나 분자에 속박되어 있는 전자(電子)가 입사광선(入射光線)의 전자기파(電磁氣波)에 의하여 강제진동을 일으켜 2차적 빛을 내는 현상이며, 단파장(短波長)의 빛일수록 강하게 산란된다.

ⓑ 레일리는 파장에 비하여 작은 미립자에 의한 현상을 연구하여 산광의 세기가 파장의 4제곱에 반비례한다는 것을 발견하고, 청색 빛은 대기 중의 분자나 미립자에 의하여 태양광선이 산란된 것이라고 하였다.

ⓒ 마찬가지로 태양이나 달이 뜰 때(또는 질 때) 등황색 또는 붉은빛을 띠는 것은 두꺼운 공기층을 통과할때, 태양빛이나 달빛의 단파장 부분이 크게 산란되고 장파장 부분의 빛이 투과되기 때문이다.

㉡ 굴절(Refraction) : 매질에 따라서 파동의 진행속력이 달라지기 때문에 서로 다른 매질의 경계면을 통과하는 파동의 진행방향이 바뀌게 되는 현상을 굴절이라고 한다. 빛이나 소리 등 파동의 구체적인 종류와 무관하게 나타난다.

㉢ 흡수(Absorption) : 물질이나 구조체 속에서 음파 등의 탄성파(彈性波) 또는 전자기파 등의 복사선(輻射線)의 에너지가 감쇠되는 일도 흡수라 한다. ㉰ 암모니아가 물에 녹고, 소리[音]가 다공성(多孔性)인 벽면에 의해 감쇠되는 일 등을 암모니아가 물에, 소리가 물질에 흡수된다고 한다.

ⓐ 기체, 또는 입자선이나 파동 등의 에너지를 강하게 흡수하는 물체를 각각 기체에 대한 흡수체, 또는 입자선 · 파동에 대한 흡수체라 하며, 반대로 복사선 등을 흡수하지 않고 그대로 통과시키는 물질을 그 복사선에 대하여 투명(透明)하다고 한다.

05 다음 중 초음파의 물리적 특성으로 아닌 것은? (17년4회산업17번)

① 음파는 반드시 매질이 있어야 진행할 수 있다.

정답 | 03.④ 04.①

② 음파는 진동하는 주파수를 갖는다.
③ 초음파 영상에서는 실 모양의 초음파 빔을 인체의 표피에 조사한다.
④ 음향임피던스 단위는 [dB]를 쓴다.

해설 ㉠ 음향임피던스(Acoustic Impedance) : 음압/체적속도(Acoustic Ohm) 매질 가운데 가상의 면을 생각하고, 그 면에 작용하는 음압에 대한 면을 통과하는 체적속도의 비이다.
㉡ 음향임피던스 단위는 [p/㎲]를 쓴다.
㉢ 초음파의 물리적 특성 : 음파의 본질은 종파(Longitudinal Wave), 횡파(Transverse Wave)이다.
ⓐ 음향변수 = 압력, 밀도, 온도, 입자운동이다.
ⓑ 시험체에서 초음파의 입사 · 전파에 영향을 주는 특성이다.
ⓒ 초음파의 음속, 감쇠 및 시험 체의 조직 등을 가리킨다.

06 다음 중 초음파의 물리적인 특성에 관한 설명이 아닌 것은? (18년1회기사1번)

① 음파는 매질이 있을 때 전달효율이 높다.
② 음파의 속도는 주파수에 파장을 곱한 것과 같다.
③ 서도 다른 매질이 혼재해 있을 때 반사는 일어나지만 흡수와 감쇠는 일어나지 않는다.
④ 서로 다른 매질이 접해 있을 때 반사와 굴절 및 회절과 산란, 흡수와 감쇠현상이 일어난다.

해설 01 진단기기 – 3. 초음파 영상 진단기기(기출 05번 해설)

07 다음 중 초음파 치료기 구성 중 완파장 정류기와 여과기로 이루어져 있으며, 안정된 출력을 공급하는 것은? (21년4회기사16번)

① 진동회로 ② 변환기 ③ 전원공급회로 ④ 압전재

해설 01 진단기기 – 3. 초음파 영상 진단기기(기출 05번 해설)

08 다음 중 초음파 영상을 구성할 때 측정하는 것이 아닌 것은? (11년1회산업9번, 14년1회산업11번)

① 반사되는 초음파의 세기측정 ② 초음파의 이동시간 측정
③ 초음파의 세기 측정 ④ 초음파의 출력에너지 측정

해설 반사되는 초음파의 세기측정 : 초음파의 이동시간 측정, 초음파의 세기 측정이 있다.

09 다음 중 초음파 치료기에 대한 설명이 아닌 것은? (14년1회산업1번)

① 진동 주파수가 17-20[kHz] 이상인 불가청 진동음파를 이용한다.
② 교류치료 발생시 큰 심부 열치료기이다.
③ 금속 삽입물이 생체조직 내에 있을 경우는 사용할 수 없다.
④ 조직에 초음파를 적용하면 조직분자에서 열에너지로 전환시킨다.

해설 초음파 치료 : 0.5~5[MHz]의 진동 주파수를 사용하며, 대개 1[MHz] 내외의 초음파를 사용하여 치료한다.

10 다음 중 초음파 혈류계를 이용하여 혈류량을 계측할 경우 필요한 항목이 아닌 것은? (15년1회기사12번)

① 도플러 비트주파수 ② 혈관의 두께
③ 혈류속도 ④ 초음파 발사주파수

해설 초음파 혈류계 : 초음파를 투사하면 혈관에 흐르는 혈구로부터 반사된 초음파는 도플러 효과에 의하여 주파수 편이가 생기는데, 만일 일정한 속도로 운동하고 있는 혈류에 초음파를 투영시킬 때 주파수가 일정하게 변하면 변화된 주파수 양은 혈류의 속도에 비례한다.

정답 | 05.① 06.③ 07.③ 08.④ 09.③ 10.②

11 다음 중 뇌혈류진단기의 원리에 대한 설명이 아닌 것은? (13년4회기사1번)

① 실제 혈류속도는 도플러 주파수 이동에 비례한다.
② 도플러 원리를 이용한 스펙트럼 방식이다.
③ 적혈구에 의해 반사되는 초음파를 이용한다.
④ 주로 침습 도플러, 삼중 도플러 방식을 이용한다.

해설 뇌혈류진단기의 원리
㉠ 실제 혈류속도는 도플러 이동에 비례한다.
㉡ 도플러 원리를 이용한 스펙트럼 방식이다.
㉢ 적혈구에서 의해 반사되는 반사초음파를 프로브에서 받는다.
㉣ 도플러 방식에는 연속파, 펄스파, 이중 도플러, 색도플러, 강화 도플러 방식이 있다.

12 다음 중 초음파를 이용한 뇌혈류진단기로 측정할 수 없는 생체신호는?
(12년4회기사2번, 13년1회산업15번, 17년1회산업11번, 19년4회기사18번)

① 심박동계수 ② 혈류 속도 ③ 혈중 산소 농도 ④ 저항계수

해설 ㉠ 뇌혈류 진단기로 측정할 수 있는 생체신호 : 심박동 계수, 혈류의 최고 · 최저속도, 평균주기, 저항계수, 맥박수 등을 측정한다. 뇌에서 피의 흐름을 진단하기위한 기기이다.
㉡ 혈중 산소농도 : 산소의 영향이 아닌 이산화탄소 영향에 의한 혈류변화이다.
ⓐ 심박동계수 : 심박동량을 상수와 변수로 이루어진 계수로 표현한 것이다.
ⓑ 혈류속도 : 혈관계에서 혈압의 경사에 의해 생기는 혈액의 흐름의 속도이다.
ⓒ 저항계수 : 흐름 속에 있는 물체가 받는 유체저항(D)은 동압($\rho v2/z$)과 흐름의 방향에 수직인 평면에의 투영면적(A)에 비례하기 때문에 ρ = CDA $\rho v2/z$로 표시된다.

13 다음 중 초음파를 이용한 뇌혈류진단기에 관한 설명이 아닌 것은? (17년4회기사2번)

① 펄스파 방식 : 펄스형태의 초음파를 발신시간과 수신시간의 비율을 50[%]로 동일하게 한다.
② 이중 도플러 방식 : 펄스와 휘도방식이 결합된 형태이다.
③ 컬러 도플러 방식 : 혈류속도를 휘도와 색깔로 표현하는 방식이다.
④ 강화 도플러 방식 : 혈관의 구조를 도플러 신호의 강도로서 표현하는 방식이다.

해설 ㉠ 펄스파 방식 : 주파수가 큰 음파를 몸속으로 보낸 뒤 반사된 음파로 얻어진 영상을 보여주는 기기이다. 초음파의 주파수[MHz] 대역이 높을수록 해상도는 뛰어나지만 깊은 부위까지 볼 수 없다.
㉡ 이중 도플러 방식 : 컴퓨터를 2대 설치하여 같은 업무를 동시에 처리하는 방식으로 높은 정밀도가 필요하고, 어떠한 순간에도 중단이 허용되지 않는 경우에 취하는 방식이다.
㉢ 컬러 도플러 방식 : 비교적 안전하고 사용이 간편하기 때문에 의료현장에서 많이 사용된다.
㉣ 강화 도플러 방식 : 수중에서 고정된 주파수위 음파를 송신하고 음파 산란체(부유사, 플랑크톤)로부터 되돌아오는 반향음(Sound Eco)에 대한 도플러 효과를 이용하여 유속을 측정한다.

14 다음 중 초음파의 도플러 효과를 이용하는 진단장치는? (19년1회기사03번)

① 심박출량계 ② DSA(Digital Subtraction Angigraphy)
③ 뇌혈류진단기 ④ MRI

해설 뇌혈류진단기(TransCranial Doppler) : 초음파 Probe를 이용하여 내두개골 동맥(Intracranial arteries)과 외두개골(Extracranial), 말초동맥(Peripheral)의 혈류순환관계를 측정하는 비침입혈관(Non-Invasive Vascular) 진료시스템이다.

15 다음 중 초음파 의료영상 이미지와 관련 없는 광학 특성은? (13년4회산업14번, 17년1회산업2번)

① 초음파의 굴절 ② 초음파의 회절 ③ 초음파의 반사 ④ 초음파의 산란

해설 초음파 영상 진단기기(ultrasound Imaging) : 초음파를 이용한 진단영상기법이다. 음파가 매질을 통과하면서 인체의 음향 임피

정답 | 11.④ 12.③ 13.① 14.③ 15.②

던스가 상이한 조직들 사이의 경계면에서 발생하는 초음파의 감쇠, 굴절, 반사되는 정도 등을 계산해서 체내장기 및 구조를 이미지화한다. 일반적으로 주파수가 20[kHz] 이상되는 음파를 초음파라고 하며, 파장이 짧을수록 해상도가 좋고 투과율도 높다.

㉠ 굴절(Refraction) : 파동이 서로 다른 매질(媒質)의 경계면을 지나면서 진행방향이 바뀌는 현상이다.

ⓐ 매질에 따라서 파동의 진행 속력이 달라지기 때문에 서로 다른 매질의 경계면을 통과하는 파동의 진행방향이 바뀌게 되는 현상을 굴절이라고 한다.

ⓑ 빛이나 소리 등 파동의 구체적인 종류와 무관하게 나타난다.

㉡ 회절(Diffraction) : 입자의 진행경로에 틈이 있는 장애물이 있으면 입자는 그 틈을 지나 직선으로 진행한다. 이와 달리 파동의 경우 틈을 지나는 직선 경로뿐 아니라 그 주변의 일정 범위까지 돌아 들어간다.

ⓐ 파동이 입자로서는 도저히 갈 수 없는 영역에 휘어져 도달하는 현상이 회절이다. 물결파를 좁은 틈으로 통과시켜 보면 회절을 쉽게 관찰할 수 있다. 회절의 정도는 틈의 크기와 파장에 영향을 받는다.

ⓑ 틈의 크기에 비해 파장이 길수록 회절이 더 많이 일어난다. 즉 파장이 일정할 때 틈의 크기가 작을수록 회절이 잘 일어나 직선의 파면을 가졌던 물결이 좁은 틈을 지나면 반원에 가까운 모양으로 퍼진다.

㉢ 반사(Reflection) : 파동이 한 매질에서 다른 매질로 전파해나갈 때, 경계면에서 일부 파동이 진행방향을 바꿔 원래의 매질 안으로 되돌아오는 현상이다.

ⓐ 반듯한 면에서는 정반사가 일어나고 울퉁불퉁한 면에서는 난반사가 일어나며, 굴절되는 빛이 전혀 없이 모두 반사되는 것은 전반사라고 한다. 빛의 경우 회절(回折)을 무시하면 프레넬의 법칙에 따른다.

ⓑ X-선 등의 브래그 반사는 원래 회절현상이지만, 격자면(格子面)에서 반사된 것과 같이 되므로 반사라고 한다.

ⓒ 빛이 거울에서 반사되는 것과 같은 경우를 거울반사 또는 정반사(正反射), 갈은 유리에서처럼 반사파가 사방으로 흩어지는 반사를 난반사(亂反射) 또는 확산반사라고 한다.

㉣ 산란(Scattering) : 파동이나 빠른 속도의 입자선이 많은 분자, 원자, 미립자 등에 충돌하여 운동방향을 바꾸고 흩어지는 일을 가리킨다.

ⓐ 기체, 액체, 고체 내부에서 모두 일어나지만, 고체나 액체에서는 산광이 합성되어 굴절광이나 반사광으로 보이는 경우가 더 많다. 산란된 파동을 산란파라 한다.

ⓑ 빛인 경우에는 산광(散光)이라 하며, 이론적으로는 원자나 분자에 속박되어 있는 전자(電子)가 입사광선(入射光線)의 전자기파(電磁氣波)에 의하여 강제진동을 일으켜 2차적 빛을 내는 현상이며, 단파장(短波長)의 빛일수록 강하게 산란된다.

16 다음 중 초음파의 생리적 효과가 아닌 것은? (09년4회산업20번, 14년4회산업6번)

① 조직 온도상승
② 조직의 대사증가
③ 혈관수축 및 혈류량 감소
④ 생체막 투과성 상승

해설 초음파의 생리적 효과

㉠ 열효과 : 조직 온도상승, 혈관확장 및 혈류량 증진, 조직의 대사증가, 염증반응, 생체막 투과성 상승, 교원조직의 신장력증가, 진통작용, 근경축완화 등이 있다.

㉡ 기계적 효과 : 공동형성(캐비테이션 효과), 음향흐름, 미세마사지 효과, 미세순환 증진 등이 있다.

㉢ 화학적 효과 : 당 및 과포화용액의 결정화, 가수분해 산화, 당의 전환, 전분이나 고무 등과 같은 물질을 해축(Depolymerization)시키는 등의 효과이다.

㉣ 전기적 효과 : 조직에 초음파를 조사하면 압력을 받는 단백, 셀룰로오스 등 거대분자들이 압전효과에 의해 전하를 띄게 된다. 허혈이나 통증이 있는 부위에서 전하를 띄고 있는 단백질을 끌어당기기 때문에 대사산물을 유리시킬 수 있다.

17 다음 중 체내에서 초음파에 의해 발생하는 캐비테이션 현상에 관한 설명이 아닌 것은? (09년4회기사5번, 11년4회기사13번, 19년4회기사10번)

① 초음파의 에너지 밀도가 1[W/cm^2] 이상이 되면 기포가 발생한다.
② 발생된 기포는 양압기에 큰 충격을 주어 조직을 파괴한다.
③ 혈액 중의 작은 공기의 기포에 초음파가 조사되면 순간적으로 기포가 소멸된다.
④ 초음파 메스는 캐비테이션 성질을 응용한 의료장비이다.

해설 캐비테이션 현상(공동현상)

㉠ 캐비테이션 기포의 생성과정

ⓐ 용역 내에 강력한 초음파를 조사하면 압축력(정압)과 팽창력(부압)이 반복적으로 나타나게 된다.

정답 | 16.③ 17.③

ⓑ 부압주기 때에 액중의 미세한 이물질 혹은 기체분자를 중심으로 기포(공동)가 발생된다. 이 기포는 다음의 압축주기 때에 고압으로 압축된다. 압축력이 용액의 표면장력보다 작을 때 기포는 소멸되지 않는다.

ⓒ 기포는 다음의 부압 때 다시 팽창한다. 부압의 세기가 어느 수준 이상이면 기포의 입경은 커진다. 이 과정을 무수히 반복하면서 점점 입경이 커지게 된다.

ⓓ 어느 일정 압력 이상(용액의 표면장력 이상)이 되면 이 기포는 단번에 수축 폭발하면서 매우 큰 충격파를 일으키게 된다.

ⓛ 초음파 주파수와 캐비테이션 발생

ⓐ 5[kHz] 이하 : 주파수에 관계없이 캐비테이션을 일으키는 음의 강도는 일정하다.

ⓑ 10[kHz] 이상 : 음의 강도가 점점 커진다.

ⓒ 수십[kHz]대 : 실용 주파수대이다.

ⓓ 100[kHz] 이상 : 매우 커진다.

ⓒ 주파수가 높을수록 더 높은 파워(음의 강도)가 요구되는 이유는 주파수가 높을수록 기포가 충분히 커질 수 있는 시간적인 여유가 점점 줄어들기 때문이다.

ⓡ 실용적으로 캐비테이션을 효과적으로 이용하려면 수십[kHz]대의 것을 사용하는 것이 좋다.

ⓜ 기포의 수축과 온도상승 : 기포가 초음파의 압력을 받아 수축할 때 기포의 내부는 고온상태가 된다. 이론적으로 계산하면 수천[℃]까지 되지만 실제로는 방열 등에 의해 온도상승이 크지 않다. 그러나 순간적으로는 고열이 발생한다는 것을 알 수 있다.

ⓑ 기포의 수축과 압력상승 : 기포가 수축되면 기포 내부의 압력은 상승한다. 실제로 이 압력을 측정할 수는 없지만 대략 수십 기압에서 수천 기압 정도일 것으로 추정된다.

18 다음 중 초음파의 매질에서 전파속도를 구하는 식은? (10년2회산업12번, 18년1회산업14번)

① 전파속도 = 밀도 × 파장
② 전파속도 = 주파수 × 밀도
③ 전파속도 = 주파수 × 파장
④ 전파속도 = 밀도 × 임피던스

해설 전파속도 : 파장이 매체를 통과하는 속도이며, 전파속도는 음향변수가 이동할 때의 특별한 값으로 주파수와 파장의 관계는 전파속도가 일정하다고 하면 서로 반비례 관계이다. 또한 전파속도는 매체의 밀도와 경도에 따라 결정된다. 일반적으로 속도는 고체, 액체, 기체 순으로 고체가 제일 빠르다.

19 다음 중 초음파에 대한 설명이 아닌 것은? (08년4회산업2번, 10년4회산업8번, 13년4회산업7번)

① 공기를 함유한 조직을 잘 통과한다.
② 약 20[kHz] 이상의 음파를 초음파라 한다.
③ 음향 임피던스는 밀도와 음속의 곱으로 나타낸다.
④ 생체 조직에서의 감쇠계수는 주파수에 거의 비례한다.

해설 초음파 : 사람의 귀로 감지할 수 없는 음역 이상의 소리(음파)로 20[kHz] 이상의 주파수이다.

㉠ 음향 임피던스 : 매질이 가지는 음파의 저항이며, 매질의 음속과 밀도의 곱으로 나타낸다.

㉡ 소리가 매질을 통과하는 사이에 흡수나 산란이 일어나 소리가 줄어드는 현상을 음파의 감쇠라고 한다.

㉢ 감쇠 : 연부조직 내에서 주파수에 비례하므로 1[MHz] 주파수로서 감쇠계수가 주어진다면 2[MHz]는 2배, 5[MHz]에서는 5배가 된다.

20 다음 중 초음파의 전파속도가 빠른 것부터 순서대로 나열된 것은? (단, 공기는 0[℃], 1기압 기준)
(08년4회산업12번, 11년1회산업5번, 14년4회산업14번)

① 근육 〉 간장 〉 두개골
② 간장 〉 두개골 〉 공기
③ 두개골 〉 근육 〉 공기
④ 간장 〉 공기 〉 근육

해설 전파속도 : 초음파가 매질을 통과하는 속도를 의미하며, 매질의 밀도와 경도에 따라 차이가 난다.

㉠ 경도 : 물질의 압력에 대한 저항(탄성)의 의미인데 경도가 클수록 더욱 속도는 빨라진다.

㉡ 일반적으로 초음파는 기체(공기, 가스) → 액체 → 고체의 순으로 속도가 빨라지는데 이는 밀도에 의한 영향보다는 경도에 의한 영향이 더 크게 작용한다는 것을 말해준다.

㉢ 뼈, 근육, 혈액, 지방, 공기 순으로 저항이 크다.

정답 | 18.③ 19.① 20.③

21 다음 중 초음파의 전파속도가 가장 느린 것은? (19년4회기사17번)

① 물 ② 공기 ③ 지방 ④ 두개골

해설 ㉠ 전파속도 : 파장이 매체를 통과하는 속도이다. 전파속도는 매체의 밀도와 경도에 따라 결정된다.
㉡ 매질에 따른 음파의 전파속도는 다음과 같다.

매 질	음속[m/sec]	매 질	음속[m/sec]
근육(Muscle)	1,580	지방(Fat)	1,450
안구(lens of Eye)	1,620	연부조직(Soft Tissue)	1,540
물(Water)	1,480	PZT	3,791
폴리에틸렌	1,900	간(Liver)	1,549
아크릴	2,730	혈액(Blood)	1,570
철(Fe+)	5,180	공기(Air)	1,590
알루미늄(Al)	6,260	두개골(Skull Bone)	4,080
신장(Kidney)	1,560	폐(Lung)	600
공기	330	뼈	4,080

22 다음 중생체조직에서 초음파의 전파속도가 가장 빠른 것은? (21년4회기사05번)

① 물 ② 공기 ③ 지방 ④ 두개골

해설 01 진단기기-3. 초음파 영상 진단기기(기출 21번 해설)

23 다음 중 생체조직의 초음파 전파속도의 대소 관계는? (단, 공기는 0[℃], 1기압이라고 가정한다.) (16년4회산업6번)

① 공기 〉 혈액 〉 두개골 ② 간장 〉 근육 〉 혈액
③ 두개골 〉 근육 〉 간장 ④ 간장 〉 공기 〉 근육

해설 초음파가 생체내를 지나게 될 때, 액체보다 밀도가 높은 조직에서는 입사된 초음파의 일부는 흡수되고 투과된 초음파의 강도는 약해진다. 조직에 따라 액체는 적고, 지방이나 근육 등에서는 크다.

24 다음 중 일반적인 초음파의 전파 속도가 큰 순은? (09년2회기사1번)

① 뼈 〉 공기 〉 혈액 ② 혈액 〉 공기 〉 뼈
③ 공기 〉 혈액 〉 뼈 ④ 뼈 〉 혈액 〉 공기

해설 음파의 전달속도 : 매질에 의해 정해지기 때문에 기체 < 액체 < 고체 순으로 빠르다. 따라서 고체인 뼈가 가장 빠르고 액체인 혈액 기체인 공기 순으로 순서가 정해진다.

25 다음 중 생체조직 내에서의 초음파 전파속도가 큰 순서은? (20년3회기사18번)

① 뼈>공기>근육 ② 공기>근육>뼈
③ 뼈>근육>공기 ④ 근육>공기>뼈

해설 01 진단기기-3. 초음파 영상 진단기기(기출 24번 해설)

26 다음 중 인체 주요 조직 내에서 초음파의 진행속도가 가장 빠른 곳은? (18년4회기사2번)

① 뇌 ② 뼈 ③ 혈액 ④ 근육

해설 01 진단기기-3. 초음파 영상 진단기기(기출 24번 해설)

정답 | 21.② 22.④ 23.③ 24.④ 25.③ 26.②

27 다음 중 초음파 탐촉자의 반경이 2[mm], 주파수가 3[MHz]일 때, 근거리 음장은? (단, 음속은 6×10^6[mm/sec]이다.) (08년4회기사10번, 10년4회기사10번, 12년1회기사10번, 15년1회기사8번)

① 1[mm] ② 2[mm] ③ 4[mm] ④ 6[mm]

해설 $근거리음장\ (X_0) = \frac{(직경D)^2}{4\lambda},\ \lambda = \frac{음속}{주파수} = \frac{6\times10^6\,[\text{mm/sec}]}{3\times10^6\,[\text{mm/sec}]} = 2[\text{mm}]$

㉠ 초음파 탐촉자 : 전자적으로 금속 표면에 발생된 와전류와 자계와의 사이에서 작용하는 상호작용에 의해 초음파를 송신 또는 수신하는 탐촉자이다.

ⓐ 주파수는 단위 시간(1초)당 한 점을 통과 하는 파동의 수이다.

ⓑ 1초당 1,000개의 파동이 지나가는 경우의 주파수는 1,000[Hz](=1[KHz])이다.

㉡ 근거리 음장 : 간섭으로 인하여 음압을 거리와 직접적으로 관계 지을 수 없는 초음파 빔의 영역이다. 근거리 간섭대 및 프레넬 영역이라고도 한다.

㉢ 음속 : 초음파가 전파하는 속도이다. 음속에는 위상속 도와 군속도가 있으며, 무한대의 균일한 매질에서는 위상속도와 군속도는 동일한 값이 되며, 매질에 따라 대체로 정해진 상수가 있다.

28 다음 중 초음파 탐촉자의 초음파 발생소자가 음파를 발생시키는 주요 원인은? (12년4회산업10번, 15년1회기사9번)

① 압전 효과(Piezoelectric Effect) ② 음향 전기적 효과음
③ 음향 광학적 효과 ④ 도플러 효과(Doppler Effect)

해설 ㉠ 압전효과 : 물체에 힘을 가하여 신축시킨 순간에 전압을 일으키고, 역으로 물체에 높은 전압을 가했을 때 신축하는 성질이다.

㉡ 음향 전기적 효과음 : 결정 내에서 음파와 자유전자의 상호작용으로 생기는 현상이다.

㉢ 음향 광학적 효과 : 물질이 빛을 흡수하여 음향적 반응을 나타내는 현상이다.

㉣ 도플러 효과 : 파동을 발생시키는 파원과 그 파동을 관측하는 관측자 중 하나 이상이 운동하고 있을 때 발생하는 효과이다.

29 다음 중 초음파와 물질 간의 상호작용에 대한 설명이 아닌 것은? (12년4회산업11번, 18년1회산업17번)

① 반사, 굴절, 흡수, 산란작용 등이 있다.
② 반사는 다른 매체와 조직들과의 경계면에서 발생한다.
③ 음속의 반사율은 조직의 음향저항(Acoustic impedance)과 음속의 입사각에 따라 결정된다.
④ 음향저항의 단위는 데시벨(dB)을 사용한다.

해설 음향저항의 단위 : 옴[Ω]을 사용하고 음의 감쇄단위가 데시벨[dB]이다.

30 다음 설명이 아닌 것은? (09년4회산업5번, 12년1회산업5번)

① 뇌에서는 세포의 전기활동에 의해 저장이 발생한다.
② 심장에서는 세포의 전기활동에 의해 저장이 발생한다.
③ 생체에 초음파를 조사하면 자장이 형성된다.
④ 폐에서는 폐에 흡입된 자성 미분체에 의해 자장이 발생한다.

해설 ㉠ 뇌 : 세포의 전기활동에 의해 저장이 발생한다.

㉡ 심장 : 세포의 전기활동에 의해 저장이 발생한다.

㉢ 폐 : 폐에 흡입된 자성 미분체에 의해 자장이 발생한다.

㉣ 인간의 귀에는 들리지 않을 정도의 주파수 음파로, 일반적으로는 10[kHz] 이상의 음파를 이른다.

31 다음 중 초음파 진단기에서 초음파의 주파수가 증가할 경우 나타나는 현상은? (10년4회산업8번, 17년1회기사3번, 19년1회기사04번)

① 공간분해능 저하 및 감쇠 감소 ② 공간분해능 저하 및 감쇠 증가
③ 공간분해능 향상 및 감쇠 증가 ④ 공간분해능 향상 및 감쇠 감소

정답 | 27.② 28.① 29.④ 30.③ 31.③

해설 초음파 진단장치 : 일반적으로 주파수가 높을수록 감쇠량이 많아져 초음파가 충분히 도달하지 못한다.
㉠ 초음파는 극히 고주파의 음파로 좁은 음속(音束)으로 되어 생체중(生體中)을 직진한다.
㉡ 펄스법에는 초음파가 여러가지 조직이나 장기에 닿아 반사하는 에코를 파형으로 하여 나타내는 A모드, 인체의 단면상을 나타내는 초음파 단층법의 B모드, 운동에 수반하는 거리의 변화를 연속적으로 기록하는 M모드 가 있다.
ⓐ A모드 : 뇌종양 등의 두개내 질환이다.
ⓑ B모드 : 뇌 · 유선 · 갑상샘 · 간 · 췌장 · 신장 · 난소 · 전립선 등의 종양의 진단이다.
ⓒ M모드 : 심장이나 혈관 등의 운동상태를 파악하는데에 적합하다. 기타, 혈류계측이나 태아의 심박동 검출에 도플러법이 사용되고 있다.

32 다음 중 초음파의 모드 중 펄스법이 아닌 것은? (15년4회산업5번)

① A-mode ② B-mode ③ C-mode ④ Doppler-mode

해설 ㉠ A-mode : 초음파 센서를 사용한 생체 내부의 조직이나 장기의 진단과 금속재료 등의 내부결함을 측정하는 초음파탐상에 있어서 측정결과를 브라운관면에 표시하는 방식의 하나이다. 펄스파형으로 표시하는 방식을 A 스코프 혹은, A모드라고도 한다.
㉡ B-mode : 초음파 센서에 의한 생체진단이나 재료의 결함탐상 측정결과를 브라운관상에 표시하는 방식의 하나이다.
ⓐ A 스코프로 얻어진 초음파 펄스를 휘도변조하여 그 결과를 2차원상으로서 브라운관상에 표시된 영상을 B 스코프라 한다.
ⓑ 초음파 센서로 생체를 직선주사함으로써 얻어지고, 장기(臟器)의 윤곽을 표시할 수가 있다.
㉢ C-mode : 초음파 센서에 의하여 검출된 신호의 표시법이다.
ⓐ 2차원 초음파 센서에 의하여 주사를 하고, 각 주사점에서 얻어진 검출신호를 일정한 지연시간으로 샘플링하여 그것을 주사면에 평행인 면 위에서의 강도분포를 브라운관에 표시하는 방식이다.
ⓑ C 스캔은 3차원적인 영상을 형성하는 방식으로서 검출신호를 샘플링하는 시간을 선택함으로써 임의의 단면 상을 얻을 수 있다.
ⓒ 화질을 개량하기 위해서 감도단층, 계조성(階調性) 단층법 등이 사용된다.
㉣ Doppler-mode : 전파, 광, 음의 발생점과 이것을 관측하는 관측점의 어느 한 지점 또는 양쪽 지점이 이동함에 따라 전파 거리가 변화될 경우, 측정되는 주파수가 변화하는 현상이다.
ⓐ 발생점과 관측점이 가까워질 때는 주파수가 높아지고, 멀어질 때는 주파수가 낮아진다.
ⓑ 최근에는 이동 전화, 휴대 인터넷, 디지털 멀티미디어 방송(DMB) 등 모바일 미디어가 등장하면서 도플러 효과에 대한 관심이 높아지고 있다.
ⓒ 이동환경에서 도플러 효과로 인하여 장애가 발생하는데 도플러 장애는 이동체의 속도와 사용 주파수에 비례하고, 직교 주파수 분할 다중(OFDM)의 경우 주파수 간격에 반비례한다.
ⓓ 이동수신을 원활하게 하기 위해서는 낮은 주파수와 주파수 간격이 넓은 모드를 권고하고 있다.

33 다음 중 초음파의 영상촬영방식 중 단면영상을 보여주는 방식은?(14년1회산업14번, 14년4회산업17번, 19년4회산업기사10번)

① A-mode ② B-mode ③ M-mode ④ TM-mode

해설 초음파 영상기록방법 : A-mode, B-mode, M-mode 또는 TM-mode, Doppler-mode가 있다.
㉠ A-mode : 브라운관의 Y축에 초음파 발사시간을 표시하고, 시간(거리, Y)축상에 반사파(echo)의 세기를 앰플리튜드(진폭)의 파형 높이로 표시하는 방법이다. 이 방법은 심장학, 안과학 그리고 뇌과학에서 사용되며, CT, MRI의 등장으로 현재는 별로 이용되고 있지 않다.
㉡ B-mode : 브라운관의 거리축상에 초음파 에코의 세기를 밝기(휘도)를 변조하여 표시하는 방법으로 보통 초음파 검사라고 한다. 매질 내부에 초음파를 입사하여 얻은 에코(echo)로부터 단면의 영상자료를 얻는 표시법이다.
㉢ M-mode : 단면영상을 보여주는 방식이다.
ⓐ 시간에 따른 1차원적인 움직임을 보기 위한 초음파 Scanning 기법 모드, 정 대상이 되는 피검체가 움직이고 있는 경우는 프로브의 위치를 고정시켜도 시시각각 다른 A-모드 파형이 검출된다.
ⓑ 이것을 시간과 더불어 천천히 가로방향으로 스캔하고 휘도 변조하여 모니터상에 세로방향으로 표시하면, 시간에 따른 장기의 움직임을 영상화할 수 있다.
㉣ TM-mode : 매질 내부에 초음파를 가하여 반사파로부터 단면영상을 얻는 모드이다. 시간에 의한 1차원적인 움직임을 보기위한 모드로 ECK 등 심장과 같은 움직이는 장기의 운동상태를 관찰하기 위해 사용되는 모드이다.

정답 | 32.④ 33.②

ⓜ Doppler Mode(도플러 모드) : 체내혈관의 혈류량 측정 및 심장이나 심장판막의 운동을 측정하는 모드로 속도가 있는 혈류에서 음파는 주파수 천이(Dopper Shift)가 일어난다. 이러한 현상을 이용해 혈관 내 혈류의 속도를 측정하는 방식이 Doppler 방식이다.
ⓐ 혈류의 속도 및 방향을 측정하는 모드로 B-mode 및 M-mode와 함께 사용한다.
ⓑ 물체가 음원에서 멀어지면 되돌아오는 음의 주파수는 낮아지고, 반대로 가까워지면 반사되는 음의 주파수는 입사음보다 높아지는 현상을 이용한 모드이다.
ⓒ 이를 이용해 혈류의 이동방향과 탐촉자에서 보내진 주파수가 0각도로 입사하여 얻는 정보를 나타내는데, 이 원리를 이용하면 생체 내에서 운동하는 장기(심장이나 심장판막, 혈류의 속도, 혈관 등)의 운동상황을 관측할 수 있다.

34 다음 중 인체 내부의 단면을 영상으로 보여 주는 방식으로 직선의 초음파 빔을 이용해 2차원 영상을 얻기 위해서 초음파 빔을 2차원적으로 주사해야 하는 방식은? (08년4회산업20번, 11년1회산업18번)

① A-Mode ② B-Mode ③ C-Mode ④ M-Mode

해설 01 진단기기 - 3. 초음파 영상 진단기기(기출 33번 해설)

35 다음 중 반사된 초음파의 세기를 휘도(Brightness)변조하여 시간과 깊이(거리)의 관계로 표시하는 초음파 진단법은? (11년1회기사16번, 15년4회기사16번)

① M모드 ② A 모드 ③ B 모드 ④ 도플러 영상

해설 01 진단기기 - 3. 초음파 영상 진단기기(기출 33번 해설)

36 다음 초음파 영상촬영방식에서 인체 내 장기 중 움직이는 것을 검사하는 방식으로, 특히 심장의 수축, 밸브의 움직임, 태아의 심박동 등을 검사하는데 사용되는 방식은? (13년4회산업5번)

① A-Mode ② M-Mode ③ B-Mode ④ 도플러 영상

해설 01 진단기기 - 3. 초음파 영상 진단기기(기출 33번 해설)

37 다음 초음파 측정영상의 종류 중 심장 혈류속도를 평가하는데 사용되는 모드는? (08년4회산업8번, 10년4회산업9번, 12년1회산업10번, 16년4회산업11번)

① A-mode ② Doppler-mode ③ M-mode ④ B-mode

해설 01 진단기기 - 3. 초음파 영상 진단기기(기출 33번 해설)

38 다음 중 혈관 내 혈류속도를 측정하기 위한 초음파 영상촬영방식은? (20년3회기사04번)

① A-mode ② B-mode ③ M-mode ④ 도플러 영상

해설 01 진단기기 - 3. 초음파 영상 진단기기(기출 33번 해설)

39 다음 중 초음파기기의 방식과 진단대상과의 연결이 아닌 것은? (12년4회산업2번, 19년1회산업기사3번)

① A모드 : 뇌 ② 도플러 모드 : 태아의 동태
③ M모드 : 위장 ④ B모드 : 간

해설 ㉠ A모드 : 머리, 안과 ㉡ 도플러 모드 : 심장 ㉢ M모드 : 심장
㉣ B모드 : 안과, 전립선, 갑상선, 유선, 간, 비장, 신장, 췌장, 담장, 산부인과
ⓜ M모드-위장 : 심장 밸브나 심근의 움직임 등 움직임이 있는 부위가 변하는 모습을 실시간으로 관찰할 수 있기 때문에 도플러 초음파와 마찬가지로 심장 초음파에 많이 쓰인다.

정답 | 34.② 35.① 36.② 37.② 38.④ 39.③

40 다음 중 초음파 영상촬영방식 중 A-mode로 측정한 결과 초음파 펄스를 인가한 후 반향파가 15[us] 후에 돌아 왔다면 불연속면의 깊이는? (단, 초음파의 속도는 1540[m/s]이다.) (15년4회산업13번)

① 11.55[mm] ② 10.01[mm] ③ 6.50[mm] ④ 23.10[mm]

해설 불연속면의 깊이
㉠ 초음파의 왕복 이동거리 : 1,540[m/sec]×15[μsec] = 23.10[mm]
㉡ 반사면의 깊이 : 23.10/2 = 11.55[mm]

41 다음 중 초음파 영상촬영의 B-모드 방식에서 선형주사의 주사선 수를 128개, 관찰하려는 깊이가 20[cm], 음속이 1540[m/s]이라면 1초에 얻을 수 있는 화면의 수(Frame Rate)는? (08년4회기사11번, 10년4회기사9번, 12년1회기사9번)

① 5[frame/sec] ② 15[frame/sec] ③ 30[frame/sec] ④ 60[frame/sec]

해설 ㉠ $FR = \frac{V}{2zn} = \frac{1540}{2\times0.2\times128} = \frac{1,540}{51.2} = 30.0781$약 30[frame/sec]
㉡ 20[cm]는 미터로 환산하면 0.2[m]이므로 대입하면 위 식과 같이 된다.

42 다음 중 초음파 영상기의 TM-mode에 관한 설명이 아닌 것은? (12년1회기사7번)

① M-mode의 표시방식을 2차원으로 변환한 것이다.
② 반향파의 강도를 휘도신호로 변환하여 표시한다.
③ 수평축을 반향파 신호의 시간축으로 표시한다.
④ 반향파 신호를 수직방향으로 순차적으로 표시한다.

해설 TM-mode : M-mode의 도시방식을 2차원적으로 바꾼 것이다.
㉠ TM-mode에서는 반향파의 강도를 휘도 신호로 변환하여 도시하되, 펄스를 인가할 때마다 돌아오는 반향파 신호를 같은 수평 위치에 도시하지 않고 수직방향으로 순차적으로 이동하면서 도시한다는 것이 다르다.
㉡ M-mode와 TM-mode는 특히 심장의 수축, 밸브의 움직임, 태아의 심박동 등을 검사하는데 사용된다.

43 다음 중 초음파 트랜스듀서 내에서의 음속이 2000[m/s]인 경우, 두께가 1[mm]인 트랜스듀서의 공명주파수는? (08년4회산업1번, 12년4회산업14번)

① 10[MHz] ② 5[MHz] ③ 2[MHz] ④ 1[MHz]

해설 공진주파수[MHz] = $\frac{\text{전파속도(주파수}\cdot\text{파장)}}{\text{파장}} = \frac{\text{전파속도[mm/}\mu\text{s]}}{2\times\text{두께[mm]}}$

㉠ 두께 = $\frac{\text{파장}}{2}$ $(2\times\text{두께} = \text{파장})$
㉡ 파장 = $\frac{\text{음속}}{\text{주파수}}$ $(\frac{\text{파장}}{\text{음속}} = \text{주파수})$
㉢ 파장의 길이 = $\frac{\text{공기 중의 소리속도}}{\text{주파수}}$ = 4 × 10^6/주파수
㉣ 주파수 = $\frac{2\times\text{두께}}{\text{음속}} = \frac{2}{2\times10^{-6}} = \frac{2\times10^6}{2} = 10^6 = 1[\text{MHz}]$

44 다음 중 초음파가 매질 1에서 매질 2로, 두 매질 사이의 경계면을 수직으로 입사할 때 경계면을 투과하는 음파강도는? (단, 매질 1에서의 음향 임피던스는 1[Rayl], 매질 2에서의 음향 임피던스는 2[Rayl]이다.) (09년4회기사18번, 15년1회기사18번)

① 약 29[%] ② 약 49[%] ③ 약 69[%] ④ 약 89[%]

해설 ㉠ $R = \left(\frac{Z_2 - Z_1}{Z_2 + Z_1}\right)^2 \times 100$ Z_2, Z_1는 경계면에 인접한 두 매질의 음향 임피던스, R은 반사되는 음파의 강도이다.
㉡ 100[%] − R = 투과하는 음파의 강도 $\left(\frac{2-1}{2+1}\right)^2 \times 100 = \frac{1}{9} \times 100 = 11.111....$[%], 100[%] − R = 100[%] − 11[%] = 89[%]

정답 | 40.① 41.③ 42.③ 43.④ 44.④

45 다음 중 초음파가 매질 1에서 매질 2로, 두 매질 사이의 경계면에 수직으로 입사할 때 경계면에서 반사되는 음파강도는? (단, 매질 1에서의 음향임피던스는 1[Rayl], 매질 2에서의 음향임피던스는 2[Rayl]이다.) (21년1회기사08번)

① 약 5.5[%] ② 약 11[%] ③ 약 22[%] ④ 약 33[%]

해설 ㉠ $R=\left(\frac{Z_2-Z_1}{Z_2+Z_1}\right)^2\times 100$ Z_2, Z_1는 경계면에 인접한 두 매질의 음향 임피던스, R은 반사되는 음파의 강도이다.

㉡ 100[%] − R=투과하는 음파의 강도 $\left(\frac{2-1}{2+1}\right)^2\times100=\frac{1}{9}\times100=11.111....$[%]

46 다음 중 초음파가 신장(Z1=1.62)과 지방조직(Z2=1.38) 사이 경계면을 통과할 때, 경계면에서 발생되는 반사파 강도는 입사파에 비해 얼마인가? (20년3회기사09번)

① 0.34[%] ② 0.48[%] ③ 0.56[%] ④ 0.64[%]

해설 R = (Z2 − Z1) / (Z2 + Z1), R = (1.38 − 1.62) / (1.38 + 1.62) = (−0.24) / (3) = −0.08, 반사계수 R은 −0.08 반사파의 강도 비율은 R2 반사파 강도 = (−0.08)2 = 0.0064 반사파의 강도 비율은 0.0064 또는 0.64[%]

47 다음 중 초음파가 음향임피던스가 4인 매질 안을 진행하다가 음향임피던스가 6인 다른 매질을 통과하였을 때 경계면에서 반사되는 음파의 강도는? (15년4회산업10번)

① 2[%] ② 4[%] ③ 6[%] ④ 8[%]

해설 음향 임피던스 : 매질이 가지는 음퍼의 저항으로 $Z=\rho C$(음향임피던스 = 매질의 밀도 × 전파속도), 단위는 [kg/m^2 · sec]이며, 음향 임피던스로도 나타낸다. 초음파는 매질 안을 진행하다가 음향 임피던스가 바뀌는 불연속면을 만나게 되면 그 면에서 일부가 반사된다.

㉠ $R=\left(\frac{Z_2-Z_1}{Z_2+Z_1}\right)^2\times 100$, Z_2, Z_1은 경계면에 인접한 두 매질의 음향 임피던스이다.

㉡ 폐조직과 같은 공기로 채워진 장기들은 연부조직에 비해 매우 낮은 음향 임피던스 값을 가지며, 뼈를 제외한 다른 인체조직들은 음향 임피던스 영역이 상당히 좁다. $\therefore \left(\frac{6-4}{6+4}\right)^2\times100=4$

48 다음 중 초음파 트랜스듀서 표면에 임피던스 정합층을 만들 경우, 이 정합층의 임피던스는? (17년4회기사6번)

> 초음파로 촬영하고자 하는 인체 부위의 음향임피던스는 1.5[Ray1]이고, 초음파 트랜스듀서의 음향임피던스는 24[Ray1]이다.

① 3[Ray1] ② 6[Ray1] ③ 9[Ray1] ④ 36[Ray1]

해설 음향 임피던스 : 매질이 가지는 음퍼의 저항이다.

㉠ $Z=\rho C$(음향임피던스 = 매질의 밀도 × 전파속도), 단위는 [kg/m^2 · sec]이며, 음향 임피던스로도 나타낸다.

㉡ 초음파는 매질 안을 진행하다가 음향 임피던스가 바뀌는 불연속면을 만나게 되면 그 면에서 일부가 반사된다.

㉢ $R=\left(\frac{Z_2-Z_1}{Z_2+Z_1}\right)^2\times 100$, Z_2, Z_1은 경계면에 인접한 두 매질의 음향 임피던스이다.

㉣ 폐조직과 같은 공기로 채워진 장기들은 연부 조직에 비해 매우 낮은 음향 임피던스 값을 가지며, 뼈를 제외한 다른 인체조직들은 음향 임피던스 영역이 상당히 좁다.

49 다음 중 초음파 치료기기에서 이용되는 주파수의 범위는? (09년2회기사12번, 11년4회산업8번)

① 100~200[Hz] ② 1000~2000[Hz] ③ 0.5~5[Hz] ④ 100[MHz] 이상

해설 ㉠ 초음파 장비 : 초음파를 이용하여 안구, 복부, 자궁, 심장 등을 진단하는데 쓰는 장비이다.

㉡ 주파수 : 음파 20[Hz]~2[MHz]보다 높은 0.5[Hz]~5[Hz]가 쓰인다.

㉢ 초음파의 발생 : 압전효과, 역압전효과를 이용한다.

정답 | 45.② 46.④ 47.② 48.② 49.③

50 다음 중 초음파 영상장치에서 초음파를 혈관 내에 쐈을 때, 혈구세포에 반사되어 돌아오는 초음파의 주파수 변화를 측정하여 혈류의 속도를 측정하는데, 이때 사용되는 물리이론은? (08년4회기사14번, 11년1회기사11번)

① 도플러 효과 ② 홀 효과 ③ 광전효과 ④ 전계효과

해설 ㉠ 도플러 효과 : 혈류와 같이 움직이는 물체에 음향이 닿으면 탐촉자에서 내보낸 음향의 주파수와 반사되어 돌아오는 주파수가 물체의 속도에 비례해서 수치가 다르게 관측되는 현상이다.

㉡ 홀 효과 : 자기장 속의 도체에서 자기장의 직각방향으로 전류가 흐르면 자기장과 전류 모두에 직각방향으로 전기장이 나타나는 현상이다.

㉢ 광전효과 : 아인슈타인이 빛의 입자성을 이용하여 설명한 현상으로 금속 등의 물질에 일정한 진동수 이상의 빛을 비추 었을 때 물질의 표면에서 전자가 튀어나오는 현상이다. 튀어나온 전자의 상태에 따라 광이온화, 내부 광전효과, 광기전력효과로 나뉜다.

㉣ 전계효과 : 반도체에 전계를 걸어주었을 때 반도체 내의 캐리어(자유전자 또는 정공)들이 인가된 전계에 따라 (+)쪽에는 전자가 모이고, (−) 쪽에는 정공이 모여서 전기를 흘릴 수 있는 도전성 채널을 만들어 주는 현상이다.

51 다음 중 의료영상을 얻기 위한 초음파 트랜스듀서에 관한 설명이 아닌 것은? (17년1회기사17번, 21년4회기사14번)

① 초음파를 발생시키기 위하여 어떤 종류의 결정체를 압축하거나 늘렸을 때 결정의 양면에 전하가 발생하는 압전효과(Piezoelectric Effect)를 주로 사용한다.
② 세라믹 물질인 PZT(Lead Zirconate Titanate)를 널리 사용한다.
③ 초음파 트랜스듀서에서 발생한 음파가 일정거리에서 집속을 유지하는 영역을 프레넬 영역이라 한다.
④ 초음파는 무한히 거리가 멀어져도 넓은 각도로 퍼지지 않고 직진하는 특성이 있다.

해설 초음파 트랜스듀서(Transducer : 탐촉자, 진동자) : 초음파 진동자가 효과적으로 동작할 수 있게 만들어져야 한다.

㉠ 초음파 펄스를 효과적으로 송신할 수 있도록 진동자의 앞면에는 결합층이 설치되어 있다.
㉡ 결합층은 잡음을 줄이고, 인공산물이 감소된다.
㉢ 압전결정체 뒤쪽엔 후면 흡음층이 있어서 전기적 자극을 준 후 압전결정체의 공명에 의해서 후방으로부터 방사되는 초음파를 흡수한다.
㉣ 초음파 진동자의 양단에는 접지전극과 내측전극이 있어 외부전선 케이블과 연결된다.
㉤ 이 진동자는 탐촉자의 표면 부근에 있으며 안으로는 인공세라믹으로 구성되어 있다.

52 다음 영상기기 중 도플러 효과를 응용하는 기기는? (17년1회산업5번)

① 초음파 스캐너 ② MRI ③ X-선 CT ④ PET

해설 ㉠ 초음파 CT스캐너(Ultrasonic Computer Tomography Scanner) : 초음파를 이용한 컴퓨터 단층장치이다. CT스캐너는 투영 물체로부터 참된 단면상을 재구성할 뿐 아니라, 각 화소의 흡수계수에 대하여 미세한 차를 식별하여 그 분포를 표시할 수 있는 정밀한 장치이다.

ⓐ X-선 대신 초음파를 사용하여 음속 혹은 초음파의 감쇠상수를 그 주파수 의존성 분포도를 컴퓨터를 사용하여 작성하는 것이다.
ⓑ X-선 CT스캐너와 같이 정밀한 단층상을 얻고 있지 않으나 생체에 대한 영향이 없는 진단수단이 되기 위해서 초음파 CT스캐너에의 기대가 크다.

㉡ 자기공명영상법(Magnetic Resonance Imaging : MRI) : 원자핵은 평소에는 회전운동을 하고 있으나 일단 강한 자기장에 놓이면 세차운동이 일어난다.

ⓐ 세차운동의 속도는 자기장의 세기와 밀접한 관계가 있어 자기장이 셀수록 빨라진다. 이렇게 자화되어 있는 원자핵에 고주파를 가하면 고에너지 상태가 되었다가, 다시 고주파를 끊으면 원래의 상태로 돌아간다. 이때 방출 되는 에너지는 가했던 고주파와 똑같은 형태의 고주파를 방출한다.
ⓑ 원자핵이 고유하게 방출되는 고주파를 예민한 안테나로 모아서 컴퓨터로 영상화한 것이 MRI이다.
ⓒ 인체를 구성하는 물질의 자기적 성질을 측정하여 컴퓨터를 통하여 다시 재구성, 영상화하는 기술이다.

㉢ X-선검사(X-ray Study) : X-선을 사용해서 행하는 생체의 정태적, 동태적 검사의 총칭이다. 크게 분류하면 단순촬영(두부, 흉부, 복부, 뼈, 기타), 연선촬영(유선, 갑상샘 등 연부조직), 단층촬영 등 조영제를 사용하지 않는 촬영법과 혈관조영, 바륨검사(통상 upper GI과 Baenema), IVP(또는 IP), DIC, 기타 ERCP, HSG, 림프관 조영, PTC 등 각부에 조영제를 주입해서 행하

정답 | 50.① 51.④ 52.①

는 조영검사, 그리고 X-선 CT를 사용하는(즉 보통의) CT 검사 등이 있다.

㉣ 양전자 단층촬영(Positron Emission Tomography : PET) : 양전자 방출을 이용하는 핵의학 검사방법 중 하나이다. 양전자를 방출하는 방사성 의약품을 이용하여 인체에 대한 생리 · 화학적, 기능적 영상을 3차원으로 나타낼 수 있는 핵의학 검사방법 중 하나이다.

ⓐ 현재 각종 암을 진단하는데 주로 활용되고 있으며, 암에 대한 감별 진단, 병기 설정, 재발평가, 치료효과 판정 등에 유용한 검사로 알려져 있다.

ⓑ 양전자 단층촬영(PET)을 이용해 심장질환, 뇌질환 및 뇌기능 평가를 위한 수용체 영상이나 대사영상도 얻을 수 있다.

53 다음 중 초음파의 전파속도에 대한 설명이 아닌 것은? (13년4회기사17번)

① 전파속도([m/s]) = 주파수([Hz]) × 파장([m])
② 전파속도는 매체의 밀도와 경도에 따라 결정
③ 경도 증가 시 전파속도 증가
④ 밀도 증가 시 전파속도 증가

해설 ㉠ 전파속도(Propagation Speed)는 파장이 매체를 통과하는 속도이며 전파속도는 음향변수가 이동할 때의 특별한 값이다.
㉡ 주파수 파장의 관계 식 : 전파속도(C) = 주파수(f) × 파장(λ)
㉢ 전파속도는 매체의 밀도와 경도에 따라 결정된다. 매질의 농도를 밀도라고 하며, 물질의 압력에 대한 저항을 경도라 한다.
㉣ 전파속도는 경도의 증 · 감에 비례하여 변하지만 밀도에 반비례하여 변한다. 전파속도는 고체, 액체, 기체 순으로 고체가 가장 빠르다.

54 다음 중 초음파의 전파속도에 대한 설명이 아닌 것은? (19년4회산업기사14번)

① 전파속도는 고체에서 가장 빠르다.
② 밀도가 증가시 전파속도가 증가 한다.
③ 전파속도는 주파수와 파장의 곱과 같다.
④ 전파속도는 매체의 밀도와 경도에 따라 결정 된다.

해설 02 진단기기-3. 초음파 영상 진단기기(기출 53번 해설)

55 다음 중 초음파 트랜스듀서 내에서의 음속이 2000[m/s]인 경우, 2[MHz]의 공진주파수를 얻을려면 트랜스듀서의 두께는? (18년4회산업13번)

① 0.5[mm] ② 5[mm] ③ 0.05[mm] ④ 50[mm]

해설 ㉠ $두께 = \frac{파장}{2}$ ㉡ $파장 = \frac{음속}{주파수} = \frac{2000[m/s]}{2[MHz]} = \frac{2000}{2000} = 1$ $\therefore 두께 = \frac{1}{2} = 0.5$

56 다음 중 초음파 트랜스듀서 내에서의 음속이 5000[m/s] 인 경우, 5[MHz]의 공진주파수를 얻을 려면 트랜스듀서의 두께는? (16년4회기사18번)

① 0.5[mm] ② 1[mm] ③ 5[mm] ④ 10[mm]

해설 ㉠ $두께 = \frac{파장}{2}$ ㉡ $파장 = \frac{음속}{주파수} = \frac{5000[m/s]}{5[MHz]} = \frac{5000}{5000} = 1$ $\therefore 두께 = \frac{1}{2} = 0.5[mm]$

57 다음 중 초음파 트랜스듀서 내에서의 음속이 4000[m/s]이고, 트랜스듀서의 공명주파수가 2[MHz]이라면 트랜스듀서의 두께는? (13년4회기사3번)

① 1[mm] ② 2[mm] ③ 10[mm] ④ 20[mm]

해설 ㉠ $두께 = \frac{파장}{2}$ ㉡ $파장 = \frac{음속}{주파수} = \frac{4000[m/s]}{2[MHz]} = \frac{4000}{2000} = 2$ $\therefore 두께 = \frac{2}{2} = 1$

정답 | 53.④ 54.② 55.① 56.① 57.①

58 다음 중 초음파 트랜스듀서의 표면반경이 10[mm]이고, 파장이 2[mm]이라면 프레넬 영역(Fresnel Zone)의 길이 [mm]는? (19년1회기사11번)

① 0.2 ② 5 ③ 20 ④ 50

해설 프레스넬 영역
㉠ 전계강도가 장해물 영향(회절, 반사)등 영향을 받아 변화하게 된다.
㉡ 전파의 수신점에서의 전파는 직접파(직진파) 뿐만 아니라 회절파 또는 반사파에 의해서도 영향을 받는다. 따라서 이러한 영향을 받지 않도록 타원형의 어떤 영역 안에 또는 반사 또는 회절파 영향을 주는 장해물이 없도록 설정하는 영역이다.
㉢ 프레스넬 영역의 길이 ≈ (λ × R2) / (4 × D) (λ : 파장, R : 트랜스듀서의 표면반경, D : 초음파 전파 경로상의 거리), 2×100 / (4×D)가 되는데 D값이 없는 것으로 1이면 = 50

59 다음 중 진단과 치료에 대한 설명은? (12년4회산업14번, 19년1회기사06번)

① 표재성 암의 온열치료에는 2.5[kHz]의 전자파가 이용된다.
② 두피 상에서 계측할 수 있는 뇌자계의 세기는 $10^{-6} \sim 10^{-7}$[T]이다.
③ 신장종양을 1[MHz]의 초음파 장치로 가시화 할 수 있다.
④ 정상성인의 산열량은 5～15[W]이다.

해설 전자파나 초음파 등의 물리 에너지가 외부로부터 인가되면 생체가 쉽게 가열될 수 있어 온열치료에 이용된다.

60 다음 중 생체의 심부가온에 사용할 수 있는 에너지를 옳게 나열한 것은?
(10년2회산업1번, 11년4회산업2번, 15년1회산업1번, 18년1회산업5번)

ⓐ 초음파　ⓑ γ선　ⓒ 정전장　ⓓ 전자파　ⓔ 자외선

① ⓐ, ⓓ ② ⓑ, ⓒ ③ ⓐ, ⓒ ④ ⓓ, ⓔ

해설 ㉠ 전자파나 초음파 등의 물리 에너지가 외부로부터 인가되면 생체가 쉽게 가열 될 수 있다.
㉡ 생체의 심부가온을 이용한 치료방법은 온열치료로 핫팩 온열램프(적외선 램프), 수치료, 교대욕, 파라핀욕, 초음파치료, 극초단파치료, 단파치료 등이 있다.

61 다음 중 생체의 심부가온에 이용되지 않는 에너지는? (08년4회산업19번, 11년1회산업6번, 14년4회산업15번)

① 적외선 ② 초음파 ③ X-선 ④ 전자파

해설 전자파나 초음파 등의 물리에너지가 외부로부터 인가되면 생체가 쉽게 가열될 수 있다.

62 다음 중 일반인의 가청 주파수 대역은? (10년2회산업10번, 19년4회산업기사13번)

① 1[Hz]～10[Hz] ② 20[Hz]～20[kHz] ③ 30[kHz]～40[kHz] ④ 60[kHz]～80[kHz]

해설 사람의 귀가 소리로 느낄 수 있는 음파의 주파수 영역으로, 사람마다 차이가 있지만 대략 20[Hz]~20[kHz]의 주파수 대역이다.
㉠ 사람은 돌고래나 박쥐가 내는 초음파를 들을 수 없으며, 반대로 너무 주파수가 낮은 음도 듣지 못한다.
㉡ 일상생활에서 음악을 통해 듣는 소리는 10[kHz](킬로헤르츠) 이하이거나 10[kHz]를 크게 벗어나지 않는다.
㉢ 사람의 귀로 가장 잘 느끼는 주파수 영역 : 1,000[Hz]에서 3,000[Hz]이다.

63 다음 중 음파를 표현하는 파라미터가 아닌 것은? (11년1회산업18번)

① 주파수(Frequency) ② 굴절률(Refractive Index)
③ 파장(Wavelength) ④ 진폭(Amplitude)

해설 ㉠ 주파수 : 전파가 공간을 이동할 때 1초 동안에 진동하는 횟수를 '주파수'라고 한다.

정답 | 58.④ 59.③ 60.① 61.③ 62.② 63.②

ⓐ 주파수는 전자파의 존재를 실험적으로 증명한 독일의 과학자 헤르쯔(H.R.Hertz)의 이름을 따서 [Hz]라는 단위를 사용한다.
ⓑ 파동이 1초동안 1번 진동하면 이를 1[Hz](헤르쯔)라 하고, 1천번 진동하면 1[KHz](킬로헤르쯔), 1백만번 진동하면 1[MHz](메가헤르쯔), 10억번 진동하면 이를 1[GHz](기가헤르쯔)라고 한다.
ⓒ 전파의 파장 : 주파수에 반비례 한다. 즉 파장이 길다(장파)라는 의미는 주파수가 낮다는 의미이고, 파장이 짧다(단파)는 것은 주파수가 높다.
ⓓ 전파의 종류 : 주파수에 의해 구분되는데 주파수가 높은 것은 직진성이 좋고 반사가 잘 되는 성질을 지닌다. 주파수가 낮은 것은 멀리 전달 될수 있고, 전달되는 과정에서 장애물에 부딪치면 회절하는 성질이 있다. 이처럼 전파는 주파수가 높아짐에 따라 성질이 크게 변화하므로 서로 비슷비슷한 성질을 가지는 주파수 범위를 묶어 주파수대라 한다.

㉡ 굴절률 : 빛이 어떤 매질 내를 전파하는 위상속도(Vp)에 대한 진공 중의 전파속도(c)의 비, 즉 굴절률 n = c/Vp가 된다.
ⓐ 빛이 어떤 매질 내를 전파할 때의 속도는 진공 중의 속도보다 작으므로 굴절률 n은 1보다 크다.
ⓑ 표준 대기 중에서 높이 약 300[m]인 곳에서의 대기의 굴절률 n = 1.000313이지만, 물의 굴절률은 약 1.3, 석영 유리의 굴절률은 약 1.46이다.
ⓒ 빛은 굴절률이 다른 두 매질의 경계에서 굴절한다.

㉢ 파장 : 파동에서 같은 위상을 가진 서로 이웃한 두 점 사이의 거리, 즉 주기적으로 반복되는 파형에서 마루에서 다음 마루까지의, 또는 골에서 다음 골까지의 거리이다.
ⓐ 기호는 l이고 단위는 미터[m]이다.
ⓑ 일정한 크기의 전류나 전압 또는 전계와 자계에 진동(oscillation)과 같은 주기적 현상이 1초간에 반복되는 횟수가 주파수인데, 전자파의 주파수[V]와 파장[l]과 속도[C] 간의 관계는 C = Vl이므로 파장(l)과 주파수(V)는 l = C/V의 관계를 갖는다.
ⓒ 모든 전자파의 전파속도는 빛의 속도(C)인 초당 3×10^8[m](300,000,000[m/s])의 정속도 이다.
㉠ 주파수가 30[MHz]인 전파의 파장은 3×10^8[m] ÷ 3×10^7[Hz] (30[MHz]) = 10[m]이고, 주파수가 3[THz]인 전파의 파장은 3×10^8[m] ÷ 3×10^{12}[Hz] (3[THz]) = 0.1[mm]이다.
ⓓ 주파수가 높을수록 파장이 짧다.
ⓔ 전자파 중에서 전파의 파장 단위로는 킬로미터[km], 미터[m], 센티미터[츠], 밀리미터[mm]가 사용된다.
ⓕ 주파수가 3×10^{12}[Hz]부터 3×10^{21}[Hz] 이상인 적외선, X-선, 감마선 등의 파장의 단위로는 마이크로미터([mm] = 10^{-6}[m]), 나노미터([nm] = 10^{-9}[m]) 등이 사용된다.

㉣ 진폭 : 포괄적인 의미로는 진동이나 소리의 떨림의 정도를 말하나, 역학적으로 기술할 때는 전체 진동폭의 반이다.
㉠ 파도의 파저와 파봉의 높이를 파고라고 하는데 파고의 반을 진폭이라고 한다.

64 다음 중 음파에 대한 설명이 아닌 것은? (15년4회산업14번)

① 음파는 진동형태로 매질을 통해 전파하며, 양적인 변화량에 대한 정보를 포함하지 않는다.
② 초음파란 가청범위 이상의 주파수로 통한 20[kHz] ~ 1[GHz] 정도 주파수를 갖는 음파이다.
③ 음파는 주파수, 주기, 파장, 전파속도, 진폭, 강도 등의 파라미터에 의해 표현된다.
④ 초음파의 전파속도는 매질에 따라 다르다.

해설 ㉠ 음파 : 진동의 형태로 매질을 통해 전파하면서 양적인 변화량에 대한 정보를 포함한다.
㉡ 초음파의 전파속도 : 매질의 밀도, 매질의 온도 등에 따라 다르다.
㉢ 주파수가 가청주파수 20[kHz](킬로헤르츠)보다 커서 인간이 청각을 이용해 들을 수 없는 음파이다.
㉣ 주파수, 주기, 파장, 전파속도, 진폭, 강도 등의 파라미터에 의해 표현된다.

65 다음 중 음파의 의료이용에 대한 내용이 아닌 것은? (12년1회산업15번, 19년1회산업11번)

① 피부조직(생체연조직) 에서의 평균 음속은 약 1500[m/s]이다.
② 공기와 피부조직의 경계면에서 입사에너지의 대부분이 피부에 흡수된다.
③ 생체계측의 경우 1 ~ 15[MHz]의 초음파를 사용한다.
④ 체내조직의 형상에 대한 비침습적 계측이 가능하다.

해설 입사에너지의 대부분이 흡수 되지 않는다.
㉠ 의용 초음파 : 치료, 진단, 수술 등에 이용하는데 물리치료용 초음파는 주로 열효과를 이용하여 연부조직의 손상회복에 이용한다.
ⓐ 진단용은 초음파 영상기록에 이용한다.

정답 | 64.① 65.②

ⓑ 조직파괴용은 수술 및 종양조직 파괴용 등으로 사용한다.
ⓒ 치료용 초음파의 주파수는 0.5~5.0[MHz]의 범위를 사용한다.
ⓓ 대개는 0.75[MHz], 0.87[MHz], 1.0[MHz], 1.5[MHz], 3.0[MHz] 등으로 고정되어 있거나 몇 가지 주파수를 선택하여 사용할 수 있도록 하였으며 0.8~1[MHz]를 많이 사용한다.

66 다음 중 음파의 반사나 굴절을 결정짓는 요소는? (14년1회산업4번, 16년4회산업3번)

① 주파수 ② 파장 ③ 음향 임피던스 ④ 진폭

해설 음파가 매질을 수직적으로 전파하다가 매질의 경계면에 부딪힐 때 두 매질의 음향 임피던스가 다를 경우 반사파가 일어난다.
㉠ 소리 : 매질이 다른 경계면에 대하여 수직으로만 입사되지 않고 두 매질의 음속이 다를 경우, 즉 음향 임피던스가 다를 때 음파의 진행방향이 변하면서 굴절이 생긴다.
㉡ 음파가 매질을 수직으로 전파 시 매질의 경계면에 부딪쳐 형성되는 음향 임피던스의 반사와 굴절에 대한 것이다.
㉢ 매질의 경계면에서 반사나 굴절은 음향 임피던스값에 의해 결정되며 그 차가 클수록 반사율도 커진다.

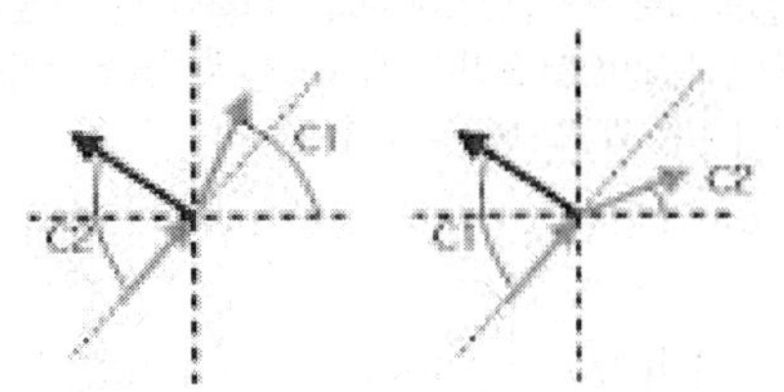

굴절

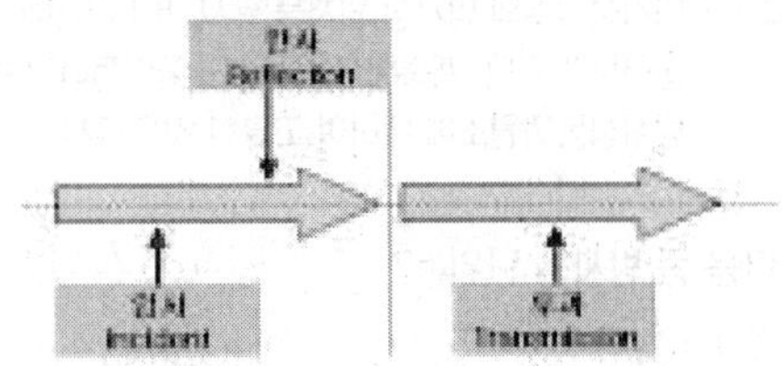

반사

4 X-RAY

예 · 상 · 문 · 제

01 다음 중 독일의 물리학자 뢴트겐에 의해 발견되었으며, 뼈와 같은 단단한 조직의 병변은 검출시 정확도가 높지만, 연질 부위는 효과가 크지 않기 때문에 혈관조영제, 소화관 조영제를 투입하여 병변을 검출하는 영상의료장치는?

① MRI ② 감마나이프 ③ 초음파 ④ X-선 영상

해설 ㉠ MRI : 자력에 의하여 발생하는 자기장을 이용하여 생체의 임의의 단층상을 얻을 수 있는 첨단의학기계, 또는 그 기계로 만든 영상법이다.
㉡ 초음파 : 초음파 진단장치는 인체조직을 투과하는 초음파가 다른 조직의 경계면에서 반사하여 되돌아오는 반사파를 영상화하는 장치이다.
㉢ 감마나이프 : 감마광선과 나이프의 합성어로서 주로 외과적 수술이 어려운 선천성 뇌동정맥 기형, 뇌하수체 종양, 수막종, 신경초종, 전이성 뇌종양, 파킨슨병 등 뇌질환 환자의 시술에 효과가 크다.

02 다음 중 독일의 뢴트겐이 발견한 것으로서 형광작용, 사진작용이 있고 불투명한 물질을 투과하는 성질을 이용한 의료영상장비는?

① PACS(영상저장전송 시스템) ② CT(Computed Tomography) 촬영장치
③ X-선 촬영장치 ④ 자기공명단층촬영장치

해설 ㉠ MRI(Magnetic Resonance Imaging : 자기공명영상) : 인체의 각 세포에 포함된 수소원자핵, 즉 양성자의 자기성을 이용한 것이다. 또한 인체의 각 세포에 포함된 수소원자핵, 즉 양성자의 자기성을 이용한 것이다.

정답 | 66.③ 〈예상문제〉 01.④ 02.③

Ⓛ CT(Computed Tomography : 컴퓨터단층촬영) : 피사체에 서로 다른 각도에서 X-선을 조사한 후 각 조직의 투영 데이터를 검출기로 수집하고, 컴퓨터를 이용하여 연산처리함으로써 영상을 재구성하는 촬영장치로서 단순한 X-선 영상만으로는 불가능했던 인체의 단층상을 촬영함으로써 영상진단의 질을 높이는데 기여했다.
Ⓒ PACS(Picture Archiving Communication System : 의료영상 저장전송시스템) : 영상의학적인 영상진단장치를 통하여 진단한 영상을 디지털 상태로 획득 · 저장하고, 그 판독과 진료기록을 함께 각 단말기로 전송 · 검색하는데 필요한 기능을 통합적으로 처리하는 디지털 의료영상 저장 · 전송시스템이다.

03 다음의 설명 중 잘못된 것은?

① 원자번호가 같고 질량수가 다른 원소를 동위원소라고 한다.
② 방사능은 방사선을 방출할 수 있는 능력으로 일정 농도 이상의 방사성동위원소를 함유한 물질이다.
③ 방사능이 줄어들다가 방사능이 처음의 절반으로 줄어드는데 걸리는 시간을 반감기라고 한다.
④ 반감기에는 온도, 압력 등과 같은 외부의 영향을 받는다.

해설 방사성물질의 방사성 원자들은 시간이 지남에 따라 방사선을 방출하면서 안정한 원자로 변환되므로 그 물질의 방사능은 점차 줄어들게 된다. 계속해서 방사능이 줄어들다가 방사능이 처음의 절반으로 줄어드는데 걸리는 시간을 반감기라고 하며, 반감기는 방사성동위원소에 대하여 고유한 것으로서 온도, 압력 등과 같은 외부의 영향을 받지 않는다.

04 다음 중 방사능 단위는?

① [HU] ② [Ohm] ③ [Ci] ④ [Rayl]

해설 ㉠ [Ci](큐리) : 방사성 핵종이 방사성 붕괴를 하여 방사선을 방출하는 성질을 방사능이라 한다.
ⓐ 핵종이 방사성 붕괴를 할 때 붕괴의 정도를 나타내는 붕괴율, 즉 방사성물질의 양을 나타내는 것으로 방사선을 방출하는 세기이다.
ⓑ 방사능을 나타내는 표준 단위 : 베크렐[Bq]로서, 1[Bq]은 그 물질 내에서 매초 한 개의 원자핵이 붕괴 또는 변환되는 것이다.
㉡ [HU] : 음향 임피던스, [ohm] : 전기저항, [Rayl] : CT-번호

05 다음 방사성 의약품 중 반감기(Half Life)가 가장 짧은 핵종은?

① Co^{60} ② I^{131} ③ Tc^{99} ④ F^{18}

해설 ㉠ Co^{60}(코발트 60)의 반감기 : 5.2년
㉡ I^{131}(요오드 131)의 반감기 : 8일
㉢ Tc^{99}(테크니슘 99)의 반감기 : 6시간
㉣ F^{18}(플루오르 18)의 반감기 : 16분~18분

06 다음 중 방사선에 대한 설명이 아닌 것은?

① 방사선은 물질을 투과할 수 있는 힘을 가진 광선과 같은 것으로 그 종류로는 크게 알파선, 베타선, 감마선이 있다.
② 방사선을 구분하여 입자 방사선과 전자파 방사선, 간접원리 방사선과 직접원리 방사선, 자연방사선과 인공방사선 등으로 나눌 수 있다.
③ 방사선의 위험도는 방사선의 영향을 측정할 수 있는 단위인 [mSv]에 의해서 평가된다.
④ 일반적으로 인공방사선이 자연방사선보다 위험하다.

해설 일반적으로 인공방사선은 자연방사선보다 더 위험하다고 믿고 있지만 이는 사실이 아니다. 엑스선 촬영을 한번 함으로써 0.1[mSv]에 노출되었다면 자연방사선이 아주 높은 중국의 광동지역에 사는 것보다 방사선의 영향을 적게 받는다.
㉠ 방사선이라 하면 대부분 전리방사선만 이다.
㉡ 방사선의 위험도는 밀리시버트[mSv]에 의해서 평가된다.
㉢ 방사선의 양은 방사능과 같이 발생원의 강도를 나타내는 것이 아니다.

정답 | 03.④ 04.③ 05.④ 06.④

07 다음 중 방사선에 관련된 단위내용은?

> 피폭 가능준위로서 방사선장 내의 공기체적 내에 생성되는 이온쌍의 전하량의 크기로 방사선의 통과에 의하여 발생한 전하량을 기준으로 하는 개념으로 단위는 R을 사용한다.

① 등가선량 ② 흡수선량 ③ 조사선량 ④ 방사능

해설 ㉠ 등가선량 : 어떤 장소를 통과하는 단위면적당의 방사선 입자수로 입자 플루엔스율이라고 하는 경우는 단위시간당 입자 플루엔스를 나타낸 것이다.
㉡ 흡수선량 : 어떤 장소에서 어떤 물질 중에 흡수된 방사선 에너지양으로 방사선이 방출되는 곳에서의 에너지 양이다.
㉢ 방사능 : 방사성동위원소를 일정한 농도 이상으로 함유한 물질을 방사성물질이라 하며, 방사성물질 또는 방사성동위원소의 양은 방사능으로 나타낸다.

08 다음 방사선에 관한 단위 중 아닌 것은?

① 조사선량 : 단위 [C]/[kg], 공기 1[kg] 중에 1[C]의 이온을 만드는 감마선의 양이다.
② 입자 플루엔스 : 단위 [eV], 전자가 1[V]의 전압으로 가속되어 얻게 되는 운동에너지이다.
③ 등가선량 : 단위 [Gy], 흡수선량 [Gy] × 방사선 가중치이다.
④ 방사능 : 단위 [Bq], 1초간에 1개의 변화이다.

해설 ㉠ 입자 플루엔스 : 단위 [cm^2] · [sec] 정의는 단위면적당의 방사능 입자통과수이다.
㉡ 방사선의 에너지 : 단위 [eV], 전자가 1[V]의 전압으로 가속되어 얻게 되는 운동에너지이다.

09 다음 중 방사선치료의 장점이 아닌 것은?

① 전신마취, 입원 등이 필요없으므로 외래치료가 가능하다.
② 병소주위 정상조직의 기능 및 형태가 보존된다.
③ 치료시간이 짧다.
④ 수술하기 어려운 위치에 대해서도 치료가 가능하다.

해설 ③ : 방사선치료는 치료시간이 길다는 단점이 있다.
㉠ 방사선치료의 장점 : ⓐ 병소주위 정상조직의 기능 및 형태가 보존된다.
ⓑ 수술하기 어려운 위치에 대해서도 치료가 가능하다.
ⓒ 방사선 감수성이 큰 병변에 대해서는 수술요법 보다 넓은 영역에 걸쳐서 치료할 수 있다.
ⓓ 전신마취, 입원 등이 필요없으므로 외래치료가 가능하다.
ⓔ 전반적으로 분할해서 조사하므로 전신적 영향이 적다.
ⓕ 수술보다 환자의 전신상태에 구애를 덜 받는다.
㉡ 방사선치료의 단점 : ⓐ 치료시간이 길다.
ⓑ 대상이 되는 병소의 크기뿐만 아니라 병리조직 소견, 세포주기, 세포의 상태에 따라 치료효과가 달라지므로 국소치유율의 확실성은 수술에 비해 낮다.

10 다음 중 방사선이 생체에 작용할 때 거치는 단계의 순서는?

① 물리화학적 과정 → 물리적 과정 → 생물학적 과정
② 물리적 과정 → 물리화학적 과정 → 생물학적 과정
③ 생물학적 과정 → 물리화학적 과정 → 물리적 과정
④ 물리화학적 과정 → 생물학적 과정 → 물리적 과정

해설 ㉠ 방사선이 생체에 작용할 때는 대략 3단계 : 물리적 과정 → 물리화학적 과정 → 생물학적 과정을 거치게 된다.
㉡ 물리적 과정 : 방사선의 에너지가 인체에 투여되어 흡수되는 과정이다.
㉢ 물리화학적 과정 : 흡수된 에너지가 생화학반응을 진행시키는 과정이다.
㉣ 생물학적 과정 : 생화학반응이 인체에 영향을 주어 그 결과가 생물계에 변화하는 과정이다.

정답 | 07.③ 08.② 09.③ 10.②

11 다음 중 방사선을 투여 조사할 때 발생하는 간접작용에 의한 변화효과에 대한 설명은?

① 산소효과 : 방사선 작용이 산소가 있으면 효과가 떨어진다.
② 희석효과 : 농도가 낮은 편이 방사선에 의한 용질분자의 변화 비율이 커진다.
③ 온도효과 : 온도가 높으면 방사선 효과가 적어진다.
④ 화학적 방어효과 : 황화합물 등의 방사선 보호물질과 같은 유리기 제거되는 방사선 효과를 향상시킨다.

해설 간접작용에 의한 변화효과
㉠ 희석효과 : 농도가 낮은 편이 방사선에 의한 용질분자의 변화 비율이 커진다.
㉡ 화학적 방어효과 : 황화합물 등의 방사선 보호물질과 같은 유리기 제거되는 방사선 효과를 감소시킨다.
㉢ 산소효과 : 방사선 작용이 산소가 있으면 효과가 증대한다.
㉣ 온도효과 : 온도가 낮으면 방사선 효과가 적어진다.
㉤ 보호효과 : 물분해 생성물이나 방사선에 의한 유리기 및 활성종과 반응하기 쉬운 물질을 가하면 방사선 분해의 2차 작용을 줄이는 효과이다.

12 다음 방사선은 전리방사선과 비전리방사선으로 나눌 수 있는데, 전리방사선에 속하지 않는 것은?

① 가시광선 ② 알파선 ③ 양성자선 ④ 중성자선

해설 ㉠ 전리방사선 : 전자파와 고속입자선으로 나눌 수 있는데 전자파에는 감마선, X-선 등이 있고, 고속입자선에는 알파선, 베타선, 양성자선, 중성자선 등이 있다.
㉡ 비전리방사선 : 물질 내에 이온을 만들지는 못하나 에너지를 전달하는 방사선으로 일상생활에서 많이 사용한다. 적외선, 자외선, 마이크로웨이브, 중파, 단파, 가시광선 등이 있다.
㉢ 가시광선 : 적외선과 자외선 사이에 위치하며 인간의 시작으로 볼 수 있는 광선이다.

13 다음 방사성 변환 중 중성자가 양성자보다 상대적으로 많은 우라늄, 토륨, 라듐과 같은 무거운 원소에서 주로 발생하는 변환은?

① 알파붕괴 ② 베타붕괴 ③ 전자포획 ④ 감마천이

해설 ㉠ 알파붕괴(α-Decay) : 어떤 핵이 헬륨원자의 핵인 알파입자(Alpha Particle)를 방출하면서 원자번호가 2, 질량수가 4 줄어든 핵으로 변환되는 것, 또는 이런 변환으로 인해 물질 안에 들어 있는 해당 핵들의 수가 시간에 따라 줄어드는 것이다.
㉡ 베타붕괴(β-Decay) : 불안정한 원자핵이 전자나 양전자를 방출하고 다른 핵종으로 변환하는 현상이다.
ⓐ 양성자가 중성자로 변하거나 그 반대의 경우에 일어나는 붕괴로, 이 현상을 통해 중성미자와 반중성미자의 존재가 예측되었다.
ⓑ 한편 베타붕괴를 통해 방출된 전자나 양전자가 만드는 입자선을 베타선이라고 한다.
㉢ 전자포획(Electron Capture) : 원자핵의 붕괴형식의 하나로 원자핵이 핵외 전자 1개를 받아들이고 원자번호 하나만큼 작은 동중 원소로 이행하는 현상으로 기호 EC로 나타낸다. 포획되는 핵외 전자는 원자핵에 가장 근접한 궤도에 속하는 K전자인 것이 보통인데, L전자가 포획되는 경우도 있다.

14 다음 알파선, 베타선, 감마선 중 종이 한 장으로 투과저지가 가능한 것은?

① 알파선 ② 베타선 ③ 감마선 ④ 셋 다 불가능

해설 ㉠ 알파선 : 헬륨원자핵의 흐름으로 종이 한 장으로 투과저지가 가능하다.
㉡ 베타선 : 전자의 흐름으로 얇은 금속판으로 투과저지가 가능하다.
㉢ 감마선 : 파장이 짧은 전자파로 두꺼운 콘크리트로 투과저지가 가능하다.

15 다음 중 방사선 진단기기가 아닌 것은?

① 전산화단층 촬영장치 ② 혈관조영 촬영장치
③ 레이저 치료기 ④ 자기공명단층 촬영장치

해설 ㉠ 방사선 진단기기 : X-선 촬영장치, 혈관조영 촬영장치, 전산화단층 촬영장치(CT), 자기공명단층 촬영장치(MRI : Magnetic Resonance Imaging)이다.
㉡ 전산화단층촬영술(CT : Computer Tomography, 컴퓨터단층촬영) : X-선과 컴퓨터를 결합함으로써 체내의 모든 부분을

정답 | 11.② 12.① 13.② 14.① 15.③

관찰할 수 있는 진단장치이다.

ⓒ 자기공명 영상장치(MRI : Magnetic Resonance Imaging) : 핵자기공명(NMR : Nuclear Magnetic Resonance)이라는 물리학적 원리를 영상화한 기술이다.

ⓓ 혈관조영 촬영장치 : 조영제를 혈관 내에 주입해 그의 불투성에 의해 혈관을 X-선 촬영으로 보는 것이다.

16 다음 중 전자파 방사선의 에너지와 파장과의 관계(Duane-Hunt's law)에 해당하는 것은?

① $E=\frac{12.4}{T}$　② $C=TV$　③ $F=\frac{kQ_1Q_2}{r^2}$　④ $E=\frac{1}{2}mv^2$

해설 Duane-Hunt's law : 연속 X-선은 고속 전자가 원자핵 근처를 통과할 때 핵의 강한 쿨롱력을 받아 그 속도가 감소된 결과 발생하는 전자기파이다.

ⓐ $T_{\min}=\frac{12.4}{E}$, 이 식은 최단파장은 관전압의 파고치에 의하여 결정되며 최단파장과 관전압 파고치를 곱한 값이 항상 12.4인 숫자가 되어야 한다.

ⓑ 일반적으로 음극선 가운데서 전자가 최대치로 가속되는 것은 아주 드문 현상이다.

ⓒ 최단파장 근처의 X-선은 극히 소수이고 파장이 증가함에 따라서 차츰 증가하여 최단파장의 약 1.3~1.5배 정도 부근에서 제일 많은 X-선이 발생하게 된다. 여기서 E=관전압 파고치, [$T_{\min}$] = 최단파장이다.

17 다음 방사선의 파형 중 하나의 Cycle을 만드는데 주어진 시간으로 주파수에 반비례하는 것은?

① 종파(longititudinal Wave)　② 파장(Wave Length)
③ 주기(Period)　④ 주파수(Wave Number)

해설 방사선 Cycle 파형을 만드는데 걸린 시간으로 주파수와 반비례하는 것은 주기(Period)이며, 파형이 1초 동안의 파장이 나타나는 개수를 주파수라 하며, 주기는 그 역수로 한 파장을 만드는데 걸리는 시간이다.

18 다음 중 방사선을 방출할 수 있는 능력은?

① 룩스　② 반감기　③ 방사능　④ 전자파

해설 ⓐ 방사성동위원소를 일정한 농도 이상으로 함유한 물질을 방사성 물질이라 하며, 방사성 물질 또는 방사성동위원소의 양은 방사능으로 나타낸다.

ⓑ 방사능의 표준단위 : 베크렐(Bq : Becquerel)이다.

19 다음 중 규정상 방사선 관계종사자의 유효선량의 연간한도는?

① 50[mSv] 이하　② 100[mSv] 이하　③ 150[mSv] 이하　④ 200[mSv] 이하

해설 방사선 관련종사자 : 5년에 100[mSv] 이하의 선량을 받게 되어 있다.

ⓐ [mSv]는 방사선의 유효선량 단위이다.

ⓑ 방사선이 우리 몸에 미치는 선량이다.

ⓒ 1년에 50[mSv] 이상 받게 된다면 그 일을 계속할 수 없게 규정되어 있다. 하지만 이 선량을 넘는 경우는 거의 없다.

ⓓ 방사선 노출이 굉장히 심한 핵의학과의 경우에도 그 종사자들이 1년에 20[mSv]를 초과하는 경우는 없다.

ⓔ 유효선량 : 방사선이 인체에 조사가 되었을 경우 인체의 각 장기마다 방사선에 의해 피해 정도가 다르다.

ⓐ 방사선이 인체에 조사되었을 경우 체내의 여러 장기나 조직들이 동일한 선량을 피복 받았을 경우 조직 및 장기에 따라 발현하는 증상과 위협도가 서로 다르게 된다.

ⓑ 이를 반영하기 위해 도입된 개념 인체조직이나 장기의 방사선 감수성의 차이를 반영하여 정의한 양이다.

20 다음 중 X-선 이미지와 관련이 없는 것은?

① 촬영실 조명등의 종류　② 격자와 선속조
③ 관전압[kVp]　④ 관전류[mA]

정답 | 16.① 17.③ 18.③ 19.① 20.①

해설 ㉠ X-선 이미지 : 관전압, 격자와 선속조절기, 관전류와 관계가 있다.
㉡ 관전압[kVp] : X-선관의 양극측에 가해져서 선속의 강도나 투과력, 선질을 결정짓는 인자이다. 대조도에 관여하여 공기를 함유한 조직, 밀도가 높은 조직의 조사조건 설정에 사용된다.
㉢ 관전류[mA] : 선속의 양, 초점의 크기를 결정짓는 인자이다. 영상에 선예도, 관용도를 결정지으며 초점, 즉 관전류가 작을수록 선예도는 향상 될 수 있지만 상대적으로 시간이 길어져 움직임에 의한 영상의 질적 저하를 동반 할 수가 있다.

21 다음 중 X-선 발생장치는 3가지로 분류되는데 이에 속하지 않는 것은?

① 인버터식 ② 마일러식 ③ 콘덴서식 ④ 변압기식

해설 X-선 발생장치 : 고전압회로 방식에 의해 인버터식, 콘덴서식, 변압기식 등 3가지로 구분된다.
㉠ 인버터식
ⓐ 소형으로 고정밀도, 고재현성의 X-선 고전압 장치의 사용이 가능한 단상전원으로 12피크형 X-선 고전압 장치의 동등 이상의 X-선 출력을 갖는 것이 특징이다.
ⓑ 단상 또는 삼상의 상용전원전압을 정류하여 직유전압으로 변환하고, 이 직류전압을 인버터 회로에 의하여 상용전원보다도 고주파수의 교류로 변환해 고전압 변환기로 전압을 높인 후 정류하여 직류의 고전압을 X-선관에 인가하는 전력변환 방식이다.
㉡ 콘덴서식
ⓐ 고전압 콘덴서를 미리 충전하여 두고 X-선관을 통하여 전하를 방전시켜 X-선을 발생시키는 방법으로 촬영용 콘덴서의 용량의 2000[μF] 이하로 X-선 조사의 개폐를 고전압 쪽에 유도한다.
ⓑ 전원변동의 영향을 받지 않으며, 소용량 전원으로 대전류 단시간 촬영을 할 수 있기 때문에 흉부 X-선 진단검진용이나 원내이동용 X-선 장치 등에 널리 이용되고 있다.
㉢ 변압기식
ⓐ 변압기에 의해 고전압을 발생시켜 X-선관에 인가시키는 X-선 장치이다.
ⓑ 정류방식에 따라 자기방식, 단상파 방식, 3상전파 6피크 방식, 3상전파 12피크 정류방식 등이 있다.

22 다음 중 X-선 광자를 가시광선 광자로 변환하는 물질은?

① 유전체 ② 섬광체 ③ 초전체 ④ 자성체

해설 ㉠ 섬광체(Scintillator) : 이온화 입자의 작용에 의하여 섬광을 내는 물질로 유기 및 무기결정, 유기액체, 합성세제, 희유기체 따위를 이용한다. 섬광 셈관의 머리부분으로 쓴다.
㉡ 자성체(Magnetic Substance) : 자성을 지닌 물질, 즉 자기장 안에서 자화하는 물질이다.
ⓐ 강자성체는 원자의 자기 모멘트가 정렬되어 있어 자성이 강한 자성체이고, 상자성체는 원자의 열진동으로 인해 자화가 무질서하게 일어난 자성체이다.
ⓑ 반자성체는 외부자기장과 반대방향으로 자화가 일어나는 자성체이다.
㉢ 초전도체(Superconductor) : 전기신호를 입력신호(음향신호)로 음향신호를 전기신호로 변환하는 성질을 가지고 있다.
㉣ 유전체(Dielectric Substance)
ⓐ 정전기장을 가할 때 전기편극은 생기지만 직류전류는 생기지 않게 하는 물질이다.
ⓑ 자기장 속에 놓인 유전체 내부에서 무극성분자나 유극성분자 모두 전기쌍극자 모멘트를 형성하여 주위의 자기장을 일정량 상쇄시키기 때문이다.

23 다음 중 X-선 진단장치에 대한 설명이 아닌 것은?

① X-선은 물질 속을 통과할 때 각각의 특성상 어느 것은 흡수되고 산란되며, 또 상호작용을 일으키지 않고 통과하는 형태로 산란과 흡수를 반복하면서 강도가 줄어든다.
② 진단영역에서 사용하는 저에너지 X-선에서는 컴퓨터 산란, 간접 산란, 광전효과가 대부분이다.
③ X-선 영상은 연부조직에서의 검출에서도 정확도가 높다.
④ X-선 발생장치란 X-선관에 전력을 공급해 X-선으로 변환시키는 것이다.

해설 X-선 영상 : 단단한 조직에 유발하는 병의 검출에서는 정확도가 높다고 볼 수 있겠지만 연부조직에서는 효율성이 떨어진다.
㉠ X-선이 인체를 투과할 때는 뼈, 근육, 조직 등 구성 원자에 따라 각기 다른 흡수나 산란이 일어나게 된다.
㉡ X-선 감약을 필름이나 검출기로 측정하여 X-선 영상을 얻게 된다.

정답 | 21.② 22.② 23.③

24 다음 중 X-선관의 설계에 있어서 가장 고려해야 할 사항은?

① 모양 ② 무게 ③ 열 ④ 크기

해설 X-선관 : 고전압, 고전류에 의한 열이 많이 발생한다. 따라서 열 발생을 가장 먼저 고려해야 한다. 고장의 가장 큰 원인도 역시 온도과잉이다.

25 다음 중 X-선관의 집속장치에 대한 설명이 아닌 것은?

① Target 위로 전하를 모아주는 역할을 한다.
② 양극쪽에 붙어 있다.
③ 역전압을 방지하기 위해 부착되었다.
④ (+)전압이 인가된다.

해설 X-선관의 집속장치 : 역전압의 방지를 위해 (+)전압이 인가되어 양극쪽에 부착되어 있다.

26 다음 중 X-선관 X-ray tube의 구조물에 포함되지 않는 것은?

① Detector ② 음극 ③ 회전자 ④ 필라멘트

해설 텅스텐 필라멘트로 된 음극을 가열하여 열전자를 방출시킨다.

㉠ 엑스선관의 양극에 수만 볼트[V] 이상의 고전압을 걸면 전자류는 고속으로 양극을 향해 운동하여 텅스텐, 몰리브덴으로 만든 대항극에 충돌했을 때 자신이 지니고 있던 에너지를 엑스선으로 방출한다.
㉡ X-ray tube 내에 음극은 필라멘트를 포함하고 있으며, 이 곳에서 전자를 생산한다.
㉢ 이 전자는 고전압 전위를 횡단하면서 전자기(Electromagnetic) 에너지 형태의 X-선이 방사되고, 유리로 된 창을 통해 X-선이 밖으로 나오게 된다.
㉣ X-선의 파장은 전압과 시간에 따른 전류의 양에 의해 결정이 된다.

27 다음 X-선관 중 타깃 구성물질의 조건이 아닌 것은?

① 열전도가 높아야 한다.
② 원자번호가 높아야 한다.
③ 응용점이 낮아야 한다.
④ 증기압이 낮아야 한다.

해설 X-선관 중 타깃(Target)을 구성하는 물질 : 높은 응용점과 고열전도, 낮은 증기압이 필요하고 원자번호가 높아야 한다.

28 다음 X-선관 Target의 초 점 중 X-선 강도가 음극에서 양극 쪽으로 갈수록 줄어들어 heel 모양의 형태가 발생하는 효과는?

① 실초점(Actual Focal Spot)
② 열수용률
③ 실효초점(Effective Focal Spot)
④ 경사효과(Heel Effect)

해설 ㉠ 실초첨 : 전자가 저지극에 충돌하는 실제 면적이다. 실초점이 크면 내열력은 증가하지만 영상의 해상능력은 감소한다.

㉡ 실효초점 : 실초점의 크기를 X-선이 나오는 방향에서 관측할 경우 축소되어 작게 보이는데, 이 때의 초점이 실효초점이다.
㉢ 경사효과 : X-선관의 표적(Targer)면이 X-선 측에서 10~30[°] 사이의 각도를 가질 때 얻을 수 있는 방사선 강도의 효과이다. 표적이 20[°] 각도를 가질 때 방사선의 강도는 최대의 효과를 얻을 수 있다.
㉣ 열수용률 : X-선관에서 흐르는 순간전류와 관전압, 일어나는 사건이 함께 복합적으로 곱해지면서 발생하는 열의 수용률이다.

29 다음 중 X-선관의 타깃(target)물질로 텅스텐이 이용되는 원인이 아닌 것은?

① 열전도율이 좋다.
② 원자번호가 크다.
③ 증기압이 높다.
④ 전기전도율이 좋다.

해설 X-선을 발생시키기 위해서는 자유전자의 공급과 전자에 고속도의 운동에너지를 부여(공급)할 수 있는 에너지원, 그리고 전자가 충돌하여 X-선 충돌하면 X-선을 발생할 저지물이 필요하다.

㉠ 텅스텐을 사용하게 되면 상당히 튼튼히 얇게 만들 수 있고, 용융점이 높으며 (3,500[℃]), 기화하려는 경향이 적어 수명이 길다.
㉡ 전기전도율과 열전도율이 좋으며 원자번호가 크다는 장점이 있다.

정답 | 24.③ 25.① 26.③ 27.③ 28.④ 29.③

30 다음 중 X-선의 CT 단면영상을 구성하는 것이 아닌 것은?

① 직선운동 ② 사선운동 ③ 원호운동 ④ 클로버형 운동

해설 X-선의 CT 단면영상을 구성하기 위해서는 직선운동(플라니그래피), 원호운동(토오그래피), 클로버형 운동(서커스토모그래피), 원호운동(가장 많이 사용되는 방식) 삼체 등이 있다.

31 다음 중 X-선관에서 촬영대성체까지 거리가 50[cm], X-선관에서 X-선 감지면까지 거리가 100[cm]이면 X-선 영상의 확대율은?

① 1배 ② 2배 ③ 4배 ④ 5배

해설 X-선 영상의 확대율 : SD/SO(SD : Source to Detector, SO : Source to Object Distance)

32 다음 중 X-선 영상의 공간해상도에 가장 큰 영향을 주는 요소는?

① X-선관의 전압 ② X-선관의 창재질 ③ X-선관의 초점크기 ④ X-선관의 전류

해설 X-선의 초점이 크면 X-선 영상에 반음영이 크게 생겨 해상도가 떨어진다.

33 다음 중 X-선관 양극에 축적되는 열량단위 [HU](Heat Unit)의 물리량 공식은?

① [HU] = [kVp] · [mA]/[sec] · [K]
② [HU] = [kVp]
③ [HU] = [kVp] · [sec] · [K]/[mA]
④ [HU] = [kVp] · [mA] · [sec]

해설 [HU] = [kVp] · [sec] · [K]/[mA]

34 다음 중 관전압이 80[kVp], 관전류가 40[mA], 노출시간이 10초인 경우 X-선관 양극에 축적되는 열용량(heat unit)은?

① 32,000[kVp · mA · sec]
② 320[kVp · mA/sec]
③ 20[kVp · sec/mA]
④ 5[kVp · mA · sec]

해설 [HU] = [kVp] · [sec] · [K]/[mA]이므로 80[kVp] × 40[mA] × 10[sec] = 32,000[kVp · mA · sec]

35 다음 중 양극에서 발생하는 X-선의 총에너지 $I = kV^2iZ$에 대한 설명이 아닌 것은?

① 가속전압과 원자번호의 곱에 비례한다.
② k값은 약 1.1×10^{-9} 정도이다.
③ V는 가속전압이다.
④ 전자의 운동에너지에 따라 감소한다.

해설 ㉠ 전자의 운동에너지의 따라 증가한다. k : 상수(1.1×10^{-9}), V : 가속전압(X-선 관전압)
㉡ i : 전류, Z : 지지물의 원자번호

36 다음 중 X-선관 관체의 조건이 아닌 것은?

① 전기절연내력이 클 것
② 내부를 진공으로 보전할 것
③ X-선의 흡수가 클 것
④ 화학적 · 기계적 내성이 좋을 것

해설 X-선관 관체 : 보통 유리로 되어 있으나, 고전압이 가해지고 온도도 높아지기 때문에 규산을 주성분으로 하고 붕소규산 경질유리를 사용한다. 용기 내부는 $10^7 \sim 10^8$ [mmHg]의 고진공도로 유지되어 있어 절연의 효과와 필라멘트에서 생성된 열전자의 원활한 움직임에 관할한다.

37 다음 중 X-선 발생장치에서 관 전류를 조절하는 것은?

① kVp ② 가속전압 ③ 타깃의 재질 ④ 필라멘트 전류

해설 X-선 : 진공($10^{-6} \sim 10^{-8}$[Torr])관 내에 있는 가열된 음극(필라멘트)에서 방출되는 열전자가 음극과 양극(W, Fe, Cu, Mo, Co)

정답 | 30.② 31.② 32.③ 33.③ 34.① 35.④ 36.③ 37.④

사이에 걸린 높은 전압(30~100[kV])에 의해 가속되어 양극(target)에 충돌하여 X-선이 발생된다.
㉠ 전하를 가진 물체가 갑자기 감속될 때 발생되는 전자기파로 제동복사(Bremsstrahlung)라 한다.
㉡ 원리로 발생하는 X-선의 에너지는 가속전압에 의해 가속된 전자의 운동에너지에 해당하여 높은 가속전압일수록 짧은 파장의 X-선이 발생되며, 그 파장은 다음과 같다.

ⓐ $\lambda = \frac{hc}{eV} = \frac{12,396}{V[\mathrm{V}]}$ [Å], X-선 발생장치이다. 필라멘트에서 발생된 열전자는 양극(anode)에 걸어준 (+) 고전압에 의하여 가속되어 금속 표적에 부딪힌다.
ⓑ 갑자기 제동된 전자는 운동에너지에 해당하는 X-선을 발생한다.
ⓒ X-선은 표적에서 방사상으로 발생되나 베릴륨(Beryllium) 창외로 가는 것은 차폐된다.
ⓓ 포화치에 도달한 상태에서는 필라멘트에서 방출된 전자가 모두 양극으로 충돌된 경우이며, 이 포화치는 필라멘트로 부터 방출전자수 혹은 필라멘트의 온도에 의하여 결정된다.

38 다음 중 연속 X-선 발생에 대한 설명이 아닌 것은?

① X-선의 방출효율은 Target의 원자번호에 비례한다.
② 최단파장은 관전압의 최대값에 비례한다.
③ Target에서 모든 방향으로 X-선이 방출된다.
④ X-선의 강도는 관전류에 비례한다.

해설 연속 X-선(Continuous X-rays) : 전자가 Target에 충돌하면서 전자가 가지고 있던 운동에너지 일부가 X-선 광양자로 변화하면서 생기는 제동방사(Bremsstrahlung)이며, 이는 앞의 최단파장보다 긴 파장쪽으로 분포하게 된다.
㉠ Intensity(빛의 강도)의 Untensity 분포를 보면 그 최대 Intensity는 최단파장의 1.5배 부근에서 나타난다.
㉡ Intensity의 Intensity는 열전자의 가속전압에 따라 비례하며, 그 외에 전류, Target 원소의 원자번호에 따라서도 비례한다.
㉢ Intensity의 발생효율도 같은 가속전압에 따라 비례하므로 연속 X-선의 Intensity는 iV^2Z에 비례한다.

39 다음 방정식 중 X-ray 광자의 등가질량 계산에 사용되는 식은?

① $E = hv$　② $m = hc/\lambda$　③ $m = \lambda v$　④ $m = E/c^2$

해설 X-ray 광자의 증가질량 계산 : 아인슈타인의 $E = mc^2$에서부터 유도된다.

40 다음 중 X-선관에서 촬영대상체까지의 거리가 50[cm]일 때 X-선 영상의 확대율을 4배로 하려면 X-선관에서 X-선 감지면(Detector)까지의 거리는?

① 50[cm]　② 100[cm]　③ 150[cm]　④ 200[cm]

해설 $m = \frac{d}{z}$, m : 확대율, d : X-선관으로부터 X-선 디텍터까지의 거리, z : X-선관으로부터 촬영대상까지의 거리 $d = m \times z$이므로 z = 50m = 4식에 대입하면 d : 50 × 4 = 200[cm]이다.

41 다음 중 X-선관에서 촬영대상까지의 거리가 1[m]일 때 영상의 확대율을 3배로 하려면 X-선관에서 X-선 감지면까지의 거리는?

① 1[m]　② 3[m]　③ 6[m]　④ 12[m]

해설 $m = \frac{d}{z}$(m : 확대율, d : X-선관으로부터 X-선 디렉터까지의 거리, z : X-선관으로부터 촬영대상까지의 거리), 따라서 거리 $d = mz$ = 1 × 3 = 3[m]이다.

42 다음 중 125[kVp]에서 4[mAs] 동안 가슴을 촬영했을 때의 열용량은? (단, 단상전원 사용)

① 100[HU]　② 50[HU]　③ 10,000[HU]　④ 500[HU]

해설 HU(Heat Unit) = [kVp](관전압) × [mAs](관전류, 시간) = $125 \times 10^3 \times 4 \times 10^{-3}$ = 500[HU]

정답 | 38.② 39.④ 40.④ 41.② 42.④

43 다음 중 관전류가 600[mA], 50[ms]에서 작동하면 전체 [mAs]는?

① 6[mAs] ② 30[mAs] ③ 60[mAs] ④ 300[mAs]

해설 관전류×시간=600[mA]×0.05[sec]=30[mAs]이다.

44 다음 중 필름 디지타이저의 종류가 아닌 것은?

① 레이저 디지타이저 ② 드럼 스캐너
③ 선형 다이오드 어레이 ④ 포토다이오드

해설 필름 디지타이저 : 획득된 아날로그 영상을 디지털 형태로 변환시켜주는 장치이다.
㉠ 종류 : 선형감지 및 구역 감지 디지타이저 · 레이저 디지타이저 · 드럼스캐너 · 비디오카메라 디지타이저 · 선형 다이오드 어레이 카메라 · 차지 커플드 디바이스 센서 · 스캐닝마이크로 – 덴시토미티스 등이 있다.
㉡ 포토다이오드 : PN 접합 또는 정류성을 나타내는 금속과 반도체와의 접촉의 역방향 전류가 빛의 조사에 의한 광 기전력효과로 증가하는 것을 이용한 광전변환장치이다.

45 다음 설명은 변압기식 X-선 장치의 구성요소 중 무엇에 대한 설명인가?

전원전압, 관전압을 조정하고 X-선관 필라멘트 가열회로 등 보조회로의 전원으로 사용한다.

① 전원전압조정기 ② 타이머
③ 전자개폐기 ④ X-선관 전압조정기

해설 ㉠ X-선관 전압조정기 : 단권변압기의 탭을 조정하여 고전압변압기의 1차 전압을 조정함으로써 관전압을 변화시킨다.
㉡ 타이머 : 설정한 시간에 대한 X-선 조사신호를 발생하도록 임의의 시간을 선택한다.
㉢ 전자개폐기 : 타이머로부터의 신호에 의하여 주회로의 개폐가 행해진다.
㉣ 고압변환기 : 권선비에 의해 1차 전압의 변화에 맞는 관전압을 유도한다.
㉤ X-선관 전류조정기 : ⓐ X-선 필라멘트 가열변압기의 1차 전압을 변화시킴으로써 관전류를 조정한다.
ⓑ 1차측에 직렬로 연결된 가변저항에 의한 전압변화로 필라멘트가 열전류를 변화시켜 열전자량 발생을 촉진한다.

46 다음 중 CR(Computed Radiography)의 장점이 아닌 것은?

① 환자에 조사하는 방사선 양을 줄일 수 있다.
② 노이즈가 적다.
③ CR은 자료의 X-선 세기에 따른 직진성이 필름에 비해 100배 이상 넓다.
④ 항상 일정한 화질의 영상을 얻을 수 있어 재촬영률을 1/10 이하로 줄일 수 있다.

해설 CR : 환자에 조사하는 방사선 양을 줄일 수 있지만 방사선 양을 줄일 경우 노이즈가 늘어나기 때문에 영상의 질이 낮아진다. 또한 가격이 비싸고 저장 형광체의 수명이 상대적으로 짧다.

47 다음 중 CR의 장점이 아닌 것은?

① 자료의 X-선 세기에 따른 직진성이 필름에 비해 100배 이상 넓은 특징이 있다.
② 환자에 조사하는 방사선 양을 줄일 수 있다.
③ 디지털 영상을 처리함에 있어 IP 방식의 CR법은 종래의 X-선 촬영장치를 그대로 적용할 수 있다.
④ 가격이 싸고 저장형광체(Storage Phosphor)의 수명이 상대적으로 길다.

해설 CR의 단점 : 노이즈가 많다. 이것은 가돌리늄과 같은 희토류 형광체에 비해 Barium Fluorohalide나 Barium Fluorobromided의 K-absorption Edge가 주원인으로 발생하고, 카세트에 납의 차폐물질을 사용하지 않아 발생하는 후방산란선이 증가함에 기인한다. 또 다른 단점은 가격이 비싸고 저장형광체의 수명이 상대적으로 짧다는 점을 들 수 있다.

정답 | 43.② 44.④ 45.① 46.② 47.④

48 다음 중 CR의 직접방식에 대한 설명이 아닌 것은?

① X-선에 대한 a-Se의 에너지 변환특성은 진단용 X-선 범위에서 희토류계의 형광물이다.
② 입사한 X-선 에너지가 a-Se의 내부에서 전자-홀쌍으로 변환되며, 전자는 최고 전극으로 흡수되고 홀은 하층부 TFT로 흡수된다.
③ TFT 매트릭스는 이 전하를 축전기에 축적하였다가 각 픽셀에 대한 스캔 신호가 왔을 때 이 전하를 실어 보내는 역할을 한다.
④ X-선이 섬광체에 부딪히면 X-선량에 비례하여 가시광선이 발생된다. 가시광선은 광검출기에 의해 전기신호로 바뀌고 디지털화된다.

해설 CR의 간접방식
㉠ X-선이 섬광체에 부딪히면 X-선량에 비례하여 가시광선이 발생된다.
㉡ 가시광선은 광검출기에 의해 전기신호로 바뀌고 디지털화된다.

49 다음 CR과 DR의 비교가 아닌 것은?

① CR에서는 IP를 사용하고 DR에서는 평판형 검출기를 사용한다.
② CR에서는 X-선 촬영 후 IP를 판독기에 넣어야 디지털 영상으로 볼 수 있으나 DR에서는 이런 과정없이 볼 수 있다.
③ 평판형 검출기가 있어야만 촬영이 가능한 DR에 비해 CR은 경제성이 높다.
④ DR은 IP만 있으면 촬영이 가능하나, CR은 IP가 없어도 촬영이 가능하고 판독기는 몇 개의 촬영이 공유된다.

해설 CR : 자료의 X-선 세기에 따른 직진성이 필름에 비해 100배 이상 넓은 특징이 있다. 이렇게 넓은 활동성 있는 영역을 가지고 있기 때문에 항상 일정한 화질의 영상을 얻을 수 있어 재촬영률을 1/10 이하로 줄일 수 있다. 특히 이동촬영에서 선명도가 뚜렷하다. 또한 모니터로 영상을 볼 경우 CT에서와 같이 윈도우 위스, 레벨을 조절하며 볼 수 있다. 복잡해 보이는 IP를 판독기에 넣는 과정이 오히려 CR의 장점이 될 수도 있다. CR의 경우에는 IP와 X-선 발생장치만 있으면 촬영이 가능하고, 판독기는 몇 개의 촬영이 공유된다.

50 다음 중 DR(Digital Rodiography)의 설명이 아닌 것은?

① 음전압에 가까운 X-선을 발생
② 환자의 피폭선량이 적다.
③ 모듈이 소형이다.
④ 고주파 X-선 발생

해설 인버터 타입의 고주파 X-선 발생장치이며, 이 X-선 발생장치는 맥동률이 적어 정전압에 가까운 X-선을 발생, X-선 효율이 높고 환자의 피폭선량이 적다. 모듈이 소형, 경량으로 좁은 공간에 설치하며 이동검진시 전원저장 유닛의 장착으로 전원문제가 해결되어 일반 가정전원으로 사용할 수도 있다.

51 다음 중 DR 시스템의 방식이 아닌 것은?

① 필름 디지타이저 방식
② 펄스 모드 DR
③ 평판형 검출기를 이용한 DR
④ CR(Computed Radiography)

해설 DR의 방식
㉠ 필름 디지타이저 방식 ㉡ CR ㉢ Drum형 셀레늄 검출기를 이용한 DR ㉣ 평판형 검출기를 이용한 DR

52 다음 중 기존 필름방식 X-선의 단점을 보완하고 디지털화 하여 영상을 모니터로 직접 볼 수 있는 장치는?

① X-ray
② DR(Digital Radiography)
③ 치료 X-ray
④ 치과용 X-ray

해설 DR(Digital Radiography) : 기존 필름 방식 X-선의 단점을 보완하고 디지털화하여 영상을 모니터로 직접 볼 수 있는 장치이다. 최근 영상진단분야에 컴퓨터 기술의 도입으로 대부분 디지털화 되어 있다.

정답 | 48.④ 49.④ 50.① 51.② 52.②

53 다음 중 단면영상을 촬영하는 Tomography 시스템이 아닌 것은?

① DR ② MRI ③ SPECT ④ PET

해설 ㉠ MRI(자기공명영상법) : 자력에 의하여 발생하는 자기장을 이용하여 생체의 임의의 단층상을 얻을 수 있는 첨단의학기계 또는 그 기계로 만든 영상법이다. MRI는 X-ray처럼 이온화 방사선이 아니므로 인체에 무해하고, 3-D 영상화가 가능하며, 컴퓨터 단층촬영(CT)에 비해 대조도와 해상도가 더 뛰어나다.
㉡ SPECT(단일양립자방출전산단층촬영) : 여러 개의 검출기를 이용하거나 대향형 검출기로서 스캐닝하여 단층상을 얻는 방법 또는 섬광카메라에 평행다공형 조준기를 부착하고 체축 주위를 회전하면서 투영 데이터를 수집하여 단축상을 만드는 방법 등이 있다.
㉢ DR(Digital Radiography) : 인체를 투과한 X-선의 강약에 따른 정보를 전기신호로 변환시킨 후, 아날로그 - 디지털 변환과정을 거쳐 픽셀(pixel)의 그레이 스케일 값을 얻는다. 획득한 초기상태의 자료를 컴퓨터 영상처리과정을 거쳐 불균일성이나 노이즈를 제거하고 아날로그 신호로 변환하며 영상화하게 되는 것이다.
㉣ PET(양전자방출단층) : 방사성의약품을 혈관에 주사한 후 전신에 흡수되어 방출되는 양전자를 이용하여 전신을 촬영한다. 주사되는 방사성의약품은 포도당과 같은 우리 몸의 기초 신진대사에 이용되는 물질이므로 대사과정에 이상이 있는 암이나 염증부위, 조직의 괴사부위 등을 알 수 있는 검사이다.

54 다음 중 증감지의 성질이 아닌 것은?

① X-선 흡수가 클 것 ② X-선 자극에 의한 열화가 클 것
③ 발광 응답속도가 빠를 것 ④ 발광 스펙트럼이 필름의 분광감도와 일치할 것

해설 증감지 사용상의 주의점 : X-선 필름에 대해 증폭기 역할을 하며 피폭선량의 경감, X-선 장치의 부하를 작게 한다.
㉠ 증감지의 가장 큰 일차적인 목적은 가능한 한 방사선에 대한 노출시간을 최대한 짧게 줄이는 것이다.
㉡ X-선 자극에 대한 발광 에너지는 높아야 한다.
㉢ 잔광이 적어야 한다.
㉣ X-선 자극에 의한 열화가 적어야 한다.
㉤ X-선 흡수가 커야 한다. 발광응답속도가 빨라야 한다.
㉥ 빛, 열, 습기에 대해서 내구성이 있어야 한다.
㉦ 발광 스펙트럼이 필름의 분광감도와 일치해야 한다.

55 다음 중 직접방식의 장점이 아닌 것은?

X-선에 의해 전자 - 홀쌍을 생성시키는 물질(비정형 셀레늄 물질)을 사용하여 직접 전기신호를 얻는 방식을 직접방식이라 한다.

① 비정형 셀레늄의 반은 회복특성으로 인해 촬영과 촬영 사이에 일정한 시간간격이 필요하다.
② 해상도가 뛰어나다.
③ 적은 X-선 조사량으로도 우수한 영상을 얻을 수 있다.
④ 에너지 변환효율이 우수하다.

해설 비정형 셀레늄의 반은 회복특성으로 인해 촬영과 촬영 사이에 일정한 시간 간격이 필요한 것은 직접방식의 단점이다.

56 다음 중 조영제를 주입한 후 촬영하는 척수의 X-선 조영술은?

① Ultrasonography ② Myelography
③ Mammoplasty ④ Pneumoencephalography

해설 ㉠ Ultrasonography(초음파 촬영술) : 초음파 검사는 초음파를 생성하는 탐촉자를 검사부위에 밀착시켜 초음파를 보낸 다음 되돌아오는 초음파를 실시간 영상화하는 방식으로 검사가 진행된다.
㉡ Myelography(척추조영술) : 조영제를 거미막 밑공간에 주입한 후 척수와 신경뿌리를 촬영하는 방사선 촬영술이다.
㉢ Mammography(유방 X-선 조영술) : 유방암을 진단하기 위한 유방 전용 X-선 촬영이다.
㉣ Pneumoencephalography(공기뇌촬영) : 공기를 음성조영제(陰性造影劑)로 하여 뇌를 X-선 사진에 찍어 정밀검사하는 진단법이다.

정답 | 53.① 54.② 55.① 56.②

57 다음 중 전자의 운동에너지가 X-선으로 바뀔 때 X-선 발생 효율은 몇 [%]인가?

① 85[%] 이상　　② 5[%] 이하　　③ 10[%] 이상　　④ 50[%] 이상

해설 X-선(X-rays) : 진공 중에서 고전압에 의하여 가속된 초고속의 전자(electron)를 만들어 음극(target)에 충돌시키면 발생한다.

㉠ 전자의 운동에너지의 대부분은 열로 변환되며, X-선의 에너지로 변환되는 비율은 다음 식과 같이 일반적으로 0.1[%] 정도로 아주 작다.

㉡ $e = 1.1 \times 10^{-9} Z V$($e$: X-선 발생효율, Z : Target 원소의 원자번호, V : 전자(Electron)의 가속전압) X-선관(X-ray Tube)에서 얻을 수 있는 최대 X-선량은 타깃(target) 원소의 용융점과 열전도도에 의해 좌우된다.

㉢ 일반적으로 target은 Cr, Fe, Co, Cu, Mo, Ag, W 등이 있으며, Cu가 가장 많이 사용된다.

㉣ Target에서 발생된 열은 냉각수에 의하여 냉각시켜야 한다.

58 다음 중 X-선 TV 시스템의 비디오 신호를 디지털화한 디지털 플루오르그래피 시스템을 이용하여 혈관조영을 추출하는 방식으로 반전기법을 컴퓨터에 의해 디지털화하는 방법으로 조영제(염료) 주입 전의 화상과 조영화상과의 감산처리에 의해 조영제가 채워진 정맥 또는 동맥혈관을 검출하는 방법을 사용하는 의료기기는?

① MRI　　② CT　　③ DSA　　④ DR

해설 DSA(Digital Subtraction Angiography, 디지털 감산 혈관조영술) : 2장의 영상에서 혈관만을 추출하여 묘출하는 시스템, 조영제를 투입하여 두 영상에서 같은 부위를 제거해 혈관의 영상만을 뽑아내는 시스템이다.

DSA의 장점	DSA의 단점
환자에 대한 위험부담이 적다. IVDSA인 경우 외래에서도 검사가 가능하다.	공간해상도가 좋지 않다(512 × 512). (최근 1024 × 1024, 1024 × 2048, 2048 × 2048)
실시간으로 혈류의 정량측정이 가능하다. 영상의 후처리가 가능하다.	Artifact(박동성, motion, gas 등 허상)가 발생하기 쉽다.
시술시간 감소 - 피폭선량이 감소한다.	혈관이 중복되어 잘 보이지 않는다.
영상저장 가능, PACS와 연계가 가능하다.	I.I(Imaging Intensifier)의 입력 시야가 좁다(현재 16"까지 가능).
소량의 조영제 사용 - 화상정보가 좋다.	사용 조영제의 양이 많다(최근 system - 적다).
로드매핑(Road Mapping) 기법에 의해 선택적 혈관조영과 중재적 시술이 용이하다.	기능적 진단해석이 미완성이다.

59 다음 DSA의 서브트랙션 기법 중에서 템포랄 서브트랙션 기법에 해당하지 않는 모드는?

① 펄스 모드　　② 연속 모드
③ 케이 - 에지 서브트랙션　　④ 시간차 모드

해설 ㉠ 템포랄 서브트랙션 : 시간차가 있는 2매의 영상 사이에서 감산하는 것으로 조영제가 도달하기 전과 후를 감산하여 혈관상의 대조도를 잘 묘출시키게 한다.

ⓐ 펄스 모드 : 검사목적에 따라 펄스폭을 선택하는 모드이다.
ⓑ 시리얼 모드 : 일정한 펄스에 따라 마스크상과 형관상을 획득하여 감산하는 것이다.
ⓒ 연속 모드 : 연속하여 X-선을 조사하는 방법이다.
ⓓ 시간차 모드 : 연속해서 X-선을 조사하고 동시 또는 조금 먼저 조영제를 주입하여, 최초의 다음의 영상을 감산하는 식으로 이것을 되풀이 하는 방법이다.

㉡ 에너지 서브트랙션

ⓐ 케이 - 에지 서브트랙션 : 조영제의 흡수단을 이용한 것이다.
ⓑ 논 케이 - 에지 서브트랙션 : 고에너지와 저에너지를 이용하여 촬영을 하면 양자의 콘트라스트는 변화한다. 이 투과율의 감산을 이용 제거한다.

㉢ 하이브리트 서브트랙션 : 템포랄 서브트렉션과 에너지 서브트렉션을 조합한 방법이다.

정답 | 57.② 58.③ 59.③

60 다음 중 사진영상에서 원하지 않는 음영을 삭제하기 위한 방법은?

① subtraction법 ② 디지털 감산 혈관조영술
③ 단층촬영법 ④ 방사선 촬영법

해설 서브트랙션법 : 사진영상에서 원하지 않는 음영을 삭제하기 위한 방법으로 진단적으로 필요한 부분을 쉽게 관찰할 수 있게 한다.

61 다음은 디지털 영상처리의 개념에 관한 표이다. ( ) 안에 알맞은 말은?

항 목	정 의
영상획득	카메라나 스캐너와 같은 도구를 이용하여 전자적으로 영상을 얻는 것
( )	영상의 특징을 유출해내는 단계
영상조작	획득한 영상을 적절한 알고리즘의 적용을 통하여 이미지를 조작하는 단계
영상분석	영상조작에 의하여 수정된 영상의 특징들을 찾아내고 분석하는 단계

① 영상인식 ② 영상확인 ③ 영상보유 ④ 영상적용

해설 영상적용 분야 : 의료진단 시스템, 머신비전(machine vision), 공장자동화, 위성 분야 등이다.
㉠ 영상획득 : 카메라나 스캐너와 같은 도구를 이용하여 전자적으로 영상을 얻는 것이다.
㉡ 영상인식 : 영상의 특징을 유출해내는 단계이다.
㉢ 영상조작 : 획득한 영상을 적절한 알고리즘의 적용을 통하여 이미지를 조작하는 단계이다.
㉣ 영상분석 : 영상조작에 의하여 수정된 영상의 특징들을 찾아내고 분석하는 단계이다.

62 다음 중 디지털 영상 중에서 시스템의 공간주파수를 표현하는 방법은?

① MTF ② subtraction ③ HIS ④ NSP

해설 디지털 영상의 시스템의 공간주파수를 표현하는 방법을 MTF(Modulation Transfer Function)라 한다.

63 다음 중 X-ray로 유방을 촬영하는 젖샘(유선)조영술은?

① PTCA ② Mammography ③ Mammoplasty ④ EKG

해설 ㉠ Mammography(유방 X-선 조영술) : 유방암을 진단하기 위한 유방전용 X-선 촬영이다.
㉡ PTCA(Percutaneous Transluminal Coronary Angioplasty, 경피적관상동맥혈관조영술) : 동맥경화로 인한 관동맥의 협착을 기계적으로 해제하는 치료법이다.
㉢ Mammoplasty(유방성형술) : 유방확대를 하는 방법은 크게 보형물을 이용한 유방확대 성형술, 자가지방 이식을 통한 유방확대 성형술(Augmentation Mammaplasty) 그리고 필러 제품을 이용한 확대술이 있다.
㉣ EKG(Electrokardiogram : 심전도) : 심박동과 관련된 전위를 신체표면에서 도형으로 기록한 것이다.

64 다음 중 디지털 X-선 촬영장치에 대한 특징이 아닌 것은?

① 마이크로프로세서 제어에 의한 고주파 인버터 방식의 고전압 발생장치를 사용하여 X-선의 맥동률이 적다.
② 2[K] × 2[K] CCD Detector를 적용하여 10초의 빠른 시간 내에 우수한 품질의 디지털 영상을 얻을 수 있다.
③ 수술 중 병변의 유무, 크기, 위치 등을 손쉽게 투시, 촬영할 수 있는 외과수술용 시스템이다.
④ 자기진단 기능을 가지고 있다.

해설 이동형 C-arm X-선 촬영장치 : 수술 중 병변의 유무, 크기, 위치 등을 손쉽게 투시, 촬영할 수 있는 외과수술용 이다. 투시 버튼을 이용하여 투시검사를 시작하고, 모니터 영상을 보면서 촬영하고자 하는 부위를 관찰하고, 촬영부위의 촬영이 가능하다.

65 다음 중 디지털 X-선 촬영장치의 특징이 아닌 것은?

① 모든 제어부의 자동설정을 지원한다.
② 자기진단 기능을 가지고 있다.

정답 | 60.① 61.① 62.① 63.② 64.③

③ 4초의 빠른 시간 내에 영상을 얻을 수 있다.
④ 저주파 인버터 방식의 저전압 발생장치를 사용한다.

해설 ㉠ 마이크로프로세서 제어에 의한 고주파 인버터 방식의 고전압 발생장치를 사용하여 X-선의 맥동률이 적고, 재현성과 직진성이 우수하다.
㉡ 디지털 플랫 패널 디텍터를 적용하여 4초의 빠른 시간 내에 우수한 품질의 디지털 영상을 얻을 수 있으며, PACS와의 연동을 통해 Worklist상의 촬영정보를 이용하여 모든 제어부의 자동설정을 지원하고, 자기진단 기능을 가지고 있는 장치이다.

66 다음 중 일반 촬영용 테이블의 설명이 아닌 것은?

① 움직임이 다양한 촬영용 테이블이다.
② 마그네트 Lock 방식을 사용한다.
③ 버키장치가 부착된 고정 테이블이다.
④ 투시/촬영용 테이블이다.

해설 광범위한 움직임으로 다양한 촬영이 가능한 테이블이며 4방향 테이블은 전후 · 좌우 방향의 이동이 가능하며, 6방향 테이블은 전후 · 좌우 · 상하 이동이 가능하다. 모두 마그네트 Lock 방식을 사용하며, Ts-10B는 버키장치가 부착된 고정 테이블이라고 할 수 있다.

67 다음 중 일반 촬영용 테이블에 대한 설명이 아닌 것은?

① 광범위한 움직임으로 다양한 촬영이 가능한 촬영용 테이블이다.
② 4방향 테이블은 전후, 좌우 방향의 이동이 가능하며, 마크네트 방식을 사용한다.
③ 투시 중 목적하는 부위를 포착촬영이 가능하다. 필름 사이즈 선택의 다양성과 유동성이 있다.
④ 6방향 테이블은 전후, 좌우, 상하 이동이 가능하며 마크네트 방식을 사용한다.

해설 TS-10B : 버키장치가 부착된 고정 테이블(일반 촬영용 테이블)을 광범위하게 움직이므로 다양한 촬영이 가능한 투시 / 촬영용 테이블이다(RF용 테이블).

68 다음 중 체내 측정장치가 아닌 것은?

① 신틸레이션 카운터 ② 신틸레이션 카메라 ③ 휴먼 카운터 ④ 감마 카운터

해설 ㉠ 신틸레이션 카운터 : 방사선이 충돌하면 형광을 발하는 물질을 써서 방사선 입자를 검출하는 장치로 신틸레이션 계수관이라고 한다.
ⓐ 방사선이 형광물질에 닿으면 원자 속의 전자를 튕겨낸다.
ⓑ 거기에 다른 전자가 떨어져서 그 때 형광을 발한다.
ⓒ 이 빛을 신틸레이션이라 하는데, 그것을 광전자증배관에서 증폭하여 전기신호로 바꾸어서 측정한다.
ⓓ 형광물질로서는 요오드화나트륨, 나프탈렌, 안트라센 등의 결정, 플라스틱 등이 쓰인다.
㉡ 신틸레이션 카메라 : 감마카메라 또는 앵거카메라라고도 한다. 진단을 목적으로 체내에 투여된 방사성핵종 또는 그 화합물이 방출하는 감마선을 피검체에 고정시킨 검출기로 측정하여 체내 분포나 장기 내 분포를 기록하여 화상정보를 제공하는 장치이다.
㉢ 감마카운터 : 계측용 시료의 감마선 소스를 라벨(Label)하여, 감마소스의 시료 중 감마선의 복사정도를 계측하는 장비로 장비 자체에서 복사정도를 조사하는 것이 아니고 외부(체외)에서 시료에 의한 복사정도를 계측하는 장비이다.

69 다음 중 진단용 방사선의 안전관리책임자의 직무가 아닌 것은?

① 진단용 방사선발생장치 고장수리
② 진단영상정보 관련 설비의 안전관리
③ 진단용 방사선 안전관리업무의 계획, 평가
④ 소속 방사선 관계종사자에 대한 자체교육훈련의 실기

해설 안전관리책임자의 직무
㉠ 진단용 방사선 안전관리업무의 계획, 평가 및 점검
㉡ 소속 방사선 관계종사자에 대한 자체교육훈련의 실시
㉢ 진단영상정보 관련 설비의 안전관리

정답 | 65.④ 66.④ 67.③ 68.④ 69.①

㉣ 환자 및 방사선 관계종사자에 대한 방사선 피해로부터 방어조치
㉤ 피폭선량계의 파손 및 분식사실의 측정기관에 통보
㉥ 방사선 관계종사자의 피폭선량 측정에 영향을 미치는 소속 변동사실의 측정기관에 통보
㉦ 진단용 방사선발생장치 등에 관한 서류의 작성 · 비치 및 보존에 관한 사항

70 다음 중 진료용 X-선 장치가 설치되어 있는 방에서 차폐물질이 아닌 물질은?

① 철　② 납　③ 중성석 콘크리트　④ 플라스틱

해설 ㉠ 알파선(Alpha Ray) : 얇은 종이 한 장으로 차폐가 가능하다.
㉡ 베타선(Beta Ray) : 유리, 플라스틱, 나무판자, 얇은 알루미늄판으로 차폐한다.
㉢ 감마선(Gamma Ray) : 두꺼운 납이나 콘크리트 등으로 차폐한다.
㉣ X-선(X-ray) : 감마선 차폐방법과 동일하다
㉤ 중성자선(Neutron Ray) : 두꺼운 콘크리트 등으로 차폐한다.
㉥ plastic(성형, 형성) : 가열, 기압 또는 이 두 가지에 의해서 성형이 가능한 재료이다.

71 다음 중 치과전용 X-ray의 방사선에 대한 설명이 아닌 것은?

① 방사선원과 피사체 간의 거리는 가능한 가까워야 한다.
② 방사선 노출량을 감소시키기 위해 고감광도의 필름을 사용해야 한다.
③ 방사선원은 가능한 작아야 한다.
④ 방사선 조사야는 환자의 피부면에서 직경이 7[cm]를 초과해서는 안된다.

해설 치과전용 X-ray
㉠ 환자의 방사선 노출선량을 감소시키기 위해서 고감광도의 필름을 사용하여야 한다.
㉡ 방사선 조사자는 환자의 피부면에서 직경이 7[cm]를 초과해서는 안된다.
㉢ 방사선원은 가능한 작아야 하고, 방사선원과 피사체 간의 거리는 가능한 멀어야 한다. 그리고 피사체와 필름 간의 거리는 가능한 짧아야 한다.
㉣ 피사체와 필름은 가능한 한 수평이 되어야 하며, 중심선은 피사체와 필름에 대해 가능한 한 수직으로 조사되어야 하는데, 이때 필름을 구강 내에 적절하게 위치시키기 위한 필름 유지기구가 필요하다.

72 다음 중 이동형 C-arm X-선 촬영장치의 특징이 아닌 것은?

① 외과수술용 이동형 C-arm X-선이다.　② 모든 종류의 수술환자 등에 용이하게 사용한다.
③ 자가진단 기능이 있다.　④ 조작자와 환자의 피폭선량이 대폭 증가한다.

해설 수술 중 병변의 유무, 크기, 위치 등을 손쉽게 투시, 촬영할 수 있는 외곽 수술용 이동형 C-arm X-선 시스템이다. 고주파 인버터 방식을 채택하여 고효율의 X-선 출력으로 촬영조건이 우수하고, 조작자와 환자의 피폭선량을 대폭 감소시키며, 수술환자 외에도 정형외과, 화상환자, 응급환자 등에게 용이하게 사용이 가능하다.

73 다음 중 X-선 촬영장치로서 골절 및 탈구를 치료할 경우에 계속해서 X-선 촬영을 반복하는 대신, 직접 투시화면을 통하여 뼈의 상태를 보면서 수술 및 조작을 가능하게 하는 장비는?

① CR　② C-arm　③ DITI　④ DSA

해설 ㉠ CR : 기존의 필름-증감지 촬영법 대신에 휘진성 형광체인 영상판에 X-ray를 조사하여 축척된 잔상에 레이저빔을 주사하여 영상신호를 획득하는 디지털 방사선 촬영법의 한 종류이다.
㉡ 컴퓨터 적외선 열영상진단기(DIDT) : 인체에서 자연적으로 방출되는 적외선을 감지, 통증부위나 질병부위의 미세한 체온변화를 컴퓨터가 천연색 영상으로 나타냄으로써 신체의 이상을 진단하는 최신 방법이다.
㉢ DSA : 반전기법을 컴퓨터에 의해 디지털화하는 방법으로 조영제 주입 전의 화상과 조영화상과의 감산처리에 의해 조영제가 채워진 정맥 또는 동맥혈관을 검출하는 방법이다.

정답 | 70.④ 71.① 72.④ 73.②

기 · 출 · 문 · 제

01 다음 중 물리적 에너지 중의 하나인 방사선을 이용한 의공학 기술에 해당하는 것만 나열한 것은?

(12년1회기사1번, 15년4회기사7번, 19년1회기사08번)

㉠ X-선 촬영	㉡ 감마카메라(Gamma-camera)
㉢ 초음파를 이용한 혈류 속도 측정	㉣ 자기공명영상장치

① ㉠, ㉡ ② ㉠, ㉡, ㉢
③ ㉠, ㉡, ㉢, ㉣ ④ ㉠, ㉢, ㉣

해설 ㉠ X-선 촬영 : 인체내부구조를 X-선을 사용해서 촬영하는 것이다.
ⓐ 부위별 : 두경부, 흉부, 복부, 골반부, 사지 등의 촬영이 있다.
ⓑ 촬영법 : 단순촬영, 단층촬영, 확대촬영, 입체촬영, 조영촬영(소화관강, 신우뇨관방광계, 담도계, 췌관계, 혈관계 등), X-선영화촬영, 회전횡단촬영(CT스캔등) 등 여러가지 촬영방법이 있다.
ⓒ 각종 X-선촬영은 병변에 대해 커다란 정보를 제공해 주고, 질병진단에 있어서 대단히 중요한 검사로 되고 있다.
㉡ 감마카메라 : 인체의 질병의 발생 유무를 검사하기 위해서 장기에 특별히 잘 찾아가는 방사성의약품을 투여한 후 그 곳에서 나오는 방사능(감마선)을 포착하여 영상을 얻는 의료장비다.
ⓐ 감마카메라로 촬영한 인체의 각 장기들을 촬영하게 되는데 장기를 중심으로 회전하면서 연속촬영을 통해 획득한 단층영상들을 재구성하여 위치정보와 3차원 영상을 얻어 정확한 진단을 할 수 있다.
ⓑ 뼈를 검사할 경우 내부 장기에서 발생한 종양이 진행되어 전이가 시작되면 뼈로 잘 가는 경향이 많은데 뼈에 발생한 원발성 종양이나 전이 암을 조기에 진단할 수 있다.
㉢ 초음파를 이용한 혈류속도 측정 : 초음파를 이용한 혈류속도 측정은 도플러 효과를 이용된다.
㉣ 자기공명 영상장치 : 자기공명 영상장치는 강한 자기장과 전자기파를 이용된다. 자력에 의하여 발생하는 자기장을 이용하여 생체의 임의의 단층상을 얻을 수 있는 첨단의학기계, 또는 그 기계로 만든 영상법이다.

02 다음 중 물리적 에너지 중의 하나인 방사선을 이용한 의공학 기술이 아닌 것은? (13년1회산업2번, 16년1회산업5번)

① 자기공명 영상장치 ② 감마카메라(Gamma-Camera)
③ 방사선 치료 ④ X-선 촬영

해설 ㉠ 자기공명영상 : 기본적으로 수소밀도분포를 영상화하는 것이다. 수소밀도가 높은 곳에서는 신호가 크게 나오기 때문이다.
㉡ 감마카메라 : 의료진단이나 검사용으로 쓰이는 방사선 응용기기의 일종이다.
㉢ 방사선 치료 : 고에너지 방사선을 이용하여 암세포를 죽이는 치료이다. 여기서 방사선이란 에너지가 공간을 통해 전파되는 현상 또는 전파를 매개하는 물질을 가리키며, 엑스선이 대표적인 예이다.
㉣ X-선 촬영 : 인체 내부구조를 X-선을 사용해서 촬영하는 것이다. 부위별로 말하면 두경부, 흉부, 복부, 골반부, 사지 등의 촬영이 있다. 촬영법에도 단순촬영, 단층촬영, 확대촬영, 입체촬영, 조영촬영(소화관강, 신우뇨관방광계, 담도계, 췌관계, 혈관계 등), X-선영화촬영, 회전횡단촬영(CT스캔등) 등 여러가지 촬영방법이 있다.

03 다음 중 파동형태의 방사선은? (09년2회기사10번, 13년1회산업8번, 18년4회산업16번)

방사선은 파동형태의 방사선과 입자형태의 방사선으로 분류할 수 있다.

① 알파선 ② 중성자선 ③ 감마선 ④ 전자선

해설 방사선 : 전자파나 입자가 에너지를 가지고 공간을 진행하는 상태이다.
㉠ 전자파는 에너지만 있고 질량이 없으며, 입자는 에너지와 질량을 모두 가지는 특징이 있다.
㉡ 방사선을 그 본질에 따라 구분하면 입자파와 전자파로 나뉜다.

정답 | **〈기출문제〉** 01.① 02.① 03.③

ⓐ 입자파에는 중성자선, 알파선, 베타선, 양성자선 등이 있다.
ⓑ 전자파는 광자와 같은 의미로 쓰일 수 있고 X-선, 감마선 등이 여기에 속한다.
㉢ 방사선은 그 전리능력에 따라 물질을 이온화시킬 수 있는 전리방사선과 비전리방사선으로 나눌 수 있다.
ⓐ 전리방사 : ㉮ 직접전리 방사선 : 입자파 방사선 ㉯ 간접전리 전기파 : 방사선
ⓑ 비전리방사선 : 물질(공기)을 정리시킬만한 능력이 없는(에너지가 낮은) 방사선으로 가시광선, 적외선, 우선파, 자외선 등이 있다.

04 다음 중 방사성 붕괴시 높은 에너지를 가지고 원자의 핵으로부터 방출되는 빛은? (13년4회기사17번)

① x-ray ② 알파선 ③ 감마선 ④ 자외선

해설 ㉠ 알파선 : α입자는 양성자 2개와 중성자 2개가 결합한 헬륨원자핵으로 스핀이 0이며, 보스-아인슈타인통계를 따르는 안정한 입자이다. 이온화작용이 강하고 물질을 통과할 때 그 경로를 따라 많은 이온이 발생한다.
㉡ 감마선 : 핵을 돌고 있는 전자는 들뜬상태에 있다가 그것보다 낮은 상태로 떨어지면서 빛(광자)을 방출한다. 핵도 마찬가지로 들뜬상태에 있을 수 있는데, 들뜬상태에 있던 핵이 그것보다 낮은 상태로 가면서 방출하는 빛(광자)을 감마선이라고 한다.

05 다음 방사선 중 깊은 부위에 있는 종양치료에 사용되는 것은? (13년1회기사2번, 18년4회기사6번)

방사선은 파동형태와 입자형태로 나눌 수 있다.

① α(alpha) 선 ② β(beta) 선 ③ γ(gamma)선 ④ 중선자 선

해설 ㉠ α(Alpha) 선 : α붕괴할 때 방출되는 방사선인데 α입자의 흐름이다. α양자 2개, 중성자 2개로 구성하며 42He원자와 같다. 따라서 α선이 방출됨으로서 원자핵의 질량이 4 감소하지만, 원자번호는 2로 감소한다.
㉡ β(Beta) 선 : 방사선의 일종으로 β붕괴에 의해 방사성 원자핵 또는 소립자로부터 방사되는 전자선(양전자선 포함)을 말한다. 즉 고속으로 운동하는 β입자의 흐름이다. 예전에는 내부전환 전자도 β선이라고 했지만, 현재는 구별하는 것이 보통이다. 또 인공적으로 가속한 전자선을 β선이라 하는 경우도 있다.
㉢ γ(Gamma)선 : 핵을 돌고 있는 전자는 들뜬상태에 있다가 그것보다 낮은 상태로 떨어지면서 빛(광자)을 방출한다. 핵도 마찬가지로 들뜬상태에 있을 수 있는데, 들뜬상태에 있던 핵이 그것보다 낮은 상태로 가면서 방출하는 빛(광자)을 감마선이라고 한다.
㉣ 중선자 선 : X-선이나 γ-선과는 달리, 원자번호가 작은 수소나 붕소에서도 매우 큰 흡수계수를 갖고 있기 때문에 철 등과는 다른 재질의 시험을 할 수 있다.

06 다음 방사선의 종류 중 입자방사선에 해당되지 않는 것은? (08년4회기사7번, 12년1회기사14번, 21년4회기사12번)

① 전자선 ② 양자선 ③ 중성자선 ④ γ선

해설 ㉠ 전자선 : 일정한 에너지를 갖는 전자의 다발이다. 전자선의 성질은 개개의 전자가 갖는 운동 에너지와 단위 시간당 전자의 수에 의해서 정해지기 때문에 전자선의 에너지를 나타내는 가속전압과 전류치에 의해서 나타내는 경우가 많다.
㉡ 양자선 : 나노크기의 1차원의 초미세구조로 전자의 움직임이 1차원에 속박되어 있고, 이 때 전자의 파장이 구속 포텐셜의 크기와 상응하며 전자의 에너지 준위가 양자화된다. 이 에너지 양자화 효과로 양자선은 크기가 큰 물질구조에 비하여 전기적 특성과 광특성이 우수하다.
㉢ 중성자선 : 중성자는 전하(電荷)를 갖지 않지만 전자와 똑같이 입자적 성질을 가짐과 동시에 파동적 성질을 가지고 있으며, 중성자선은 원자로에서 강대한 중성자선으로 해서 꺼낼 수 있다.
㉣ γ 선 : 감마선은 원자핵이 높은 에너지의 들뜬상태에서 기저상태로 전이하면서 그 차이에 해당하는 에너지가 전자기파 형태로 방출되는 것으로 방사선 중에서도 [MeV] 정도의 매우 높은 에너지를 가지며(X-선은 [KeV] 정도), 이 때 방출되는 에너지는 핵종마다 각기 다르다.

07 다음 중 방사능 붕괴시 나타나는 현상과 거리가 먼 것은? (08년4회기사10번, 13년1회기사18번)

① Alpha decay ② X-ray Decay ③ Positron Decay ④ Gamma Decay

정답 | 04.③ 05.③ 06.④ 07.②

해설 ㉠ Alpha decay(알파붕괴) : 대표적인 방사능 붕괴의 하나이다. 붕괴하는 원자핵은 α입자, 즉 헬륨원자핵을 방출하고 원자번호가 2, 질량수가 4만큼 감소한다. 천연 및 인공 방사성원소 가운데 원자번호가 비교적 높은 핵종에서만 볼 수 있는 현상이다.
㉡ Gamma decay : 에너지를 많이 가진 원자핵이 불안정한 상태에서 안정한 상태로 가는 과정으로 감마(γ)선을 방출하는 현상이다. 알파(α)붕괴나 베타(β)붕괴와는 달리 핵을 이루는 소립자의 구성에는 변화가 없으므로 핵의 종류나 원자번호, 질량수는 변하지 않는다.

08 다음 방사선 단위 중 등가선량의 단위는? (14년1회산업13번)

① 뢴트겐[R] ② 그레이[GY] ③ 시버트[Sv] ④ 베크렐[Bq]

해설 등가선량 단위 : 그레이[GY](=흡수선량[GY]×방사선 가중치) or 렘(Rem)
㉠ 뢴트겐[R] : 섭씨 0[℃]와 표준 기압에서 1[cm^2]의 건조 공기에서 1정 전기 단위(Electrostatic Unit)에 해당하는 이온을 발생시키는 방사선의 양과 동일한 엑스선 또는 감마 방사선과 같은 이온화 방사선의 국제단위이다. 1뢴트겐은 사실상 1라드[Rad]와 같다.
㉡ 그레이[GY] : 방사선 흡수선량을 나타내는 국제 단위계이다. 물질 1[kg]당 1[J](1줄)의 방사선 에너지를 흡수하는 것을 1[Gy]라고 한다. 1[Gy]=100[rad]이다.
㉢ 시버트[Sv] : 인체에 피폭되는 방사선량을 나타내는 측정단위이다. 과거에는 큐리(Ci) · 렘(Rem) 등을 사용했지만 지금은 베크렐[Bq] · 시버트[Sv]로 통일됐다.
ⓐ 병원에서 1회 X-선을 촬영할 때 약 0.1~0.3[mSv]의 방사선량을 받게 된다.
ⓑ 한꺼번에 100[mSv]를 맞아도 인체에 별 영향이 없으나 원전 종사자는 이를 초과해서는 안된다. 7000[mSv]를 받으면 며칠 내 사망한다.

09 다음 중 방사선 흡수선량의 단위가 아닌 것은? (14년1회산업7번, 17년4회산업13번)

① [Gy](그레이) ② [rad] ③ [J/kg] ④ [R](뢴트겐)

해설 흡수선량 : 물질(인체)의 단위 질량 당 흡수된 방사선의 에너지(단위 : [Gy], 1[Gy] = 1[J/kg] = 100[rad])이다.
㉠ 임의의 방사선 및 물질에 대하여 적용되는 개념으로, 조사물질의 단위 질량당 흡수된 방사선의 에너지로 정의된다.
㉡ 전통적인 단위로 라드[rad]가 사용되어 왔으나 현재는 그레이[Gy]가 [SI]단위로 사용되고 있다.
㉢ 물질 1[kg] 중에 0.01[joule]의 에너지가 흡수되었을 때 흡수선량을 1[rad]라고 한다.
㉣ 1[rad] = 10^2[J/kg] = 10^2[Gy] = 10^2[erg/g]이다. 1[Gy] = 1[J/kg]
㉤ 흡수 선량율(Absorbed Dose Rate)은 단위시간당 [rad]로 표시되며, [rad/min], [m rad/h] 등의 단위가 사용된다.

10 다음 중 방사선을 측정하는 단위가 아닌 것은? (09년4회산업19번, 11년4회산업18번)

① Wb(Weber) ② Sv(Sivert) ③ R(Roentgen) ④ Gy(Gray)

해설 ㉠ 시버트 : 선량당량의 단위이다. 선량당량은 방사선의 생물학적 효과를 나타내는 양으로 방사선을 방호할 목적으로 종류와 에너지가 다른 방사선이 생체에 미치는 효과에 주목하여 정의한 단위이다.
㉡ 뢴트겐 : X-선 및 감마선의 조사선량의 단위이다. 기호는 R이며 0[℃], 1[atm] 조건의 건조공기 1[mℓ]의 중량 속에서 1정전단위인 전기량을 운반하는 X-선 또는 γ선의 선량이다.
㉢ 그레이 : 방사선 피폭량의 단위로 인체조직에 얼마나 많은 방사선 에너지가 흡수되었는가를 나타내는 양이다. 물질 1[kg]에 1[J]의 방사선 에너지가 흡수된 것은 방사선 흡수선량으로 1그레이(Gy)라 한다.
㉣ 웨버 : 자기력선속의 단위기호 (Wb)이다.

11 다음 방사선 단위 중 방사선이 어느 정도 흡수되었는가를 알고자 할 때 사용하는 것은?
(13년1회기사6번, 09년4회기사17번, 17년4회기사20번)

① C/Kg ② R(Roentgen) ③ Rad 또는 Gy(Gray) ④ Sv(Sivert)

해설 ㉠ 방사선에 피폭되는 물질의 단위질량에 흡수된 방사선 에너지를 흡수선량이라고 한다.
ⓐ 흡수선량을 방사선의 종류나 물질의 종류에 관계없이 사용한다.
ⓑ 흡수선량의 단위로 그레이(gray, 기호 : [Gy])를 사용한다.

정답 | 08.③ 09.④ 10.① 11.③

㉡ 흡수선량(absorbed dose) : 어떤 장소에서 어떤 물질에 흡수된 방사선 에너지량이다.
ⓐ 구단위계에서는 방사선의 통과에 의해 주목 물질 1[g] 중에 1백[erg]가 흡수되는 것을 rad(라드)로 표시해 왔으나 현재는 Gy(그레이)를 사용한다.
ⓑ 방사선에 피폭되는 물질의 단위질량당 흡수된 방사선의 에너지이다.
ⓒ 단위 : 그레이[Gray], [Gy]이다. 1[Gy] = 1[J/kg] = 100[rad], (1[Gy] = 1백[rad]).
㉢ 조사선량 : 방사선의 통과에 의해 발생한 전하량을 기준으로 하는 개념이다. 표준상태(0[℃], 760[mmHg])의 건조공기 1[cc] 중에 1[esu]의 전하가 발생하는 경우이다.
㉣ 구단위계 : 1[R](뢴트겐)으로 한다.
㉤ 선량당량 및 실효선량당량 : 신체의 일부 또는 장기에 그 부위가 받게 되는 흡수선량에 방사선의 종류와 에너지를 고려해 결정한 선질계수 QF를 곱한 양을 선량당량이라 한다. 단위는 [rem](렘, 구단위계)과 Sv(시버트, 신단위계, 1[Sv] = 1백[rem])를 사용한다.

12 다음 중 공기 1[kg] 중에 2.58×10^{-4}[C]의 에너지 흡수가 있을 때의 선량(Dose)과 단위가 올바르게 짝지어진 것은? (13년1회산업20번)

① 조사선량(Exposure) - [R]　② 흡수선량(Absorbed Dose) - [Gy]
③ 조사선량(Exposure) - [Sv]　④ 흡수선량(Absorbed Dose) - [Bq]

해설 ㉠ 조사선량 : 전리된 전하를 단위질량으로 하여 구한다. 단위는 [C/kg-air]로 공기의 전리량으로 측정한다.
ⓐ 1R(뢴트겐) = 2.58×10^{-4}[C/kg-air]
ⓑ 조사선량은 X-선 또는 γ-선의 선량이며, 단위는 뢴트겐을 사용하고 R로 나타낸다.
ⓒ 1R은 X-선 또는 γ-선의 조사에 의해 0[℃], 760[mmHz]의 공기 1[cm^3]당에 음양 각각 $2{,}998\times10^{-6}$[C]의 전기량을 갖는 음양 이온군을 발생시키는 조사선량이다
㉡ 흡수선량 : 물질 중에 흡수된 에너지를 단위 질량당으로 구한다. 단위 Gy(그레이)이며, 1Gy=1[J/kg], 1[rad] = 0.01[Gy]도 사용된다.
ⓐ 1[R]=0.93~0.96[rad]
ⓑ 흡수선량은 어떤 특정 지점에서의 피조사물질(被照射物質)의 단위질량당 입사한 방사선이 그 물질에 주는 에너지의 양이다.
ⓒ 어떤 물질의 체적소(體積素) 내에 이온화 방사선이 준 평균에너지를 dE라 하고 그 체적소의 질량을 dm이라고 할 때 dE/dm가 흡수선량이 된다.
ⓓ 흡수선량의 단위는 Rad(Radiation Absorbed Dose)이며, 1[rad] = 100[erg/g] = 0.01[J/kg]으로 정의한다.

13 다음 중 방사선 치료에 사용되는 ^{60}Co 선원으로부터의 조사선량이 100[cm]에서 100[R/min] 이다. 50[cm]에서의 조사선량은 몇[R/min] 인가? (13년1회산업16번, 16년4회산업18번)

① 50[R/min]　② 100[R/min]　③ 200[R/min]　④ 400[R/min]

해설 ㉠ 조사선량 : X-선 또는 γ선의 선량이며, 단위는 뢴트겐을 사용하고 R로 나타낸다. 1R은 X-선 또는 γ선의 조사에 의해 0[℃], 760[mmHz]의 공기 1[㎤]당에 음양 각각 $2{,}998\times10^{-6}$[C]의 전기량을 갖는 음양 이온군을 발생시키는 조사선량이다.
㉡ 거리역자승의 법칙= $\frac{1}{n^2}$[R/m] 방사선원으로부터 거리가 멀어질수록 역자승으로 선량이 줄어든다.

14 다음 중 방사선이 생체에 미치는 영향의 조합이 아닌 것은? (12년4회산업12번)

① 물리적 작용 : 방사선 에너지의 흡수　② 화학적 작용 : 1차생성물 및 중간생성물의 작용
③ 생물학적 작용 : 유전적 영향　④ 생화학적 작용 : 피부화상

해설 생화학적 작용 : 체내 피폭이다.

15 다음 중 방사선의 피폭정도에 따른 신체적 영향이 아닌 것은? (13년1회기사9번)

① 50~250[mSv] : 혈액 속의 임파구에 염색체 이상 발생
② 1000[mSv] : 탈수, 영양보급 곤란

정답 | 12.① 13.④ 14.④

③ 1~10[Sv] : 조혈기관의 장해
④ 10~15[Sv] : 위장관의 내점막 손상

해설 ㉠ X-선을 1회촬영시 약 0.3[mSv]의 방사선이 피폭된다. 70만[mrem]의 방사선을 일시에 전신피폭시 수일 내 사망한다.
ⓐ 10만[mrem]의 방사선을 일시피폭시 구토와 설사증세 등이 나타나지만 생명에는 영향이 없다.
ⓑ 1만[mrem]의 방사선을 일시피폭시 별다른 생물학적 영향이 나타나지 않는다.
ⓒ 일반인의 경우 1년간 방사선 피폭 한계선량은 500[mrem]이다.
㉡ 신체적 영향
ⓐ 1000[mSv] 전후 : 피폭시 구토나 혈액의 변화가 발생한다.
ⓑ 수십[Sv] 이상 : 중추신경 손상에 의해 경련 등 발생 및 수분에서 수시간 후 사망한다.
ⓒ 10[Sv] 이하 : 조혈기관의 골수 손상으로 혈액이 생산정지 백혈구의 감소에 따른 세균감염, 혈소판의 감소에 따른 출혈 등에 의해 30일 전후로 사망한다.

16 다음 중 방사선이 인체에 미치는 영향을 설명한 것이 아닌 것은? (15년4회산업1번)

① 방사선에 대한 영향으로 피부에서는 탈모와 홍반이 발생될 수 있다.
② 방사선에 장시간 노출되면 장운동 및 소화액의 분비 등 장기능이 상실된다.
③ 악성종양이 발생될 수 있다.
④ 50~250[mSv]의 방사선 피폭 시 조혈기관의 장해가 동반된다.

해설 국부적으로 대량으로 피폭하면 그 부분이 피부에 변화가 발생한다. 피폭의 정도와 기간에 따라서 탈모, 색소 침착, 피부염, 궤양 등이 발생한다. 장기간의 피폭을 받으면 암, 백혈병, 백내장 등이 발생할 위험이 있으며, 수명의 단축이나 유전적 영향으로도 이어질 수 있다.

17 다음 중 방사선량의 한계치가 가장 낮은 조직은? (16년4회산업16번)

① 생식선 ② 갑상선 ③ 수족 ④ 피부

해설 ㉠ 생식선 : N=0.20 ㉡ 골수, 결장, 폐, 위 : N=0.12 ㉢ 뼈 표면, 피부 : N =0.01
㉣ 방광, 뇌, 유방, 콩팥, 간, 근육, 식도, 췌장, 소장, 비장, 갑상선, 자궁 : N= 0.05

18 다음 중 전리방사선이 아닌 것은? (18년1회산업19번)

① X-선 ② 베타(β)선 ③ 감마(γ)선 ④ 초음파

해설 전리방사선 : 방사선 치료에 사용하는 전리방사선은 에너지가 충분히 커서 물질 내에 흡수되는 과정에서 물질의 이온화를 유발시킨다
㉠ 전리방사선의 종류 : 이온화 방사선(ionizing radiation)의 X-선(X-ray)이나 감마선(gamma ray) 등이 있다.
㉡ 암을 유발시키는 능력 : 알파입자나 중성자가 엑스선이나 감마선에 비해 크다.
㉢ 초음파 : 비전리 방사선으로 인체에 무해 하다.

19 다음 중 세포에 대한 방사선의 영향 및 효과가 아닌 것은? (18년4회산업9번)

① 돌연변이 ② 세포재생 ③ 세포분열장애 ④ 고사와 괴사

해설 방사선의 작용 중 전리작용 : 방사선이 원자와 부딪혀서 원자를 이온으로 만드는 능력이다. 방사선이 세포에 닿으면 세포 안에 있는 단백질이나 핵산이라고 하는 물질에 전리작용이 역할을 하게 된다. 방사선의 양이 크고 전리작용도 많으면 세포에 여러 가지 영향이 나타난다.
㉠ 효소기능의 저하 ㉡ 세포의 분열이 늦어짐 ㉢ 유전자 손상 ㉣ 괴사

20 다음 중 방사선 치료의 특이성에 대한 설명은? (11년4회기사12번, 15년1회기사3번, 18년1회기사8번)

① 방사선에 노출된 종양세포만이 방사선의 영향을 받는다.

정답 | 15.② 16.④ 17.① 18.④ 19.②

② 정상세포와 암세포는 회복속도가 같다.
③ 일정기간에 여러 번 나누어 치료하는 것이 많은 양의 방사선으로 한 번에 조사하는 것보다 효과적이다
④ 몇몇 종류의 암세포들은 방사선을 쪼이면 세포분열이 왕성하게 일어나며, 그로 인해 산소공급 부족으로 세포괴사가 일어난다.

해설 ㉠ X-선, 감마선과 같은 파동형태의 방사선, 전자선 또는 양성자선과 같은 입자형태의 방사선의 조사는 정상조직과 암조직 모두 방사선으로 인한 장애를 일으킨다.
㉡ 정상조직은 어느 정도의 시간이 지나면 회복되지만 종양조직은 회복이 불충분하므로 이를 이용하여 하루에 180~200[cGy]씩 장기간 분할치료하여 정상조직의 방사선 장애는 최소화하고 종양조직의 파괴는 높여 치료율을 높일 수 있다.

21 다음 중 일반적으로 방사선의 생물학적인 효과와 관련 없는 요인은? (14년4회산업20번, 17년1회산업15번)

① 조사부위의 온도 ② 선량률 ③ 방사선 조사부위 ④ 방사선의 조사선량

해설 방사선의 생물학적인 효과
㉠ 방사선의 양과 효과와의 관계 : 방사선의 생물에 대한 효과는 방사선의 선량에 따라 다르다. 어떤 효과에서는 어떤 선량의 범위 내에서 선량에 비례한다. 이때는 아무리 적은 선량일지라도 그 선량에 대한 영향(효과)이 나타난다.
㉡ 선량률과 효과와의 관계 : 방사선의 양이 동일하더라도 방사선을 받는 시간이 긴지 짧은지 또는 1회 조사인지 분할조사인지 연속조사인지 등 조사시간의 경과에 따라 영향의 정도가 크게 달라진다.
㉢ 방사선의 신체적 영향 : 전신에 방사선을 받은 경우와 조혈기관에 대한 영향 또는 생식선에 대한 영향, 피부에 대한 영향, 위장관에 대한 영향에 따라 다르다.
㉣ 방사선의 종류, 에너지와 효과와의 관계 : 방사선의 양과 선량률이 같은데도 방사선에 의해 일어나는 개개의 전리가 생체 내에서 상호 공간적으로 접근해서 일어나는지, 떨어져서 일어나는지에 따라 방사선의 영향은 크게 달라진다.

22 다음 방사선 조사와 생물학적 효과에 대한 설명이 아닌 것은? (10년2회산업3번)

① 일반적으로 방사선의 생물학적인 효과는 방사선의 조사상황, 생물의 상태, 주목하는 효과에 따라 다르다.
② 방사선의 생물에 대한 효과는 방사선량에 따라 다르다.
③ 일반적으로 방사선 치료시 동일한 선량을 1회 조사할 경우가 분할하여 조사하는 경우보다 암치료에 효과적이다.
④ 어떤 선량 이하의 값에서는 방사선 효과가 나타나지 않는다.

해설 ㉠ X-선, 감마선과 같은 파동형태의 방사선, 전자선 또는 양성자선과 같은 입자형태의 방사선의 조사는 정상조직과 암조직 모두 방사선으로 인한 장애를 일으킨다.
㉡ 정상조직은 어느 정도의 시간이 지나면 회복되지만 종양조직은 회복이 불충분하므로 이를 이용하여 하루에 180~200[cGy]씩 장기간 분할치료하여 정상조직의 방사선 장애는 최소화하고, 종양조직의 파괴는 높여 치료율을 높일 수 있다.

23 다음 중 방사선이 생물에 미치는 작용의 조합이 아닌 것은? (20년3회기사11번)

① 생화학적 작용–피부화상 ② 생물학적 작용–유전적 영향
③ 물리적 작용–방사선 에너지의 흡수 ④ 화학적 작용–1차 생성물 및 중간생성물의 작용

해설 01 진단기기 – 4. X-RAY(기출 22번 해설)

24 다음 중 방사선이 생물에 미치는 작용이 아닌 것은? (21년4회기사01번)

① 열적 작용 ② 화학적 작용 ③ 물리적 작용 ④ 생물학적 작용

해설 01 진단기기 – 4. X-RAY(기출 22번 해설)

25 다음 보기는 어떤 이유인가? (12년4회산업16번)

X-선을 이용한 방사선 진단영역에서 뼈와 연부조직의 흡수차

정답 | 20.③ 21.① 22.③ 23.① 24.①

① 유효 원자번호의 차이　　② 굴절의 차이
③ 반사의 차이　　④ X-선속이 단일 에너지이기 때문

해설 ㉠ X-선 영상 : X-선 관에서 발생한 X-선 → 피사체의 투과도 차이(인체를 구성하고 있는 뼈, 근육, 지방, 공기 등의 원자구성에 따른 엑스선의 감약의 차이) → 수광계에 영상 정보가 기록
㉡ X-선 영상 형성 좌우 인자 : 피사체의 두께, 원자번호, 밀도 등

26 다음 중 X-선이 인체에 조사될 때 인체 내에 발생하는 콤프턴 산란(Compton Scattering)에서 입사광선의 파장을 λ, 산란광선의 파장을 λ'라고 하면 λ와 λ' 간의 관계는? (12년4회산업15번)

① $\lambda = \lambda'$　　② $\lambda > \lambda'$　　③ $\lambda < \lambda'$　　④ $\lambda \geq \lambda'$

해설 ㉠ 파장 λ인 광자가 입사하여 산란각 θ의 방향으로 파장을 가지고 산란되면 다음과 같은 관계를 만족한다. 여기서 $\lambda_e = h/m_e c$는 전자의 콤프턴 파장으로, 대략 λ_e =2.43×10^{-12}[m]이다. 파장의 변화는 콤프턴 이동(Compton shift)이라고 한다.
㉡ 콤프턴 이동은 최소는 0에서 (θ = 0°인 경우), 최대는 전자의 콤프턴 파장의 두 배이다(θ = 180[°]인 경우). 콤프턴은 어떤 X-선의 경우 큰 각도로 산란되는데도 불구하고 파장의 변화가 없다.
㉢ 광자는 전자를 방출시키지 못한다. 그래서 파장 변화의 크기는 전자의 콤프턴 파장과 관련되지 않고, 10,000배 이상 작은 전체 원자의 콤프턴 파장과 관련이 된다.

27 다음 중 방사선 치료의 원리가 아닌 것은? (15년1회기사5번)

① 방사선 에너지가 인체를 주성하는 원자분자로 이행되어 화합물의 조성을 변화시킴
② 방사선을 받은 세포는 대부분 그 이후의 세포분열시 기능장애를 일으킴
③ 전자선은 깊은 부위의 종양치료에 사용되며 X-선과 감마선은 피부근처의 종양치료에 사용
④ 방사선은 정상조직과 암조직 모두 장애를 일으키지만 정상 조직은 시간이 지나면 회복되나 종양 조직은 회복이 불가능하게 됨

해설 방사선 치료 : 인체에 전리방사선을 투여했을 때 일어나는 상호작용을 이용한다.
㉠ 방사선을 조사해서 세포가 죽게 되는 것은 방사선 에너지가 인체를 구성하는 원자, 분자로 이행되어 물리, 화학, 생물학적 작용을 일으켜 화합물의 조성을 변화시키게 된다.
㉡ 물리화학적 작용으로 화합물의 조성이 변화하며, 세포기능에 장애가 일어나고, 장애의 정도가 고도인 경우에는 세포의 증식이 저지되거나 세포가 사멸하므로 조사된 부분의 조직이 파괴된다.
㉢ 전자선은 피부근처의 종양치료에, X-선과 감마선은 심부에 있는 종양치료에 적합하다.

28 다음 중 방사선 치료장치의 설명이 아닌 것은? (15년4회산업12번, 19년1회기사16번)

① 방사선 치료는 종양의 위치에 따라 방사선을 선택하여 치료한다.
② 방사선 치료기기는 외조사 치료장치, 근접조사 치료장치, 정위적방사선 수술장치로 구분된다.
③ X-선은 피부근처의 종양, 전자선은 심부의 종양치료 사용에 적합하고, 방사선은 암 조직에만 장애를 일으키고 정상세포에는 영향을 주지 않는다.
④ 방사선은 정상조직과 암조직 모두에게 방사선으로 인한 장애를 일으키고, 방사선을 받은 세포는 대부분 세포분열시 기능장해, 증식저지가 일어난다.

해설 01 진단기기-4. X-RAY(기출 27번 해설)

29 다음 중 방사선 치료에 대한 설명이 아닌 것은? (12년4회기사14번, 20년3회기사14번)

① 종양의 위치에 따라 방사선을 선택하다.
② 방사선 에너지가 인체를 구성하는 원자, 분자로 이행되어 화합물의 조성을 변화시킨다.
③ 방사선을 받은 세포는 대부분 세포분열시 기능장해, 증식정지가 일어난다.
④ 방사선은 암 조직에만 장애를 일으키고 정상조직에는 영향이 없다.

정답 | 25.① 26.③ 27.③ 28.③ 29.④

해설 정상조직에는 어느 정도 영향이 있으며, 시간이 지나면 회복된다.
㉠ 방사선 치료 : 악성종양과 정상조직과의 방사선 감수성의 차이를 최대한 이용하여 암세포를 파괴시켜 종양을 제거시키는 것이다.
㉡ 방사선 치료의 가능성 여부 : 방사선 감수성 이외에도 종양의 크기나 종양의 진행상태, 조직학적 형태 등에 따라 결정하고, 이들 각 종양의 치료에서 방사선 치료는 단독 혹은 수술 및 항암요법과 병용하여 치료한다.

30 다음 중 방사선 진단기기의 X-선관의 발생원리에 관한 설명이 아닌 것은? (14년1회산업6번, 18년1회산업13번)

① 전자를 발생시키는 음극과 전자가 충돌하는 양극, 양극위의 작은 점에 전자를 접속시키는 접속통이 있다.
② 전자가 양극에 충돌하면 전자의 운동에너지의 대부분이 X-선 에너지로 변화되고, 일부분이 열로 변환된다.
③ 양극의 재질은 열전도율이 좋으면서도 용융점이 높은 텅스텐이 많이 사용된다.
④ X-선관의 주요 성능지표로 관전압, 관전류, 초점크기가 있다.

해설 X-선관 : CT에서는 수 초 내지 수십초 동안 연속적으로 X-선을 조사해야 하기 때문에 높은 열용량이 필요하다.
㉠ 보통 수 [MHU] 정도의 열용량을 가져야 한다. 따라서 X-선관의 타깃은 효율적인 냉각을 위해 회전형이 쓰인다.
㉡ CT용 X-선관의 관전류는 연속모드에서는 400[mA] 정도까지, 그리고 단속모드에서는 1000[mA]까지 쓰인다.

31 다음 중 선형가속기의 고주파 발진부를 구성하는 마그네트론(Magnetron)에 대한 설명이 아닌 것은? (16년4회산업2번)

① 약 3000[MHz]의 고주파를 발생시키는 장치이다.
② 원통형으로 되어 있으며 중심에 음극이 있고, 그 주변으로 몇 개의 발진 구멍을 갖추고 있는 양극으로 둘러싸여 있는 구조이다.
③ 클라이스트론(Klystron)에 비해 구조가 간단하고 소형이다.
④ 클라이스트론(Klystron) 비해 수명이 길고, 발진 주파수가 안정화되어 있다.

해설 ㉠ Klystron에 비해 주파수나 출력의 안정성이 나쁘고 수명이 짧은 것이 단점이다.
㉡ 전원부에서 직류전원을 변조기로 보내는 변조기에는 펄스 전원을 생성한다. 펄스 전원은 다시 가속 전파원과 전지층으로 보내진다.
㉢ 선형가속기의 종류 : magnetron과 klystron이 있다.
ⓐ magnetron : 단지 마이크로 펄스파를 만드는 것이다.
ⓑ klystron : 마이크로 펄스파를 만들어 증폭시키는 역할을 겸하는 것이다.

32 다음 중 고주파에 의해 가속된 전자가 표적에 충돌하여 발생되는 X-선을 이용한 치료용 의료기기는? (12년1회기사15번, 19년1회기사14번)

① 감마나이프(Gamma Knife), 사이버 나이프
② 사이클로트론(Cyclotron), 양성자 치료기
③ 선형가속기(Linac)
④ 클라이스트론(Klystron), 하이프 나이프

해설 ㉠ 감마나이프 : 좁은 원통형의 구멍이 있는 콜리메터가 장착된 헬멧을 통하여 뇌 속에 있는 병소에 집중적으로 방사선을 조사하는 정위적 치료장치이다.
㉡ 사이클로트론 : 대전 입자를 가속시키는 장치의 일종으로 강한 전자석과 D자 형태의 금속 상자 2개로 이루어져 있다. 2개의 금속상자를 마주보게 설치하고 이온방출 장치로부터 이온을 방출시키면 두 금속상자에 걸린 전압에 의하여 이온이 가속된다.
㉢ 선형가속기(High Energy Linear Accelerator System, Linac, 직선가속장치) : 암 치료장비인 고에너지 선형가속기는 최신의 컴퓨터시스템과 첨단의 의료기술발달에 힘입어 개발된 전문 암치료기기로서 모의촬영기 (Simulator)와 근접치료(Brachytherapy) 장비인 Varisource와 함께 외부 방사선 치료를 위한 주요 장비이다.
ⓐ 선형가속기는 6[MV] 및 10[MV] 에너지를 갖는 X-ray와 6 , 9, 12, 16, 20 [MeV] 전자선를 이용하여 모든 암치료에 적용하고 있고, 미국 Varian사의 Clinac 2100C/D 모델인 장비를 갖추고 있다.
ⓑ 균등조사에 효과가 있으며, 투과력이 높고 표면선량이 적으며 부작용도 적기 때문에 가장 이상적인 치료효과가 있다.
㉣ 클라이스트론 : 전자이동을 이용한 대전력 RF 증폭과 발진에 사용되는 소자로서 수 [kW]에서 [MW]에 이르는 굉장히 큰 RF 신호를 다루기 위한 용도로 사용된다. 일반 상용 RF시스템보다는 입자가속기나 위성신호 증폭 등의 한정된 목적으로 주로 사용된다.

정답 | 30.② 31.④ 32.③

33 다음 중 201개의 ^{60}Co밀봉선원으로부터 발생되는 높은 에너지의 감마선을 이용하여 뇌의 병변을 제거하는 방사선 치료장치는? (15년1회산업17번, 19년1회산업기사12번)

① PET ② MRI ③ LINAC ④ Gamma Knife

해설 ㉠ 양전자단층촬영(PET) : 양전자를 방출하는 방사성 의약품을 이용하여 인체에 대한 생리화학적, 기능적 영상을 3차원으로 얻는 핵의학 영상법이다.

㉡ 자기공명영상(MRI) : 강한 자기장 내에서 인체에 라디오파를 전사해서 반향되는 전자기파를 측정하여 영상을 얻어 질병을 진단하는 검사이다.

㉢ 선형가속기(Linac : 직선가속장치) : 균등조사에 효과가 있으며, 투과력이 높고 표면선량이 적으며 부작용도 적기 때문에 가장 이상적인 치료효과가 있다.

㉣ 감마나이프(Gamma Knife) : ⓐ 감마선과 나이프의 합성어로 201개의 작은 ^{60}Co(코발트) 밀봉 소선원이 센트럴 바디라고 하는 반구형 차폐로 되어 있으며, 또한 이것과 연결된 좁은 원통형의 구멍이 있는 콜리메터가 장착된 헬멧을 통하여 뇌 속에 있는 병소에 집중적으로 방사선을 조사하는 정위적 치료장치이다.

ⓑ 선원을 내장하고 있는 조사부와 방사선원에서 조사되는 방사선을 두 개 내의 목표물까지 유도해주는 반구 형태의 콜리메터 헬멧 4종류, 환자가 치료를 받는 환자 테이블 그리고 조정장치로 구성되어 있다. 또한 목표물의 위치를 3차원 공간 내에서 확인할 수 있는 정위적 기구와 목표물에 조사되는 방사선량을 설정하는 치료계획 시스템이 포함된다.

ⓒ 동정맥 기형, 각종 뇌종양 등을 종래의 머리를 절개하는 뇌수술 대신에 비침습적으로 감마선에 의하여 치료하는 정밀한 장비로서 LINAC 조사법은 감마나이프와 비슷한 원리이지만 상대적으로 치료시간이 길다. 치료시 기존의 선형가속기보다 높은 정확도를 유지할 수 있게 되었다.

㉤ 감마나이프의 구성

ⓐ 조사부 : 감마나이프의 주요부분인 조사부는 외경이 약 170[cm]인 반구형이며, 두께는 약 40[cm], 무게는 18[t] 정도이다. 밀봉소선원에서 발생된 방사선이 한 곳으로 집중되도록 설계되어 있으며, Co^{60}(코발트)선원과 콜리메터 헬멧 연결부인 센트럴바디, 치료시 조사용기 입구를 개폐하는 차폐문으로 이루어져 있다.

ⓑ 콜리메터 헬멧 : 콜리메터 헬멧은 201개의 홀이 헬멧 전체에 걸쳐 일정하게 분포되어 있으며, 이것을 환자의 머리에 씌워 치료한다. 이것은 6[cm] 두께를 가진 텅스텐 합금으로 되어 있으며, 외부반지름은 22.5[cm]이고 내부는 16.5[cm] 정도의 반지름으로 되어 있다. 각 선원에서 발생된 방사선은 센트럴바디를 거쳐 헬멧에 분포되어 있는 콜리메터를 통하여 병소에 집중적으로 조사하게 된다.

ⓒ 환자테이블 : 방사선 치료용 테이블과 비슷하며 헬멧을 고정하고 있다. 환자를 조사용기 내로 이동할 때 테이블은 전후로 이동 가능하다.

ⓓ 조정장치 : 결정된 조사시간을 셋업하여 치료하고 제어하는데 이용된다. 응급상황에 대처하기 위한 장치도 포함되어 있다.

34 다음 중 방사선의 세기조절 기술에 있어 가장 발전된 방법인 세기조절 방사선 치료(Intensity Modulated Radiation Therapy : IMRT)기술을 적용한 방사선 치료기기로 정상세포에 최대한 영향을 주지 않으면서 암을 치료할 수 있는 기기는? (17년4회기사9번, 18년4회기사8번)

① LINAC(linac accelerator) ② 코발트^{60}원격치료기기
③ 콜리메이터 ④ X-ray

해설 오염웹톤의 발생은 방사선 치료기의 구조적 형태에 많은 영향을 받고 있다. 그러므로 방사선 치료를 위해 고 에너지를 출력하는 치료기기의 구조와 구동원리를 기본적으로 이해할 필요가 있다.

㉠ 현재 방사선 치료를 위해 가장 보편적으로 사용되는 고에너지 발생장치로는 선형가속기가 있다.

㉡ 선형가속기(일정 시선 가속장치) : 고주파의 전기장을 이용해서 하전입자를 직선상으로 주행시켜 거리에 따라 점차적으로 에너지를 전달하는 방식으로 전자총에서 발생한 전자를 약 3000[MHz]의 microwave에 실어 가속하는 장치이다.

㉡ 선형가속기를 이용한 방사선 치료기기는 에너지가 다양한 전자선과 X-선을 발생할 수 있기 때문에 가장 광범위하게 사용되고 있는 전자가속장치이다.

35 다음 중 선형가속기의 마그네트론(Magnetron)에 대한 설명이 아닌 것은? (13년4회산업3번)

① 약 3000[MHz]의 고주파를 발생시키는 장치이다.
② 크라이스트론(Klystron)에 비해 구조가 간단하다.

정답 | 33.④ 34.①

③ High Energy Linac에 부착되는 장치이다.
④ 크라이스트론(Klystron)에 비해 수명이 짧다.

해설 마그네트론(Magnetron) : 고주파를 발생시키는 것으로 약 3000[MHz]의 고주파를 발생시킨다. 이들 고주파는 도파관을 따라 가속관으로 들어가게 된다. 구조는 원통형으로 되어 있으며 중심에 음극이 있고, 그 주변으로 몇 개의 발진 구멍을 갖추고 있는 양극으로 둘러싸여 있다.
㉠ 장점 : 마그네트론은 클라이스트론에 비해 구조가 간단하고 소형이며, 조작이 간단하고 가격이 저렴하여 실용적이다.
㉡ 단점 : 클라이스트론에 비해 주파수나 출력의 안전성이 나쁘고 수명이 짧다.

36 다음 중 선형가속기(LINAC)에서 전자가 발생되어 X-선을 발생시키는 순서는? (17년1회산업7번)

① 전자총 → 도파관 → Magnetron → 가속관 → 표적
② 전자총 → Magnetron → 도파관 → 가속관 → 표적
③ 전자총 → Magnetron → 가속관 → 도파관 → 표적
④ 전자총 → 가속관 → Magnetron → 도파관 → 표적

해설 선형가속기 : 기본적으로 전하를 띤 입자에 전기장을 걸어 줌으로써 입자를 가속시킨다. 입자에 걸린 전기장이 직류에 의한 것인가 아니면 교류에 의한 것인가에 따라 직류가속기와 고주파가속기로 분류되는데, 크게 직류가속기에는 정전기형 가속기와, 다단배 전압정류형 가속기가 있으며, 고주파가속기로는 전자가속기와 양성자가속기 등이 있다.
㉠ 전자총(Electron Gun) : 전자현미경 · 진행파관 · 브라운관 · 사이클로트론 등과 같이 전자류를 가늘게 빔 모양으로 죄어서 작동시킬 필요가 있을 경우, 그 전자빔의 발생장치이다.
ⓐ 이 부분은 대체로 기관총과 같은 통(筒) 모양으로 길고, 마치 탄환의 흐름과 같이 전자류를 쏘아 내므로 이런 이름이 붙었다.
ⓑ 전자빔의 지름은 전자현미경의 경우 1 [μm] 이하이고, 브라운관 등에서는 1[mm] 이하 정도이다.
㉡ 마그네트론(Magnetron) : 자전관(磁電管)이라고도 하며, 1921년 미국의 A.W.헐 등에 의해서 발명되었다. 순동(純銅)의 전극을 양극으로 하고 축방향으로 음극과 그리드를 배치한다.
ⓐ 음극의 축방향으로 자기장을 걸면 음극에서 반지름 방향으로 튀어나온 전자는 양극에 흡인됨과 동시에 자기장에 의해서 진행방향으로 직각의 힘을 받는다.
㉢ 도파관(Waveguide) : 마이크로파 이상의 높은 주파수(1[GHz] 이상)의 전기 에너지나 신호를 전송하기 위한 전송로의 일종인데, 구리 등의 전기도체로 된 관(管) 내부를 전자기파가 지나가게 한 것이다.
ⓐ 일종의 고역(高域) 필터 성질이 있으며, 차단 파장보다도 긴 파장의 전파는 전할 수 없다.
ⓑ 도파관의 축을 따라 전하는 파동의 파장은 관내파장(管內波長)이라 불리며 여진파장(勵振波長)보다도 길다.
㉣ 가속관(Ccelerating Tube) : 전자나 이온 등의 하전입자를 고에너지로 가속시키는 금속재의 판형(板形) 또는 원통형의 전극 또는 그 모임이다. 밴더그래프 가속기에는 절연형과 금속재 전극을 번갈아 쌓은 가속관이 사용되고, 각 전극에 직류전압을 걸어 관 내에 가속 전계(電界)를 만들고 있다.

37 다음 방사선 치료기 중 분류가 다른 것은? (13년1회산업14번)

① 선형가속기 ② 감마나이프 ③ 베타트론 ④ 사이클로트론

해설 ①, ③, ④는 외조사 치료장치이고, ②은 정위적 방사선 수술장치이다.
㉠ 선형가속기 : 대전 입자가 직선 운동을 하는 가장 일반적인 형태의 가속기로 저에너지 선형가속기인 밴 더 그래프 가속기와 고에너지 선형가속기가 있다.
㉡ 감마나이프 : 감마나이프는 두피나 두개골을 절개하지 않고 감마선을 사용해 머리속의 질병을 치료하는 최첨단 뇌수술 장비로 세계적으로 가장 많이 환자를 치료하고 있는 방사선 수술장비이다.
㉢ 베타트론 : 진공의 원형궤도 상에서 전자를 빠른 속도로 가속시키는 입자가속기이다. 변화하는 자기장이 만드는 유도기전력을 이용하여 입자를 가속시키는 원리를 이용하였으며, 높은 전압을 사용하지 않아도 되고 구조가 간단하면서도 높은 에너지를 얻을 수 있다.
㉣ 사이클로트론 : 대전 입자를 가속시키는 장치의 일종으로 사이클로트론은 강한 전자석과 D자 형태의 금속상자 2개로 이루어져 있다. 2개의 금속상자를 마주보게 설치하고 이온방출 장치로부터 이온을 방출시키면 두 금속상자에 걸린 전압에 의하여 이온이 가속된다.

정답 | 35.③ 36.② 37.②

38 다음 중 수소원자핵이 높은 에너지 준위로 천이 된 뒤 시간이 지나면서 다시 원래의 상태로 돌아가는 현상은? (16년1회산업19번)

① T1이완　② 여기　③ 평행　④ 공명

해설 ㉠ T1 relaxation : 처음 상태의 63[%]의 평균자화가 Z방향으로 형성될 때 외부자장의 세기가 높아지면 길어진다. 평형을 이룬 상태에서 90[°] RF 펄스를 가하게 되면 자기장 방향(Z방향)과 수직인 면(XY평면)으로 평형자화가 회전하고, 자기장 방향에는 평균자화는 존재하지 않는다. RF 펄스를 끊고 시간이 지나면 원래의 평형상태로 되돌아가게 된다.
㉡ 여기(Excitation) : 원자나 분자 또는 원자핵 · 소립자가 외부로부터의 자극(예 입자의 충돌 또는 열 · 빛 · 방사선의 흡수 등)에 의해 고에너지 상태로 되는 것이다.
㉢ 평행(Parallelism) : 공간내의 두 평면이 서로 교차하지 않고 일정한 거리를 유지하고 있을 때 평행이라고 한다.
㉣ 공명(Resonance) : 진동계가 그 고유진동수와 같은 진동수를 가진 외력(外力)을 주기적으로 받아 진폭이 뚜렷하게 증가하는 현상을 가리킨다. 이를 이용하면 세기가 약한 파동을 큰 세기로 증폭시킬 수 있다.

39 다음 중 X-선관에 인가하는 전압이 100[kVp]일 때 이 X-선관에서 나오게 되는 광자의 최대 에너지는? (13년1회산업5번)

① 200[keV]　② 150[keV]　③ 100[keV]　④ 50[keV]

해설 X-선관에서 나오는 광자의 에너지는 다양한데 최대 에너지는 X-선관에 인가된 전압을 넘을 수 없다.
※ X-선관 : 보통 X-선관이라고 하는 일종의 진공방전관을 사용해서 고전압 하에서 가속한 전자를 타깃이라는 금속판에 충돌시켜 발생시킨다.
㉠ 파장이 0.01[nm]에서 10[nm] 사이인 전자기파가 X-선의 범주에 속한다. 그 경계는 뚜렷하지 않다.
㉡ 파장이 짧은 쪽은 감마선과 겹치고 파장이 긴 쪽은 자외선과 겹친다.
㉢ X-선의 본질은 빛을 비롯해서 라디오파, 감마선 등과 함께 파장이 각기 다른 전자기파에 속한다.
㉣ 킬로전자볼트(kilo electron Volt : [keV]) : X-선의 전자, 중성자의 에너지를 나타내는데 사용하는 1,000[전자 볼트 : eV]와 동일한 에너지의 단위이다.

40 다음 중 X-선이 물체를 통과할 때 X-선 광자의 에너지가 원자 내 전자로 완전히 전달되어 전자가 원자 밖으로 방출되면서 X-선 광자가 소멸되는 현상은? (20년3회기사20번)

① 콤프턴 산란　② 제동방사　③ 광전효과　④ 특성방사

해설 ㉠ 콤프턴 산란(Compton Scattering : 콤프턴 효과) : 광전효과에서 빛의 파동설로는 설명되지 못한 새로운 성질이 있음을 알게 되었다. 또 다른 빛의 입자성인 콤프턴 효과에 대한 설명이다. 콤프턴은 X-선을 이용하여 물체에 의해 산란되는 복사선을 연구하였는데, 실험도중 파라핀 조각에 의해 산란된 X-선의 파장이 입사광의 파장보다 길어진다는 사실을 발견하였다.
㉡ 회절(Diffraction) : 파동이 장애물 뒤쪽으로 돌아들어가는 현상으로 입자가 아닌 파동에서만 나타나는 성질이다. 입자의 진행 경로에 틈이 있는 장애물이 있으면 입자는 그 틈을 지나 직선으로 진행한다.
㉢ 광전효과(Photoelectric Effect) : 아인슈타인이 빛의 입자성을 이용하여 설명한 현상으로 금속 등의 물질에 일정한 진동수 이상의 빛을 비추었을 때 물질의 표면에서 전자가 튀어나오는 현상이다. 튀어나온 전자의 상태에 따라 광이온화, 내부 광전효과, 광기전력 효과로 나뉜다.
㉣ 쌍생성(Pair Production, 입자쌍생성 · 쌍창생) : 소립자와 그 반입자의 쌍이 동시에 생성되는 현상이다. 이 현상이 일어날 때에는 아인슈타인의 관계식에 따른 에너지가 필요하다.

41 다음 중 X-선 촬영기를 이루는 부품 중에서 X-선을 가시광선으로 전환하는 역할을 담당하는 것은? (14년1회기사8번)

① 섬광체　② 영상증배관　③ 그리드(Grid)　④ 필터

해설 ㉠ 섬광체(Scintillator) : 이온화 입자의 작용에 의하여 섬광을 내는 물질로 유기 및 무기결정, 유기액체, 합성세제, 희유기체 따위를 이용한다. 섬광섬관의 머리부분으로 쓴다. X-선을 가시광선으로 변환하는 특징을 가지고 있으며, 이 가시광선은 바로 뒤에 있는 광도전체층에서 광전자를 발생시킨다.
㉡ 영상증배관 : 영상증배관의 입력창에는 섬광체가 층으로 발라져 있다.
ⓐ X-선을 가시광선으로 변환하는 특징을 가지고 있으며, 이 가시광선은 바로 뒤에 있는 광도전체층에서 광전자를 발생시킨다.
ⓑ 이 광전자는 고전압 전계에 의해 가속되고 가속된 광전자는 영상증배관의 출력창에 충돌하여 광에너지로 다시 변환된다.

정답 | 38.① 39.③ 40.③ 41.①

ⓒ 그리드(Grid) : 콤프턴 산란으로 인해 영상의 해상도가 나빠지는 것을 막는 장치이다.
ⓐ 컴프톤 산란이 일어나면 X-선의 진행방향이 바뀌게 된다.
ⓑ X-선 필름 바로 앞에 납과 같이 X-선 흡수도가 높은 재질로 만든 격자모양의 구조물을 놓게 되면 산란이 일어난 X-선만을 선택적으로 흡수할 수 있다.
ⓒ 박막의 납판을 일정한 간격으로 배열한 구조이다. 이 납판은 산란 X-선을 흡수하는 역할을 한다.
ⓓ 필터 : 재질상으로는 착색유리인 솔리드 글라스(glass)필터, 젤라틴을 착색한 젤라틴(gelatin)필터, 착색 젤라틴을 2개의 유리에 끼워놓은 샌드위치필터 등이 있다. 특수한 용도에 쓰이는 것을 제외하면 흑백용으로는 솔리드필터가 일반적으로 사용되며 둥근 금속테에 끼워져 있는 것이 많다.

42 다음 중 X-선 산란선의 제거 및 콤프턴 산란으로 인한 영상의 해상도가 저하되는 것을 방지하기 위해 사용하는 방사선 진단기기의 장치는? (11년4회산업4번, 13년4회산업20번, 13년4회기사4번, 15년4회산업4번, 16년1회산업8번)

① 그리드(Grid) ② 검출기(Detector) ③ 섬광체(Scintillator) ④ 필터(Filter)

해설 콤프턴 산란 : X-선 광자가 주로 원자의 최외각 전자와 상호작용을 할 때 일어난다. X-선의 에너지가 전량 흡수되는 것이 아니라 일부만 전자에 전달되면서 전자가 원자로부터 방출되는 현상이다.

43 다음 중 X-선을 가시광선으로 변환해 주는 형광물질이 발라져 있는 X-선 감지장치는? (09년4회산업12번, 13년4회산업7번)

① 영상증배관 ② X-선 증감지 ③ 고체평판 디텍터 ④ 그리드

해설 영상증배관(Image Intensifier)을 사용하여 물체를 통과한 X-ray에 의한 영상을 관찰할 수 있다.

44 다음 중 X-선은 물질을 통과하면서 물질을 이루고 있는 원자들과 여러 가지 상호작용을 하게 되는데, 그 중에서도 진단용 방사선기기에 사용되는 X-선의 에너지 대역에는 주로 어떤 현상이 일어나는가? (13년1회기사13번, 18년1회기사20번)

① 광전효과, 미에 산란 ② 미에 산란, 레일리 산란
③ 광전효과, 콤프턴 산란 ④ 콤프턴 산란, 레일리 산란

해설 ㉠ 광전효과 : 빛의 입자성을 이용하여 설명한 현상으로 금속 등의 물질에 일정한 진동수 이상의 빛을 비추었을 때 물질의 표면에서 전자가 튀어나오는 현상이다
㉡ 미에 산란 : 입자에 의한 광(전자파)산란 이론의 하나로 매질 입자의 크기가 파장보다 작은 경우 적용되는 이론으로 분자광산란(Rayleigh Sca-Ttering 이론), 에어로졸 광산란 및 해수 중의 모든 광 산란이 모두 이 이론 범주에 속한다.
㉢ 레일리 산란 : 전형적인 공기분자는 입사광선의 경로를 따라 주로 전방 또는 후방으로만 빛을 산란시켜야만 한다고 설명하지만, 이들을 측방산란과 비교해 보면 단지 약 1/2배 정도로 나타난다.
㉣ 콤프턴 산란 : 감마선과 같은 입사광자가 원자에서 느슨하게 결합된 궤도전자(최외각 전자)에 부분적으로 에너지를 전달하는 비탄성 충돌과정으로, 광자는 더 낮은 에너지로 산란되고 2차전리를 일으킬 수 있는 반도전자 또는 되튐전자(Recoilelectron)를 생성하는 현상이다.

45 다음 중 X-선관의 양극에서 발생되는 X-선 총에너지에 대한 설명은? (10년2회산업2번, 12년1회산업4번)

① 관전류에 반비례한다. ② 음극의 원자번호에 비례한다.
③ 가속전압(관전압)의 제곱에 비례한다. ④ Al 필터의 두께에 반비례한다.

해설 X-선 : 보통 X-선관이라고 하는 일종의 진공방전관을 써서 고전압하에서 가속한 전자를 양극인 표적이라는 금속판에 충돌시켜 발생시킨다. 이렇게 전자의 운동이 제동되면서 전자의 운동에너지가 X-선 에너지로 변환하면서 발생되는 X-선을 제동방사선이라고 한다. 이 때 음극선의 양극에서 발생되는 X-선 총에너지는 다음과 같다($I = KV^2 iZ$).

46 다음 중 방사선(X-선) 진단기에 의해 전자의 흐름에 6.624×10^{-19}[J]의 에너지가 주어졌을 때 X-선 빔의 주파수는? (단, 플라크상수 h = 6.624×10^{-34}[J · s]이다.) (16년4회산업9번)

① 10^7[Hz] ② 10^8[kHz] ③ 10^9[MHz] ④ 10^{10}[GHz]

정답 | 42.① 43.② 44.③ 45.③ 46.③

해설 에너지 = 플랑크상수 × 주파수 $6.624 \times 10^{-19}[J] = 6.624 \times 10^{-34}[J \cdot s] \times F$
$6.624 \times 10^{-19}[J] \div 6.624 \times 10^{-34}[J \cdot s] = 1015[Hz]$, $1015[Hz] = 10^9[MHz]$

47 다음 중 엑스선 촬영에 사용되는 엑스선 발생장치와 관계가 없는 것은? (14년4회산업10번, 19년1회산업기사17번)

① 고주파 코일 ② 관전압 ③ 관전류 ④ 초점크기

해설 ㉠ 고주파 코일 : 고주파 코일의 감도특성은 자기공명영상의 신호 대 잡음비를 좌우하므로 잡음이 적은 영상을 얻기 위해서는 고감도의 고주파 코일이 필수적이다. 고주파의 발신과 수신은 시간적으로 엇갈리기 때문에 하나의 코일로 발신과 수신을 겸용하는 방식과 별개로 설치하는 방식이 있는데, 주로 별개로 설치하는 방식이 많이 쓰이고 있다.
㉡ 관전압 : X-선관의 양극과 음극사이에 적용되는 전압이다.
㉢ 관전류 : X-선관의 양극에서 음극으로 흐르는 전류이다.

48 다음 중 CR과 DR에 대한 설명이 아닌 것은? (14년4회산업9번)

① DR(Digital Radiography)은 간접변환방식과 직접변환방식으로 구분될 수 있다.
② CR(Computed Radiography)은 Film을 사용하여 X-ray를 검출한다.
③ DR은 사용되는 센서와 패널에 따라 CMOS/CCD법과 평판패널(Flat panel)법으로 나뉜다.
④ 영상정보는 컴퓨터로 입력되기 때문에 여러 가지 영상처리를 쉽게 할 수 있다.

해설 ㉠ DR : 기존의 X-선 촬영장치에서 X-선의 영상정보를 필름장치로 기록하고 재생하는 것에 비하여 X-선의 영상정보를 디지털화된 전기신호로 변환하여 이를 테이프나 디스크 등 전자기록 매체에 기록하고 CRT 모니터에 화면으로 재생시켜 판독하게 하는 장치로 영상증배관에 기초한 디지털 방사선 촬영술이다.
㉡ CR
ⓐ 기존의 필름-증감지 촬영법 대신에 휘진성 형광체인 영상판에 X-ray을 조사하여 축적된 잔상에 레이저빔을 주사하여 영상 신호를 획득하는 디지털 방사선 촬영법의 한 종류이다.
ⓑ 기존의 필름-증감지 이상의 효율성을 갖고 있으며, 기존의 X-ray 촬영장치와 촬영기술을 사용할 수 있어 일반촬영이나 투시조영촬영에서 많이 사용하고 있다.

49 진단용 방사선 발생장치에서 X-선 광자에 관한 설명이 아닌 것은? (12년1회기사19번, 17년1회기사7번)

① X-선 광자의 에너지 단위는 주로 [keV]가 사용된다.
② 1[keV] 에너지는 전자가 1[kV]의 전위차를 이동하면서 얻는 운동에너지이다.
③ 진단방사선기기에서 사용하는 X-선 에너지의 범위는 20~150 [keV]이다.
④ X-선의 과장이 짧을수록 에너지는 감소한다.

해설 ㉠ X-선(Xray) : 전자가 물질에 충돌할 때에 발생하고, X-선의 파장이 짧을수록 에너지가 높다.
ⓐ X-선 광자는 파장이 짧을수록 에너지가 커지며, 그 발생기구는 2종류가 있다. 하나는 전자가 원자핵의 근방을 통과할 때 핵의 강한 전기력에 의해서 운동방향이 휘어지거나 속도를 잃거나 해서 전자파를 발생한다.
ⓑ 하나의 기구는 전자가 원자내의 전자에 충돌해서 튕길때 튕겨지는 전자 즉 반동전자의 준위에 높은 준위로 부터의 전자의 이동이 있고, 그때 주위의 에너지가 전자파의 형태로 발사된다. 전자를 연속X-선, 후자를 특성 X-선이라고 한다.
㉡ 광자 : X-선은 가시광선과 마찬가지로 전자파이기 때문에 파동성과 입자성을 동시에 가진다. X-선의 입자를 집합으로 모았을 때 이 입자를 광자(photon)라 한다.
㉢ 진단용 방사선발생기 : 진단용 방사선발생장치는 방사선을 이용해 질병을 진단하는데 사용하는 기기로서 진단용 X-선 장치, 진단용 X-선 발생기, 치과진단용 X-선발생장치, 전산화단층촬영장치 및 유방촬영용장치가 이에 해당된다.

50 다음 중 진단영역에서 사용하는 저에너지 X-선과 인체가 상호작용할 때 발생하지 않는 현상은? (12년1회산업8번)

① 고전산란(Coherent Scattering) ② 광전효과(Photoelectric Effect)
③ 콤프턴 산란(Compton Scattering) ④ 전자쌍생선(Pair Prcduction)

해설 ㉠ 고전산란 : 에너지는 변하지 않는다.

정답 | 47.① 48.② 49.④ 50.④

㉡ 광전효과 : 아인슈타인이 빛의 입자성을 이용하여 설명한 현상으로 금속 등의 물질에 일정한 진동수 이상의 빛을 비추었을 때 물질의 표면에서 전자가 튀어나오는 현상이다. 튀어나온 전자의 상태에 따라 광이온화, 내부 광전효과, 광기전력효과로 나뉜다.

㉢ 콤프턴 산란 : 빛이나 X-선이 원자 내의 전자와 충돌하면, 전자는 에너지를 얻어 원자로부터 튀어나와 빛이나 X-선은 그만큼 에너지가 감소되고 파장이 길어진다. 이것을 콤프턴 산란이라고 한다.

㉣ 전자쌍생선 : 광자가 원자핵, 전자 등 근처의 강전계 속을 가로지를 때 그 영향을 받아서 전자와 양전자로 변환하는 것이다. 전자쌍 생성 프로세스에서 감마선 기타 광자의 흡수가 이루어지는 것을 전자쌍 생성 흡수라 한다.

51 다음 중 인체와 진단 방사선과의 상호작용이 아닌 것은? (13년4회기사17번, 18년4회기사6번)

① 전리(Ionization)
② 쌍생성(Pair Production)
③ 질량결손(Mass Defect)
④ 콤프턴 산란(Compton Scattering)

해설 ㉠ 광전효과(photoelectric effect) : 저에너지광자와 원자의 주요한 상호작용으로 입사광자가 소멸하여 전자가 방출되는 현상으로 방출된 전자는 전리, 여기작용에 의해 생체에 영향을 미친다. 일반적인 X-선 발생장치로부터의 X-선 및 0.05[MeV] 이하의 γ-선의 생체로의 작용은 주로 광전효과에 의거한다.

㉡ 질량결손(mass defect) : 원자핵을 구성하는 양성자 및 중성자 질량의 총합과 원자핵의 질량과의 차이다.

ⓐ 원자핵의 핵자 질량의 총합과 그 원자핵 질량과의 차이이다. 예 헬륨(He)의 원자핵은 양성자 2개와 중성자 2개로 이루어져 있다. 이 4개의 핵자의 질량의 합은 4.0319[u]이고, 헬륨 원자핵의 질량은 4.0015[u]이다. 따라서 헬륨 원자핵과 핵자간의 질량 차이는 4.0319[u]-4.0015[u]=0.0304[u]이며 이 차이가 질량 결손이 된다, 즉 질량 결손은 0.0304[u]이다.

ⓑ 질량 결손은 핵자간의 결합에너지로서 방출 또는 흡수되며, 질량결손에 해당하는 에너지는 아인슈타인의 질량-에너지 등가원리($E=mc^2$)에 의한다.

㉢ 콤프턴 산란(Compton Scattering) : 전자에 X-선을 쪼였을 때 전자가 튀어나오는 현상으로 1923년 미국의 실험 물리학자인 콤프턴이 발견하였으며, 이 산란을 콤프턴 산란이라고 한다.

ⓐ 산란된 X-선의 파장이 입사된 X-선의 파장보다 길어진다.

ⓑ X-선의 파동설로는 설명할 수 없다. 파동설에 따르면 입사된 X-선의 파장과 산란된 X-선의 파장은 같아야만 한다.

ⓒ 콤프턴은 이 현상을 X-선 광량자와 전자의 충돌이라는 입자설의 관점에서 설명하였다. 이때 충돌의 형태는 완전 탄성 충돌로 가정하였다.

㉣ 쌍생성(Pair Production) : 1.02[MeV] 이상의 정지질량(Rest Mass)에너지를 가진 감마선과 같은 입사광자가 강한 전기장을 형성하는 핵 주위에서 소멸하면서 전자-양전자(Electron-Positron) 쌍을 생성하는 과정이다.

ⓐ 1.02[MeV] 이상의 에너지를 지닌 광자가 쌍 생성을 일으킨다면 여분의 에너지는 전자와 양전자의 운동에너지로 전환된다. 이는 아인슈타인의 법칙인 $E=mc^2$에 의해 에너지(광자)로부터 물질(전자와 양전자의 전자 쌍)이 생성되는 예를 보여준다.

ⓑ 쌍생성이 일어날 확률은 입사광자의 에너지가 클수록 또는 물질의 원자번호가 높을수록 증가한다. 여기서 생성된 전자와 양전자가 각각 2차 전리를 일으키다가 정지하게 되면 양전자는 주위의 음전자와 결합하여 소멸 감마선으로 전환된다.

ⓒ 밀도검층에 있어서 쌍 생성과정은 비교적 덜 중요한데, 이는 입사하는 감마선의 문턱에너지가 1.02[MeV] 이상 요구되기 때문이다.

ⓓ 이온 상자(Ionization Chamber)나 가이거-뮐러 계수기에 의한 감마선 검출에 있어서는 중요한 현상이다. 감마선과 물질과의 3가지 상호작용 중의 하나다.

52 다음 중 방사선 진단영역에서 전자기파 방사선과 인체조직과의 상호작용 중 에너지가 낮은 X-선에 의해 뼈에서 주로 발생하는 상호작용은? (17년4회산업6번)

① 3전자 생성(Triplet Production)
② 광핵반응(Photo Disintegration)
③ 광전효과(Photoelectric Effect)
④ 전자쌍 생성(Pair Production)

해설 핵반응에서 원자핵이 감마선을 흡수하여 양성자, 중성자, 알파 입자 등을 방출하는 반응이다. 이 반응을 통해 핵자간 상호작용이 어떻게 일어나는지 정확하게 파악할 수 있다.

㉠ 3전자 생성 : 두 개의 헬륨원자가 한 개의 헬륨분자이온을 형성할 때 각각의 헬륨원자의 1s오비탈에 전자가 1.5개씩 들어가 있는 공명구조로 형성되는 결합이다.

㉡ 광핵반응 : 핵반응에서 원자핵이 감마선을 흡수하여 양성자, 중성자, 알파 입자 등을 방출하는 반응이다.

㉢ 광전효과 : 물체가 빛의 조사를 받으면 빛의 에너지를 흡수하여 전기적 변화를 일으키는 것이다. 이것에는 전자를 방출하는

정답 | 51.③ 52.③

광전자 방출효과(외부 광전효과라고도 한다), 기전력을 발생하는 광기전 효과, 저항값의 변화를 발생하는 광도전 효과(내부 광전효과라고도 한다)가 있다. 광전관, 텔레비전의 촬상관 등은 이들의 원리를 응용한 것이다.

㉣ 전자쌍 생성 : 광양자가 원자핵이나 전자가 만드는 강한 전기장 안에서 흡수되어 전자와 양전자의 쌍을 발생하는 현상이다.

53 다음 중 X-선이나 초음파로 뼈의 칼슘농도를 측정하여 뼈의 상태를 진단하는 기기는? (17년1회기사11번, 20년3회기사13번)

① 환자감시장치 ② 혈압계 ③ 골밀도 측정기 ④ 캡슐형 내시경

해설 ㉠ 중증환자 감시장치(Monitor Apparatus for Sick Patient) : 중증환자의 병태를 파악하기 위해 사용되는 장치이고 ICU 등에서 사용되어 환자의 병태의 급변을 즉시 알 수가 있다.

ⓐ 일반적 체크사항으로서 혈압 · 맥박 · 호흡수 · 심전도의 계속적 감시가 이루어진다. 요량과 수혈 · 수액의 매시간 체크, 급속다량수액시 등에는 중심정맥압(CVP)의 측정을 행한다.

ⓑ 적응질환으로서는 대수술뒤 또는 일반상태가 나쁜 환자의 수술 뒤 호흡부전, 심부전, 의식장애, 그밖의 특별한 관리를 필요로 하는 질환(화상 · 신부전) 등이 있다.

㉡ 혈압계(Hemadynamometer) : 직접법과 간접법(압박법)이 있다.

ⓐ 직접법은 동물실험용으로서 경동맥(頸動脈) 등에 카뉠레라고 하는 가는 관을 직접 삽입하고 압력계에 연결하여 측정한다.

ⓑ 간접법은 인체용으로서 보통은 이것을 가리킨다. 수은기압계를 사용하는 리바로치형 혈압계와 아네로이드 기압계를 사용하는 타이코스형 혈압계가 대표적인 것인데, 자기용(自記用)의 혈압계(Recklinghausen 型) 등도 있다. 모두 기압계와 만셰트(Manschette : 壓迫帶) 및 송기구(送氣球)의 3부로 되어 있다.

㉢ 골밀도 측정기(Bone Mineral Densitometer, Bone Densitometer) : 뼈의 밀도를 측정하는 기기로 측정결과는 골다공증 진단 등에 이용한다. 골밀도측정기는 방식에 따라 엑스레이(x-ray) 방식과 초음파 방식으로 분류한다.

㉣ 캡슐내시경(Capsule Endoscope; Wireless Endoscope) : 2000년 이후 새롭게 개발된 내시경으로 환자가 알약처럼 삼키면 작은 창자 속으로 들어가 의사들이 비디오 화면이나 컴퓨터 모니터를 통해 내장의 장기나 체강(體腔)의 내부를 직접 살필 수 있게 만든 캡슐 형태의 초소형 내시경이다.

㉤ 일반 내시경 : 검사에 따르는 고통과 불쾌감 등으로 인해 많은 환자들이 내시경 검사를 회피하고, 대신 약물치료를 받으려는 경우가 있는데, 캡슐내시경은 이러한 단점을 보완하고 특히 위장관 가운데 가장 긴 소장 등의 질환 진단에 이용할 목적으로 개발되었다.

5 전산화 단층 X-선 촬영장치(CT)

예 · 상 · 문 · 제

01 다음 중 인체를 여러 각도에서 투과한 X-선을 컴퓨터로 측정하고 선형주사와 회전주사로 영상을 재구성하는 의료영상기기는?

① X-선 촬영기 ② PET ③ MRI ④ CT

해설 ㉠ CT(Computed Tomography : 컴퓨터단층촬영) : 예전의 X-선 영상으로는 불가능했던 인체의 단층상을 선명한 대조도 분해능으로 나타냄으로써 의료영상의 질향상과 디지털화를 촉진시켰다. 일반촬영으로 나타낼 수 없는 신체의 단층면상을 나타내는 영상장치로 인체의 여러 각도에서 투과한 X-선을 컴퓨터로 측정하고, 인체의 단면에 대한 흡수치를 재구성하여 영상으로 나타내 주는 단층촬영기기이다.

㉡ PET(Positron Emission Tomography : 양전자단층촬영) : 방사성의약품을 혈관에 주사한 후 전신에 흡수되어 방출하는 양전자로 포도당과 같은 우리 몸의 기초 신진대사에 이용되는 물질이므로 대사과정에 이상이 있는 암이나 염증부위, 조직의 괴사부위 등을 알 수 있는 검사이다.

㉢ MRI(Magnetic Resonance Imaging : 자기공명영상법) : 자력에 의하여 발생하는 자기장을 이용하여 생체의 임의의 단층상을 얻을 수 있는 첨단의학기계, 또는 그 기계로 만든 영상법이다. MRI는 X-ray처럼 이온화 방사선이 아니므로 인체에 무해하고, 3-D 영사화가 가능하며 컴퓨터단층촬영(CT)에 비해 대조도와 해상도가 더 뛰어나다.

㉣ X-선 촬영기 : 피사체를 통과한 X-선을 피사체와 같은 크기의 필름으로 직접필름에 촬영하는 방사선촬영의 한 기법으로 현재

정답 | 53.③ 〈예상문제〉 01.④

는 피사체에 직접촬영하고 영상을 모니터로 보여주는 방법을 병행하고 있다.

02 다음 중 인체의 횡단면을 컴퓨터가 수학적 연산방식을 이용하여 영상을 재구성시켜 인체조직을 상세하고 명료하게 나타낼 수 있을 뿐만 아니라, 임의로 선택된 단면의 정보를 분석적으로 확인할 수 있게 해주어 일반 X-선 영상장치에 컴퓨터를 조합시켜 생체단층을 촬영하여 힘든 병변을 정확히 진단할 수 있는 의료기기는?

① MRI ② DSA ③ CT ④ ECT

해설 01 진단기기 – 5. 전산화 단층 X-선 촬영장치(CT)(01번 해설)

03 다음 중 X-선 장치에 컴퓨터를 조합시켜 생체의 단층을 촬영하는 영상기술은?

① 자기공명단층 촬영장치(MRI : Magnetic Resonance Image)
② X-선 촬영장치
③ CT 촬영장치(Computed Tomography)
④ PACS(영상저장전송 시스템)

해설 01 진단기기 – 5. 전산화 단층 X-선 촬영장치(CT)(01번 해설)

04 다음 중 컴퓨터단층촬영(CT) 시스템에 대한 설명은?

① 검사비가 적게 든다.
② CT는 X-선을 이용하여 직접 필름에 감광시켜 방사선 사진을 얻는 방법을 사용한다.
③ 단단한 조직에 유발하는 병의 검출에서는 정확도가 높다고 볼 수 있겠지만 연부조직에서는 효율성이 떨어진다.
④ 비침습적으로 신속 · 정확하게 검사를 시행하여 초기에 한번의 검사로 많은 정보를 얻을 수 있어 중복검사의 고통과 시간을 줄일 수 있다.

해설 CT : 검사비의 부담에도 불구하고 의료보험급여가 인정될 만큼 질병의 초기발견과 진단에 필수적인 첨단장비이다.
㉠ 환자에게 고통이나 위험 부담없이 비침습적으로 신속 · 정확하게 검사를 시행하여 초기에 한번의 검사로 많은 정보를 얻을 수 있어 중복검사의 고통과 시간을 줄일 수 있다.
㉡ 일반 X-선에서 보지 못했던 연부조직의 미세한 차이도 기록할 수 있으며, 획득한 데이터 자료를 재구성하여 3차원 영상을 만들어낼 수도 있다.
㉢ CT는 X-선을 이용하고 있지만 직접 필름에 감광시켜 얻는 일반적인 방사선 사진과는 다르다.

05 다음 중 공간해상도가 가장 높은 의학영상 시스템은?

① SPCET ② PET ③ 초음파 스캐너 ④ X-선 CT

해설 X-선 CT : CT는 인체의 한 단면 주위를 돌면서 가느다란 X-선을 투사하고, X-선이 인체를 통과하면서 감소되는 양을 측정한다. X-선이 투과된 부위의 X-선량을 컴퓨터로 분석하여 내부 장기의 밀도를 결정하고, 이를 통하여 내부의 자세한 단면을 재구성해서 영상으로 나타나게 한다.

06 다음 중 컴퓨터단층 촬영시 검사할 수 있는 사항이 아닌 것은?

① 향후 치료계획 및 예후판정
② 요추와 고관절
③ 전체적 크기 종양과 다른 부위의 구조 및 상호관계
④ 병소의 구조, 모양

해설 양광자 골밀도 측정기 : 요추와 고관절부위를 주로 측정하며, 전신골량 및 연부 체조직의 측정이 가능하다. 측정시간이 많이 걸리는 단점이 있으나 방사선노출이 적고 정밀도와 정확도가 매우 좋다.

정답 | 02.③ 03.② 04.④ 05.④ 06.②

07 다음 중 CT의 특징이 아닌 것은?

① 카메라를 이용, 물체를 투과한 X-선을 측정하기 위하여 특수 검출기들을 사용한다.
② 검출기에 측정된 검사자료는 컴퓨터로 이동되고, 복합적인 수학적 기법에 의하여 본래의 피사체에 대한 하나의 영상으로서 재구성되어 그 정보는 관찰과 사진기록을 위하여 영상표시장치에 보내어진다.
③ 신속 정확하게 검사를 시행하여 초기에 한 번의 검사로 많은 정보를 얻을 수 있기에 중복검사의 고통과 시간을 줄일 수 있다.
④ CT는 X-선을 이용하고 있어 직접 필름에 감광시켜 얻는 일반적인 방사선 사진과 같다.

해설 CT(Computed Tomography : 컴퓨터단층촬영) : 일반적인 방사선 사진과 다르다.
㉠ X-선과 컴퓨터를 이용하여 인체의 단면상을 얻는 검사방법으로 인체 조직의 밀도차이를 형상화하는 것이다.
㉡ CT는 아주 작은 인체조직의 밀도차이도 구별할 수 있어서 진단능력이 우수하여 5[mm] 정도 크기의 작은 병소도 진단이 가능하며, 암의 전이 여부도 알 수 있다.

08 다음 중 CT의 특성이 아닌 것은?

① X-선을 이용하여 영상을 촬영한다.
② 수평면뿐만 아니라 전두면과 시상면 촬영도 가능하다.
③ 각 픽셀에 대한 그레이 스케일로 표현한다.
④ 생체조직에서 흡수계수의 값을 물이 0을 기준으로 한 상대치로 나타낸다.

해설 CT : 수평면의 촬영만 가능하다. 전두면과 시상면의 촬영은 MRI의 특징이다.

09 다음 중 CT의 영상원리 4단계는?

① X-ray 생성 → 데이터 수집 → 영상구성을 위한 데이터 처리 → 영상전시
② 데이터 수집 → X-ray 생성 → 영상전시 → 영상구성을 위한 데이터 처리
③ 영상구성을 위한 데이터 처리 → X-ray 생성 → 데이터 수집 → 영상전시
④ X-ray 생성 → 영상구성을 위한 데이터 처리 → 데이터 수집 → 영상전시

해설 CT영상의 원리 4단계 : X-ray 생성 → 데이터 수집 → 영상구성을 위한 데이터 처리 → 영상전시로 이루어진다.
㉠ X-ray 생성 : X-선관 → X-ray의 흡수차를 이용한다.
㉡ 데이터 수집
ⓐ X-ray를 환자 몸을 조사하여 통과한 X-ray선의 감쇠에 관한 자료를 획득한다.
ⓑ 조사된 X-ray 강약이 검출기에 의해 전류강약으로 변환한다.
ⓒ 아날로그 신호가 디지털 신호로 변환한다.
㉢ 영상구성을 위한 데이터 처리 : 인체에 조사된 X-ray의 감쇠에 대한 자료로부터 인체 각 부위의 감쇠를 CT 번호로 변환하는 수학적 과정의 영상 재구성 과정으로 DSA에서 수집된 데이터들을 연상방법에 의하여 눈으로 볼 수 있는 영상으로 완성한다.
㉣ 영상전시 : 디지털 데이터를 아날로그 데이터로 변환하여 CRT 모니터에 전시하는 것이다.

10 다음 중 CT 구성요소가 아닌 것은?

① 계수기　② 스캐너　③ 컴퓨터　④ X-선 발생장치

해설 구성장치를 거쳐 신호를 받아 스캐닝 되고, 증폭으로 디지털로 변환되어 2차원적 배열로 모니터에 나타나게 된다.

11 다음 중 CT Number에 관한 설명이 아닌 것은?

① 뼈의 CT 번호는 500이다(확대상수 500).
② 공기의 CT 번호는 −500이다(확대상수 500).
③ 각 픽셀의 상대적 흡수계수로 계산된다.
④ 선형적 감쇠상수와 CT 번호는 비례한다.

정답 | 07.④ 08.② 09.① 10.① 11.④

해설 CT Number : 여러 생체조직에서 흡수계수의 값을 물을 0으로 한 상태값 다음 관계식에서 얻는다. $CT_{\nu mber} = 1000\frac{\mu_t - \mu_\omega}{\mu_\omega}$
여기서 μ_t 는 어떤 조직의 흡수계수, μ_ω 는 물의 흡수계수를 나타낸다. 선형적 감쇠상수와 CT 번호는 반비례한다.

12 다음 중 뼈의 CT Number는?

① −1 ② 1 ③ −5 ④ 0

해설 CT Number[Hounsfield Unit(HU)] : 여러 생체조직에서 흡수계수의 값을 물을 0으로 한 기준치로 인체 중 가장 단단한 뼈를 +1, 공기를 −1로 한 후 전체 흡수계수를 확대해서 새로운 수를 부여한 것이다. CRT상에 그레이 컬러(Gray Color)의 농담으로 나타낸다.

13 다음 중 CT번호와 선흡수계수가 맞은 것은?

① 뼈 : +500, −0.380
② 내부 연부조직 : 0, −0.190
③ 물 : +5 ~ +25, −0.200~0.192
④ 지방 : −500, −0

해설 ㉠ 내부 연부조직 : +5 ~ +25, +0.192 ~ 0.200 ㉡ 물 : 0, −0.190 ㉢ 지방 : −50, 0.171

14 다음 중 조직 간의 방사계수는?

① 근육−공기 : 0.99 ② 근육−뼈 : 0.10 ③ 지방−간 : 0.64 ④ 신장−간 : 0.018

해설 ㉠ 근육−뼈 : 0.64 ㉡ 지방−간 : 0.10 ㉢ 신장−간 : 0.006

15 다음 중 CT Scanner에서 검출기로 사용되지 않는 것은?

① 반도체 Detector
② PMT(Photo Multiplier Tube)
③ Helium Gas Detector
④ Scintillator Detector

해설 ㉠ 반도체 검출기 : 게르마늄이나 규소와 같은 반도체를 사용하여 PN 접합 등에 생기는 공간전하층에 방사선을 입사하여 그 곳에서 생기는 전자(−) 정공쌍을 이온화상자와 같은 원리로 CT의 검출에 이용한다.
㉡ PMT(광전증배관) : 아주 예민하게 빛을 감지하는 장치로써 내부적인 높은 증폭으로 인해 아주 작은 빛의 세기도 감지할 수 있는 장치로서 CT 검출기로 쓰인다.
㉢ Scintillatior Detector : 방사선이 부딪히면서 빛을 발하는 형광물질을 검출하는 장치로서 CT 검출효율이 높고, 광전효과가 크기 때문에 가장 널리 이용된다.

16 다음 중 CT 영상의 원리 4단계가 아닌 것은?

① X-ray 생성 ② 데이터 수집 ③ 영상전시 ④ DSA

해설 ㉠ X-ray 생성 ㉡ 데이터 수집 ㉢ 영상전시 ㉣ 영상구성을 위한 데이터 처리

17 다음 중 CT 장치의 세대별 원리에서 연필형 빔으로 X-선관과 대칭해서 1개의 검출기를 배치하여 체축에 90[°]로 직선운동으로 스캔하는 장치는?

① 1세대 장치 ② 2세대 장치 ③ 3세대 장치 ④ 4세대 장치

해설 ㉠ 1세대 장치 : 초기의 CT장치는 연필형 빔으로 X-선관과 대칭해서 1개의 검출기를 배치하여 제축에 90[°]로 직선운동으로 스캔하고, 그 다음 일정 각도만큼 회전하여 다시 직선으로 스캔하는 동작을 되풀이하여 180[°] 회전하는 방식이다.
㉡ 2세대 장치 : 펜슬(Pencil)형 빔 대신에 3~15[°] 내로 팬 빔을 사용하고, 검출기도 빔의 형상에 대응하여 여러 개 사용함으로써 이동과 회전의 횟수를 적게 한 방식이다.
㉢ 3세대 장치 : 전체 촬영영역을 포함할 수 있는 30~50[°]의 팬 빔과 이에 마주하여 수백 개의 검출기를 원호상으로 배열하고, 그 전체를 하나로 하여 피사체를 중심으로 360[°] 회전시켜 투명 데이터를 수집하는 장치이다. 일반적으로 강한 방사선원의

정답 | 12.② 13.① 14.① 15.③ 16.④ 17.①

접속에 의해 생기는 방사선 빔으로써 거의 확산되지 않는다.

ⓔ 4세대 장치 : 수백 수천 개의 검출기를 원주상에 배치하고, 그 내측의 원주상을 X-선관이 팬 빔을 연속으로 조사하면서 360[°] 회전하는 방식이다.

ⓜ 5세대 장치 : 전자빔 스캔 방식은 X-선관이 회전하는 기계적인 움직임을 없애고, 전자빔의 회전으로 X-선을 발생 모두 공통적으로 회전(Rotation)을 사용하고 있다.

18 다음 중 몇 세대 장치인가?

> 수백 개의 검출기를 원호상으로 배열하고, Ring Artifact를 발생시키는 CT장치, 그리고 그 전체를 하나로 하여 피사체를 중심으로 360[°] 회전시켜 투영 데이터를 수집하는 방식

① 1세대 장치 ② 2세대 장치 ③ 3세대 장치 ④ 4세대 장치

해설 01 진단기기-5. 전산화 단층 X-선 촬영장치(CT)(17번 해설)

19 다음 중 4세대 CT의 내용이 아닌 것은?

① 주사시간이 2~5[sec] 정도이다.
② 검출기의 수가 600여 개에서 1000개 정도에 달한다.
③ Pencil Beam을 이용한 주사방식이다.
④ X-선관만 360[°] 회전하여 영상을 획득하는 방식이다.

해설 01 진단기기-5. 전산화 단층 X-선 촬영장치(CT)(17번 해설)

20 다음은 CT 장치의 세대별 원리에 관한 설명이다. 몇 세대 장치인가?

> 수백 내지 수천 개의 검출기를 원주상에 배치하고, 그 내측의 원주상을 X-선관이 팬 빔을 연속으로 조사하면서 360[°] 회전하는 방식이다.

① 4세대 장치 ② 3세대 장치 ③ 2세대 장치 ④ 1세대 장치

해설 01 진단기기-5. 전산화 단층 X-선 촬영장치(CT)(17번 해설)

21 다음 중 1, 2, 3, 4세대 X-선 CT에서 공통적으로 해당되는 것은?

① Detecter(Array)가 Translation Motion을 한다.
② X-선 Tube가 Translation Motion을 한다.
③ Detecter(Array)가 Rotation Motion을 한다.
④ X-선 Tube가 Rotation Motion을 한다.

해설 01 진단기기-5. 전산화 단층 X-선 촬영장치(CT)(17번 해설)

22 다음 중 제5세대 CT의 설명은?

① 전자빔의 회전으로 X-선을 발생시킨다.
② X-선관이 팬 빔을 연속으로 조사하면서 360[°] 회전하는 방식이다.
③ 주사시간이 2~5[sec] 정도이다.
④ 검출기의 수가 600여개에서 1000개 정도에 달한다.

해설 5세대 CT

㉠ 전자빔의 회전으로 X-선이 발생한다.
㉡ 초고속 스캔이 가능하다.
㉢ 동태기능 검사나 3차원 재구성이 훨씬 양호하다.

정답 | 18.③ 19.③ 20.① 21.④ 22.①

기·출·문·제

01 다음 중 X-선이 인체 조직을 통과하면서 조직의 물리적인 특성에 의해 X-선 감쇠 특성이 달라지는 특성을 이용해서 회전주사와 선형주사로 영상을 재구성하는 의료영상기기는? (09년2회기사19번, 14년4회산업2번)

① X-선 촬영기 ② CT 촬영기
③ MRI 촬영기 ④ PET 촬영기

해설 ㉠ CT : 인체를 여러 각도에서 투과한 X-선을 컴퓨터로 측정하고 선형주사와 회전주사로 영상을 재구성하는 의료영상기기, 일반 촬영으로 나타낼 수 없는 신체의 단층면상을 나타내는 영상장치이다. 또한 인체의 여러 각도에서 투과한 X-선을 컴퓨터로 측정하고, 인체의 단면에 대한 흡수치를 재구성하여 영상으로 나타내 주는 단층촬영기기이다. 종래의 X-선 영상으로는 불가능했던 인체 단층상을 그려냄으로써 의료영상의 질향상과 디지털화를 촉진시켰다.
㉡ PET : 방사성의약품을 혈관에 주사한 후 전신에 흡수되어 방출되는 양전자를 이용하여 전신을 이때 주사 되는 방사성의약품은 포도당과 같은 우리 몸의 기초 신진대사에 이용되는 물질이므로 대사과정에 이상이 있는 암이나 염증부위, 조직의 괴사부위 등을 알 수 있는 검사이다.
㉢ MRI(자기공명영상법) : 자력에 의하여 발생하는 자기장을 이용하여 생체의 임의의 단층상을 얻을 수 있는 첨단의학기계, 또는 그 기계로 만든 영상법이다. MRI는 X-Ray처럼 이온화 방사선이 아니므로 인체에 무해하고, 3-D 영사화가 가능하며 컴퓨터 단층촬영(CT)에 비해 대조도와 해상도가 더 뛰어나다.

02 다음 중 X-선 단층촬영장치(CT)에 관한 설명이 아닌 것은? (11년4회기사11번, 15년1회기사17번, 17년4회기사4번)

① 고정된 X-선 발생장치로부터 나와 영상을 얻고자 하는 대상 물체를 투과한 X-선 검출기로 영상신호를 획득한다.
② X-선 CT 영상은 컴퓨터를 이용하여 Projection Reconstruction 알고리즘과 같은 분석적(analytic) 방법 또는 반복적(Iterative) 방법으로 재구성된다.
③ X-선 CT영상은 MRI 영상에 비해 연부조직(Softtissue)의 대조도(Contrast)가 뛰어나지 않다.
④ 환자 조직의 X-선에 대한 감쇄계수를 정규화하여 나타내는 단위로 Hounsfield 단위를 사용한다.

해설 ㉠ 엑스선 전산화 단층촬영 : 1차원으로 배열된 X-선 방출장치와 1차원으로 배열된 X-선 검출장치가 검사대상을 마주보며 회전한다.
㉡ 검사대상 조직 : X-선 방출장치로부터 X-선을 받아 일부를 흡수하고 나머지를 투과하는데, 투과된 X-선이 반대쪽에 위치한 X-선 검출장치에 도달, 기록된다. 장치는 180[°]를 회전하면서 각각의 방향마다 1차원의 X-선 흡수도 분포를 기록한다.
㉢ 컴퓨터로서 여기서 얻어진 2차원(1차원 공간과 회전각도) 영상 이미지를 역 라돈변환을 통해 2차원의 인체 영상으로 재구성한다.

03 다음 중 X-선 CT에 대한 설명이 아닌 것은? (10년4회기사20번)

① 인체에 투사된 X-선은 인체 내를 통과하면서 광전효과, 콤프톤(Compton) 산란 등에 의해 감쇄되는 원리 응용
② X-선을 여러 방향으로 물체를 투과시켜 얻어진 투영데이터들을 수학적으로 재구성하여 물체의 단면영상 획득
③ X-선 CT로 얻은 영상은 인체 내 조직의 X-선 감쇄계수 분포를 나타냄
④ 검출되는 신호의 주파수는 라디오주파수(RF)대역이며, Fourier 변환과정을 거쳐야만 영상이 재구성됨

해설 X-선 CT : x-선을 인체에 투과시켜 그 흡수 차이를 컴퓨터로 재구성하여 인체에 관한 정상 해부학적 또는 비정상 해부학적 정보를 영상정보로 나타내주는 진단방법으로 횡단면을 촬영하여 아주 작은 인체조직의 밀도 차이도 구별할 수 있어 5[mm] 크기 정도의 작은 병소도 진단이 가능하며, 인체의 어느 부위에나 검사의 적용이 가능하다.

04 다음 중 X-선 CT에 대한 설명 이 아닌 것은? (21년1회기사10번)

① 투영데이터의 총량은 회전주사수×선형주사수×회전각도가 된다.
② 투영데이터를 얻기 위해서는 선형주사와 회전주사가 필요하다.

정답 | 〈기출문제〉 01.② 02.① 03.④

③ 투영데이터 집합은 사인(sine)파 모양이 중첩된 모양을 해서 Sinogram이라고 한다.
④ 영상 알고리즘은 투영데이터에 대한 필터링과 역투영으로 이루어진다.

해설 01 진단기기 - 5. 전산화 단층 X-선 촬영장치(CT)(기출 03번 해설)

05 다음 중 CT(Computed Tomogr Aphy)에 대한 설명이 아닌 것은? (12년1회산업8번)

① CT는 X-선을 이용하여 체내의 단층영상을 보여 주는 의료기기다.
② Spiral CT는 3차원 영상을 얻기 위해 고안된 CT 이다.
③ 실제로 없는 형상이 CT 영상에 나타나는 것을 아티팩트(Artifact)라 한다.
④ CT-번호는 공기의 감쇠계수를 기준으로 조직물의 감식계수를 확대해 나타낸 값이다.

해설 ㉠ CT 번호는 물의 감쇠계수를 기준으로 하여 조직들의 감쇠계수를 확대하여서 나타낸 값이라고 할 수 있다.
㉡ 물의 CT 번호를 0, 인체조직 중 가장 감쇠계수가 큰 경골(뼈) 부분을 +500, 가장 감쇠 계수가 작은 부분인 공기부분을 -500으로 나타낸다.

06 다음 중 CT에서의 화소마다의 흡수정도를 나타내기 위하여 만들어진 단위는? (단, Hounsfield unit로 물은 0으로 한다.) (16년4회산업7번)

① CT속도 ② CT밀도 ③ CT균일도 ④ CT 넘버

해설 X-선 CT에서 각 화소의 상대적 선감약계수를 측정한 후 이 값을 물(Water)의 선감약계수와 비교하여 상대적으로 표현한 것은 CT 번호로, 계수값에 물(0)을 기준으로 인체 중 가장 단단한 뼈를 +1000, 공기를 -1000으로 조직들의 감쇠계수를 확대해서 새로운 수를 부여한 것이다. $\therefore\ CT \text{ 번호} = 1000 \times \dfrac{\mu - \mu_{water}}{\mu_{water}}$

07 다음 중 CT-번호의 단위는? (17년1회산업16번)

① [dB] ② [Ip/cm] ③ [dBm] ④ [HU]

해설 ㉠ dB : 소리의 상대적인 크기를 나타내는 단위로 소리의 세기의 비를 상용로그 취해준 값에 10을 곱한 값이다.
㉡ ip/cm : 하전입자가 단위길이당 생성하는 이온쌍수이다.
㉢ dBm(decibels above 1[milliwatt]) : [mW] 단위의 전력을 [dB] 스케일로 나타낸 단위전기 통신에서 사용되는 전력의 절대 측정단위이다.
㉣ [HU](Hounsfield Number) : 계수값에 물(0)을 기준으로 인체 중 가장 단단한 뼈를 + 1000, 공기를 - 1000으로 조직들의 감쇠계수를 확대해서 새로운 수를 부여한 것이다.
㉤ $CT \text{ 번호} = 1000 \times \dfrac{\mu - \mu_{water}}{\mu_{water}}$ 이다.

08 다음 중 CT 넘버(Number)에 대한 설명은? (11년4회기사3번)

① 공기의 CT 넘버(CT Number)는 +1000H
② 뼈의 CT 넘버(CT Number)는 -1000H
③ CT Number=1000X(물의 흡수계수 - 어떤 조직의 흡수계수) / 물의 흡수계수
④ 여러 생체조직에서 흡수계수의 값을 물을 0으로 한 상대치로서 나타낸 것

해설 여러 생체조직에서 흡수계수의 값을 물을 0으로 한 상태값으로서 일반적으로 CT Number(시티번호)라고 하며, 다음 관계식에서 얻는다.
㉠ $CT_{\nu mber} = 1{,}000\ \dfrac{\mu_T - \mu_\omega}{\mu_\omega}$ 여기서 μ_T : 어떤 조직의 흡수계수, μ_ω : 물의 흡수 계수를 나타낸다.
㉡ 선형적 감쇠상수와 CT번호는 반비례한다.

정답 | 04.① 05.④ 06.④ 07.④ 08.④

09 다음 중 CT Number에 관한 설명이 아닌 것은? (14년1회기사10번, 21년4회기사02번)

① 물의 CT Number는 0이다.
② bone의 CT Number는 1000이다.
③ 공기의 CT Number는 －1000이다.
④ X-선 CT 영상은 X-선 감쇄계수의 절대값으로 나타내며, 이 값을 CT Number라 한다.

해설 CT 번호(Hounsfield Unit , Hounsfield Number) : 물의 감쇠계수를 기준으로 한다. 따라서 물의 CT 번호는 0이다. 하나의 화소(Pixel)의 상대적 선감약계수를 측정한 후 계수값에 물(0)을 기준으로 인체 중 가장 단단한 뼈를 ＋1, 공기를 －1로 한 후 전체 흡수계수를 확대해서 새로운 수를 부여한 것을 CT 번호라고 하며, CRT상에 그레이 컬러의 농담으로 나타난다.

10 다음 중 물의 CT-번호, 경골의 CT-번호, 공기의 CT-번호 순서는? (19년1회기사05번)

CT-번호는 물의 감쇄계수를 기준으로 하여 조직들의 감쇄계수를 확대해서 나타낸 값이다.

① 0, 1000, -1000 ② -1000, 1000, 0
③ -1000, 0, 1000 ④ -1000, 100, 1000

해설 감쇠계수 : 물체의 단위 속도당 물체의 운동을 방해하려는 힘이다.
㉠ 감쇠의 종류 : 유체감쇠(점성감쇠 : Viscous Damping), 마찰감쇠(쿨롱감쇠 : Coulomb Damping), 고체감쇠(히스테리 감쇠 : Hysteric Damping)가 있다.
㉡ 감쇠계수를 해당 물체의 임계감쇠(Critical Damping)로 나눈 상대적인 비를 감쇠비(Damping Ratio)라한다.

11 다음 물의 CT-번호(Hounsfild Unit : HU)는?
(08년4회산업15번, 09년4회산업18번, 11년1회산업12번, 11년4회산업17번, 19년4회산업기사09번)

① －50 ② 0 ③ 50 ④ 100

해설 CT Number(Hounsfield Unit, HU) : 여러 생체조직에서 흡수계수의 값을 물을 0으로 한 기준치를 나타낸 것으로 인체 중 가장 단단한 뼈를 +1, 공기를 -1로 한 후 전체 흡수계수를 확대해서 새로운 수를 부여한 것을 CT 번호 또는 Hounsfield Unit이라 하며, CRT상에 Gray Color의 농담으로 나타낸다.

12 다음 중 물의 감쇠계수가 0.190[cm^{-1}]이고, 지방의 감쇠계수가 0.171[cm^{-1}]일 때, 지방의 CT-번호는?
(17년4회산업20번)

① -100 ② 100 ③ -50 ④ 50

해설 CT 번호(CT Number) : CT로 얻은 영상은 인체 내 조직의 X-선 감쇠계수 분포를 나타낸다.
㉠ X-선 CT 영상 : 감쇠계수의 절대값을 나타내는 것이 아니라 상대값을 나타내는데 하나의 화소의 상대적 선감약 계수를 측정한 후 계수값에 물(0)을 기준으로 인체 중 가장 단단한 뼈를 +1000, 공기를 -1000으로 조직들의 감쇠 계수를 확대해서 새로운 수를 부여한 것을 CT 번호(Hounsfield unit, Hounsfield Number)라고 하며, CRT상에 그레이 컬러의 농담으로 나타낸다.
㉡ CT번호$= 1000 \times \frac{\mu - \mu_{water}}{\mu_{water}}$, μ_{water} : 물의 감쇠계수, μ : 특정 화소의 감쇠계수 $1000 \times \frac{0.17-0.19}{0.19}$ = -105

13 다음 중 물의 감쇄계수가 0.190[cm^{-1}]이고, 경골의 감쇄계수가 0.380[cm^{-1}]일 때, 경골의 CT-번호(Number)는?
(18년4회기사17번)

① 50 ② 100 ③ 500 ④ 1000

해설 CT 번호$= 1000 \times \frac{\mu - \mu_{water}}{\mu_{water}}$ · μ_{water} : 물의 감쇠계수, μ : 특정 화소의 감쇠계수 $1000 \times \frac{0.38-0.19}{0.19}$ = 1000

정답 | 09.④ 10.① 11.② 12.① 13.④

14 다음 중 CT-번호(Number)가 가장 큰 것은? (12년4회기사15번, 16년1회산업11번, 20년3회기사19번)

① 나일론 ② 뼈(경골) ③ 공기 ④ 금속성 보철물

해설 CT 넘버

㉠ 양수 [HU] ㉡ 1000[HU](뼈) ㉢ 000[HU](공기) ㉣ 3000[HU](금속성 보철물)

15 다음 X-선 전산화 단층촬영(X-선 CT)의 구성요소 중 시준기(Collimator)가 하는 역할은? (11년1회기사1번, 18년4회기사19번)

① X-선 빔의 통과영역을 촬영하고자 하는 영역내로 제한한다.
② X-선 광자 중 낮은 에너지를 가진 것을 차단한다.
③ X-선 광자를 가시광선 광자로 변환한다.
④ X-선 신호를 전기신호로 변환한다.

해설 시준기 : X-선관 앞과 X-선 검출기 앞에 설치되어 있다. 시준기는 X-선 빔의 통과 영역을 촬영영역으로 국한하여 필요없는 X-선이 인체를 투과하는 것을 막고, 산란된 X-선을 차단하여 영상의 공간 해상도를 향상시키는 역할을 한다.

16 다음의 X-선 CT 성능지표 중 공간주파수별 분해능을 그래프로 표현하는 것은? (16년4회기사14번)

① 균일도 ② SNR
③ 정확도(Accuracy) ④ MTF

해설 ㉠ 균일도(Uniformity) : 영상의 균일한 정도를 나타내는 척도이다. 균일한 감쇠계수를 가진 물체를 촬영했을 때 모든 화소는 같은 CT Number값을 가져야 할 것이다. 그러나 많은 경우 균일하지 않은 화소 값을 갖는다.

㉡ SNR(Signal-to-Noise Ratio) : 수신기, 증폭기를 비롯하여 일반 전송계에서 취급하는 신호와 잡음의 에너지비이며, 신호의 품위 레벨의 척도로 SN비 라고 한다. 신호는 단독으로 존재하지 않고 대개 잡음과 섞여 있다. 그 비율을 나타내는 척도로써 SN비가 쓰인다.

㉢ MTF(Modulation Transfer Function) : 공간 해상도를 보다 엄밀히 나타낼 때 쓰이는 함수이다. 공간주파수별 분해능을 그래프로 표현한 것이다.

17 다음 중 X-선 CT 영상의 특성 중 특정 부위와 배경 사이의 CT-번호가 다를 때 얼마나 작은 CT-번호 차이를 구별할 수 있는가를 나타내는 척도는? (12년1회기사17번)

① 시야각(Field of View) ② 균일도(Uniformity)
③ 대조해상도(Contrast Resolution) ④ 공간해상도(Spatial Resolution)

해설 X-선 CT 영상의 특성

㉠ 시야각(Field of View) : 영상이 표현하는 인체 부위의 물리적 크기이다. 따라서 화소 크기(Pixel Size)와 시야각 사이 식은

$$화소크기 = \frac{시야각}{영상의\ 크기}$$

㉡ 균일도(Uniformity) : 영상의 균일한 정도를 나타내는 척도이다. 균일한 감쇠계수를 가진 물체를 촬영했을 때 모든 화소는 같은 CT number값을 가져야 할 것이다. 그러나 많은 경우 균일하지 않은 화소 값을 갖는다.

㉢ 대조해상도 : 특정 부위와 배경사이의 CT Number가 다를 때 얼마나 작은 CT Number 차이를 구별할 수 있는 가를 나타내는 척도이다.

㉣ 공간해상도(Spatial Resolution) : 얼마나 작은 부위를 영상으로 감지 할 수 있는가를 나타내는 척도이다. 일반적으로 1[P/Cm](Line Pair Per Cm)로 나타낸다.

18 다음 중 CT영상의 특성 중 얼마나 작은 부위를 영상으로 감지할 수 있는 가를 나타내는 척도는? (15년4회산업19번, 17년1회기사20번, 19년1회산업기사13번)

① 시야각(Field of View) ② 균일도(Uniformity)

정답 | 14.④ 15.① 16.④ 17.③

③ 대조 해상도(Contrast Resolution)　　　④ 공간해상도(Spatial Resolution)

해설 01 진단기기 - 5. 전산화 단층 X-선 촬영장치(CT)(기출 17번 해설)

19 다음 중 X-선 CT 영상의 특성 중 영상이 표현하는 인체 부위의 물리적 크기를 나타내는 것은? (21년4회기사07번)

① 균일도(Uniformity)　　　② 시야각(Field of View)
③ 대조해상도(Contrast Resolution)　　　④ 공간해상도(Spatial Resolution)

해설 01 진단기기 - 5. 전산화 단층 X-선 촬영장치(CT)(기출 17번 해설)

20 다음 중 CT에서 MTF(Modulation Transfer Function)가 나타내는 성능지표는? (09년4회기사5번, 11년4회기사6번)

① 선형성　　② 대조도(Contrast)　　③ 잡음성능　　④ 공간해상도

해설 ㉠ MTF(Modulation Transfer Function) : 공간해상도를 보다 엄밀히 나타낼 때 쓰이는 함수이다. 공간주파수별 분해능을 그래프로 표현한 것이다.
㉡ 대조도(Contrast) : 특정 부위와 배경사이의 CT number가 다를 때 얼마나 작은 CT Number 차이를 구별할 수 있는가를 나타내는 척도이다.
㉢ 잡음 : CT 영상의 잡음은 X-선관의 전압 및 관전류, 화소크기, 단면두께, X-선 검출기의 감도, X-선량 등 여러 요소에 의해 영향을 받는다.
㉣ 선형성 : 물질의 감쇠계수와 CT Number 사이의 선형성은 항상 정밀하게 유지되어야 한다.

6 자기공명단층촬영장치(MRI)

예 · 상 · 문 · 제

01 다음 중 이온화 전자파, 즉 에너지가 높아 물질과 상호작용을 일으켜 이온을 만들 수 있는 전자파를 사용하지 않는 의학 영상 시스템은?

① PET　　② X-선 CT　　③ 감마카메라　　④ MRI

해설 ㉠ PET(Positron Emission Tomography : 양전자방출단층) : 방사성 의약품을 혈관에 주사한 후 전신에 흡수되어 방출되는 양전자를 이용하여 전신을 촬영한다. 이때 주사되는 방사성 의약품은 포도당과 같은 우리 몸의 기초 신진대사에 이용되는 물질이므로 대사과정에 이상이 있는 암이나 염증부위, 조직의 괴사 부위 등을 알 수 있는 검사이다.
㉡ X-선 CT(Computed Tomography : 컴퓨터단층촬영) : 인체의 한 단면 주위를 돌면서 가느다란 X-선을 투사하고, X-선이 인체를 통과하면서 감소되는 양을 측정한다. X-선이 투과된 부위의 X-선량을 컴퓨터로 분석하여 내부 장기의 밀도를 결정하고, 이를 통하여 내부의 자세한 단면을 재구성해서 영상으로 나타나게 한다.
㉢ 감마 카메라(Gamma Camera) : 의료진단이나 검사용으로 쓰이는 방사선 응용기기의 일종으로 발명자인 앵거(H.Anger)의 이름을 따서 앵거카메라라고도 한다. 진단을 목적으로 체내에 투여된 방사성핵종 또는 그 화합물이 방출하는 감마선을 피검체에 고정시킨 검출기로 측정하여 체내 분포나 장기 내 분포를 기록하여 화상정보를 제공하는 장치이다.
㉣ MRI(Magnetic Resonance Imaging : 자기공명영상법) : 자력에 의하여 발생하는 자기장을 이용하여 생체의 임의의 단층상을 얻을 수 있는 첨단의학기계, 또는 그 기계로 만든 영상법이다. MRI는 X-ray처럼 이온화 방사선이 아니므로 인체에 무해하고, 3-D 영사화가 가능하며 컴퓨터단층촬영(CT)에 비해 대조도와 해상도가 더 뛰어나다.

02 다음 중 자력에 의하여 발생하는 자기장을 이용하여 생체의 임의의 단층상을 얻을 수 있는 첨단 의학기계는?

① CT　　② 내시경　　③ MRI　　④ X-ray

정답 | 18.④ 19.② 20.④ 《예상문제》 01.④ 02.③

해설 ㉠ CT : X-선과 컴퓨터를 결합하여 인체의 횡단면을 컴퓨터가 수학적 연산방식을 이용하여 영상을 재구성시켜 인체조직을 상세하고 명료하게 나타 낸다.
㉡ 내시경 : 생체 체강 내를 외과적인 수술이 아닌 가시광으로 관찰하는 기구이다.
㉢ MRI : 자력에 의하여 발생하는 자기장을 이용하여 생체의 임의의 단층상을 얻을 수 있는 첨단의학기계, 또는 그 기계로 만든 영상법이다.
㉣ X-ray : X-선을 이용하여 인체의 골격을 관찰하는 기구이다.

03 다음 의료영상 시스템 중 인체 내부조직을 비관혈적으로 관찰할 수 있고, 조직생리학적 정보를 제공하고 현대 진단의학 분야에서 X-ray, CT와 함께 질환 감별에 매우 중요한 위치를 차지하는 것은?

① CT ② PET ③ 열화상 ④ MRI

해설 MRI : 측정 원리상 넓은 임상응용 확장성과 조직의 병리학적 상태에 대한 고민감성과 기존 X-ray를 비롯한 영상장비의 방사능 노출에 따른 위험성이 없으므로 임상적용으로 점차 확대되고 있는 추세이다.

04 다음 중 X-선과 같은 전리방사선을 사용하지 않고, 고주파와 자석만을 이용하여 인체의 단면을 영상화하는 장치는?

① MRI ② 감마나이프 ③ 초음파 ④ X-선

해설 ㉠ 초음파 : 초음파 진단장치는 인체조직을 투과하는 초음파가 다른 조직의 경계면에서 반사하여 되돌아오는 반사파를 영상화하는 장치이다.
㉡ 감마나이프 : 감마광선과 나이프의 합성어로서 주로 외과적 수술이 어려운 선천성 뇌동정맥 기형, 뇌하수체 종양, 수막종, 신경초종, 전이성 뇌종양, 파킨슨병 등 뇌 질환 환자의 시술에 효과가 크다.
㉢ X-선 : 독일의 물리학자 뢴트겐에 의해 발견되었으며, 뼈와 같은 단단한 조직에 생기는 병변의 검출에는 정확도가 높지만 뇌나 복부와 같은 연질부위는 효과가 크지 않기 때문에 X-선상의 선명도를 증대시키기 위하여 혈관 조영제, 소화관 조영제를 투입하여 병변을 검출한다.

05 다음 중 MRI의 장점이 아닌 것은?

① 필요한 각도의 영상을 검사자가 선택하여 촬영할 수 있다.
② X-ray처럼 이온화 방사선이 아니므로 인체에 무해하다.
③ 관상면과 시상면 촬영 외의 모든 촬영이 가능하다.
④ 3차원 영상화가 가능하며, 컴퓨터단층촬영(CT)에 비해 대조도와 해상도가 더 뛰어나다.

해설 횡단면 촬영만이 가능한 컴퓨터단층촬영과는 달리 관상면과 시상면도 촬영할 수 있다.
㉠ 장점 : 임상응용 확장성과 조직의 병리학적 상태에 대한 고민감성과 기존 X-ray를 비롯한 영상장비의 방사능 노출에 따른 위험성이 없다.
㉡ 단점 : 검사공간이 협소하여 혼자 들어가야 하므로 중환자나 폐쇄공포증이 심한 환자는 촬영할 수 없다.

06 다음 중 MRI 시스템에 관한 설명이 아닌 것은?

① 고속 푸리에 변환을 사용하여 영상을 재구성 한다.
② 전자파의 감쇠상수를 측정한다.
③ 초전도자석을 사용하여 강한 자장이 발생한다.
④ T_1, T_2유속 등의 다양한 촬영이 가능하다.

해설 ㉠ MRI에서 측정하는 것은 각종 원자핵의 자기 모멘트의 크기를 측정하는 것이다.
㉡ T_1 이완의 평형자와 시간을 63[%] 시점에서 처음 시작한다.

07 다음 중 MRI(자기공명영상)의 특징이 아닌 것은?

① 장파장의 비전리 방사선을 사용한다.

정답 | 03.④ 04.① 05.③ 06.②

② 단파장의 전리방사선을 사용한다.
③ 해부학적 구조뿐만 아니라 분자구조의 구별도 가능하다.
④ 시상, 관상 및 횡단 등 세 평면의 입체적 영상이 가능하다.

해설 MRI의 특징
㉠ 대조 해상률이 우수하다.
㉡ 어느 단면으로도 선명한 생체의 영상이 가능하다.
㉢ 생체 분광분석이 가능하다.
㉣ 유해한 방사선이 나오지 않는다.
㉤ 혈류의 상태와 같은 기능적 정보획득 가능하다.
㉥ CT에서 뼈에서 흔히 생기는 X-선 경화인공물(Beam Hardending Artifacts)이 없다.

08 다음 중 자기공명현상과 단층촬영기술을 접합시킨 자기공명영상(MRI)의 특징이 아닌 것은?
① 인체의 모든 방향의 단층상을 볼 수 있다.
② 연부조직을 세밀하게 그려내는데 효과적이다.
③ 생리적 현상 및 신체의 각종 신진대사를 관찰할 수 있다.
④ 세포 내부의 변화까지 살릴 수 있어 해부학에서도 유효하다.

해설 MRI의 원리
㉠ 원자핵 : 평소에는 회전운동을 하고 있으나 일단 강한 자기장에 놓이면 세차운동이 일어난다.
㉡ 세차운동의 속도 : 자기장의 세기와 밀접한 관계가 있어 자기장이 셀수록 빨라진다.
㉢ 자화되어 있는 원자핵에 고주파를 가하면 고에너지 상태가 되었다가 다시 고주파를 끊으면 원래의 상태로 돌아간다.
㉣ 방출되는 에너지는 가했던 고주파와 똑같은 형태의 고주파를 방출한다.
㉤ 원자핵이 고유하게 방출되는 고주파를 예민한 안테나로 모아서 컴퓨터로 영상화한 것이 MRI이다.
㉥ 인체를 구성하는 물질의 자기적 성질을 측정하여 컴퓨터를 통하여 다시 재구성, 영상화하는 기술이다.
㉦ 인체의 모든 방향의 단층상을 볼 수 있으며, 생리적 현상 및 신체의 각종 신진대사를 관찰할 수 있다. 또한 세포 내부의 변화까지 살릴 수 있어 해부학에서도 유효하다.
㉧ MRI : X-ray처럼 이온화 방사선이 아니므로 인체에 무해하고, 3-D 영사화가 가능하며, 컴퓨터단층촬영(CT)에 비해 대조도와 해상도가 더 뛰어나다.
㉨ 장점 : 횡단면 촬영만이 가능한 CT와는 달리 관상면과 시상면도 촬영할 수 있고, 필요한 각도의 영상을 검사자가 선택하여 촬영할 수 있다.
㉩ 단점 : 검사료가 비싸며 촬영시간이 오래 걸린다. 또한 검사공간이 협소하여 혼자 들어가야 하므로 중환자나 폐쇄공포층이 심한 환자는 찍을 수 없다.
㉪ MRI 촬영 : 주로 중추신경계, 두경부, 척추와 척수 등 신경계통의 환자에게 이용되나 이용범위는 넓다.

09 다음 중 자기공명현상과 단층촬영기술을 접합시킨 자기공명영상(MRI)의 특성이 아닌 것은?
① 인체의 모든 방향의 단층상을 볼 수 있다.
② 연부조직을 세밀하게 그려내는데 효과적이다.
③ 생리적 현상 및 신체의 각종 신진대사를 관찰할 수 있다.
④ 세포 내부의 변화까지 살릴 수 있어 해부학에서도 유효하다.

해설 초음파 진단장치 : 초음파 영상은 연부조직을 세밀하게 그려내는데 효과적이며, X-선과 같은 방사선 장애가 없어 임상 각 분야에서 유용하게 사용된다.

10 다음 중 MRI에 대한 설명이 아닌 것은?
① 수소원자핵들이 무수히 많이 있을 때 자기 모멘트는 무작위 방향으로 놓이게 되므로 서로 상쇄되어 외부에서 보면 자성이 없는 것처럼 보인다.
② 자력에 의하여 발생하는 자기장을 이용하여 생체의 임의의 단층상을 얻을 수 있다.

정답 | 07.② 08.② 09.②

③ CT에 비해 대조도와 해상도가 떨어진다.
④ 이온화 방사선이 아니므로 인체에 무해하다.

해설 MRI(자기공명영상법) : 자력에 의하여 발생하는 자기장을 이용하여 생체의 임의의 단층상을 얻을 수 있는 첨단 의학기계, 또는 그 기계로 만든 영상법이다. MRI는 X-ray처럼 이온화 방사선이 아니므로 인체에 무해 하고, 3-D 영상화가 가능하며, 컴퓨터단층촬영(CT)에 비해 대조도와 해상도가 더 뛰어나다.

11 다음 중 자기공명영상(MRI)의 특성이 아닌 것은?

① 인체의 모든 방향의 단층상을 볼 수 있다.
② 연부조직을 세밀하게 그려내는데 효과적이다.
③ 생리적 현상 및 신체의 각종 신진대사를 관찰할 수 있다.
④ 세포 내부의 변화까지 살릴 수 있어 해부학에서도 유효하다.

해설 초음파 진단장치 : 초음파 영상은 연부조직을 세밀하게 그려 내는데 효과적이며, X-선과 같은 방사선 장애가 없어 임상 각 분야에서 유용하게 사용된다.

12 다음 중 MRI사용에 있어서 초전도자석을 사용하는 이유가 아닌 것은?

① 고해상도의 영상　② 높은 자장발생
③ 저가의 액체질소와 액체헬륨 공급　④ 짧은 스캔시간

해설 초전도 자석방식
㉠ 장점 : 높은 자장을 발생시킬 수 있어 영상의 고해상도, 짧은 스캔시간, 분광학, 현미경 검사 등에 많이 쓰인다.
㉡ 단점 : 주기적으로 고가의 액체질소와 액체헬륨을 공급해야 하므로 운영비가 많이 든다.

13 다음 중 MRI 시스템의 일부에 속하지 않는 것은?

① Shim 코일　② 저주파 코일
③ Electro Mechanical Transducer　④ Magnet

해설 MRI 시스템 : 정자장 장치(Magnet)와 Gradient 코일, Electro Mechanical Tranducer, RF 코일, Shim 코일 등으로 구성된다.

14 다음 중 MRI의 초전도자석의 냉각에 사용되는 냉매제는?

① 수소(H), 리튬(Li)　② 액체헬륨, 액체질소
③ 나트륨(Na), 인(P)　④ 탄소(C), 요오드(I)

해설 ㉠ 액체헬륨(Liquid Helium) : 모든 물질 중 가장 낮은 끓는점을 보이며, 감압하여 증발시키면 다시 절대 온도까지 냉각된다. 초전도 물질을 냉각하기 위해 액체헬륨을 냉각재로 사용한다.
㉡ 액체질소(Liquid Nitrogen) : MRI는 액체헬륨 내에 초전도 코일이 들어가고 그 바깥쪽은 진공상태에 있으며, 또 액체질소에 둘러싸인 보온구조로 되어있다. 액체질소가 사용되는 이유는 고가의 액체헬륨이 증발되는 것을 방지하고 냉각상태를 보호하기 위해서이다.

15 다음 중 자기공명현상을 보이는 원소 중 자기공명장치의 영상화에 사용되는 원소는?

① 황(S)　② 산소(O)　③ 수소(H)　④ 붕소(B)

해설 자기공명 현상을 보이는 원소 : 수소(H), 리튬(Li), 탄소(C), 나트륨(Na), 인(P), 요오드(I) 등이 있는데 이 중에서 자기공명영상에서 영상화하는 것은 거의 수소원자이다.

16 다음 중 MRI의 영상 파라미터가 아닌 것은?

① 단면두께　② NEX　③ 대역폭　④ 질량

정답 | 10.③ 11.② 12.③ 13.② 14.② 15.③ 16.④

해설 MRI의 영상 파라미터 : 단면의 두께, NEX, 매트릭스 크기, 대역폭, 반복시간, 반사시간이 있다.

17 다음 중 MRI 시스템 컴퓨터가 하는 일이 아닌 것은?

① pulse sequence 제어 ② 재구성 ③ user interface ④ 연산 및 압축

해설 ㉠ MRI 시스템 컴퓨터 : 인체를 구성하는 물질의 자기적 성질을 측정한 결과의 연산 및 압축을 실시하고, 이를 재구성 · 영상화한다. Pulse Sequence를 제어하는 역할을 담당한다.
㉡ User Interface : 일반 사용자들이 컴퓨터시스템 또는 프로그램에서 데이터 입력이나 동작을 제어하기 위하여 사용하는 명령어 또는 기법을 말하며, MRI 시스템 컴퓨터의 작업으로는 알맞지 않다.

18 다음 중 MRI용의 고자장을 발생시키는 초전도자석의 특징이 아닌 것은?

① 주기적인 액체헬륨의 공급으로 유지비가 많이 든다.
② 초전도 현상은 절대온도에 가까운 극저온에서 발생한다.
③ 냉매로는 액체헬륨, 액체질소 등이 이용된다.
④ 액체헬륨의 용도는 액체질소의 증발을 방지하고, 냉각상태를 유지하기 위함이다.

해설 초전도 현상 : 절대온도에 가까운 극저온에서 일어난다. 따라서 초전도 물질을 냉각하기 위해 값비싼 헬륨 액체를 냉각제로 사용하고 있다.
㉠ 액체헬륨 내에 초전도 코일이 들어가고, 그 바깥쪽은 진공상태에 있으며, 또 액체질소에 둘러싸여 있는 보온구조이다. 이 저온용기를 일반적으로 저온유지장치라 한다.
㉡ 액체질소가 사용되는 이유 : 고가의 액체헬륨이 증발되는 것을 방지하고 냉각상태를 보호하기 위해서다.
㉢ 초전도 자석방식은 주기적으로 고가의 액체질소와 액체헬륨을 공급해야 하므로 운영비가 많이 든다는 단점이 있지만, 높은 자장을 발생시킬 수 있어 영상의 고해상도와 짧은 스캔시간, 분광학, 현미경 검사 등에 많이 쓰인다.

19 다음 중 Superconductive Magnet에서 사용하는 냉매는?

① 액체수소 ② 드라이아이스 ③ 액체헬륨 ④ 액체산소

해설 Superconductive Magnet : 냉매를 사용하여 코일의 온도를 절대 온도 이하로 낮추어 전기저항을 없앤 것으로서 초전도형 자석이라 하며, 강력한 자장을 만들 수 있다. 냉매로는 액체헬륨과 액체질소를 쓴다.

20 다음 중 영상을 디지털화할 때 화소를 증가시키고 각 화소의 비트수를 많이 할 때 일어나는 현상이 아닌 것은?

① 데이터양 증가 ② 전송시 소요되는 시간 증가
③ 대조도 손실 ④ 디지털화에 따른 양자손실 감소

해설 영상을 디지털화할 때
㉠ 장점 : 화소를 증가시키고 각 화소의 비트수를 많이 하면 양자손실이 감소되고, 해상도 및 대조도가 증가한다.
㉡ 단점 : 전송시 소요시간 증가, 데이터양이 증가한다.

21 다음 중 자기파를 심장에 보내어 영상을 만드는 것으로 수술 전에 심장질환, 심장종양, 큰 혈관의 병터에 대한 정보를 얻는데 사용하는 검사는?

① EKG ② cardiac scan ③ cardiac MRI ④ angiography

해설 ㉠ EKG(Electrokardiogram, 심전도) : 심전도는 심박동과 관련된 전위를 신체 표면에서 도형으로 기록한 것이다.
㉡ Cardiac Scan(심장 스캔) : 현재의 CT장치에서는 아무리 빠른 스캔이라도 초단위의 시간이 필요하고, 그 사이의 심장의 움직임으로 인해 아무래도 심장의 CT상은 불선명해진다. 그래서 심전도를 이용해 그 어떤 일정한 시기(P파 또는 ST파)에만 스캔을 하고, 그 몇 개의 심박에 걸친 스캔의 합성으로 보다 선명한 심장상을 얻으려는 CT기구가 개발되어 있다. 이것을 심장동기 스캔이라고 한다.
㉢ Cardiac MRI(심장 자기공명영상) : 최근 기술의 발달로 빠른 시간 안에 영상을 얻어 움직이는 심장을 보다 정확하게 영상화하

정답 | 17.③ 18.④ 19.③ 20.③ 21.③

는 것이 가능해졌으며, 방사선 피폭 없이 안전하고, 연부조직을 잘 구별할 수 있는 장점이 있어 심장영상 분야에서의 이용이 빠르게 증가하고 있다.

ⓐ 심장 자기공명영상의 영화기법을 통해 심근 및 판막의 움직임을 영상화할 수 있고, 속도기록 기법을 이용하여 판막협착이나 폐쇄부전 정도를 정량화할 수 있다.

ⓑ 특히 심근경색의 있는 경우에는 조영제를 사용하여 죽은 심근조직의 위치와 두께를 정확하게 평가할 수 있어 심근경색 환자의 예후를 평가하고, 개통술 후 소생 가능성이 있는 심근을 미리 예측할 수 있는 장점이 있다.

ⓒ 심근경색 환자에서 조영제를 이용한 심근 자기공명영상(MRI)은 심근 단일광자 단층촬영(SPECT)에 비해 탁월한 공간해상도를 제공한다.

ⓡ Angiography(혈관조영술) : 혈관 조영검사는 첨단 영상장비를 이용한 혈관 검사의 일종이며, 특별히 훈련된 인터벤션 영상의학과 전문의가 피부에 3[mm] 정도 크기의 절개를 한 뒤 카테터라고 하는 2[mm] 내외의 가느다란 관을 환자의 혈관에 넣고 조영제라는 약물을 주입하여 우리 몸의 혈관(동맥, 정맥)을 X-선을 통해서 볼 수 있게 하는 검사이다.

22 다음 중 1[tesla]는 몇 [gauss]인가?

① 10[gauss] ② 100[gauss] ③ 1,000[gauss] ④ 10,000[gauss]

해설 테슬라(Tesla) : 자석주위로 힘을 내는 공간이 존재하는데 그 크기는 거리 제곱에 반비례 한다.

㉠ 이 공간을 자속밀도(자기장)라 하며, 공간 한 지점에서 자속밀도의 크기를 나타내는 국제단위[SI]가 테슬라이다.

㉡ 기호 : T를 사용하며 자속의 단위인 웨버[Wb], 거리의 단위인 미터[m]로 [Wb/m^2]로 정의된다.

㉢ 테슬라 : MKS 단위인데 작은 단위계인 CGS 단위로는 가우스[f]를 사용하며, 1T[Tesla] = 10,000[G]의 관계를 갖는다.

23 다음 중 초전도 전자석에서 초전도 현상을 만들기 위해서 사용되는 냉매는?

① 헬륨 ② 수소 ③ 질소 ④ 산소

해설 ㉠ 초전도 현상을 만들기 위해서 헬륨을 사용한다.

㉡ 초전도 현상이 일어나기 위해서는 절대온도가 4[°K] 이하여야 한다.

24 다음 중 MRI(자기공명영상)에서의 T_1시간과 T_2시간에 대한 설명은?

① T_1(스핀격자 완화시간), T_2(스핀격자 완화시간)
② T_1(스핀스핀 완화시간), T_2(스핀격자 완화시간)
③ T_1(스핀격자 완화시간), T_2(스핀스핀 완화시간)
④ T_1(스핀스핀 완화시간), T_2(스핀스핀 완화시간)

해설 ㉠ MRI에서의 핵자기공명주파수는 Larmor 주파수라고도 한다.

㉡ Larmor 주파수는 정자계와 다음과 같은 관계를 갖는다.

㉢ $\omega = rH_o$(r : 물질의 자기 모멘트에 의해 결정되는 핵종 고유상수, H_o : 자기장의 힘)이다.

㉣ T_1(스핀격자 완화시간) : 수소원자핵이 핵자기공명현상에 의해 높은 에너지 준위로 천이된 뒤 시간이 지나면 다시 원래의 평형상태로 돌아가는 현상인 스핀 격자완화가 진행되는 평균시간을 스핀 격자 완화시간이라 한다. T_1 이완에 영향을 주는 요소로는 물질의 물리적·화학적 상태, 자기장의 세기, 온도, 측정조건 등이 있다.

㉤ T_2(스핀스핀 완화시간) : 수소원자핵이 핵자기공명현상에 의해 여기되면 고주파 코일에 FID 신호를 유도한다. 이 FID 신호의 크기는 신호에 따라 지수함수적으로 감소하는데 이 감쇠상수를 스핀스핀 완화시간이라고 한다.

25 다음 중 MRI의 주요 인자가 아닌 것은?

① T_1 완화시간 ② T_2 완화시간 ③ 세차운동 ④ 해상도

해설 MRI의 주요 인자

㉠ NMR 현상

㉡ 원자핵의 이완 : T_1 이완, T_2이완

㉢ MR 펄스 시퀀스 : 포화회복법, 반전회복법, 스핀 에코법, 페스트 스핀 에코법, 그레이디언트 에코법

㉣ 영상 파라미터 : 단면두께, NEX, 매트릭스 크기, 대역폭, TR, 반사시간

정답 | 22.④ 23.① 24.③ 25.④

ⓜ 기본원리

ⓐ 스핀 ⓑ 핵자기 쌍극자(Nuclear Magnetic Moment) ⓒ 공명(Resonance)

ⓓ 세차운동(Precession) ⓔ 순자화(Net Magnetization Vector) ⓕ T_1 이완, T_2 이완

26 다음 중 원래의 종축성분이 다시 원위치하면서 다시 완전히 생성되는데 걸리는 시간으로, 통상 종축방향의 원래 자화의 63[%]까지 복귀하는데 걸리는 시간은?

① 펄스 시퀀스 ② T_1 이완시간 ③ T_2 이완시간 ④ Ep1법

해설 T_1 이완시간 : 자기장 내에 있는 원자핵들은 자기장이 없을 때와는 다른 에너지 상태를 갖게 되며, 그들이 갖고 있는 자기 모멘트는 가해준 자기장의 방향과 일치하려는 성질을 갖는다.

㉠ 일치해서 생긴 자화를 평형자화이라고 한다.

㉡ 평형을 이룬 상태에서 90[°] RF 펄스를 가하게 되면 자기장 방향(Z방향)과 수직인 면(XY평면)으로 평형자화가 회전하고, 자기장 방향에는 평균자화는 존재하지 않는다.

㉢ RF 펄스를 끊고 시간이 지나면 원래의 평형상태로 되돌아가게 된다.

㉣ 과정을 T_1 이완 또는 Spin-lattice relaxation, Longitudinal Relaxation이라 한다.

㉤ 자기장 방향으로 재자화되면서 처음상태의 63[%]의 순자화가 형성될 때까지 걸리는 시간을 T_1 이완시간이라 한다.

27 다음 중 나머지와 서로 다른 것은?

① T_1 ② T_2

③ Spin-lattice Relaxation ④ Longitidinal Relaxation

해설 01 진단기기 – 6. 자기공명단층촬영장치(MRI)(26번 해설)

28 다음 중 원자핵이 외부자장에 노출시 축을 중심으로 일정 각도 기울어져 회전운동을 하는 현상은?

① 라머 세차운동 ② 순자기화 ③ 자기공명현상 ④ 자기 모멘트

해설 ㉠ 자기공명현상 : 전자나 원자핵에 자기장을 가했을 때 이것에 대응하여 전자기파를 흡수 또는 방출하는 현상이다.

㉡ 순자기화 : 자기공명, 현상을 일으키고 자기공명신호를 발생시키는 주체이다.

㉢ 라머 세차운동 : 중심력장 속에서 운동하고 있는 전자계에 자기장을 주었을 때 각운동량의 벡터나 자기 모멘트가 자기장의 방향을 축으로 하여 행하는 세차운동이다.

㉣ 자기 모멘트 : 자기장에서 자극의 세기와 N, S 양극간 길이의 곱이다. 방향은 S극에서 N극이며, 자석의 세기를 나타낼 때 사용된다.

29 다음 중 스핀운동을 하는 원자핵이 외부자장에 노출되었을 때 팽이처럼 어떤 축을 중심으로 고깔모양을 그리면서 회전을 하게 되는데, 이러한 현상은?

① 자기 모멘트 ② 세차운동 ③ 순자기화 ④ 자기공명현상

해설 ㉠ 자기 모멘트 : 자기능률이라고도 하고 자기장에서 자극의 세기와 N, S 양극 간 길이의 곱이다.

㉡ 세차운동(Precession Motion) : 회전체의 회전축이 일정한 부동축의 둘레를 도는 현상이다.

30 다음 중 정자장 자석 내의 심코일 내부에 X, Y, Z축을 따라 나란히 설치되어 전류를 흐르게 한다. 영상을 구성하는데에 위치를 정해주는 것은?

① magnet ② gradient-coil ③ RF-coil ④ computer

해설 Gradient Coil : 정자장 자석 내의 심코일 내부에 X, Y, Z축을 따라 나란히 설치되어 전류를 흐르게 한다.

㉠ 영상을 구성하는데에 위치를 정해주며 단면 선택, 주파수 및 위상의 부호화 기능을 가지고 있다.

㉡ 레이디언트 코일 : 세 개의 그레이디언트 증폭기가 설치되어 작동시켜 주며, 자장 기울기의 크기와 변화율은 컴퓨터의 제어로 정확하게 조절된다.

정답 | 26.② 27.② 28.① 29.② 30.②

31 다음 중 gradient coil에 대한 설명이 아닌 것은?

① 선형적으로 변화하는 경사자계이다.
② 위치에 따라 다른 크기의 자기장을 발생시킨다.
③ X, Y, Z축을 중심으로 3가지 방향으로 자기장을 발생시킨다.
④ 겐트리 내부에 균일한 정자장을 형성한다.

해설 01 진단기기 - 6. 자기공명단층촬영장치(MRI)(30번 해설)

32 다음 중 MRI 시스템에서 어떤 위치에 어떤 신호가 발생되는지의 여부를 알 수 있는 부분과 공간분해능(공간적인 위치정보)을 얻기 위해 사용되는 부분은?

① Gradient 코일 ② Shielf 코일 ③ Magnet ④ RF 코일

해설 01 진단기기 - 6. 자기공명단층촬영장치(MRI)(30번 해설)

33 다음 중 gradient recalled echo MRI 영상기법과 관련이 없는 것은?

① Reading Gradient ② Excitation Rf 펄스
③ Fast Imaging Technique ④ 180[°]스핀에코 RF 펄스

해설 Gradient Recalled Echo(경사회복 에코) 영상기법 : Excitation RF 펄스(여기 RF 펄스)와 Fast Imaging Technique(고속영상기법), Reading Gradient(경사기록)와 관련이 있다.

34 다음 중 MR 펄스 시퀀스의 종류가 아닌 것은?

① 포화회복법 ② 스핀 에코법 ③ 그레이디언트 에코법 ④ 심에코법

해설 MR 펄스 시퀀스의 종류
㉠ 포화회복법 ㉡ 반전회복법 ㉢ 스핀 에코법 ㉣ 패스트 스핀 에코법 ㉤ 그레이디언트 에코법 ㉥ EPI법

35 다음 중 MR 펄스 시퀀스에서 90[°] RF 펄스를 일정 시간간격으로 반복하여 발사하고, 그 직후에 FID 신호를 포착하는 방법은?

① 반전회복법 ② 그레이디언트 에코법 ③ 포화회복법 ④ 페스트 에코법

해설 ㉠ 반전회복법 : 먼저 180[°] RF 펄스를 가해 자기장을 반대방향으로 반전시킨 다음, 일정 시간 후에 90[°] 펄스를 가하여 이로부터 FID 신호를 얻는 방법이다.
㉡ 그레이디언트 에코법 : 180[°] 고주파 대신에 자장기울기를 반전시키면 스핀 에코를 얻을 수 있는데, 이 방식을 그레이디언트 에코법(Gradient Echo)이라고 한다.
㉢ 페스트 에코법 : 스핀 에코 영상을 상대적으로 빠른 시간에 얻을 수 있다. 자기공명 영상신호를 16으로 하면 각 펄스마다 위상부호단계(Phase Encoding Step)를 얻을 수 있기 때문에 16번의 데이터를 얻게 되어 스핀 에코법보다 1/16 정도의 시간감소를 가져온다.

36 다음 MR 펄스 시퀀스 방법 중 90[°] RF 펄스를 가한 후 180[°]펄스를 주면 에코신호가 나타나는데, 이 에코신호를 포착하는 방법은?

① 스핀에코법 ② 반전회복법 ③ 그레디언트 에코법 ④ 포화회복법

해설 01 진단기기 - 6. 자기공명단층촬영장치(MRI)(35번 해설)

37 다음 자기공명영상 시스템의 구성요소 중에 MRI 신호를 수신하는 것은?

① 고주파 코일 ② 주자석 ③ 경사자계 코일 ④ shimming 코일

정답 | 31.④ 32.① 33.④ 34.④ 35.③ 36.① 37.①

해설 ㉠ 자기공명영상법(MRI) : 자력에 의하여 발생하는 자기장을 이용하여 생체의 임의의 단층상을 얻을 수 있는 첨단 의학기계 또는 그 기계로 만든 영상법이다.

ⓐ MRI의 원리 : 원자핵은 평소에는 회전운동을 하고 있으나 일단 강한 자기장에 놓이면 세차운동이 일어난다. 이 세차운동의 속도는 자기장의 세기와 밀접한 관계가 있어 자기장이 셀수록 빨라진다.

ⓑ 자화되어 있는 원자핵에 고주파를 가하면 고에너지 상태가 되었다가 다시 고주파를 끊으면 원래의 상태로 돌아간다.

ⓒ 방출되는 에너지는 가했던 고주파와 똑같은 형태의 고주파를 방출한다. 이렇게 원자핵이 고유하게 방출되는 고주파를 예민한 안테나로 모아서 컴퓨터로 영상화한 것이 MRI이다.

㉡ 고주파 코일 : 라디오, 텔레비전에 쓰이는 반송의 주파수 범위를 기준으로 삼아 사용하는 코일이다. 일반적으로는 고주파용으로 설계된 코일을 저주파에서 사용하는 경우도 있고, 그 반대의 경우도 있으나 고주파용에 알맞은 설계에 따라 만들어진 코일이다.

38 다음 중 CT와 비교한 MRI 장점이 아닌 것은?

① 조직간의 대조도가 CT보다 훨씬 우수하여 종양내부의 조직성분 특성이 감별가능하다.
② 횡단영상(Axial Image)뿐만 아니라 양질의 관상영상(Coronal Image)과 시상영상(Sagittal Image)도 자유자재로 얻을 수 있기 때문에 최근에는 두개강 내 질환이나 척추질환 등에서는 Screening 검사로도 종종 사용된다.
③ 방사선 피해가 전혀 없다.
④ 조영제 없이는 혈관 등의 영상을 얻을 수 없다.

해설 조영제 : 자기공명영상(MRI) 촬영이나 컴퓨터단층(CT) 촬영과 같은 방사선 검사 때에 조직이나 혈관을 잘 볼 수 있도록 각 조직의 X-선 흡수차를 인위적으로 크게 함으로써 영상의 대조도를 크게 해주는 약품이다. MRI의 경우 조영제 없이도 혈관 등의 영상을 얻을 수 있다.

39 다음 중 Magfinder MRI-head coil에 대한 설명이 아닌 것은?

① 폐쇄공포증을 적게 느끼도록 하기 위해서 디자인되었다.
② 자체적으로 개발한 최고 품질의 코일로 가장 정확한 영상을 보장한다.
③ 환자가 가장 편안한 상태에서 촬영에 임할 수 있도록 도와준다.
④ 인체 내부의 구석구석을 자기공명영상으로 촬영하여 질환과 이상여부를 정확하게 진단할 수 있도록 도와준다.

해설 Magfinder MRI-neck Coil : Neck 코일은 안정적이며, 균일한 영상을 제공하도록 설계되었으며, 폐쇄공포증을 적게 느끼도록 하기 위해서 디자인되었다.

40 다음 중 매그파인더 MRI 시스템의 설명은?

① 저자장 폐쇄형 영구자석 시스템이다.
② 고전력을 요구한다.
③ 자장의 세기는 0.32[Tesla]이다.
④ 저주파 코일 설계에 유리하다.

해설 매그파인더 : 저자장 개방형 영구자석 시스템으로 고전력과 냉매가 필요없는 시스템이다. 자장의 세기는 0.32[Tesla]이며, 수직으로 자장을 만들 수 있어 고주파 코일의 설계에 매우 용이하다.

41 다음 중 매그파인더 MRI의 종류가 아닌 것은?

① Magfinder MRI : 스캔 윈도우
② Magfinder MRI : 암스 코일
③ Magfinder MRI : 숄더 코일
④ Magfinder MRI : 익스트레미티 코일

해설 종류 : Magfinder MRI MR촬영을 수행하고 각종 정보들을 관리, 저장 출력을 할 수 있는 스캔 윈도우이다.

㉠ 업그레이드 용이, 다양한 펄스 시퀀스를 제공하는 이미지뷰 윈도우이다.
㉡ 자기공명 영상촬영의 헤드 코일, 폐쇄공포증을 적게 느끼게 설계된 넥 코일이 있다.
㉢ 숄더 코일, 바디 코일, 리스트 코일, 익스트레미티 코일 등이 있다.

정답 | 38.④ 39.① 40.③ 41.②

42 다음 중 핵자기공명주파수가 127[MHz]일 때 이 MRI 시스템에 사용된 자석의 세기는?

① 1[Tesla] ② 1.5[Tesla] ③ 2[Tesla] ④ 3[Tesla]

해설 핵자기공명현상

㉠ 1H의 스핀은 1/2이며 가능한 스핀 상태는 $m = \pm 1/2$이다. 이와 같이 상태는 다르지만 에너지 값은 같은 경우를 중첩되어 있다.

㉡ 열평형상태에서 이 둘의 분포(Population)가 같지만 원자핵에 자기장을 가하면 중첩상태가 깨져 방향이 바뀌고, 에너지 값에 미소한 차이가 생겨 갈라짐(Energy Splitting)이 생긴다. 여기에 자기장 방향에 수직한 교류전기장을 가하면 섭동(Perturbation)현상이 발생한다. 이때 특정 한 진동수의 전자기파가 준위 간의 에너지 차에 들어맞으면 공명흡수가 일어난다.

㉢ 보통 공명주파수는 수 [MHz](메가헤르츠)에서 수십 [MHz]의 범위에 들어가며 이 공명흡수가 NMR에 감지된다.

㉣ 핵자기공명주파수 : 자석의 세기에 비례하는데 이 비례상수를 Gyromagneticratio라 한다. 수소원자의 경우 비례상수는 약 42[MHz/Tesla]이다.

43 다음 중 NMR현상에서 Larmor 주파수에 관한 설명은?

① 자장의 세기에 반비례 ② 자장의 세기에 비례
③ RF주파수에 반비례 ④ Gradient에 반비례

해설 Larmor 주파수 : 원자핵에 따른 특정수치를 가지며 외부 자장강도에 비례하여 변화한다. Larmor 세차운동을 하는 원자핵에 자기장 H의 방향과 직각인 방향으로 Larmor 주파수와 동일한 주파수 RF-공진주파수의 고주파를 가하면 원자핵은 고주파 에너지를 흡수하여 높은 에너지 상태(공명흡수)로 된다.

44 다음 중 X-ray 촬영장치로서 TV모니터를 통해 수술을 순간순간 보고 싶을 때 연속적으로 진행과정을 볼 수 있어 정확성과 시간단축을 할 수 있는 정형외과 골절수술에 사용되는 영상증폭장치는?

① DITI ② CR ③ CT ④ MRI

해설 ㉠ DITI(Digital Infrared Thermal Imaging, 컴퓨터 적외선 열영상 진단기) 적외선 전신체열 촬영기 또는 방사선 영상증폭장치라고 한다. Infrared는 '적외선의' 뜻이 있다.

㉡ CR(Computer Radiography, 컴퓨터 방사선촬영장치) : Radiology는 방사선이다.

㉢ CT(Computer Tomography, Tomo는 단층촬영장치) : CT는 컴퓨터단층촬영장치이다.

㉣ MRI(Magnetic Resonance Imaging) : 자력에 의하여 발생하는 자기장을 이용하여 생체의 임의의 단층상을 얻을 수 있는 첨단의학기계, 또는 그 기계로 만든 영상법이다.

기 · 출 · 문 · 제

01 다음 성질에서 출발하여 의료영상을 얻는 기기는? (09년2회기사9번, 12년4회산업17번)

> 수소원자핵들이 무수히 많이 있을 때 자기 모멘트는 무작위 방향으로 놓이게 되므로 서로 상쇄되어 외부에서 보면 자성이 없는 것처럼 보인다.

① CT ② MRI ③ Ultra-Sonograph ④ PET

해설 ㉠ CT : 일반촬영으로 나타낼 수 없는 신체의 단층면상을 나타내는 영상장치로 인체의 여러 각도에서 투과한 X-선을 컴퓨터로 측정하고, 인체의 단면에 대한 흡수치를 재구성하여 영상으로 나타내 주는 단층촬영기기이다.

㉡ PET : 방사성의약품을 혈관에 주사한 후 전신에 흡수되어 방출되는 양전자를 이용하여 전신에 주사되는 방사성의약품은 포도당과 같은 우리 몸의 기초 신진대사에 이용되는 물질이므로 대사과정에 이상이 있는 암이나 염증부위, 조직의 괴사부위 등을 알 수 있는 검사이다.

정답 | 42.④ 43.② 44.① 〈기출문제〉 01.②

ⓒ MRI(자기공명영상법) : 자력에 의하여 발생하는 자기장을 이용하여 생체의 임의의 단층상을 얻을 수 있는 첨단의학기계, 또는 그 기계로 만든 영상법이다. MRI는 X-ray처럼 이온화 방사선이 아니므로 인체에 무해하고, 3-D 영상화가 가능하며 컴퓨터단층촬영(CT)에 비해 대조도와 해상도가 더 뛰어나다.

02 다음 중 MRI에 관한 설명은? (17년4회기사11번)

① Larmor주파수는 자장의 세기에 반비례하고 RF주파수에 비례한다.
② 정자기장의 비균질성을 부분적으로 수정하기 위해 shim코일을 사용한다.
③ 고자기장 발생을 위해 초전도자석을 이용하며, 정기적으로 Quenching할 필요가 있다.
④ 음영도의 결정요소로 수소원자의 자기회전비, 수소원자핵의 밀도, 수소원자핵의 이완시간 등이 있다.

해설 자기공명영상(MRI) : 자기장을 발생하는 커다란 자석통 속에 인체를 들어가게 한 후 고주파를 발생시켜 신체부위에 있는 수소원자핵을 공명시켜 각 조직에서 나오는 신호의 차이를 측정하여 컴퓨터를 통해 재구성하여 영상화하는 기술이다.
ⓐ 자석으로 구성된 장치에서 인체에 고주파를 쏘아 인체에서 메아리와 같은 신호가 발산되면 이를 되받아서 디지털 정보로 변환하여 영상화하는 것이다.
ⓑ 인체에 해가 없는 자기장과 비전리 방사선인 라디오 고주파를 이용해 조영제 없이도 CT에 비해 체내 연부조직의 대조도가 뛰어나며 수소원자핵을 함유한 조직의 생화학적 특성에 관한 정보를 얻을 수 있다.

03 다음 중 자기공명영상(Magnetic Resonance Imaging : MRI)의 특징이 아닌 것은? (19년1회기사02번)

① 해부학적 정보뿐만 아니라 조직의 기능 및 물질대사 정보를 지닌 영상을 얻을 수 있다.
② 다른 영상장비에 비해 대조도에 영향을 주는 변수가 매우 적다.
③ 연부조직(Soft tissue)에 대한 대조도가 X- 선CT 에 비해 높다.
④ 임의의 단면(Slice) 방향을 갖는 MR 영상을 얻을 수 있다.

해설 자기공명 영상장치
ⓐ 사람을 큰 자석 속에 넣고 강한 자기장과 라디오 주파수의 전자기파를 사용하여 인체 내의 원자의 분포와 다른 원자와의 결합상태를 알려 주는 신호를 받아 컴퓨터로 처리하여 단면영상을 만든다.
ⓑ X-선 단층촬영에 비하여 조직간의 구별 능력이 탁월하며, X-선에 의한 부작용이 없고, 진단능력이 뛰어나다. 반면 값이 비싸고, 검사시간이 다소 오래 걸리며, 호흡이나 장운동에 영향을 받는 단점이 있다.
ⓒ 긴 터널 같은 자석 속에 들어가야 하므로 폐쇄 공포증이 있는 환자나 자성을 갖는 금속성 물질을 뇌안, 안구, 심장 내에 갖고 있는 환자에게는 사용할 수 없다.

04 다음 중 기능적 MRI(fMRI)에 관한 설명이 아닌 것은? (11년1회기사4번)

① 혈액 내 산소포화도에 따라 자화율이 변하는 현상을 이용한다.
② EPI와 같은 고속영상법을 사용한다.
③ Oxyhemoglobin은 상자성 성질을, Deoxyhemoglobin은 반자성 성질을 갖는 것을 이용한다.
④ 뇌의 활동을 보기 위해 통계적 영상처리기법을 활용한다.

해설 ⓐ 자기공명영상으로 촬영하는 일반적인 조직들은 반자성 성질을 갖는데 반자성 조직주위에 상자성 성질을 갖는 물질이 있으면 자화율의 불균일성에 의해 자장 강도의 불균일성이야기된다. 즉 혈액에 존재하는 상자성의 환원헤모글로빈은 반자성 성질을 갖는 주변 조직들과 인접했을 때 자화율 차이에 의하여 자장의 불균일성을 야기한다.
ⓑ 뇌에서 활동을 하는 부분은 활동을 하지 않는 부위에 비해 산소를 더 많이 쓴다. 따라서 그 부위에는 혈액공급량이 일시적으로 증가하며 그 부위의 자성이 일시적으로 바뀌는 것이다. 이 자성 변화에 의해 활동부위의 MRI 신호크기는 2~4[%] 정도 바뀌게 된다. 뇌가 정해진 틀에 따라 활동하게 하면서, 즉 뇌에 적절한 자극을 주면서 MRI 영상을 계속 얻으면 활동이 없는 부위의 화소값은 일정한 값을 갖지만 활동이 있는 부위는 화소값이 바뀌게 된다.

05 다음 중 MRI 장비에 대한 설명이 아닌 것은? (09년4회산업8번)

① 장비 가격이 비싸다.

정답 | 02.② 03.② 04.③

② 촬영중 움직이면 영상의 질이 나빠진다.
③ 중환자나 철제의 체내의 의료재료가 있는 환자 및 심장박동기 등의 의료기기가 반드시 필요한 경우 촬영하기 힘들다.
④ 각 방향의 단면상(Sectional Image)촬영이 불가능하다.

해설 MRI(자기공명영상법) : 자력에 의하여 발생하는 자기장을 이용하여 생체의 임의의 단층상을 얻을 수 있는 첨단의학기계 또는 그 기계로 만든 영상법이다. MRI는 X-ray처럼 이온화 방사선이 아니므로 인체에 무해하고, 3-D 영상화가 가능하며 컴퓨터단층촬영(CT)에 비해 대조도와 해상도가 더 뛰어나다.

06 다음 중 자기공명영상시스템(MRI)의 구성요소가 아닌 것은? (13년4회산업19번,)

① 시준기 ② 고주파코일 ③ 스펙트로미터 ④ 열교환기

해설 ㉠ 시준기 : 평행광선을 형성시키기 위한 광학장치이다. 주로 광학장치의 테스트나 조정에 사용된다. 종류에는 굴절식과 반사식이 있으며, 천문학에서는 시준의라고도 한다.
㉡ 고주파 코일 : 고주파 코일의 감도특성은 자기공명영상의 신호 대 잡음비를 좌우하므로 잡음이 적은 영상을 얻기 위해서는 고감도의 고주파 코일이 필수적이다.
㉢ 스펙트로미터 : MRI를 가동하기 위해 필요한 고주파 펄스, 경자자계 펄스 파형을 합성하고 수신한 자기공명신호를 처리하여 영상을 구성하는 주제어 장치이다.

07 다음 중 MRI 영상으로부터 얻을 수 없는 생체정보는? (11년1회기사19번, 14년1회기사11번)

① 수소원자 밀도 ② 스핀격자 완화시간 ③ 스핀스핀 완화시간 ④ 동위원소 밀도

해설 ㉠ 자기공명영상(MRI) 시스템 : 자력에 의하여 발생하는 자기장을 이용하여 생체의 임의의 단층상을 얻을 수 있는 첨단의학기계, 또는 그 기계로 만든 영상법, 원자핵은 평소에는 회전운동을 하고 있으나 일단 강한 자기장에 놓이면 세차운동이 일어난다.
㉡ 원자핵 : 평소에는 회전운동을 하고 있으나 일단 강한 자기장에 놓이면 세차운동이 일어난다. 세차운동의 속도는 자기장의 세기와 밀접한 관계가 있어 자기장이 셀수록 빨라진다. 이렇게 자화되어 있는 원자핵에 고주파를 가하면 고에너지 상태가 되었다.
㉢ 경사자계 코일 : 스핀의 위치를 알기 위해 공간적으로 서로 다른 크기의 자계를 인가해 준다.

08 다음 중 MRI영상의 음영도를 결정하는 중요한 요소가 아닌 것은? (13년1회산업6번)

① 수소원자핵의 밀도 ② 수소원자의 자기회전비
③ T_1 이완시간 ④ T_2 이완시간

해설 MRI의 영상음영도를 결정하는 Parameter : Spin Density와 T1 Relaxation Time(T1 이완시간), T2 Relaxation Time(T2 이완시간)이 있으며, 질량은 결정요소가 아니다.

09 다음 중 MRI(Magnetic Resonance Imaging)의 영상변수가 아닌 것은? (13년1회기사4번, 20년3회기사11번)

① 스핀스핀 완화시간(T_2) ② 스핀격자 완화시간(T_1)
③ 수소밀도 ④ 전자밀도

해설 ㉠ 자기공명영상(MRI) 시스템 : 자력에 의하여 발생하는 자기장을 이용하여 생체의 임의의 단층상을 얻을 수 있는 첨단의학기계, 또는 그 기계로 만든 영상법이다.
ⓐ 원자핵은 평소에는 회전운동을 하고 있으나 일단 강한 자기장에 놓이면 세차운동이 일어난다.
ⓑ 세차운동의 속도는 자기장의 세기와 밀접한 관계가 있어 자기장이 셀수록 빨라진다.
ⓒ 자화되어 있는 원자핵에 고주파를 가하면 고에너지 상태가 되었다가, 다시 고주파를 끊으면 원래의 상태로 돌아간다.
㉡ 전자밀도 : X-선 영상기기의 영상변수이다.

10 다음 중 MRI에서 고주파 펄스를 인가하고 난 뒤 핵자기 공명신호를 수집하기까지 기다리는 시간은? (18년1회산업7번)

① 반복시간 TR ② 에코시간 TE

정답 | 05.④ 06.① 07.④ 08.② 09.④

③ 스핀스핀완화시간 T_2 ④ 스핀격자완화시간 T_1

해설 01 진단기기 – 6. 자기공명단층촬영장치(MRI)(기출 09번 해설)

11 다음 중 자기공명영상장치(MRI)시스템의 구성요소 중 주자석(초전도전자석)의 자계 균일도를 높이기 위해 추가적으로 사용되는 코일은? (09년2회기사15번, 11년1회산업17번, 14년1회산업5번, 14년1회기사9번)

① Choke Coil ② Gradient Coil ③ Rf Coil ④ Shimming Coil

해설 ㉠ Gradient Coil : 경사자계 코일이라고 한다. 자장 그레이디언트는 영상을 구성하는데에 위치를 정해 주며 단면 선택, 주파수 및 위상의 부호화 기능을 가지고 있다.

ⓐ 위치에 따라 다른 크기의 자기장을 발생시키며 X, Y, Z축을 중심으로 3가지 방향으로 자기장을 발생시킨다.

ⓑ 그레이디언트 코일은 선형적을 변화하는 경사자계이기도 하다(정자장 자석 내의 심코일 내부에 X, Y, Z축을 따라 나란히 설치되어 전류를 흐르게 한다).

㉡ Shinmming Coil : 열 개 정도로 구성되고, 각각의 코일에 흐르는 전류의 양을 조절하여 MRI의 자계균일도를 높일 수 있는 코일, 양질의 자기공명영상을 얻기 위해서는 매우 좋은 자계의 균일도가 요구된다.

ⓐ 일반적으로 초전도전자석은 솔레노이드 코일로 만들어져 자계의 균일도가 매우 양호하다.

ⓑ 자계의 균일도를 더 높이기 위해 추가적으로 쓰이는 코일을 Shimming Coil이라 한다.

㉢ RF(Radio Frequency : 라디오주파수)코일(고주파 코일) : 자기공명영상에서 원자핵 스핀을 여기하고, 여기된 스핀이 평형 상태로 회귀하면서 발생하는 고주파의 발신과 생체에서의 MR 신호를 수신하기 위한 코일이다.

ⓐ 자기공명영상에서 원자핵 스핀을 여기하고, 여기된 스핀이 평형상태로 회구하면서 발생하는 FID신호를 감지하는 장치가 고주파 코일이다.

ⓑ 고주파 코일의 감도 특성은 자기공명영상의 신호 대 잡음비를 좌우하므로 잡음이 적은 영상을 얻기 위해서 고주파 코일을 쓴다.

㉣ Choke Coil : 높은 주파수의 전류와 교류전류의 통과를 막거나 제한하기 위한 코일, 고주파 전류에 쓰이는 공심의 고주파 초크 코일과 저주파 전류에 쓰이는 철심의 저주파 초크코일이 있다.

12 다음 MRI 영상장치의 구성요소 중 정자기장의 비균질성을 부분적으로 수정하기 위해 사용되는 것은? (09년4회산업16번, 11년4회산업16번)

① RF코일 ② Gradient코일 ③ 초전도자석 ④ Shim코일

해설 01 진단기기 – 6. 자기공명단층촬영장치(MRI)(기출 11번 해설)

13 다음 중 MRI에서 고주파 발신과 생체로 부터의 MR신호를 수신하기 위한 코일은? (09년4회기사3번, 11년4회기사9번, 16년1회산업6번, 19년4회기사20번)

① RF coil ② Shim coil ③ Gradient coil ④ Magnet coil

해설 Super Conductor 코일 : 초전도체 코일은 전기저항이 없기 때문에 발열에 의한 전기손실이 없다. 그러므로 초전도 현상이 일어나는 물질로 고리를 만들어 전류를 흘리면 소모없이 영구자기장을 만들어 낼 수 있다. 영구자기장이 만들어지는 만큼 보통의 전자석과는 달리 강력한 자기장을 만들어 내는 것이 가능하다.

14 다음 중 MRI영상화에 이용되는 원소는? (16년4회기사20번)

① 1H, Proton ② 1H, Neutron ③ 1H, Electron ④ 1H, Deuteron

해설 자기공명현상을 보이는 원소 : H(수소), Li(리튬), C(탄소), Na(나트륨), P(인), I(요오드)

15 다음 중 MRI 시스템에서 자장의 세기가 3[Tesla]이면 수소원자의 Larmor 주파수는? (12년1회기사14번)

① 약 32[MHz] ② 약 64[MHz] ③ 약 128[MHz] ④ 약 256[MHz]

해설 MRI(핵자기공명현상) : 핵자기공명주파수를 Larmor 주파수라고도 한다. Lamor 주파수는 정자계와 다음과 같은 관계를 갖는

정답 | 10.② 11.④ 12.④ 13.① 14.① 15.③

다. 수소원자의 gyromagnetic ratio는 42.58[MHz/Tesla]이다. 이에 따라 3[Tesla]의 자계에서 수소원자의 핵자기공명주파수는 127.7[MHz]가 될 것이다.

$w_o = r B_o$	r = Gyromagnetic ratio B_o : Magnetic field Strength

[참조] MRI시스템 자장의 세기 : 자성의 세기는 T(Tesla)이다. 일반적으로 자장의 세기가 클수록 더욱 세밀한 영상을 얻게 된다. 현재 시판되고 있는 MRI 기계의 자석의 세기는 0.15[T]에서부터 3[T]까지이다. 자기장의 세기가 높을 수록 좋은 영상을 얻을 수 있기에, 같은 가격이면 자기장의 세기가 큰 기계로 촬영하는 것이 진단의 정확성을 높일 수 있다.

16 다음 중 핵자기공명(Nuclear Magnetic Resonance : NMR) 현상이 나타 나지 않는 원소는?
(08년4회산업16번, 12년1회산업12번, 13년1회산 업3번)

① 탄소(C) ② 수소(H) ③ 인(P) ④ 산소(O)

해설 ㉠ 핵자기공명현상을 보이는 원소 : H(수소), Li(리튬), C(탄소), Na(나트륨), P(인), I(요오드) 등이 있는데, 이 중 H 원자가 인체 내에 가장 많이 있으므로 자기공명영상은 주로 H 원자를 대상으로 한다.

㉡ 핵자기공명현상 : 자기장 내에서 원자핵의 자기모멘트에 특정한 외부의 에너지가 작용하여 그 에너지를 흡수하고 다른 에너지 준위로 전이하는 현상 또는 이를 이용한 분광법이다.

ⓐ 보통 NMR이라고도 한다. 물질의 특성분석에서 의학분야까지 널리 이용되고 있다. 원자가 자기장 내에 놓이면 원자핵의 스핀에 의해 에너지가 제만준위로 나뉘고, 이 준위 사이에서 공명한다.

ⓑ 현재 MRI는 생체조직에 가장 많이 포함되어 있고, 영상화에 있어서 감도가 높기 때문에 수소원자핵이 주로 이용되고 있다. 수소나 탄소 등과 같이 총 스핀양자수가 0이 아닌 경우에는 자화율을 가지며, 바로 이 성질에서 핵자기 공명현상이 비롯된다.

17 다음 중 0.5테슬라(Tesla)의 자계에서 수소원자핵의 핵자기공명현상을 위해 외부에서 가해 주는 고주파에너지의 주파수는? (단, 수소원자의 자기회전비(Gyromagnetic Ratio)는 42.58 [MHz/Tesla]) (10년4회산업12번)

① 21.29[MHz] ② 42.58[MHz] ③ 63.87[MHz] ④ 85.16[MHz]

해설 자계에서의 고주파에너지 주파수 : 자기회전비 × 자계비 = 42.58 × 0.5 = 21.29 [MHz]

18 다음 수소원자의 자기회전비율(Gyromagnetic Ratio)은 42.58[MHz/T]이다. 2[T] 자계에서 수소원자의 라모 주파수(Larmor Frequency)는? (17년1회산업10번)

① 21.29[MHz] ② 63.87[MHz] ③ 85.16[MHz] ④ 127.74[MHz]

해설 42.58[MHz/T] × 2[T] = 85.16[MHz]

㉠ 라머주파수(Larmor Frequency)

ⓐ 자기모멘트를 가진 입자에 자기장을 걸면 자기모멘트는 자기장의 방향을 축으로 하여 일정 주파수로 회전운동을 한다. 이것을 라머세차운동이라 하고, 이 때의 주파수를 라머주파수라고 한다.

ⓑ 전자(電子)의 궤도운동(軌道運動)에 의한 자기모멘트의 경우, 이 주파수는 eB/4[πmc]([e] : 기본전하량, [m] : 전자의 질량, [c] : 광속도, [B] : 자기력선속밀도)가 된다.

㉡ 자기회전비(gyromagnetic ratio) : 전자계(電子系)입자 또는 입자계가 궤도운동 또는 스핀에 의한 각 운동량 J를 가질 때 그것에 수반하는 자기모멘트 μ가 존재한다.

ⓐ 자기모멘트와 각 운동량과의 비를 자기회전비 γ 자기 각(角)운동량비라 하면 다음과 같은 식으로 주어진다.

ⓑ $\gamma = \frac{\mu}{J} = \frac{\mu_{0e}}{2m} g'$, 여기서 e는 전자의 전하, m은 질량 μ0는 진공의 투자기율이며, g′를 자기회전비라 한다.

19 다음 중 1.5[T]의 자장세기를 갖는 MRI 장치에서 수소원자핵(Proton)의 세차 주파수는 약 얼마인가? [단, 자장 세기와 원자핵의 세차 주파수 사이의 비례상수 (γ=gyromagnetic ratio)는 42.58[MHz/T]이다.)] (18년1회기사4번)

① 128[MHz] ② 64[MHz] ③ 47[MHz] ④ 1.5[MHz]

해설 자계에서의 고주파에너지 주파수 : 자기회전비 × 자계비 = 42.58 × 1.5 = 63.87[MHz]

정답 | 16.④ 17.① 18.③ 19.②

20 다음 중 MRI를 이루는 구성요소 중 서로 다른 위치에 있는 핵스핀의 주파수나 위상을 다르게 하여 핵스핀의 위치정보를 분별하게 하는 것은? (15년1회산업15번)

① 고주파 코일 ② 주자석 ③ 경사자계 코일 ④ Shimming 코일

해설 자기공명영상(MRI) 시스템 : 자력에 의하여 발생하는 자기장을 이용하여 생체의 임의의 단층상을 얻을 수 있는 첨단의학기계 또는 그 기계로 만든 영상법이다.

㉠ 원자핵 : 평소에는 회전운동을 하고 있으나 일단 강한 자기장에 놓이면 세차운동이 일어난다. 세차운동의 속도는 자기장의 세기와 밀접한 관계가 있어 자기장이 셀수록 빨라진다. 이렇게 자화되어 있는 원자핵에 고주파를 가하면 고에너지 상태가 되었다가 다시 고주파를 끊으면 원래의 상태로 돌아간다.

㉡ 경사자계 코일 : 스핀의 위치를 알기 위해 공간적으로 서로 다른 크기의 자계를 인가해 준다.

21 다음 중 MRI의 Quenching 현상과 관련 없는 사항은? (18년1회기사11번)

① 다량의 열 발생 ② 초전도체의 용해 ③ 액체질소의 고화 ④ 초전도체의 상전도화

해설 01 진단기기 - 6. 자기공명단층촬영장치(MRI)(기출 20번 해설)

22 다음 중 MRI의 자석물체인 초전도체에 Quenching이 발생하는 경우 나타나는 현상이 아닌 것은? (18년1회산업8번)

① 초전도 상태에서 상전도 상태로 변한다. ② 초전도체 물질에 열이 발생한다.
③ 초전도 자석의 전기저항이 감소한다. ④ 냉각제가 증발되는 손실이 발생한다.

해설 01 진단기기 - 6. 자기공명단층촬영장치(MRI)(기출 20번 해설)

23 다음 중 MRI는 어떤 성질을 영상화한 것인가? (18년4회산업17번)

① 초음파의 반사강도 ② 적외선의 반사량 ③ X-선의 흡수량 ④ 핵자기공명주파수

해설 핵자기공명주파수 : 자석의 세기에 비례하는데 이 비례상수를 Gyromagneticratio라 한다. 수소원자의 경우 비례상수는 약 42[MHz/Tesla]이다.

24 핵의학 영상장치에서 트랜지스터나 진공관을 이용할때보다 훨씬 잡음이 적으므로 미약한 빛을 검출할 때 사용되는 것은? (13년1회기사1번, 17년1회기사15번)

① 가이거 - 뮐러 카운터(Gm counter) ② NaI 섬광 검출기
③ 광전자증배관(Photomultiplier) ④ 시준기(Collimator)

해설 ㉠ 가이거-뮐러 카운터(GM Counter) : 방사선을 측정할 수 있는 관이다. 측정단위는 CPS(Count Per Second), 즉 방사능 입자 하나하나를 셀 수 있다. 또한 가스 증폭률을 매우 크게 한 기체전리형 방사선 검출기이다.

ⓐ GM 계수관 또는 GM카운터라고 하는 계수가스는 아르곤이나 헬륨을 주성분으로 한다. 음극은 원통형으로서 양극은 가는 심선을 사용한다.

ⓑ γ선, x-선, β선의 검출에 사용된다. β선 검출용은 원통 단면의 한쪽을 얇은 막으로 만들어 입사창(入射窓)으로 한다. 증폭률이 높기 때문에 계수에 의한 방전은 양극 전체로 퍼지고, 최초에 생긴 전자로 이온쌍에 관계없이 일정한 출력 펄스를 생성한다.

ⓒ 다수의 양이온이 만들어지기 때문에 그것이 음극에 도달하여 2차 전자를 방출하고, 그 때문에 방사선의 입사가 없는데도 다음의 방전을 일으킬 가능성이 높다.

ⓓ 이 현상을 제거하기 위해서 양극전압을 일정시간 낮게 해주는 방법(외부소멸)과 계수 가스에 에틸 알코올 증기 또는 할로겐 가스를 10[%] 정도 혼입시켜 2차 전자방출을 방지하는 방법(내부소멸)이 있다.

㉡ NaI 섬광 검출기 : 밀폐로 인해 투과력이 약한 알파, 베타 또는 연질 X-선 측정에는 적절하지 않으며, 통상 감마선이나 중 · 경질의 X-선 측정에 이용된다.

㉢ 광전자증배관(Photomultiplier) : 주로 가시광선을 검출하는 진공관으로 2차전자의 방출을 이용하여 미소한 광전자의 전자류를 증폭하는데에 쓰인다.

ⓐ 트랜지스터나 진공관을 이용할 때보다 훨씬 잡음이 적으므로 미약한 빛을 검출할 때 쓰인다.

정답 | 20.③ 21.③ 22.③ 23.④ 24.③

ⓑ 전자를 고체표면에 충돌시키면 충돌한 전자 자체의 반사 외에 충돌한 전자로부터 고체 내의 전자에 에너지가 주어져 새로 고체 내의 전자가 표면으로부터 튀어나오는 현상을 2차전자방출 이라고 하는데, 이 현상을 이용해서 미소한 광전자류를 증폭하는 전자관이다. 2차전자증배관이라고도 한다.

㉣ 시준기(Collimator) : 입사광선이나 입사입자의 줄기를 평행하게 만들어 주는 장치이다.

ⓐ 평행광선을 형성시키기 위한 광학장치이다.

ⓑ 주로 광학장치의 테스트나 조정에 사용된다.

ⓒ 종류에는 굴절식과 반사식이 있으며, 천문학에서는 시준의라고도 한다.

ⓓ 주로 광학장치의 테스트나 조정, 시준축의 위치측정 등에 사용된다. 굴절식과 반사식이 있으며, 천문학에서는 시준의(視準儀)라고도 한다.

㉤ 섬광계수기(Scintillation Counter) : 방사선 측정 계수관의 일종이다.

ⓐ 방사선의 들뜸작용으로 물질이 일으키는 발광(Scintillation)을 광전자증 배관에 의해 전류로 변환시켜 전기적 충격으로서 검출하고, 방사선량과 에너지의 분포를 계측한다.

ⓑ 섬광체로서는 고체, 액체, 기체가 있다. 핵의학 진단검사, 생물 · 화학실험에 사용하는 감마계수기는 γ선용의 고체섬광기(예 탈륨활성화 요오드화나트륨[NaI(Tl)])를 사용한다.

7 기타 기출 진단기기

기 · 출 · 문 · 제

01 **다음 중 원자핵이 붕괴할 때 방출되는 양전자가 전자와 결합하여 양전자 소멸현상에 의해 동시에 발생한 511×10^3[eV] 에너지의 감마선 쌍을 감마선 검출기로 측정함으로써 양전자 방출 핵종의 체내 분포에 대한 공간적 위치정보를 영상으로 표현하는 장치는?** (16년1회산업15번)

① CT ② MRI ③ SPECT ④ PET

해설 ㉠ CT : 촬영은 인체의 횡단면을 컴퓨터가 수학적 연산방식을 이용하여 영상을 재구성시켜 인체조직을 상세하고 명료하게 나타낼 수 있을 뿐만 아니라, 임의로 선택된 단면의 정보를 분석적으로 확인할 수 있게 해주어 일반 X-선 영상으로 찾기 힘든 병변을 정확히 진단할 수 있다. 일반촬영으로 나타낼 수 없는 신체의 단층면상을 나타내는 영상장치로 인체의 여러 각도에서 투과한 X-선을 컴퓨터로 측정하고, 인체의 단면에 대한 흡수치를 재구성하여 영상으로 나타내 주는 단층촬영기기이다.

㉡ MRI(자기공명영상법) : 자력에 의하여 발생하는 자기장을 이용하여 생체의 임의의 단층상을 얻을 수 있는 첨단의학기계, 또는 그 기계로 만든 영상법이다. MRI는 X-ray처럼 이온화 방사선이 아니므로 인체에 무해하고, 3-D 영상화가 가능하며, 컴퓨터단층촬영(CT)에 비해 대조도와 해상도가 더 뛰어나다.

㉢ SPECT(단일광자방출단층촬영장치) : 여러 개의 검출기를 이용하거나 대향형 검출기로서 스캐닝하여 단층상을 얻는 방법 또는 섬광카메라에 평행다공형 조준기를 부착하고 체축 주위를 회전하면서 투영 데이터를 수집하여 단축상을 만드는 방법 등이 있다. 감마카메라를 몸 주위에 회전시켜 영상을 검출하는데 1개의 proton을 이용하여 체내로부터 방사되는 감마선을 검출한다.

㉣ 양전자단층촬영(PET : Positron Emission Tomography)

ⓐ ECT에서 재생에 있어 유리한 점 외에도 생리학적으로 중요한 생체 구성원소를 치환할 수 있는 방사성 핵종이 대부분 양전자 방사체인 특징을 갖는 촬영장치, 원자핵이 베타붕괴를 하여 방출한 양전자는 물질 중에 있는 전자와 결합하여 소멸되면서 동시에 서로 반대방향의 소멸방사선을 방사한다.

ⓑ 양전자 붕괴에서 나오는 감마선을 이용하여 영상을 얻는 장치, 양전자가 소멸할 때 발생되는 1쌍의 감마선을 이용하여 영상을 검출한다.

ⓒ 방사성의약품을 혈관에 주사한 후 전신에 흡수되어 방출되는 양전자를 이용하여 전신을 촬영한다. 이때 주사되는 방사성의약품은 포도당과 같은 우리 몸의 기초신진대사에 이용되는 물질이므로 대사과정에 이상이 있는 암이나 염증부위, 조직의 괴사부위 등을 알 수 있는 검사이다.

정답 | 〈기출문제〉 01.④

ⓓ 양전자를 방출하는 방사성 의약품을 체내에 주사한 후 인체 내에서 발생하는 방사선의 분포를 영상화하여 암의 발생 및 재발 유무 등을 진단하는 방법이다.

ⓔ 감마카메라 : 의료진단이나 검사용으로 쓰이는 방사선 응용기기의 일종으로 발명자인 앵거(H.Anger)의 이름을 따서 앵거 카메라라고도 한다. 진단을 목적으로 체내에 투여된 방사성핵종 또는 그 화합물이 방출하는 감마선을 피검체에 고정시킨 검출기로 측정하여 체내분포나 장기 내 분포를 기록하여 화상정보를 제공하는 장치이다.

ⓗ 사이클로트론 : 수소원자에서 전자를 제거한 수소이온의 전기 에너지로 약 13백만 전자볼트의 에너지를 실을 수 있도록 한 입자가속장치이다. 이때 가속된 입자는 원자핵에 부딪혀 양성자수를 변화시켜 새로운 물질을 만들어내는 핵반응이 가능하게 하는 이온 가속장치이다.

02 다음 의학영상시스템 중 동위원소가 붕괴할 때 동시에 감마선 두 개가 반대 방향으로 나오는 것을 이용해 단층영상을 얻는 것은? (09년4회산업10번, 18년4회산업14번)

① MRI ② X-선 CT ③ PET ④ 감마카메라

해설 01 진단기기 - 7. 기타 기출 진단기기(기출 01번 해설)

03 다음 중 양전자를 방출하는 방사성 동위원소를 인체에 주입하고, 그 동위원소의 인체 내 분포를 단면영상으로 촬영하는 장치는? (11년1회산업9번, 13년4회산업1번, 15년1회산업13번, 18년1회산업3번, 19년1회산업기사09번)

① PET ② CT ③ MRI ④ X-선

해설 01 진단기기 - 7. 기타 기출 진단기기(기출 01번 해설)

04 다음 중 사이클로트론이 필요한 단층촬영장치는? (15년4회산업2번, 19년4회산업기사02번)

① SPECT ② MRI ③ PET ④ X-선 CT

해설 01 진단기기 - 7. 기타 기출 진단기기(기출 01번 해설)

05 다음 중 감마카메라 구조와 흡사하며, 한 개의 감마선 광자를 방출하는 방사선 동위원소의 분포를 단면영상으로 얻는 장치는? (21년1회기사16번)

① MRI ② PET ③ X-CT ④ SPECT

해설 01 진단기기 - 7. 기타 기출 진단기기(기출 01번 해설)

06 다음 중 양성자 방출 단층촬영(Positron Emission Tomograph : PET) 장치의 특징이 아닌 것은? (19년4회기사08번)

① 인체의 내부 조직에서 일어나는 물질대사를 비침습적(Non-invasive) 방법으로 영상을 얻을 수 있어 인체의 기능을 관찰할 수 있다.
② 대상체 내의 양성자(Positron)에서 감마선(γ-ray)이 서로 반대(180[°]) 방향으로 방출되는 것을 동시에 검출하여 영상으로 재구성한다.
③ 가장 보편적인 PET 검출기는 섬광체(Scintillator)와 광전증폭관(Photo- Multipliertube : PMT)의 조합으로 이루어져 있다.
④ 초음파나 X-선 CT 영상에 비해 해상도가 매우 높은 해상도의 영상을 얻을 수 있어 인체 연부조직의 미세한 해부학적 구조를 영상으로 관찰할 수 있다.

해설 01 진단기기 - 7. 기타 기출 진단기기(기출 01번 해설)

07 다음 중 양전자방출단층촬영장치(PET)에서 해상도와 관계없는 것은? (12년1회기사6번)

① 소멸되기 직전의 두 양성자(Positron) 운동에너지에 의한 직진운동 각도의 불확정성(Angular Uncertainty)
② 방출되는 양성자의 운동에너지에 기인한 양성자의 위치와 그 소멸위치(Positron Range)의 불확정성

정답 | 02.③ 03.① 04.③ 05.④ 06.④

③ 검출 채널의 샘플링 간격, 즉 검출기와 검출기 사이의 간격
④ 방사선 동위원소를 정맥주사로 인체에 주입한 후 전신에 퍼지는 동안의 데이터 획득시간(Scanning Time)

해설 PET와 CT를 한 기계에 합쳐 놓은 것을 PET/CT라고 한다. PET 영상은 해상도가 CT나 MRI에 비해 매우 나쁘다. CT나 MRI의 해상도는 0.2[mm] 수준이지만 PET는 2~4[mm] 정도이다.

08 다음 중 양전자방출형단층촬영기기(PET)의 특징이 아닌 것은? (12년4회산업19번)

① 양전자의 붕괴를 감지하기 위해 시준기가 필요하다.
② 인체의 생리학적, 생화확적 상태를 관찰할 수 있다.
③ 방사선 동위원소를 만들 수 있는 입자가속기가 있어야 한다.
④ 인체의 피폭을 줄일 수 있다.

해설 양전자방출형단층촬영기기(PET)의 특징 : 상의 재생에 있어서 좋은 점은 여러 가지 있지만 그 외에 생리학적으로 중요한 생체 구성원소를 치환할 수 있는 방사성 핵종은 거의가 양전자방사체라는 것이다.
㉠ 인체조직의 구성물질 또는 유사물질의 방사성 동위원소를 이용할 수 있으므로 그 표지 화합물을 사용하여 보다 생리학적 대사 과정에 접근할 수 있다는 것과 기능진단에 필요한 고감도 특성 및 기능정보를 정량적 3차원 영상을 만들 수 있다는 특징이 있다.

09 다음 중 PET에서 해상도에 관여하는 인자는? (12년4회기사5번)

① 소멸된 두 중성자 운동에너지에 의한 직진운동 각도의 불확정성
② 방출되는 중성자의 운동에너지에 기인한 중성자의 위치와 그 소멸위치
③ 검출채널의 샘플링 간격, 즉 검출기와 검출기 사이의 간격
④ 방사선 동위원소를 정맥주사로 인체에 주입한 후 전신에 퍼지는 동안의 데이터 획득시간

해설 PET에서 해상도에 관여하는 인자 : 검출채널의 샘플링 간격, 즉 검출기와 검출기 사이의 간격이다.

10 다음 중 양전자방출형단층촬영장치(PET)에 대한 설명이 아닌 것은? (17년4회산업5번)

① 인체 내에서 양전자를 방출하는 방사성 동위원소로부터 영상을 얻는다.
② 방출된 양전자는 주위의 전자와 결합하여 질량소실이 일어난다.
③ 방출된 두 개의 감마(γ)선이 합쳐져 일정한 방향으로 진행한다.
④ PET에 사용되는 방사성 동위원소는 반감기가 짧다.

해설 PET의 특징
㉠ 생체의 생리학적 생화학적 상태를 묘출한다. ㉡ 분해능이 우수하다.
㉢ 장치와 함께 Cyclotron이 필요하다. ㉣ 반감기가 짧다.
㉤ 설치와 운용에 만은 비용과 전문기술이 필요하다. ㉥ 감도가 우수하다.

11 다음 중 PET(Positron Emission Tomography)에 대한 설명이 아닌 것은? (15년1회기사10번)

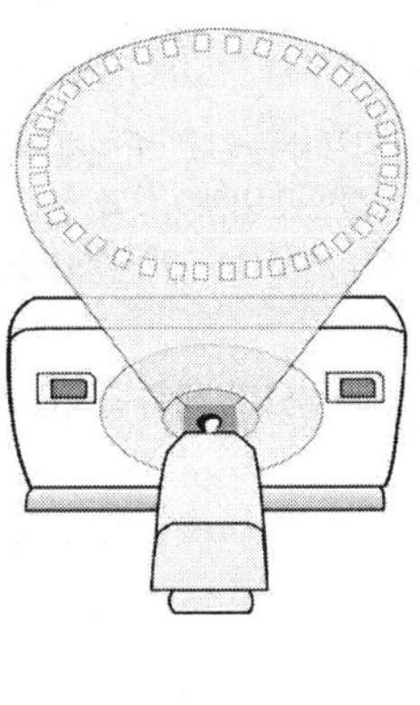

정답 | 07.④ 08.① 09.③ 10.③

① 암세포 부근에서 발생하는 Positron을 센서내의 전자와 결합시키고 광자의 양을 측정하는 구조이다.
② 가속기(Cyclotron)를 이용하여 반감기가 매우 짧은 방사선 물질을 만들어 낸다.
③ Positron을 내면서 방사능 붕괴를 하는 물질이 포함된 조영제가 필요하다.
④ 체네의 물질 대사과정을 관측할 수 있다.

해설 PET : 인체를 구성하는 물질에 양전자를 방출하는 방사성 동위원소를 투여하여 소량의 방사성 의약품으로도 체내에서 일어나는 변화를 감지할 수 있다. 체내에 주사된 방사성 의약품은 체외의 카메라를 통하여 인체 내의 포도당 대사분포를 영상화할 수 있도록 도와준다.

12 다음 중 PET에서 사용하는 방사성 동위원소가 붕괴할 때 발생하는 감마선 광자의 에너지 크기는?

(17년4회기사13번, 19년1회산업기사08번, 21년4회기사08번)

① 311[keV] ② 411[keV] ③ 511[keV] ④ 611[keV]

해설 PET(양전자방출단층촬영) : 방사성의약품을 혈관에 주사한 후 전신에 흡수되어 방출되는 양전자를 이용하여 전신을 촬영한다. 이때 주사되는 방사성의약품은 포도당과 같은 우리 몸의 기초신진대사에 이용되는 물질이므로 대사과정에 이상이 있는 암이나 염증부위, 조직의 괴사부위 등을 알 수 있는 검사이다.
㉠ 양전자 붕괴에서 나오는 감마선의 에너지 = 전자의 질량에너지(511[keV]) ∴ 0.5[Mev]
㉡ 감마선은 전자기 스펙트럼에서 가장 높은 에너지 영역이다.
㉢ 종종 10[keV], 즉 2.42[EHz] 다시 말해 124[ppm]의 시작하는 것으로 정의된다. 참고로 10[keV]에서 수백[keV]에 이르는 전자기 복사는 경질 X-선이라 한다.
㉣ 같은 에너지를 가지는 감마선과 X-선 간에는 물리적인 차이가 없다. 즉 태양빛과 달빛이 같은 가시광선의 서로 다른 이름인 것과 마찬가지로 감마선과 X-선은 단지 같은 전자기 복사를 나타내는 두 이름일 뿐이다. 대신 감마선은 X-선과 발생에서 차이가 난다.

13 다음 중 양전자방출단층촬영장치(PET)에서 양전자방출핵종의 체내분포 영상화를 위해 사용하는 방사선은?

(10년4회산업2번, 12년1회산업2번)

① 511[keV] 에너지를 갖는 한 쌍의 감마(γ)선 ② 511[keV] 에너지를 갖는 한 쌍의 베타(β)선
③ 511[keV] 에너지를 갖는 한 쌍의 알파(α)선 ④ 511[keV] 에너지를 갖는 한 쌍의 엑스(X)선

해설 01 진단기기 - 7. 기타 기출 진단기기(기출 12번 해설)

14 다음 중 양전자방출단층촬영(PET)장치의 원리에 대한 설명은? (14년1회기사19번)

① 511[keV] 에너지를 갖는 한 쌍의 소멸방사선 ② 511[keV] 에너지를 갖는 하나의 소멸방사선
③ 311[keV] 에너지를 갖는 한 쌍의 소멸방사선 ④ 311[keV] 에너지를 갖는 하나의 소멸방사선

해설 01 진단기기 - 7. 기타 기출 진단기기(기출 12번 해설)

15 다음 중 PET(Positron Emission Tomography)에서 사용되는 양전자 방출 핵종이 아닌 것은?

(16년4회기사13번, 20년3회기사12번)

① Carbon^{-11} ② Fluorine^{-18} ③ Oxygen^{-15} ④ Technetium^{-99m}

해설 방사성동위원소 : 원소의 동위체(원자핵의 양자 수는 같고, 중성자 수는 다른 것) 중에서 방사성을 갖는 것이다. 자연의 것 이외에는 모든 원소에 대해 방사선 동위체가 인공적으로 만들어졌다.
㉠ β선 막후계는 선원에 방사성 칼륨(204Ti), 방사성 스트론튬(90Sr) 등을 사용한다.

16 다음 중 정확한 해부학적 정보와 암 진단 등에 필요한 생화학적인 정보를 영상으로 제공하여 암의 진단 등에 사용하는 것은? (08년4회기사16번, 11년4회기사2번, 17년4회산업4번)

① Incubator ② PET-CT ③ ECG ④ TENS

정답 | 11.① 12.③ 13.① 14.① 15.④ 16.②

해설 ㉠ Incubator : 물과 미생물, 세포 등을 일정한 온도하에서 사육 또는 배양하기 위한 상자형의 기구 또는 방이다.
㉡ ECG : 심장의 전기적 활동을 증폭하여 기록한 그림을 심전도(Electrocardiogram : ECG)라 하는데, 이 분석법은 심장 상태를 측정하거나 손상범위 진단시 이용된다.
㉢ PET-CT : 양전자방출단층촬영장치(PET)와 전산화단층촬영장치(CT)가 결합한 핵의학 분야의 최첨단 의료기기로 PET에서 체내 조직들의 기능과 생화학적 대사를 검사한 영상과 CT에서 제공하는 해부학적 영상을 합성(Fusion)해 보다 정확한 병변의 위치와 크기를 알 수 있다. 정확한 해부학적 정보와 암진단 등에 필요한 생화학적 정보를 동시에 제공하여 암의 조기진단 등에 널리 사용되는 의료기기이다. 우리 몸 속 조직들의 기능과 생화확적 대사상태를 검사하는 기능적인 영상과 최신형 CT에서 제공되는 해부학적으로 정확한 병변의 위치와 크기를 알 수 있는 핵의학 분야의 최첨단 의료기기이다.
㉣ TENS : 각종 통증분야에 널리 사용한다.

17 다음 중 PET에서 사용하는 방사성동위원소가 붕괴할 때 발생하는 감마선 광자의 에너지는? (09년4회기사7번, 12년1회기사3번)

① 약 0.1[Mev] ② 약 0.3[Mev] ③ 약 0.5[Mev] ④ 약 1.0[Mev]

해설 ㉠ 양전자방출단층촬영(PET) : 방사성의약품을 혈관에 주사한 후 전신에 흡수되어 방출되는 양전자를 이용하여 전신에 주사되는 방사성의약품은 포도당과 같은 우리 몸의 기초신진대사에 이용되는 물질이므로 대사과정에 이상이 있는 암이나 염증부위, 조직의 괴사부위 등을 알 수 있는 검사이다.
ⓐ 인체 내에서 양전자가 붕괴가 일어나면 곧바로 인체 밖으로 511[keV]의 에너지를 가진 두 개의 감마선 광자가 서로 반대 방향으로 방출된다.
ⓑ 미숙아, 신생아, 중증환자 등 정확한 주입량이 요구되는 수액이나 약액을 자동적으로 조절해서 동맥 · 정맥 내에 주입하는 전자장치이다. 기종에 따라서 수액조절량은 다르고, 0.1~999[ml]/시간까지 있다. 본체 내부에 감시장치, 펌프 또는 스테핑모터 등을 내장하고 있다.
㉡ 방사성동위원소 : 원소의 동위체(원자핵의 양자 수는 같고, 중성자 수는 다른 것) 중에서 방사성을 갖는 것이다. 자연의 것 이외에는 모든 원소에 대해 방사선 동위체가 인공적으로 만들어졌다. β선 막후계는 선원에 방사성 칼륨(204Ti), 방사성 스트론튬(90Sr) 등을 사용한다.
㉢ 양전자 붕괴에서 나오는 감마선의 에너지 = 전자의 질량에너지(511[keV]) ∴ 0.5[Mev]

18 다음 중 섬광검출기가 사용되지 않는 의료기기는? (13년1회산업13번, 16년1회산업19번)

① Gamma Camera ② SPECT ③ CT ④ PET

해설 섬광검출기가 사용되는 의료기기 : Gamma Camera, SPECT, PET, ECT

19 다음 중 양전자방출단층촬영장치(PET) 장치의 양전자 방사체로부터 발생되는 소멸방사선(γ선)의 위치정보를 얻기 위한 것은? (13년1회기사17번, 16년1회산업1번, 16년1회산업9번, 16년4회산업20번)

① 동시계수회로 ② 섬광체 ③ 광전자 증배관 ④ 위치신호 연산회로

해설 동시회로 : 감마선 센서 배열 중 어느 두 개가 동시에 감마선을 감지하는가를 알아내는 것을 동시발생 감지라고 한다. 동시발생을 감지했다면 동시발생 감지가 일어난 두 개의 감마선 센서를 잇는 직선상에서 양전자 붕괴가 일어났다는 것을 의미한다. 따라서 양전자 붕괴를 감지하는 경우에는 시준기가 없어도 양전자 붕괴가 일어난 직선의 위치를 파악할 수 있다.

20 다음 중 감마카메라에 대한 설명은? (15년1회산업5번)

① 섬광검출기는 인체 내에서 체외로 방출되는 엑스선을 감지한다.
② 감마선을 감지하는 섬광결정체로는 텅스텐을 주로 사용한다.
③ 광증배관은 적외선을 전기적인 신호로 변환하여 주는 장치이다.
④ 섬광검출기는 2차원적으로 배열된 구조로 되어있다.

해설 ㉠ 감마카메라 : 인체 내에 투여된 방사선동위원소에서 나오는 방사선을 검출기로 계측을 하여 그 신호를 전기적 신호로 전환을 하여 영상화 하는 장비이다. 발명자인 앵거(H.Anger)의 이름을 따서 앵거 카메라라고도 한다.
㉡ 감마카메라의 특징
ⓐ 관증배관은 유입된 광자에 비례하는 전압을 출력한다.

정답 | 17.③ 18.③ 19.① 20.④

ⓑ 광증배관 외에도 신호를 증폭시키는 전 증폭기와 위치결정회로들이 있다.
ⓒ 출력전압은 일반적으로 특정 현상의 위치와 펄스의 높이를 나타내며, 아날로그/디지털 변환기에 의해 디지털화 된다. 이후의 신호처리과정은 디지털 방식으로 이루어진다.
ⓓ 단일 광자방출단층촬영장치(SPECT)와 양전자방출단층촬영장치(PET)를 포함하는 핵 영상화 기술의 재구성 계산들은 디지털 방식으로 행하여지며, 영상 데이터들은 디지털 픽셀 배열들로서 저장된다.

21 다음 중 감마카메라의 검출장치에 대한 설명이 아닌 것은? (18년1회기사13번)

① 방사선 동위원소에서 방출된 감마선은 4방향으로 퍼져나가므로 섬광검출는 가능하면 넓은 시야 방향으로 방사선을 검출하는 감도가 균일하여야 한다.
② 감마카메라(Anger 카메라) 검출기에서는 위치정보를 얻기 위해 다수의 섬광 크리스탈, 광전증폭관 그리고 위치 로직 회로 등이 사용된다.
③ 감마카메라의 검출장치인 섬광검출 장치는 시준기, NaI(T1) 크리스탈, 광전증폭관, 펄스 분석기 등으로 이루어진다.
④ 섬광검출기의 출력은 검출된 감마선 에너지에 비례한다.

해설 01 진단기기 – 7. 기타 기출 진단기기(기출 20번 해설)

22 다음 중 위치감지회로를 사용하는 영상장치는? (19년4회산업기사06번)

① 감마카메라 ② 초음파 스캐너 ③ 적외선 촬영장치 ④ 엑스선 촬영장치

해설 01 진단기기 – 7. 기타 기출 진단기기(기출 20번 해설)

23 다음 중 감마카메라에 대한 설명이 아닌 것은? (11년1회기사11번, 14년1회기사18번, 17년1회기사18번)

① 감마카메라는 산소밀도 분포를 단층영상으로 보여준다.
② 시준기(Collimator)는 납과 같은 고밀도의 금속체로 만든다.
③ 섬광결정체는 높은 에너지의 감마선을 낮은 에너지의 가시광선으로 바꾼다.
④ 광증배관은 미약한 가시광 광자신호를 고감도로 감지하여 전기적인 신호로 변환한다.

해설 01 진단기기 – 7. 기타 기출 진단기기(기출 20번 해설)

24 다음 중 감마카메라에 대한 설명이 아닌 것은? (10년2회산업6번, 15년1회기사20번)

① 섬광검출기는 인체 내에서 체외로 방출되는 감마선을 감지한다.
② 섬광검출기가 2차원적으로 배열되어 있어 2차원 영상을 얻는다.
③ 영상을 얻기 위한 기계적 주사(Scanning) 동작이 필요없다.
④ 섬광결정체는 감마선을 적외선으로 바꾸어 준다.

해설 감마카메라(섬광카메라) : 인체 내에서 체외로 방출되는 감마선을 감지하기 위해 스캔 부위 전체를 동시에 촬영할 수 있도록 다수의 섬광검출기를 2차원적으로 배열한 형태를 가진다.
㉠ 감마카메라는 섬광검출기가 2차원적으로 배열되어 있기 때문에 2차원 영상을 얻기 위한 기계적인 주사(Scanning)동작이 필요하지 않아 고속의 촬영이 가능하다. 따라서 인체장기의 동적인 검사에도 사용할 수 있다.
㉡ 일정시간 또는 일정계수 농도를 정하여 일시에 스캔상을 얻을 수 있다.

25 다음 중 감마카메라를 구성하는 요소들에 대한 설명이 아닌 것은? (12년4회기사11번, 15년4회기사9번)

① 광전자 증배관 : 가시광선을 검출하여 전기신호로 변환해주는 장치이다.
② 섬광결정체 : 높은 에너지의 감마선을 낮은 에너지의 가시광선으로 바꾸어주는 역할을 한다.
③ 시준기 : 인체 내에서 방출되는 감마선을 제한하여 일정한 방향으로 나오는 감마선만이 섬광결정체에 도달하도록 해주는 기구이다.

정답 | 21.① 22.① 23.① 24.④

④ 위치감지회로 : 감마선의 변화량에 의해 출력전압이 미분형태로 얻어지므로 이를 이용하여 감마선이 들어온 위치를 계산한다.

해설 ㉠ 구성요소 : 광전자 증배관, 섬광결정체, 시준기, SPECT 등이 있다.
㉡ SPECT : 붕괴하면서 한 개의 감마선 광자를 방출하는 방사성 동위원소의 분포를 단면영상으로 얻는 기계이다.
㉢ 광전자 증배관 : 주로 가시광선을 검출하는 진공관으로 2차전자의 방출을 이용하여 미소한 광전자의 전자류를 증폭하는데에 쓰인다. 트랜지스터나 진공관을 이용할 때보다 훨씬 잡음이 적으므로 미약한 빛을 검출할 때 쓰인다.
㉣ 시준기 : 평행광선을 형성시키기 위한 광학장치이다. 주로 광학장치의 테스트나 조정에 사용된다.

26 다음 중 돋보기로 햇빛을 모아 종이를 태우듯 201개의 ^{60}Co 밀봉소선원(Small Shielded Source)으로부터 발생되는 높은 에너지의 감마선을 이용하여 뇌를 절개하지 않고도 병변을 제거할 수 있는 방사선 치료장치는? (16년1회산업18번)

① 감마나이프 ② 선형가속기 ③ 감마카메라 ④ 양전자 방출 단층촬영기

해설 감마나이프 : 머리 주위에서 201개의 다른 방향에서 감마선을 쏘아 그 중심에 초점을 형성하고 종양을 이 초점에 맞춰줌으로써 종양세포를 제거한다. 따라서 종양까지 이르는 정상세포는 영향을 거의 받지 않으면서 초점에 놓인 종양세포만 공격하는 것이다.

27 다음 중 콜리메이터(Collimator)가 장착된 헬멧을 통하여 뇌 속에 있는 병소에 집중적으로 방사선을 조사하는 장치는? (10년4회기사7번, 12년1회기사5번)

① 선형가속장치 ② 베타트론 ③ 감마나이프 ④ 사이클로트론

해설 ㉠ 선형가속장치 : 전자, 양성자와 같은 전기를 띤 입자를 높은 에너지로 가속하는 장치로 입자는 직선을 따라 운동하면서 주파수가 일정한 교류 전기장으로 여러 번 되풀이하여 가속된다. 입자연구용, 공업용으로 쓴다.
㉡ 베타트론 : 진공의 원형궤도 상에서 전자를 빠른 속도로 가속시키는 입자가속기이다. 변화하는 자기장이 만드는 유도기전력을 이용하여 입자를 가속시키는 원리를 이용하였으며, 높은 전압을 사용하지 않아도 되고, 구조가 간단하면서도 높은 에너지를 얻을 수 있다는 장점이 있다.
㉢ 사이클로트론 : 하전입자(양성자, 중양성자, α입자 등)를 가속시키는 입자가속기이다. 전하를 띤 입자는 균일한 자기장 속에서 로렌츠 힘을 받아 원운동을 하며, 고주파 전압에 의해 가속된다

28 다음 중 정위적 방사선 수술기기인 감마나이프의 구성요소가 아닌 것은? (16년1회산업2번, 20년3회기사10번)

① 이온 펌프(Ion Pump) ② 코발트 선원(^{60}Co Source)
③ 차폐부(Shielding Unit) ④ 콜리메이이터 헬멧(Collimator Helmet)

해설 감마나이프의 구성
㉠ 조사부 : 감마나이프의 주요부분인 조사부는 외경이 약 170[cm]인 반구형이며, 두께는 약 40[cm], 무게는 18[t] 정도이다. 밀봉소선원에서 발생된 방사선이 한 곳으로 집중되도록 설계되어 있으며, ^{60}Co(코발트)선원과 선원과 콜리메터 헬멧 연결부인 센트럴바다. 치료시조이용기 입구를 개폐하는 차폐문으로 이루어져 있다.
㉡ 콜리메터 헬멧Collimator Helmet : 201개의 홀이 헬멧전체에 걸쳐 일정하게 분포되어 있으며, 이것을 환자의 머리에 씌워 치료한다.
㉢ 환자테이블 : 방사선치료용 테이블과 비슷하며 헬멧을 고정하고 있다. 환자를 조이용기 내로 이동할 때 테이블은 전후로 이동 가능하다.
㉣ 조정장치 : 결정된 조사시간을 셋업하여 치료하고 제어하는데 이용된다. 응급상황에 대처하기 위한 장치도 포함되어 있다.
㉤ Radiation Unit
㉥ Treatment Couch

29 다음 중 체외에서 인체로 방사선을 조사하는 고에너지 치료장치가 아닌 것은? (16년1회산업7번)

① 선형 가속장치(Linac)
② 표재 치료장치(Dermopan)
③ 마이크로트론(Microtron)

정답 | 25.④ 26.① 27.③ 28.①

④ 밴더그래프 정전발전기(Van De Graff Electrostatic Generator)

해설 ㉠ 선형 가속장치 : 균등조사에 효과가 있으며, 투과력이 높고 표면선량이 적으며 부작용도 적기 때문에 가장 이상적인 치료효과가 있다.
ⓐ X-선 및 전자선의 출력이 가능하며 다양한 에너지, 높은 선량률, 빔 모양을 조정할 수 있다.
ⓑ 일반적으로 치료용으로 이용되는 X-선 에너지의 범위는 4~15[MV], 전자선은 6~20[MeV]이다.
㉡ 마이크로톤 : 선형 가속장치와 사이클로트론의 원리를 합한 형태로 전자를 가속시켜서 에너지를 얻는다.
마이크로톤은 전자가속 효율이 뛰어나고, 비교적 쉽게 임의의 높은 강도의 전자선 에너지를 발생시킬 수 있어서 방사선치료상 특별한 선량률 효과를 지니고 있다.
㉢ 정전형 고전압 발생장치(Van De Graff generator) : 집전극에 많은 정전기를 집적시켜 직류 고전압을 얻어 하전입자, 즉 전자, 양자를 가속하는 장치로서 치료용으로 이용되는 정전형 고전압 발생장치는 주로 2[MV] 정도의 고에너지 X-선을 발생시킨다. 고압의 절연과 장치크기의 제한에 의해 현재는 이용하지 않고 있다.

30 다음 중 체외에서 인체로 방사선을 조사하여 치료하는 방법인 체외치료법에는 표재치료, 심부치료, 코발트^{60}장치, 선형가속장치 등이 있는데 이러한 치료는? (13년4회기사2번)

① 코발트^{60}원격치료 ② 체외방사선 조사치료
③ 멀티리프콜리메이터(Multilef Collimator : MLC) ④ X-ray 치료

해설 ㉠ 외부 방사선조사법 : 체외치료는 몸 밖에서 인체에 방사선을 조사하여 치료하는 것이다. 주로 표재치료장치, ^{60}Co(코발트^{60}), 원격치료장치, 선형가속치료장치, 심부치료장치 등을 이용한다. 종양의 위치에 따라 적당한 방사선을 선택하여 치료한다.
㉡ ^{60}Co 원격치료장치 : 방사성 동위원소인 ^{60}Co에서 발생하는 감마선을 이용하는 장치로써 평균에너지는 1.25[MeV]로 선형가속기의 4[MV]의 X-선의 평균에너지와 비슷하다. 이 장치는 단순히 선원의 개폐를 이용하여 치료가 이루어지므로 이용이 편리하고 고장이 적다는 장점이 있지만 평균에너지가 낮아 심부 종양치료에 적절하지 않고 동위원소의 교체비용이 많이 들어서 점차 이용이 감소하고 있다.
㉢ 저에너지 X-선 치료장치 : 저에너지 C-선 치료장치는 관전압 50~120[kV] 정도의 X-선을 이용하여 주로 피부질환에 이용하거나 일부 심부치료에 사용된 기기로서 표면치료용 X-선 장치, X-선 심부치료 장치, 체강 X-선 장치 등이 있으나 악성종양에 대해서는 현재 거의 사용되지 않고 있다.

31 다음 중 감마카메라를 이루는 구성요소가 아닌 것은 (12년1회기사16번, 17년1회산업20번, 19년4회기사11번, 21년1회기사14번)

① 동시계수회로 ② 시준기 ③ 섬광체 ④ 광전자증배관

해설 감마 카메라 : 감마선을 검출하여 영상화 하는 기기로 조준기, 결정 및 광전자 증배관, 파고 분석기와 마이크로프로세서, 전신스캔보조장치, 컴퓨터 시스템으로 구성되어 있다.
㉠ X-선관(X-ray Tube) : 음극으로부터의 전자를 전계(電界)에서 가속하여 표적(Target)에 부딪혀 X-선을 발생시키는 고진공(高眞空) 고전압(高電壓)의 2극관으로 표적은 통상양극이 된다.
ⓐ 일반적으로 관의 외벽은 유리 또는 자기(Ceramic)로 만들어졌으며, 10^{-6}[Torr] 이상의 높은 진공도를 지니고 있다.
ⓑ 관 안은 양극과 음극이 서로 마주보고 있으며, 양극(對陰極이라고도 함)에는 음극으로부터의 열전자가 부딪히는 부분(표적)에 텅스텐이 부착되어 있다.
㉡ 시준기(Collimator) : 평행광선을 형성시키기 위한 광학장치이다. 주로 광학장치의 테스트나 조정에 사용된다. 예 시준축의 위치측정 등에 사용된다.
ⓐ 굴절식과 반사식이 있으며, 천문학에서는 시준의(視準儀)라고도 한다.
ⓑ 대물렌즈의 초점면에 접안부의 슬릿 · 핀홀 또는 십자금 등의 마크를 접안부 쪽으로부터 빛을 입사시키면 대물렌즈를 나와 평행광선이 된다. 예 보통의 경위의(經緯儀) 등을 이 목적을 위해 시준기로 사용하는 경우가 많다.
㉢ 광전자증배관(Photomultiplier) : 주로 가시광선을 검출하는 진공관으로 2차전자의 방출을 이용하여 미소한 광전자의 전자류를 증폭 하는데에 쓰인다.
ⓐ 트랜지스터나 진공관을 이용할 때보다 훨씬 잡음이 적으므로 미약한 빛을 검출할 때 쓰인다.
ⓑ 전자를 고체표면에 충돌시키면 충돌한 전자 자체의 반사 외에 충돌한 전자로부터 고체 내의 전자에 에너지가 주어져 새로 고체 내의 전자가 표면으로부터 튀어나오는 현상을 2차전자방출이라고 하는데, 이 현상을 이용해서 미소한 광전자류를 증폭하는 전자관이다. 2차전자증배관이라고도 한다.

정답 | 29.② 30.② 31.①

32 다음 중 감마카메라의 기본구성으로 인체 내에서 방출되는 방사선을 기하학적으로 제한하여 일정한 방향으로 나오는 감마선만이 섬광결정체에 도달하도록 해주는 기구는? (18년1회산업1번)

① 광전자증배관(PMT) ② 시준기(Collimator)
③ 섬광검출기 ④ 계수기

해설 01 진단기기 – 7. 기타 기출 진단기기(기출 31번 해설)

33 다음 그림은 감마카메라의 검출기 구조이다. PM Tube(광전자증배관)에 대한 설명은? (18년4회산업10번)

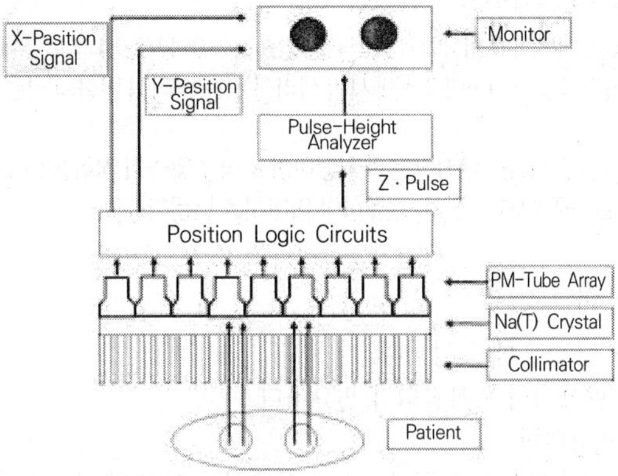

① 감마선을 가시광선으로 변환시켜주는 결정체이다.
② 검출된 가시광선을 전기적인 신호로 변환해주는 장치이다.
③ 인체로부터 일정한 방향으로 나오는 감마선만을 섬광체에 도달시킨다.
④ 감마선이 들어온 위치를 계산해 내는 역할을 한다.

해설 01 진단기기 – 7. 기타 기출 진단기기(기출 31번 해설)

34 다음 중 생체의 열적 특성에 대한 설명이 아닌 것은? (12년1회산업9번, 16년1회산업11번, 09년2회기사17번, 19년4회산업02번)

① 근육은 지방보다 열을 전달하기 쉽다.
② 열의 방산은 주로 호흡에 의해 일어난다.
③ 유아의 체중 당 방열량은 성인에 비해 높다.
④ 인체조직 내의 열운반은 대부분 혈액의 순환에 의해 이루어진다.

해설 ㉠ 지방의 열전도율 : 0.46×10^3이다.
㉡ 근육의 열전도율 : 1.3×10^3으로 근육의 열전달이 쉽다.
㉢ 인체에서 열의 방산은 주로 발한에 의한 체열방산이며, 유아의 체중당 방열량은 성인에 비해 높다.

35 다음 중 생체의 열적 특성에 대한 설명은? (17년1회기사15번, 20년3회기사12번)

① 지방은 근육보다 열을 전달하기 쉽다.
② 열의 방산은 주로 호흡에 의해 일어난다.
③ 유아의 체중 당 방열량은 성인에 비해 작다.
④ 인체조직 내의 열운반의 대부분은 혈액의 순환에 의해 이루어진다.

해설 항온동물은 혈액순환이 체온유지를 담당하기도 한다.
㉠ 근육은 지방보다 열을 전달하기 쉽다.
㉡ 열의 방산은 주로 발한에 의해 일어난다.
㉢ 인체조직 내의 열운반의 대부분은 혈액의 순환에 의한다.

정답 | 32.② 33.② 34.② 35.④

㉣ 유아의 체중당 방열량은 성인에 비해 크다.
㉤ 성인은 안정 시에도 100[W] 정도의 열을 발생하고 있다.

36 다음 중 체열진단기에 사용되는 원리에 대한 설명이 아닌 것은? (10년4회기사4번)

① 스테판-볼쯔만의 법칙 이용
② 전 방사에너지는 절대온도의 4승에 비례
③ 생체에서 방사되는 자외선에너지를 측정하여 체온측정
④ 모든 물체는 절대온도 0[°K] 이상되면 에너지를 방사

해설 모든 물체는 절대온도 0[°K](-273[℃]) 이상에서 에너지를 방출하며 이 온도 에너지는 분자의 활성도와 대사에 비례한다고 한다.
㉠ 체열진단기는 이러한 적외선을 감지하여 조직에서의 생리적 또는 병리적 변화의 작은 온도차이를 흑백이나 Color로 나타낼 수 있다.
㉡ 적외선 체열 촬영은 민감한 감지기를 대기의 열과 차단하여 초점을 맞추어 액화질소나 다른 냉각제에 담금으로서 신체로부터의 전자기 적외선 신호를 전자신호로 전환, 전달하여 이미지를 만든다.

37 다음 중 체열진단기의 특성이 아닌 것은? (16년1회산업12번, 19년4회기사02번)

① 전극 간 임피던스가 낮아 잡음에 매우 강하다.
② 센서가 감응하는 적외선 파장대의 광학필터가 필요하다.
③ 초퍼회로나 셔터장치가 필요하다.
④ 주변 환경의 온도 변화로부터 보호하기 위한 온도보상장치와 항온, 항습장치가 필요하다.

해설 ㉠ 주변 환경의 온도변화로부터 보호하기 위한 온도보상장치와 항온, 항습장치가 필요하고 센서가 감응하는 적외선 파장대의 광학필터가 필요하다.
㉡ 전극 간 임피던스가 높아 잡음에 취약하며, 증폭기의 입력임피던스에 따라 센서의 특성이 달라질 수 있다.
㉢ 전극으로 유입되는 적외선의 변화량에 따라 미분형태의 출력전압이 얻어지므로 온도변화가 없으면 출력전압이 변하지 않으므로 초퍼회로나 셔터장치가 필요하다.
㉣ 전극간 바이어스 전압공급을 위한 안정된 전원장치가 필요하다.
㉤ 압전효과를 이용한 초전 세라믹을 진동에 의한 잡음제거를 위해 역방향으로 직렬연결하여 사용한다.
㉥ 양자형 센서로부터 영상신호획득을 위한 이미지 센서는 냉각장치가 필요하다.

38 다음 중 체열진단기에 사용되는 원리에 대한 설명이 아닌 것은? (15년1회기사11번)

① 펠티어 효과를 이용
② 전 방사에너지는 절대온도의 4승에 비례
③ 생체에서 방사되는 적외선에너지를 측정하여 체온측정
④ 모든 물체는 절대온도가 0[°K] 이상되면 에너지를 방사

해설 체열진단기의 원리
㉠ 흑체의 온도가 결정되면 그것에 대응한 파장특성을 가진 에너지를 방사하는 것은 프랑크 법칙으로 주어지고 있다.
㉡ 피측정물의 온도를 예측할 수 있고, 방사 에너지의 이용률이 결정되면 검출기에서 필요한 파장 감도대역이 결정된다.
㉢ 피부의 방사율은 상온에서 대체로 0.99이므로 흑체로 보아도 큰 오차가 생기지 않는다.

39 다음 중 체열진단실의 환경이 아닌 것은? (19년1회산업기사20번)

① 태양광선을 차단하는 적절한 커튼이 있어야 한다.
② 전자파를 발생하는 제품이 장비 주변에 있어서는 안 된다.
③ 파장이 긴 조명기구가 설치되어 있어야 한다.
④ 체열진단기는 공기의 흐름이 적은 곳에 설치되어야 한다.

해설 ㉠ 습도30[%]~60[%] 정도에 23[°]에서 25[°] 정도가 적당하다

정답 | 36.③ 37.① 38.① 39.③

ⓛ 화확물질, 가스, 염분 등이 없어야하며, 태양광선을 차단하는 커튼이 설치되어야한다.
ⓒ 파장이 짧은 형광 등 같은 조명기구를 설치한다. 발열하는 전열기, 가습기와 전저피를 발생하는 제품을 따로 격리한다.

40 다음 중 컴퓨터 적외선 열 영상진단기의 특징이 아닌 것은? (13년1회기사14번, 16년1회산업5번)

① 방사선 방식이 아니므로 방사선 노출이 없다.
② 인체에 무해한 적외선을 이용하므로 통증이 없다.
③ 환자가 감지할 수 없는 통증을 천연색으로 촬영하여 시각화한다.
④ 종양, 염증, 혈액순환 장애의 인체변화에 따른 온도분포 측정은 불가능하다. 히스테리 신경성과 실제 통증과의 구별이 불가능하다.

해설 컴퓨터 적외선 열영상진단기(DIDT)의 특징
㉠ 방사선 방식이 아니므로 방사선 노출이 전혀 없다.
ⓛ 인체에 무해한 적외선을 이용, 통증이 전혀 없다.
ⓒ 신체 각 부위별로 촬영하여 정확한 진단이 가능하다.
ⓔ CT나 X-ray상에서도 판독 불가능한 통증 및 환자도 감지할 수 없는 통증이 천연색으로 촬영 시각화 된다.
ⓜ 수술 전후에 비교하여 신경근의 이상영역이 계속 추적 가능하다.
ⓗ 히스테리 신경성(특히, 꾀병을 구분 진단함)을 실제 통증과 구별 가능하다.

41 다음 중 체열진단을 위해 적외선 센서 구조에 맞는 신호처리 과정을 올바르게 나열한 것은? (16년4회기사2번, 20년3회기사07번)

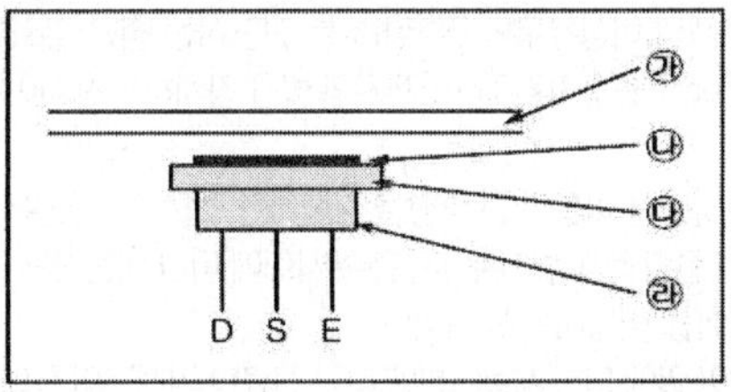

① 증폭기 → 흑체 → 초전체 → 광필터
② 흑체 → 초전체 → 증폭기 → 광필터
③ 증폭기 → 흑체 → 광필터 → 초전체
④ 광필터 → 흑체 → 초전체 → 증폭기

해설 적외선 센서 : 적외선을 이용해 온도, 압력, 방사선의 세기 등의 물리량이나 화학량을 감지하여 신호처리가 가능한 전기량으로 변환하는 장치이다.
㉠ 광필터 : 일정한 파장의 대역을 선택적으로 투과시키거나 투과하지 못하도록 막는 소자이다.
ⓛ 흑체 : 입사하는 모든 복사선을 완전히 흡수하는 물체를 말하며 완전흑체라고도 한다. 흑체가 내는 복사를 흑체복사라 하며, 흑체복사의 성질과 흑체의 온도 사이에 간단한 관계가 성립되므로 이론적으로 깊이 연구되고 있다.
ⓒ 초전체 : 전기신호를 입력신호(음향신호)로 음향신호를 전기신호로 변환하는 성질을 가지고 있으며, 초음파 트랜스듀서로 사용되는 재료이다.
ⓔ 증폭기 : 입력신호의 에너지를 증가시켜 출력측에 큰 에너지의 변화로 출력하는 장치이다. 취급하는 신호의 주파수 범위에 따라 직류증폭기 · 초저주파증폭기 · 가청주파증폭기 등으로 나눈다.

42 다음 중 체열진단기에서 사용하는 적외선의 파장대역은? (12년1회기사11번)

① 1~3[μm] ② 3~5[μm] ③ 5~8[μm] ④ 8~10[μm]

해설 체열진단기(적외선)
㉠ 인체에서 자연적으로 방출되는 극미량의 적외선을 감지하여 인체의 통증부위 및 기타 질병 부위의 미세한 체열변화를 알수있게 해준다.
ⓐ 인체의 이상유무와 질병의 유무를 시각적으로 진단하는 의료영상 검사법으로 주관적인 통증을 객관화 시킬 수 있다.
ⓑ 체열진단기의 사용 : 예 근골격계 질환 ,신경계 질환, 심혈관계, 침 또는 약물 치료 전후 확인, 대상포진,알레르기성 비염, 수족냉증, 화상

정답 | 40.④ 41.④ 42.④

ⓑ 자연계에 존재하는 모든 물체는 적외선을 방사한다.

ⓐ 적외선은 파장이 가시광선보다 길고 전파 보다 짧은 전자파의 일종으로 36[°C]~37[°C] 정도의 체온을 유지하는 사람에게서는 9~10[μm] 파장대의 원적외선을 방사하며, 400~700[℃]로 가열된 물체에서는 3~5[μm] 파장대의 적외선을 방사한다.

ⓑ 방사적외선 파장은 온도에 따라 다르다.

43 다음 중 체열진단기기에서 사용하는 전자파의 대역은? (11년4회기사1번, 18년1회기사7번)

① X-선 ② 고주파 ③ 자외선 ④ 적외선

해설 ㉠ 체열진단기 : 인체에서 방출되는 극소량의 적외선을 감지하여 인체의 통증부위 및 질병부위의 미세한 체열변화를 컬러 영상으로 나타내 줌으로써 인체의 이상 유무와 질병여부를 진단하는 첨단의료 영상진단기이다.

㉡ 자외선 : 눈으로 볼 수 없으나 화학작용이나 생리적 작용이 강하다.

44 다음 중 체열진단을 위한 적외선 이미지 센서에 대한 설명이 아닌 것은? (08년4회기사8번, 11년1회기사8번, 17년1회기사19번)

① 적외선 파장대역의 중심영역에서만 반응하고, 가시광선 영역에 가까운 영역에서는 반응하지 않는다.

② 양자형은 반도체 PN 접합 사이의 에너지 흡수차에 의한 광기전력 효과를 응용한 것이다.

③ 열형은 조사되어지는 적외선이 열을 발생시켜 저항값이 변화하여 전류가 변하는 원리를 응용한 것이다.

④ 체열진단 센서의 종류로는 서미스터, 블로미터, 서모파일, 초전소자 등이 있다.

해설 ㉠ 적외선 체열진단기 : 인체에서 방출되는 극소량의 적외선을 감지하여 인체의 통증부위 및 질병부위의 미세한 체열변화를 컬러 영상으로 나타내 줌으로써 인체의 이상유무와 질병여부를 진단하는 첨단의료영상 진단기이다.

㉡ 적외선 센서 : 적외선의 0.78[um]에서, 1000[um]까지의 빛을 감지하는 센서이다. 동작원리에 따라 양자형과 열형으로 구분된다.

ⓐ 양자형 : 적외선 중에서도 3[um] 이상의 긴 파장을 검출하는 것으로 동작원리에 따라 광도전형과 광기전력형으로 나누어지고, 바이어스된 반도체의 접합면에서의 에너지 흡수 차이에 따라 이동하는 전하량을 이용한 광전도효과나 광기전력효과에 의한 전압 또는 전류변화를 이용하는 방식이다.

ⓑ 열형 : 적외선이 열로 바뀌어 열에 의한 저항변화에 따라 전류나 기전력의 형태로 적외선을 감지하는 방식이다. 주로 상온에서 동작하며 파장에 따른 감도변화가 낮으며, 수십[ms] 정도로 응답속도가 느린 특성을 보인다.

㉢ 이미지 센서 : ⓐ 피사체 정보를 검지하여 전기적인 영상신호로 변환하는 장치 또는 전자부품이다.

ⓑ 이미지 센서는 가시광선에도 반응하므로 측정하고자 하는 적외선 광필터를 사용한다.

45 다음 중 양자형 적외선 센서에 관한 설명이 아닌 것은? (19년4회기사19번)

① 광전도 효과나 광기전력 효과에 의한 전압 또는 전류변화를 이용하는 방식이다.

② 수십 [ms] 정도로 응답속도가 느린 특성을 보인다.

③ 작동 중 열의 발생으로 냉각이 필요한 특성을 가진다.

④ 감도가 높으며 파장에 따른 감도변화가 크다.

해설 01 진단기기 – 7. 기타 기출 진단기기(기출 44번 해설)

46 다음 중 체열진단기에서 사용하는 파장의 적합한 전자파 대역은? (20년3회기사17번)

① 근적외선영역 ② 원적외선영역 ③ 중간적외선영역 ④ 마이크로파영역

해설 01 진단기기 – 7. 기타진단기기(기출 44번 해설)

47 다음 중 체열진단기의 구성 중에서 Image Grabber에 대한 설명은? (15년4회기사13번)

① 등온선 처리는 영상을 획득하기 전에 한다.

② 영상신호의 필터링과 이득조정을 통해 화상을 최적화한다.

정답 | 43.④ 44.① 45.② 46.②

③ 이미지 파일을 하드디스크에 저장하게 해준다.
④ Image Processor에서 1차 처리된 신호를 바탕으로 Image Grabber에서 작업을 한다.

해설 Image grabber : IR camera로 부터의 영상신호를 필터링과 이득조정을 통해 화상을 최적화하여 하인 스캔데이터를 만들거나, 동일한 온도값을 갖는 각 픽셀들을 배열하여 패턴 인식처리후 등고선 맵핑방식으로 이미지 프로세서가 가능하도록 메모리에 저장한다.

48 다음 중 기체농도의 측정 중 Mass Spectroscopy에 대한 설명이 아닌 것은?
(08년4회산업3번, 11년1회산업9번, 15년4회산업4번)

① 이온 전류를 측정하여 농도 계산
② 적외선이 기체에 의해 흡수되는 정도를 측정하여 농도 계산
③ 기체 분자별로 일정거리를 비행하므로 거리에 따라 기체 분자를 분리
④ Sample Gas를 추출하여 고전압으로 이온화시킨 후 진공용기 내로 살포

해설 질량 분광학(Mass Spectroscopy) : 질량 분광학은 화합물의 상대 분자량, 실험식과 구조식에 대한 정보를 제공할 수 있다. 거의 모든 분자는 짝수의 전자를 포함하기 때문에 전자의 손실로 이온화될 때 그들은 짝 안 지은 전자 M+과 라디칼 양이온을 형성한다.
㉠ 전자충돌 에너지가 분자의 이온화 에너지와 같을 때 분자 이온형성의 과정이 시작되고, 이 방법에서 측정될 수 있다.
㉡ 분자의 이온화 에너지는 일반적으로 6~15[eV] 사이에 있다. 만약 더 많은 에너지가 이온화를 위해 요구하는 것보다 충돌과정으로 전달된다면 분자는 토막이 된다.
㉢ 분자이온의 토막화(그리고 그것으로부터 유도된 이온)는 홀수전자를 가진 이온이 라디칼로 깨지고, 짝수전자(이들은 이온이나 중성 입자가 될 수 있다)를 가진 입자로 깨지는 방법으로 생긴다.
㉣ 짝수전자를 가진 이온은 또한 짝수전자를 가지고 있는 입자를 형성한다. $M^{+} \rightarrow A^{+}+R$, $M^{+} \rightarrow B^{+}+N$, $A^{+} \rightarrow C^{+}+N$
㉤ 토막 이온의 형성은 최소 에너지인 겉보기 에너지를 요구한다. 이것은 깨진 결합의 해리 에너지와 같은 양에 의해 화합물의 이온화 에너지를 초과한다. 그 과정에서 생성된 비하전된 토막(라디칼과 중성 입자)은 진공을 유지하는 확산펌프에 의해 질량 분석계로부터 제거된다.
㉥ 분자 질량 결정 : 단독으로 이온화된 분자의 피크(분자 피크)는 보통 질량 스펙트럼 중의 마지막 큰 피크이다.
㉦ M+1, M+2 또는 그 이상의 질량에서 동위 원소 피크에 의해서만 수반된다. 만약 그것이 명확하게 인식된다면 직접적으로 화합물의 상대 분자량을 산출한다.
㉧ 단일 맞춤 질량분석계에서 이 결정은 적분질량(공칭질량)을 준다. 낮은 분해에서 m/e≈28을 가지고 있는 모든 이온 CO^{+}, N_2^{+}와 $C_2H_4^{+}$이 구별될 수 있다.

49 다음 보기의 검사기기는? (10년2회산업12번, 12년4회산업7번, 15년4회산업8번)

각막과 망막의 전위차를 이용하여 측정하는 방법으로 안구의 움직임을 측정할 수 있는 가장 단순하고 유용한 검사기기

① 전정기능 검사기 ② 망막 검사기 ③ 안압 검사기 ④ 검안 검사기

해설 ㉠ 검안경(검안검사기) : 안구의 안저 · 유리체 · 수정체의 관찰과 굴절검사에 사용되는 기구이며, 종류는 도상검안경과 직상검안경이 있다.
㉡ 안압계(안압 검사기) : 안압이 비정상적으로 높아 생기는 녹내장을 진단할 때에 사용되며, 안구에 주어진 압력이나 무게로 각막이 변형되는 정도를 측정하거나 작은 튜브를 직접 삽입하여 측정한다.
㉢ 각막 곡률계 : 각막 전면의 곡률반경을 측정하는데 사용하는데 크기, 위치를 알고 있는 어떤 물체가 각막으로부터 반사되어 결상된 상의 크기와 형태를 측정하여 곡률 반경을 계산하여 얻은 결과로 난시, 콘택트렌즈 착용으로 인한 각막의 변화 여부와 같은 각막이상 상태를 진단하는 기기이다.

50 다음 중 전정기능 진단기(ENG)에 사용되는 정현적 회전자극 함수에 관한 설명은? (17년4회기사14번)

① 회전자극 함수가 sinωt 일 때 가속도 함수는 cosωt가 된다.
② 회전자극 함수가 sinωt 일 때 가속도 함수는 tanωt가 된다.

정답 | 47.② 48.② 49.①

③ 회전자극 함수가 cosωt 일 때 가속도 함수는 tanωt가 된다.
④ 회전자극 함수가 cosωt 일 때 가속도 함수는 cosωt가 된다.

해설 ㉠ 회전자극 : 전정기관의 반규관을 구성하는 전반규관, 후반규관, 외측반규관 내부의 내임파액에 주어진 각가속에 의해 안구운동이 발생하므로 $S = A\sin\omega t$와 같은 정현파 자극이어야 한다.
㉡ 전정의 기능을 검사하기 위해서는 안진, 편기경향 외에, 귀에 냉수(30[℃]), 온수(44[℃])를 넣어서 안진 등을 조사하는 온도자극시험 caloric test, 전류를 사용하여 양극을 일측 유양돌기, 음극을 손등에 올려 놓아 넘어지는 방향이나 오시(誤示)를 보는 전기적 시험 galvanic test, 환자를 회전의자에 태우고 회전한 후 급히 멈추게 한다.

51 다음 중 임상에서 정량적인 전정기능을 자극하는 방법은? (10년4회기사17번, 21년4회기사05번)

① 한쪽 방향으로 등가속 회전자극을 한다.
② 한쪽 방향으로 각가속 회전자극을 한다.
③ 양쪽 방향으로 등가속 회전자극을 한다.
④ 방향과 상관없이 등가속과 각가속 회전자극을 한다.

해설 ㉠ 정량적인 전정기능을 진단하기 위한 자극 : 등가속이 아닌 각가속 회전자극을 줌으로써 발생하는 안구운동과 동기시켜 분석하기 용이한 정현적 회전자극을 시행한다.
㉡ 회전자극에서는 전정기관이 자극을 받기 위해서 : 회전속도가 가속도로 회전방향을 바꾸어야 한다.

52 다음 중 정전기능 측정기의 회전자극기의 구성요소가 아닌 것은? (15년4회기사12번)

① 서보모터 장치 ② 회전신호 발생기 ③ 안진측정기 ④ 회전상태 측정 센서

해설 ㉠ 전정기능 진단 : 보통 내이의 반규관을 회전자극하여 안구가 운동하는 것을 측정하여 진단하는 것이며, 특수한 목적으로 경추의 C3과 C4의 경추판을 자극하는 방법도 있다.
㉡ 회전자극 : 전정기관의 반규관을 구성하는 전반규관, 후반규관, 외측반규관 내부의 내임파액에 주어진 각가속에 의해 안구운동이 발생하므로 $S = A\sin\omega t$와 같은 정현파 자극이어야 한다.

53 다음 중 전정기관의 기능과 안구운동을 관찰하는 생체신호 측정기기는? (16년4회기사16번)

① EEG ② EMG ③ ENG ④ ECG

해설 ㉠ EEG(뇌전도) : 뇌파를 기록한 도면이다.
ⓐ 사람의 뇌세포는 독특한 모양의 규칙적인 전기충격을 일으키는 것을 뇌파라 한다.
ⓑ 1929년 독일의 정신과 의사인 한스 베르거가 처음으로 머리에 외상을 입은 환자의 두개골 피하에 2개의 백금 전극을 넣어 뇌파를 기록하고 이를 뇌전도라 한다.
ⓒ 뇌파는 환자에게 고통을 주지 않고도 검사가 가능하며, 뇌의 이상 부위나 성질 등을 정확하게 알 수 있다.
㉡ EMG(근전도) : 근육의 활동전위를 기록한 곡선이다. 실용적으로는 인체의 피부표면에 전극을 부착하여 전위를 인도하는 표면도출법과 침상 전극을 근육에 꽂아넣고, 근육 한 지점에 생긴 활동전위를 이끌어내어 운동단위의 활동을 검출하는 바늘전극법이 있다.
㉢ EOG(안전도)
ⓐ 전기안구법은 망막의 정지전위를 측정하는 기술이다. 그 결과로 생기는 신호를 안전도라 하고, 주된 응용방법들은 안과진단과 눈알 동작기록에 사용된다.
ⓑ 망전도와는 달리 전기안구법은 개인의 시각적 자극들에 대한 반응을 나타내지 않는다.
㉣ ECG(EKG)(심전도, 심장전기도) : 심장의 수축에 따른 활동전류를 곡선으로 기록한 것이다. 심근의 흥분은 정맥동에서 일어나 심방 · 심실 방향으로 나아가므로 이 흥분을 임의의 두 점에서 전류계(심전계)에 유도하면 심장의 활동전류가 그래프로 묘사되며 심장질환의 진단에 매우 중요하다.

54 다음 중 뇌 신경활동으로 발생한 미세한 자기장의 변화를 고감도 자기장 측정센서로 검출하여 단기간의 뇌신경 활동을 실시간 영상으로 보여주는 기기는? (18년1회기사15번)

① PNS ② EOG ③ ECG ④ MEG

정답 | 50.① 51.② 52.③ 53.③ 54.④

해설 01 진단기기 - 7. 기타 기출 진단기기(기출 53번 해설)

55 다음 중 전정 기능을 회전자극으로 검사하기 위한 회전 형태는? (17년1회기사12번)

① 등가속 단방향 회전자극 ② 등가속 양방향 회전자극
③ 각가속 단방향 회전자극 ④ 각가속 양방향 회전자극

해설 전정 기능(Vestibula Function) : 전정부(vestibule : 전정과 반규관)가 담당하는 균형과 평형감각에 대한 기능이다.
㉠ 내이에서 와우와 함께 하는 전정부는 전정과 반규관으로 이루어졌다.
㉡ 전정부는 머리의 자세와 움직임에 대해 통보하며 균형과 평형감각을 제공하고, 머리와 눈의 움직임과 신체의 조정이 조화롭도록 한다.
㉢ 전정부의 기능이 정상적으로 작용할 때는 이러한 기능을 인식할 수 없으나 전정부의 기능이 잘못될 때는 멀미, 현기증, 메스꺼움과 더불어 불균형감과 통제되지 않는 눈의 움직임과 관련된 어려움을 느끼게 된다.

56 다음 중 전정기능 진단기(Electro Nystagmus Graph)에 대한 설명이 아닌 것은? (18년4회산업3번)

① 전정안구 반사운동을 유발시키는 자극에는 정현적 회전의 물리자극과 일정한 온도의 물을 주입하는 열자극이 있다.
② 회전자극에는 직접자극과 간접자극이 있다
③ 서상은 물체에 시선을 고정하기 위한 것이고 속상은 새로운 물체에 시선을 고정하기 위한 빠른 안구운동이다.
④ 좌우로 안구를 움직여 시선을 고정하는 기능이 상실된 환자의 안구운동에서는 서상과 속상의 안구운동이 나타난다.

해설 01 진단기기 - 7. 기타 기출 진단기기(기출 55번 해설)

57 다음 중 청력검사를 위한 신호음으로 적당한 파형은? (09년4회기사10번)

① 구형파 ② 삼각파 ③ 사인파 ④ 톱니파

해설 청력검사
㉠ 귀가 들리는 정도를 측정하는 검사이다. 소리나 목소리가 잘 들리는지 여부 등 청각의 예민한 정도를 측정하는 일이다.
㉡ 검사 : 오디오미터나 소리굽쇠 등의 기구에 의해서 얻는 음원, 즉 순음을 사용하며, 사람의 목소리나 시계소리 등도 음원으로 사용된다.
㉢ 음파가 전파 : 매질에 따라 기도 청력검사와 골도 청력검사로 구별되기도 한다.
㉣ 검사의 내용 : 청각의 상하음계나 최소 가청역치의 검사를 비롯하여 충분히 들리는 소리를 사용하여 그것이 들리는 상태를 조사하는 역치상 검사(소리의 크기와 상태의 검사, 세기의 판별역검사 등) 외에 음향자극의 반응으로부터 타각적으로 조사하는 방법도 있으며, 이것은 주로 갓난아기나 정신질환자에 대하여 사용된다.
㉤ 검사 : 가급적 조용한 방을 택해서 하며 좌우의 귀를 따로따로 조사한다. 주로 오디오미터가 사용되고, 청력은 데시벨[dB]로 표시된다.
㉥ 정상인 : 0[dB]이고, 난청자일수록 그 수가 커지며, 60[dB] 이상은 상당히 난청이고, 80[dB] 이상이면 농아이다.
㉦ 청력검사에 사용되는 자극음의 주파수 : 125[Hz], 250[Hz], 500[Hz], 1[kHz], 1.5[kHz], 2[kHz], 3[kHz], 4[kHz], 6[kHz], 8[kHz]로 정의된다.
㉧ 사인파 : 사인곡선의 모양을 유지하면서 일정한 속도를 유지하는 파, 매질의 변위 u가 위치좌표 x와 시간 t의 함수 $u(x, t) = a\sin(wt - xxtg)$로 표기될 때 이 파를 tx방향으로 진행한다.

58 다음 중 청력검사의 자극음의 종류가 아닌 것은? (10년2회산업4번, 14년1회기사16번, 18년1회기사18번)

① 단락음(Pulsed Sound) ② 진폭변조음(Am : Amplity Modulation)
③ 연속음(Continued Sound) ④ 주파수 변조음(FM : Frequency Modulation)

해설 ㉠ 진폭변조음(AM : Amplity Modulation) : 음악이나 음성, 영상 등을 전기신호로 바꾸어 전송할 때 전송되는 반송파의 진폭을 전달하고자 하는 신호의 진폭에 따라 변화시키는 변조방식이다. 송신할 때 변조기를 이용하고, 수신할 때는 복조기를 이용하여 변조시킨 신호만을 골라낸다.

정답 | 55.④ 56.④ 57.③ 58.②

ⓛ 자극음의 종류 : 연속음, 단락음, 주파수 변조음 등이 있으며, 단락음은 2.5[pluse/sec]로 200[ms] 동안 자극음의 발생과 중지를 반복한다. 연속음은 설정된 주파수와 진폭으로 계속 발생하며 주파수 변조자극음은 설정된 주파수에서 5[%] 이내로 변조음을 발생한다.

59 다음 중 청력검사기에서 자극음을 조절하는 기본항목은? (11년4회산업18번)

① 음압과 파형 ② 음의 세기와 주파수
③ 주파수 변조와 파형 ④ 주파수 변조와 자극시간

해설 청력검사기
㉠ 청력을 검사 또는 측정하는 기계이다.
ⓛ 청력검사에서 사용하는 자극음은 단락음, 연속음, 주파수 변조음 3가지가 있다.
ⓒ 자극음은 연속음(Continuous Tone)을 사용하여 이 두음에 대한 청력 역치를 비교한다.

60 다음 중 청력검사기의 자극음으로 적당하지 않은 것은? (08년4회산업7번, 10년4회산업1번)

① 연속음 ② 단락음 ③ 주파수 변조음 ④ 진폭 변조음

해설 ㉠ 청력검사기 : 청력을 검사 또는 측정하는 기계이다.
ⓛ 청력검사에서 사용하는 자극음 : 단락음, 연속음, 주파수 변조음 3가지가 있다.
ⓒ 자극음 : 연속음(Continuous Tone)을 사용하여 이 두 음에 대한 청력 역치를 비교한다.

61 다음 중 청력검사시에 피검사의 뇌파를 활용하여 진단할 때에 관한 설명이 아닌 것은? (16년4회기사4번)

① 수면 상태에서 검사한다. ② 유아나 지체부자유자에게 적합한다.
③ 전극을 심장부위에 부착한다. ④ 평균덧셈법으로 인식 여부를 판단한다.

해설 뇌파기
㉠ 유아나 어린이, 지체부자유자와 같이 의사표시에 어려움이 있는 피검자를 위한 진단방법으로 수면 상태에서 전극을 두정에 부착하여 얻은 뇌파를 활용하여 검사한다.
ⓛ 뇌파신호에 대한 분석과 해석이 난해함으로 평균 덧셈법으로 인식여부를 판단하게 된다.

62 다음 중 청력검사기의 구성요소가 아닌 것은? (17년1회산업3번)

① 버튼과 표시기 ② 청력헤드셋 ③ 기록계 ④ 근전도기

해설 ㉠ 청각 검사기(Audiometer) : 여러 주파수와 강도로 순음자극을 주어 피검자의 청력을 측정하는 기구이다.
ⓐ 대개 한 쌍의 기도 헤드폰, 골도 헤드폰, 피드백 버튼의 하드웨어가 장착되어 있으며, 몸체에는 주파수 변환기, 대개 5[dB]단위를 되어 있는 음의 강도 조절기, 차폐음 버튼 등이 있다. 결과는 청력도를 통해 보여주는데 250~8,000[Hz]까지의 각 주파수에서의 청력 정도를 [dB]단위로 나타낸다.
ⓑ 청각의 상하음계나 최소 가청역치의 검사를 비롯하여 충분히 들리는 소리를 사용하여 그것이 들리는 상태를 조사하는 역치상 검사(소리의 크기와 상태의 검사, 세기의 판별역 검사 등) 외에 음향자극의 반응으로부터 다각적으로 조사하는 방법도 있으며, 이것은 주로 갓난아기나 정신질환자에 대하여 사용된다.
ⓛ 청력검사기의 공통적인 구성요소
ⓐ Tone Interrupter Switch : 피검자가 듣는 신호음의 길이 조절이다. 보통 잠금 상태로 조절되어있어 스위치를 누르는 동안만 신호를 들을 수 있다.
ⓑ Frequency(in Hz) Selector(Oscillator) 주파수 선택 : 보통 125~8,000 [Hz]까지 옥타브 혹은 반옥타브(Octave) 단위를 사용하고, 고주파수 확장 청력검사기의 경우 9,000-16,000 [Hz]에서 청력을 측정 가능하다.
ⓒ Attenuator(in dB) Switch (강도조절기) : 신호음의 강도를 -10 [dB] HL부터 각 주파수에 따라 다른 최대 출력치까지 1, 2, 혹은 5[dB] 씩 증감할 수 있도록 한다.

정답 | 59.② 60.④ 61.③ 62.④

63 다음 중 청력검사를 위한 자극음으로 적당하지 않은 것은? (13년1회기사18번)

① 연속음 ② 단락음 ③ 진폭 변조음 ④ 주파수 변조음

해설 자극음의 종류 : 연속음, 단락음, 주파수변조음 등이 있다. 단락음은 2.5[Pulse/sec]로 200[ms]동안 자극음의 발생과 중지를 반복하고, 연속음은 설정된 주파수와 진폭으로 계속 발생하며, 주파수변조 자극음은 설정된 주파수에서 5[%] 이내로 변조음이 발생한다.

64 다음 중 청력검사를 위한 신호음의 형태로 적합하지 않은 것은? (11년1회기사14번)

①  ② 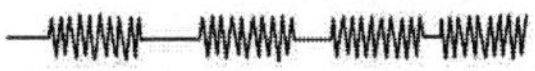

③ 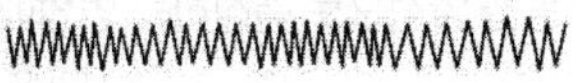 ④ 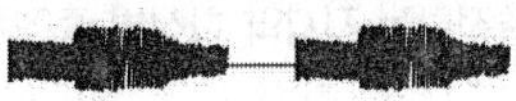

해설 ㉠ 단락음 : 2.5[pulse/sec]로 200[ms] 동안 자극음의 발생과 중지를 반복하는 음이다.
㉡ 연속음 : 설정된 주파수와 진폭으로 계속 발생한다.
㉢ 진폭 변조음의 단락음 : 음악이나 음성, 영상 등을 전기신호로 바꾸어 전송할 때 전송되는 반송파의 진폭을 전달하고자 하는 신호의 진폭에 따라 변화시키는 변조방식이다.
㉣ 주파수 변조음 : 설정된 주파수에서 5[%] 이내로 변조음을 발생한다.

65 다음 중 체내에서 발생하는 심음이나 호흡음을 비롯한 동맥음, 장잡음, 혈관음을 청취하여 몸 상태의 이상 유무를 확인하기 위해 사용하는 장비는? (12년4회기사16번)

① 청진기 ② 혈류계 ③ 혈압계 ④ 고주파 치료기

해설 청진기 : 체내에서 발생하는 심음(心音)이나 호흡음을 비롯하여 동맥음 · 장잡음(腸雜音) · 혈관음을 청취하여 정상적인 상태 인지의 여부를 확인하기 위해 사용된다. 또 혈압을 측정할 때는 상완동맥음(上腕動脈音)을 청취하기 위해서 사용한다.

66 다음 중 청력진단에서 유아나 지체 부자유자와 같이 의사표시에 어려움이 있는 피검자를 대상으로 청각자극 인지 여부를 판별할 때 사용하기에 적당한 생체전기신호 그래프는? (15년1회기사10번, 19년4회기사06번)

① EOG ② EEG ③ ECG ④ EMG

해설 뇌전도(EEG) : 뇌파를 기록한 도면으로 사람의 뇌세포는 독특한 모양의 규칙적인 전기충격을 일으키는데, 이것을 뇌파라 한다.
㉠ 1929년 독일의 정신과 의사인 한스 베르거가 처음으로 머리에 외상을 입은 환자의 두개골 피하에 2개의 백금전극을 넣어 뇌파를 기록하고, 이를 뇌전도라 하였다.
㉡ 뇌파는 환자에게 고통을 주지 않고도 검사가 가능하며, 뇌의 이상 부위나 성질 등을 정확하게 알 수 있는 점에서 많이 활용되고 있다.

67 다음 중 Audio Meter로 진단할 수 없는 것은? (09년4회산업11번)

① 청각검사 ② 골밀도검사 ③ 청력검사 ④ 골도검사

해설 Audio Meter(청력계)
㉠ 항생물질의 부작용에 의한 난청도 이것으로 청력열화의 정도를 객관적으로 측정할 수가 있다.
㉡ 여러 순음을 발생할 수 있는 전기발진기와 그 세기를 정확히 가감할 수 있는 출력조정기 및 수화기로 구성되어 있으며, 출력조정기를 조작함으로써 소리가 들리지 않는 점, 즉 최소가청값을 각 순음에 대하여 구하는 구조로 되어 있다.
㉢ 별도로 정해진 정상청력의 기준과 비교하여 정상의 여부, 난청의 정도 등을 알 수 있다.
㉣ 수화기에는 공기전도용인 보통형과 골전도용이 있다.
㉤ 측정값은 일반적으로 소리의 세기를 나타내는데시벨[dB]로 표시된다. 수십 명의 그룹용인 것도 있다.

정답 | 63.③ 64.④ 65.① 66.② 67.②

68 다음 중 Fick's법을 이용한 심박출량 측정에서 요구되는 측정항목이 아닌 것은?
(08년4회기사15번, 10년4회기사12번, 12년1회기사12번)

① 폐동맥의 산소압력 ② 폐정맥의 산소농도
③ 폐동맥의 산소농도 ④ 폐동맥혈로 공급되는 산소량

해설 Fick's법(Fick's Principle)
㉠ 어느 물질에 대해서 어느 장기가 단위시간 내에 혈중에서 섭취하거나 역으로 혈중으로 방출하는 양은 그 시간내에 장기로 유입 또는 유출되는 그 물질의 양의 차와 같다.
㉡ 질량보존의 법칙에서 유도된 원리 · 심장 도관법의 발견에 의해서 심박출량(= 폐혈류)이 측정되게 되었다.

69 다음 중 심박출량을 측정하는 지시약 희석법 중에서 색소 희석법으로 혈류량 등을 양적으로 측정하는 방법에 사용되는 지시약은? (17년4회기사20번)

① 인도사이아닌 그린 ② 페놀프탈레인 ③ BTB 용액 ④ 메틸

해설 ㉠ 페놀프탈레인(Phenolphthalein)은 페놀계 무색 용액이다.
ⓐ 이 용액은 산염기를 구별하는 지시약으로 메틸오렌지, 리트머스처럼 흔히 쓰인다.
ⓑ 산염기를 구별하는 지시약으로 사용가능한 pH 범위가 높기에 자주 쓰이지는 않는다.
ⓒ 화학식은 $C_{20}H_{14}O_4$이며, 보통은 반응에 참여하는 이온만을 나타내기 위해 HLN 이라고 표기한다.
ⓓ pH0~8.3은 무색을 띄며 8.3~10.0 분홍빛을, 그 이상에서는 무색을 띈다.
㉡ BTB 용액(Bromothymol Blue, $C_{27}H_{28}Br_2O_5S$)은 산 · 염기 지시약으로 산성에서는 황색이며, 중성에서는 녹색, 염기성에서는 청색으로 나타나는 지시약이다.
ⓐ 모든 pH 조건에서 색상을 나타내기 때문에 널리 쓰인다.
ⓑ 장기간 노출 또는 반복 노출 되었을 경우 장기에 손상을 입힐 수 있다.
㉢ 메틸 – 메탄으로부터 수소 1원자를 빼고 생성된 1가의 치환기 CH_3–이다. 알킬기 중 가장 간단한 것의 약호로 나타낼 경우에는 Me를 사용한다.

70 다음 중 심박출량의 정의는? (09년2회기사3번, 11년4회산업12번, 12년4회기사1번)

① 심장박동 1회당 심장에서 대동맥으로 밀어내는 혈류량
② 심장박동 1분당 심장에서 대동맥으로 밀어내는 혈류량
③ 심장박동 1시간당 심장에서 대동맥으로 밀어내는 혈류량
④ 심장박동 1일당 심장에서 대동맥으로 밀어내는 혈류량

해설 ㉠ 심장은 일정한 주기로 수축과 팽창을 하며 혈액을 동맥으로 박출하는 펌프기능을 한다.
㉡ 펌프기능은 1분 동안에 박출하는 혈액의 양으로 표시되는 것을 심박출량이라 한다.
㉢ 분시박출량(分時搏出量), 심박분시용량(心搏分時容量) 등으로도 표현된다.
㉣ 심박출량은 1회의 수축으로 박출되는 양과 1분 동안에 수축하는 횟수(심박수)의 곱에 의하여 결정하며 단위는 [ml]로 나타낸다.

71 다음 중 심박출량을 측정하기에 부적당한 방법은? (09년2회기사17번, 11년1회산업20번)

① 염광 광도법 ② 온도 희석법 ③ 지시약 희석법 ④ 임피던스 측정법

해설 심박출량 측정법
㉠ Fick's법 : 단위시간당 산소소비량과 동 · 정맥혈의 산소농도를 이용하여 심박출량을 구하는 방법이다.
㉡ 지시약 희석법 : 색소를 주입하여 유량을 측정하는 방식으로 지시물질을 주입하고 주입 위치에서 혈류방향으로 떨어진 위치에서 지시물질의 시간에 대한 농도변화를 측정하여 유량을 측정하는 방법이다.
㉢ 온도 희석법 : 저온이나 고온의 액체(식염수)를 지시물질로 주입하여 서미스터 등으로 검출하는 방법이다.
㉣ RI 희석법 : 색소 대신 방사성동위원소를 지시물질로 주입하는 방법이다.
㉤ 임피던스 희석법 : 혈액과 전기저항률이 다른 액체를 주입하여 전기저항의 변화를 측정하는 방법으로 심박출량의 연속측정이 가능하다.

정답 | 68.① 69.① 70.② 71.①

72 다음 중 심박출량 측정법이 아닌 것은? (19년4회산업03번)

① 온도희석법 ② 단극 희석법 ③ 지시약 희석법 ④ 임피던스 희석법

해설 01 진단기기 - 7. 기타 기출 진단기기(기출 71번 해설)

73 다음 심박출량 측정법 중 저온이나 고온의 액체(식염수)를 지시물질로 주입하여 서미스터 등으로 검출하는 방법은? (14년1회산업17번, 17년4회산업1번)

① 온도 희석법 ② 임피던스 희석법 ③ 지시약 희석법 ④ Fick's 법

해설 01 진단기기 - 7. 기타 기출 진단기기(기출 71번 해설)

74 다음 중 연속적으로 심박출량을 측정하기에 적합한 방식은? (08년4회기사15번, 10년4회기사12번, 12년1회기사12번)

① Fick's법 ② 지시약 희석법 ③ 온도희석법 ④ 임피던스 희석법

해설 ㉠ 심박출량 : 사람의 심장, 즉 심실에서 1분 동안 박출하는 혈액의 양이다.

$$\text{심박출량} = \frac{\text{산소섭취}[m\ell \text{초}]}{\text{동맥혈산소함유량} - \text{혼합정맥혈산소함유량}[m\ell/I]}$$

㉡ 임피던스법 : 혈액과 전기저항률이 다른 액체를 주입하여 전기저항의 변화를 측정하는 방법으로 심박출량의 연속측정이 가능하다.

75 다음 중 분당 심박출량이 5.0[L/min], 심박수가 100 [beat/min]일 때 1회 박출량은? (15년1회산업18번, 19년4회산업17번)

① 20[mL] ② 20[L] ③ 50[mL] ④ 50[L]

해설 ㉠ $\text{심박출량} = \frac{\text{산소섭취}[m\ell \text{초}]}{\text{동맥혈산소함유량} - \text{혼합정맥혈산소함유량}[m\ell/I]}$

㉡ 1회 박출량(Stroke Volume : SV) : 안정시 1회 박출량 : 평균 1회 70~90[ml](선수는 100~120[ml])

ⓐ 운동 중 최대 1회 박출량 : 100~120[ml](선수는 150~170[ml])

ⓑ 1회 박출량은 최대운동이나 최대하 운동강도에서 심폐지구력을 결정하는 중요한 인자이다.

ⓒ 1회 박출량은 운동을 하면 증가한다(Frank-Starling의 법칙).

ⓓ SV = Q/HR

㉢ 1회 박출량 = 1분 동안의 심박출량 / 심박수, 1회 박출량 = 5.0 [L] / 100 [bpm]

1회 박출량 = 0.05[L], 50[mL]

76 다음 중 심박수가 80[beat/min], 1회 심박출량액 60[mL]일 때 분당 심박출량은? (21년4회기사19번)

① 2.0[L/min] ② 2.4[L/min] ③ 3.0[L/min] ④ 4.8[L/min]

해설 분당 심박출량 = 심박수 × 1회 심박출량 = 80[beat/min] × 60 [mL] = 4800 [mL/min] = 4.8[L/min]

77 다음 중 염료희석법을 통한 심박출량 측정에 필요치 않은 것은? (16년4회산업6번)

① 서미스터 ② 감마카메라 ③ 신틸레이션 카운터 ④ 광밀도계

해설 염료희석법

㉠ 임상적으로 심박출량(Cardiac Output)을 측정하는데 많이 사용하는 방법 : 색깔이 있는 인도시아닌 그린(Indocyanine Green 또는 Card Green)을 이용한다.

㉡ 지시물질이 되기 위한 조건 : ⓐ 비활성 ⓑ 무해 ⓒ 측정가능 ⓓ 경제적

ⓔ 혈관 내로 주입 가능하여야 한다.

ⓕ 인도시아닌 그린의 최대 흡수파장은 805[nm]이다.

㉢ 염료

ⓐ 등장 식염수로 희석시킨 액체로서 카테터를 통해 대개 폐동맥으로 주입된다.

ⓑ 염료의 50[%]는 체내의 신장에서 10분 내에 걸러지므로 반복시행이 가능하다.

정답 | 72.② 73.① 74.④ 75.③ 76.④ 77.①

78 다음 중 연속 주입지시액 희석법에 사용되는 Fick의 방법은? (13년1회산업4번)

① 지시물질은 열이나 염료 등이다.
② 지시물질이 산소이기 때문에 독성이 없다.
③ 카테터의 심박출량에 대한 영향이 크기 때문에 별도의 보정을 필요로 한다.
④ Fick방법에서는 산소는 환자의 정맥을 통하여 유입 또는 유출

해설 ㉠ Fick's법(Fick's Principle) : 어느 물질에 대해서 어느 장기가 단위시간 내에 혈중에서 섭취하거나 역으로 혈중으로 방출하는 양은 그 시간내에 장기로 유입 또는 유출되는 그 물질의 양의 차와 같다.
㉡ 질량보존의 법칙에서 유도된 원리 · 심장 도관법의 발견에 의해서 이 원리에서 심박출량(폐혈류)이 측정된다.
㉢ 심박출량 = $\dfrac{\text{산소섭취}[m\ell\text{초}]}{\text{동맥혈산소함유량} - \text{혼합정맥혈산소함유량}[m\ell/I]}$

79 다음 중 혈관속의 적혈구에 적외선의 흡수량을 측정하여 정맥 재충전 시간을 재는 것은?
(10년2회산업8번, 12년4회산업12번, 17년4회산업14번)

① 전자 유량계 ② 초음파 유속계 ③ 광혈류 측정계 ④ 전기임피던스 유량계

해설 ㉠ 전자기 유량계
ⓐ 전자적인 원리에 의해서 유체의 흐름에 지장을 주지 않고 그 유량을 측정할 수 있도록 한 측정기이다. 다만, 유체는 도전성이 있는 것에 한한다.
ⓑ 자기장 내에서 전도성 물질이 이동하면 유도기전력이 발생한다는 패러데이의 유도 법칙을 이용한다.
㉡ 초음파 감지법
ⓐ 일정한 속도로 운동하고 있는 혈류에 초음파를 투영시킬 때 주파수가 일정하게 변하면 변화된 주파수 양은 혈류의 속도에 비례한다.
ⓑ 변화된 주파수를 측정하면 혈류의 속도를 구할 수 있고 이것이 도플러 혈류계의 원리이다.
㉢ 초음파 유속계 : 초음파 센서를 이용한 유속계이다.
ⓐ 흐름을 방해함이 없이 유속을 측정할 수 있고, 초음파가 전파되는 유체라면 무엇이든지 다 측정이 가능하며, 유속에 비례한 출력을 얻을 수 있다.
ⓑ 두꺼운 금속관의 바깥쪽에서 관속을 흐르는 유체의 측정이 가능하다.
㉣ 광혈류 측정기 : 적혈구에 적외선의 흡수량을 측정하여 정맥 기능을 진단하는 방법으로 정맥 재충전시간을 재는 것이다.
ⓐ 하지정맥류를 앓고 있는 사람은 정상보다 시간이 짧아지게 되며, 심부정맥 혈행에 장애가 있는 사람은 종아리 근육의 운동에도 적외선 흡수가 감소하지 않아 심부정맥 혈전증이나 만성 정맥 부전과 같은 병을 진단한다.
ⓑ 비정상적인 피의 역류의 장소가 표재성 정맥인지 심부정맥인지 감별 진단할 수 있고, 또한 심부정맥 혈전증 유무도 검사할 수 있다.
㉤ 전기 임피던스 유량계 : 전류가 흐르기 어려운 정도를 나타내는 것으로 인가전압 및 회로에 흐르는 전류의 비율로 표시된다.

80 다음 중 페러데이 법칙의 원리에 기초하여 혈류량을 측정하는 것은? (10년4회산업13번, 12년1회산업13번)

① 초음파 혈류량 측정기 ② 전자기 혈류량 측정기
③ 펄스 도플러 혈류량 측정기 ④ 레이저 도플러 혈류량 측정기

해설 ㉠ 초음파 혈류량 측정기 : 혈관에 초음파를 투사하여 혈관에 흐르는 혈구로부터 반사된 초음파를 도플러 효과에 의하여 변하는 주파수 양을 혈류의 속도에 비례하여 측정한다.
㉡ 전자기 혈류량 측정기 : 자기장 내에서 전도성 물질이 이동하면 유도기전력이 발생한다는 패러데이의 유도법칙을 이용하여 혈류량을 측정한다.
㉢ 펄스 도플러 혈류량 측정기 : 레이더와 같은 방식으로 동작하는 유량계로서 펄스를 발생하여 체내에서 돌아나오는 반사파를 수신하여 혈류량을 측정한다.

81 다음 중 혈류량 측정을 위한 전자 혈류량계에 대한 설명은? (13년4회기사6번)

① 렌츠법칙을 이용한 측정법이다. ② 도플러법칙을 이용한 측정법이다.

③ 혈류와 직각방향으로 자장을 걸어준다. ④ 혈류와 수평방향으로 자장을 걸어준다.

해설 혈류량계 : 혈관 내를 단위시간에 통과하는 혈액량을 측정하는 장치를 말하는 것이다. 기포유량계, 전자 유량계, 강침(鋼針) 유량계, 열류량계 등 여러 가지의 혈류량계가 고안되고 있는데, 전자 유도를 사용해서 혈관 밖에서 혈류량을 측정 할 수 있는 전자 유량계가 표준적인 것이 되고 있다.

82 다음 설명의 ( ) 안에 알맞은 것은? (10년4회기사15번, 13년1회기사12번)

광혈류 측정기(PPG)는 혈관속의 적혈구에 ( )을 측정하여 정맥기능을 진단하는 방법으로 정맥 재충전 시간을 계산한다.

① 자외선 흡수량 ② 적외선 흡수량 ③ 자외선 방출량 ④ 감마선 흡수량

해설 광혈류 측정기 : 혈관 속의 적혈구에 적외선의 흡수량을 측정하여 정맥기능을 진단하는 방법으로 정맥 재충전시간을 재는 것이다.
㉠ 하지정맥류를 앓고 있는 사람은 정상보다 시간이 짧아지게 되며, 심부정맥 혈행에 장애가 있는 사람은 종아리 근육의 운동에도 적외선 흡수가 감소되지 않아 심부정맥 혈전증이나 만성 정맥부전과 같은 병을 진단한다.
㉡ 비정상적인 피의 역류의 장소가 표재성 정맥인지 심부정맥인지 감별진단할 수 있고, 또한 심부정맥 혈전증 유무도 검사할 수 있다.

83 다음 혈류량 측정법 중에서 골격근이나 피부조직에서의 혈류량 측정법으로 가장 적당한 것은? (17년1회기사4번)

① 임피던스 측정법 ② 소실율 측정법
③ 광전식 플레티스모그래피 측정법 ④ 콘덴서식 플레티스모그래피 측정법

해설 혈류량(Blood Flow Rate) : 단위 시간 내의 혈액의 유량으로 [ml/sec], [ℓ/min] 등으로 나타낸다.
㉠ 대동맥의 혈류량은 박출량이고, 측정법에는 여러 가지가 있다. 오래된 것으로는 루드비히(C.F. W. Ludwig)의 혈류계가 있고, 라인(Rein)의 열유량계, 적수계, 기포유속계 등도 쓰여진다.
㉡ 근년에는 전자유량계가 널리 사용되고 있다. 이것은 혈관을 절개하지 않고도 되며, 또 출력을 전기적으로 할 수 있으므로 유속에서 유량을 구할 수 있어 편리하다.

84 다음 중 분광광도법에 의한 임상검사기기에 사용되는 광원(전구)이 아닌 것은? (11년1회산업13번, 19년1회산업01번)

① 할로겐 전구 ② 중수소가스 방전관 ③ 수소가스 방전관 ④ 아크 방전등

해설 ㉠ 할로겐 전구 : 백열전구의 일종으로 유리구 안에 할로겐 물질을 주입하여 텅스텐의 증발을 더욱 억제한 램프이다. 백열전구에 비해 더 밝고 환한 빛을 내면서도 수명이 오래가며, 크기도 작고 가벼워 자동차 헤드라이트, 무대조명, 인테리어 조명의 광원으로 많이 사용된다.
㉡ 중수소가스 방전관 : 관 속에 중수소를 적당한 밀도로 넣은 방전관이다. 진공관보다 내부저항이 적고, 큰 전류를 다룰 수 있으며 일정한 이력현상을 나타낸다.
㉢ 수소가스 방전관 : 관 속에 수소를 적당한 밀도로 넣은 방전관이다. 진공관보다 내부저항이 적고, 큰 전류를 다룰 수 있으며 일정한 이력현상을 나타낸다.
㉣ 아크 방전등 : 기체방전의 가장 진전된 방전으로 고온의 음극에서 열전자가 방출되어 유지되는 종류의 방전이다.
ⓐ 대기 중의 아크방전에서는 방전로가 호상(아크)을 이루기 때문에 호광방전 또는 간단히 아크라고도 한다.
ⓑ 기체의 압력이 높고 전류가 수[A] 이상으로 큰 방전은 거의 전부가 아크방전이 된다.
ⓒ 기체의 압력이 낮고 전류가 수백[mA]로 비교적 낮은 경우에도 음극이 고온이 되기 쉬운 경우이거나, 음극에 열전자방출물질이 도포되어 있는 경우(열전자를 방출하기 쉽다)에는 아크방전이 된다. 예 형광등이 있다.

85 다음 중 임상검사에서 널리 사용되는 분광광도법에 관한 설명이 아닌 것은? (21년1회기사02번)

① 광원으로 감마선만 사용한다.
② 특정 물질의 에너지의 흡수 정도를 측정하여 농도를 알아낸다.
③ 임상물질들이 서로 다른 파장의 전자기적인 에너지를 선택적으로 흡수하거나 방출한다.
④ 혈청, 소변, 척수액 등에는 시약을 첨가하여 검사한다.

해설 01 진단기기 – 7. 기타 기출 진단기기(기출 84번 해설)

정답 | 81.③ 82.② 83.② 84.④ 85.①

86 다음 중 임상물질들이 서로 다른 파장의 전자기적인 에너지를 선택적으로 흡수하거나 방출한다는 원리를 응용한 검사법만 나열한 것은? (10년4회산업16번, 14년1회기사5번, 18년4회기사7번)

① 염광광도법, 이온전위법 ② 형광측정법, 이온전위법
③ 분광광도법, 이온전위법 ④ 분광광도법, 염광광도법

해설 분광광도법(Spectrophotometry) : 일반적으로 빛(백색광)이 물체에 닿으면 그 빛의 양에 따라 그 농도에 따라 다르다.
㉠ 물체의 표면에서 반사
㉡ 물체의 표면에서 조금 내부로 들어간 후 반사
㉢ 물체에 흡수
㉣ 물체를 통과하는 빛으로 나누어지는데 물체에 의하여 흡수된다. 그러므로 이와 같은 빛의 흡수현상을 이용하면 시료용액 중의 빛을 흡수하는 화학물질의 양을 정량할 수 있다. 이와 같이 시료용액, 또는 적당한 시약을 넣어 발색시킨 용액의 흡광도법이라고 하는데, 주로 자외선(Ultraviolet, 180~320[nm]) 및 가시광선(Visible, 320~800[nm]) 영역에서 빛의 흡수를 이용한다.

87 다음 중 임상검사기로 사용되는 분광광계도와 그 원리에 대한 설명이 아닌 것은? (09년4회기사15번, 12년1회기사18번)

① 혈청, 소변, 척수액 등에는 시약을 첨가하여 검사한다.
② 임상물질들은 광 에너지를 선택적으로 흡수나 방출한다.
③ 광선으로 X-선을 사용한다.
④ 특정 물질의 에너지 흡수 정도를 측정하여 농도를 알아낸다.

해설 ㉠ 분광광도계 전원장치 : 텅스텐 필라멘트 전구나 백색광 LED를 광원으로 사용한다.
ⓐ 복사선의 흡수 : 자외선, 가시광선과 같은 복사선이 투명한 물질층을 통과하는 경우 특정 주파수의 복사선 세기가 선택적으로 감소되는 경우가 있는데, 이러한 현상을 '흡수'라고 한다. 이때 복사선 에너지의 일부는 물질의 원자 또는 분자로 이동되고 그 결과 입자는 바닥 에너지 상태에서 높은 에너지 상태, 즉 들뜬 상태로 된다.
ⓑ 전자전이의 종류 : 가시-자외선 영역의 전자전이는 분자의 최외각 전자, 즉 원자가 전자가 관련되며, 이러한 전자전이를 일으키는 전자 및 관련 궤도함수의 종류에 따라 다음 세 가지로 구분된다.
㉮ σ, n, π-전자전이 ㉯ d, f-전자전이 ㉰ 전하이동전이
㉡ 임상검사기 : 환자 자신 또는 환자로부터의 모든 재료이다. 예를 들면 혈액, 요, 배변, 객담 등을 검사함으로써 정확한 진단 및 치료 효과의 판정, 치료판정, 예후의 판정 등, 환자의 병태 판단의 재료로 하는 검사이다.
ⓐ 임상검사 : 혈액학적 검사, 일반검사, 생화학적 검사, 혈청면역학적 검사, 생리기능 검사, 세균학적 검사(바이러스검사를 포함한다), 병리조직학적 검사의 7항목이다.

88 다음 중 임상화학기기인 분광광도계(Spectrophotometer)의 측정원리는? (13년1회기사20번)

① 비어의 법칙 ② 훅의 법칙 ③ 홈즈의 법칙 ④ 쿨롱의 법칙

해설 ㉠ 분광광도계 : 광원으로 시료 측정의 관측 조건을 결정하는 광학 장치, 빛을 분광시키는 분광 광치, 빛을 분석하기 쉬운 신호로 변환시키는 광검출기와 신호처리 장치로 구성된다.
㉡ 비어의 법칙 : 어떤 화합물의 용액 내를 빛이 통과할 때, 빛의 투과율, 용액을 빛이 통과하는 거리(광로길이 l), 용액의 농도(c) 사이에 성립하는 법칙이다.
㉢ 훅의 법칙 : 용수철뿐만 아니라 다른 종류의 변형, 즉 층 밀리기나 비틀리기 등의 실험에서도 이러한 관계는 성립한다. 따라서 훅의 법칙은 탄성 한계 내에서는 물체에 작용하는 힘 F와 이것에 의하여 생기는 변형 x는 비례한다.
㉣ 홈즈의 법칙 : 이상의 저항이 크므로 산화 구리 초전도체가 높은 천이 온도를 지님을 예측하였다.
㉤ 쿨롱의 법칙 : 전하를 가진 두 물체 사이에 작용하는 힘의 크기는 두 전하의 곱에 비례하고 거리의 제곱에 반비례한다.

89 다음 중 분광광도계에서 파장선택기로 사용가능한 것은? (17년1회산업1번)

① 저역감쇠 필터 ② 고역감쇠 필터 ③ 간섭 필터 ④ 섬유 필터

해설 간섭 필터(Interference Filter, 干涉—) : 얇은 막 위에서 일어나는 간섭현상을 이용하여 특정한 파장의 파동을 걸러내는 필터이다. 원하는 파동을 얻는 방식과 필터 재질의 종류에 따라 여러 종류로 나뉜다.
㉠ 분광 광도계(spectrophotometer) : 광원에서의 빛을 모노크로미터에 의해 단색화 하여 시료용액에 투과시켜 투과광의 강도

정답 | 86.④ 87.③ 88.① 89.③

를 전기신호로 변환하여 시료의 흡광도를 측정하는 장치이다.

ⓐ 일반적으로 단색광을 얻는 장치와 이 단색광의 세기를 정량적으로 측정하는 장치로 이루어져 있다. 단색광을 얻는 장치로서는 회절 격자 또는 프리즘이 사용된다.

ⓑ 각 파장에 대해서 개별적으로 측정하는 것과 연속적으로 자동 기록하는 것이 있다. 측정하는 파장의 범위도 가시부만인 것과 자외부 · 가시부에서 근적외부에 이르는 것이 있다.

㉡ 저역 필터(Low Pass Filter) : 주파수의 저역 부분을 통과시키는 필터로 자유롭게 통과할 수 있는 주파수대를 통과대, 통과를 저지하는 주파수대를 감쇠대라 한다. 또한 통과대와 감쇠대와의 경계의 주파수를 차단 주파수라 한다.

㉢ 고역 필터(High-Pass Filter) : 주파수의 고역 부분을 통과대, 저역 부분을 감쇠대로 하는 필터로 통과대와 감쇠대의 경계를 차단 주파수라 한다.

㉣ 간섭필터(Interference Filter) : 간섭필터를 성능별로 분류하면 다음과 같다.

ⓐ 특정한 파장의 단색광만을 통과시키는 것

ⓑ 특정한 파장을 중심으로 하여 비교적 넓은 파장영역의 빛을 통과시키는 것

ⓒ 특정한 파장보다 짧은(또는 긴) 파장영역의 빛을 통과시키는 것 등 3가지 유형으로 나눌 수 있다.

㉤ ⓐ는 임의의 단색광을 끌어내는 필터로서 그리고 ⓑ, ⓒ는 사진기의 거리계용 반투명경, 컬러텔레비전의 3색분해 필터, 가시광선을 반사하고 적외선을 통과시키는 영사기의 광원반사용 콜드미러, 반대로 가시광선을 통과시키고 적외선은 반사하는 히트리플렉터필터 등으로 널리 사용한다.

90 다음 중 분광광도법으로 검사할 수 없는 항목은? (11년4회산업7번, 14년1회산업11번, 17년1회산업4번)

① 성분 검사 ② 혈청 검사 ③ 적혈구/백혈구 검사 ④ 호르몬 검사

해설 ㉠ 분광광도법(Spectrophotometry) : 빛의 세기를 측정하는 방법 중 하나이다. 빛의 스펙트럼을 이용하여 각 파장에 대한 빛에너지의 분포를 조사하기 위해 빛을 분광기를 이용하여 단색광으로 나누고, 그 세기를 측정하는 방법이다. 이 방법을 통해 다양한 물리화학적 실험값을 얻어낼 수 있다. 또한 물리학에서 전자 스펙트럼에 대한 정량적 연구방법이다. 분광법보다 적용 범위가 좁으며, 가시광선과 근자외선, 근적외선을 대상으로 한다.

㉡ 분광광도법(Spectrometry) 종류 : 분광측광법 또는 분광분석법이라고도 한다.

ⓐ 측광의 본래 뜻은 눈에 느껴지는 빛의 세기, 즉 시감측광(視感測光)을 가리키는 것이지만, 각종 광학장치의 개발로 열전쌍광전관 · 광전자증배관(增倍管) 등을 사용하는 광전적(光電的) 측광이 발전함에 따라 빛의 세기를 물리적 에너지의 세기로 측정하게 되었다(물리측광).

ⓑ 빛은 스펙트럼을 가지고 있으므로 각 파장에 대한 빛에너지의 분포가 문제되어 빛을 분광기에 의해 단색광으로 나누어 그 세기를 측정하게 되었다. 이러한 측광법이 분광광도법인데, 빛의 복사에너지의 상대량을 파장의 함수로써 측정할 수 있기 때문에 화학분석에 응용될 뿐 아니라, 산 · 염기의 이온화상수, 착염의 해리상수(解離常數), 반응속도 등의 물리화학적 상수를 얻는데 이용된다. 측정장치(분광기)로는 분광광도계가 쓰인다.

91 다음 중 임상검사기기 분광광도계 구성 중 시료에 입사시킬 특정한 파장을 선택하기 위한 것으로 색유리를 통과시킴으로써 색유리 파장보다 긴 파장대역을 흡수하고 짧은 파장대역을 통과시키는 기능을 하는 것은? (17년4회산업13번)

① 유리필터 ② 간섭필터 ③ 큐벳 ④ 프리즘

해설 ㉠ 간섭필터 : 빛의 파장 정도의 두께인 투명 박막에서 생기는 빛의 간섭을 이용하여 소요 파장 영역의 빛을 투과하거나 반사하는 필터로 단색광에 가까운 투과광을 얻게 된다.

㉡ 큐벳 : 액체에 대한 빛의 흡수를 측정할 때 측정해야 할 시료를 넣는 용기이다. 대야, 주발 등을 의미하는 프랑스어 Cuvette의 음역, 흡수 셀 중 특히 각형인 것을 큐벳이라고 하는 경우도 있다.

㉢ 프리즘 : 빛의 분산이나 굴절 등을 일으키기 위해 유리나 수정으로 만들어진 기둥모양의 광학장치이다. 일반적으로 삼각기둥 모양이다.

92 다음 중 자동임상분석기에서 주로 사용하는 임상검사기는? (12년1회산업19번)

① 분광광도계 ② 반사광도계 ③ 염광광도계 ④ 형광광도계

해설 ㉠ 반사광도계 : 반사하여 원소의 파장을 분석할수 있다.

㉡ 염광광도계 : 각 원소의 고유한 파장을 정성분석 및 그 불꽃 세기로부터 정량분석을 할 수 있다.

정답 | 90.③ 91.① 92.①

㉢ 형광광도계 : 형광 에너지에 의한 광전류현상을 이용하여 형광의 세기나 형광물질의 농도를 재는 장치로 분석감도가 높기 때문에 초미량 불순물의 분석에 많이 쓰인다. 시료에 자외선을 조사하면 시료의 분자가 여기상태에서 기저상태로 되돌아가려고 할 때 발광하는 형광의 강도를 측정하는 것이다.
㉣ 분광 광도계 : 광원에서의 빛을 모노크로미터에 의해 단색화 하여 시료용액에 투과시켜 투과광의 강도를 전기신호로 변환하여 시료의 흡광도를 측정하는 장치이다.

93 다음 중 시료를 적절한 방법으로 연소시킬 때 발생하는 화염이나 불꽃을 파장선택기에 입사시켜 순수금속의 농도를 측정하는 방법은? (13년4회기사12번, 16년1회산업17번)

① 원자에너지 방출　② 분광광도법　③ 염광광도계　④ 소작분무기

해설 ㉠ 분광광도법 : 빛의 양을 전기적 에너지로 바꾸어서 측광하는 분광광도계이다.
ⓐ 다양한 파장영역의 빛을 측광하기 위해 각 파장대별로 여러 종류의 검출기를 사용하며, 관측하는 방법으로 나눈 종류는 수동형, 자동기록형, 직접 관찰형 등이 있다.
ⓑ 사용되는 광선으로는 자외선, 가시광선, 근적외선으로 임상물질들이 서로 다른 파장의 전자기적인 에너지를 선택적으로 흡수하거나 방출하는 특성을 이용한 검사법 특정물질의 에너지 흡수정도를 측정하여 농도를 알아내는 것이다.
ⓒ 시료 중 혈청, 소변, 척수 등에 함유된 물질들은 에너지 흡수성질이 매우 낮아 시약을 첨가하여 흡수성을 높게 하여 처리한다.
㉡ 염광광도계 : 시료를 화염(가스) 중에 넣으면 그 시료의 재료에 따라 특성의 빛을 낸다.
ⓐ Ma, K, Li 및 기타의 혼합금속의 분석에 따라 2분 이내에 원소의 분석이 가능하다. 순수금속은 연소시 특정 파장의 빛을 방출하거나 흡수한다는 성질에 입각하여 나트륨, 칼륨, 리튬이온을 측정한다.
ⓑ 에너지 흡수형 염광광도계는 할로우 캐소드 램프(Hollow Cathode Lamp)에서 발생하는 광선을 회전판으로 단속시켜서 시료를 태워서 발생하는 화염을 통과시켜 파장선택기로 입사시키는 것이 다르다.
ⓒ 할로우 캐소드 램프에서 발생하는 빛을 펄스 형태로 하면 회전판이 불필요하다.
㉢ 소작분무기 : 시료를 액체 미립증기로 변화하여 분사하고 LPG나 LNG를 압축공기와 함께 섞어서 연료로 사용한다.
㉣ 원자에너지 방출 : 불꽃의 세기는 원자의 기저상태에 있는 전자 중 약 1[%] 정도를 기저상태에서 여기상태로 천이시킨 후 다시 기저상태로 되돌아올 때 빛을 발생하므로 Na^+(나트륨), K^+(칼륨), Li^+(리튬) 등의 검사로 제한된다.
㉤ 원자에너지 흡수 : 칼슘, 납, 구리, 아연, 철, 마그네슘 등의 여러 원소에서 상당히 정확도가 있다. 시료를 태워 발생한 화염을 통과할 때 흡수되는 에너지의 양은 시료의 원자의 수에 비례한다.

94 다음 중 염광광도계에서 용액 소비율, 미립증기발생률, 불꽃의 특성을 보상하기 위하여 표준시료로 사용하는 것은? (18년1회산업12번, 19년1회기사07번)

① Li　② K　③ Cl　④ Na

해설 염광광도계 : 시료를 화염(가스) 중에 넣으면 그 시료의 재료에 따라 특성의 빛을 낸다. Ma, K, Li 및 기타 의 혼합금속의 분석에 따라 2분 이내에 원소의 분석이 가능하다. 또한 염색반응을 응용해서 원소의 정량분석을 하는 광도계의 일종으로 액체시료를 노상으로 해서 불길속에 넣었을 때에 생긴 빛을 프리즘으로 분광하고 특정파장의 빛의 강도를 광전관을 사용해서 측정한다. 임상검사에서 혈청중의 나트륨이나 칼륨의 측정에 사용된다.

95 다음 중 적혈구, 백혈구, 혈소판 등 혈액속의 혈구수를 측정하기 위한 임상검사기기는? (11년1회산업2번, 15년1회산업1번, 19년4회산업기사05번)

① 혈액가스분석기　② 자동혈구계수기
③ 원심분리기　④ 생화학분석기

해설 ㉠ 자동혈구계수기 : 통상 혈액검사와 소변검사 등 기타 생화학적 검사를 하게 되는데, 여기에서 통상 혈액검사(CBC)란 주로 혈구수를 계산하는 검사법이다.
ⓐ 적혈구수, 백혈구수, 헤마토크리트치, 헤모글로빈량은 일상 검사로서 사용빈도도 높다.
ⓑ 혈구는 적혈구, 백혈구, 혈소판이며 자동혈구 계산기는 혈액 속의 혈구수를 계수하는 측정기기이다.
㉡ 혈액가스분석기(Blood Gas Analysis) : 혈액 내에 산소와 이산화탄소 포화도를 측정하여 체내에 나타나는 산증 및 알칼리증을 진단하는 검사장비로서, 특히 응급환자인 경우 검사를 즉시 수행하여 병증의 경과를 진단하는데 유용하다.
ⓐ 혈액의 나트륨, 칼륨, 염소 이온 및 중탄산이온 등의 전해질을 분석하여 체액상태를 분석하는 장비이다.

정답 | 93.③ 94.① 95.②

ⓑ 호흡기나 순환기의 질환, 중증환자의 혈중산소, 이산화탄소의 운반상황 등을 파악하기 위해 동맥혈 내의 혈액가스를 분석한다.

㉢ 원심분리기(Centrifuge) : 임상진단기기 중 하나로 시료를 회전시켜 원심력의 작용에 의해 특정 무게 또는 비중을 갖는 성분이나 비중이 다른 물질을 분리 · 정제 · 농축하는 원심분리를 이용하여 액체속의 고체입자를 분리하는 기계이다.

㉣ 생화학분석기(Chemistry Analyzer) : 생화학적 수단에 의해 이루어지는 임상분석기이다. 환자의 미량의 혈액으로 정확하고 정밀하게 분석하는 장비로서 임상진료의 핵심적인 우리 몸안의 모든 장기 및 기능(간기능검사, 신장기능검사, 지방질검사, 당뇨검사, 단백질검사, 효소검사, 통풍검사, 황달검사, 영양상태, 철분검사)을 분석하는 장비이다.

96 다음 중 임상병리 검사실에서 기본적인 기기로서 컵 속에 표본을 넣고 일정시간 회전시켜 특정한 무게를 갖는 특정 성분들끼리 서로 분리시키는 장치는? (12년4회기사5번, 15년4회기사14번, 16년4회기사10번, 18년1회기사5번)

① 원심분리기(Centrifuge) ② 시료 채취기(Sampler)
③ 전해질 검사기기(Electrolyte Analyzer) ④ 전기영동(Electrophoresis)

해설 01 진단기기 – 7. 기타 기출 진단기기(기출 95번 해설)

97 다음 중 용액이 여과지 등의 흡착 물질을 통과할 때 선택적으로 흡착되는 성질을 이용하여 용액 중의 각 성분을 분석하는 것은? (08년4회기사19번, 11년1회기사7번)

① 비색계 ② 염광광도계 ③ 생화학 분석기 ④ 액체크로마토그래프

해설 ㉠ 비색계 : 용액에 의한 빛의 흡수가 농도와 액층의 두께에 의존한다는 람베르트 – 베르의 법칙을 이용해서 용액이나 현탁액의 농도를 측정하는 계기이다. 염료의 순도시험이나 미량물질의 정량 등의 비색분석에 이용된다.

㉡ 염광광도계 : 순수금속은 연소시 특정 파장의 빛을 방출하거나 흡수한다는 성질에 입각하여 나트륨, 칼륨, 리튬이온을 측정한다. 시료를 태워 발생하는 불꽃의 파장을 검사하는 계측기이다.

㉢ 생화학 분석기 : 환자의 미량의 혈액으로 정확하고 정밀하게 분석하는 장비로서 임상진료의 핵심적인 우리 몸안의 모든 장기 및 기능(간기능검사, 신장기능검사, 지방질검사, 당뇨검사, 단백질검사, 효소검사, 통풍검사, 황달검사, 영양상태, 철분검사)을 분석하는 장비이다.

98 다음 중 광도계의 기본 구조와 그 설명이 아닌 것은? (19년1회산업기사10번)

① 전원장치 : 텅스텐 필라멘트 전구나 백색광 LED를 사용한다.
② 파장선택기 : 프리즘을 활용한 단색광기와 필터(유리필터, 간섭필터)가 있다.
③ 프리즘 : 220~950[nm] 영역에서 사용되고 유리나 수정을 이용한다.
④ 회절격자 : 200~800[nm] 영역에서 사용되며, 복제가 어렵기 때문에 주로 프리즘을 이용한다.

해설 회절격자 : 광학에서 빛을 입사시키면 여러 다른 방향으로 빛살을 회절시키는 도구이다. 회절 방향은 격자의 배치와 빛의 파장에 따라 달라진다. 이러한 성질을 이용하여 단색기나 분광기에 회절격자가 쓰인다.

99 다음 중 임상검사기기에서 사용하는 단색광 장치로 짝지어진 것은? (13년4회산업13번, 18년4회산업18번)

① 프리즘, 블록렌즈 ② 프리즘, 회절격자
③ 회절격자, 블록렌즈 ④ 회절격자, 큐벳

해설 ㉠ 프리즘 : 스펙트럼광을 굴절시켜 파장대별로 분광하는 프리즘을 활용해서 특정파장만을 얻는 방식으로 220~950[nm] 영역에서 사용되고 유리나 수정을 사용한다.

ⓐ 수정은 350[nm] 이하 파장에서 사용한다.
ⓑ 특정파장을 선택하는 것은 프리즘을 회전하여 선택하고 마지막에 슬릿을 이동시켜 빛을 통과시킴으로써 이루어진다.

㉡ 회절격자 : 빛이 모서리 부분에서 회절하는 현상을 이용한 것으로 유리나 금속 표면에 평행선을 조밀하게 새긴 격자를 만들어서 제작한다.

ⓐ 회절하는 정도는 파장에 따라 다르므로 각각의 격자선에서 분리되어 스펙트럼을 형성한다.
ⓑ 각 파면의 진행에 따라 보강간섭과 상쇄간섭에 의해 특정 파장광선을 선택할 수 있다.
ⓒ 복제가 용이하며, 200~800[nm]대역에서 많이 사용한다.

정답 | 96.① 97.④ 98.④ 99.②

100 다음 중 화합물질의 분리와 분석 및 물질의 식별과 농도를 결정 할 수 있는 의료기기의 명칭은? (15년1회기사13번)

① 크로마토그래프 ② 염광광도계 ③ 분광광도계 ④ 비색계

해설 ㉠ 크로마토그래프 : 고정되어 있는 물질(固定相)에 접하여 이동하는 물질(移動相)을 흘려 혼합물을 정밀하게 분리 · 분석하는 방법이다. 이동상에 기체를 이용하는 것은 가스 크로마토그래프라 부르며, 널리 보급되어 이용되고 있다.

㉡ 염광광도계 : 시료를 적절한 방법으로 연소시킬 때 발생하는 화염이나 불꽃을 파장선택기에 입사시킨다. 화염이나 불꽃은 원자가 여기되었다가 다시 기저상태로 되돌아갈 때 특정파장의 에너지를 방출하는 원자에너지 방출의 원리이다.

101 다음 중 체내에 일정한 교류전류를 흘린 후 임피던스를 측정하여 체내의 수분, 단백질, 지방성분 등을 측정하는 의료기기는? (08년4회산업12번, 11년1회산업6번, 17년4회산업15번)

① 근전도계(EMG) ② 체성분 분석기 ③ 혈액투석기 ④ 전기수술기

해설 ㉠ 근전도계 : 근육의 활동전위를 기록하는 것이다. 근이 수축해 활동전위가 생기고 이것을 끄집어 내 증폭 · 기록하는 기계이다. 도출용 전극, 입력박스, 증폭기, 역전류 검출법, 기록기로 이루어진다.

ⓐ 침전극 또는 표면전극을 피검근(被檢筋)에 두고 안정시의 수축 및 신전 등에 있어서 생기는 근육의 활동전위를 기록한다.

ⓑ 근전계를 사용해서 소아마비, 말초신경염, 중증근무력증, 진행성 근위축, 뇌졸증 후유증, 파킨슨병 등에 의한 근육의 병변을 분석해서 진단의 보조로 삼는다.

㉡ 투석기 : 반투막을 써서 콜로이드나 고분자 용액을 정제하는 일이다. 콜로이드 입자나 고분자 물질은 막 속에 남고, 저분자의 전해질이나 불순물질은 막 밖으로 나가게 할 때 쓰이는 기구이다.

㉢ 혈액투석기 : 혈액 투석을 하는 기구로 사용하는 반투막의 형상에 따라 평판형, 코일형, 중공사형의 세 가지로 분류한다. 취급의 용이성, 제품의 안정성 면에서 중공사형 투석기가 주류를 이루고 있다.

㉣ 전기수술기 : 환자 수술시 사용되는 장비로서 환자로 하여금 통증을 가장 적게 느끼게 하며, 각 부위의 지혈도 원활하게 해주는 기구이다.

102 다음 중 가장 정확하게 체성분을 측정하는 방법은? (17년4회기사8번)

① 수중 체밀도법 ② 피하지방 두께 측정법
③ 근적외선 측정법 ④ 생체전기 임피던스 분석법

해설 수중 체중법

㉠ 비만을 평가하는 간접적인 방법 중 매우 신뢰성이 높은 것으로 알려져 있는 반면, 보통 사람들이 비만을 측정하기에는 쉽지 않다는 단점이 있어 연구를 위한 실험방법 이외는 거의 사용하지 않는다.

㉡ 수중에서 감소된 체중은 체적과 같은 양의 물과 동일하므로 체적은 체중에서 수중체중을 뺀 값과 같게 된다는 아르키메데스(Achimedes) 원리에 의한 방법이다.

103 다음 중 체성분 분석장치로 측정할 수 없는 것은? (15년1회기사6번, 19년1회기사06번)

① 수분 ② 단백질 ③ 지방 ④ 혈당

해설 체성분 분석장치 : 인체의 성분(수분, 단백질, 지방, 골격 등등)의 수치와 비만 여부등을 체크하는 검사하는 장치이다. 또한 체내에 일정한 전류를 흘려서 측정한 저항값을 바탕으로 체내의 수분, 단백질, 무기질 및 지방을 측정하는 진단장비이다.

104 다음 중 유비쿼터스의 3A와 관계가 없는 것은? (09년4회기사2번, 18년4회기사15번)

IT가 급격하게 발달하면서 재택진료에 유비쿼터스의 개념은 점점 중요성을 더해가고 있다.

① Anyone ② Auywhere ③ Anytime ④ Anydevice

해설 ㉠ 유비쿼터스 : 사전적은 '언제, 어디에나 있는, 편재하는'이다.

㉡ 3A : Anytime, Anywhere, Anydivice이다.

정답 | 100.① 101.② 102.① 103.④ 104.①

105 다음 중 재택진단기기의 특징이 아닌 것은? (15년1회산업6번, 19년4회산업기사01번)

① 생화학 분석기에 의해 요단백검사, 혈당검사, RBC와 WBC 수치 검사 등을 할 수 있다.
② 재택진단기의 기본 진단항목은 뇌전도(EEG)와 근전도(EMG)이다.
③ 재택진단기의 필수항목은 진단용 확대 카메라, 전자청진기, 생화학 검사기 등이 있다.
④ 양방향 화상통신을 기본으로 하므로 초고속 정보통신 수단을 활용해야 한다.

해설 재택진단기의 기본 진단 항목은 심전도(ECG)이다.

106 다음 중 재택진단기의 구성에서 디지털 청진기 특성은? (17년4회기사5번)

① 모든 가청주파수 대역을 증폭해야 한다.
② 낮은 주파수만을 통과시키는 HPF(High Pass Filter)가 필요하다.
③ 높은 주파수만을 통과시키는 LPF(Low Pass Filter)가 필요하다.
④ 특정 주파수만을 통과시키는 BPF(Band Pass Filter)가 필요하다.

해설 전자청진기 : 기존 청진기는 심장의 움직임을 혈관을 통해 귀로만 듣는데 비해 전자청진기는 귀로 들은 후 컴퓨터 분석 시스템을 통해 눈으로 보고 분석할 수 있다. 또한 용과정 중 혼입되는 음성과 같은 잡음을 제거하고 심음, 혈류음, 호흡기류음과 같은 대역만을 통과시킨다.
㉠ HPF : 낮은 주파수 성분을 제거하거나 억제하기 위해 사용된다. 보통 고주파 필터는 동종 저주파 필터와 결합하여 사용된다.
㉡ LPF : 교류파형을 곱셈기를 통해 전압과 전류를 곱하면 출력면적이 전력이 된다. 물론 이것을 ADC로 아주 빠르게 잘게 쪼갠 다음 모든 면적을 적분시키면 전력을 구할 수 있지만 LPF라는 것이 어찌 보면 하나의 적분요소이다. 즉 전압과 전류를 곱하고 그것을 적분시키는 의미에서 LPF를 사용하는 것이다. LPF는 차단주파수가 5~10[Hz]정도 되게끔 설계해주면 된다.
㉢ BPF : 수신기에서 특정 범위의 주파수에 존재하는 신호는 통과시키고 이 범위를 벗어난 신호는 제거하는 회로로 다음의 2가지가 있다.
ⓐ BPF1 : 증폭된 신호 중 수신하고자 하는 주파수를 선택하여 유도기와 콘덴서를 사용하여 구성했으나, 현재 대부분의 수신기 공급업체에서는 표면 탄성파(SAW) 필터를 사용하여 구성한다.
ⓑ BPF2 : 중간 주파 증폭기로부터 출력된 주파수 성분 중에서 불필요한 신호를 제거하고 원하는 주파수(1차 중간 주파수)를 통과시킨다.

107 다음 중 재택진단기에서 진단용 카메라가 갖추어야 할 것이 아닌 것은? (10년4회기사5번)

① 적외선 촬영기능이 있어야 한다.
② 표준채광을 위한 조명기구가 있어야 한다.
③ 색상과 밝기를 원격 조정할 수 있어야 한다.
④ 특정 부위를 확대할 수 있는 Zooming 기능이 있어야 한다.

해설 적외선촬영은 고가의 장비라서 집에서는 쉽게 촬영할 수 없다.

108 다음 중 재택의료기기의 진단항목이 아닌 것은? (11년1회산업10번, 13년4회기사15번, 17년4회산업9번, 19년1회기사10번)

① 뇌전도 및 안전도 ② 체온 및 혈당
③ 체중 및 체지방 ④ 혈압 및 혈중 소포화농도

해설 ㉠ 혈당측정이나 혈압측정, 혈중 산소포화농도는 가정에서 쉽고 간편하게 작동할 수 있어 자주 측정하고 수시로 체크해서 몸의 변화를 알 수 있다.
㉡ 뇌전도는 생체전기신호를 측정하는 것으로 환자의 두개골에 전극을 넣어 뇌파를 기록하는 것이기 때문에 가정에서는 사용할 수 없다.

109 다음 중 재택진단기를 구성하는 항목 중 순환계 진단을 위한 항목만으로 구성한 것은? (18년4회산업15번)

① 확대카메라, 심전도 ② 확대카메라, 뇌자도

정답 | 105.② 106.④ 107.① 108.①

③ 전자청진기, 뇌자도
④ 전자청진기, 심전도

해설 01 진단기기 – 7. 기타 기출 진단기기(기출 108번 해설)

110 다음 중 재택진단기의 필수항목이 아닌 것은? (12년4회산업20번)

① 전자청진기
② 확대카메라
③ 심전도
④ 원심분리기

해설 ㉠ 심전도(ECG) : 심장의 수축에 따른 활동전류를 곡선으로 기록한 것이다.
ⓐ 심장전기도의 약칭으로 ECG 또는 EKG로 약기한다.
ⓑ 심근의 흥분은 정맥동에서 일어나 심방 · 심실 방향으로 나아가므로 이 흥분을 임의의 두 점에서 전류계(심전계)에 유도하면 심장의 활동전류가 그래프로 묘사된다.
ⓒ 이와 같이 해서 얻은 것이 심전도이며, 심장질환의 진단에 매우 중요하다.
㉡ 원심분리기 : 원심력을 이용하여 성분이나 비중이 다른 물질들을 분리 · 정제 · 농축하는 기계로 균질액을 여러 부분으로 나눌 목적으로 가장 많이 이용되는 기계이다. 혈액, 뇨, 타액등의 분석을 위해 구성성분의 분리는 목적으로 사용한다.
㉢ 전자청진기 : 기존 청진기는 심장의 움직임을 혈관을 통해 귀로만 듣는데 비해 전자청진기는 귀로 들은 후 컴퓨터 분석 시스템을 통해 눈으로 보고 분석할 수 있다.

111 다음 중 재택진단기기의 구성요소가 아닌 것은? (13년4회산업11번, 18년1회산업15번)

① 혈당장치
② 체성분 분석장치
③ 혈압계
④ 충격파 쇄석기

해설 체외충격파 쇄석기 : 충격파의 발생 및 집속장치, 충격파 전달매체, 결석위치 측정장치, 환자장치 등으로 구성된다. 결석 주위조직의 손상이 없으며 마취나 피부절개, 통증 없이 신장, 요관, 방광 결석 및 담낭결석 치료가 가능하다.

02 | 치료기기

1 제세동기

예 · 상 · 문 · 제

01 다음 중 심실세동과 심실빈맥 현상을 제거하기 위해 흉곽을 개방하여 직접 심근에 전류를 인가하거나 비간접적으로 흉곽 외부에 전류를 인가하여 심근에 전기적 역충격을 가하는 의료장비는?

① 제세동기
② 환자감시장치
③ SpO_2
④ NIBP

해설 제세동기 : 심실세동과 심실빈맥 현상을 제거하기 위해 흉곽을 개방하여 직접 심근에 전류를 인가하거나 비간접적으로 흉곽 외부에 전류를 인가하여 심근에 전기적 역충격을 가하는 의료장비이다.

정답 | 109.④ 110.④ 111.④ 〈예상문제〉 01.①

02 다음 중 환자의 심전도검사 결과를 자율적으로 판독하여 세동제거가 필요할 시 사용자에게 세동제거를 시행하라는 경보로 알려주며, 세동제거의 에너지 등을 자동적으로 판단하는 기능을 가진 기기는?

① EEG/PSG system ② MRI ③ AED ④ CT

해설 AED(Automated External Defibrillato)

㉠ 자동 세동제거기는 환자의 심전도검사 결과를 자율적으로 판독하여 세동제거가 필요할 시 사용자에게 세동제거를 시행하라는 경보로 알려주며, 세동제거의 에너지 등을 자동적으로 판단하는 기능을 가진 기기이다.
㉡ 자동으로 제세동 과정을 시청각적으로 나타내지만 최종적으로 제세동 실행은 사람이 직접 버튼을 눌러야 작동된다.

03 다음 중 최근 공항이나 공공시설에 설치되어 응급상황시 환자상태를 인식해 자동적으로 파워를 조절하여 비의료인에게 쉽게 사용할 수 있는 제세동기는?

① AED ② ATC ③ FES ④ ICD

해설 ㉠ 자동제세동기의 작동법 : 무엇보다 심전도를 모르는 사람도 사용할 수 있으며, 작동법이 쉬워 배우는데 몇 시간이면 충분하다.
㉡ 자동제세동기의 종류 : 여러 가지가 있으며, 이 안에는 처치자에게 정확하고 간결하게 지시를 하는 음성안내장치가 저장되어 있다.
㉢ 자동제세동기에는 꺼짐 / 켜짐, 분석, 쇼크의 세 가지 버튼이 있으며, 의사나 전문요원이 아니어도 쉽게 작동할 수 있고, 최근의 자동제세동기는 쇼크 버튼만 있어 사용이 훨씬 용이하다.

04 다음 중 제세동기의 원리에 대한 설명은?

① 성공률을 늘리기 위해서 최대한 강한 에너지를 사용하는 것이 좋다.
② 제세동 역치는 제세동이 성공하기 위한 최소 에너지로 시간에 따라 증가하거나 감소하지 않는 값이다.
③ 심근의 일정 이상이 탈분극되면 성공률이 오히려 낮아진다.
④ 심근 전체를 탈분극시킨 뒤 동방결절의 회복을 유도한다.

해설 ㉠ 제세동 : 짧은 시간에 대량의 전류를 심근에 흘려보내는 치료로서 제세동 쇼크는 심근세포를 일시적으로 동시에 가장 이상적인 제세동은 심근 전체가 탈분극되는 것이다.
㉡ 탈분극이 많이 되면 성공률이 더 높아진다. 이런 전기적 쇼크를 심방세동, 심방조동, 발작성 심실상성 빈맥, 심실 빈맥과 같이 심실세동 이외의 부정맥에 적용시킬 때 이를 심조율 전환이라고 한다.
㉢ 세동을 제거하기에 적절하지 않은 에너지는 심근에 손상을 입힐 수 있어 지나치게 강한 에너지는 위험한 부작용을 일으킬 수 있다.
㉣ 제세동 역치 : 심실세동의 지속시간이 길어질수록 높아진다.

05 다음 중 제세동기의 사용 및 안전에 대한 설명이 아닌 것은?

① 전극을 부착할 때 환자의 몸에 흐르는 전류는 주위 사람에게는 피해가 없다.
② 전극을 부착하는 위치는 3가지가 있는데, 이 중 표준 위치는 오른쪽 쇄골 아래와 왼쪽유두 측면이다.
③ 환자의 맥박이나 호흡이 전혀 없을 때 사용해야 하며, 전혀 움직임이 없을 때 심전도분석을 해야 한다.
④ 사용순서는 일반적으로 전극부착 – 심전도 분석 – 제세동 시행이다.

해설 ㉠ 제세동을 시행할 때 : 강한 전류가 다른 사람을 통해 흐를 수 있으며, 위험한 결과를 불러올 수 있어 항상 제세동을 시행하기 전에는 환자와 누구도 접촉하지 않도록 해야 한다.
㉡ 제세동기의 수명 : 3년~6년으로 제세동기의 수명은 얼마나 많은 전기충격을 심장에 전달했는가에 달려 있고, 배터리가 다 사용되면 제세동기의 전체를 교체해야 한다.
㉢ 제세동기 이식부위를 절개하고, 기존 제세동기를 새 것으로 교체해야 한다.
㉣ 교환시 대개 전극선은 교체하지 않지만 전극선이 제대로 작동하는지 확인하는 검사받아야 한다.

06 다음 중 세동제거기에 대한 설명이 아닌 것은?

① 출력회로는 R, L, C 공진회로 방식으로 구성한다.

정답 | 02.③ 03.① 04.④ 05.①

② 커패시터에 저장된 전하로 전기적 충격을 인가한다.
③ 심근에 전기적인 충격을 주는 장치이다.
④ 고전압의 교류전압을 환자의 흉곽에 인가한다.

해설 세동제거기 : 커패시터에 충전된 고전압의 직류전압을 인가한다.

07 다음 중 제세동기에 대한 설명이 아닌 것은?

① 부정맥 치료에 사용되는 기계이다.
② 심방세동, 심실세동을 정상조율로 되돌릴 때 사용한다.
③ 심장에 교류의 고전압류를 흐르게 하여 심장 전체를 동시에 팽창시키는 상태로 만들어 전체의 보조를 맞춘다.
④ 제심세동기라고도 한다.

해설 제세동기 : 심장에 직류의 고전압류를 흐르게 하여 심장 전체를 동시에 수축시키는 상태로 만들어 전체의 보조를 맞춘다.

08 다음 중 제세동에 대한 설명이 아닌 것은?

① 세동을 제거하는 것으로 빨리 시행할수록 좋다.
② 심정지의 위험이 높은 심실세동이 나타날 때 사용한다.
③ 심각한 심장질환을 치료할 수 있는 방법이다.
④ 제세동시 가하는 에너지는 경우에 따라 다르다.

해설 제세동 : 심실세동, 심방세동을 억제하여 규칙적인 심박동의 리듬을 찾도록 하는 것이다. 심장에 강한 전류를 순간적으로 보내는 방법으로 심실세동이나 심실성 빈맥 등 위험한 부정맥을 치료하는 방법이나, 부정맥을 일으킨 근본 원인이 되는 심한 심장질환은 치료하지 못한다.

09 다음 중 제세동기에 사용하는 에너지 형태에 대한 설명은?

① 단상파형, 이중파형 두 가지 형태가 있으며 단상파형이 보다 안전하다.
② 단상파형과 이중파형은 전류가 흐르는 형태에 따라 구별된다.
③ 이중파형일 경우 에너지를 단계적으로 증가시키며 사용한다.
④ 단상파형보다 이중파형일 때 더 큰 에너지를 사용한다.

해설 제세동기 : 크게 단상파형과 이중파형의 두 가지로 분류된다.
㉠ 단상파형 : 전류가 한 방향으로 흐르게 한다.
㉡ 이중파형 : 한 극에서 다른 극으로 흐르게 한다.

10 다음 중 자동 제세동기에 대한 설명이 아닌 것은?

① 자동으로 제세동 과정을 시청각적으로 나타낸다.
② 일반인들도 사용법을 알면 사용이 가능하기 때문에 빠른 제세동이 이루어지는데 큰 역할을 할 수 있다.
③ 사용하는 에너지의 양도 미리 프로그래밍 되어 있다.
④ 제세동의 모든 과정이 자동으로 실행된다.

해설 제세동기에서 심전도를 분석할 때 사람이 직접 할 필요가 없고 자동으로 상태를 진단해서 알려주나, 최종적인 제세동 실행은 사람이 직접 버튼을 눌러야 가능하다.

11 다음 중 이식형 제세동기에 대한 설명은?

① 악성 부정맥이 있는 환자에게 삽입하며, 심근에 항상 규칙적으로 에너지를 가한다.
② 큰 부작용이 없으며 특정 행위에 대해 불이익을 전혀 받지 않는다.
③ 배터리가 포함되어 있으므로 정기적으로 배터리를 갈아주거나 충전이 필요하다.

정답 | 06.④ 07.③ 08.③ 09.② 10.④

④ 이식 후에는 정기적으로 점검을 받아야 하는데, 이때 사용하는 것이 프로그래머이다.

해설 이식형 제세동기 : 악성 부정맥이 감지될 때만 에너지를 가한다.
㉠ 배터리가 모두 소모될 경우 본체 자체를 교체해야 하며 몇 가지 의료행위에 대해 제약을 받을 수 있다.
㉡ 박동생성과 전기충격을 주기 위한 배터리와 전자회로로 구성되어 있는데, 이식형 제세동기는 심장의 활동을 감지하며 필요시에 심장으로 전기충격을 전달하게 된다.
㉢ 치료는 심장에 전기적 에너지를 전달하는 형태의 요법으로 '전극성'으로 제동기를 심장에 연결해서 사용하는 것이다.

12 다음 중 응급관련 기기 중 제세동기의 특징이 아닌 것은?

① 부정맥 치료에 사용된다.
② 심방세동, 심실세동을 정상조율로 되돌릴 때 사용된다.
③ 체내자극법은 사용되지 않는다.
④ 순간적으로 상당히 높은 고전압이 흐르게 되므로 주의하여 사용하여야 한다.

해설 자극방법 : 체외에서 자극하는 방법과 이식제세동기를 통한 체내자극법이 사용된다.
㉠ 심장에 직류의 고전압류를 흐르게 하여 심장 전체를 동시에 수축시키는 상태로 만들어 전체의 보조를 맞춘다.
㉡ 제심세동기라고도 한다.

13 다음 중 세동제거기의 전극에 페이스트를 도포하는 목적이 아닌 것은?

① 감전방지 ② 임피던스 줄이기 ③ 전극 화상방지 ④ 공기유입방지

해설 세동제거에 동반되는 사고 : 세동제거기는 환자에게 2천~7천[V]전압을 주는 상당히 위험한 치료법이므로, 이를 사용한 치료에선 상당한 주의와 전기에 대한 숙지가 되어 있어야 한다.
㉠ 일반적으로 발생하는 사고에는 화상이 있다.
㉡ 환자의 신체에 전류를 흐르면 피부저항에 의해 열이 발생하고 화상을 입을 수 있다.
㉢ 세동제거기 전극의 페이스트 때문에 시술자에게 감전의 위험이 있으므로 시술자는 고무장갑을 항상 착용한다.

14 다음 중 Defibrillator와 Cardioverter에 대한 기술은?

① Cardioverter : Defibrillator에 심전도 기능이 추가되어 있고, Cardioverter는 항상 T파의 위치에서 방전한다.
② Defibrillator와 Cardioverter : 모두 방전스위치를 누른 후 첫 R파가 발생한 뒤 100[ms] 후에 방전한다. 단 Cardioverter는 심전도 도시기능이 없다.
③ Defibrillator : 심방세동(Atrial Fibrillation)에 사용되고 Cardioverter는 심실세동(Ventricular Fibrillation)에 사용된다.
④ Defibrillator : 방전스위치를 누르면 바로 방전하고 Cardioverter는 방전스위치를 누른 후 적절한 시점에서 방전한다.

해설 Defibrillator(세동제거기) : 사망을 유발할 수 있는 심장의 심실세동(Ventricular Fibrillation : 심실수축이 정상적으로 되지 않고 미세하게 움직이는 상태), 심실빈맥(Ventricular Tachycardia), 급작스러운 심장정지(Cardiac Arrest)가 일어난 환자의 심장에 직 · 간접인 강한 전기적 충격을 주어 컴퓨터를 리셋 시키듯이 심근 전체를 순간적으로 탈분극시켜 심장을 정상 리듬(Normal Heart Rhythm)으로 복구시키고, 이를 통해 심장을 통한 혈액이 원활히 흐를 수 있도록 하여 환자가 생존할 수 있도록 도움을 주는 필수 응급의료기기이다.

15 다음 세동제거기 방식 중 현재 많이 사용되고 있는 방식은?

① 직류방식 ② 맥류방식 ③ 교류방식 ④ 의류방식

해설 직류방식의 장점
㉠ 송전효율이 좋다 : 직류에서는 주파수가 없기 때문에 역률이 항상 1(100[%])이 되어 무효전력이나 표피효과에 의한 손실 등이 없으므로 그만큼 효율이 좋아진다.
㉡ 절연레벨을 낮출 수 있다 : 직류방식은 그 전압이 교류전압 최고치의 약 70[%]에 해당하므로 절연이 용이하며 절연비가 적게 든다.

정답 | 11.④ 12.③ 13.① 14.④ 15.①

ⓒ 안정도가 좋다 : 직류방식에서는 리액턴스나 위상각을 고려할 필요가 없고, 안정도에 대한 문제가 발생하지 않으므로 본질적으로 송전용량이 제한되지 않는다.

16 다음 중 전류의 세기에 따른 인체의 생리적 반응이 아닌 것은?

① 1[mA] : 이탈할 수 없는 전류
② 50[mA] 이상 : 근육수축, 호흡마비, 심장억제, 통증
③ 100 ~ 300[mA] : 심실세동
④ 6[A] 이상 : 호흡정지, 3도 화상

해설 이탈할 수 없는 전류 : 10~20[mA] 전류의 세기에 따른 인체의 생리적 반응

구분	전류량	인체반응	비고
주파수 : 60[Hz] 통전시간 : 1초 전류값 : 실효값	1[mA]	전류감지 최소 한계값	Freezing Current (불수전류)
	5[mA]	전류감지 최대값	
	10~20[mA]	이탈할 수 없는 전류 : 근육의 지속적 수축으로 전원으로부터 이탈 불가	
	50[mA] 이상	고통(근육수축, 호흡마비, 심장억제, 통증, 허탈, 피로감)	
	100~300[mA]	심실세동	
	6[A] 이상	지속적 심장수축, 호흡정지, 3도 화상	

17 다음 중 세동제거기에서의 적정 전류와 전압 그리고 자극시간은?

① 5~20[A], 200~700[V], 20~50[ms]
② 5~20[A], 2,000~7,000[V], 2~5[ms]
③ 50~20[A], 200~7,000[V], 20~50[ms]
④ 50~200[A], 200~700[V], 20~50[ms]

해설 ㉠ 세동제거기의 원리 : 현재는 직류 세동제거기를 많이 사용하고 있는데, 콘덴서 방전방식이다.
㉡ 세동제거기 장치의 전류 : 5~20[A], 전류를 통하게 하는 전압 : 2,000~7,000[V], 자극시간 : 2~5[ms]이다.

18 다음 중 에너지의 양이 올바른 것은?

① 심실성빈맥(체외) : 100[J] 이하
② 심방세동(체외) : 350[J]
③ 심장에 직접 제세동 : 100[J]~200[J]
④ 심실세동(체외) : 100[J]~400[J]

해설 ㉠ 형태에 따라 조금씩 차이가 있지만, 심실제동제거의 경우 체외에서는 보통 100~400[J] 사이의 에너지를 사용한다.
㉡ 심장에 직접 사용하는 경우 100[J] 이하로 한다.
㉢ 심박세동일 경우 필요한 에너지는 좀 더 적어 150[J] 정도이다.

19 다음 중 경흉저항에 대한 설명이 아닌 것은?

① 환자가 흡기시 호기시보다 저항이 작다.
② 경흉저항이 크면 전류가 전달이 잘 되지 않아 제세동이 실패한 가능성이 있다.
③ 성인의 경우 보통 70~80[Ω]이다.
④ 전극을 부착할 때 경흉저항을 낮추기 위한 방법으로 젤을 발라 사용한다.

해설 경흉저항에 관여하는 인자
㉠ 전극크기 : 전극크기가 작을수록 경흉 저항이 크지만 너무 크면 전류가 효과적으로 전달되지 못한다. 성인의 경우 직경이 최소 13[cm], 소아의 경우 최소 8~10[cm] 정도가 적당하다.
㉡ 전극과 피부 접촉면 : 전극과 피부 사이에 공기가 있을 때보다 식염수나 전도 젤리를 이용하면 경흉저항이 낮아진다. 가슴에 털이 많을 때는 털을 깎고 전극을 붙이면 경흉저항을 낮출 수 있다.
㉢ 호흡주기 : 환자의 흡기시가 호기시보다 저항이 크다.
㉣ 두 전극 사이의 거리 : 전극 간의 거리는 가까울수록 저항이 작다. 즉 흉곽이 작으면 저항이 작다.
㉤ 전극압력 : 전극을 강하게 눌러 붙일 때 저항이 작다.

정답 | 16.① 17.② 18.④ 19.①

기·출·문·제

01 다음 중 제세동기에 대한 설명은? (12년4회산업10번)

① 심실의 일정 이상이 탈분극되면 성공률이 낮아진다.
② 심실 전체를 탈분극 시킨 뒤 방실결정의 회복을 유도한다.
③ 성공률을 높이기 위해서는 무조건 강한에너지를 사용한다.
④ 제세동기는 심장이 갑자기 정지했을 때 사용하는 응급장비이다.

해설 제세동기 : 규칙적인 심장 박동을 회복시키기 위해 흉벽을 통해 전기충격을 심장에 전달하는 장치이다. 심장근육이 더 이상 수축운동을 하지 않으면 신체 주위로 혈액이 공급되지 않기 때문에 만약 심장이 멎었을 때 제때 응급조치를 하지 않는다면 사망할 가능성이 높아진다.

02 다음 중 제세동기 사용방법에 대한 설명은? (13년1회산업17번)

① 제세동기 조작을 위한 순서는 "전원켜기 → 전극부착 → 심전도 분석 → 제세동 시행"이다.
② 자동제세동기의 경우 심전도 분석은 10분 이상 측정해야만 한다.
③ 자동 제세동기는 평균에너지양이 프로그래밍 되어있고, 자동으로 제세동을 시행하므로 사람이 직접 수동적으로 시행버튼을 누를 필요가 없다.
④ 전극부착시 전극을 양쪽 겨드랑이 아래 흉곽의 측면에 두 개의 전극을 겹쳐서 부착한다.

해설 ㉠ 제세동 : 최대한 빠른 시간내에, 늦어도 5분 이내에 행해야 하는데 심전도 분석을 10분 이상은 하지 않는다.
㉡ 자동 제세동기 : 필요한 에너지양에 대한 정보가 프로그래밍 되어있고, 최종적인 제세동 실행은 사람이 직접 버튼을 눌러야 한다.
㉢ 전극을 붙일 때 두 개가 서로 겹쳐지면 안되며, 성인과 소아는 사용하는 전극의 크기가 달라야 한다.
ⓐ 제세동 역치 : 심실세동의 지속시간이 길어질수록 높아진다.
ⓑ 제세동기 조작의 순서는 "전원켜기 → 전극부착 → 제세동 시행"이다.
ⓒ 자동 제세동기는 평균에너지양이 프로그래밍되어 있지만, 시행버튼은 사람이 직접 눌러야 한다.
ⓓ 전극부착시에는 전극을 겹치지 않게 부착해야 한다.

03 다음 중 제세동기의 에너지에 관한 설명이 아닌 것은? (16년1회산업3번)

① 심장 전체를 탈분극 시킬 수 있는 최저 유효에너지로 설정된다.
② 성인의 기준에서 체격과 밀접한 관계가 있다.
③ 너무 낮아 전류가 약하면 제세동에 실패하게 된다.
④ 너무 높으면 심근이 손상되어 심장기능에 장애가 생길 수 있다.

해설 02 치료기기 - 1. 제세동기(기출 02번 해설)

04 다음 중 제세동기에 대한 설명이 아닌 것은? (18년4회산업6번)

① 심장에 강한 전기충격을 가해 세동을 종료시킨다.
② 안전을 위해 심근의 50[%] 미만이 탈분극 되도록 한다.
③ 체외에서 심실세동 제거의 경우 100~400[J]을 사용한다.
④ 심장에 직접 사용하는 경우 100[J] 이하로 한다.

해설 02 치료기기 - 1. 제세동기(기출 02번 해설)

정답 | 〈기출문제〉 01.④ 02.① 03.② 04.②

05 다음 중 성인의 경우 자동 제세동기 적용방법에 대한 설명이 아닌 것은? (18년4회산업12번)

① 전원을 켠 뒤에 환자의 가슴에 두 개의 패드를 부착한다.
② 제세동이 필요한 경우에 구조자로 하여금 제세동 시행버튼을 누르게 한다.
③ 제세동을 하게 되면 심폐소생술을 할 필요가 없다.
④ 소아의 경우 에너지 용량 조절장치가 구비되어 있지 않은 경우에는 성인용 제세동기를 그대로 적용할 수 있다.

해설 02 치료기기 - 1. 제세동기(기출 02번 해설)

06 다음 중 제세동기의 원리에 대한 설명은? (14년1회산업10번)

① 제세동기는 강한 전기 에너지를 사용하여 불규칙적으로 움직이는 심근세포들을 동시에 탈분극시켜서 절대적인 불응기를 만든다.
② 심근이 약 80[%] 이상 탈분극이 되면 제세동의 성공률이 낮아진다.
③ 높은 성공률을 위해 최대한 강한 에너지를 사용하는 것이 좋다.
④ 제세동의 역치는 시간에 따라 증가하거나 감소하지 않는 값이다.

해설 제세동기 : 심장에 강한 전기충격을 가해 세동을 종료시키는 기기이다.
㉠ 심실세동이나 심실성 빈맥은 모두 심실의 수축이 비정상적이고 불규칙하게 일어나는 상태이다.
㉡ 제세동기는 강한 전기 에너지를 이용해 불규칙적으로 움직이는 심근의 세포들을 동시에 탈분극시켜 절대적 불응기로 만든다. 그 이후에 페이스메이커인 동방결절이 회복되어 정상적인 리듬으로 되돌아오게 유도한다.
㉢ 심근의 80[%] 이상이 탈분극되어야 심장전체가 전기적으로 균일한 상태가 될 수 있고, 제세동의 성공률도 높아진다.
㉣ 제세동기는 심장 전체를 탈분극시킬 만큼 강한 전기충격을 가해야 한다.
㉤ 형태에 따라 조금씩 차이가 있지만 심실세동 제거의 경우 체외에서는 보통 100[J]~400[J] 사이의 에너지를 이용한다.

07 다음 중 제세동기의 설명이 아닌 것은? (15년4회산업16번)

① 모든 제세동기를 조작하기 위한 기본 순서는 전원을 켜고 전극을 붙인 다음 심장의 리듬을 분석한 뒤 제세동을 시행하는 것이다.
② 전극부착의 표준위치는 왼쪽 심첨부와 심장의 후면인 왼, 오른쪽 견갑하부에 부착하는 것이다.
③ 심전도 분석시 몸의 약한 움직임이라 할지라도 전기신호에 영향을 주어 오류가 생길 가능성이 있기 때문에 구급차 내에서도 차를 멈추고 심전도 분석을 해야 한다.
④ 제세동을 시행시 강한 전기에너지 때문에 환자와 접촉해 있거나 가까이 위치하지 않도록 한다.

해설 전극을 부착하는 위치는 3가지가 있는데, 이 중 표준 위치는 오른쪽 쇄골 아래와 왼쪽유두 측면이다.

08 다음 중 제세동에 관한 설명이 아닌 것은? (11년1회산업4번, 14년4회산업13번)

제세동기는 위험한 부정맥을 치료하는 방법 중의 하나이다.

① 제세동시 가해지는 에너지는 경우에 따라 달라진다.
② 세동을 제거하는 것을 의미하며 빨리 시행할수록 좋은 결과를 가져온다.
③ 심각한 심장질환을 치료하는 근본적인 방법이다.
④ 심정지에 위험이 생길 수 있는 심실세동이 나타날 때 사용된다.

해설 제세동기 : 심실세동, 심방세동을 억제하여 규칙적인 심박동의 리듬을 찾도록 하는 것으로 심장에 강한 전류를 순간적으로 보내는 방법이다. 심실세동이나 심실성 빈맥 등 위험한 부정맥을 치료하는 방법이지만 그러한 부정맥을 일으킨 근본 원인이 되는 심한 심장질환은 치료하지 않는다.

09 다음 중 제세동기의 설명이 아닌 것은? (11년4회기사5번, 12년1회산업6번, 15년1회기사8번, 19년1회기사18번)

① 심장에 강한 전기충격을 가해 세동을 종료시키는 장치이다.

정답 | 05.③ 06.① 07.② 08.③

② 안전을 위해 심근의 20[%] 미만이 탈분극 되도록 한다.
③ 심근의 세포들을 동시에 탈분극시켜 절대적 불응기로 만든다.
④ 동방결절이 회복되어 정상적인 리듬을 찾도록 한다.

해설 ㉠ 제세동기 : 짧은 시간에 대량의 전류를 심근에 흘려보내는 치료로서 제세동 쇼크는 심근세포를 일시적으로 동시에 가장 이상적인 제세동은 심근 전체가 탈분극되는 것이다.
㉡ 탈분극(Depolarization) : 생물학에서 세포가 극적인 전기적 변화를 겪는 동안 세포안에서 급격한 변화를 의미한다. 조직화된 동물의 조직을 구성하는 대부분의 세포들은 전형적으로 그 세포를 둘러싼 환경에 대하여 부정적인 면에서 반응하는 내부 환경을 유지한다. 적절한 위치는 전류의 흐름에 심근에 최대가 되는 것이다.
ⓐ 탈분극이 많이 되면 성공률이 더 높아진다. 이런 전기적 쇼크를 심방세동, 심방조동, 발작성 심실상설 빈맥, 그리고 심실빈맥과 같이 심실세동 이외의 부정맥에 적용시킬 때 이를 심조율 전환이라고 한다.
ⓑ 세동을 제거하기에 적절하지 않은 에너지는 심근에 손상을 입힐 수 있다. 특히 지나치게 강한 에너지는 위험한 부작용을 일으킬 수 있다.

10 다음 중 심실제세동기 원리에 대한 설명은? (21년1회기사05번)

① 체외에서 제세동시 보통 100[J] 이하의 에너지를 이용한다.
② 심장 전체를 탈분극 시킬 만큼 강한 전기충격을 가해야 한다.
③ 심근의 80[%] 이상 탈분극시 심장이 손상되어 제세동의 성공률이 떨어진다.
④ 강한 전기에너지를 이용해 불규칙적으로 움직이는 심방이 세포들을 동시에 탈분극 시킨다.

해설 02 치료기기 - 1. 제세동기(기출 09번 해설)

11 다음 중 제세동기의 에너지 형태에 대한 설명이 아닌 것은? (16년4회기사1번)

① 단상파형은 전류를 한 방향으로만 흐르게 한다.
② 당산파형은 사용하면 이중파형을 사용했을 경우보다 낮은 에너지로 큰 효과를 볼수 있다.
③ 이중파형은 전류가 한 극에서만 흐르지 않고 한 극에서 흐른 전류가 다른 극으로 이동해 파형의 모양이 위아래로 흔들리는 모양이 된다.
④ 낮은 에너지를 사용하는 이중파형의 전기충격이 더 안전해서 심근의 손상이 적다.

해설 제세동기 : 크게 단상파형과 이중파형의 두 가지로 분류하고, 형태는 제세동기에 전류를 흘려보내는 방식에 차이점이 있다. 이중파형을 이용했을 때 단상파형을 이용했을 경우에 비해 낮은 에너지로 큰 효과를 볼 수 있다.
㉠ 단상파형 제세동기 : 전류를 한 방향으로만 흐르게 한다. 파형은 시간에 따라 증가했다가 0으로 급격히 감소하는 모양을 갖는다.
㉡ 이중파형 제게동기 : 전류가 한극에서만 흐르지 않고 한 극에서 흐른 전류가 다른 극으로 이동해 파형의 모양은 위아래로 흔들리는 모양이 된다.

12 다음 중 제세동기의 에너지 형태에 대한 설명이 아닌 것은? (11년4회산업10번, 16년4회산업15번)

① 단상파형은 전류를 한 방향으로만 흐르게 않다.
② 이중파형을 사용할 때는 에너지의 크기를 증가시킨다.
③ 이중파형은 전류가 한 극에서만 흐르지 않고 한 극에서 흐른 전류가 다른 극으로 이동해 파형의 모양이 위아래로 흔들리는 모양이 된다.
④ 이중파형 제세동기는 단상파형에 비해 크기와 무게를 줄일 수 있어 다양한 곳에서 사용이 가능하다.

해설 02 치료기기 - 1. 제세동기(기출 11번 해설)

13 다음 중 제세동기에서 이중 파형을 사용하는 가장 큰 이유는? (19년4회기사04번)

① 소요비용을 절감 ② 심근손상을 최소화
③ 제세동에 걸리는 시간 절감 ④ 체중이 많은 사람에게 효과적

해설 02 치료기기 - 1. 제세동기(기출 11번 해설)

정답 | 09.② 10.② 11.② 12.② 13.②

14 다음 중 제세동기 사용시 주의사항이 아닌 것은? (10년2회산업16번)

① 피로 ② 화상 ③ 폭발 ④ 감전

해설 제세동기(세동제거기) : 환자에게 2~7[kV] 전압을 주는 상당히 위험한 치료법이므로 제세동기 사용에 있어 상당한 주의와 전기 안전에 대한 숙지가 되어 있어야 한다. 일반적으로 발생하는 사고에는 화상이 있으며, 환자의 신체에 전류를 흐르면 피부저항에 의해 열이 발생하고 화상을 입을 수 있고, 환자에게 전압을 주는 치료법인 만큼 감전사고와 전기충격에 대해서도 각별한 주의가 필요하다. 제세동기 사용시 사고에 대하여 안전사항은 다음과 같다.

㉠ 화상 : 저항이 가장 큰 피부에 페이스트(젤)를 칠하고 전극이 접촉하는 면적을 넓게 하고, 전극을 피부에 밀착시킨다.

㉡ 감전(전기충격) : 전극을 가지고 있는 사용자는 항상 고무장갑을 착용하고, 전극을 잡는 부위는 수분을 제거하고, 사용시 항상 접지를 하고, 환자는 접지로부터 분리하도록 한다.

㉢ 폭발 : 인체와 전극의 접촉이 불량하면 전극과 흉벽 사이에 불꽃이 튈 수 있다. 이 때 인화성 마취가스나 산소등에 인화할 경우 폭발을 일으킬 수 있으므로 이들 가스와 사용시에는 거리를 두도록 한다.

15 다음 중 심장의 전기적 · 기질적인 혼돈상태로서 심근군이 통일되지 않게 각각 수축과 이완을 반복하는 현상은? (09년4회산업7번, 11년4회산업9번)

① 비동기형 ② 세동
③ 전극 ④ FES(기능적 전기자극치료)

해설 세동 : 심장의 전기적 · 기질적인 혼돈상태로서 심근군이 통일되지 않게 각각 수축과 이완을 반복하는 현상이다. 심근(心筋)의 여러 부분이 무질서하게 수축하는 심장조율, 흔히 심장판막증, 심장경화증, 심근경색 때에 나타나는 증상이다.

㉠ 심방과 심실의 세동을 각각 심방세동 및 심실세동이라고 한다.

㉡ 심실에 세동이 발생하면 심실벽은 마치 잔물결이 일어난 것처럼 극히 빠르고 불규칙하며, 리듬을 식별하기조차 힘든 비협조적이고도 무질서한 진동이 형성되어 심실 전체로서 기능적인 수축이 보이지 않게 되고, 혈액을 보내는 펌프로서의 기능을 할 수 없게 된다.

16 다음 중 심실세동의 설명은? (21년4회기사18번)

① 혈압이 매우 높아진다.
② 심방에서 관상동맥이 막히는 현상이다.
③ 심실세동은 일정한 시간이 지나면 원상태의 심박수로 돌아온다.
④ 심실의 심근세포가 빠르고 불규칙한 수축에 의해 가볍게 떨리는 현상이다.

해설 02 치료기기 - 1. 제세동기(기출 15번 해설)

17 다음 중 콘덴서 방전식 직류 세동제거기에서 출력파형의 세동제거 효율을 높이기 위해 지수함수적 방전파형에서 가파른 펄스방전 파형으로 변화시키기 위해 회로에 삽입하는 것은? (15년4회산업9번)

① 고속방전 스위치(SW) ② 초크 코일(L)
③ 경흉저항(R) ④ 바이패스 콘덴서(C)

해설 현재는 직류 세동제거기를 많이 사용하고 있는데, 이는 콘덴서 방전방식이다. 콘덴서에 수천 볼트[V]의 고전압을 저장하고 짧은 시간에 인체에 높은 전류를 흐르게 하여 세동을 제거한다.

㉠ 초크 코일[L] : 교류전류를 저지할 목적으로 사용되는 코일이며, 간단히 초크 또는 색류선륜(塞流線輪)이라고도 한다. 평활 회로용의 초크에는 철심을 넣은 저주파 초크 코일이 사용되고, 고주파 회로에서는 속이 빈 고주파 초크 코일이 사용된다.

㉡ 바이패스 콘덴서[C] : 전자회로에 있어서 교류분 또는 고주파분에 대한 임피던스를 작게 하기 위해서 저항 또는 코일과 병렬로 사용되는 축전기이며, 측로 축전기라고도 한다. 교류(또는 고주파)전류는 이 사이를 흘러가기 때문에 거의 전압강하를 일으키지 않는 것에 반해, 직류(또는 저주파)분은 저항(또는 코일) 사이를 흘러가기 때문에 그 양단에 전압강하를 일으킨다.

정답 | 14.① 15.② 16.④ 17.②

18 다음 제세동기의 제세동의 성공에 관여하는 요인 중 하나가 경흉저항이다. 경흉저항에 관련된 인자가 아닌 것은?
(08년4회기사17번, 10년4회기사8번, 13년1회기사8번, 14년1회기사14번, 17년1회산업13번, 20년3회기사15번)

① 전극크기 ② 전극－피부 접촉면 ③ 호흡주기 ④ 전극선의 거리

해설 경흉저항에 영향을 주는 요인 : 선택한 에너지의 양, 피부간의 밀착 정도, 먼저 번 전기충격 횟수와 간격, 호흡주기, 흉곽의 크기 등이다. '경흉저항'에 관여하는 인자는 다음과 같다.
㉠ 전극크기 : 전극크기가 작을수록 경흉저항이 크다(저항이 크므로 성공률이 낮아진다).
㉡ 호흡주기 : 흡기시 저항이 크다(호기시보다 공기 때문에 저항이 높다).
㉢ 두 전극 사이의 거리 : 전극간의 거리는 가까울수록 저항이 작다.
㉣ 전극과 피부의 접촉면 : 공기가 있을 때보다 식염수나 전도젤리를 이용하면 저항이 작아진다.
㉤ 전극압력 : 전극을 강하게 눌러 붙일 때 저항이 작다.

19 다음 중 제세동기와 관련하여 경흉저항의 특징은? (18년1회산업18번)

① 전극의 크기가 클수록 저항이 크다.
② 환자가 흡기시 호기시보다 저항이 크다.
③ 두 전극 사이의 거리가 가까울수록 저항이 크다.
④ 전극을 강하게 눌러 붙일 때 저항이 크다.

해설 02 치료기기－1. 제세동기(기출 18번 해설)

20 다음 중 세동제거기에 있는 16[μF]의 커패시터에 5000[V]가 충전되어 있을 때 저장된 에너지는? (14년4회산업14번)

① 100[J] ② 200[J] ③ 300[J] ④ 400[J]

해설 W(정전 에너지) = $\frac{1}{2}QV = \frac{1}{2}CV^2 = \frac{Q^2}{2C}$[J]

$\frac{1}{2} \times 16 \times 10^{-6} \times 5000^2 = 8 \times 10^{-6} \times 25 \times 10^6 = 0.000008 \times 25000000 = 8 \times 25 = 200[J]$

21 다음 중 30[μF] 콘덴서를 이용한 직류 제세동기에서 135[W/s]의 에너지를 설정할 경우, 이 때 제세동기의 충전전압은 몇 [V] 인가? (16년1회산업1번)

① 2000 ② 3000 ③ 4000 ④ 5000

해설 ㉠ W = $\frac{1}{2}QV = \frac{1}{2}CV^2 = \frac{Q^2}{2C}$, $\frac{1}{2}CV^2 = 135$ $V^2 = \frac{135 \times 2}{C}$ $V^2 = \frac{270}{C}$

$\therefore C = 30 \times 10^{-6}$ $\frac{270}{0.00003} = V^2$ $9,000,000 = V^2$ $V = \sqrt{9,000,000} = 3,000$

㉡ $\frac{1}{2}CV^2 = 135$, $C = 30 \times 10^{-6}$, $V^2 = \frac{135 \times 2}{C}$, $V^2 = \frac{270}{30 \times 10^{-6}} = 9,000,000 = 9 \times 10^6$, $V = 3 \times 10^3 = 3,000$

22 다음 자동제세동기 작동방법 중 심폐소생술을 하는 구조자의 위치는? (10년4회산업19번)

① 환자의 머리 부분
② 환자의 다리 부분
③ 환자의 우측
④ 환자의 좌측

해설 자동제세동기 작동방법 중 심폐소생술을 하는 구조자의 위치는 환자의 우측이다.

23 다음 중 제세동시 심근의 약 몇 퍼센트가 탈분극되어야 심장 전체가 전기적으로 균일한 상태가 되어서 제세동의 성공률이 높아질 수 있는가? (13년4회기사19번)

① 30[%] 미만 ② 30[%] 이상 ③ 80[%] 미만 ④ 80[%] 이상

해설 심근의 80[%] 이상이 탈분극되어야 심장 전체가 전기적으로 균일한 상태가 될 수 있고, 제세동의 성공률도 높아진다.

정답 | 18.④ 19.② 20.② 21.② 22.③ 23.④

2 페이스메이커

예 · 상 · 문 · 제

01 다음 중 인공 페이스메이커에 대한 설명이 아닌 것은?

① 증상에 따라 사용하는 형태가 다르다.
② 부정맥, 특히 서맥을 치료하는 기기로 이식하는 형태만 존재한다.
③ 약한 전류로 심근을 탈분극시켜 심박을 조율한다.
④ 드물게 염증반응이나 혈전생성 등의 부작용이 있을 수 있다.

해설 ㉠ 인공 페이스메이커 : 심장이 정상적으로 뛰도록 해주는 장치이다.
㉡ 페이스메이커 : 각종 심장질환의 증상인 부정맥, 특히 서맥을 치료하는데 효과적이라서 비후성 심근증, 심부전증 등 부정맥을 유발하는 질병에도 효과가 있다.
ⓐ 심장의 박동이 불규칙해질 때 심장에 주기적인 전기자극을 주어 심장을 수축시킴으로써 심장의 박동은 정상으로 유지하는 장치이다.
ⓑ 전극선 : 심근에 고정되어 본체에서 전달된 전류를 심장에 전달하는 역할을 한다.
ⓒ 전극선 : 기능에 따라 접속핀, 몸체, 고정부위, 전극으로 나눌 수 있다.

02 다음 중 페이스메이커의 구성에 대한 설명은?

① 본체는 전류를 심장으로 전달하지만 전달하는 에너지의 양은 조정할 수 없다.
② 본체에 있는 전지는 반영구적인 것으로 수명이 매우 길어 한번 이식하면 교체할 필요가 없다.
③ 전극선은 심장 내부에만 고정되며 접속핀, 물체, 고정부위, 전극의 네 부분으로 나뉜다.
④ 전극선은 심장의 상태를 감지하고 전류를 전달하는 역할을 한다.

해설 ㉠ 본체 : 전기자극 발생장치로 반영구적인 건전지와 작은 컴퓨터와 비슷한 전기회로로 구성되어 있다.
㉡ 전지 : 에너지를 만들어낼 전력을 제공하고, 회로는 전기자극을 가할 시점과 에너지의 양을 결정한다.
㉢ 본체의 기능 : 심장박동이 비정상적으로 변할 때 이를 감지하여 전지에서 미세한 전류를 심장으로 전달하는 것이다. 이때 전류는 0.1~20[mA] 범위에서 조정이 가능하다.

03 다음 중 동방결절에서 서맥이나 부정맥 발생시 치료하기 위해 전기펄스로 심장를 자극하는 기기는?

① 심전계 ② 페이스메이커 ③ 세동제거기 ④ 심장변환기

해설 페이스메이커(pacemaker) : 심장의 박동이 불규칙해질 때 심장에 주기적인 전기자극을 주어 심장을 수축시킴으로써 심장의 박동을 정상으로 유지하는 장치이다.

04 다음 중 페이스메이커의 각 종류에 대한 설명은?

① BVP : 전극선 세 개가 심방과 양 심실에 존재하며, 좌우 심실이 동시에 수축하지 않을 때 사용한다.
② VDD : 전극선과 감지기가 각각 하나씩 있으며 감지기는 심실에 있고, 전극선은 심방에 있어 심방의 박동을 조율하고 심실에서 잘 작동하는지 감지한다.
③ DDD : 전극선이 양쪽 심실에 있어서 전기자극을 효과적으로 가해 실제 심장과 비슷한 활동을 하게 해 준다.
④ VVI · AAI : 전극선 두 개를 하나의 심실/심방에만 두어 전기자극을 준다.

해설 ㉠ VVI · AAI : 모두 전극선이 한 개이며, 각각 심실과 심방에 위치한다.
㉡ VDD : 한 개의 전극선과 한 개의 감지기가 있다. 감지기는 심방에 전극선은 심실에 있어 심방의 움직임에 따라 심실의 수축을 조율한다.

정답 | 〈예상문제〉 01.② 02.④ 03.② 04.①

ⓒ DDD : 두 개의 전극선이 심방과 심실에 위치해서 심방과 심실 모두를 감지하고 조율한다. 실제 심장과 비슷하게 심방과 심실을 순차적으로 조율한다.

05 인공장기 중 심장에 직접 전기적 자극을 주면 비정상적인 전기활동이나 심장의 멈춤을 치료할 수 있는 장치는?

① 페이스메이커 ② 피스메이커 ③ 인공신경 ④ 인공췌장

해설 ㉠ 페이스메이커(Pacemaker : 심장박동 조절장치) : 전극을 심장에 장치하여 주기적인 전기자극으로 심장을 수축시킴으로써 심장의 박동을 정상으로 유지하는 장치이다.

㉡ 인공신경 : 사람의 두뇌를 모델로 하여 여러 정보를 처리하는데 있어서 두뇌와 비슷한 방식으로 처리하기 위한 알고리즘으로서 사람의 두뇌는 뉴런(Neuron)이라고 하는 구조 단위로 구성되어 있고, 경험을 통해 패턴인식이나 인지 등 여러 특정한 기능들을 알 수 있다.

ⓐ 두뇌의 정보처리 과정을 모방한 인공신경망 알고리즘을 이용한 컴퓨터 분자설계는 신약을 선도하고, 화합물 검색 및 생화학적 목표 물질 동정, 단백질 디자인 등에 많이 활용되고 있다.

ⓑ 인공신경망 기술 : 신약 개발과정을 단축시키고, 신약 후보 물질의 정보를 분석하고, 새로운 신약 후보 물질의 정보를 예측하는데 많이 이용되고 있다.

㉢ 인공췌장 : 당뇨병 환자에게 자동적으로 인슐린을 투여하는 장치이다.

06 다음 중 페이스메이커 이식 후의 주의사항은?

① 가정의 모든 전자기기를 경계하고 조심해야 한다. 휴대폰도 사용하지 않는 편이 좋다.
② 의료기기의 영향을 받아 고장이 날 가능성은 적으므로 의료행위에 있어서는 자유롭다.
③ 강한 전기 및 자기의 영향을 받을 수 있으므로 영향을 받을 가능성이 있는 기기는 가급적 피한다.
④ 제세동기는 페이스메이커와 치료하는 분야가 다르기 때문에 제세동기는 사용하면 안된다.

해설 ㉠ 영구형 페이스메이커를 이식한 후 : 주기적으로 점검을 받아야 한다.

ⓐ 검진주기는 개인의 건강상태에 따라 조금씩 다르지만 보통 6개월에서 1년에 한 번 정도이다. 페이스메이커를 점검 및 조정할 때 페이스메이커 조정기라는 일종의 리모콘을 이용한다.

ⓑ 일반적인 가전제품은 영향을 주지 않는다. 휴대폰은 일정 거리 이상 떨어져서 사용한다.

ⓒ 의료행위에 있어서는 MRI, 전기수술, 방사선 치료 등을 시행하면 고장이 날 수 있으므로 모든 치료에 있어 주의를 한다.

㉡ 제세동기 : 페이스메이커와 치료하는 분야가 조금 다르기는 하지만 페이스메이커 이식환자 중에게도 제세동기가 필요한 경우가 있고, 그러할 경우 전극을 적절히 부착해 페이스메이커에 영향을 주지 않도록 해야 한다.

07 다음 중 페이스메이커의 범주에 들지 않는 것은?

① 비동기형 ② R파 억제형 ③ 동기형 ④ P파 억제형

해설 인공심장박동기(Pacemaker) : 서맥(동기능 부전 및 방실 차단)환자의 경우 정상적인 맥형성을 위해 체내에 삽입하는 기구로서 배터리로 이루어진 generator와 심장 내에 위치할 lead로 구성한다.

㉠ 인공심장박동기 적응증(동기능 부전) : 동방결절에서 규칙적인 율동형성의 장애로 서맥이 유발되는 부정맥이다.

㉡ 완전 방실차단 : 완전 방실차단은 방실결절, 히스속 이하를 통한 전기적 전도가 완전히 차단되며, 심전도상 심방(P파)과 심실(QRS군)의 박동은 독립적으로 나타난다.

㉢ 인공심장동기 분류 코드(SASPE)

순서	I	II	III	IV
분류	조율부위	감지부위	감지반응형	심박반응기능
기호	O(없음)	O	O	O R(심박반응형)
	A(심방)	A	T(박출형)	
	V(심실)	V	I(억제형)	
	D(A+D)	D	D(T+I)	

08 다음 중 영구형 페이스메이커와 임시형 페이스메이커의 차이점이 아닌 것은?

① 임시형 페이스메이커는 장기적인 심박조율이 필요하지 않는 환자에게 사용하고, 영구형 페이스메이커는 지속적인 심박조율이 필요한 환자에게 사용한다.
② 전극선은 형태와 상관없이 모두 체내로 삽입한다.
③ 임시형 페이스메이커는 영구형 페이스메이커보다 높은 전압을 발생시킨다.
④ 임시형 페이스메이커는 전원이 체외에 있고, 영구형 페이스메이커는 전원이 체내에 인식된다.

해설 ㉠ 임시형 페이스메이커 : 체외에서 임시로 장착하는 페이스메이커로 부정맥이 심하지 않아 회복 가능성이 있어 장기적인 심박조율이 필요하지 않은 환자들의 치료에 사용한다. 전원은 체외에 있으며, 9[V]의 전압을 생성할 수 있다.
㉡ 영구형 페이스메이커 : 영구적으로 이식하는 페이스메이커로 부정맥이 심해 지속적인 심박조율을 필요로 하는 환자들에게 사용한다. 전극과 본체 모두 체내로 이식하므로 크기도 작고 가볍다. 전원은 체내에 5[V] 정도의 전압을 발생시킬 수 있는 리튬 전지이다.

09 다음 중 영구형 페이스메이커와 임시형 제세동기의 차이점의 설명이 아닌 것은?

① 임시형 제세동기는 영구형 페이스메이커보다 높은 전류를 사용한다.
② 임시형 제세동기보다 영구형 페이스메이커가 수명이 더 길다.
③ 임시형 제세동기는 위험한 악성 빈맥일 때 사용하고, 영구형 페이스메이커는 서맥일 때 사용한다.
④ 임시형 제세동기는 심장을 소생시키고 영구형 페이스메이커는 심박을 항상 일정하게 조율한다.

해설 02 치료기기 – 2. 페이스메이커(08번 해설)

10 다음 중 영구형 페이스메이커를 이식한 후에는 장기적으로 점검을 받아야 하는데 실시하는 검사가 아닌 것은?

① 조율역치를 구하고 조율 자극의 세기를 약 2배 정도로 조절한다.
② 심장의 비정상수축을 잘 감지할 수 있는지 확인한다.
③ 심장 및 페이스메이커의 전기적인 활동을 검사, 기록한다.
④ 심박률 반응성 검사를 모든 종류의 페이스메이커에서 실시한다.

해설 심박률 반응성 검사 : 특수한 종류의 페이스메이커에서만 실시한다. 이 검사가 필요한 페이스메이커는 환자의 신체대사 요구량에 따라 전기자극 주기가 조절되는 기능을 가진 페이스메이커이다.

11 다음 중 심장이나 신체의 현상태에서 관계없이 일정한 비율의 전기자극을 공급하는 심박조율기는?

① 비동기성 심박조율기 ② 인공심장박동기 ③ 심장세동제거기 ④ 심장변환기

해설 심박조율기 : 심박동수를 정상화하여 우리 몸의 여러 기관에 혈액을 충분히 공급하기 위하여 몸 안에 장치하는 인공적인 기계이다. 생활을 할 때 우리 몸이 필요한 만큼 심장이 박동하도록 심박조율기는 심장을 전기자극한다. 심박조율기는 심박발생기(Pulse Generator)와 전극선(Lead)의 두 부분으로 되어 있다.
㉠ 심박발생기 : 일정한 간격으로 전기자극을 적절히 조절하는 전자회로와 전지가 들어 있는 금속으로 된 케이스이다.
㉡ 전선 : 심박발생기에서 심장으로 전기를 전달하여 심장을 박동하게 하거나 심장자체에서 발생하는 전기적 신호를 심박조율기에 보내는 역할을 한다.
㉢ 비동기성 심박조율기 : 심장이나 나머지 신체의 현 상태에 관계없이 일정한 비율의 전기자극을 공급하는 심박조율기이고, 따라서 단위시간당 일정한 박동수를 나타낸다.

12 다음 중 체외에서 대전류를 흉부에 흘리는 기기로 수백 [mA]의 펄스전류를 흘려 세동상태에 있는 심장을 일단 정지상태로 돌림으로써 박동을 재개시키는 것은?

① 수액펌프 ② 전기수술기 ③ 세동제거기 ④ 전기메스

해설 세동제거기 : 체외에서 대전류를 흉부에 흘리는 기기로 수백 [mA]의 펄스 전류를 흘려 세동상태에 있는 심장을 일단 정지상태로 돌림으로써 박동을 재개시킨다.

정답 | 08.② 09.② 10.④ 11.① 12.③

기·출·문·제

01 다음 중 인공 페이스메이커에 대한 설명이 아닌 것은? (15년1회산업7번)

① 인공 페이스메이커는 심장이 정상적으로 뛰도록 해주는 장치로 심장마비 가능성이 있는 부정맥 환자에게 주로 사용된다.
② 전기자극 발생장치는 심장박동이 비정상적으로 변할 때 이를 감지하여 전지에서 미세한 전류를 심장으로 전달하는 역할을 한다.
③ 전극선은 심근에 고정되어 본체에서 전달되는 전류를 심장에 전달하는 역할 뿐만 아니라 심장의 전기적인 활동을 감지하는 역할도 함께 수행한다.
④ 인공 페이스메이커는 임시형과 영구형이 있다.

해설 페이스메이커(Pacemaker) : 심장의 박동이 불규칙해질 때, 심장에 주기적인 전기자극을 주어 심장을 수축시킴으로써 심장의 박동을 정상으로 유지하는 장치이다.
㉠ 임시형 페이스메이커 : 체외에서 임시로 장착하는 페이스메이커로 부정맥이 심하지 않아 회복 가능성이 있어 장기적인 심박조율이 필요하지 않은 환자들의 치료에 사용한다.
㉡ 영구형 페이스메이커 : 영구적으로 이식하는 페이스메이커로 부정맥이 심해 지속적인 심박조율을 필요로 하는 환자들에게 사용한다.

02 다음 중 페이스메이커에 대한 설명이 아닌 것은? (14년4회산업11번)

① 페이스메이커는 임시형 페이스메이커와 영구형 페이스메이커로 나뉜다.
② 영구형 페이스메이커는 전극과 본체 모두 이식한다.
③ 임시형 페이스메이커의 전원은 체내에 있다.
④ 영구형 페이스메이커를 이식한 환자는 MRI 촬영시 제약을 받을 수 있다.

해설 인공 페이스메이커
㉠ 심장박동수를 정상화하여 우리 몸 여러 기관에 혈액을 충분히 공급하기 위하여 몸 안에 장치하는 인공적인 기계로 정상적인 심장은 동방결절이라는 심박조율기에 의해 심박이 조정된다.
㉡ 각종 심잘질환의 증상인 부정맥, 특히 서맥을 치료하는데 효과적이라서 비후성 심근증, 심부전증 등 부정맥을 유발하는 질병에도 효과가 있다.
㉢ 본체는 전기자극 발생장치로 심장박동이 비정상적으로 변할 때를 감지해 전지에서 미세한 전류를 심장으로 전달한다. 체내에 이식하는 영구형 페이스메이커와 체외에서 사용하는 임시형 페이스메이커가 있다.

03 다음 중 인공 페이스메이커에 대한 설명이 아닌 것은? (13년4회산업16번)

① 인공 페이스메이커는 각종 심잘질환의 증상인 부정맥, 특히 서맥을 치료하는데 효과적이라서 비후성 심근증, 심부전증 등 부정맥을 유발하는 질병에도 효과가 있다.
② 인공 페이스메이커의 구성품 중 본체는 전기자극 발생장치로 심장박동이 비정상적으로 변할 때를 감지해 전지에서 미세한 전류를 심장으로 전달한다.
③ 체내에 이식하는 영구형 페이스메이커와 체외에서 사용하는 임시형 페이스메이커가 있다.
④ 페이스메이커 이식 후 X-ray, 초음파, CT 등은 페이스메이커를 영구적으로 손상시키므로 촬영을 할 수 없다.

해설 02 치료기기 - 2. 페이스메이커(기출 02번 해설)

04 다음 중 인공 페이스메이커에 관한 설명이 아닌 것은? (09년4회산업20번, 13년1회산업20번)

① 증상에 따라 사용하는 형태가 각기 다르다.
② 부정맥을 치료하는 기기로 이식형으로만 존재한다.

정답 | 〈기출문제〉 01.① 02.③ 03.④

③ 염증이나 혈전의 생성 등 부작용을 초래 할수 있다.
④ 약한 전류로 심근 탈분극 시켜서 심박을 조율하는 기기이다.

해설 02 치료기기 – 2. 페이스메이커(기출 02번 해설)

05 다음 중 페이스메이커 이식 후 주의사항이 아닌 것은? (10년4회기사10번, 12년1회기사10번, 19년4회산업기사12번)

① 강한 전기나 자석의 영향을 받을 가능성이 있는 기기를 주의해야 한다.
② 휴대폰은 사용 가능하지만 페이스메이커와 일정거리 이상 유지하는 것이 좋다.
③ MRI는 페이스메이커를 영구적으로 손상시키므로 MRI 촬영을 할 수 없다.
④ 자석요, 고주파/초음파 온열치료기 등은 사용할 수 있다.

해설 방사선 치료, 전기수술, 열치료, 쇄석술을 시행하면 심박조율기가 오작동을 일으킬 가능성이 있으므로 의사와 상의 후 시행한다. 만약 심박조율기를 이식한 환자에게 제세동이 필요한 상황이 온다면 제세동기를 사용하는데 있어서 전극을 부착하는데 주의한다.
㉠ 전극은 심박조율기의 위치에서 약간 벗어난 곳에 부착해 제세동기의 강한 전류에 심박조율기가 영향을 받지 않도록 한다.
㉡ 의료행위에 있어서 제약을 받을 수 있는데 X-ray, 초음파, CT 등은 영향을 주지 않지만 MRI는 심박조율기를 영구적으로 손상시키므로 MRI 촬영을 할 수 없다.
㉢ 가정에서 이용하는 재부분의 전자기기는 사용이 가능하나 자석요, 고주파, 초음파 온열치료기 등은 사용하면 안된다.
㉣ 휴대폰은 사용 가능하지만 일정거리 이상 유지한 상태로 사용하는 것이 좋고, 이 외에도 강한 전기나 자석의 영향을 받을 가능성이 있는 기기를 주의하고 그러한 장소를 피하는 것이 좋다.

06 다음 중 페이스메이커 이식 후 주의사항이 아닌 것은? (16년1회산업6번)

① 강한 전기나 자석의 영향을 받을 가능성이 있는 기기를 주의해야 한다.
② 전지는 반영구적이기 때문에 교체할 필요가 없다.
③ MRI는 페이스메이커를 영구적으로 손상시키므로 MRI 촬영을 할 수 없다.
④ 자석요(매트), 고주파/초음파 온열치료기 등은 사용하지 말아야 한다.

해설 02 치료기기 – 2. 페이스메이커(기출 05번 해설)

07 다음 중 인공 페이스메이커 이식 후의 주의사항이 아닌 것은? (19년4회산업기사12번, 21년1회기사01번)

① 가정용 전자기기 및 초음파 온열치료기 사용이 가능하다.
② MRI 촬영과 같은 의료행위에 제한을 받는다.
③ 핸드폰과는 일정거리 이상 유지하는 것이 좋다.
④ 제세동기를 사용하는 경우 전극 부착위치에 주의해야 한다.

해설 02 치료기기 – 2. 페이스메이커(기출 05번 해설)

08 다음 중 임시형 페이스메이커에 대한 설명이 아닌 것은? (17년4회기사7번)

① 체외에서 임시로 장착하는 페이스메이커이다.
② 전원부에서는 약 9[V]정도의 전압을 발생시킨다.
③ 부정맥이 심하지 않아 회복가능성이 있는 환자에게 사용된다.
④ 페이스메이커를 체내에 이식한 후 주기적으로 점검을 받아야 한다.

해설 ㉠ 종류 : 체외에서 사용하는 임시형 페이스메이커와 체내에 이식하는 영구형 페이스메이커로 나뉜다.
㉡ 임시형 페이스메이커 : 9[V]정도의 전압을 발생시키고, 영구형 페이스메이커는 그보다 낮은 5[V]정도의 전압을 발생시킨다. 전극선은 형태와 상관없이 모두 체내에 삽입한다.
㉢ 임시형 페이스메이커는 장기적인 심박조율이 필요하지 않은 환자에게 사용하고, 영구형 페이스메이커는 지속적인 심박조율이 필요한 환자에게 사용한다.

정답 | 04.② 05.④ 06.② 07.① 08.④

09 다음 중 임시형 페이스메이커를 사용한 응급처치의 설명이 아닌 것은? (10년2회산업13번, 14년4회산업18번)

① 경정맥 심박조율 : 전극을 방사선 투시기를 사용해 내경정맥 등의 정맥을 통해 삽입하고 전기자극을 전달한다.
② 경흉부 심박조율 : 흉벽에서 조율 전극선을 직접 심실벽에 삽입하는 방법이다.
③ 경식도 심박조율 : 전극을 식도를 통해 삽입, 조율한다.
④ 경피적 심박조율 : 전극을 표피 아래층에 삽입하는 방법이며, 간단한 시술로 인해 많이 사용된다.

해설 경피적 심박조율 : 모든 서맥 증상에 있어 일차적으로 맥박을 안정화시킨다. 조율패드를 환자의 가슴 앞뒤로 부착하고 ECG 파형을 관찰하면서 흘려주는 전류량을 변화시킨다. 경피적 심파조율을 시도하고도 효과가 없을시 경흉부 심박조율이나 경정맥 심박조율을 시행한다.

10 다음 중 임시형 페이스메이커의 응급처치로 아닌 것은? (15년4회산업1번, 19년1회산업04번)

① 경두개 심박조율 ② 경정맥 심박조율 ③ 경흉부 심박조율 ④ 경식도 심박조율

해설 ㉠ 경정맥 심박조율 : 전극을 방사선 투시기를 사용해 내경정맥, 쇄골하정맥, 대퇴정맥 등의 정맥을 통해 삽입해서 전기자극을 전달한다. 가장 효과적이고 안정적인 방법이다.
㉡ 경흉부 심박조율 : 흉벽에서 조율전극선을 직접 심실벽에 삽입하여 심장의 전기적인 활동을 강화한다.
㉢ 경식도 심박조율 : 전극을 식도를 통해서 삽입하고 조율한다.
㉣ 경피적 심박조율 : 모든 서맥 증상에 있어 일차적으로 맥박을 안정화시킨다. 조율패드를 환자의 가슴 앞뒤로 부착하고 ECG 파형을 관찰하면서 흘려주는 전류량을 변화시킨다. 응급상황 발생시 가장 신속하게 행할 수 있는 방법부터 시행한다.
㉤ 경두개 심박조율 : 임시형 페이스메이커와 응급처치용은 경정맥 심박조율, 경흉부 심박조율, 경식도 심박조율, 경피적 심박조율에 시행한다.

11 다음 중 임시형 페이스메이커를 이용한 응급처치방법 중 안전하며, 심방의 활동정보를 정확히 알 수 있는 심박조율 방법은? (19년4회산업기사11번)

① 경정맥 심박조율 ② 경흉부 심박조율 ③ 경식도 심박조율 ④ 경피적 심박조율

해설 02 치료기기 – 2. 페이스메이커(기출 10번 해설)

12 다음 중 인공 페이스메이커는 심실 및 심방 박동의 조절 여부와 조절방법에 따라 여러 가지로 나뉜다. 인공 페이스메이커의 형태와 그 설명을 짝지은 것은? (13년1회기사19번)

① VVI : 전극이 심실에 위치해서 심실박동을 감지하고 조율하는 형태로 가장 간단하고 안정성이 높다.
② VDD : 심장 재동기화 치료라고도 하며, 전극선이 3개 있다.
③ DDD : 전극선 1개를 이용하여 심실의 움직임만 조율한다.
④ AAI : 심방에 전기자극을 주지 않고 심방의 움직임에 따라 심실의 움직임을 조율한다.

해설 ㉠ VVI · AAI : 모두 전극선이 한 개이며, 각각 심실과 심방에 위치한다.
㉡ VDD : 한 개의 전극선과 한 개의 감지기가 있다. 감지기는 심방에 전극선은 심실에 있어 심방의 움직임에 따리 심실의 수축을 조율한다.
㉢ DDD : 두 개의 전극선이 심방과 심실에 위치해서 심방과 심실 모두를 감지하고 조율한다. 실제 심장과 비슷하게 심방과 심실을 순차적으로 조율한다.

13 다음 인공 페이스메이커 중 전극이 심실에 위치해서 심실박동을 감지하고 조율하는 형태로 가장 간단하고 안전하지만, 심실기능이 저하된 환자에게 사용할 수 없는 방식은? (21년4회기사09번)

① VDD(Ventricle Dual Dual) ② DDDR(DDD Rate responsive mode)
③ VVI(Ventricle Ventricle Inhibited pacihg) ④ AAI(Atrium Atrium Inhibited pacing)

해설 02 치료기기 – 2. 페이스메이커(기출 12번 해설)

정답 | 09.④ 10.① 11.③ 12.① 13.③

14 다음 중 영구형 페이스메이커의 특징이 아닌 것은? (12년4회기사6번, 17년1회기사14번)

① 전극과 본체를 모두 체내에 이식
② 응급상황에서 응급처리를 위해 주로 사용
③ 크기가 작고 가벼움
④ 전극은 정맥을 통해 심장에 삽입하기도 함

해설 심박조정기(Pace Maker, Schrittmacher) : 인위적으로 심장에 전기자극을 주어서 심박동을 일으키는 장치이다.
㉠ 전극과 심박조정기 본체(제네레이터)로 이루어진다. 전극에는 심근전극과 카테터전극이 있으며, 심박조정기 본체로서는 자극발생의 양식에서 레이트 고정형, 데만드형, 심방동기형 등으로 장착방식에서 휴대형(체외형), 심박기형 및 유도형으로 나뉘어진다.
㉡ 자극전도장애(방실블록, 서맥빈맥증후군 등)에 의해 맥박수가 30~40 이하가 되며, 심박출량감소로 인해 실신을 일으키는 아담스-스톡스 증후군이 가장 접합하나, 이외에 극도의 빈맥이나 심장수술후의 방실블록등에도 이용된다.

15 다음 중 페이스메이커에서 심근에 전기자극을 가할 때 주로 이용되는 전기파형의 형태는? (15년1회기사2번)

① 삼각파(Triangle Wave)
② 충격파(Impulse Wave)
③ 방형파(Square Wave)
④ 사인파(Sine Wave)

해설 ㉠ 삼각파(Triangle Wave) : 물결의 꼭대기가 극단적으로 뾰족해진 것을 삼각파도라 하며, 다른 방향의 파도가 모여들어 삼각파가 생긴다. 대부분 규모가 크나, 절벽 또는 방파제에 부딪힌 물결이 밀려드는 물결과 부딪히는 경우와 강 하구에서 물결이 강을 거슬러 오르는 경우에 소규모 삼각파가 생긴다.
㉡ 충격파(Impulse Wave) : 매우 짧은 시간에 흐르는 전류 파형을 말하며, 그 파형에 의해 삼각 펄스 또는 사각형 펄스 등의 종류가 있고, 또 반복의 유무에 의해 단일 또는 반복 펄스의 구별이 있다.
㉢ 방형파(Square Wave) : 펄스파의 일종으로 파형이 장방형인 것이다.
㉣ 사인파(Sine Wave) : 주기적이고 연속적으로 진동하는 가장 간단한 파동을 말한다.

16 다음 중 페이스메이커는 사용하는 전지의 수명이 매우 중요하다. 단자전압이 1.8[V]이고 1[Ah] 용량의 전지는 얼마의 에너지를 저장하고 있는가? (15년4회기사4번)

① 1.8[J]
② 1800[J]
③ 6480[J]
④ 6.48[J]

해설 에너지[J] = 전압[V]×전류[A]×시간(초)[s] 1.8[V]×1[A]×3600[s] = 6,480[J]

17 다음 인공 페이스메이커(인공 심박조율기) 구성요소 중 심근에 고정되어 본체에서 전달된 전류심근에 고정되어 본체에서 전달된 전류를 심장에 전달하는 역할을 하는 것은? (09년2회기사16번, 12년4회산업3번, 16년4회산업1번)

① 전극선
② 고정핀
③ 연결선
④ 접속선

해설 ㉠ 페이스메이커(Pacemaker) : 심장의 박동이 불규칙해질 때 심장에 주기적인 전기자극을 주어 심장을 수축시킴으로써 심장의 박동을 정상으로 유지하는 장치이다.
㉡ 전극선 : 심근에 고정되어 본체에서 전달된 전류를 심장에 전달하는 역할을 한다. 기능에 따라 접속핀, 몸체, 고정부위, 전극으로 나눌 수 있다.

18 다음 서맥의 대표적인 치료법 중 하나가 인공 페이스메이커이다. 서맥이 발생할 때 생기는 일반적인 증상이 아닌 것은? (11년4회기사18번)

① 혈액 박출량이 충분치 못함
② 현기증 및 실신
③ 호흡곤란
④ 두통

해설 서맥
㉠ 느린맥(서맥)으로 피로, 현기증, 실신하는 증상이다.
㉡ 심장박동수가 1분당 60회 이하로 느려지는 상태이다.
㉢ 성인의 1분간 맥박수는 보통 60~80회, 즉 평균 70회 전후이다.
㉣ 건강한 사람도 때로는 50회 전후인 경우가 있는데 일반적으로 심근염 · 관동맥경화 · 뇌압항진(뇌막염 · 뇌종양 등일 때) · 고혈압 · 영양실조 · 점액수종 · 황달 · 대동맥판구협착 · 산통 (疝痛) 등 질병이 있는 경우에 많다.

정답 | 14.② 15.③ 16.③ 17.① 18.④

19 다음 중 인공심장 페이스메이커의 기능은 심장의 어떤 부분의 기능을 대신하는가? (2012년1회산업17번)

① 히스번들 ② 동방결절 ③ 방실결절 ④ 푸르킨예섬유

해설 ㉠ 동방결절 : 심장의 한 부분으로 전기자극을 생성하여 포유동물의 심장이 수축되게 하며 심장박동의 리듬을 결정한다. 동방결절은 주기적인 자극을 생성하여 심장수축을 유도함으로써 심장박동을 조절하는 심장의 특정한 부분을 지칭한다. 상대정맥 입구 쪽 가까운 우심방 벽에 특수화된 근육세포들로 구성되어 있다.
㉡ 방실결절 : 심장의 자극전도계의 일부로 우심방의 관상동맥동 개구부 바로 전방 심내막하에 있다.
㉢ 푸르킨예섬유 : 고유심근으로 이행하기 전의 망상의 전도계 섬유이다. 정상심장에서 전기자극을 형성하는 부위로 위대정맥과 오른심방의 접합부에 위치한다.

20 다음 중 인공 페이스메이커의 적용 증상이 아닌 것은? (11년4회산업18번)

① 부정맥 ② 출혈 ③ 심부전증 ④ 서맥

해설 ㉠ 페이스메이커(Pacemaker) : 심장의 박동이 불규칙해질 때 심장에 주기적인 전기자극을 주어 심장을 수축시킴으로써 심장의 박동을 정상으로 유지하는 장치이다.
ⓐ 인공 페이스메이커는 심장이 정상적으로 뛰도록 해주는 장치이다.
ⓑ 각종 심장질환의 증상인 부정맥, 특히 서맥을 치료하는데 효과적이라서 비후성 심근증, 심부전증 등 부정맥을 유발하는 질병에도 효과가 있다. 심장의 박동이 불규칙해질 때 심장에 주기적인 전기자극을 주어 심장을 수축시킴으로써 심장의 박동을 정상으로 유지하는 장치이다.
㉡ 전극선 : 심근에 고정되어 본체에서 전달된 전류를 심장에 전달하는 역할을 한다. 기능에 따라 접속핀, 몸체, 고정부위, 전극으로 나눌 수 있다.

21 다음 중 심장근육에 반복적인 전기자극을 제공하는 일종의 펄스 제너레이터(Generator)는? (18년1회기사10번)

① Pacemaker ② Ventilator
③ Chronomyometer ④ Incubator

해설 02 치료기기 – 2. 페이스메이커(기출 20번 해설)

3 전기수술기

예 · 상 · 문 · 제

01 다음 설명에 해당하는 치료기기는?

> ⓐ 고주파 전류는 인체에 접촉되는 전극의 끝에 가해져서 인체내로 흘러들어가게 된다. 그리고 이 전류는 인체를 통과하여 대극판으로 흘러 나와 본체로 환류한다.
> ⓑ 인체에 고주파 전류가 흐르면 전극의 끝으로만 고온의 열이 발생하여 절개, 응고 및 지혈작용이 동시에 일어나는 치료기기이다.

① 전기수술기 ② 인공호흡기 ③ 심실세동제거기 ④ 레이저 치료기

해설 ㉠ 전기수술기 : 전극 끝에 고주파 전류를 흘리고 전극 끝에 발생한 고온의 열을 이용하여 절개수술을 한다.
㉡ 인공호흡기 : 폐의 질환, 호흡근이나 호흡중추의 이상, 마취를 시켜 수술할 때 등에 인공적으로 호흡을 조절하여 폐포(肺胞)에 산소를 불어넣는 장치이다.
㉢ 심실세동제거기 : 전기적 충격요법으로 무질서한 심실탈분극을 강한 전기자극을 이용하여 소멸시키고, 정상적인 수축을 유도한다.

정답 | 19.② 20.② 21.① 〈예상문제〉 01.①

02 다음 중 전기수술기의 작용에 대한 설명은?

① 응고시킬 때는 절개할 때보다 낮은 전력이 필요하므로 더 낮은 전압을 사용한다.
② 지혈은 절개와 응고의 중간방식으로 전압이나 주파수를 변화시킬 수 있어 보다 간편하게 사용할 수 있다.
③ 절개는 피부절개뿐만 아니라 종양절제 등에 쓰이며, 정밀함을 요구하는 수술에도 널리 사용할 수 있다.
④ 주변조직의 손상이 거의 없기 때문에 일반적인 외과수술보다 훨씬 안전하다.

해설 ㉠ 절개 : 고주파의 강한 전력을 이용해 조직을 절개한다. 피부의 절개보다는 불필요한 조직이나 종양 등을 제거할 때 많이 사용한다.
㉡ 응고 : 조직을 응고시켜 지혈을 한다. 수술시 출혈이 있는 부위에 사용하며, 절개시 사용하는 전력보다 낮은 전력을 사용한다.

03 다음 중 전기수술기에서 사용하는 전류의 설명이 아닌 것은?

① 조직에 따라 저항이 다르므로 사용하는 전류의 세기도 달라야 한다.
② 전기수술기 에서는 20[kHz] 이상의 고주파 교류전류를 사용한다.
③ 직류전류나 낮은 주파수의 교류전류는 전력이 약하기 때문에 사용하지 않는다.
④ 고주파 교류전류는 체내로 잘 흐르지 않고 피부로만 흐른다.

해설 ㉠ 전기수술기 : 전류를 몸 전체에 흐르게 하지 않고 표피에만 흐르게 하는 방법으로 300[kHz]~3[MHz], 1~10[kV]의 고주파 교류전류를 이용한다.
㉡ 교류전류를 인가하면 도선 내부에 표피보다 많은 자력선이 분포하게 되어 표피 쪽으로 전류가 흐르기 쉽다. 이러한 현상을 표피효과라 한다.
㉢ 교류전류의 주파수가 높을수록 표피효과는 강해진다.

04 다음 설명 중 옳지 않은 것은?

① 환자감시법은 2개의 선을 대극판의 다른 위치에 연결하고 두 선에 전류를 인가한 후 이 전류를 관찰하는 방법으로 두 선 중 한 선이 끊어지면 감지회로가 동작하여 경보등이 켜지며, 고주파 신호를 끊어서 출력이 나가지 않게 된다.
② 전기수술기를 사용하면 불꽃을 일으켜 인화성 마취가스에 의한 폭발사고가 나지 않게 조심해서 사용해야 한다.
③ 전기수술기는 생체에 대전류를 흐르게 하고, 수백의 고주파 발진기이므로 측정기에 잡음장해를 일으켜 정확한 정보를 얻을 수 없게 한다.
④ 수술 후 대극판을 붙인 부위의 환자 피부에 발적이나 수포 등의 열상이 발견되는 수가 있다.

해설 환자감시법 : 대극판과 수술전극 사이에 신체를 통하면서 전류 루프가 형성되어 미세한 직류전류가 흘러야만 출력이 나오게 하는 방식이다.
㉠ 대극판의 코드가 한 개의 선이어도 수술전극이 환자의 피부에 접촉되어야만 출력이 나오게 하는 방식이므로 의료시술자의 쇼크사고를 예방할 수 있다.
㉡ 수술 중에 대극판의 일부에 고주파 전류가 집중되어 전류가 집중되면 열이 발생하고 화상에 이르게 된다.

05 다음 중 전기수술 시행시의 설명이 아닌 것은?

① 외과적인 수술시행시 신체조직의 일부를 절개하고, 수술시 출혈을 줄이거나 막기 위해 이용되는 의료기기를 전기수술기이다.
② 인체에 고주파 전류를 집중적으로 투입시켜 절개, 응고, 작용을 할 수 있는 전극을 주는 곳을 대극판이라고 한다.
③ 전기수술기는 전원회로, 발진회로, 증폭회로, 조정회로, 출력회로, 안전회로 등으로 구성된다.
④ 고전력을 사용하므로 많은 문제점을 안고 있으며, 특히 화상사고에 항상 대비하여야 한다.

해설 02 치료기기 - 3. 전기수술기(05번 해설)

06 전기수술기는 사용분야에 따라 출력이 다르다. 출력과 사용분야의 설명은?

① 수술이 복잡할수록 사용하는 출력이 강하다.

정답 | 02.② 03.② 04.① 05.②

② 조직의 저항과 출력은 관계가 없다.
③ 종양은 상대적으로 낮은 출력을 사용해도 제거할 수 있다.
④ 주변 조직의 손상이 치명적일 수 있는 수술에는 약한 출력을 사용한다.

해설 ㉠ 수술의 복잡성과는 무관하게 조직의 손상이 우려되면 약한 출력을 사용한다. 또 종양제거에는 150[W] 이상의 높은 전력을 사용한다.
㉡ 조직의 저항에 따라 전류의 전달이 변할 수 있기 때문에 사용출력에 영향을 줄 수 있다.
㉢ 출력에 따른 사용분야

전력의 크기	사용분야
낮은 전력 : 절개 및 응고 시 30[W] 미만	신경외과, 피부과, 성형외과, 구강외과, 복강경 수술, 정관수술 등
중간 전력 : 절개시 30~150[W], 응고시 30~70[W]	일반외과, 정형외과, 흉부외과, 폴립절제술
높은 전력 : 절개시 150[W] 이상, 응고시 70[W] 이상	요도 경유 절제술(요도를 통한 수술), 종양제거, 유방절제술, 개흉술

07 다음 중 전기수술기의 안전회로에 대한 설명이 아닌 것은?

① 본체를 구성하는 회로 중 하나로, 안전회로를 제외하고도 5개 정도의 회로가 존재한다.
② 전류감시법은 대극판에 흐르는 전류가 지나치게 강한 경우 출력을 제한하는 방법이다.
③ 환자 및 전류흐름의 상태에 따라 전기수술기의 출력을 제한시키는 역할을 한다.
④ 환자감시법은 전극이 환자의 시술부위에 접촉했을 때만 출력되는 방법이다.

해설 안전회로 : 환자의 상태에 따라 적절히 출력을 제한시키는 회로이다.
㉠ 전류감시법 : 대극판에 흐르는 전류를 감시해 전류가 끊어지면 출력을 차단하는 방식이다.
㉡ 환자감시법 : 전극이 환자의 시술부위에 접촉했을 때만 출력되는 방식이다.

08 다음 중 전기수술기(Electronsugical Unit)의 기기안전 점검항목 요인이 아닌 것은?

① PC 출력의 확인
② 안전회로 점검
③ 누설전압의 측정
④ 대극판과 접지상태의 점검

해설 ㉠ 전기수술기의 안전점검 : 출력파형관찰, 출력의 확인, 누설전류의 측정, 대극판 및 접지상태 점검, 안전회로 점검이 있다.
㉡ 전기수술 : 스파크를 발생시켜 국부적으로 가열시켜 조직절개 및 빠른 응고로 환자를 시술하는 장치로 수술을 시행하는 경우 인체조직의 일부를 절개하고, 수술시 출혈을 줄이기 위하여 사용되는 필수장치이다.

09 다음 중 전기수술기의 안전한 사용을 위해 유의할 점이 아닌 것은?

① 수술실 내의 각종 전자기기에 영향을 줄 수 있으나 극히 미약하기 때문에 신경쓰지 않아도 된다.
② 전기누전시 위험하므로 항상 접지를 시킨다.
③ 화상을 입지 않게 대극판을 잘 고정하고 ECG, EEG 등의 전극을 유의한다.
④ 전기수술기를 사용할 때 유독성 연기가 발생할 수 있으므로 수술실에서 연기배출이 잘되어야 한다.

해설 ㉠ 전기수술기 : 높은 에너지를 사용하기 때문에 화상 및 전기쇼크 위험이 크다.
㉡ 전기수술기 때문에 발생하는 연기나 수술실의 다른 전자기기에 의한 전파장해, 화상에 유의해야 한다.

10 다음 중 전류를 짧은 시간 단속하여 흘리면 연속적으로 열은 발생하지 않으므로 증기폭발이 일어나지 않고 발생하는 고열이 혈액이나 단백질을 응고시키는 동작원리는?

① 응고작용
② 절개작용
③ 혼합작용
④ 간접작용

해설 ㉠ 절개작용 : 고주파 전류는 전극에서 집중적으로 인체에 주입되어 퍼져 흐른 뒤 대극관으로 회수된다.
ⓐ 전극 끝은 보통 직경 1[mm] 정도 이하의 불꽃기둥 모양으로 인체에 닿아 있고, 피부접촉부에서 접촉저항은 200~1000[Ω] 정도이다.

정답 | 06.④ 07.② 08.③ 09.① 10.①

ⓑ 접촉저항을 500[Ω]으로 하고, 접촉부분에 고주파 전류를 1[A] 흐르게 하면 줄의 법칙으로부터 초당 500[J]의 열량이 발생한다.

ⓒ 고열로 인해 세포는 순식간에 증기가 되어 날아가는데, 이것을 증기폭발이라 한다. 전기수술기의 절개작용을 한다.

㉡ 혼합작용 : 응고파형과 절개파형의 중간적인 파형을 이용하여 인체의 응고 · 절개에 사용한다.

㉢ 간접작용 : 세포 내 분자가 방사선에 의해 변화를 일으키는 작용으로 표적 밖에서 에너지 조사에 의하여 이온라디칼이 퍼져서 인체에 작용한다.

11 다음 중 전기수술에서 사용하는 대극판의 조건이 아닌 것은?

① 접촉저항이 작아야 한다.
② 면적이 충분히 커야 한다.
③ 유연성이 있어야 한다.
④ 최소한의 작은 일부분에서 접촉상태가 매우 우수해야 한다.

해설 ㉠ 대극판 : 본체로 환자 플레이트라고도 부르며, 고주파 전류를 안전한 형태인 낮은 전류밀도로 회수할 수 있는 면적이 큰 전극이다.

㉡ 대극판이 필요한 이유 : 전기메스를 사용할 때는 체내에 흐르는 전류를 본체에 되돌려야 하는데 메스 끝 전극처럼 접촉면이 좁으면 그 전력 출구에서도 메스 끝 전극과 같은 현상이 나타나 접촉면이 넓은 대극판이 필요하다.

12 다음 중 아르곤(Ar) 빔 전기수술기의 특징이 아닌 것은?

① 전극의 끝에서 아르곤 기체를 분사해서 주변의 다른 공기가 차단된다.
② 조직이 타지 않고 응고되며, 응고되는 경우 조직의 저항이 증가한다.
③ 아르곤 기체로 인해 보다 많은 연기가 발생할 수도 있다.
④ 일반 전기수술기에 비해 조직의 손상이 적어 안전하다.

해설 아르곤 빔 때문에 주변공기가 차단되는 효과가 있기 때문에 조직이 타지 않고 응고되는데, 응고가 진행되어 건조되면 조직의 저항이 증가해 전류의 전달이 제한된다.

13 다음 중 전기수술기 본체의 최대 출력에너지 중 잘못된 것은?

① 고주파 발진기는 300[Hz]~5[kHz]
② 절개에서 200~400[W]
③ 응고에서는 100~200[W]
④ 부하저항은 보통 200~1000[Ω](표준 500[Ω])

해설 ㉠ 신체 : 고주파 전류에 대하여 느낄 수 있는 최소한의 값이 높기 때문에 고주파 전류라도 감전되지 않아 고주파 전류를 에너지로 쓸 수 있는 것이다.

㉡ 고주파 발진기 : 300[kHz]~5[MHz]

14 다음 중 수술 후 심한 통증의 문제점을 개선하고자 개발된 수술장비는?

① 전기수술기
② 고주파 수술기
③ 레이저 수술기
④ ND 수술기

해설 ㉠ 전기수술기 : 생물의 세포조직에 고주파 전류를 사용하여 열효과를 최대로 이용함으로써 피부 또는 세포조직을 절개 및 응고하는 기기이다.

㉡ 고주파 수술기 : 기존 레이저 수술기와는 달리 40~70[°] 정도의 저온 RF에너지로 조직을 제거하여 열침투와 조직의 손상이 거의 없어 환자에게 통증을 주지 않으므로 국소마취를 통해 수술시간이 약 15분 정도로 짧고, 수술시 출혈이 거의 없어 입원할 필요가 없다.

㉢ 레이저 수술기 : 직접 조직표면에 400[°] 이상의 고열을 가해 조직을 완전히 파괴시키고, 원적외선 영역에서는 투과 또는 반사 특성이 좋아야 한다.

㉣ ND 수술기 : 존재하지 않는다.

정답 | 11.④ 12.③ 13.① 14.②

기 · 출 · 문 · 제

01 다음 중 전기수술기의 원리에 대한 설명이 아닌 것은? (17년4회산업12번)

① 전기수술기의 구동방식에는 단극방식과 양극방식이 있는데, 차이점은 단극방식은 대극판과 적극을 사용하고 양극방식은 핀셋모양의 전극을 사용한다.
② 전기수술기의 작용은 절개, 응고, 지혈 등 크게 3가지로 절개는 응고보다 더 높은 출력을 필요로 하기 때문에 응고시킬 때보다 높은 주파수의 전류를 사용한다.
③ 대극판은 체내에 흐르는 전류를 체외로 손실되지 않도록 집중시켜주는 역할을 한다.
④ 단극방식에 비해 양극방식의 출력이 더 작다.

해설 ㉠ 전기수술기 Electro Surgical Unit(ESU) : 인체 조직의 일부를 출혈을 줄이며 절개하거나, 출혈부위를 지혈하기 위해 사용되는 의료기기이다.
㉡ 원리 : ESU는 본체, 전극, 대극판이라고 부르는 3가지 요소로 구성되어 있다.
ⓐ 본체에서 발생된 고주파 전류는 전극의 끝을 통하여 생체로 전달되며, 이 전류는 대극판으로 흘러 나와 다시 본체로 환원된다.
ⓑ 이 때 생체와 접촉하는 전극의 끝에는 전류가 집중하여 흐른다. 즉 전극이 닿은 생체의 한 점에서 큰 열이 발생하여 그 점이 고온이 된다.
ⓒ 전류는 인체에서 넓게 흐르기 때문에 열이 발생하지 않는다. 그래서 직접 전극이 닿는 부분에만 전기수술기가 작용하게 된다.
ⓓ 생체를 흐른 전류는 넓은 면적에서 접촉하고 있는 대극판으로 모이게 된다.
ⓔ 이렇게 하여 생체에 고주파 전류가 흐르면 전극이 닿은 곳에서만 고온으로 열이 발생하여 절개 및 응고작용이 일어난다.

02 다음 중 교류전류를 인가하여 조직을 가열함으로써 조직절개(Cutting) 및 빠른 응고(Cogulation)가 이루어지도록 하는 장치로 인체조직의 손상을 최소화하고, 수술시 출혈 감소를 위하여 사용되는 필수적인 장비는? (20년3회기사03번)

① 전기용접기 ② 생물현미경
③ 전기수술기 ④ 쇄석기

해설 02 치료기기 - 3. 전기수술기(기출 01번 해설)

03 다음 중 전기수술기에 대한 설명이 아닌 것은? (14년4회산업12번, 18년1회산업10번)

① 단극방식과 양극방식이 있다.
② 대극판은 체내에 흐르는 전류를 다시 본체로 돌려보낸다.
③ 대극판은 인체와 접촉이 적을수록 좋다.
④ 절개는 응고보다 더 높은 출력을 필요로 한다.

해설 02 치료기기 - 3. 전기수술기(기출 01번 해설)

04 다음 중 전기수술기에 대한 설명이 아닌 것은? (13년4회기사5번)

① 전기수술기에서는 전류를 몸 전체에 흐르게 하지 않고 표피에만 흐르게 하는 방법으로 30[kHz]~300[kHz]의 저주파 직류전류를 이용한다.
② 기본적으로 본체, 전극, 대극판으로 구성된다.
③ 대극판은 납이나 스테인리스 판으로 된, 재사용 가능한 종류도 있고 일회용으로 나온 종류도 있다.
④ 전기수술기는 절개, 응고, 지혈 등을 위해 사용되며 각각에 대해서 출력전압과 주파수를 조절함으로써 처치한다.

해설 02 치료기기 - 3. 전기수술기(기출 01번 해설)

정답 | 〈기출문제〉 01.③ 02.③ 03.③ 04.①

05 다음 중 전기수술기에 관한 설명이 아닌 것은? (18년4회산업2번)

① 응고시킬 때는 절개시킬 때보다 높은 주파수를 사용한다.
② 대극판은 체내에 흐르는 전류를 다시 본체로 돌려보낸다.
③ 전극이 접촉하는 부위에 전류가 집중해서 흐른다.
④ 작용은 절개, 응고, 지혈 등 크게 3가지로 구분한다.

해설 01 전기자극기기 - 3. 전기수술기(기출 01번 해설)

06 다음 중 전기수술기에 대한 설명이 아닌 것은? (14년1회산업7번, 14년4회기사12번)

① 절개는 응고보다 더 높은 출력을 필요로 하기 때문에 응고시킬 때보다 낮은 주파수의 전류를 사용한다.
② 전기수술기의 작용은 절개, 응고, 지혈이다.
③ 대극판은 체내에 흐르는 전류를 다시 본체로 돌려보내는 역할을 한다.
④ 대극판은 항상 인체와 접촉면이 넓어야 한다.

해설 전기수술기 : 수술시 출혈량을 줄여서 혈액의 손실을 줄이고 시야를 확보할 뿐만 아니라 흉터도 심하게 남기지 않는다. 그러나 고전력을 이용하므로 많은 문제점을 안고 있으며, 특히 화상사고에 항상 대비하여야하므로 사용방법을 항상 잘 알고 안전에 주의하여야 한다.

07 다음 중 전기수술기 사용시 주의사항은? (19년1회기사12번)

① 대극판의 면적은 가능한 한 작은 것을 사용한다.
② 전기수술시 연기가 발생하기 때문에 연기를 빠르게 배출할 수 있는 시설이 되어 있어야 한다.
③ 전기수술기 사용시 전자기기에는 영향을 주지 않기 때문에 ECG, EEG 사용이 자유롭다.
④ 작은 조직, 모세혈관을 시술시 단극방식을 이용하여 주변조직 상처를 최소화한다.

해설 전기수술기 수술을 시행하는 경우 인체조직의 일부를 절개하고, 수술시의 출혈을 줄이기 위해 사용하는 의료기기로 현대의 외과수술에서는 없어서는 안되는 필수적인 기기이다. 병원 모든 수술실에서 사용되는 전기수술기는 고주파전류가 인체를 관통하여 흐를 때 근육에 전기충격이나 자극을 주지 않고 짧은 스파크나 열을 발생한다는 원리를 이용한다.

08 다음 전기수술기의 사용 중 유의사항이 아닌 것은? (10년4회산업5번, 15년4회산업3번)

① 유독성 연기가 배출될 수 있어 연기의 배출이 잘 되도록 해야 한다.
② 발생되는 고주파 신호는 수술실의 타 전자기기에 영향을 줄 수 있으므로 주의해야 한다.
③ 대극판의 면적을 크게 하는 주된 이유는 짓눌림에 의한 피부손상을 방지하기 위함이다.
④ 전기누전시 위험하므로 항상 접지를 시킨다.

해설 전기수술기를 사용할 때는 체내에 흐르는 전류를 본체에 되돌려야 하는데, 메스 끝 전극처럼 접촉면이 좁으면 그 전력 출구에서도 메스 끝 전극과 같은 현상(즉 조직이 절개되거나 열상을 일으킨다)이 나타나 접촉면이 넓은 대극판이 필요하다.

09 다음 중 전기수술기(Electro-Surgical Unit : ESU)에 사용되는 전류에 관한 설명이 아닌 것은? (17년4회기사16번)

① 과다한 전류를 흘릴 경우 열작용에 의해 화성, 통증, 심장발작 등이 발생할 수 있다.
② 고주파 교류전류는 전극 끝을 통해 생체내로 흘려보내면 이 전류는 대극판으로 다시 흘러나와 본체로 환류된다.
③ 전류가 흘러나가는 대극판은 항상 좁은 범위로 최대한 잘 붙여 전류가 원활하게 흘러나갈 수 있도록 잘 붙여 놓아야 한다.
④ 생체조직은 그 형태에 따라 전도율이 다를 수 있으며, 따라서 전류의 세기도 달라야 한다.

해설 ㉠ 전기에너지를 이용하여 출혈량을 감소시켜 혈액의 손실을 줄이고 시야를 확보할 뿐만 아니라 수술효율을 증대시키는 치료기기이다(현대의 외과수술에 필수적인 기기이다).
㉡ 전기수술기의 작용은 지혈, 응고, 절개 등으로 크게 나눌 수 있다.
ⓐ 절개는 고주파의 강한 전력을 이용하여 종양이나 조직을 절제할 때 사용되며, 정밀한 수술에는 사용이 어렵다.

정답 | 05.① 06.① 07.② 08.③ 09.③

ⓑ 응고는 수술시 출혈이 있는 부위에 사용하며, 절개시 사용하는 전력보다 낮은 에너지를 사용한다.
ⓒ 지혈은 절개와 응고의 중간 방식이며, 전기수술기의 작동 방식에 따라 전압조절기를 변화시켜주어야 한다.

10 다음 중 전기수술기의 작용(기능)이 아닌 것은? (09년2회기사20번, 12년1회산업14번, 15년4회기사20번)

① 진통 ② 절개 ③ 응고 ④ 지혈

해설 전기수술기(Electrosurgical Unit) : 수술용 필수 장비로써 외과적인 수술이 필요할 때 고주파를 이용하여 환자를 치료하는 장비로 외과(정형외과, 성형외과, 신경외과), 내과, 비뇨기과, 이비인후과, 산부인과, 가정의학과, 안과 등에서 사용 가능하다. 수술시 출혈량을 줄여서 혈액손실 감소, 효과적인 시야 확보가 가능하며 흉터도 많이 남지 않는다. 전기수술기의 작용은 절개, 응고, 지혈 등 크게 세 가지이다. 연속적인 파행은 100[%] duty cycle을 갖고 흔히 'Cut'으로서 명명된다.

㉠ 절개(Cut) : 전극이 닿는 부위의 세포내액, 세포외액이 순간적으로 온도가 올라가며, 세포가 파열되면서 절개한다.
ⓐ 단백질이 열에 의해 변성되어 출혈이 일어나지 않는다.
ⓑ 출력은 최대 300[W], 일반적으로 130[W] 정도이다.
ⓒ 고주파의 강한 전력을 이용해 조직을 절개한다.
ⓓ 피부의 절개보다는 불필요한 조직이나 종양 등을 절제할 때 많이 사용한다.

㉡ 응고(cOagulation) : 조직을 응고시켜 지혈을 하는 것이다.
ⓐ 수술시 출혈이 있는 부위에 사용하며, 절개시 사용하는 전력보다 낮은 전력을 사용한다.
ⓑ 전류를 짧은 시간 단속하여 흘리면 연속적으로 열은 발생하지 않으므로 증기폭발이 일어나지 않고 발생하는 고열(1,000[℃] 이하)이 혈액이나 단백질을 응고시킨다.

㉢ 지혈(Hemostasis) : 전기수술기의 전압이나 주파수를 조정하여 수술부위의 출혈을 멈추게 하는 것이다.
ⓐ 절개방식이나 응고방식 사이에서 상황에 따라 사용될 수 있다.
ⓑ 절개와 응고의 중간방식이다.
ⓒ 조직을 절개하거나 응고시킬 때 상황에 따라 전기수술기의 작동방식을 바꾸어 주어야 하는데, 이러한 불편한 점을 개선한 것이 지혈방식이다.

11 다음 중 전기수술기에 [그림 b]는 지혈을 위하여 발생하는 펄스를 표시한다. [그림 a]는 어떤 기능을 하기 위한 파형인가? (13년1회산업1번, 16년4회산업3번)

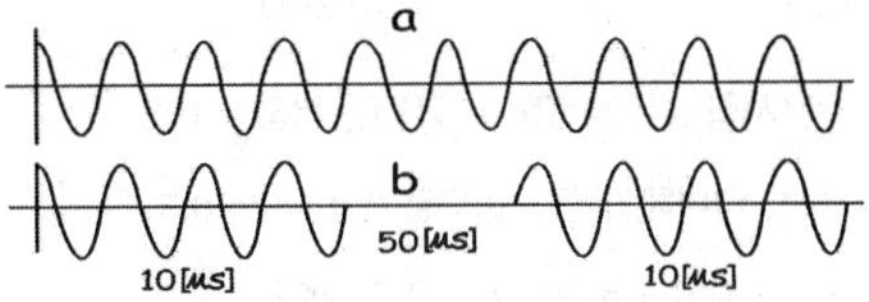

① 절단(절개) ② 굴절작업 ③ 지혈 ④ 반사

해설 02 치료기기 - 3. 전기수술기(기출 10번 해설)

12 다음 중 전기수술기에서 피부절개 기능은 그림 a와 같은 연속적인 펄스가 요구되며, [그림 b]는 전기수술기에서 어떤 작업을 할 때 발생되는 펄스 파형인가? (19년4회기사13번)

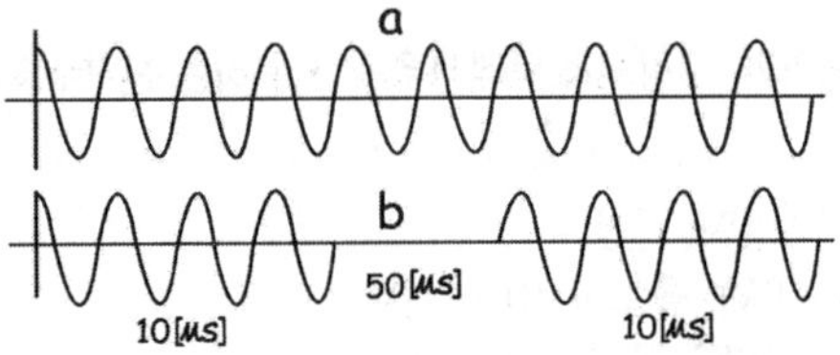

① 수혈 ② 절단 ③ 지혈 ④ 누설

해설 02 치료기기 - 3. 전기수술기(기출 10번 해설)

정답 | 10.① 11.① 12.③

13 다음 중 전기수술기의 3가지 작용은? (08년4회기사14번, 10년4회기사18번, 12년4회산업9번, 15년1회산업10번, 15년4회산업11번, 16년1회산업20번)

① 절개, 봉합, 응고 ② 압박, 응고, 지혈 ③ 응고, 지혈, 파괴 ④ 절개, 응고, 지혈

해설 02 치료기기 - 3. 전기수술기(기출 10번 해설)

14 다음 중 전기수술기에서 이용되는 대극판에 대한 설명은? (11년1회산업5번, 15년1회산업3번)

① 대극판은 작은 것보다는 큰 것이 안정성이 높다.
② 대극판의 부착위치는 몸의 어디라도 상관없다.
③ 대극판은 항상 인체와의 접촉면이 좁아야 한다.
④ 대극판은 위생을 고려하여 재사용하지 않는다.

해설 ㉠ 대극판은 체내에 흐르는 전류를 다시 본체로 돌려보내는 역할을 한다.
㉡ 대극판은 납이나 스테인리스 판으로 된 재사용 가능한 종류도 있고, 일회용으로 나온 종류도 있다.
㉢ 대극판과 피부에 닿는 면이 좋으면 열이 집중되어 절개되거나 화상을 입을 수 있으므로 인체와 접촉면은 항상 넓어야 하며, 접촉저항이 작고 유연성이 있어야 한다.

15 다음 중 전기수술기의 대극관에 대한 설명이 아닌 것은? (21년4회기사20번)

① 인체와의 접촉면이 넓어야 한다.
② 대극관의 부착위치는 몸의 어디라도 상관없다.
③ 높은 에너지를 사용하기 때문에 화상 및 전기쇼크 위험이 크다.
④ 체내에 흐르는 전류를 본체로 돌려보내는 역할을 한다.

해설 02 치료기기 - 3. 전기수술기(기출 14번 해설)

16 다음 중 전기수술기를 이용하여 고유저항이 2×10^3[Ω-m], 체적이 0.5[m^3]인 조직에 전류밀도 0.4[A/m^2]로 전기 소작을 할 경우 소모되는 전력[W]은? (19년1회산업기사11번)

① 1600 ② 1250 ③ 200 ④ 160

해설 전류밀도 $i=\frac{I}{A}=\frac{1}{\rho}\frac{V}{l}$=0.4, 고유저항 $\rho=2\times10^3$ = 2000, 체적 = 0.5
㉠ $i=AV=I\rho l=I\times0.5$, $i=0.4$, 단위체적=0.5 이므로 0.4 = $I\times0.5$
㉡ $I=0.8$, $i=\frac{I}{A}$ 식에서 $i=0.4$, I=0.8이 됨으로 A = 2 가 된다.
㉢ 체적 : 0.5 = Al 에서(A = 2) $l=\frac{0.5}{A}=\frac{0.5}{2}=0.25$, l = 0.25 식에서 $i=\frac{1}{\rho}\frac{V}{l}$ 에서(전류밀도 i = 0.4, 고유저항 ρ = 2000, l = 0.25) 각각 대입하면
ⓐ 0.4 = $\frac{1}{2000}\frac{V}{0.25}$ = $\frac{V}{2000\times0.25}$ = $\frac{V}{500}$
ⓑ V = 500 × 0.4 = 200, I = 0.8, V = 200, P = VI = 0.8 × 2000 = 160[W]

17 다음 중 신경외과, 피부과, 성형외과, 구강외과 등에서 주로 사용하는 전기수술기의 전력크기로서 적당한 것은? (19년1회기사15번)

① 낮은 전력 - 절개 및 응고시 30[W] 미만
② 중간 전력 - 절개시 30~150[W], 응고시 30~70[W]
③ 높은 전력 - 절개시 150~300[W], 응고시 30~70[W]
④ 매우 높은 전력 - 절개시 300[W] 이상, 응고시 100W] 이상

해설 ㉠ 신체 : 고주파 전류에 대하여 느낄 수 있는 최소한의 값이 높기 때문에 고주파 전류라도 감전되지 않아 고주파 전류를 에너지로

정답 | 13.④ 14.① 15.② 16.④ 17.①

쓸 수 있는 것이다.
㉡ 고주파 발진기 : 300[kHz]~5[MHz]

18 다음 중 전기수술기를 구성하는 본체 중에서 환자의 상태에 따라 적절히 출력을 제한시키는 회로는? (16년1회산업13번)

① 발진회로 ② 조정회로 ③ 입력회로 ④ 안전회로

해설 ㉠ 발진회로 : 외부에서 입력 신호가 없어도 출력신호가 나오는 회로이다.
㉡ 입력회로 : 임의(任意) 장치의 입력 포트에 접속되는 외부 회로이다.
㉢ 안전회로 : 환자의 상태에 따라 적절히 출력을 제한시키는 회로이다.

19 다음 중 단극 시스템(Unipolar System) 전기수술기의 이용방법이 아닌 것은? (16년4회산업12번)

① 능동전극의 횡단면을 넓게 한다.
② 대극판을 생리식염수로 적신 거즈 등으로 싸서 생체의 반대 측에 밀착시킨다.
③ 수동전극(대극판) 부분은 가능한 크게 한다.
④ 환자의 신체에서 ECG 전극은 안전사고의 원인이 될 수 있기에 가능한 한 제거한 상태에서 사용한다.

해설 단극 방식 : 대극판을 통해 전류가 돌아가지만 양극방식에서는 전류를 가하는 곳과 돌아가는 곳이 같다. 한 개의 활성전극과 한 대의 환자전극, 확산전극을 가지고 있다.

20 다음 중 단극방식 전기수술기의 구성요소에 대한 설명이 아닌 것은? (13년1회산업11번)

① 본체 : 전류를 발생시키는 기능
② 전극 : 피부와 접촉하여 전류가 전달되도록 하는 기능
③ 대극판 : 체내에 흐르는 전류를 다시 본체로 돌려보내는 역할
④ 핀셋 전극 : 작은 조직이나 모세혈관을 시술할 때 사용

해설 단극방식 전기수술기 : 금속에 일정한 전위(電位)를 주어서 부식을 방지하는 전기수술기이다. 단극방식 전기수술기의 구성요소는 본체, 전극, 대극판이다. 핀셋 전극은 양극방식 전기수술기의 구성요소이다.

21 다음 중 단극방식의 전기수술기에서 대극판에 관한 설명은? (18년4회기사3번)

① 체내에 전류를 흘려보내는 역할을 한다.
② 인체와 접촉면이 항상 좁아야 한다.
③ 접촉 면접이 클수록 전기수술기의 안정성이 높다.
④ 재사용이 불가능하다.

해설 02 치료기기 - 3. 전기수술기(기출 20번 해설)

22 다음 중 단극방식 전기수술기와 양극방식 전기수술기의 차이점 설명이 아닌 것은?
(10년4회산업15번, 12년1회산업15번, 19년1회산업기사15번)

① 단극방식 전기수술기는 본체, 전극, 대극판으로 이루어지고 양극방식 전기수술실은 대극판과 전극 대신 핀셋 모양의 전극을 사용한다.
② 단극방식은 대극판을 통해 전류가 돌아가지만 양극방식에서는 전극을 통해 전류가 되돌아간다.
③ 단극방식이 양극방식에 비해 출력이 작다.
④ 양극방식이 작은 조직을 시술할 때 단극방식에 비해 수술의 정확도가 높다.

해설 ㉠ 단극방식 : 대극판을 통해 전류가 돌아가지만 양극방식에서는 전류를 가하는 곳과 돌아가는 곳이 같다.
㉡ 양극방식 : 단극방식에 비해 출력이 작아 50~70[W] 정도이다.

정답 | 18.④ 19.① 20.④ 21.③ 22.③

4 전기자극 치료기

예 · 상 · 문 · 제

01 다음 중 전기자극 치료기의 특성이 아닌 것은?

① 전선 전원용 자극기는 흔히 전기진단용 장치에 많이 이용된다.
② 전기신호의 형태, 치료적 또는 진단의 목적에 따라 형태가 다르다.
③ 치료용으로 사용되기 위해서는 정전류 자극기보다 정전압 자극기가 더 바람직하다.
④ 의료용으로는 평류전기 · 감응전기 · 교류전기의 세 가지가 쓰인다.

해설 전기진단 및 전기치료 장비들은 전기자극기와 자극용 전극을 사용하여 인체조직에 전기흐름을 유발한다. 여러 가지 구성요소들은 일반적으로 전기자극기로 사용되어 전기진단 및 전기치료 장비로 적용된다.

02 다음 중 신경자극기에 대한 설명은?

① 표면전극을 피부에 붙이고, TENS를 가하여 통증이 말초신경에서 척추신경으로 전달되지 못하게 함으로써 완화시킬 수 있다.
② 제반 감각신경을 자극하여 치료효과를 극대화시켜 주는 의료기기이다.
③ 대체요법인 생리기능 반사구의 밀집소인 발반사요법과 경혈요법을 접목시켜 생체노폐물을 제거하여 준다.
④ 근육경직을 풀어서 통증을 해소하고 자연치유력을 증대시켜 준다.

해설 경피신경자극치료기 : 표면전극을 피부에 붙이고, TENS를 가하여 통증이 말초신경에서 척추신경으로 전달되지 못하게 함으로써 완화시킬 수 있다.

03 다음 중 통증이 있는 피부, 말초 및 척수신경 뒷부분에 전기자극 혹은 기계적으로 자극하여 진통효과를 유발하는 전기자극장치는?

① 방광자극기 ② 통증제거기
③ 경피전기신경자극 ④ 근육자극기

해설 ㉠ 방광자극기 : 방광조절기능을 상실한 환자의 경우 요도의 괄약근이나 방광을 관장하는 척추신경에 전극을 부착하고, 외부에 전기자극을 주어 원하는 때에 배뇨할 수 있게 해준다. 소변실금 환자의 치료시에 사용된다.
㉡ 근육자극기 : 전기자극 시스템으로 골격근육의 기능을 회복하기 위해 근육에 전기자극을 주어 운동치료효과를 얻을 수 있는 기기이다.
㉢ 경피전기신경자극 : 통증이 말초신경에서 척추신경으로 전달되지 못하게 하는 것으로 많은 통증을 완화시킬 수 있다.

04 다음 중 통증 치료기의 설명이 아닌 것은?

① 통증이 있는 부위에 전기적인 자극을 주입시켜 세포들을 분해한다.
② 새로운 세포의 생성 장려 및 세포의 운동을 증가시킨다.
③ 자율신경의 전도에 간섭함으로써 통증을 완화시켜 주는 장치이다.
④ 표면전극을 피부에 붙인다.

해설 통증 치료기 : 통증에 있는 부위에 전기적인 자극을 주입시켜 그 기능을 상실한 세포들을 분해한다.
㉠ 새로운 세포의 생성 장려 및 세포의 운동을 증가시키고, 자율신경의 전도에 간섭함으로써 통증을 완화시켜 주는 장치이다.
㉡ 표면전극을 피부에 붙이는 것은 경피신경자극 치료기이다.

정답 | 〈예상문제〉 01.③ 02.① 03.② 04.④

05 다음 중 통증완화의 치료의 목적으로 쓰이는 전류가 아닌 것은?

① 근육전기자극 ② 간섭전류자극 ③ 고전압 맥동전류자극 ④ 고강도 직류전류자극

해설 ㉠ 근육전기자극(EMS : Electrical Muscle Stimulation) : 말초신경이 재생되어 근수축능력이 회복될 때까지 수동운동, 전기자극 등으로 근수축을 유발시켜야 한다.
㉡ 간접전류자극(ICT : Interference Current Teraphy) : 근육이완과 진통에 사용되고, 연조직의 치유를 촉진시킨다. 미세전기를 이용한 비침투적인 자극은 조직치유를 촉진시키는데 이용된다. 완전한 재활 프로그램을 위해서 전기자극은 다른 물리요법과 더불어 함께 사용되어져야 한다.
㉢ 고전압 맥동전류자극(High Voltage Pluse Stimulation) : 마이너스 극성을 가진 높은 전압 펄스자극, 높은 전압을 이용해 맥박에 자극을 가해 소기의 치료효과를 얻는 것이다.
㉣ 고강도 직류전류자극(High Voltage Plused Galvanic Current Stimulation) : 고전압 맥동전류 치료이다.

06 다음 중 기능적 전기자극 시스템으로 골격근육의 기능을 회복하기 위해 근육에 전기자극을 주어 운동치료효과를 얻을 수 있는 기기는?

① 근육자극기 ② 방광자극기 ③ 통증제거기 ④ 요실금치료기

해설 근육자극기 : 한 개의 단자만을 가지는 단순한 형태부터 여러 가지 제어가 가능한 복잡한 기기까지 있다. 모든 기기들은 전극봉을 이용하여 신체에 전기적인 파동을 가하는 방법을 사용하고 있으며, 가해진 전기적 파동은 운동신경을 자극시켜서 근육의 수축을 유발하게 된다. 이러한 관리법은 근육의 힘과 결을 향상시키는 효과를 가져오게 된다.

07 다음 중 전기 자극치료기 중에서 요도 주위의 괄약근의 수축력과 이완력을 최적으로 향상시켜 주기 위해 남자는 항문주위에 전극을 여자는 자궁에 페서리 전극을 이용하는 치료기는?

① 통증제거기 ② 근육자극기 ③ 방광자극기 ④ 요실금치료기

해설 요실금치료기(전기자극치료) : 골반근육에 전기자극을 가하여 인위적인 근육의 수축을 일으켜서 여성으로 하여금 골반근육을 알게 하고 바르게 골반근육운동을 할 수 있게 도와준다. 또한 주파와 저주파의 적은 전류를 사용하여 손상된 골반신경을 재생시켜 주고 골반근육과 요도주위 근육의 강도를 증진시켜 요실금 및 불감증 등의 성기능 장애에도 매우 효과가 좋다.

08 다음 기타 전기자극장치 중에서 통증제거기에 대한 설명은?

① 요도 근처의 괄약근의 수축력과 이완력을 최적으로 향상시켜 주기 위해 남자는 항문에 삽입하는 전극을, 여자는 자궁에 페서리 전극 등을 이용한다.
② 표면전극을 검사자의 피부에 밀착시키고 기기를 사용하여 자극을 주면 통증이 말초신경에서 척추신경으로 전달되지 못하게 하는 것으로 통증을 완화시킬 수 있다.
③ 통증이 있는 피부, 말초 및 척추신경 뒷 부분에 전기자극 혹은 기계적으로 자극을 가하여 진통효과를 유발하는 장치다.
④ 기능적 전기자극 시스템으로 골격 근육의 기능을 회복할 수 있다.

해설 ① : 요실금치료기 : 요도를 둘러싸고 있는 괄약근을 자극하기 위한 의료기기로 자극장치를 체내에서 삽입하고 경피적으로 에너지를 전달한다.
② : 경피전극 신경자극기
④ : 근육자극기

09 다음 중 인체에 정상적으로 흐르는 미세전류를 자극하여 질병을 유발하는 손상전류를 정상전류로 바꾸어 줌으로써 세포의 회복을 촉진시키고 스트레스와 관련된 호르몬의 이상을 바로잡아주는데 탁월한 효과를 발휘하는 치료기는?

① 신경근치료기 ② 공기압치료기 ③ 수치료기 ④ 레이저 치료기

해설 ㉠ 공기압치료기 : 6단계의 순차적인 공기압으로 팽창과 수축을 반복한다.
㉡ 수치료기 : 물이 몸에 직접 닿고 수압 마사지를 받을 수 있는 치료기이다.

정답 | 05.① 06.① 07.④ 08.③ 09.①

ⓒ 레이저치료기 : 다양한 파장의 레이저 광선을 피부조직의 손상없이 조직에 침투하여 치료한다.
ⓓ 신경근 치료기 : 전류를 이용하여 피부의 감각신경을 자극하여 다양한 원인으로 초래되는 통증을 치료하는 방법이다.

10 다음 중 경피신경전기자극 치료기의 사용목적에 대한 설명은?

① 표면전극을 이용하여 전기자극을 주어 통증의 전달을 방해하여 통증을 완화한다.
② 방광조절기능을 상실한 환자의 배뇨를 도와준다.
③ 괄약근의 수축력과 이완력을 최적으로 향상시켜 줌을 목적으로 한다.
④ 근육을 전기자극하여 근육의 수축기능을 운동 치료한다.

해설 ㉠ 전기자극 치료(EST : Electrical Stimulation Therapy) : 전기적으로 근육이나 신경을 자극함으로써 근수축을 유도해내는 치료방법이다.
㉡ 경피신경전기 자극 치료(TENS : Transcutaneous Electrical Nerve Stimulation) : 전류를 이용하여 피부의 말초감각신경을 자극하여 다양한 원인으로 초래되는 통증을 치료하는 방법이다.
ⓐ 전기자극을 주어 통증을 완화한다.
ⓑ 전기자극은 독립적인 근수축을 유발시키고 반복적인 근수축에 의한 근력증가, 근섬유 직경 증가에 의한 근섬유 비후, 근육 내 효소활성증진, 관절운동증진 등의 효과가 있다.

11 다음 중 경피신경자극 치료기의 종류가 아닌 것은?

① 고빈도 : 저강도 경피신경전기자극
② 고빈도 : 고강도 경피신경전기자극
③ 저빈도 : 고강도 경피신경전기자극
④ 저빈도 : 저강도 경피신경전기자극

해설 경피신경자극 치료기 : 표면전극을 피부에 붙이고, TENS를 가하여 통증이 말초신경으로부터 척추신경으로 전달되지 못하게 함으로써 완화시킬 수 있다.
㉠ 고빈도 – 저강도 경피신경전기자극 : 일반적으로 가장 많이 쓰이던 방법으로 75~125[pps] 단위 또는 80~120[pps] 단위의 높은 맥동빈도를 이용한다.
㉡ 저빈도 – 고강도 : 10~20[pps] 단위 이하 대개는 1~4[pps]의 낮은 맥동빈도를 이용하며 맥동기간을 높게, 하고 강한 강도로 자극한다.
㉢ 고빈도 – 고강도 : 150 단위 이상의 높은 맥동빈도를 사용한다.

12 다음 중 조직치유의 치료목적으로 쓰이는 전류는?

① TENS ② RC ③ PEMF ④ LESS

해설 PEMF(맥동단파치료기)
㉠ TENS(Transcutaneous Electrical Nerve Stimulation) : 저주파치료기
㉡ PEMF(Pulase Electromagnetic Field Therapy) : 파동치료기

13 다음 중 저주파의 생리적 효과가 아닌 것은?

① 온열효과 ② 진동효과 ③ 물리적 효과 ④ 화학적 효과

해설 ㉠ 저주파 생리적 효과 : 온열효과, 물리적 효과, 화학적 효과가 있다.
㉡ 저주파 치료기 : 고주파에 반대되는 개념으로 주파수가 낮은 10[kHz] 이하를 말한다. 저주파 치료의 임상적 효과는 동증의 진정작용으로 저주파 요법은 아픔을 신속히 가라앉힌다. 두통, 류머티즘, 신경통에 효과가 있다.

14 다음 중 서로 다른 중주파를 교차시킬 때에 인체 안에서 만들어지는 파형으로 독일의 네멕(Nemec)이라는 사람이 가장 먼저 발견한 간섭방식은?

① 웨이브렛 간섭 ② 회절간섭 ③ 도플러 간섭 ④ 네멕 간섭

해설 간섭파를 이용한 치료법 : 1950년경 오스트리아 비엔나의 Nemec에 의해 처음으로 소개되었다. 이 치료의 목적은 '피부의 저항을 최소화하면서 심부조직을 효과적으로 전기자극'하는데 있다.

정답 | 10.① 11.④ 12.③ 13.② 14.④

15 다음 중 고주파 치료기의 설명이 아닌 것은?

① RF란 Radio Frequency의 약자로 라디오 송신주파수이다.
② 치료용 RF에서는 저주파 전류이다.
③ 세포 내의 이온이 음극에서 양극으로 왔다갔다하면서 자체적으로 엄청난 마찰열을 일으켜 치료하는 방법이다.
④ 300~1,200[kHz]의 주파수를 사용한다.

해설 ㉠ ①, ③, ④ : 모두 고주파 치료기에 대한 올바른 설명이고 치료용 RF에서는 고주파 전류이다.
㉡ 고주파 치료기
ⓐ 심부열을 발생하여 인체 내 · 외부를 관리하는 장비로서 비만, 노화방지 등 건강과 삶의 본질을 향상시킬 수 있는 의료장비이다.
ⓑ 인체조직을 통전할 때 진동폭이 매우 짧아 전기화학적 반응 또는 전기분해 현상이 없다.
ⓒ 감각신경 및 운동신경을 자극하지 않으며, 인체 내 불편함이나 근수축을 일으키지 않으면서 신체조직 안의 특정부위를 가열할 수 있다.

16 신경자극기는 치료주파수를 컴퓨터 프로그램화하여 4가지에 펄스파동을 발생시켜 제반 감각신경을 자극하여 치료효과를 극대화시켜 주는 의료기기이다. 다음 중 이 4가지의 펄스파동에 종류가 아닌 것은?

① 톱니파 ② 구형파 ③ 반원파 ④ 교류파

해설 4가지의 펄스파동 : 전압 · 전류 등의 사인파(Sine波) 모양이 아닌 파형의 하나인 톱니파, 직류를 번갈아 단속한 것과 같은 파형인 구형파, 극상파, 반원파가 있다.

기 · 출 · 문 · 제

01 다음 중 전기자극 치료기에 대한 설명이 아닌 것은? (16년4회기사11번)

① 전기자극기와 자극용 전극을 사용하여 인체조직에 전기흐름을 유발한다.
② 신호발생기는 전원공급회로, 발진회로, 출력 증폭회로 등으로 구성된다.
③ 의료용으로는 사용되는 전기의 종류는 명류전기, 감응전기, 교류전기 등이 쓰인다.
④ 정전류자극기보다 정전압자극기가 더 바람직하다.

해설 정전류와 정전압 자극기 치료용으로 사용되기 위해서는 정전압 자극기보다는 정전류 자극기가 더 바람직하다. 이는 정전류에 의한 자극을 이용할 경우 인체조직을 통과할 때 임피던스에 일어나는 변화에 의해서 전류의 흐름이 영향을 받지 않고 일정하게 유지되기 때문이다.
㉠ 정전류 자극기 : 특정한 범위에 한해서 조직의 임피던스와 무관하게 전류가 동일한 짐폭으로 흐르도록 하는 장치이다.
㉡ 정전압 자극기 : 특정 조직의 임피던스의 범위에 한해서 무관하게 전압이 일정하게 유지되어 공급하는 장치이다.

02 다음 중 전자기파의 주파수에 의한 분류로서 고주파에 반대되는 개념으로 주파수가 낮은파, 보통 10[kHz] 이하에서 사용하는 주파수치료기는? (10년4회기사3번)

① 레이저 치료기 ② 고주파 치료기
③ 초음파 치료기 ④ 저주파 치료기

해설 ㉠ 저주파 치료기 : 전자기파의 주파수에 의한 분류로서 고주파에 반대되는 개념으로 주파수가 낮은 파인데 보통 10[kHz] 이하이다.
ⓐ 저주파 전기자극을 이용한 지압을 통해 근육의 수축과 이완을 반복하는 재활 물리치료기기는 저주파 치료기, 저주파 물리치료기가 있다.
ⓑ 저주파에서는 전자기파의 공간방사, 유전체 손실, 피층효과가 작으며 측정기술이 충분히 확립되어 있다.
ⓒ 전기자극 치료기 중 인체에 미약한 전기를 통하게 하여 그 자극으로 근육을 직접 마사지하고, 신경을 진정시키고 혈행을 촉진시켜 결림 등에 의한 급성 및 만성통증 등의 완화, 회복을 돕는 기기이다.

정답 | 15.② 16.④ 〈기출문제〉 01.④ 02.④

ⓛ 레이저 치료기기 : 출혈이 없는 수술이 가능하므로 병변을 정확하게 없앨 수 있고, 구강 · 후두 등 기능 보존이 필요한 미세수술이 가능하며, 수술 후 염증이 가벼워 통증이 적고 흉터가 적으며 입원기간이 짧거나 필요하지 않을 수도 있다.
ⓒ 초음파 자극기 : 물질을 흔드는 힘이 강하다는 특징이 있다.
ⓔ 레이저 치료기 : 피부조직의 손상없이 조직에 침투시킬 수 있다.

03 다음 중 전자기파의 공간방사, 유전체 손실, 작은 피충효과 그리고 충분한 측정기술의 확보 등의 특징을 이용한 치료기기는? (20년3회기사06번)

① 저주파 치료기 ② 고주파 치료기
③ 초음파 치료기 ④ 레이저 치료기

해설 02 치료기기 - 4. 전기자극 치료기(기출 02번 해설)

04 다음 중 저주파치료기에 대한 설명이 아닌 것은? (19년1회산업기사06번)

① 고주파의 반대 개념인 저주파는 보통 10[kHz] 이하의 주파수를 가진다.
② 저주파는 전기자극을 줄 때 수축성 구조의 치료에 주안점을 두어야 한다.
③ 지방이나 근육에 자극을 줌으로써 조직액을 증가시켜 지방을 배출하므로 지방제거에도 효과를 나타낸다.
④ 신진대사를 원활히 해주며 피부 재생효과도 있다.

해설 지방이나 근육에 자극을 줌으로써 조직액을 증가시켜 지방을 배출하므로 지방제거에도 효과를 나타낸다.

05 다음 중 전류를 이용하여 피부의 말초감각신경을 자극하여 통증을 치료하는 전기자극 치료기기는?
(14년1회기사17번, 16년4회산업5번, 19년1회기사13번)

① 간섭전류 치료기(Interferential Current Therapy : ICT)
② SSP(Silver Spike Point Therapy)
③ 경피신경전기자극 치료기(Transcutaneous Eletrical Nerve Stimulation : TENS)
④ 극초단파 치료기(Microwave Diathermy)

해설 ㉠ 간섭전류 치료기(Interferential Current Therapy) : 두 개 혹은 그 이상의 서로 다른 중주파 전류를 인체의 동일 지점 혹은 일련의 지점에서 교차통전시켰을 때 간섭현상을 새로운 저주파 전류가 발생한다. 신경, 근육계를 자극하는 치료로 저주파, 간섭파, 중주파, ENDOSONO 치료, 직류치료 등 다양한 타입의 전류를 사용하여 통증관리, 부종치료, 근육강화 등의 목적으로 사용된다.
ⓛ SSP(Silver Spike Point Therapy) : 침을 이용하지 않고 침치료와 똑같은 효과를 기대할 수 있는 저주파 경혈 표면자극 요법이다. 전기 통전성을 높이기 위해 은으로 도금한 삼각 원뿔모양인 SSP 전극을 경혈전 표면에 놓고 흡착시켜 저주파 전기를 통전하는 치료기기이다.
ⓒ 경피신경전기자극 치료기(Transcutaneous Electricalnerve Stimulation) : 전류를 이용하여 피부의 말초감각신을 자극하여 다양한 원인으로 초래되는 통증을 치료하는 방법이다. 전기자극을 주어 통증을 환화한다. 전기자극은 독립적인 근수축을 유발시키고 반복적인 근수축에 의한 근력증가, 근섬유 직경 증가에 의한 근섬유 비후, 근육내 효소활성증진, 관절운동증진 등의 효과가 있다.
ⓐ 적응증상 : 수술 후 통증, 암으로 인한 동통, 만성복통, 생리통, 통증을 동방하는 근골격계 · 신경계의 질환들과 손상
ⓑ 금기증상 : 심부정맥, 급성심근경색증, 심박조절기를 사용하는 환자, 감각마비 및 감각과민 부위
ⓔ FES(근육자극기) : 기능적 전기자극 시스템으로 골격 근육의 기능을 회복할 수 있다. 근육을 전기자극하여 물리치료시 근육의 수축능력을 검사하고 근육의 수축기능이 상실되었을 때 운동치료 효과를 얻을 수 있다.
ⓜ 극초단파 전기치료(Microwave Diathermy)
ⓐ 크게 저주파, 중주파, 고주파로 나누어 치료를 하는데 극초단파는 이 중에서 고주파에 속하며, 단파, 초음파와 함께 대표적인 고주파 치료기이다. 보통 2450[MHz]의 주파수로 12.25[cm]의 파장을 갖고 있다. 초점 조절이 가능하며, 단파에 비해 근육, 혈액 수분이 많은 부위에 흡수략이 많다. 경계면에서 반사되며, 근육조직에 흡수가 많고, 골조직에서 흡수가 적다.
ⓑ 고주파에 속하며, 주파수가 300~3,000 또는 30,000[MHz], 파장이 1[cm]에서 1[m]인 전자기파로 단파와 적외선 사이의 주파수 범위이나 극초단파 심부투열치료에는 2450[MHz], 915[MHz], 433.92[MHz]를 사용한다. 이 중 2450[MHz]

정답 | 03.① 04.③ 05.③

를 가장 많이 사용하며, 인체의 각 조직을 거의 균등하게 가열하여 효과가 크고 지속성이 좋은 치료기기이다.

06 다음 중 피부의 저항을 최소화하면서 심부조직을 효과적으로 전기자극하는 치료기로 중첩현상을 이용하며 심부조직의 자극이나 근력증진 등에 효과적인 치료기기는? (15년4회기사18번)

① 저주파 치료기　② 중주파 치료기
③ 간섭전류 치료기　④ 초음파 치료기

해설 ㉠ 저주파 치료기 : 전자기파의 주파수에 의한 분류로서 고주파에 반대되는 개념으로 주파수가 낮은 파인데 보통 10[kHz] 이하이다. 저주파에서는 전자기파의 공간방사, 유전체손실, 피층효과가 작으며 측정기술이 충분히 확립되어 있다.
㉡ 간섭전류 치료기 : 두 개 혹은 그 이상의 서로 다른 중주파 전류를 인체의 동일 지점 혹은 일련의 지점에서 교차통전시켰을 때 간섭현상을 새로운 저주파 전류가 발생한다. 신경, 근육계를 자극하는 치료로 저주파, 간섭파, 중주파, ENDOSONO치료, 직류치료 등 다양한 타입의 전류를 사용하여 통증관리, 부종치료, 근육강화 등의 목적으로 사용된다.
㉢ 초음파 치료기 : 진동주파수가 17~20[kHz] 이상인 불가청 진동음파를 이용하여 치료하는 기기로서 교류전류를 발생시키는 심부 열치료기로 음파의 형태이기 때문에 금속삽입물이 인체조직 내에 있을 경우에도 사용이 가능하다. 초음파 치료는 0.5~5[MHz], 대개 1[MHz] 내외의 초음파를 사용하여 치료한다.
㉣ 중주파 치료기 : 간섭효과를 최대로 일으키기 위해 4극을 사용하며, 고정된 주파수의 변조되지 않은 정현파 AC의 신호가 한 쌍의 전극에 공급되고, 일정한 범위안에서 미리 선택된 주파수의 다른 신호가 또 다른 한 쌍의 전극에 공급되는 원리이다.

07 다음 중 피부저항이 거의 없을 정도의 높은 서로 다른 중주파 전류를 인체의 동일지점에서 교차시키면서 두 주파수의 차이만큼 새로운 주파수 파형이 발생하는 신호를 이용하는 기기는? (11년4회산업1번, 16년4회산업16번)

① 고주파 치료기　② 저주파 치료기
③ 간섭파 치료기　④ 레이저 치료기

해설 ㉠ 고주파 치료기 : 인체조직을 통전할 때 진동폭이 매우 짧아 전기화학적 반응 또는 전기분해 현상이 없다. 감각신경 및 운동신경을 자극하지 않으며, 인체 내 불편함이나 근수축을 일으키지 않으면서 신체조직 안의 특정부위를 가열할 수 있다.
㉡ 간섭파 치료기 : 신경근육계를 치료하고 통증완화 등에 효과가 있다. 서로 다른 중주파를 교차시키면 두 주파수의 차이만큼 새로운 주파수 파형이 발생되는 것을 말한다. 보통 저주파 치료기보다 자극 감각이 부드러우며, 피부 근육조직 깊이 침투하여 근육 골격계의 만성질환에 효과가 있다.
㉢ 레이저 치료기 : 피부조직의 손상 없이 조직에 침투시킬 수 있어 피부과 수술에 널리 사용된다.

08 다음 중 중주파를 사용하여 전류의 특성에 따라 생리학적 효과가 다르게 나타나는 방법을 이용하는 것은? (09년4회산업13번, 13년4회산업8번)

① 신경근 요법기　② 레이저 치료기　③ 수 치료기　④ 간섭파 치료기

해설 ㉠ 간섭파 치료기(ICT : Interferentaial Current Therapy) : 신경, 근육계를 자극하는 치료로 저주파, 간섭파, 중주파, ENDOSONO 치료, 직류치료 등 다양한 타입의 전류를 이용, 통증관리, 부종치료, 근육강화 등의 목적으로 사용된다.
ⓐ 크로바 형태의 파형을 만들 수 있는 의료기기, 두 개 혹은 그 이상의 서로 다른 중주파 전류를 인체의 동일 지점 혹은 일련의 지점에서 교차 통전시켰을 때 간섭현상으로 새로운 저주파 전류를 발생시켜 전기치료를 하는 의료기기이다.
ⓑ 신경근육계를 치료하고 통증완화 등에 효과가 있다. 서로 다른 중주파를 교차시키면 두 주파수의 차이만큼 새로운 주파수 파형이 발생되는 것이다. 보통 저주파 치료기보다 자극 감각이 부드러우며, 피부 근육조직 깊이 침투하여 근육골격계의 만성질환에 효과가 있다.
ⓒ 중주파 전류로 치료하는 물리치료기구 중 대표적인 치료기로 주로 4,000~4,100[Hz]를 사용하며 두 주파수[Hz]를 간섭하면 생기는 100[Hz]로 치료한다. 피부저항을 최소화하면서 심부조직에 효과적으로 자극한다.
㉡ 신경근 요법기 : 신경근이 압박되면 근력약화 같은 증상이 일어나는데, 이러한 증상을 전기적 자극을 주어 치료하는 기계이다.

09 다음 중 주파수가 약 1[Hz]에서 1000[Hz] 정도까지의 저주파를 이용한 전기 치료기기가 아닌 것은? (18년4회기사1번)

① 간섭전류 치료기(Interferential Current Therapy : ICT)

정답 | 06.③ 07.③ 08.④

② 경피신경전기자극 치료기(Transcutaneous Eletrical Nerve Stimulation : TENS)
③ 기능적전기자극 치료기(Functional Electronical Stimulation : FES)
④ 전기자극 치료기(Electrical Stimulation Therapy : EST)

해설 02 치료기기 - 4. 전기자극 치료기(기출 08번 해설)

10 다음 중 다음에서 설명하는 전기자극 치료기기의 명칭은? (19년1회기사08번)

> 2개 이상의 중주파 전류를 인체의 임의 지점에 교차로 통과시켰을 때, 새로운 저주파 전류가 발생한다.

① 기능적 전기자극 치료기(FES) ② 간섭전류 치료기(ICT)
③ 경피신경 전기자극 치료기(TENS) ④ 신경근 전기자극 치료기(EST)

해설 두 개 혹은 그 이상의 서로 다른 중주파 전류를 인체의 동일 지점 혹은 일련의 지점에서 교차 통전시켰을 때 간섭현상으로 새로운 저주파전류가 발생한다. 이 전류를 진폭변조교류전류 혹은 간섭전류라고 하며, 이를 사용한 전기치료방법을 간섭전류 치료라고 한다.

11 다음 중 일반적으로 환자가 참을 수 있을 정도의 전극으로 자극, 근수축을 유발하여 중추신경계환자의 재활치료에 이용하는 치료기기는? (10년2회산업7번, 14년1회산업18번)

① ICT ② SSP ③ TENS ④ FES

해설 ㉠ ICT(Interference Current Teraphy, 간섭전류 치료기) : 서로 다른 중주파 전류를 인체의 동일 지점 혹은 일련의 지점에서 교차 통전시켰을 때 간섭현상으로 새로운 저주파 전류가 발생한다.
ⓐ 신경, 근육계를 자극하는 치료로 저주파, 간섭파, 중주파, ENDOSONO치료, 직류치료 등 다양한 타입의 전류를 사용하여 통증관리, 부종치료, 근육강화 등의 목적으로 사용된다. 즉 간섭전류를 이용하여 전기치료하는 방법을 간섭전류 치료라 한다.
㉡ SSP(Silver Spike Point) : 침을 이용하지 않고 침치료와 똑같은 효과를 기대할 수 있는 저주파 경혈 표면자극 요법이다.
ⓐ 전기통전성을 높이기 위해 은으로 도금한 삼각 원뿔모양(원추형상의 금속전극)인 SSP 전극을 경혈점 표면에 놓고 흡착시켜 저주파 전기를 통전하는 치료기기이다.
㉢ TENS(Transcutaneous Electrical Nerve Stimulator, 경피신경 전기자극 치료기) : 전류를 이용하여 피부의 말초감각신경을 자극하여 다양한 원인으로 초래되는 통증을 치료하는 방법이다.
ⓐ 전기자극을 주어 통증을 완화한다.
ⓑ 전기자극은 독립적인 근수축을 유발시키고 반복적인 근수축에 의한 근력증가, 근섬유 직경증가에 의한 근섬유 비후, 근육 내 효소활성 증진, 관절운동 증진 등의 효과가 있다.
㉣ FES(Functional Electrical Stimulation, 기능적 전기자극 치료기) : 기계에 의한 외부 전기자극을 부착된 마비근육에 흐르게 하여 근육수축을 유발시키는 것이다.

12 다음 중 전기 치료기를 주파수에 따라 분류할 수 있다. 중주파전류는 1,000~10,000[Hz] (1~10[khz]) 영역의주파수를 갖는 전류를 의미한다. 이러한 중주파 전류는 주로 어떤 치료에 응용되는가? (12년4회기사17번, 15년1회산업12번)

① 간섭전류 치료(ICT) ② 신경근 전기자극 치료(EST)
③ 기능적 전기자극 치료(FES) ④ 경피신경 전기자극 치료(TENS)

해설 저주파 전류 : 전기자극 치료, 기능적전기자극 치료, 경피신경전기자극 치료 등에 이용된다.
㉠ EST : 전기적으로 근육, 신경을 자극한다. → 통증치료에 쓰인다.
㉡ FES : 전극을 이용하여 근수축유발 중추신경계환자의 재활치료기기이다.
㉢ TEMS : 전류를 이용, 피부의 말초감각신경을 자극한다. → 통증치료에 쓰인다.
㉣ 간섭전류 치료기(ICT) : 두 개 또는 그 이상의 서로 다른 중주파 전류(1,000~10,000[Hz])를 교차로 통전시켰을 때 간섭현상으로 새로운 저주파전류가 발생하는데 이를 간섭전류라 하며, 이 간섭전류를 이용하는 전기 치료기를 간섭파 전류치료기(ICT)라 한다.

정답 | 09.① 10.② 11.④ 12.①

13 다음 중 전기적으로 근육이나 신경을 자극함으로써 근수축을 유도해내는 치료기기로, 신경지배가 비정상적인 탈신경근인 경우에는 근위축 발생을 예방하거나 진행속도를 늦추고 신장성 감소 방지, 근육이 마비되어 있는 동안 근수축 감각유지를 위해 사용하는 전기자극 치료기는? (10년4회기사2번, 12년1회기사1번)

① 신경근전기자극 치료기(EST)
② 극초단파 치료기(Microwave Diathermy)
③ 기능적전기자극 치료기(FFS)
④ 초음파기기(Ultra Sound)

해설 ㉠ Microwave Diathermy(극초단파 치료기) : 고주파 치료기로 인체의 각 조직(지방, 근육, 피부 등)을 거의 균등하게 가열하여 치료효과가 크고 지속성이 좋고, 이 온열효과로 인해 치료부위에 혈류가 증대되어 신진대사가 촉진된다.
ⓐ 초고주파 에너지를 마그네트론으로부터 발생시켜 환부에 조사할 때 조직에서 발생하는 극초단파 특유의 도전열을 이용한다.
㉡ FFS(기능적 전기자극 치료기) : 기계에 의한 외부 전기자극을 부착된 마비근육에 흐르게 하여 근육수축을 유발시키는 것이다.
㉢ Ultrasound(초음파기기) : 고주파 치료기로 전파매질인 gel을 사용하여 피부에 도자면을 접촉시켜 치료한다.
ⓐ 심부에 열을 발생시켜 혈관확장, 근경축감퇴, 관절주위구축을 신장시켜주고 마사지 효과가 있어 통증완화에 도움이 된다.

14 다음 중 전기적 자극을 통해 근수축을 유발시켜 중추신경계 환자의 재활치료에 사용되는 치료기기 명칭은? (19년4회기사10번)

① 간섭전류 치료기(ICT)
② 기능적전기자극 치료기(FES)
③ 경피신경전기자극 치료기(TENS)
④ 극초단파 치료기(Microwave Diathermy)

해설 02 치료기기 - 4. 전기자극 치료기(기출 13번 해설)

15 다음 설명에 해당하는 전기자극 치료기는? (08년4회기사7번, 11년4회기사19번)

- 인체의 각 조직(지방, 근육, 피부 등)을 거의 균등하게 가열하여 효과가 크고 지속성이 좋은 치료기기이다.
- 초점 조절이 가능하며, 단파에 비해 근육, 혈액, 수분이 많은 부위에 흡수량이 많은 반면 지방의 흡수가 적다.
- 경계면에서는 반사되며, 근육조직이나 심부조직에는 흡수가 많고, 골조직에서 흡수가 적다.

① SSP(Silver Spike Point therapy)
② 극초단파 치료기(Microwave Diathermy)
③ 간섭전류 치료기(Interferential Current Therapy)
④ 경피신경전기자극 치료기(Transcutaneous Eletrical Nerve Stimulation)

해설 ㉠ SSP(SSP 전극 : Silver Spike Point Electrode) : 침과 같은 효과를 내기 위해 은도금한 원뿔모양의 삼각원추형 전극을 경혈점, 발통점, 압통점에 배치하여 저주파 통전을 실시하는 표면 침전자극요법이다.
㉡ 간섭전류 치료기 : 중주파 전류로 치료하는 물리치료기구 중 대표적인 치료기로 주로 4,000~4,100[Hz]를 사용하며, 두 주파수[Hz]를 간섭하면 생기는 100[Hz]로 치료한다. 피부저항을 최소화하면서 심부조직에 효과적으로 자극한다.
㉢ 경피신경전기자극 치료기(TENS) : 피부의 말초감각신경을 자극하여 통증을 동반하는 근골격계, 신경계 질환들에 적용시킬 수 있다. 표면전극을 검사자의 피부에 밀착시키고, 경피신경전기 자극기를 사용하여 자극을 주면 통증이 말초신경에서 척추신경으로 전달되지 못하게 하는 것으로 많은 통증을 완화시킬 수 있다.

16 다음 중 전기자극 치료기에서 신호발생기의 기본적인 구성요소가 아닌 것은? (10년4회산업4번, 12년4회산업11번)

① 전원공급기
② 발진기 회로
③ 증폭기의 출력회로
④ 신호처리기

해설 ㉠ 치료용 전기자극 : 전원장치로부터 직류나 교류전원을 신호발생기에 공급함으로써 생성되어진다. 이러한 신호발생기는 기본적으로 전원공급기, 발진기 회로, 증폭기의 출력회로로 구성되어 있다.
㉡ 신호발생기의 구성요소 : ⓐ 전원공급회로 : 직류나 교류전원을 신호발생기에 공급된다.
ⓑ 발진기회로 : 여러 개의 발진기(Oscillator)가 서로 작용하여 주파수 등을 변화시켜 여러 가지 형태의 전류를 발생시킨다.
ⓒ 출력증폭회로 : 발진회로에서 만들어진 운반파의 전류, 전압, 주파수 등의 강도를 최종적으로 조절, 증폭하는 장치이다.

정답 | 13.① 14.② 15.② 16.④

17 다음 중 전기치료 자극기에서 신호발생기를 위한 장치가 아닌 것은? (08년4회산업13번, 10년2회산업20번)

① 충전기 ② 정류기 ③ 여과기 ④ 변압기

해설 ㉠ 전기자극 치료 : 전기적으로 근육이나 신경 자극을 통해 근수축을 유도해내는 치료기기이다.
㉡ 신호발생기의 전원부 구성요소 : 치료 및 재활용으로 쓰이는 전기자극은 전원장치에서 직류나 교류전원을 신호발생기에 공급하여 생성된다.
ⓐ 변압기 : 전류공급으로부터 전자유도현상을 통하여 제공된 교류전류를 승압이나 강압하여 사용하는 장치이다. 이는 전원 공급에 의하여 제공된 전압을 변압기로 인체조직에 효과적이고 안전한 자극을 위하여 적절한 수준으로 변환시켜준다.
ⓑ 정류기 : 주기적으로 양과 음 두 가지 방향으로 변화하는 교류전류를 한 가지 방향으로 변환하여 이온도입에 적용하거나 단상파형으로 변환하여 전기적으로 말초신경 섬유가 활성화되게 한다.
ⓒ 여과기 : 특정 교류주파수를 차단함으로써 다른 교류주파수를 통과시켜 전기자극을 발생하도록 하는 장치이다.
ⓓ 조절기 : 전류가 지속적으로 흐르게 하여 전류의 흐름이 일정하게 유지되도록 조절하는 장치이다.

18 다음 중 직류전기와 같은 것으로 건전지나 축전기 등을 이용하여 일정한 전압을 유지하면서 전기를 일정한 방향으로 흘리는 것은? (11년1회기사3번, 14년1회기사1번, 19년4회기사01번)

전기자극 치료기에 있어 여러 가지 전기가 사용된다.

① 감응전기 ② 교류전기 ③ 평류전기 ④ 자극전기

해설 ㉠ 감응전기 : 감응코일을 써서 전력의 경우와 같이 전류를 빨리 단속시키면서 변화있는 전류를 통하게 하는 것이며, 단속적인 고주파인 2~10[mA]를 치료용으로 쓴다.
㉡ 교류전기 : 저주파 전류, 중주파 전류, 고주파 전류가 포함되어 의료에 이용되고 있다.
㉢ 평류전기 : 직류전기와 같은 종류로서 건전지나 축전지 등을 이용하거나, 콘덴서에 축전시켜 일정한 전압을 유지하여 소정의 전류를 가진 전기를 일정한 반향으로 흘리는 것이다.

19 다음 중 전기자극 치료기기에서 신호발생기의 구성이 아닌 것은? (15년4회산업7번)

① 전원공급회로 ② 발진회로 ③ 출력증폭회로 ④ 온도조절회로

해설 ㉠ 치료용 전기자극 : 전원장치로부터 직류나 교류전원을 신호발생기에 공급함으로써 생성되어진다. 이러한 신호발생기는 기본적으로 전원공급기, 발진기 회로, 증폭기의 출력회로로 구성되어 있다.
㉡ 신호발생기의 구성요소 : ⓐ 전원공급회로 : 직류나 교류전원을 신호발생기에 공급된다.
ⓑ 발진기회로 : 여러 개의 발진기가 서로 작용하여 주파수 등을 변화시켜 여러 가지 형태의 전류를 발생시킨다.
ⓒ 출력증폭회로 : 발진회로에서 만들어진 운반파의 전류, 전압, 주파수 등의 강도를 최종적으로 조절, 증폭하는 장치이다.

20 다음 중 전기자극 치료기를 열의 전달방법에 의해 분류할 때 이에 해당하지 않는 것은? (11년1회산업19번, 14년1회산업2번, 18년1회산업16번)

① 전도방식 ② 대류방식 ③ 복사방식 ④ 증발방식

해설 열이 찬곳에서 다른곳으로 이동하는 것을 열전달이라고 하며 열전달의 방법에는 복사, 전도, 대류가 있다.

21 다음 중 전류강도에 의해 전기 치료기를 분류할 수 있는데, 이 중 저전류 치료기기에 해당되는 전기강도는? (19년4회기사03번)

① 0.1~1 [mA] ② 1~30 [mA] ③ 100~500 [mA] ④ 500~2000 [mA]

해설 전기치료(Electrotherapy) : 전기에너지를 이용하여 열효과, 화학적 효과, 자극효과를 나타낸다.
㉠ 치료에 이용되는 두 가지 기본적인 전류는 직류와 교류이다.
ⓐ 직류 : 평류(Galvanic Current), 단속평류(Interrupted Galvanic Current)가 있다.
ⓑ 교류 : 감응전류(Faradic Current Current), 정현파전류(Sinusoidal Current)가 있다.

정답 | 17.① 18.③ 19.④ 20.④ 21.②

ⓛ 주파수에 따라 저주파, 중주파, 고주파 등으로 나누어진다.
ⓐ 저주파 : 1,000[Hz] 이하이며 화학적 효과, 자극효과가 목적이다.
ⓑ 중주파 : 3,000~6,000[Hz] 사이의 전류 중 주로 4,000[Hz]를 가장 많이 사용하며, 피부저항을 적게 준다.
ⓒ 고주파 : 10만 [Hz] 이상이며 심부열치료가 목적이다.

22 다음 중 극초단파 치료기의 치료적 효과가 아닌 것은? (10년4회기사19번, 13년1회기사16번)

① 유해성 자극 전단의 억제 ② 혈류량 증진
③ 섬유성 교원조직의 신장력 증가 ④ 관절강직의 현저한 감소

해설 ㉠ 혈류량을 증진시키며, 섬유성 교원조직의 신장력이 증가한다.
ⓛ 창상 치유를 촉진하며, 악성종양의 열치료를 한다.
ⓒ 관절강직의 현저히 감소하며, 진통작용, 근경축을 완화한다.
ⓔ 만성염증의 화해촉진, 만성감염의 치유를 촉진한다.

23 다음 중 극초단파 치료기에 사용되는 극초단파의 특징이 아닌 것은? (12년4회산업8번, 19년4회산업16번)

① 초점을 집속한다.
② 주파수가 낮을수록 침투깊이가 낮다.
③ 심부조직을 선택적으로 가열할 수 있다.
④ 수분을 함유한 조직에서 많이 흡수된다.

해설 ㉠ 주파수가 낮을수록 침투깊이가 깊다.
ⓛ 극초단파 치료기 : 보통 300~30,000[MHz] 사이이지만 의료적 목적을 위해서 사용되는 주파수는 2,450[MHz]나 915[MHz] 또는 433.9[MHz] 등이 일반적으로 사용된다.
ⓐ 전자기 복사의 한 형태로 극초단파는 파(wave)의 형태, 송출도자 사용
ⓑ 고주파 투열치료의 한 형태로 심부조직 가열에 사용
ⓒ 다른 전자기파들과 같이 빛의 속도로 진행하며 진공속을 통과 할 수 있음

24 다음 중 침을 사용하지 않고 침치료와 똑같은 효과를 기대할 수 있는 전기치료법은? (17년4회기사15번)

① ICT ② EST ③ SSP ④ FES

해설 ㉠ ICT(Inter Current Therapy)
ⓐ 두개 혹은 그 이상의 서로 다른 중 주파전류를 인체의 동일 지점 혹은 일련의 지점에서 교차 통전시켰을 때 간섭현상으로 새로운 저주파가 발생하는데 이 전류를 진폭변조 교류 전류 혹은 간섭전류라고 한다.
ⓑ 중주파 전류로 치료하는 물리치료기구 중 대표적인 치료기로 주로 4,000[Hz]~4,100[Hz]를 사용하며 두 [Hz]를 간섭하면 생기는 100[Hz]로 치료한다.
ⓒ 피부저항을 최소화하면서 심부조직에 효과적으로 자극한다.
ⓛ EST(Electroshock Therapy)
ⓐ 내과의 특히, 신경과 전문의와 정신과 의사들이 사용하는 치료이다.
ⓑ 소량의 전류를 뇌에 흐르게 함으로써 환자에게 경련이 일어나게 하는 치료로 정신병의 약물치료(Psychotropic Mediation)의 더 많은 사용과 발달로 엄청나게 줄었지만, EST(또는 전기경련 요법을 위한 ECT)는 특히 정서장애(Affective Disorders)가 있는 환자에게 효과가 있다고 한다.
ⓒ SSP(Silver Spike Point Therapy) : ⓐ SSP전극은 침과 같은 효과를 내기 위해 은도금한 원뿔 모양의 삼각 추형전극을 경혈점, 발통점, 압통점에 배치하여 저주파 통전을 실시하는 표면 침전 자극요법이다.
ⓑ 일반적인 침 치료와 동일하게 구안와사 증상이 나타나는 부위에 침을 놓는 것은 같지만 시술된 침에 전기자극기를 연결해 미세한 전기자극을 주는 것이 다르다.
ⓔ FES(Functional Electrical Stimulation) : 마비된 근육에 적절한 강도의 전기자극을 가하여 주어진 기능을 수행하도록 하는 치료법이다.

정답 | 22.① 23.② 24.③

5 수액펌프

예 · 상 · 문 · 제

01 다음 중 '환자에게 정해진 수액량을 일정하게 주입시켜 주는 기기이다'를 설명하는 의료기기는?

① 혈액투석기 ② 수액펌프
③ 복막투석기 ④ 응축기

해설 ㉠ 수액펌프 : 환자에게 정해진 수액량을 일정하게 주입시켜 주는 기기이다.
㉡ 혈액투석기 : 혈액으로부터 노폐물을 제거하는 치료방법으로 혈액투석을 하기 위해서는 동정맥루 수술이 필요하며, 투석 중 혈액은 수술된 혈관을 통해서 인공투석기를 통과하여 깨끗해진 혈액이 다시 체내로 들어간다.
㉢ 복막투석기 : 혈액투석기의 일종으로 복막에 카테터를 삽입한 채 혈액을 투석하는 기기이다.

02 주사액 주입기 사용 중 occlusion 경보(혈관폐색 경보)가 발생하였다. 그 원인은?

① 튜빙 내부에 공기방울이 감지되었을 경우
② 주입된 양이 주입제한량에 도달하였을 때
③ IV 튜빙이 막혔을 때
④ 빈 약액 때문에 드롭챔버에 약액 방울이 떨어지지 않을 때

해설 주사액 주입기 : 주사 깊이를 원하는 대로 유지한 상태에서 주사액을 원하는 양만큼 자동주입이 가능하도록한 의료용 주사액 주입기에 관한 것이다. 이를 위해 주사기내 약물을 자동주입하기 위한 약물주입기이다.

03 다음 중 수액펌프의 경보사항은?

① 회로 내 기포발생 ② 수액완료
③ 전원전압저하 ④ 수액농도

해설 수액펌프(Infusion Pump, 인퓨전펌프)
㉠ 수액을 지속적으로 투입하거나 미세한 수액량까지도 조절하여 투여할 수 있게 해주는 장비이다.
㉡ 의약품 주입펌프는 중환자실, 응급실 및 신생아실 등에서 쓰이는 환자보호 필수장비로써 환자에게 미세한 또는 다량의 약품을 주입시킬 필요가 있는 경우뿐만 아니라 시간당 정확한 양의 약물을 주입시키고자 할 때에도 매우 요긴하게 쓰이는 장비이다.
㉢ 환자에게 정해진 수액량을 일정하게 주입시켜 주는 기기이다.

04 다음 중 일반적으로 환자의 설정치를 확실하게 투여하는 수액펌프의 종류의 펌프방식은?

① 연동펌프 ② 로터리펌프
③ 원심펌프 ④ 롤러펌프

해설 ㉠ 연동펌프
ⓐ 선형 연동펌프 : 순차적으로 동작하는 핑거타입의 선형폼프를 이용하여 I, V 관재료를 압축하여 유체의 흐름을 앞으로 밀어내는 방식이다.
ⓑ 회전형 연동펌프 : 회전형 롤러가 장착되어 I, V 관재료를 환자방향으로 회전하면서 압축하여 유체의 흐름을 밀어내는 방식이다. 롤러의 속도를 변화시킴으로써 주입량을 변화시키게 된다.
㉡ 롤러펌프 : 흡입용으로 사용한다.
㉢ 원심펌프 : 환자의 설정치에 대해 확실한 방식이다.

정답 | 〈예상문제〉 01.② 02.③ 03.④ 04.③

05 다음 중 롤러펌프의 용도는?

① 흡입용도 ② 압력변화에 대응 ③ 부하용량이 커짐 ④ 유량계의 필요성

해설 02 치료기기 - 5. 수액펌프(04번 해설)

06 다음 중 수액펌프의 유량오차가 발생하는 가장 큰 원인은?

① 약품농도 ② 약품의 표면장력 ③ 복원력 저하 ④ 실내온도

해설 온도차에 민감하다. 일반적인 사용 온도조건은 5~40[℃] 정도이다.

07 다음 중 안정상태와 유량오차에 대한 변동을 표시하는 수액펌프의 성능을 표시하는 곡선은?

① 수직곡선 ② 히스테리시스 곡선 ③ 수평 2곡선 ④ 수평곡선

해설 수평 2곡선 : 안정상태와 유량오차에 대한 수평으로 평행선을 표시한다.

08 다음 중 작은 수액펌프에 사용되는 힘은?

① 흡수력 ② 삼투압 ③ 모터구동 ④ 강제 투입력

해설 삼투압 : 농도가 다른 두 액체를 반투막으로 막아 놓았을 때, 용질의 농도가 낮은 쪽에서 농도가 높은 쪽으로 용매가 옮겨가는 현상에 의해 나타나는 압력이다.

09 다음 중 Small-Volume 펌프가 사용되는 용도는?

① 물리치료용 ② 침대용 ③ 수술용 ④ 보행용

해설 주로 보행용으로 사용된다.

10 다음 중 주입속도를 자동으로 계산하기 위하여 입력하여야 할 것이 아닌 것은?

병원에서 사용하는 실린지 펌프에는 환자체중 모드가 기능을 가진 것들이 있다.

① 약의 질량 ② 체중 ③ 액체투여량 ④ 주입제한량

해설 ㉠ 실린지 펌프(Syringe Pump) : 실린지 펌프 또는 주사기 펌프라고 부른다. 주사기에 펌프를 달고 단위분당 또는 시간당으로 적정 용량을 환자에게 주입하는 용도로 사용된다.
㉡ 환자체중 모드 기능 : 환자의 체중과 약의 질량, 투여량을 입력해 적정용량을 주입할 수 있다.
㉢ 주입제한량 : 수액펌프에서 설정해 주는 것이다.

11 다음 중 수액펌프를 사용할 때 설정해 주어야 하는 것이 아닌 것은?

① 주입제한량 ② 주입모드 ③ 주입속도 ④ KVO rate

해설 수액장치의 주입 모드를 선택한다. 시간당 수액량, 총수액량(주입제한량)을 정한다.

12 다음 수액펌프의 기능 중 주입된 양이 주입제한량에 도달했을 때 환자와의 연결을 지속하기 위해 미리 설정된 낮은 주입속도로 자동으로 변경되는 기능은?

① 5개의 펌프헤드 ② Purge ③ Drip Detection ④ Keep Vein Open

해설 KVO(Keep Vein Open) : 정맥 확보의 목적은 수액과 약물의 투여, 임상검사를 위한 혈액채취가 용이하다.

정답 | 05.① 06.④ 07.③ 08.② 09.④ 10.④ 11.④ 12.④

기 · 출 · 문 · 제

01 다음 중 수액펌프에 대한 설명이 아닌 것은? (16년4회산업10번)

① 흐름 제한장치는 압력백 등의 압력차이에 따른 약물주입 조절을 위해 주입시스템의 기압을 일정하게 유지하기 위한 기능을 담당한다.
② 공기정화 필터는 환자의 정맥속으로 유입되는 공기를 제거하기 위한 안전장치이다.
③ 통상 신체무게에서 1[kg]당 0.55[cm^3] 정도의 공기는 신체에 해가 되기에 충분한 양이다.
④ 혈액 내에 큰 기포가 있으면 출혈이 발생하기도 하며, 대형의 주입펌프들에서는 흡수력을 이용하여 제거하기도 한다.

해설 수액펌프 : 수액을 지속적으로 투입하거나 미세한 수액량까지도 조절하여 투여할 수 있게 해주는 장비이다.
㉠ 의약품 주입펌프는 중환자실, 응급실 및 신생아실 등에서 쓰이는 환자보호 필수장비로써 환자에게 미세한 또는 다량의 약품을 주입시킬 필요가 있는 경우뿐만 아니라 시간당 정확한 양의 약물을 주입시키고자 할 때에도 매우 요긴하게 쓰이는 장비이다.
㉡ Infusion pump는 환자에게 정해진 수액양을 일정하게 주입시켜 주는 기기이다.

02 다음 중 수액펌프에 대한 설명이 아닌 것은? (15년4회기사3번, 21년4회기사12번)

① 수액펌프의 알람기능에서 PURGE는 과부하 발생시에 작동하는 표시이다.
② 일반적인 사용 온도조건은 5-40[℃] 정도이며, 상대습도는 90[%] 이하 상태를 유지하는 것이 일반적이다.
③ 연속주입은 프로그램에 의해 작은 펄스형태로 한 번 주입량이 20nano liters에서 100micro liters 사이에서 정한다.
④ 수액펌프의 종류로서 선형 연동펌프, 회전형 연동펌프, 교환형 피스톤 펌프, 횡격막형 피스톤 펌프 등이 있다.

해설 02 치료기기 - 5. 수액펌프(기출 01번 해설)

03 다음 중 수액펌프를 사용하는 기본적인 목적은?
(08년4회산업5번, 10년4회산업3번, 11년1회산업14번, 14년1회산업3번, 15년1회산업16번, 17년1회산업17번)

① 수액을 정확하게 제어하기 위해서
② 수압을 낮추기 위해서
③ 환자의 혈액 순환을 돕기 위해서
④ 환자의 체온을 일정하게 유지하기 위해서

해설 수액펌프(Infusion Pump) : 주입할 정확한 양의 수액을 정확한 시간동안 주입하기 위해 사용한다.
㉠ 총 주입해야 할 양을 정한 후 사용하고자 할 때 사용한다.
㉡ 환자의 순환계로 치료약물 또는 영양소 등을 인체로 주입하는데 일반적으로 피하, 정맥, 동맥 그리고 경막으로 약물을 정확하게 투입하기 위해 사용된다.
㉢ 수액을 지속적으로 투입하거나 미세한 수액량까지 조절하여 투여할 수 있게 해주는 장비이며, 환자에게 정해진 수액량을 일정하게 주입시켜 주는 기기이다.
㉣ 정맥으로의 약물 및 혼합물 주입을 위해 정확하고도 정량주입을 위한 제어가 필수적이다.

04 다음 중 수액펌프의 설명이 아닌 것은? (12년1회산업11번)

① 수액펌프의 유량오차가 발생하는 가장 큰 원인은 약물의 종류에 따라 다르다.
② 회전형 연등펌프는 롤러의 속도를 변화시켜 주입량을 조절한다.
③ 소형의 주입펌프들은 삼투압을 이용하여 기포를 제거하기도 한다.
④ 기포 발생에 대한 경보가 요구된다.

해설 ㉠ 회전형 연등펌프는 롤러의 속도를 변화시켜 주입량을 조절한다.
㉡ 소형의 주입펌프들은 삼투압을 이용하여 기포를 제거하기도 한다.
㉢ 기포발생에 대한 경보가 요구된다.

정답 | 〈기출문제〉 01.④ 02.① 03.① 04.①

05 다음 그림에서 수액펌프의 구성품과 역할을 바르게 짝지은 것은? (09년2회기사4번, 11년1회산업16번, 16년1회산업12번)

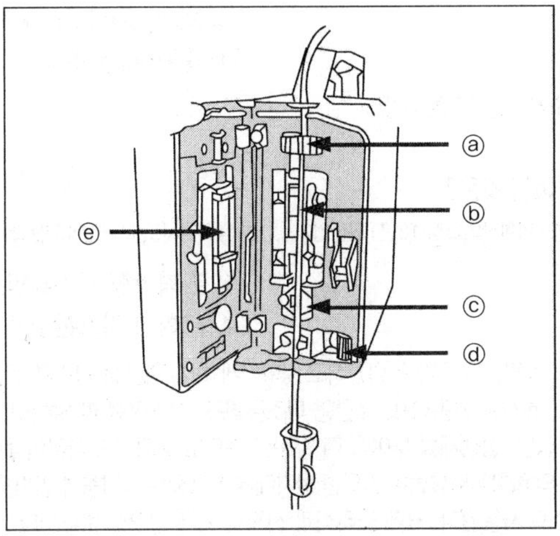

① ⓐ : 수액밸브의 잠김 기능 ② ⓑ : 수액의 유속 측정
③ ⓒ : 수액의 농도상태 파악 ④ ⓓ : 수액펌프의 잠금장치

해설 수액펌프 : 환자에게 정해진 수액량을 일정하게 주입시켜 주는 기기이다. 또한 다음과 같은 알람기능을 갖추고 있어서 쉽게 수액 주입의 상태를 알 수 있다.
㉠ Air-In-Line : 라인에 공기가 있음 ㉡ 막힘(Occlusion) ㉢ 완료(Complete)
㉣ 배터리 부족(Low Battery) ㉤ 문열림

06 다음 중 이러한 알람의 경보사항이 될 수 없는 것은? (09년4회기사9번, 12년1회기사2번)

수액펌프에는 주로 알람기능이 첨부되어 있다.

① 챔버에 약물방울이 규칙적으로 떨어지는 경우 ② 회로에 과부하 발생시
③ 설정된 값에 따라 약물이 다 주입된 상태 ④ 수액 내 기포발생시

해설 수액펌프 : 환자에게 정해진 수액량을 일정하게 주입시켜 주는 기기이다. 또한 다음과 같은 알람기능을 갖추고 있어서 쉽게 수액 주입의 상태를 알 수 있다.
㉠ Air-In-Line : 라인에 공기가 있음 ㉡ 배터리 부족(Low Battery)
㉢ 완료(Complete) ㉣ 막힘(Occlusion)
㉤ 문열림 따라서 챔버에 약물방울이 규칙적으로 떨어지는 경우는 경보사항이 될 수 없다.

07 다음 수액펌프의 알람기능 중 챔버에 약물방울이 불규칙적으로 떨어지는 경우에 해당하는 것은? (10년4회산업17번, 13년4회산업6번)

① COMPLETION ② OCCLUSION ③ PURGE ④ FLOW ERR

해설 ㉠ Completion(완료) : 수액주입이 완료 되었음을 알려주는 알람이다.
㉡ Occlusion(막힘) : 혈관폐색 경보로서 IV 튜빙이 막혔을 때 발생한다.
㉢ Flow Err(흐름 에러) : 챔버에 약물방울이 불규칙적으로 주입될시 발생한다.

08 다음 수액펌프의 알람기능 중 알람의 경보사항이 아닌 것은? (20년3회기사05번)

① 과부하 발생시 ② 설정된 값에 따라 약물이 다 주입된 상태
③ 공기 흡입시 ④ 챔버에 약물방울이 규칙적으로 떨어지는 경우

해설 02 치료기기 - 5. 수액펌프(기출 07번 해설)

정답 | 05.① 06.① 07.④ 08.④

09 다음 수액펌프의 구성요소 중 전원충전을 시키는 곳은? (18년1회산업6번)

① Motor Driver ② Memory Power Management
③ Battery Charger ④ Battery Safety

해설 02 치료기기 - 5. 수액펌프(기출 07번 해설)

10 다음 중 수액펌프의 종류가 아닌 것은?
(09년4회산업2번, 13년1회산업2번, 13년4회기사9번, 16년4회산업17번, 18년4회기사13번, 19년1회기사19번)

① 선형 연동펌프 ② 횡격막형 피스톤펌프
③ 임펠러 고정식펌프 ④ 교환형 피스톤펌프

해설 수액펌프(의약품 주입펌프) : 약물을 주입을 '안전하고 정확하게' 하기 위한 용도의 기기이며, 간헐적 주입과 연속 주입방식이 있다.
㉠ 종류는 선형 연동펌프, 회전형 연동펌프, 교환형 피스톤펌프, 횡격막형 피스톤펌프가 있다.
㉡ 환자의 통증조절이나 항암, 항생제를 투여할 때 일정한 속도로 일정량의 약물이 환자에게 주입되는 의료기기이다.
㉢ 통증치료, 항암치료 등의 화학치료요법이 필요한 환자에게 사용되는 의약품 주입펌프는 산부인과, 통증의학과 그리고 종양내과 등의 진료과에서 주로 사용된다. 크게 물리식과 전자식(기계식)으로 분류된다.
ⓐ 물리식 : 일회용 소모품으로 수술실이나 일반 병동에서 치료에 필요한 약물주입시 이용된다.
ⓑ 전자식 : 수술 후 중환자실, 응급실, 병동 내에서 진통 치료목적으로 정확한 약물주입과 정밀한 기록기능을 필요로 할 때 사용한다.
ⓒ 피스톤펌프
㉮ 교환형 피스톤펌프 : 유체의 고정 볼륨을 갖는 원통 속을 선택된 비율로 움직이는 피스톤이 유체의 흐름을 밀어내는 방식이다.
㉯ 횡격막형 피스톤펌프 : 유연성 있는 고무 횡격막과 밸브들로 이루어져 있다.
ⓓ 연동펌프
㉮ 선형 연동펌프 : 순차적으로 동작하는 핑거타입의 선형펌프를 이용하여 I. V관재료를 압축하여 유체의 흐름을 앞으로 밀어내는 방식이다.
㉯ 회전형 연동펌프 : 회전형 롤러가 장착되어 Ⅰ, V관재료를 환자방향으로 회전하면서 압축하여 유체의 흐름을 밀어내는 방식이다. 롤러의 속도를 변화시킴으로써 주입량을 변화시키게 된다.

11 다음 수액펌프의 종류 중 회전형 롤러가 장착되어 I. V(Intravenous) 관재료를 환자 측 방향으로 회전 하면서 압축하여 유체의 흐름을 밀어내는 방식으로 동작하는 것은? (12년4회기사13번, 16년4회기사3번)

① 선동연동 펌프 ② 회전형 연동펌프 ③ 교환형 피스톤펌프 ④ 횡격막형 피스톤펌프

해설 수액펌프의 종류
㉠ 선형 연동펌프 : 순차적으로 동작하는 Finger 타입의 선형 펌프를 이용하여 I. V 관재료를 압축하여 유체의 흐름을 앞으로 밀어내는 방식이다.
㉡ 회전형 연동펌프 : 회전형 롤러가 장착되어 I. V 관재료를 환자측 방향으로 회전하면서 압축하여 유체의 흐름을 밀어내는 방식이다.
㉢ 횡격막형 피스톤펌프 : 유연성 있는 고무 횡격막과 밸브들로 이루어져 있다.
㉣ 교환형 피스톤펌프 : 유체의 고정 볼륨을 갖는 원통 속을 선택된 비율로 움직이는 피스톤이 유체의 흐름 밀어내는 방식이다.

12 다음 수액펌프 중에서 환자들에게 인슐린과 같은 호르몬, 통증제어를 위한 마약, 영양분 등을 공급해주는 것은? (21년1회기사12번)

① 볼륨펌프 ② 원심펌프 ③ 단속펌프 ④ 잠김펌프

해설 ㉠ 연동펌프
ⓐ 선형 연동펌프 : 순차적으로 동작하는 핑거타입의 선형폼프를 이용하여 I. V 관재료를 압축하여 유체의 흐름을 앞으로 밀어내는 방식이다.
ⓑ 회전형 연동펌프 : 회전형 롤러가 장착되어 I. V 관재료를 환자방향으로 회전하면서 압축하여 유체의 흐름을 밀어내는

정답 | 09.③ 10.③ 11.② 12.①

방식이다. 롤러의 속도를 변화시킴으로써 주입량을 변화시키게 된다.
ⓛ 롤러펌프 : 흡입용으로 사용한다.
ⓒ 원심펌프 : 환자의 설정치에 대해 확실한 방식이다.
ⓔ 볼륨펌프 : 환자들에게 영양분과 인슐린 같은 호르몬을 공급한다.

6 인공호흡기

예 · 상 · 문 · 제

01 다음 중 여러 가지 원인에 의해 자신의 호흡으로는 충분히 숨을 쉴 수 없을 때 강제적으로 숨을 쉬게 하거나 보조하는 기계는?

① 인공호흡기 ② NIBP ③ 제세동기 ④ 환자감시장치

해설 인공호흡(Artificial Ventilation) : 여러 가지 원인에 의해 자신의 호흡으로는 충분히 환기를 할 수 없게 되었을 때 강제적으로 환기시키거나 보조하는 기계이다.
㉠ 현재 사용되고 있는 인공호흡기에는 여러 가지 보조장치가 장비되어 있으며, 폐의 장애로 인해 혈액의 산소화가 불충분하게 되었을 경우에도 쓰인다.
ⓛ 인공호흡기에는 전력 · 가스압력을 이용하여 자동적으로 인공호흡을 하는 것과 소생백(ambu bag), 마취기처럼 백을 누름으로써 인공호흡을 시키는 것이 있으며, 일반적으로 전자를 인공호흡기라고 한다.

02 다음 중 여러 가지 원인에 의해 자신의 호흡으로는 충분히 환기를 할 수 없게 되었을 때 강제적으로 환기시키거나 보조하는 기계는?

① 제세동기 ② 비만측정기 ③ 인공호흡기 ④ ECG 시뮬레이터

해설 02 치료기기 – 6. 인공호흡기(01번 해설)

03 다음 중 인공호흡기의 목적이 아닌 것은?

① 폐포 환기를 유지 및 개선시키기 위함
② 호흡에 드는 노력을 감소시키고 안위증진을 도모하기 위함
③ 정맥혈 산소화를 유지 및 개선시키기 위함
④ 적절한 가습을 유지시켜 주기 위함

해설 인공호흡기의 목적
㉠ 폐포 환기를 유지 및 개선시키기 위함이다.
ⓛ 호흡운동의 부담을 줄여 주고 심근의 부담을 감소시키기 위함이다.
ⓒ 동맥혈 산소화를 유지 및 개선시키기 위함이다.
ⓔ 호흡에 드는 노력을 감소시키고 안위증진을 도모하기 위함이다.
ⓜ 호흡근육의 긴장도를 증가시키고 폐순환을 증가시키기 위함이다.
ⓑ 적절한 가습을 유지시켜 주기 위함이다.

04 다음 중 호흡보조기의 작동 주파수를 정상적인 호흡 주파수보다 훨씬 높게 하여 사용하는 방법으로 흡입 – 배출주기가 정상보다 짧을 뿐 아니라, 한번 호흡할 때 공기의 이동량이 매우 작은 보조기의 종류는?

① 시간주기형 호흡보조기 ② 부피주기형 호흡보조기

정답 | 〈예상문제〉 01.① 02.③ 03.③

③ 고주파 호흡보조기 ④ 압력주기형 호흡보조기

해설 ㉠ 부피주기형 호흡보조기 : 환자에게 흡입된 공기의 부피로 호흡보조의 주기를 조정한다.
ⓐ 일정한 부피범위를 정해 주면, 그 적당량 만큼 공기가 환자에게 흡입되어야 비로소 공기의 배출을 시작 또는 유도하는 주기작용을 시작한다.
ⓑ 압력통제 밸브를 설치하여 환자에게 호흡보조기가 공기를 삽입시키는 동안의 압력이 미리 설정된 최대 압력을 넘으면, 지금까지 흡입된 공기의 양에 상관없이 주기작용을 시작하는 것이다.
ⓒ 압력이 조절되지 못할 때 환자에게 발생할 수 있는 손상을 막을 수 있다.
㉡ 압력주기형 호흡보조기 : 공기를 환자에게 공급하여 허파의 압력이 미리 설정된 범위에 다다르면 호흡보조기가 공기의 유출을 돕는 장치이다.
㉢ 시간주기형 호흡보조기 : 시간주기형에는 음압호흡보조기가 있다.
ⓐ 일정주기 동안 환자에게 음압을 가하고 다시 일정주기 동안 음압공급을 중단하는 과정을 되풀이한다.
ⓑ 현재 사용 중인 시간주기형 호흡보조기의 제어는 호흡의 주기, 공기를 흡입하는 시간과 내쉬는 시간의 비율도 설정할 수 있는 전자회로가 맡고 있다.
ⓒ 비안정 멀티바이브레이터회로를 사용한다. 비안정 멀티바이브레이터 회로는 솔레노이드 밸브를 작동시켜 공기의 흐름을 제어한다.

05 다음 중 호흡보조기의 종류가 아닌 것은?

① 압력주기형 호흡보조기 ② 압력측정형 호흡보조기
③ 부피제어형 호흡보조기 ④ 시간주기형 호흡보조기

해설 호흡보조기 : 환자의 호흡상태에 맞게 조정되어 환자의 호흡활동을 향상시키는 기기이다. 호흡보조기의 주기는 부피(Volum), 압력(Pressure), 시간(Time)으로 제어할 수 있다. 이들을 각각 부피주기형, 압력주기형, 시간주기형이라 한다.

06 다음 인공호흡기의 종류가 아닌 것은?

① 온도조절형 인공호흡기 ② 시간조절형 인공호흡기
③ 압력조절형 인공호흡기 ④ 용적조절형 호흡기

해설 인공호흡기의 분류 : 시간조절형 인공호흡기, 압력조절형 인공호흡기, 용적조절형 호흡기가 있다.
㉠ 시간조정형 인공호흡기 : 정해진 시간이 지나면 흡기가 끝나고, 전달되는 공기양은 흡기시간과 압축가스의 흐름에 의해 조절된다. 단점은 대상자 기도의 신전성에 따라 가스전달에 필요한 압력과 1회 호흡량이며 호흡 때마다 다르다.
㉡ 압력조절형 인공호흡기 : 가스가 미리 정해진 압력에 도달될 때까지 폐에 전달되고 난 뒤에 흡기가 끝난다. 단점은 대상자의 기도상태에 따라 대상자에게 전달되는 1회 호흡량이 흡기 때마다 달라질 수 있다.
㉢ 용적조절형 인공호흡기 : 1회 호흡량의 공기양이 정해진 호흡기이다.
ⓐ 장점은 1회 호흡량이 변함없고, 대상자의 폐신전성에 따라 1회 호흡량을 전달하기 위해 필요한 압력이 달라진다.
ⓑ 특징 때문에 성인환자에게 용적조절 호흡기를 가장 많이 사용한다.

07 다음 중 기계적 인공호흡기의 종류가 아닌 것은?

① 용적조절 인공호흡기 ② 압력조절 인공호흡기
③ 시간조절 인공호흡기 ④ 산소조절 인공호흡기

해설 ㉠ 압력조절 인공호흡기 : 가스가 미리 정해진 압력에 도달될 때까지 폐에 전달되고 난 뒤에 흡기가 끝난다. 단점은 대상자의 기도상태에 따라 대상자에게 전달되는 1회 호흡량이 흡기 때마다 달라질 수 있다는 것이다.
㉡ 용적조절 인공호흡기 : 1회 호흡량의 공기양이 정해진 호흡기이다. 장점은 1회 호흡량이 변함없고, 대상자의 폐신전성에 따라 1회 호흡량을 전달하기 위해 필요한 압력이 달라진다. 이런 특징 때문에 성인환자에게 용적조절 호흡기를 가장 많이 사용한다.
㉢ 시간조절 인공호흡기 : 정해진 시간이 지나면 흡기가 끝나고, 전달되는 공기양은 흡기시간과 압축가스의 흐름(Flow Rate)에 의해 조절된다. 단점은 대상자 기도의 신전성(Compliance)에 따라 가스전달에 필요한 압력과 1회 호흡량이며 호흡 때마다 다르다는 것이다.

정답 | 04.③ 05.② 06.① 07.④

08 다음 중 인공호흡기에서 기도내압이 미리 설정된 압력에 도달하면 흡기로부터 호기로 바뀌는 방식은?

① Patient-cycled Ventilation
② Pressure-cycled Ventilation
③ Controlled Artificial Ventilation
④ Volume-ventilation

해설 기계적 인공호흡기의 형태 : 기계적 인공호흡기의 형태에는 시간조절(Time-Cycled) 압력조절(Pressure- Cycled) 그리고 요적조절(Volume-Cycled)의 세 가지 기본적인 양압호흡기가 있다.

㉠ 시간조절 인공호흡기 : 정해진 시간이 지나면 흡기가 끝나고, 전달되는 공기양은 흡기시간과 압축가스의 흐름(Flow Rate)에 의해 조절된다. 단점은 대상자 기도의 신전성(Compliance)에 따라 가스 전달에 필요한 압력과 1회 호흡량(TV)이며 호흡 때마다 다르다는 것이다(Engstrom : 인공호흡기).

㉡ 압력조절 인공호흡기 : 가스가 미리 정해진 압력에 도달될 때까지 폐에 전달되고, 그 다음에 흡기가 끝난다. 단점은 대상자의 기도 상태에 따라 대상자에게 전달되는 1회 호흡량이 흡기 때마다 달라질 수 있다는 것이다. (Bennett PR-1과 PR-2 그리고 BIRD)

㉢ 용적조절 호흡기 : 공기량(1회 호흡량)이 정해진 호흡기로 Servo 등이 있다. 장점은 1회 호흡량이 변함없고 대상자의 폐신전성에 따라 1회 호흡량을 전달하기 위해 필요한 압력이 달라진다.

09 다음 중 환기역학의 3가지 요소는?

① 호기, 흡기, 환기량
② 호기, 흡기, 내압
③ 기류속도, 환기량, 내압
④ 기류속도, 환기량, 호기

해설 환기역학 : 기류속도, 환기량, 내압의 3가지 요소로 구성되고, 이들을 측정해서 가슴부분, 기도와 폐의 상황을 측정한다.

10 다음 중 호흡 모니터(Respiration Monitor)에 이용되는 방법이 아닌 것은?

① Themister Pneumograph
② Pressure Gauge pneumograph
③ Ultrasound Pneumograph
④ Piezoresistine Strain Gauge Pneumograph

해설 ㉠ 호흡 모니터 : 호흡의 유무와 분당 호흡수를 측정하는 기기로서, 이용방법으로는 Electrical Impedance-pnemograph, Piezoresisitive Straingauge Pnuemograph, Themister Pnemograph 등이 있다.

㉡ 호흡 모니터링을 위한 방법 : 초음파를 이용한 방법, 서미스터를 이용하는 방법, 피에조 저항을 이용한 스트레인게인지 방법이다.

11 다음 중 호흡의 유무와 분당 호흡수를 측정하는 기기인 호흡 모니터에서 이용되는 방법이 아닌 것은?

① Pressure Gauge Pneumograph
② Piezoresistive strain Gauge Pneumograph
③ Electrical Impedance Pneumograph
④ Themister Pneumograph

해설 02 치료기기 - 6. 인공호흡기(10번 해설)

12 다음 중 간헐적 양압호흡 치료기기에서 기체의 양을 제어하는 부분은?

① Nebulizer ② Diaphragm ③ Diluter ④ Bennet Valve

해설 양압호흡 치료기기에서는 베넷 밸브가 호흡시 기체의 양을 제어한다.

13 다음 중 호흡보조기에 대한 설명이 아닌 것은?

① 환자의 호흡상태에 맞게 조정되어 환자의 호흡활동을 향상시키도록 해야 한다.
② 음압장치와 양압장치로 나눌 수 있다.
③ 주기는 부피, 압력, 시간으로 제어할 수 있다.
④ 압력이 낮은 밀폐된 공간에 환자를 넣어두는 양압 호흡보조기는 신체의 생리작용에 가깝다.

해설 ㉠ 음압 호흡보조기 : 신체의 생리작용에 가깝다. 밀폐공간 안의 환자 복부 내로 음압이 전달되면 기관을 따라 압력강도가 생성되어 공기가 환자의 허파로 들어가게 된 후 압력을 대기압으로 바꾸면 허파는 원래의 크기로 되돌아오고, 허파에 들어 있던 공기의

정답 | 08.② 09.③ 10.② 11.① 12.④ 13.④

일부는 다시 밖으로 내보내게 된다.
㉡ 양압 호흡보조기 : 기관의 압력이 증가되어 공기를 허파 속으로 삽입시켜 준다. 그러면 허파는 내부압력에 의하여 커지게 되고, 연달아 압력이 다시 내려가면 허파가 자연적으로 작아지면서 공기를 내뿜게 된다.

14 다음 중 호흡기 기능평가법에서 분포능(Distribution)에 대한 설명은?

① 폐 내에 방사선이 모세혈관으로 전달되는 기능
② 외부공기가 기도를 통하여 폐포로 잘 전달되는 기능
③ 폐 내에서 공기가 폐포간에 균형있게 분포하는 기능
④ 폐포 내 공기와 폐 모세혈관 내 혈액 간에 O_2, CO_2를 잘 교환하는 기능

해설 ㉠ 분포능(Distribution) : 폐 내에서 공기가 폐포 간에 균형있게 분포하는 기능이다.
㉡ 환기능(Ventilation) : 외부공기가 기도를 통하여 폐포로 잘 전달되는 기능이다.
㉢ 확산능(Diffusion) : 폐포내 공기와 폐 모세혈관 내 혈액 간에 O_2, CO_2를 잘 교환하는 기능이다.

15 다음 중 환자가 호흡을 하는지 안하는지 여부를 측정하는 호흡 검출회로에 사용되는 센서는?

① 서미스터 ② 마이크로폰 ③ 산소공기막 ④ 스트레인게이지

해설 산소공기막 센서를 사용하여 환자의 호흡을 측정한다.
㉠ 서미스터(Thermally Sensitive Resistor) : 온도변화에 대하여 극히 큰 저항값 변화를 나타내는 저항기로써 PTC 서미스터는 온도의 상승과 함께 저항이 증가하는 특성을 나타내며, $BaTio_3$를 주성분으로 미량의 Dopant를 첨가해서 도전성을 갖게 한 N형 반도체의 일종이다. 이러한 특성을 이용하여 과전류보호용, 히터용, TV 디가우징용, 모터기동용, 온도센서용 등으로 사용되고 있다.
㉡ 마이크로폰 : 음파 또는 초음파를 받아서 그 진동에 따른 전기신호를 발생하는 장치이다.
㉢ 스트레인게이지 : 구조체의 변형되는 상태와 그 양을 측정하기 위하여 구조체 표면에 부착하는 게이지이다.

16 다음 중 인공호흡기(Ventilator)에서 공기의 흐름이나 방향을 조절하는데 사용되는 밸브로 흡입기도에 반응하여 환자의 자발호흡을 허용하게 되는 밸브는?

① Solenoid Valves ② Demand Valves
③ Proportional Solenoid Valves ④ Proportional Scissor Valves

해설 ㉠ 디맨드 밸브(Demand Valves) : 디맨드형 호흡기용 조절장치이다.
㉡ 디맨드형 호흡기(Demand-Type Mask) : 사용자의 호흡기 내에 압력이 존재할 때, 즉 사용자가 호흡할 경우에만 공기나 산소를 공급하는 자급식 호흡기구이다.

17 다음 중 환자 자신의 간헐적인 호흡이 기기의 작동에는 영향을 주지 못하고 오히려 자발호흡이 억제될 수 있는 형태는?

① 시간주기형 ② 제어기형 ③ 보조기형 ④ 압력주기형

해설 Control Mode(제어기형) : CMV(Control Mechanical Ventlation)라고 한다.
㉠ 한자의 호흡을 완전히 통제하는 것으로 스스로 호흡을 할 수 없는 환자에게는 안변한 호흡을 보장해주기 때문에 완전히 마비되었거나 호흡이 없는 환자에게 적당하다.
㉡ 호흡을 자의적으로 할 능력이 있는 환자에게는 이 방법이 적당하지 않은데 그 이유는 환자가 인공호흡기와 호전적이게 되어 공연히 에너지 낭비만 초래되며 Barotrauma(압력장애)를 유발하게 된다.

18 다음 중 폐기능검사의 목적이 아닌 것은?

① 일반적인 호흡기 질환의 유무판단 ② 흉곽의 움직임에 대한 폐활량 판단
③ 만성폐질환 환자 등에 대한 정기검진 ④ 급성 폐질환의 여부판단

해설 폐기능 검사

정답 | 14.③ 15.③ 16.② 17.② 18.②

㉠ 일반적인 호흡기 질환의 유무판단부터 만성폐질환 환자 등에 대한 정기검진과 급성 폐질환의 여부판단, 억제성 폐질환, 복합성 환기장애를 감별 및 진단한다.
㉡ X-선 검사로 폐질환을 명확히 진단하기 어렵거나 이미 진단된 억제성 폐질환 또는 폐쇄성 폐질환의 진행정도 및 중증도를 결정한다.
㉢ 세기관지, 폐실질(폐기종), 상기도를 침범하는 만성 폐쇄성 폐질환을 진단하기 위해서이다.
ⓔ 흉벽, 폐포간질, 흉막 종양이나 낭종 같은 병소, 비만, 복수 혹은 복막염과 같은 상태에 영향을 미치는 만성 폐질환 진단이다.
ⓜ 폐질환 진행과정에 따라 사용하는 치료제의 효과를 결정한다.

19 다음 중 폐기능검사의 목적이 아닌 것은?

① 호흡기질환의 유무판정
② 급성 질환의 변화를 가린다.
③ 운동 전후의 정밀한 폐활량 측정
④ 만성폐질환 환자의 정기검진의 일부로 이용

해설 폐기능검사 : 폐기능의 스크리닝, 폐기능 장애의 형태 및 정도의 진단, 수술 전 평가, 약제효과의 평가 및 회복의 효과 판정, 호흡관리의 지표, 급성질환의 변화를 가리는 등의 검사, 종합건강진단 등에 이용된다.

20 다음 중 폐기능검사의 임상적 의의가 아닌 것은?

① 만성기관지염의 치료와 예후판정
② 폐종양의 수술적합성의 결정
③ 폐결핵 환자의 수술방법의 선택
④ 관상동맥 질환의 수술여부 판단

해설 관상동맥질환의 수술 여부 : 심전도검사나 심초음파 검사, 흉부 X-ray 검사 등으로 결정할 수 있다.

21 다음 중 폐기능 측정기의 측정변수가 아닌 것은?

① 폐활량, 기도저항
② 가스교환능력
③ 폐신축성, 흉곽외압
④ 컴프라이언스

해설 폐기능 측정기의 측정변수 : 폐활량, 기도저항, 컴프라이언스, 가스 교환능력 등을 예로 들 수 있으며, 폐신축성, 흉곽외압은 해당되지 않는다.

22 다음 중 폐의 절대용적을 측정하는 방법이 아닌 것은?

① 식도 풍선(Esphageal Ballon) 압력측정
② 헬륨 희석(Helium Dilution)
③ 전신체적변동기록기(Body Pithy Smography)
④ 질소 워쉬 아웃(Nitrogen Washout)

해설 폐활량측정법 : 총폐용적(Total Lung Capacity : TLC), 기능적 잔기용량(Functional Residual Capacity : FRC), 잔기량(Residual Volume : RV)을 측정할 수 없다.
㉠ 폐용적들을 측정하는 방법 : 헬륨희석법, 질소세척(Washout)법, 체적변동기록법(Body Plethysmography) 및 엑스선 사진법이 있다.
㉡ 헬륨희석법과 질소세척법 : 중증도 이상의 만성 폐쇄성 폐질환의 경우 TLC를 저평가하므로, 특히 기류폐쇄가 있는 경우에는 체적변동기록법이 표준검사법이다.

23 다음 중 호흡에 대한 설명이 아닌 것은?

① 안정상태에서 이루어지는 호흡을 정상호흡이라 한다.
② 성인남자의 정상호흡수는 13～18회/분 정도이다.
③ 호흡빈도가 현저하게 많은 경우를 호흡촉진이라 한다.
④ 우측 폐구역은 8개로 이루어져 있다.

해설 ㉠ 정상호흡(Eupnea) : 안정상태에서 이루어지는 호흡, 연령, 성별, 근육운동, 자세 및 체온, 질병과 정신상태에 따라 변한다.
ⓐ 호흡수 : 신생아 40~70회 / 분 ⓑ 5세 전후 : 약 25회 / 분
ⓒ 15세 전후 : 약 20회 / 분 ⓓ 성인 13~23회 / 분 정도(남자 13~18회 / 분, 여자 16~22회 / 분)
㉡ 호흡의 종류

정답 | 19.③ 20.④ 21.③ 22.① 23.④

ⓐ 과도호흡(Hypernea) : 심호흡을 계속하는 경우이다.
ⓑ 호흡곤란(Dyspnea) : 호흡운동을 매우 힘들게 하는 경우이다.
ⓒ 호흡촉진(Tachypnea) : 호흡빈도가 현저하게 많은 경우이다.
ⓓ 무호흡(Apnea) : 호흡이 일시 중단되는 경우이다.
ⓔ 지속성 흡식(Apneusis) : 지속적인 흡기에 이어 2~3회의 짧은 호흡정지가 일어나는 경우이다.
ⓕ 체인-스트로크 호흡(Cheyne-Stroke Respiration) : 호흡곤란과 무호흡이 교대로 일어나는 경우, Cheyne-Stroke 호흡은 두개 내압의 생성의 마약 및 CO의 급성중독에 호흡중추의 흥분성이 저하할 때 일어나는 것으로서 생체가 죽기 직전에는 반드시 이 호흡이 있다.

ⓒ 호흡기의 구조와 기능
ⓐ 기도의 구조 : 비강 → (인두 → 후두 → 기관) → 주기관지 → 기관지 → 구역기관지(폐구역, 좌측 8, 우측 10) → 세기관지 → 종말 세기관지 → 호흡성 세기관지 → 폐포관 → 폐포낭 → 폐포. 기관지부터 최종 폐포까지는 평균 23차 분지한다.
ⓑ 차수가 증가할수록 기도의 직경은 감소되지만 기도의 수는 증가되므로 말초로 갈수록 총단면적과 용적은 급속하게 증가한다.

24 다음 중 폐활량에 대한 설명이 아닌 것은?

① 연령에 의하여 영향을 받는다.
② 노령이 될수록 줄어든다.
③ 앉은 자세와 선 자세의 차이는 적다.
④ 폐수증, 폐기증, 폐섬유증을 일으키는 모든 폐질환의 경우에 증가한다.

해설 폐활량
㉠ 구속성 환기장애(폐섬유증, 폐울혈, 폐염, 흉막염 등)에서는 감소한다.
㉡ 폐쇄성 환기장애(기관지천식, 만성기관지염, 폐기증 등)에서는 증가하거나 변화가 없으므로 구속성(제한성) 환기장애의 지표로 이용된다.
㉢ [%]폐활량([%]VC)의 공식 : [%]폐활량 = 실측폐활량 / 예측폐활량이며, 정상치는 80[%] 이상이다.

25 다음 중 폐활량검사에 관한 설명이 아닌 것은?

① 간단하고 쉬운 검사법이다.
② 정상성인의 경우 1회 호흡량은 500[cc] 정도이다.
③ 호기시에는 횡경막이 수축한다.
④ 정상성인의 호흡수는 안정시 분당 13~23회이다.

해설 ㉠ 흡기시 : 횡격막의 수축과 외늑간근의 수축 그리고 복부근육의 이완이 일어난다.
㉡ 호기시 : 횡격막의 이완과 외늑간근의 이완 그리고 복부근육의 긴장이 일어난다.

26 다음 중 기능적 잔기량에 대한 설명이 아닌 것은?

① 안정 호기위치에서 기도 및 폐 내에 남아 있는 공기량이다.
② spirometry로 측정할 수 있는 분획이다.
③ He을 지시가스로 하는 폐쇄회로법을 이용하여 측정한다.
④ N_2를 지시가스로 하는 O_2 개방회로법을 이용하여 측정한다.

해설 잔기량과 기능적 잔기량 : spirometry로 측정할 수 없는 분획이다.

27 다음 중 호흡기기의 기능평가를 위한 생체변수는?

① 혈압 ② 맥박수 ③ 생체전위 ④ 폐용적

해설 ㉠ 폐용적 검사 : 완전한 호기시 폐에 남아 있는 공기의 양인 잔기량의 절대치는 폐용적 측정법에 의해서만 가능한데 측정된 기능성 잔기용량을 폐활량 측정법에서 구한 호기예비기량으로 빼면 잔기량이 구해지며 여기에 흡기용량을 더하면 총폐용량이 된다.
㉡ 제한성 폐질환의 총폐용량 감소에 의한 경우 또는 폐쇄성 폐질환의 잔기량 증가에 의한 경우 폐활량 측정법 측정시 환자에게서

정답 | 24.③ 25.③ 26.② 27.④

폐활량이 감소하는 현상이 나타나는데, 이 원인에 대한 감별진단이 어려울 때 폐용적 측정이 사용된다.

28 다음 중 Benedict-Roth형 폐활량계(Spirometer)의 전동식 Kymograph의 회전속도는 용도에 따라 다르다. 최대 환기량을 기록할 때의 회전속도는?

① 100[mm/min] ② 23[mm/sec] ③ 32[mm/sec] ④ 160[mm/min]

해설 ㉠ 저속도(32[mm/min]) : 폐기량분획
㉡ 중속도(160[mm/min]) : 최대 환기량
㉢ 고속도(32[mm/sec]) : 노력성 호기곡선을 기록할 때의 회전속도
㉣ 폐활량계(Spirometer : 스파이로미터)

29 다음 폐기량분획 중에서 안정 호기위치에서 계속 가능한 한 호출하여 최대 호기위치까지의 공기량은?

① 1회환기량 ② 예비흡기량 ③ 예비호기량 ④ 기능적 잔기량

해설 폐기량 : 4개의 폐용적(Lung Capacity)이 있다.
㉠ 폐용적
ⓐ 1회 환기량(TV) : 안정호흡을 하고 있을 때의 1회 호흡량, 안정 호기위치와 안정 흡기위치 사이의 공기량이다.
ⓑ 예비흡기량(IRV) : 안정 흡기위치에서 계속 가능한 한 흡입하여 최대 흡기위치까지의 양이다.
ⓒ 예비호기량(ERV) : 안정 호기위치에서 계속 가능한 한 호출하여 최대 호기위치까지의 양이다.
ⓓ 잔기량(RV) : 최대 호기위치에서 기도 밑 폐 내에 남아 있는 공기량이다.
㉡ 폐용량 : 2개 이상의 폐용적을 합한 공기량
ⓐ 최대 흡기량(IC) : 안정 호기위치에서 최대 흡기위치까지의 공기량. 1회 환기량 + 예비흡기량
ⓑ 기능적 잔기량(FRC) : 안정 호기위치에서 기도 및 폐내에 남아 있는 공기량. 예비호기량 + 잔기량
ⓒ 폐활량(VC) : 최대 흡기위치에서 최대 호기위치까지의 공기량 = 1회 환기량 + 예비흡기량 + 예비호기량 = 최대 흡기량 + 예비호기량 = 총폐기량 - 잔기량
㉮ 호기폐활량(EVC) : 최대 흡기위치에서 서서히 가급적 많이 호출시켰을 때의 폐활량이다.
㉯ 흡기폐활량(IVC) : 최대 호기위치에서 서서히 가급적 많이 흡입하였을 때의 폐활량이다.
㉰ 2단 폐활량(TSVC) : 최대 흡기량과 예비호기량을 별도로 측정하여 가산한 폐활량이다.
㉱ 노력성(호기) 폐활량 : 최대 호기위치에서 가능한 한 신속하게 흡입시켰을 때의 폐활량이다.
㉲ 노력성(흡기) 흡기폐활량 : 최대 흡기위치에서 가능한 한 신속하게 흡입시켰을 때의 폐활량이다.
ⓓ 총폐기량(총폐용량, 전폐용량, TLC) : 최대 흡기위치에서 기도 및 폐 내에 흡입된 모든 공기량이다.

30 다음 기체의 용적상태를 나타내는 용어 중에서 ATPS에서 BTPS로 환산하였을 때 구할 수 있는 것은?

① 폐활량, 최대 환기량, 노력성 호기곡선 ② 폐활량, 산소섭취량
③ 최대 환기량, 산소섭취량 ④ 노력성 호기곡선, 산소섭취량

해설 기체의 용적 : 온도, 기압 및 기체 안에 포함되어 있는 수증기압에 의해 변한다.
㉠ ATPS : 측정시의 대기온도(실온), 그때의 대기압에서 수증기에 포화된 상태로 검사실이나 실험실에서의 가스량이다.
㉡ BTPS : 체온(37[℃]), 측정 시의 대기압에서 37[℃]의 수증기에 포화된 상태로 폐활량 등의 폐기량 분획이다.
㉢ STPD : 표준온도(0[℃]), 표준기압(760[mmHg])에서 수증기를 포함하지 않은 건조한 상태(표준상태)로 산소섭취량, 탄산가스 배출량이다.

31 다음 중 환자가 폐의 크기를 천천히 최대한 감소시켰을 때에 폐용적은?

① 잔기용적(RV : Residual Volume)
② 최대 폐용량(TLC : Total Lung Capacity)
③ 기능잔기용량(FRC : Functional Residual Capacity)
④ 폐활량(VC : Vital Capacity)

정답 | 28. ④ 29.③ 30.① 31.①

해설 ㉠ 기능잔기용량(FRC : Functional Residual Capacity) : 정상 호식 후 폐내에 남아 있는 공기량으로 약 2,400[ml] 정도이다. 호식예비용적과 잔기용적의 합으로 나타낼 수 있다.
㉡ 최대 폐용량(TLC : Total Lugn Capacity) : 최대 흡기위치에서 기도 및 폐내에 흡입된 모든 공기량(최대의 흡식으로 체내에 수용할 수 있는 공기량) 폐활량과 잔기용적의 합, 약 6[ml] 정도이다.
㉢ 잔기용적(RV : Residual Volume) : 최대로 호식한 위치에서 기도 및 폐내에 남아 있는 공기의 전체의 양으로 그 양은 1,200[ml] 정도이다.
㉣ 폐활량(VC : Vital Capacity) : 최대로 흡식한 후 최대로 호식할 수 있는 최대의 공기량이다. 폐활량은 폐기능 척도에 중요한 인자가 되고, 정상성인 기준으로 약 4,800[ml] 정도이다.

32 다음 중 Benedict-Roth형 폐활량계(Sprirometer)에 대한 설명이 아닌 것은?

① Bell 용적에 따라 9L형과 13.5L형이 있다.
② 흡기가산펜의 축소율은 9L형에서는 1/11, 13.5L형에서는 1/25로 축소되어서 기록한다.
③ spirograph은 호기시에는 아랫방향으로, 흡기시에는 윗방향으로 움직인다.
④ 예측시를 계산하기 위해 기록지에 피검자의 연령, 성별, 신장, 체중을 기록하여야 한다.

해설 ㉠ 흡기가산펜의 실제 움직임 : 9L형에서는 Bell 움직임의 1/25, 13.5L형에 1/11로 축소되어서 기록된다.
㉡ Spirometer : 잔기량과 기능적 잔기량을 구할 수 없다.

33 다음 중 자발적 노력에 의해 1분간 호흡하여 얻는 최대의 공기량은?

① 총폐기량 ② 노력성 폐활량 ③ 최대 흡기량 ④ 최대 환기량

해설 최대 환기량(MVV) : 자발적 노력에 의해 1분간 호흡하여 얻는 최대의 공기량이며, 보통 선자세에서 12초 또는 15초간의 최대 호흡수를 측정한다.
㉠ 정상치 : 80~120[L / 분]이며, 폐쇄성 환기장애의 지표로 이용된다.
㉡ [%]MVV의 공식 : [%]최대 환기량 = 실측 최대 환기량 / 예측 최대 환기량이며, 정상치는 80[%] 이상이다.

34 다음 중 1회 환기량 300[ml], 최대 흡기량 3,500[ml], 기능적 잔기량 2,700[ml], 잔기량 1,200[ml]일 때 폐활량은?

① 7,700[ml] ② 6,500[ml] ③ 6,200[ml] ④ 5,000[ml]

해설 폐활량 = 예비흡기량 + 1회환기량 + 예비호기량 = 3200[ml] + 300[ml] + 1500[ml] = 5000[ml]
= 최대 흡기량 + 예비호기량 = 3500[ml] + 1500[ml] = 5000[ml]
= 총 폐기량 – 잔기량 = 6200[ml] – 1200[ml] = 5000[ml]

35 다음 중 폐쇄성 환기장애의 지표로 이용될 수 있는 것은?

① 최대 환기량, Air Trapping, 1초율 ② 최대 환기량, 1초율
③ Air Trapping, [%]폐활량 ④ 1초율, [%]폐활량

해설 ㉠ 폐쇄성 환기장애의 지표 : [%]노력성 폐활량, 1초율(1초량), [%]최대 환기량
㉡ ATI 구속성(제한성) 환기장애의 지표 : [%]폐활량
㉥ ATI(Air Trapping Index, 공기잡이지수) : 폐활량과 노력성 폐활량의 관계를 나타내는 지표로 공식은 ATI[%] = 폐활량 – 노력성 폐활량 / 폐활량 × 100, 정상치 = 5[%] 이하이다.

36 다음 중 특정한 양압을 전달하고 미리 정해진 기도압력에 도달할 때까지 폐에 공기가 전달되며, 대상자의 기도상태에 따라 전달되는 1회 호흡량이 흡기 때마다 달라질 수 있는 단점을 가진 인공호흡기는?

① PEEP ② SIMV ③ VCV ④ PCV

해설 PCV(Pressure Cycled Ventilator) : 압력조절 인공호흡기이다.
㉠ PEEP : 호기말 양압 호흡 ㉡ SIMV : 동시적 간헐적 강제 환류
㉢ VCV : 피부조절 인공호흡 ㉣ PCV : 압력조절 인공호흡기

정답 | 32.② 33.④ 34.④ 35.① 36.④

37 다음 중 대상자 스스로 호흡을 전혀 할 수 없는 경우에 적용하는 인공호흡은?

① SIMV ② IMV ③ CMV ④ PEEP

해설 ㉠ SIMV(동시간헐적 강제환기) : 인공호흡기를 통해 자발적으로 호흡을 하도록 돕는 것으로 자발적으로 호흡을 할 수 있으나 1회 호흡량과 호흡횟수가 요구보다 적을 때 사용된다.
㉡ IMV(간헐적 강제호흡) : 계속적으로 대상자가 자연스런 호흡을 하면서 인공호흡기가 정해진 1회 호흡량을 정해진 횟수에 따라 전달하는 양식으로 대상자의 자발적인 호흡 사이에 치료자가 설정한 강제적 환기를 삽입하는 방식이다.
㉢ CMV(계속적 인공호흡기) : 대상자 스스로 호흡을 전혀 할 수 없는 경우에 적용한다.
㉣ PEEP(호기말 양압 호흡) : 기계적 환기를 받는 대상자의 기도를 양압상태로 유지시켜 주는 방식이다.

38 다음 중 인공호흡기의 용어로 환자의 1회 호흡량을 나타내는 것은?

① Volume Tidal ② Respiraion Rate ③ Oxygen ④ PEEP

해설 ㉠ Plateau - [%], 단위 : [%] : 흡기 후 휴지기로서 흡기시간(Inspiration Time)을 결정한다. 플래토는 환자에게 가스를 공급해 줄 때 잠시동안 환자의 호흡을 멈추게 하여, 플래토를 많이 주면 Inspiration Time 이 길어지고, 흡기 대 호기의 비율값이 작아진다. 보통 환자에게는 0.3초의 플래토를 준다.

〈Plateau 기본파형〉

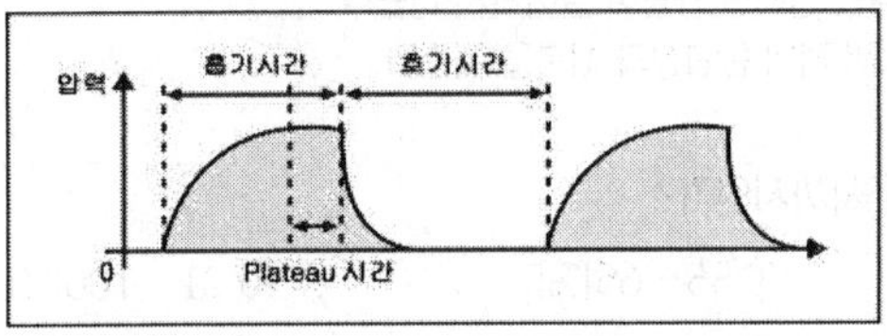

㉡ Respiraion Rate -Resp rate, 단위 : [Bpm, b/min] : 환자가 1분 동안에 호흡하는 횟수로 평균 분당 10~16회를 설정하는데 이 값은 기계와 대상자의 호흡수를 합해서 나타낸 것이다. Respiratory Rate 10회를 설정하면 설정창에서 10을 입력하고, 엔터를 누르면 표시창에 10회가 설정된다.
㉢ Volume Tidal -VT, 단위 : [ml] : 환자의 1회 호흡량이며, 원리는 환자의 몸무게 1[kg]당 8~10[ml]로 설정했을 때 환자의 몸무게가 60[kg]이면 60× 8[ml]로 계산하여 480[ml]가 환자의 1회 호흡량이 되어 호흡기의 설정창에서 480[ml]를 입력하고 엔터를 누르면 표시창에 1회 호흡량 480[ml](밀리리터)가 설정된다.
㉣ Trigger, 단위 : [cmH], 20[lpm] : 기계적인 호흡의 시작 또는 자발적인 호흡의 시작(압력으로 시작/유량으로 시작) (Oxygen : 흡기시 흡입되는 산소의 농도 PEEP : 호기말 양압)이다.

39 다음 중 호흡의 깊이를 나타내는 위치가 아닌 것은?

① 최대 흡기위치 ② 예비 흡기위치 ③ 안정 호기위치 ④ 안정 흡기위치

해설 폐기량 분획을 측정할 때 이용되는 호흡의 깊이를 나타내는 위치는 4곳 : 최대 흡기위치, 안정 흡기위치, 안정 호기위치, 최대 호기위치가 있다.
㉠ 안정 호기위치 : 안정상태에서 보통호흡을 하고 있을 때의 호기위치를 의미한다.
㉡ 안정 흡기위치 : 안정상태에서 보통호흡을 하고 있을 때의 흡기위치를 의미한다.
㉢ 최대 호기위치 : 가능한 한 크게 호흡할 때의 호기위치를 의미한다.
㉣ 최대 흡기위치 : 가능한 한 크게 호흡할 때의 흡기위치를 의미한다.

40 보통 폐면적이 작은 소아나 신생아에게는 인공호흡기의 어떤 모드로 하여 폐손상을 방지하는가?

① SIGH ② PEEP(Positive End Expiratory Pressure)
③ Pressure ④ CPAP(Continuous Positive Airway Pressure)

해설 ㉠ PEEP(Positive End Expiratory Pressure : 단위 : [cmH_2O]) : PEEP은 호기(Expiration) 종료시에 기도를 연상태로 유지시키기 위해서 사용한다. 폐기능을 개선시키기 위해서 기본적으로 설정하며 적정한 수준은 임상적인 상황에 의해서 결정된다.
ⓐ 심각한 폐질환(severe lung disease-ARDS)에서는 높은 수준의 PEEP을 사용하고, 만성폐질환(Chronic Diseased

정답 | 37.③ 38.① 39.② 40.③

Lungs-COPD)에서는 낮은 수준의 PEEP을 사용한다.

ⓑ 폐의 기능적 크기(Functional Size) 다시 말해서 기능적 잔여수용량(FRC : Functional Residual Capacity)을 증가시키기 위해서 사용한다.

〈PEEP 모드의 기본파형〉

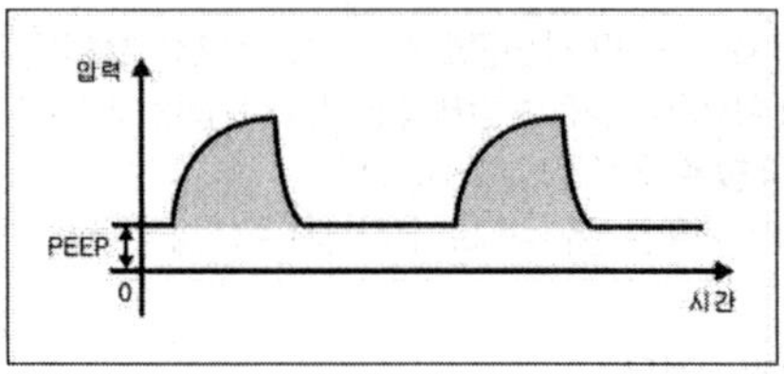

ⓒ 알맞은 PEEP은 VQ 불일치(VQ Mismatch)를 감소시키며, 증가된 FRC로 인해서 Tidal Volume을 감소할 수 있으므로 폐손상을 줄일 수 있다.

㉡ CPAP(Continuous Positive Airway Pressure : 단위 : [cmH_2O]) : 지속적 기도양압의 뜻으로 흡기말의 압력으로 지속성인 양압으로 공급과 동시에 인공호흡기(Ventilator)가 환자의 폐에 흡기말에 일정량의 압력을 공급해서 항상 환자의 폐가 부푼 상태에서 스스로 자발적인 호흡을 하도록 도와주어 폐를 팽창시키는 치료를 목적으로 사용한다.

㉢ Pressure : 폐의 면적이 작은 소아나 신생아에게 용량(Volume)방식을 주입하면 용량을 견뎌내지 못하고 심각한 손상이 있을 수 있다. 그러므로 압력으로 인공호흡을 한다. 단점은 정확한 용량이 들어가지 않는다.

㉣ SIGH(사이) : 한숨으로 폐에 스트레칭을 해줌으로써 폐의 탄력성과 회복을 해준다.

41 다음 중 흡기시 흡입되는 산소농도는 몇 [%]에서 몇 [%]까지인가?

① 43~67[%] ② 34~75[%] ③ 55~65[%] ④ 21~100[%]

해설 환자에게 산소를 공급할 때 : 21[%]에서 100[%]까지 산소농도를 설정할 수 있다.

42 다음 중 폐용적을 나타내는 대표적인 변수 중에서 폐의 크기를 최대한 감소시켰을 때의 폐용적은?

① 잔기용적(RV : Residual Volume)
② 최대 폐용량(TLC : Total Lung Capacity)
③ 폐활량(VC : Vital Capacity)
④ 기능잔기용량(FRC : Functional Residual Capacity)

해설 폐용적 곡선 : 호흡기 환기 시스템의 역학적 상태를 나타내기 위해 가장 흔하게 사용하는 척도는 호흡시 폐 내 기체공간의 절대용적과 용적의 변화이다. 이때 사용되는 변수로는 최대 폐용량, 폐활량 호흡용적, 잔기용적, 기능적 잔기용적 등이 있다.

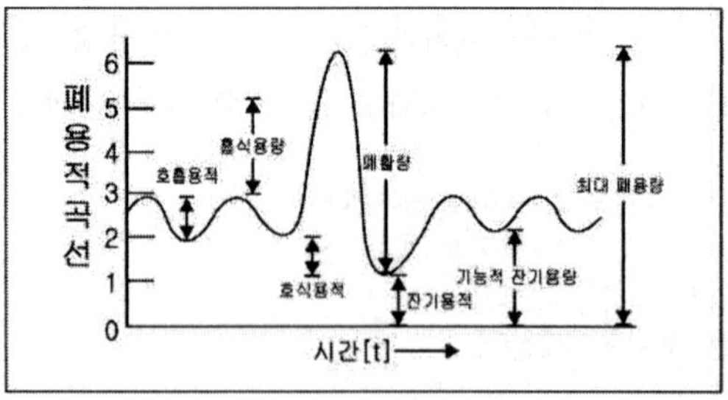

㉠ VT(Vital Volume : 호흡용적) : 조용한 호흡을 할 때 순간 최소치에서 순간 최대치까지의 폐용적 변화량이다.
㉡ RV(Residual Volume : 잔기용적) : 폐의 크기를 천천히 최대한 감소시켰을 때 폐용적이다.
㉢ TLC(Total Lung Capacity : 최대 폐용량) : 환자가 자발적으로 폐를 최대한 확장했을 때의 폐용적이다.
㉣ VC(Vital Capacity : 폐활량) : 자발적으로 얻을 수 있는 예비 폐용적 변화의 최대치이다. VC = TLC - RV
㉤ IC(Inspiratory Capacity : 흡식용량) : IC = TLC - FRC
㉥ ERV(Expiratory Reserve Volume : 호식용적) : ERV = FRC - RV
㉦ FRC(Functional Residual Capacity : 기능적 잔기용량) : 조용한 호식이 끝나는 순간, 즉 호흡근들이 이완되어 있을 때의 폐용적이다.

정답 | 41.④ 42.①

43 다음 중 노력성 호기곡선에서 측정할 수 있는 것은?

① 노력성 폐활량, 최대 환기량, 1초율가 ② 노력성 폐활량, 1초율
③ 최대 환기량, 잔기량 ④ 잔기량

해설 노력성 호기곡선(Forced Expiratory Volume Curve) : 노력성 폐활량(FVC), 1초량 (FEC10), 1초율(FEC1.0[%]), 최대 호기 중간 유량(MMF) 등을 구할 수 있다.

㉠ [%]노력성 폐활량의 공식 : [%]노력성 폐활량 = 실측성 폐활량, FEV1.0[%](T) = 1초량 / 폐활량
㉡ 정상치 : 70[%] 이상이며, 폐기증, 만성 기관지염, 기도협착 등에서 감소하므로 폐쇄성 환기장애의 지표로 이용된다.
㉢ 1초율 : 연령이 증가할수록 감소한다.

44 다음 중 최대 호기속도 기량곡선에 대한 설명이 아닌 것은?

① 유속 - 유량곡선이라고 한다.
② 폐쇄성 질환시 곡선의 하방으로 급격하게 치우쳐 상방으로의 오목함이 증가한 곡선이다.
③ 구속성 질환시 폐활량이 감소하고, 유량은 별로 감소하지 않으므로 키가 크고 폭이 좁은 모양을 이룬다.
④ 최대 흡기위치에서는 V75까지는 노력비 의존부이다.

해설 최대 호기속도 기량곡선 : 유속 - 유량 곡선이라고도 하며, 종축에 공기속도, 횡축에 공기량을 취해 노력성 호출을 시켜 얻은 것이다.

㉠ 곡선의 양상은 최대 흡기위치에서 V75까지는 노력 의존부로서 노력을 하면 최대의 유량에 도달하나 노력하지 않으면 낮은 유량이 나타나므로 실제 환자에서 유량감소가 있을 때 환기장해에 의한 것인지 혹은 노력이 부족해서 나타난 것인지 감별이 힘들어 진단적 가치가 적은 부분이다.
㉡ V75부터 최대 호기위치까지는 피검자의 노력과 상관없이 폐의 물리역학적 특성에 의해 결정되므로 노력비 의존부라고 한다.
㉢ 폐쇄성 폐질환 : 기도폐쇄의 경우 곡선의 하방으로의 급격한 치우침이 나타나 상방으로 오목함이 증가하게 된다.

45 다음 중 기도저항에 대한 설명이 아닌 것은?

① 공기의 일정 흐름을 유지하기 위해 어느 정도의 추진압력이 필요한가를 나타내는 지표이다.
② 측정은 Body Plethysmograph를 이용한다.
③ 기도의 저항은 기도의 굵기에 반비례한다.
④ 기도의 저항은 중추부보다 말초부위의 기도의 저항을 잘 반영한다.

해설 기도저항의 수치 : 상부 기관지의 병변에 의해 크게 좌우되며, 세 기관지의 병변은 별로 영향을 미치지 않기 때문에 기도저항은 말초부위보다는 중추부 기도의 저항을 잘 반영한다.

46 다음 중 인공호흡기 조절용어 설명이 아닌 것은?

① 지속성 기도양압 : 기계적 환기를 받는 대상자의 기도를 양압상태로 유지시켜 주는 방식
② 분당 호흡수 : 1분당 전달되는 인공호흡기의 호흡수
③ 1회 환기량 : 대상자가 호흡할 때마다 들이쉬는 공기량
④ 흡입산소분압 : 대상자에게 전달되는 산소농도

해설 ㉠ 지속성 기도양압 : 자발적인 호흡을 하는 대상자의 기도에 호기말 양압이 가해지는 방식이다.
㉡ 분당 호흡수 : 1분당 전달되는 인공호흡기의 호흡수(평균 10~14/[min])이다.
㉢ 1회 환기량 : 대상자가 호흡할 때마다 들이쉬는 공기량(평균 1~10[mL/kg])이다.
㉣ 흡입산소분압 : 대상자에게 전달되는 산소농도로 필요에 따라 21~100[%] 산소공급이 가능하다.

47 다음 중 흡기 후 폐의 크기를 최대한 확장시켰을 때의 폐용적을 나타내는 용어는?

① 폐활량 ② 기능적 잔기용량 ③ 잔기용적 ④ 최대 폐용량

해설 ㉠ 최대 폐용량(TLC : Total Lung Capacity) : 흡기를 통해 폐를 최대한 확장했을 때의 폐용적이다.
㉡ 잔기용적(RV : Residual Volume) : 최대로 호식한 후(감소 후) 폐내에 남아 있는 공기량, 약 1200[ml]이다.

정답 | 43.② 44.④ 45.④ 46.① 47.④

㉢ 기능적 잔기용량(FRC : Functional Residual Capacity) : 호식예비용적 + 잔기용적 : 정상호식 후 폐내에 남아 있는 공기량이다.
㉣ 폐활량(VC : Vital Capacity) : 최대로 흡식한 후 최대로 호식할 수 있는 최대의 공기량이다.

48 다음 중 호흡기 시스템의 모델링을 위하여 필요로 하는 변수가 아닌 것은?

① 기도를 통과하는 기체와 채취된 혈액 내에 융해되어 있는 각 기체의 분압과 농도
② 폐포의 크기 및 수
③ 입과 코를 통과하는 기류 및 압력
④ 각 부위에서의 체온 등

해설 ㉠ 폐기능 검사의 목적 : ⓐ 치료 후 상태변화를 관찰한다.
ⓑ 급성적 질환변화를 구분한다.
ⓒ 다수의 인원에게 예비검진으로 수행하여 일반적인 호흡기 질환의 유무를 판단한다.
ⓓ 정기검진의 일부로 사용(만성폐질환 환자에게 유용)한다.
㉡ 폐기능의 판단방법 : ⓐ 지속적으로 수분, 혹은 수시간 간격으로 폐기능검사를 진행(종합병원의 중환자실에서 주로 사용)한다.
ⓑ 며칠 또는 몇 년 간격으로 폐기능 검사(PFT : Pulmonary Function Test)를 진행하는 비교적 장기적인 관찰을 한다.
㉢ 호흡기, 폐기능 측정기기 : 흉곽에 부착하는 각종 전기, 콧구멍에 삽입하는 온도측정기, 자기계측기(Magnetometer), 기계 및 기압장치, 투시촬영기(Fluoroscope), 흉부 임피던스 측정기, 호흡에 기인하는 신체운동을 감지하기 위한 압력판을 설치한다.
㉣ 호흡 생리학의 기호법
ⓐ V : 기체의 흐름(기류)　ⓑ F : 혼합기체 내 특정 기체의 몰비율
ⓒ Q : 유체(기체 혹은 액체)의 유량　ⓓ V : 기체의 용적
㉤ 호흡기 시스템에서의 측정변수 : ⓐ 각 부위에서의 체온을 측정한다.
ⓑ 기도를 통과하는 기체와 채취된 혈액 내에 용해되어 있는 각 기체의 분압과 농도를 측정한다.
ⓒ 입과 코를 통과하는 기류(적분하면 호흡기체의 용적이 된다)를 측정한다.
ⓓ 입, 코 신체표면에서의 압력을 측정한다.
㉥ 호흡기 시스템의 모델링
ⓐ 모델링의 목적
㉮ 매개변수들을 측정하기 위한 실험설계의 기초를 마련한다.
㉯ 호흡기의 제어방식과 장비발전이 가능하다.
㉰ 호흡기 시스템 및 측정장치 자체를 모델화하기 위한 접근방법을 이해한다.
㉱ 시스템 동작의 필요 불가결한 요소들을 이해한다.
ⓑ 기체전달 모델링
㉮ 가정 · 폐포는 일정한 무효공간(dead space)을 가진다.
• 용적이 가변적이며 내부물질이 확산에 의해 잘 섞여 있는 폐포로 구성한다.
• 폐포와 그 내용물이 잘 섞인 상태에서 흘러가는 혈액 간의 기체교환은 확산에 의해 이루어진다.
• 무효공간은 기도의 입구와 폐포 간을 잇는 단지 시간차만 존재하는 관으로 간주한다.
㉯ 폐포 : 혈관 막을 통해 혈액에 이르기까지 질량보존법칙을 적용하여 개발한다.
㉰ 폐의 기본적인 기체전달 단위이다.
㉦ 질환상태에서의 폐모델링 : ⓐ 비정상적인 상태의 기체전달을 발생한다.
ⓑ 병렬 혹은 직렬로 연결된 훨씬 복잡한 모델이 필요하다.
ⓒ 혼합기체 중의 임의의 화학적 성분 X, 혹은 일련의 성분에 대해서 동적 질량보존을 적용한다.
ⓓ 기체의 몰보존식 : $\frac{d(N_L X)}{dt} = (\rho_{AWO} X \cdot Q_{AWO}) - UbX$
㉧ 모델링을 위한 폐기능의 분류
ⓐ 역학을 다루는 모델이 압력, 폐용적, 그리고 폐용적의 변화율을 서로 관련짓는 반면 기체의 이동을 나타내는 모델은 주로 기체의 농도와 흐름을 나타낸다.
ⓑ 폐의 기도와 폐모세혈관을 포함하는 폐에서의 기체이동을 다루는 모델로 구분하고, 폐와 흉곽의 역학을 다루는 모델이다.
ⓒ 폐기능 측정은 임상환경 하에서 수행할 수 있어야 하며, 관혈적인 방법을 최소로 사용하고 고통이 적어야 한다.
ⓓ 이 두 모델은 서로 연관성이 많기 때문에 한 쪽에 관한 모델과 측정은 다른 쪽을 유추할 수 있게 해준다.

정답 | 48.②

49 다음 중 폐의 절대용적을 측정하는 방법이 아닌 것은?

① 전신체적 변동기록(Body Plethysmography)
② 식도풍선(Esophageal Balloon) 압력측정
③ 헬륨희석(Helium Dilution)
④ 질소 워시아웃(Nitrogen Wash-Out)

해설 ㉠ 폐활량 계측법

ⓐ 입에서의 흐름을 적분하는 것이 일반적이며, 폐활량계라 하는 기구를 사용하여 기도입구를 통과하는 기체를 연속적으로 모아서 폐 내에 차지하고 있던 용적으로 환산하는 것이다.

ⓑ 폐기능 검사를 위하여 코를 막은 후 환자의 입에 기류변환기를 연결하여 출력을 적분함으로써 실현된다.

ⓒ 폐 내의 기체압축이 충분히 작을 때에만 폐용적의 변화를 정화하고 연속적으로 추정한다.

ⓓ 미국흉곽학회에서 폐기능 시스템이 갖추어야 할 용적의 범위와 정확도, 환자에 부과되는 호흡부하, 기류의 범위, 표준계수, 자료수집, 시간간격 등을 규정하고 있다.

㉡ 폐활량계 구조

ⓐ 이동량은 드럼에 기록하거나 변위감지기를 사용(폐활량계의 내부용적 변화는 종의 이동량에 비례)한다.

ⓑ 밀폐장치로는 주로 물을 이용하지만 여러 종류의 마른 밀폐(Dry Sealing : 드라이 실링)장치도 사용한다.

ⓒ 폐활량계와 교환되는 기체의 양을 추정하는 것은 온도, 용적 변화량, 평균 대기압만을 이용한다.

ⓓ 기본적으로 움직일 수 있고 정적인 균형이 잡힌 '종' 모양의 용기, 안정된 밑받침, 그리고 이 둘 사이의 밀폐장치로 구성된 확장 가능한 용기이다.

㉢ 폐의 절대용적

ⓐ 정상적인 폐 내에 들어 있는 기체를 측정하는 방법에는 3가지가 개발되었는데, 그 중 정적 질량보존에 기초하여 폐 내의 실험기체를 희석(Dilution)하거나 워시아웃시키는 방법이 있다. 이 때 실험기체는 폐조직으로의 용해도가 낮아야 한다. 또 다른 방법은 동적 질량보존을 도입한 전신체적변동기록 기술이다.

ⓑ 폐는 구조가 복잡하여 방사선 영상을 이용하거나, 크기를 직접 측정하여 용적을 정확하게 계산하기 어렵다.

ⓒ 3가지로 추정된 폐용적은 폐의 절대용적의 기준점을 제공하고 연속적으로 측정되는 폐용적의 변화를 더하여 폐의 절대용적의 연속적인 추정치를 얻을 수 있다.

㉣ 질소 워시아웃(Nitrogen-Wash-Out)을 이용한 폐용적의 추정

ⓐ 환자는 호식기체 중 질소의 몰비율이 0에 가까워질 때까지(<2[%]) 일정 기간동안(7~10분) 비교적 일정한 호흡용적으로 FRC 부근에서 편안하게 질소가 없는 기체를 호흡한다.

ⓑ 정상적이고 조용하게 대기를 호식한 직후 실험을 진행한다.

ⓒ 환자는 단방향 밸브를 통해 기체를 호식한다.

ⓓ 추정치는 FRC에서 폐 내에 존재하는 기체의 용적보다 적으면 기도가 전부 혹은 일부 폐쇄되어 있는 폐질환자의 경우이다.

ⓔ 워시아웃 실험 : 기도입구를 통하여 기체가 자유롭게 드나들 수 있는 폐내 공간의 용적을 추정하게 해주는데 이는 정상적인 사람의 경우 모든 폐포 용적에 해당한다.

ⓕ 통상기능적 잔기용량(FRC)을 측정하기 위해 이 실험을 수행한다.

ⓖ 폐 내의 질소에 대한 정적 질량보존을 워시아웃 전후에 적용하여 산소를 흡식하기 시작하는 시점에서의 폐용적의 추정치를 계산한다.

㉮ 워시아웃 시작 시점과 끝나는 시점의 폐용적이 같다고 가정한다.

㉯ 실험시작 시점에 폐활량계 내에 질소가 없다고 가정한다.

㉰ 조용한 호식말기의 폐용적은 FRC가 된다.

㉱ 실험진행 동안 폐조직과 폐모세혈액으로부터 폐포 내로 확산되어 나오는 질소의 양은 무시할 수 있다고 가정한다.

㉤ 헬륨희석(Helium Dilution : 헬륨 딜루션)을 이용한 폐용적 추정

ⓐ 독성이 없고 용해되지 않는 추적기체를 일정량만큼 흡식기체에 섞어서 그 기체가 폐 내에 균일하게 분포된 후 그 농도를 측정하여 폐용적을 계산(추적 기체로는 주로 헬륨을 사용)한다.

ⓑ 측정과정 : ㉮ 실험 시작 시점에 헬륨을 폐활량계에 첨가한다.

㉯ 환자는 폐용적이 FRC인 상태에서 폐활량계에 대고 폐 내에 있는 헬륨의 농도가 폐활량계 내와 같아질 때까지 정상적으로 편안하게 재호흡한다.

㉰ 평형이 이루어짐에 따라 필요한 경우 산소를 첨가하여 폐활량계의 평균 용적을 초기용적과 같게 유지하고, 조용한 호식말기(FRC)에 실험을 종료한다.

ⓒ 헬륨에 대한 정적 질량보존 적용 : ㉮ 폐와 폐활량계 내의 헬륨 비율이 같다면 FRC의 추정치인 폐용적은 다음과 같게 된다.

정답 | 49.②

$$V_L = \frac{V_s(t_1)}{F_sH_e(t_2)}\left[\frac{T_L}{T_s(t_1)} - F_sH_e(t_1)\frac{T_L}{T_s(t_2)}F_sH_e(t_2)\right]$$

㉯ 초기에 시스템에 첨가된 헬륨의 등가용적 V_sH_e 를 사용하면 다음과 같게 된다.

$$V_L = \frac{T_L}{T_s(t_1)}\left(\frac{V_sH_e}{F_sH_e(t_2)}\right) - \frac{T_L}{T_s(t_2)}\left(\frac{V_sH_e}{F_sH_e(t_1)}\right)$$

ⓓ 몰비율을 불포화 상태에서 측정한다면 위의 두 식의 온도비에 해당하는 불포화기체 분압비를 각각 곱해야 한다.

ⓔ 폐쇄성 폐질환에서와 같이 폐의 일부분과 기도 입구 사이에 자유로운 기체이동이 이루어지지 않으면 이 추정치는 실제 FRC 보다 작다.

50 다음 중 일반적으로 사용하는 호흡기류 측정기가 아닌 것은?

① 레이저 도플러(Laser Doppler)형 기류변환기
② 열대류(Thermal-Convection)형 기류변환기
③ 바람개비(Rotating Vane)형 기류변환기
④ 초음파(Ultrasonic)형 기류변환기

해설 호흡 기류측정기의 분류

㉠ 바람개비형 기류변환기
ⓐ 기류의 경로상에 놓인 작은 터빈을 사용한다.
ⓑ 기류가속시 터빈운동이 발생하지 않도록 주의한다.
ⓒ 기기의 표시판에는 기계적인 연결장치를 사용하거나, 기류에 비례하는 전압으로 변환 후 표시해주는 방법 등이 있다.
ⓓ 주로 임상적인 대량 예비검사에 사용되어 양방향 기류측정에는 이용되지 않는다.

㉡ 초음파형 기류변환기
ⓐ 측정방법에는 전송기 – 수신기 수정쌍을 기류의 방향과 비스듬하게 외부에 위치하거나 기류 내부에 중심축 방향이 같도록 위치하는 방법과 관의 벽상에 서로 마주 보도록 위치시키고, 기류상에 막대기를 놓아 와류를 발생시키는 방법이 있다.
ⓑ 기체가 초음파 신호의 전달시간에 미치는 영향을 측정한다.
ⓒ 초음파형 기류변환기는 한 쪽 방향의 기류만을 측정하며, 임상적 감시장치에 적합하다.

㉢ 열대류형 기류변환기
ⓐ 장치에는 열선풍력계 등이 있다.
ⓑ 서미스터, 금속전선, 박막 등과 같이 온도에 따라 전기저항이 변화하는 소자를 이용한다.
ⓒ 선형회로와 온도보상 열선으로 이루어진 변환기는 단일방향의 기류만을 측정하며, 이는 만족할 만한 폐기능검사를 제공한다.
ⓓ 궤환회로를 사용하여 주 감지소자의 온도를 일정하게 유지하며, 가열하지 않는 두 번째 소자를 회로에 추가하여 주변의 온도변화에 기인하는 열손실을 보상한다.

㉣ 차동압력형 기류변환기
ⓐ 변환기 제작시 여러 가지 기류저항체, 개구(Orifice), 벤투(Ven-Turis) 등과 같은 압력강화와 기류 간의 몇 가지 기전에 입각한 상호관계를 확립해야 한다.
ⓑ 용적 – 유량 간 차동압력과의 관계에 기초하여 압력차이를 측정함으로써 기류를 추정한다.

51 다음 중 호흡과 연관되는 압력의 측정에 필요한 부분이 아닌 것은?

① 스트레인게이지 센서
② 전극
③ 카테터
④ 차동압력 변환기

해설 ㉠ 호흡용 체적변동기록법(Respiiratory Plethysmography)
ⓐ 자기계측기나 선형 변위감지기를 사용하여 늑골집과 복부의 지름을 측정한다.
ⓑ 스트레인게이지, 가변 인덕턴스 계측기, 자기계측기(Magnetometer)를 응용하여 흉벽상의 서로 다른 두 점의 운동을 동시에 측정한다.
ⓒ 호흡에 의한 운동은 흉강의 전기적 임피던스를 변화시키고, 이 변화를 감지하여 호흡의 활성도를 관찰한다.
ⓓ 흉곽은 두 개의 자유도에 의해 지배되는 운동과 같으며, 이는 늑골집(Ribcage)과 횡격막의 운동에 해당한다.
ⓔ 복구운동을 횡격막 운동의 척도로 사용하여 이 두 구조물의 이동량을 서로 다른 비중을 두어 합산함으로써 흉강의 용적변화를 추정한다.

정답 | 50.① 51.②

ⓛ 전신체적변동기록법(Total-Body Plethysmography)
ⓐ 폐표압(alveolar pressure)을 연속적으로 추정하여 기도저항(RAW)을 계산한다.
ⓑ 폐의 절대용적과 용적변화를 산출하여 임상적으로 사용한다.
ⓒ TBP의 세 가지 유형
㉮ 압력형 TBP ㉯ 용적 – 변위형(Volume-Displacement) TBP ㉰ 기류 – 변위형(Flow-Displacement) TBP

52 다음의 환기기능 검사의 값과 환기패턴에 대한 연결이 아닌 것은?

① %폐활량 80[%] 이상, 1초율 70[%] 이상 : 정상 환기
② %폐활량 80[%] 이상, 1초율 70[%] 이하 : 폐기종
③ %폐활량 80[%] 이상, 1초율 70[%] 이하 : 기관지천식
④ %폐활량 80[%] 이하, 1초율 70[%] 이상 : 만성기관지염

해설 ㉠ %폐활량이 80[%] 이상이고 1초율이 70[%] 이하 : 폐쇄성 환기장애(폐기종, 만성기관지염, 기관지천식, 기도협착 등)이다.
ⓛ %폐활량이 80[%] 이하이고 1초율이 70[%] 이상 : 구속성 환기장애(폐섬유증, 폐울혈, 폐렴, 흉곽염 등)이다.
ⓒ %폐활량이 80[%] 이하이고, 1초율도 70[%] 이하 : 혼합성 환기장애(고도의 폐기종)이다.
ⓔ 폐섬유증 : 폐포를 싸는 막이 섬유화, 즉 경화증세를 초래하며 폐포확장을 방해하여 폐활량을 떨어뜨리는 질병, 병의 원인이나 치료방법은 알려져 있지 않으며 서서히 병이 진행하므로 점차 호흡이 가빠진다.

53 다음 중 폐포확산능력 측정에 지시가스로 사용되는 CO의 농도는?

① 0.05[%] ② 0.3[%] ③ 1.0[%] ④ 1.5[%]

해설 LCO(일산화탄소를 이용한 폐확산능) 검사 : CO를 지시가스로 하는 폐확산능을 보기 위한 검사로 CO가 폐포막 내외에 1[mmHg]의 분압차가 있을 때 1분간에 그 막을 통해서 이동하는 가스량을 나타내므로 전위는 [ml/min/mmHg]가 된다.
㉠ LCO 검사법 : 피검자에게 저농도(0.3[%])의 CO, 혼합가스(0.3[%] CO, 10[%] He, 20[%] O_2, 70[%] N_2)를 흡입시키고, 약 10초간 호흡을 정지시켜 그 사이에 혈액 중으로 이동한 CO양을 구하는 방법이다.
ⓛ LCO가 저하되는 경우 : 간질성 폐렴, 폐섬유증, 폐기종, 빈혈, 폐수종, 환기혈류의 불균등, 폐절제술 후, 흡연과다, 고령자 등이다.
ⓒ LCO가 증가되는 경우 : 다혈증, 폐울혈, 흉곽질환이 있을 경우이다.

54 다음 중 호흡의 깊이를 나타내는 위치가 아닌 것은?

① 최대 흡기위치 ② 안정 흡기위치 ③ 안정 호기위치 ④ 예비 흡기위치

해설 폐기량 분획을 측정할 때 이용되는 호흡의 깊이를 나타내는 위치는 4곳으로 최대 흡기위치, 안정 흡기위치, 안정 호기위치(기준위치, 기본위치, 기능적 잔기량의 위치), 최대 호기위치(잔기량의 위치)가 있다.
㉠ 폐기량 분획도에서 흡기위치는 위쪽에, 호기위치는 아래쪽에 위치한다.
ⓛ 가장 위쪽에는 최대 흡기위치가 있으며, 가장 아래쪽에는 최대 호기위치가 있다.

55 다음 중 폐활량과 예비흡기량 그리고 예비호기량에 대한 설명이 아닌 것은?

① 1회 환기량 : 안정호흡시 1회 호흡량이다.
② 예비 호기량 : 안정호기 후에 다시 호출할 수 있는 최대량이다.
③ 예비 흡기량 : 안정흡기 후에 다시 흡입할 수 있는 최대량이다.
④ 잔기량 : 최대 호출상태에서 기도, 폐에 남아 있는 공기량이다.

해설 1회 환기량 : 안정호흡시 1회 호흡량이다.
㉠ 안정 호기위치 : 안정상태에서 보통호흡을 하고 있을 때의 호기위치이다.
ⓛ 안정 흡기위치 : 안정상태에서 보통호흡을 하고 있을 때의 흡기위치이다.
ⓒ 최대 호기위치 : 가능한 한 크게 호흡할 때의 호기위치이다.
ⓔ 최대 흡기위치 : 가능한 한 크게 흡입할 때의 흡기위치이다.

정답 | 52.④ 53.② 54.④ 55.①

56 다음 중 단일 N_2 세출곡선에 의해 폐내 가스분포를 구할 때 기본적으로 얻어지는 상(phase)은?

① 1개 ② 2개 ③ 3개 ④ 4개

해설 단일 N_2 세출곡선(1회 호흡법, 산소에 의한 질소검출 곡선, Resident Gas Method) : 최대 호기위치(잔기량 위치)에서 충분히 호출시킨 후 100[%] 산소를 최대 흡기위치까지 흡입시키고, 이어서 가급적 천천히 최대 호기위치까지 호출시켜 호기 질소농도를 가로축에, 폐기량을 세로축에 그려내는 곡선으로 기본적으로 4개의 상(Phase)을 얻을 수 있다.

㉠ 제1상 : 호기의 최초 부분으로 기도의 사강 내에 있는 100[%] 산소를 호출하여 질소농도가 0이 되는 부분이다.

㉡ 제2상 : 폐포에서의 가스가 혼입하여 질소농도가 급상승하는 부분으로 사강 내산소와 폐포공기 내 질소가 혼합되는 부분이다.

㉢ 제3상 : 폐포에서의 호출공기 부분(폐포에서의 질소농도)이다. 각 폐포의 질소농도가 같으며, 환기가 균등하다면 제3상의 질소농도는 각 폐포의 질소농도를 반영한다.

ⓐ 정상인 : 환기 좋은 폐포가 먼저 호출되고, 환기 나쁜 폐포가 나중에 호출되므로 약간의 경사가 생긴다.

ⓑ 비정상인 : 폐기종에서는 환기 나쁜 부분이 더욱 뒤에 호출되므로 경사가 더욱 심해진다. 즉 제3상의 경사는 폐내 가스분포의 이상 유무와 그 정도를 반영한다.

㉣ 제4상 : 폐하부의 세소기도가 압축 폐쇄되고, 폐상부에서의 유출이 증대하여 질소농도가 증가되는 부분이다. 폐의 세소기도가 장애받거나 폐쇄가 심할수록 그 경사가 증가하므로 이 부분을 별도로 폐쇄용적(Closing Volume)이라고 한다. 말초 기도병변의 조기 검출에 용이하다.

기 · 출 · 문 · 제

01 다음 중 인공호흡기에 대한 설명은? (19년1회산업기사19번)

① 장기간 기관 내 인공호흡 튜브를 삽입시 후두손상이나 심각한 위장관 팽만이 올 수 있다.
② 1분당 전달되는 인공호흡기의 평균 호흡수는 40~50[회/min]이다.
③ 간헐적 강제환기방식(IMV)은 대상자의 자발적인 호흡능력이 없을 때 사용한다.
④ 인공호흡기는 환기를 제공함으로써 손상된 폐를 치료한다.

해설 ㉠ 1분당 전달되는 인공호흡기 평균 호흡수는 10~14회[min]이다.

㉡ 간혈적 강제 환기 방식(IMV)은 대상자의 자발적인 호흡능력이 있을 때 사용한다.

㉢ 인공호흡기는 치료목적이 아니라 인위적으로 호흡을 도와준다.

02 다음 중 인공호흡기 사용에 따른 부작용이 아닌 것은? (10년2회산업5번)

① 장기간 기관튜브 삽입에 따라 후두손상이 올 수 있다.
② 치료 대상자는 보통 저항력이 떨어져 있어 감염에 취약하다.
③ 지속적인 양압이 가해지면 기흉이 올 수 있다.
④ 부동성 때문에 전반적으로 근육이 강화된다.

해설 인공호흡기 사용에 따른 부작용 : 기관튜브 합병증, 인공호흡기의 기능 이상, 감염, 압력으로 인한 폐손상, 저혈압, 근육합병증, 인공호흡기 의존 등이 있다.

㉠ 기관뷰브 합병증

ⓐ 장기간 기관튜브 삽입시 : 후두손상, 심각한 위장관 팽만현상 등이다.

ⓑ 오른쪽 기관지에 튜브 삽입시 : 폐포 과환기, 무기폐, 기흉 등이 발생한다.

ⓒ 기타 : 커프가 밀리면서 튜브의 입구 폐쇄, 혈관괴사 현상 등이 일어난다.

㉡ 인공호흡기의 기능 이상 : 기계의 고장, 흡기의 과열, 부적절한 가습, 경보장애 등이 있으며, 흡인을 위해 잠시 꺼두었다가 켜는 것을 잊는 것이 가장 흔하면서도 위험한 실수이다. 저압경보는 회로에 새는 곳이 있음을 알려준다.

㉢ 인공호흡기의 감염 : 인공호흡기 치료를 받는 대상자는 보통 저항력이 떨어져 있으므로 감염에 취약하다. 기관튜브는 정상적인 상기도의 방어기전을 차단한다. 슈도모나스균은 따뜻하고 습한 환경에서 잘 자라므로 가습치료가 큰 위험요소가 된다. 따라

정답 | 56.④ 〈기출문제〉 01.① 02.④

서 24시간마다 대상자와 접촉하는 모든 기구는 교환한다. 호흡간호 제공시 멸균법을 잘 지키고, 객담검사도 규칙적으로 시행해야 한다.

㉣ 인공호흡기의 압력으로 인한 폐손상 : 지속적인 양압이 가해지면 기흉이 올 수 있다. 이는 흡기 때 들어온 가스가 호기 때 배출되지 못하기 때문이다. 대상자의 기도압력이 갑자기 올라간 경우 기흉울 의심할 수 있다.

㉤ 인공호흡기의 저혈압 : 정상적인 호흡은 흡기 중 음압이 증가하고 호기시 감소하지만, 인공호흡기는 양압으로 폐를 팽창시키므로 흉곽 내 압력이 생기고 상하 대정맥에서의 혈액 호흡이 감소하여 심장으로 정맥혈 귀환이 저하되어 심박출량도 감소한다.

㉥ 인공호흡기의 근육합병증 : 부동성 때문에 전반적으로 근육이 소모되므로 조기 이상과 적절한 운동이 필요하다.

㉦ 인공호흡기의 의존 : 인공호흡기를 오래 사용할수록 호흡근이 피로해지고, 스스로 호흡을 할 수 없기 때문에 중단하는 과정이 매우 어렵다. 의료팀은 인체 계통을 최적화하고, 환자에게서 인공호흡기를 뗄 수 없다고 단정하기 전까지 모든 방법을 모두 시도한다.

03 다음 중 환자의 자발적인 호흡이 전혀 불가능한 경우 사용되는 호흡조절방식은? (08년4회기사3번, 11년1회기사9번)

① 지속성 기도양압(CPAP) ② 호기말 양압호흡(PEEP)
③ 계속적 인공호흡기(CMV) ④ 동시성 간헐적 강제환기(SIMV)

해설 양압호흡(Positive Pressure Breathing) : 호흡 특히 종말호흡시에 양압을 가해서 기능적 잔기량을 증가하고, 폐쇄하고 있던 기도를 열어 무기종 · 폐수종으로 축소되고 있는 폐포를 열어서 동맥혈중의 산소분압을 상승시키려는 호흡조절법이다.

㉠ PEEP(Positive End-Expiratory Pressure Breathing : 호기종말양압호흡)이나 CPAP(Continuous Positive Airway Pressure Breathing : 지속양압호흡) 등의 방법이 있다.

㉡ IMV(동시성 간헐적 강제환기) : 환자가 자발적으로 숨을 쉬게 하면서 주기적으로 기계적인 통풍을 하도록 하는 방법이다.
ⓐ IMV(간헐적 강제환기)의 단점을 보완하여 대상자의 환기노력과 동시에 인공호흡기에서 공기를 전달한다.
ⓑ 1분당 정해진 횟수만큼 대상자의 흡기노력과 일치하여 간헐적으로 시작하도록 되어 있다.

㉢ CPAP(지속성 기도양압) : 인공호흡기 횟수가 0일 때 → 인공호흡기통해 또는 CPAP로운반한다.
ⓐ 지속적 양압기를 사용해서 기도로 공기를 운반하게 되는 호흡조절방식이다.
ⓑ 공급된 공기를 호흡하여 기도를 충분히 개방하여 환자의 증상을 완화시킬 수 있다.
ⓒ 공기에 압력을 가해 기도를 열어주는 의료기기, 자발적인 호흡을 하는 대상자의 기도에 호기말 양압이 가해지는 방식이다.
ⓓ PEEP와의 차이는 대상자가 인공호흡기 보조를 받지 않고 자발적으로 호흡하는 것이며, 적절한 1회 호흡용적을 유지할 수 있는 능력은 있으나 적절한 조직 산화의 유지를 방해하는 질환이 있는 환자에게 사용된다.

㉣ CMV(계속적 인공호흡기) : 스스로 호흡을 할 수 없는 환자에게는 완벽한 통풍을 보장해 주기 때문에 완전히 마비되었거나 호흡이 없는 환자에게 적당하다.
ⓐ 대상자 스스로 호흡을 전혀 할 수 없는 경우에 적용한다.
ⓑ 인공호흡기가 환기를 유발하는 약식으로써 대상자의 자발적인 흡기노력과 상관없이 치료자가 설정해준 1회 호흡용적 및 횟수로 기계환기가 이루어진다.

㉤ IMV(간헐적 강제환기) : 강제적으로 인공호흡기 호흡, 최소한의 환기를 한다. 계속적으로 대상자가 자연스런 호흡을 하면서 인공호흡기가 정해진 1회 호흡량을 정해진 횟수에 따라 전달하는 양식으로 대상자의 자발적인 호흡사이에 치료자가 설정한 강제적 환기를 삽입하는 방식이다. 인공호흡기의 순화주기를 통해 환자가 자발적으로 호흡을 하도록 돕는 장치이다.

㉥ VCV(부피주기형 호흡보조기) : 환자에게 흡입된 공기의 부피로 호흡보조의 주기를 조정한다. 일정한 부피범위를 정해 주면, 그 적당량만큼 공기가 환자에게 흡입되어야 비로소 공기의 배출을 시작 또는 유도하는 주기작용을 시작한다.

㉦ PEEP(호기말 양압 호흡) : 호기말 기도에 일정한 압력 → 기능적 잔기량증가 더많은 산소 확산한다.
ⓐ 호기말 양압호흡은 산화상태를 증진시키는데 효과적이다.
ⓑ 인공호흡기 치료를 받고 있는 환자의 기도 내에 호기말의 짧은시간 동안 일정한 압력을 가하여 폐를 팽창시키는 환기방식, 심각한 상태에 빠져 자발적인 호흡을 하지 못하여 환자가 숨을 모두 내쉬었을 때 폐의 양압을 유지시켜 환자의 폐표면을 확장시킨 상태에서 인공호흡기가 호흡을 돕도록 한다.

04 다음에 설명된 인공호흡기의 종류는? (15년1회기사3번)

인공호흡기가 환기를 유발하는 방식으로서 대상자의 자발적인 흡기 노력과 상관없이 치료자가 설정해준 1회 호흡용적 및 횟수로 기계 환기가 이루어진다.

정답 | 03.③

① IMV(동시성 간헐적 강제환기)　② CPAP(지속성 기도양압)
③ CMV(계속적 인공호흡기)　④ IMV(간헐적 강제환기)

해설 02 치료기기 - 6. 인공호흡기(기출 03번 해설)

05 다음 인공호흡기의 방식 중에서 자발적인 호흡을 하는 대상자의 기도에 호기말 양압이 가해지는 방식은?

(10년4회산업6번, 15년1회산업4번, 15년4회산업5번)

① 지속성 기도양압(CPAP)　② 호기말 양압호흡(PEEP)
③ 간헐적 강제환기(IMV)　④ 계속적 인공호흡기(CMV)

해설 02 치료기기 - 6. 인공호흡기(기출 03번 해설)

06 다음 인공호흡기의 호흡조절 방식 중 대상자의 환기노력에 일치시키는 동시에 공기를 전달하는 방식은?

(12년4회기사9번, 19년4회기사16번)

① 동시성 간헐적 강제환기　② 간헐적 강제환기
③ 압력 보조 환기　④ 조절환기

해설 02 치료기기 - 6. 인공호흡기(기출 03번 해설)

07 다음 중 인공호흡기를 통해 조절할 수 없는 것은? (21년4회기사11번)

① 흡입산소분압(FiO_2)　② 1회 환기량(Tidal Volume)
③ 지속성 기도양압(CPAP)　④ 기도저항(Tracheal Resistance)

해설 02 치료기기 - 6. 인공호흡기(기출 03번 해설)

08 다음 인공호흡기의 호흡조절 방식 중 환자가 자연스런 호흡을 하면서 인공호흡기가 정해진 1회 호흡량을 정해진 회수에 따라 전달하는 방식으로 환자의 횟수에 따라 전달하는 방식으로 환자의 자발적인 호흡 사이에 치료자가 설정한 강제적 환기를 삽입하는 형태의 호흡조절방식은? (13년4회기사13번, 14년4회산업16번, 17년1회기사1번, 17년4회산업8번)

① VCV　② CMV　③ PEEP　④ IMV

해설 02 치료기기 - 6. 인공호흡기(기출 03번 해설)

09 다음 중 환자가 강제적 호흡에서 자발적 호흡으로 완전히 바뀌었을 때 환자에게 사용하는 인공호흡기 모드는?

(09년4회산업5번, 13년1회산업7번, 15년4회산업18번)

① P-CMV　② V-CMV　③ P-SIMV　④ SPONT

해설 ㉠ P-CMV : Pressure based Controlled Mandatory Ventilation
ⓐ 압력(Pressure)을 기본으로 한 CMV 모드이다.
ⓑ 호흡(Rate)은 시간(Time)에 조절이 가능하다.
ⓒ 흡기단계(Inspiration Phases)와 배기단계(Exhalation Phases)는 조절이 가능하다.
ⓓ 사용자 : 호기말양압(PEEP baseline)에 더한 압력의 흡기압력(inspiration pressure)을 설정한다.
ⓔ 기기 : 흡기동안(During Inspiration)은 압력으로 작동되고 유지한다.
ⓕ 환자 : 시작창(Trigger Window)에서 기계적인 호흡(Mechanical Ventilation)을 시작한다.
㉡ V-SIMV : Volume based Synchronized Intermittent Mandatory Ventilation
ⓐ 환자 : 볼륨이 조절되는 기계적 호흡 사이에 압력보조(Pressure Support)를 받으면서 자발적인 호흡을 할 수가 있다.
ⓑ 자발적 호흡과 기계적 호흡에서 압력제한을 할 수가 있으므로 압력제한은 설정된 최고 압력 이상이면 작동된다.
ⓒ SIMV 모드 : 자발적 호흡(Spontaneous Breath)과 기계적 호흡(Mechanical Breath)의 복합체로, 볼륨조절(기계적 호흡)과 압력조절(자발적 호흡)이다.

정답 | 04.③ 05.① 06.① 07.④ 08.④ 09.④

㉢ P-SIMV : Pressure Controlled Synchronized Intermittent Mandatory Ven-tilation
ⓐ 환자 : 두 기계적 호흡(Two Mechanical Breaths) 사이에서 압력보조(Pressure Support)를 받아 자발적인 호흡(Spon-Taneous Breath)을 할 수가 있다.
ⓑ P-SIMV 모드는 자발적 호흡(Spontaneous breath)과 기계적 호흡(Mechanical Breath)의 복합체로 기계적 호흡과 자발적 호흡(압력조절)이 되는데 이때 기계적 호흡은 압력조절(Pres-Sure Controll)이 된다.
㉣ SPONT : Spontaneous Ventilation
ⓐ 인공호흡 : 환자에 의해 호기 시작 경계선(Inspiratory Trigger Threshold)까지 올 때 제공된다.
ⓑ 인공호흡기 : 환자에 의해 시작된 호흡을 압력 보조한다.
ⓒ Spont : 압력기본(Pressure Based)의 자발적 모드이다.

10 다음 인공호흡기는 인공적으로 호흡을 조절하여 폐포에 산소를 불어넣는 장비이다. 이러한 인공호흡기가 필요한 경우가 아닌 것은? (09년2회기사7번, 16년1회산업17번)

① FiO_2 〈 0.60
② $PaCO_2$ 〉 50[mmHg]
③ pH〉 7.25
④ PaO_2 〈 50[mmHg]

해설 인공호흡기
㉠ 산소화 : $PaO_2 < 50$[mmHg]　㉡ $FiO_2 < 0.60$
㉢ 환기 : $PaCO_2 > 50$[mmHg]　㉣ pH < 7.25 상태

11 다음 중 압력조절형 인공호흡기에 대한 설명은? (13년1회산업4번)

① 미리 정한 양의 가스가 전달되면 흡기가 끝난다.
② 가스의 흐름은 압력과 저항의 함수이기 때문에 가스의 저항에 매우 민감하다.
③ 호기시간은 가스 전달속도와 호흡수에 달려 있다.
④ 대상자 스스로 호흡을 전혀 할 수 없는 경우에 적용한다.

해설 압력조절형 인공호흡기(Pressure-Cycled Ventilator : PVC) : 특정한 양압을 전달하도록 장치되어 있는 것으로 미리 정해진 기도압력에 도달될 때까지 폐에 공기가 전달되고, 미리 정해진 앞력에 도달하면 기계는 호기로 들어가 환자는 호기하게 된다. 또 충분한 일회 호흡량이 들어가고 있는지 확인을 하기 위해 주기적으로 호기양을 측정해야 한다. 단점은 대상자의 기도 상태에 따라 전달되는 1회 호흡량이 흡기 때마다 달라질 수 있다.
㉠ ①번은 부피 조절형 인공호흡기에 대한 설명이다.
㉡ ③번은 부피 조절형 인공호흡기에 대한 설명이다.
㉢ ④번은 계속적 인공호흡기(CMV)에 대한 설명이다.

12 다음 중 부피조절형 인공호흡기의 특징에 해당되는 것은? (18년1회기사19번)

① 미리 정한 양의 가스가 전달되면 흡기를 끝낸다.
② 대상자의 기도 압력이 미리 설정한 수준에 다다를 때까지 가스가 들어간다.
③ 가스의 저항에 매우 민감하다.
④ 기도저항이 수시로 변하는 경우에는 매 호흡마다 전달되는 가스의 양이 달라진다.

해설 02 치료기기-6. 인공호흡기(기출 11번 해설)

13 다음 중 간헐적 강제 환기에 장점이 아닌 것은? (13년1회기사6번, 20년3회기사16번)

① 기계적 호흡수를 줄이면서 워닝(weaning) 과정을 가속화한다.
② 스스로의 호흡량을 점차 늘려가면서 호흡 전체를 감당한다.
③ 환기효과를 위해 마비나 진정제를 투여한다.
④ 인공호흡기를 완전 끄기 전에 활용한다.

해설 ㉠ 간헐적 강제환기 : 계속적으로 대상자가 자연스런 호흡을 하면서 인공호흡기가 정해진 1회 호흡량을 정해진 횟수에 따라 전달

정답 | 10.③ 11.② 12.① 13.③

하는 양식이다.
㉡ 간헐적 강제환기의 장점 : ⓐ 기계적 호흡수를 줄이면서 Weaning 과정을 가속화한다.
ⓑ 스스로의 호흡량을 점차 늘려가면서 호흡전체를 감당한다.
ⓒ 마비나 진정제를 투여할 필요가 없다.
ⓓ 인공호흡기를 완전 끄기 전에 활용한다.

14 다음 중 호흡기 폐포내 공기와 폐 모세혈관내 혈액 간에 산소와 이산화탄소의 교환기능의 평가에 사용하는 지표는?
(08년4회산업7번, 10년4회산업15번, 15년1회산업18번)

① 환기능(Ventilation) ② 확산능(Diffusion)
③ 분포능(Distribution) ④ 흡수능(Absorption)

해설 ㉠ 환기능 : 외부공기가 기도를 통하여 폐포로 잘 전달되는 기능이다.
㉡ 확산능 : 폐포 내 공기와 폐 모세혈관 내 혈액 간에 O_2, CO_2를 잘 교환하는 기능이다.
㉢ 분포능 : 폐 내에서 공기가 폐포간에 균형있게 분포하는 기능이다.
㉣ 피폭능 : 폐 내에 방사선이 모세혈관으로 전달되는 기능이다.

15 다음 중 호흡기의 기능 평가법 중에 "폐 내에서 공기가 폐포 간에 균형있게 분포하는 기능"에 대한 평가기능은?
(10년2회산업2번, 4년1회산업3번, 15년4회기사20번)

① 환기능 ② 분포능 ③ 확산능 ④ 피폭능

해설 02 치료기기 - 6. 인공호흡기(기출 14번 해설)

16 다음 중 호흡기의 기능평가법에서 평가기능이 아닌 것은? (09년2회기사19번, 12년4회산업3번, 14년4회산업20번)

① 환기능 ② 분포능 ③ 확산능 ④ 피폭능

해설 02 치료기기 - 6. 인공호흡기(기출 14번 해설)

17 다음 중 호흡기의 평가기능이 아닌 것은? (09년4회산업14번)

① 환기능(Ventilation) ② 분포능(Distribution)
③ 확산능(Diffusion) ④ 흡수능(Absorption)

해설 02 치료기기 - 6. 인공호흡기(기출 14번 해설)

7 마취기

예 · 상 · 문 · 제

01 다음 중 수술환자에게 휘발성 흡입마취제와 산소를 폐를 통해 일정하게 공급하고, 환자로부터 나오는 불필요한 배기가스를 적절하게 제거할 수 있게 하며, 수술 후 환자가 마취에서 깨어나 자발적으로 호흡할 수 있게 해주는 의료기기는?

① 인공심장 ② 마취기 ③ 카테터 ④ 인공와우

해설 ㉠ 인공심장 : 신장의 펌프기능을 일시적 또는 영구적으로 대행하는 인공장기이다.
㉡ 카테터 : 체강, 혈관, 기도, 식도 등의 내장속에 삽입하여 내용물을 배출하거나 약제를 투입할 때 쓰이는 관이다.

정답 | 14.② 15.② 16.④ 17.④ 〈예상문제〉 01.②

ⓒ 인공와우 : 내이의 고실계에 여러 개의 전극을 넣어 달팽이관의 중심을 따라 청신경을 전기적으로 자극함으로써 어느 정도의 청력을 회복시킬 수 있는 의료기기이다.

02 다음 중 마취기의 구성요소가 아닌 것은?

① 유량계 ② 가스차단밸브 ③ 환자상태 감시장치 ④ 조영제

해설 ㉠ 마취기의 구성 : 일정 가스량 공급을 위한 유량계 액체마취제를 기화시키는 기화기 마취가스와 신선가스를 환자에게 공급하는 호흡회로, 가스공급 이상시를 위한 알람, 가스차단밸브, 환자상태 감시장치, 환자호흡 가스 모니터링 시스템 등이 있다.
㉡ 조영제 : MRI 촬영, CT 촬영과 같은 방사선 검사 때에 조직이나 혈관을 잘 볼 수 있도록 조직의 X-선 흡수치를 인위적으로 크게 함으로써 영상의 대조도를 크게 해주는 약품이다.

03 다음 설명 중 ( ) 안에 들어가는 마취용 기체는?

일반적인 가스마취는 기계는 ( )와 ( ) 2가지를 기본으로 사용할 수 있다.

① 산소 – 아산화질소 ② 산소 – 이산화질소
③ 산소 – 일산화탄소 ④ 아산화질소 – 메탄

해설 일반적인 가스 마취기계는 산소와 아산화질소 2가지를 기본으로 사용할 수 있으며, 가스공급을 위한 가스공급계통 및 도관계통으로 이루어져 있다.

04 다음 중 마취기에 사용되는 마취제의 종류가 아닌 것은?

① Trifluororane ② Isoflurane ③ Sevoflurane ④ Enflurane

해설 마취제 : 국부 또는 전신적으로 통각을 포함한 감각을 소실하게 하는 약물로 마취제의 종류로는 대중병원에서 사용되는 흡입마취제로 Enflurane, Isoflurane, Desflurane, Sevoflurane 등이 있다. 모두가 전신마취에 사용하는 약이며, Sevoflurane는 소아마취에 쓸 수 있다는 특징이 있다.

05 다음 마취기의 부분 중 산소와 산화질소의 혼합가스를 기체방울 형태로 만들어 휘발성의 액체마취제를 통과하게 만드는 것은?

① aporizer ② dialyzer ③ exchanger ④ actuator

해설 베이퍼라이저(Vaporizer) : 액체를 기체로 만드는 것이다. 베이퍼라이저는 봄베에서 압송된 액체 LPG를 기체로 만드는 역할을 하고, 베이퍼라이저에서 기체로 된 LPG는 믹서에서 공기와 섞여 약 15.7 : 1의 혼합기가 되어 엔진 연소실로 흡입된다.

06 다음 중 마취기에 사용되는 기체로 적당하지 않은 것은?

① 산소 ② 이산화질소 ③ 헬륨 ④ 압축공기

해설 ㉠ 마취기 : 산소, 이산화질소, 압축공기를 이용하여 기화기의 휘발성 마취제를 적정 농도로 기화시킨 다음 환자의 호흡기를 통하여 흡입케 함으로써 마취하는 기기로 신경세포를 부풀려 본래의 기능을 억제시킨다.
㉡ 마취기 시스템의 구성요소 : ⓐ 산소와 마취가스의 공급원
ⓑ 일정한 가스량을 공급하는 유량계
ⓒ 액체마취제를 기화시켜 공급하는 기화기
ⓓ 공급되는 신선가스와 탄산가스가 제거된 호기를 재공급하는 호흡회로
ⓔ 기타 여러 가지 안전장치, 감시장치 및 경보장치

07 다음 중 마취기에서 마취제와 혼합하여 사용되는 가스가 아닌 것은?

① O_2 ② N_2O ③ Air ④ N_2

정답 | 02.④ 03.① 04.① 05.① 06.③ 07.④

해설 마취기 : 기화기, 유량계, 이산화탄소 흡수장치, 인공호흡기 조절, 압력계, 유량계 등으로 구성되어 있다.

㉠ 기화기 : 액체로 된 휘발성 흡입마취제를 가스상태로 증발시키는 장치로서, 일정한 휘발성 흡입마취제를 증발시키는 기화기로서 여기에서 증발된 마취가스는 일정한 농도로 산소 및 아산화질소와 함께 환자의 폐 내로 주입된다.

㉡ 유량계 : 산소와 아산화질소의 분당 공급량을 표시해주는 장치이다.

㉢ 인공호흡기 조절 : 환자에게 산소와 아산화질소, 그리고 흡입마취 가스를 공급해주는 호흡기장치이다.

㉣ 마취기에서 마취제와 혼합하여 사용되는 가스 : 산소, 아산화질소 등이 있다. 질소는 상온에서 화학적으로 비활성인데 이를 이용하여 산소와 습기를 제거하는 곳에 쓰이기도 하기 때문에 마취제와 혼합하여 사용할 수 없다.

08 다음 중 이성체로서 마취작용은 Halothane의 약 1/2이고, 약리작용은 Enflurane과 유사한 성질을 가지는 마취가스는?

① 아산화질소 ② Cycolpropane ③ Desflurane ④ Isoflurane

해설 ㉠ 아산화질소(N_2O) : 유일한 무기화합물로 무색, 무취이다.

㉡ Cycolpropan : 공기보다 무겁고 인화, 폭발성이 있는 방향성 가스마취제이다.

㉢ Desflurane : 할로겐화 탄화수소제제의 흡입마취제로 혈액과 조직에서는 용해도와 대사율이 낮다.

㉣ Halothane(흡입마취제) : 이성체로서 마취작용은 Halothane의 약 1/2이고, 약리작용은 Enflurane(휘발성 흡입마취제)과 유사하며 마취도입과 각성이 빠르다.

09 다음 중 보상(Compensaion)의 다른 명칭은?

① 곱게 뻗은 광선(Swept Beam) ② 시간이득보상(Time Gain Compensation)
③ 이득(Gain) ④ 굴절(Refraction)

해설 ㉠ Compression(압축) : 압력을 가해 물체의 체적을 줄이는 일이다.

㉡ Compensation(보상) : 결함을 극복하고 보충하려는 생체(生體)의 노력이라는 뜻의 정신분석학 용어이다.

㉢ Swept Beam(곱게 뻗은 광선)

㉣ Gain(게인) : 증폭기의 입력과 출력과의 관계와 같이 신호의 양이 증가했을 때 이득이 있었다고 한다.

㉤ Time Gain Compensation(시간이득보상)

㉥ 굴절(Refraction) : 파동이 서로 다른 매질(媒質)의 경계면을 지나면서 진행방향이 바뀌는 현상이다.

기 · 출 · 문 · 제

01 다음 중 산소, 이산화질소, 압축공기를 이용하여 기화기 안의 약품(Isoflurane, Sevoflurane 등)을 환자의 호흡기를 통하여 흡입하게 하여 신경세포의 기능을 억제시키게 하는 장치는? (18년4회산업4번)

① 마취기 ② 인공호흡기 ③ 인공신장기 ④ 인공심폐기

해설 마취기

㉠ 약물을 사용하여 생물체의 전신 또는 국소의 감각을 일시적으로 마비시키는 일이다.

㉡ 수술할 때 통증을 인위적으로 없앤다.

㉢ 원래는 '감각을 없게 한다'는 뜻이었으나, 오늘날은 '수술에 관한 환자관리'라는 내용을 지니고 있다.

㉣ 마취약을 주사하는 것만이 아니고, 수술 전부터 시작하여 수술 후 회복실에서 환자가 마취로부터 완전하게 깨어날 때까지의 상태를 안전하게 유지하기 위한 모든 조치이다.

02 다음 중 마취기 시스템의 구성요소가 아닌 것은?
(08년4회기사5번, 09년2회기사14번, 11년1회기사6번, 12년1회산업3번, 14년4회산업19번, 17년1회산업18번, 18년1회기사9번)

① 증발기 ② 산화기 ③ 순환부 ④ 통풍기

정답 | 08.④ 09.② 〈기출문제〉 01.① 02.②

해설 ㉠ 마취기 : 산소, 이산화질소, 압축공기를 이용하여 기화기의 휘발성 마취제를 적정 농도로 기화시킨 다음 환자의 호흡기를 통하여 흡입케 함으로써 마취하는 기기로 신경세포를 부풀려 본래의 기능을 억제시킨다.
㉡ 마취기 시스템의 구성요소 : ⓐ 산소와 마취가스의 공급원 ⓑ 일정한 가스량을 공급하는 유량계
ⓒ 액체마취제를 기화시켜 공급하는 기화기 ⓓ 공급되는 신선가스와 탄산가스가 제거된 호기를 재공급하는 호흡회로
ⓔ 기타 여러 가지 안전장치, 감시장치 및 경보장치 등
㉢ 증발기(Evaporator) : 증발은 염류, 유기물, 콜로이드 등 비휘발성물질의 용액을 가열하여 용매(물인 것이 많다)를 기화하여 제거하는 조작으로, 그 목적이 용질에 있는 경우와 용매에 있는 경우가 있다.
ⓐ 증발조작을 하는 장치를 증발기라 한다. 일반적으로 열원으로 가열하는 가열부와 발생한 증기와 용액을 분리하는 기액 분리부로 이루어진다.
ⓑ 전자에서는 열전달이 양호할 것, 후자에서는 증기에 동반되는 물방울의 제거가 중요하다.
ⓒ 부속설비로는 발생한 증기를 액화하여 제거하는 응축기, 증발기 내의 진공을 유지하기 위한 진공 펌프, 용액수송용 펌프 등이 필요하다.
㉣ 통풍기(Ventilator) : 공기나 가스에 거의 압력을 주지 않고 유동(流動)시키는 기계이다. 넓은 뜻의 압축기에 포함되며, 송풍기라고 할 때도 있다.
ⓐ 형식은 대부분이 축류(軸流) 1단식이며, 보일러의 연소실에서 발생한 연소가스를 굴뚝으로 배출하는데 사용하는 외에, 공장 · 광산 등의 통풍에도 사용된다.
ⓑ 일반적으로 사용되고 있는 환풍기나 가정용의 선풍기도 통풍기의 일종이다.
㉤ 유량계(Flowmeter) : 기체나 액체의 유량을 측정하는 계기이다. 유량계에는 여러 종류가 있으나 비교적 널리 사용되고 있는 것에 날개차 유량계 · 차압식(差壓式) 유량계 · 면적식유량계가 있다.
ⓐ 날개차 유량계가 제일 간단한 것으로 흐름에 의해 날개차를 돌려, 그 회전수를 기어의 메커니즘으로 지시한다.
ⓑ 주변에서 흔히 볼 수 있는 것으로 수도의 미터가 이것을 이용하고 있다.
㉥ 응축기(Condenser) : 압축기에서 보내온 고온 고압의 냉매를 응축 액화하는 장치로 냉장고나 에어컨에서 볼 수 있는 기관 중 하나이다. 냉장고에 있는 부속품으로 콘덴서(condenser)라고도 한다. 냉장고의 안의 시원한 온도를 유지 하려면 냉매가 압축기 → 응축기 → 팽창기화밸브(모세관) → 증발기 → 압축기로 순환하는 과정이 필요하다.

03 마취기 시스템의 구성요소가 아닌 것은? (17년4회산업6번)

① 호흡시스템(Breathing System) ② 증발기(Vaporizers)
③ 유압계(Flowmeters) ④ 혈액투석기(Hemodialysis)

해설 ㉠ 호흡시스템 : 우리가 숨을 쉬면 폐로 들어가 산소가 공급되고 이산화탄소를 배출한다. 이것을 외호흡이라고 한다. 그리고 산소가 혈관을 따라 세포에 전달되어 대사과정이 정상적으로 이루어진다. 이것을 내호흡이라고 한다.
ⓐ 외호흡과 내호흡을 통해 우리의 세포가 제 기능을 다하고 호흡을 통해 노폐물과 특히 암과 노화를 유발하는 활성산소를 이산화탄소에 흡착시켜 배출하게 된다.
ⓑ 세포가 정상적으로 활동하고 노폐물을 배출하는 기본 시스템이 호흡인 셈이다.
㉡ 증발기 : 증발기는 냉동장치의 본래의 목적인 냉각작용이 이루어지는 일종의 열교환기로 증발기내의 저온의 냉매액이 피냉각물로부터 열을 흡수(증발잠열 만큼)하여 증발함으로써 냉각작용이 일어난다. 증발기에서 냉각에 필요한 냉매액은 팽창밸브를 통해 공급되고, 증발된 냉매증기는 압축기로 흡입된다.
㉢ 유압계 : 엔진의 윤활 회로 내의 유압을 측정하기 위한 계기이다.
㉣ 혈액투석기 : 혈액 투석을 하는 기구로 사용하는 반투막의 형상에 따라 평판형, 코일형, 중공사형의 세 가지로 분류한다. 취급의 용이성, 제품의 안정성 면에서 중공사형 투석기가 주류를 이루고 있다.

04 다음 마취기는 마취가스를 넣은 실린더, 압력계가 달린 감압장치, 유량계, 판막장치, 기화기, 탄산가스 흡착기 등으로 이루어져 있는데, 액체로 된 휘발성 흡입 마취제를 가스 상태로 증발시키는 장치는? (12년1회기사20번, 18년4회기사16번)

① 유량계 ② 감압장치 ③ 판막장치 ④ 기화기

해설 ㉠ 유량계 : 기체 또는 액체가 단위시간에 흐르는 양(체적 또는 질량)을 측정하는 계기가 된다.
㉡ 감압장치 : 발생 증기압이 고압이므로 사용 증기압과의 차이가 클 때나 사용 증기압을 일정하게 유지하고 싶을 때 이용되는 장치이다.
㉢ 판막장치 : 심장의 심방과 심실 사이, 심실과 동맥 사이에 위치해 피가 거꾸로 흐르는 일을 막아 주는 장치이다.

정답 | 03.④ 04.④

㉣ 기화기 : 연료를 미세하게 작은 입자로 만들어 공기와 혼합시켜 기화하기 쉽게 한 다음, 기관의 운전상태에 따라 적절한 혼합가스 양을 공급하는 장치이다. 초크 밸브를 통하여 흡입되는 공기통로에 벤투리라는 가는 관을 두어 공기가 빠른 속도로 통과할 때 적정량의 가솔린을 빨아들이게 되는데, 스로틀 밸브가 있어 혼합가스 양을 조절한다.

05 다음 [그림]은 마취기의 구성도를 살펴보면 크게 가스공급부와 호흡회로부로 나눌 수 있는데, 마취가스 제거장치는 어느 곳에 위치하는가? (12년4회기사18번, 16년4회기사9번)

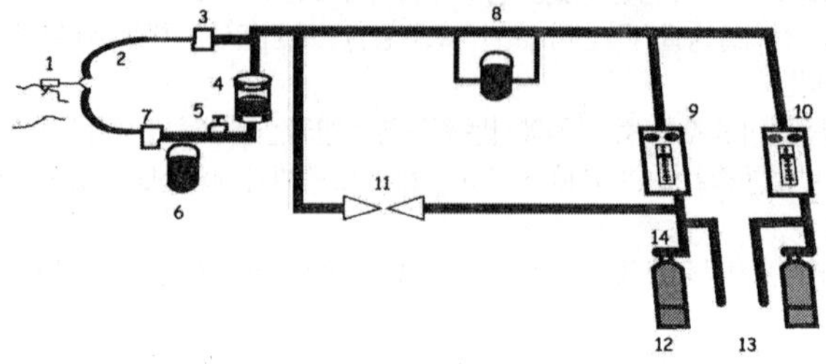

① 1 ② 2 ③ 5 ④ 11

해설 ㉠ 1, 2번 : 호흡회로부 ㉡ 3번 : 가스 공급부
㉢ 마취기 : 약물을 사용하여 생물체의 전신 또는 국소(局所)의 감각을 일시적으로 마비시키는 시기이다.

06 다음 중 마취가스에 사용되는 가스의 종류가 아닌 것은? (17년1회산업12번)

① 산소 ② 질소 ③ 일산화탄소 ④ 공기

해설 마취기
㉠ 산소, 이산화질소, 압축공기를 이용하여 기화기의 휘발성 마취제를 적정 농도로 기화시킨 다음 환자의 호흡기를 통하여 흡입케 함으로써 마취하는 기기로 신경세포를 부풀려 본래의 기능을 억제시킨다.
㉡ 마취가스의 종류 : 산소, 질소, 공기가 있다.

07 다음 중 마취제로 사용되는 것이 아닌 것은? (09년4회기사17번, 17년1회기사6번)

① 에테르(Ether) ② 피라비탈(Pyrabital)
③ 메틸헥사비탈(Methyl Hexabital) ④ 에페드린(Ephedrine)

해설 ㉠ 에테르(Ether) : 흡입마취제, 에테르의 성질과 같다. 많은 종류의 에테르 분자는 공통적으로 휘발성과 마취성, 인화성이 크며 극성이 작은 편이기 때문에 물에 잘 녹지 않는다.
ⓐ 유기 화합물과 잘 섞이며 화학적으로 안정하기 때문에 액체 상태의 에테르는 유기 물질을 녹이는 용매로 자주 사용된다.
ⓑ 진한 황산, 아이오딘화수소, 오염화인 등과 만나면 반응을 일으켜 분해되고 알코올과 할로젠화물을 만든다.
㉡ 피라비탈(Pyrabital) : 진통제 · 진정제의 한 종류로 해열진통제 아미노피린 2분자량과 최면제 바르비탈 1분자량으로 이루어진 분자화합물 또는 혼합물이다. 백색 · 담황색 분말이며, 아미노피린의 진통작용을 바르비탈로 증강한 것으로 두통 · 치통 · 삼차신경통(안면신경통) 등에 쓰인다.
ⓐ 바비탈은 진통효과를 갖지 않지만 해열진통약과 병용에 의해 진통효과가 증강된다. 성인 1일 0.6~1.0[g]을 내복 또는 근육 주사 한다.
ⓑ 부작용으로는 피린진을 보는 것이 있으며 인두, 구공점막의 염증, 악심, 구토, 단백뇨 메트로의 모그로빈혈증을 일으키는 것이 있다.
㉢ 메틸헥사비탈(Methyl Hexabital) : 정맥주사 마취제, 무색의 결정 또는 백색의 결정성 분말로, 물에는 거의 녹지 않는다.
ⓐ 녹는점 143~146[℃]이며, 효력이 빨리 나타나고, 체내에서 분해나 배설이 빠르므로 축적작용이 없고 습관성도 거의 볼 수 없다.
ⓑ 밤에 재복용해도 부작용을 일으키지 않아 자고 나도 권태감이 없다. 신경성 취면곤란 · 조기각성(잠이 일찍 깨이는 일) · 수면천박(얕은 잠) 등에 좋다.
㉣ 에페드린(Ephedrine) : 자극제 또는 욕구 억제제로 사용되는 아드레날린 작용성 화합물, 마오우에서 얻게 되는 알칼로이드에 4종의 이성체가 있고 보통은 1체이다.
ⓐ 화학구조, 약리작용은 아드레날린과 유사한데 벤젠핵에 OH기가 없고, 알킬측 고리는 아드레날린이 에틸인데 대해서 프로필인 점이 구조상 다르고 이에 대응해서 중추흥분작용이 있으며, 화학 적으로 안정하고 경구투여가 가능하게 된다.

정답 | 05.③ 06.③ 07.②

ⓑ 작용기전은 α, β수용체의 직접 자극작용, 교감신경종말로부터의 카테콜아민의 유리작용, 재수입저해, MAO의 저해 등이 알려져 있는데 앞의 2가지가 가장 중요한 점이다.

ⓒ 중추흥분작용, 타키필락시의 존재, 경구투여 가능이 아드레날린과 크게 다른 점이다. 에페드린의 N에 1개의 메틸기를 붙인 메틸에페드린은 기관지천식에 사용한다.

8 보육기

예·상·문·제

01 다음 설명 중 ( ) 안에 들어갈 용어는?

> 보육기 내의 온도가 설정한 범위를 초과하면 온도에 의하여 작동되는 스위치가 알람을 울리게 한다. ( )에 의해 작동하는 스위치가 버저에 연결되어 사용되며, 사용이 간편하여 작동의 정확도도 높다.

① 바이메탈 ② 복사 ③ 암 포트 ④ 서미스터

해설 ㉠ 암 포트 : 손을 넣을 수 있는 출입구이다.
㉡ 서미스터 : 온도에 따라 전기저항값이 달라지는 저항체를 이용한 저항기이다.

02 다음 중 피부온도 감지기에 의해 측정된 온도를 유지하기 위해 보육기의 공기온도를 자동으로 조절할 수 있는 부가적인 기능을 갖는 보육기는?

① 수용실 ② 초음파 진단기
③ 신생아 조절보육기 ④ 피부온도 감지기

해설 보육기(Incubator) : 체중 2[kg] 이하의 미숙아 및 치아노제, 호흡장애 등의 이상증세를 보이는 신생아를 수용하는 산소공급기가 달린 격리 보온기기이다. 인큐베이터라고도 한다. 무색투명하고 두꺼운 플라스틱제가 많으며, 안에 수용한 미숙아를 밖에서 관찰할 수 있게 되어 있다.
㉠ 폐쇄식과 개방식의 두 종류가 있으며, 일반적으로 폐쇄식 보육기가 사용된다.
ⓐ 폐쇄식 보육기 : 외부의 공기가 필터를 통해서 들어오는 강제환기식으로서, 둥글고 작은 창으로 손을 넣어 조작하도록 되어 있다.
ⓑ 개방식 보육기 : 뚜껑을 열어서 조작하게 되어 있기 때문에 안의 온도가 불안정해지는 수가 있다. 보육기 내에서는 온도나 습도가 적당히 조절되며, 필요에 따라서 산소공급도 가능하다. 미숙아는 외계의 온도변화에 따라 체온이 안정되지 않으므로, 뚜껑을 자주 여는 일은 미숙아에게는 바람직하지 못하다.
㉡ 폐쇄식 보육기를 사용하여 되도록 일정온도를 유지하고 체온변화를 적게 하려는 것이다.
㉢ 산소 : 치아노제나 호흡장애가 있을 때 공급한다.
㉣ 미숙아의 증세에 따라 다르지만 대체적으로 산소는 40[%] 이하, 습도는 60[%] 정도, 온도는 30[℃] 정도가 좋다. 일정한 온도의 유지와 청결에 주의를 요한다.

03 다음 중 인큐베이터를 이용할 수 있는 환자는?

① 산모 ② 골다공증환자 ③ 조산아 ④ 상형환자

해설 02 치료기기 – 8. 보육기(02번 해설)

04 다음 중 인큐베이터의 사용환경에 대한 설명이 아닌 것은?

① 산소 50[%] 이상 ② 습도 60[%]

정답 | 〈예상문제〉 01.① 02.③ 03.③

③ 온도 30[℃]　　④ 체중 2[kg] 이하의 미숙아

해설 02 치료기기 – 8. 보육기(02번 해설)

05 다음 중 신생아 보육기의 예열시간 후 안정온도조건에서 허용되는 온도변화폭은?

① ±5[℃]　② ±0.5[℃]　③ ±0.8[℃]　④ ±1[℃]

해설 ㉠ 신생아실의 온도 : 24[℃](75[°F]), 습도는 50–60[%], 60 foot candle 정도의 밝기와 조용한 분위기(80[dB] 이하)에서, 감염을 방지하기 위하여 무균법(Asceptic Technique)을 쓰는 것이 가장 중요하다.
㉡ 예열시간 : 기기의 예열시간은 사용지침에 규정된 예열시간과 20[%] 이상 오차가 있어서는 안된다.

06 다음 중 신생아를 수용할 수 있는 보육기 수용실의 적정규격은?

① 길이 580[mm], 폭 330[mm], 높이 250[mm] 이상
② 길이 600[mm], 폭 430[mm], 높이 350[mm] 이상
③ 길이 780[mm], 폭 530[mm], 높이 400[mm] 이상
④ 길이 800[mm], 폭 630[mm], 높이 550[mm] 이상

해설 보육기의 수용실의 적정규격 : 길이 580[mm], 폭 330[mm], 높이 250[mm] 이상이어야 한다.

07 다음 중 보육기의 적정한 온도와 습도는?

① 18～15[℃], 40～60[%]　② 23～26[℃], 60～70[%]
③ 30～32[℃], 55～65[%]　④ 30～32[℃], 60～70[%]

해설 미숙아의 증세에 따라 다르지만, 대체적으로 산소는 40[%] 이하, 습도는 60[%] 정도, 온도는 30[℃] 정도가 좋다. 일정한 온도의 유지와 청결에 주의를 요한다.

08 다음 중 보육기에 대한 설명이 아닌 것은?

① 체중 2[kg] 이하의 미숙아에게 사용하는 기기이다.
② 산소공급기기가 달린 격리 보온기기이다.
③ 치아노제 · 호흡장애 등의 이상증세를 보이는 신생아를 수용하는 기기이다.
④ 보육기는 주로 개방식 보육기를 사용한다.

해설 보육기 : 체중 2[kg] 이하의 미숙아 및 치아노제 · 호흡장애 등의 이상증세를 보이는 신생아를 수용하는 산소공급기기가 달린 격리 보온기기이며, 인큐베이터라고도 한다. 보육기의 종류에는 폐쇄식과 개방식의 두 종류가 있지만 일반적으로 폐쇄식 보육기가 사용된다.
④ : '주로 폐쇄식 보육기를 사용한다'가 올바른 답이다.

09 다음 중 인큐베이터에서 액정화면의 용도가 아닌 것은?

① 산소농도감지　② 온도감지　③ 습도감지　④ 위험사항감지

해설 기본적으로 액정에 표시되는 기능 : 위험사항, 온도감지, 습도상태이다.

10 다음 중 인큐베이터의 기능에서 공기를 맑게 해주는 전문 필터는?

① DELTA　② ALPHA　③ GAMMA　④ HEPA

해설 ㉠ HEPA필터 : 공기를 정화시킨다.
㉡ ALPHA : 일정한 방식으로 투명하게 하는 필터이다.
㉢ GAMMA : 감마나방, 감마성, 감마선양자이다.

정답 | 04.① 05.② 06.① 07.③ 08.④ 09.①

11 다음 중 폐쇄식 보육기의 설명이 아닌 것은?

① 일반적으로 사용되는 보육기이다.
② 보육기 안의 온도가 불안정해지는 경우가 있다.
③ 외부의 공기가 필터를 통해 들어온다.
④ 둥글고 작은 창으로 손을 넣어 조작한다.

해설 보육기에는 폐쇄식과 개방식 두 종류가 있으며, 일반적으로 폐쇄식 보육기가 사용된다. 폐쇄식 보육기는 외부의 공기가 필터를 통해서 들어오는 강제환기식으로서 둥글고 작은 창으로 손을 넣어 조작하도록 되어 있다. 개방식 보육기는 뚜껑을 열어서 조작하게 되어 있기 때문에 안의 온도가 불안정해지는 경우가 있다.

12 다음 중 신생아들의 체온을 뺏는 큰 원인 중 하나이며, 자연적 · 인공적 현상작용에 의해 입자 빔 또한 전자기파가 방출되는 현상은?

① 바이메탈 ② 복사 ③ 암 포트 ④ 서미스터

해설 ㉠ 바이메탈(Bimetal) : 열평창계수가 다른 2종이 금속원판을 압연법으로 붙여 온도의 변화에 따라 두 금속판의 팽창 차이로 휘도록 한 것이다. 보육기 내의 온도가 설정한 범위를 초과하면 온도에 의하여 작동되는 스위치가 알람을 울리게 한다. 바이메탈에 의해 작동하는 스위치가 버저에 연결되어 사용되며, 사용이 간편하며 작동의 정확도도 높다.
㉡ 암 포트(Arm Part) : 손을 넣을 수 있는 출입구이다.
㉢ 서미스터(Thermistor) : 온도에 따라 전기저항값이 달라지는 저항체를 이용한 저항기이다.

기 · 출 · 문 · 제

01 다음 중 미숙아 및 치아노제 · 호흡장애 등의 이상 증세를 보이는 신생아를 수용하는 곳에 쓰이는 것으로 산소공급기가 달린 격리 보온기기는? (15년4회기사7번)

① 산소호흡장치 ② 고압산소기 ③ 마취기 ④ 인큐베이터

해설 보육기 (incubator, 인큐베이터) : 체중 2[kg] 이하의 미숙아 및 치아노제, 호흡장애 등의 이상증세를 보이는 신생아를 수용하는 산소공급기가 달린 격리 보온기기이다.
㉠ 무색투명하고 두꺼운 플라스틱제가 많으며, 안에 수용한 미숙아를 밖에서 관찰할 수 있다.
㉡ 폐쇄식과 개방식의 두 종류가 있으며, 일반적으로 폐쇄식 보육기를 사용하여 되도록 일정온도를 유지하고 체온변화를 적게 하려고 유도함
㉢ 산소 : 치아노제나 호흡장애가 있을 때 공급한다.
㉣ 미숙아의 증세에 따라 다르지만 대체적으로 산소는 40[%] 이하, 습도는 60[%] 정도, 온도는 30[℃] 정도가 좋으며 2시간마다 공기정화가 이루어져야 한다.

02 다음 중 신생아 보육기(Incubator)에 관한 설명이 아닌 것은? (18년1회기사12번)

① 외부 공기구멍이 뚫려 있어 언제든지 처치할 수 있도록 되어있다.
② 적절한 가습이 되어야 한다.
③ 온도는 대체로 섭씨 32~37[°]로 유지된다.
④ 열 제어는 온도조절장치에 의해 자동으로 제어된다.

해설 02 치료기기 - 8. 보육기(기출 01번 해설)

03 다음 중 인큐베이터에 대한 설명은? (12년4회산업5번)

① 인큐베이터는 온도, 습도, 통풍을 조절할 투명한 공간과 주변장치를 포함한다.
② 인큐베이터 내부 공기는 맑은 공기의 표준인 80[%] 산소농도 수준을 유지해야 한다.
③ 인큐베이터 내부에 신선한 공기의 공급을 위해 옥외 공기를 여과없이 매일 한 번씩 공급한다.

정답 | 10.④ 11.② 12.② 〈기출문제〉 01.④ 02.①

④ 인큐베이터의 온도는 상온보다 조금 높은 40[℃] 이상을 유지한다.

해설 미숙아의 증세에 따라 다르지만 대체적으로 산소는 40[%] 이하, 습도는 60[%] 정도, 온도는 30[°C] 정도가 좋다.

04 다음 중 인큐베이터에서 일어나는 현상이 아닌 것은?

(09년2회기사13번, 09년4회기사1번, 10년4회기사1번, 12년1회산업16번, 13년도1회기사9번, 15년4회산업15번)

① 복사 ② 대류 ③ 확산 ④ 증발

해설 인큐베이터 : 미숙아의 환경온도, 습도, 환기를 이상적으로 조절할 수 있으며 필요에 따라서 산소분무가 가능한 격리장치로 보육기내에서 처치, 체위변경, 체중, 신장 등의 측정 조작이 가능하다. 복사, 대류, 증발, 전도가 발생한다. 일정한 온도의 유지와 청결에 주의를 요한다.

㉠ 복사 : 열의 세 가지 이동방법인 전도, 복사, 대류 가운데 하나이다. 자연적 · 인공적 현상작용에 의해 입자 빔 또는 전자기파가 방출되는 현상이다.

㉡ 대류 : 대류는 유체가 부력에 의한 상하운동으로 열을 전달하는 것으로써 아랫부분이 가열되면 대류에 의해 유체 전체가 골고루 가열된다.

㉢ 증발 : 액체의 표면에서 일어나는 기화현상이다.

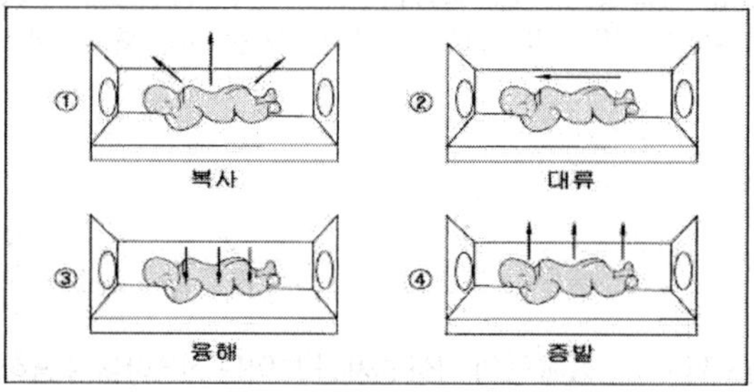

05 다음 중 인큐베이터의 대표적인 기능끼리 올바르게 나열한 것은? (15년1회산업11번)

① 복사, 대류, 증발 ② 복사, 확산, 대류
③ 대류, 전도, 확산 ④ 대류, 증발, 통풍

해설 02 치료기기 – 8. 보육기(기출 04번 해설)

06 다음 중 인큐베이터의 기능이 아닌 것은? (08년4회산업14번, 09년4회산업9번, 11년1회기사18번, 13년1회산업16번, 13년4회산업17번, 14년1회산업8번, 15년1회기사9번, 17년4회산업16번, 18년4회기사5번, 19년1회산업기사07번)

① 온도조절 ② 영양조절(냉동조절)
③ 습도조절 ④ 통풍(환기조절)

해설 신생아 보육기(incubator) : 아기는 자신의 체온을 조절할 수 있는 능력이 없기 때문에 주위의 온도를 높여 주어 아기체온을 알맞게 조절해 주어야 한다. 산소를 공급하는 능력이 떨어지기 때문에 호흡계에 문제가 될 수 있는 부분을 최대한 고려한다.

㉠ 온도를 높여주어 아기체온과 맞는 분위기를 맞춰줘야 할 인큐베이터 안에 냉동조절은 옳지 않다. 온도, 습도, 환기기능을 기본으로 한다.

㉡ 보육기 구조 : 보육기 침상면의 치수는 길이 580[mm], 폭 330[mm], 높이는 250[mm] 이상이어야 한다.

ⓐ 보육기에는 외부에서 조작할 수 있는 온도조절기, 습도조절장치 및 외부에서 관찰할 수 있는 전원표시등 및 가온(온도높임) 표시 등을 설치한다.

ⓑ 보육기본체에는 가온을 위한 히터, 여과장치가 있는 흡기구멍, 습도 발생조, 미숙아 또는 신생아의 수용실, 내부의 환기 및 온도유지를 위한 환기장치, 산소 주입 구멍 및 과온 경보장치가 설치한다.

㉢ 보육기 주요기능 : 알맞은 온도와 습도유지고 위험 신생아를 공기오염으로부터 보호체온과 산소농도의 유지 등 여러 종류의 처치를 용이하게 한다. 피부색, 호흡양상, 활동상태 등의 전반적 관찰을 용이하게 한다.

정답 | 03.① 04.③ 05.① 06.②

07 다음 중 인큐베이터를 이용할 수 있는 환자와 적정온도를 알맞게 짝지은 것은? (11년4회산업19번)

① 산모 : 약 31[℃] ② 성형 환자 : 약 33[℃]
③ 골다공증 환자 : 약 35[℃] ④ 조산아 : 약 37[℃]

해설 인큐베이터 안의 온도는 보통 32~37[℃] 정도이고, 습도는 50~60[%] 정도이다.

08 다음 중 인큐베이터로의 신선한 공기는 필터를 통해 여과하여 공급한다. 인큐베이터에서 공기정화는 일반적으로 몇 시간마다 해야 하는가? (10년4회산업10번)

① 2시간 ② 4시간 ③ 6시간 ④ 8시간

해설 ㉠ 인큐베이터 내부 공기 : 맑은 공기의 표준인 21[%] 산소농도 수준을 유지해야 한다.
㉡ 인큐베이터 내부에 신선한 공기의 공급 : 옥외 공기를 2시간마다 정화시켜 준다.
㉢ 인큐베이터의 온도 : 섭씨 32[℃]~37[℃]로 유지한다.

09 다음 중 신생아 보육기의 구성요소가 아닌 것은? (14년1회산업16번)

① 기화기 ② 히터 ③ 산소공급기 ④ 무호흡감지기

해설 보육기 : 아기는 자신의 체온을 조절할 수 있는 능력이 없기 때문에 주위의 온도를 높여 아기체온을 알맞게 조절해 주어야 한다.
㉠ 산소를 공급하는 능력이 떨어지기 때문에 호흡계에 문제가 될 수 있는 부분을 최대한 고려한다.
㉡ 온도를 높여주어 아기체온과 맞는 분위기를 맞춰줘야 할 인큐베이터 안에 냉동조절은 옳지 않다. 온도, 습도, 환기기능을 기본으로 한다.

9 기타 기출 치료기기

기·출·문·제

01 다음 중 인공심폐기(Heart-Lung Machine)에 관한 설명이 아닌 것은? (17년4회산업18번)

① 심장과 폐의 대체역할을 위한 의료기기로 혈액에 산소를 공급하여 순환시키는 기능을 한다.
② 심장의 우심방에서 나온 혈액을 산화기를 거쳐 대동맥으로 보낸다.
③ 개심술 중에는 인체의 산소 소모량을 줄이기 위한 저체온법, 표면 냉각법, 중심 냉각법 등을 사용한다.
④ 인공심폐기는 최소한의 Lung volume을 유지하여 폐 손상과 부종을 감소시킨다.

해설 인공심폐기 : 심폐수술시 폐의 대체역할을 위한 의료기기로 혈액에 산소를 공급하여 순환시키는 기능을 하는 기기이다.
㉠ 순환시키는 순서 : ⓐ 혈액을 심장의 우심방에서 산소공급기로 보낸다.
ⓑ 산소공급기 안에서 특별투과막에 의해 산소가 공급된다.
ⓒ 대정맥의 어두운 혈액으로 바뀌어 대동맥으로 흘러 들어간다.
㉡ 구성 성분 : ⓐ 정맥(Cannulae) : 몸의 각 부분에서 혈액을 모아 심장으로 보내는 혈관이다.
ⓑ 저혈조 : 혈액저장소에는 심장수술동안 심장과 폐를 비우기 위해 환자로부터 Drain(드레인)된 혈액이 저장되어 있다.
㉮ 두 가지의 혈액저장소가 있는데 환자의 정맥환류를 저장하는 정맥혈저장소와 수술 중 심장 외로 배출되는 혈액을 심장절개 흡인기로 흡인하여 저장하는 Cardiotomy Reservoir가 있고, 각각에는 여과기가 있다.
㉯ 저혈조는 응급상황시 5~10초간의 관류에 필요한 혈액을 공급하며, 정맥환류량이 과도할 때 저장하는 역할과 공기를 배출하는 역할을 한다.
ⓒ 산화기 : 산소공급기라고도 하고, 산화기는 심폐기를 이루는 구성성분 중에서 동맥 펌프와 더불어 가장 중요한 두 가지 기본 성분 중의 하나이다. 정맥혈에 산소를 공급하기 위한 산화기는 단순히 산소공급만을 하는 것이 아니라 이산화탄소

정답 | 07.④ 08.① 09.① 〈기출문제〉 01.④

제거기능도 겸하고 있다.

ⓓ 열교환기 : 심폐바이패스시 저체온의 유도를 위하여 사용된다. 이를 위해서 심폐기에는 환자의 혈액을 냉각시키고 다시 혈액을 가온시킬 수 있는 장치가 필요하며, 내부에서 냉각 또는 가온된 물을 순환시켜 관류혈액을 냉각 또는 가온시킴으로써 환자의 체온을 조절하게 된다. 체온은 직장과 비인두로 측정하며 냉각속도는 0.7~1.5[℃/min]이며 가온속도는 0.2~0.5[℃/min]이다.

ⓔ 펌프 : 동맥펌프는 산화된 혈액을 환자에게 되돌려 보내는 장치로 일반적으로 롤러펌프와 원심성 펌프의 두 종류가 있다.

ⓕ 여과기 : 혈액 내의 작은 입자나 가스에 의한 색전증을 방지하기 위해서 동맥선 내에 장치하는데 입자의 크기에 따라 여과기 구멍보다 큰 것을 걸러내는 Depth filter와 전극을 이용하여 Filter의 전극과 반대되는 전극의 입자를 걸러내는 Screen Filter가 있다. 나일론이나 폴리에스테르를 사용하여 막형의 필터를 만들며(20~40[μm]) 정도이다.

ⓖ 동맥(Cannuale) : 허파를 거쳐 산소가 풍부해진 혈액을 온몸의 조직에 공급하는 혈관이다.

ⓗ 심장내 흡인장치 : 수술중 출혈을 저혈조로 흡입하는 기기이다. 심폐기를 사용하며 생기는 혈액손상의 중요원인은 공기와 피의 접촉과 교류가 있으며, 가스색전증의 중요한 원인으로는 질소가스의 방울들이 혈관을 돌아다니는 것이 위험하다.

ⓒ 이중 산화기는 기포형 산화기와 막형 산화기가 있으며 산소공급, 이산화탄소 제거 역할을 한다.

ⓔ 열 교환기는 심폐 바이어스시 저체온의 유도를 위해 사용된다.

ⓜ 막형 산화기 = 반투과막을 통해 가스 전달이 일어나고, 맴브레인 재료로는 Polypropylene이 많이 사용된다(소수성 물질).

ⓗ 인공심폐기를 사용함으로써 생길 수 있는 합병증은 다음과 같다.

ⓐ 급성 신부전 : 급성 신부전이란 신장기능이 수시간에서 수일에 걸쳐 급격하게 저하되는 것을 말한다. 신장기능 저하의 결과로 신체 내에 질소 노폐물이 축적되어 혈액 내에 고질소혈증이 일어나고, 체액 및 전해질 균형에 이상이 생긴다. 급성 신부전은 병원에 입원하는 환자의 약 5[%] 정도에서 나타나며, 중환자실에 입원하는 환자의 약 30[%]에서 나타난다.

ⓑ 저심박출증후군 : 심근육의 상해, 낮은 심근육의 수축성이다.

ⓒ 뇌졸중 : 뇌졸중(腦卒中)은 뇌기능의 부분적 또는 전체적으로 급속히 발생한 장애가 상당기간 이상 지속되는 것으로, 뇌혈관의 병 이외에는 다른 원인을 찾을 수 없는 상태를 일컫는다.

02 다음 중 인공심폐기의 구성과 역할에 대한 설명이 아닌 것은? (18년1회기사6번)

① 저혈조 : 정맥환류량이 과도할 때 저장하는 역할을 한다.
② 산화기 : 정맥혈액에 산소를 공급하고 이산화탄소를 제거한다.
③ 열교환기 : 심폐바이패스 시 저체온의 유도를 위해 사용한다.
④ 심장 내 흡인장치 : 색전과 같은 미세입자들이 동맥 순환계로 들어가지 못하게 한다.

해설 02 치료기기-9. 기타 기출 의료기기(기출 01번 해설)

03 다음 중 인공심폐기에 관한 설명이 아닌 것은? (18년4회기사18번)

① 장시간 사용가능하기 때문에 수술시간을 제한하지 않는다.
② 심폐수술시 심장과 폐의 대체 역할을 수행한다.
③ 인체의 산소 소모량을 줄이기 위한 저체온법이 사용된다.
④ 적혈구의 파괴 및 단백질 변성이 일어나는 문제를 해결하기 위해 밀폐형 심폐기가 개발되었다.

해설 02 치료기기-9. 기타 기출 의료기기(기출 01번 해설)

04 다음 중 인공심폐기의 특징이 아닌 것은? (10년2회산업9번)

① 산소를 공급하고 이산화탄소를 제거하는 기능을 한다.
② 심장과 폐의 역할을 담당한다.
③ 심장수술 등에 많이 사용된다.
④ 일반적으로 좌심방에서 혈액을 뽑아 산소를 공급한 후 체순환을 시킨다.

해설 인공심폐기 : 심폐수술시 심장과 폐의 대체역할을 위한 의료기기로 혈액에 산소를 공급하여 순환시키는 기능이며, 혈액을 심장의 우심방에서 산소공급기라고 하는 특별저장소로 보내고 산소공급기안에서 특별 투과막에 의해 산소가 공급된다. 심장수술이 가능하도록 체외순환을 담당하는 기계이다.

정답 | 02.④ 03.① 04.④

05 다음 중 인공심폐기에 대한 설명이 아닌 것은? (16년1회산업3번)

① 인공심폐기는 심폐수술시 심장과 폐의 대체 역할을 위한 의료기기이다.
② 이산화화탄소를 제거하고 산소를 공급한다.
③ 혈액에 산소를 공급해서 순환시키는 기능을 한다.
④ 심장의 좌심방에서 나온 혈액을 산화기를 거쳐서 밝은 적색의 혈액으로 만들어 대동맥으로 흘려보낸다.

해설 인공심폐기 : 심폐수술시 심장과 폐의 대체역할을 위한 의료기기로 혈액에 산소를 공급하여 순환시키는 기능이다.
㉠ 혈액을 심장의 우심방에서 산소공급기라고 불리우는 특별저장소로 보내고, 산소공급기안에서 특별 투과막에 의해 산소가 공급된다. 심장수술이 가능하도록 체외순환을 담당하는 기계이다.
㉡ 좌심방이 아닌 우심방으로부터 나온 혈액을 대동맥으로 다시 보낸다.

06 다음 중 인공심폐기의 특징이 아닌 것은? (12년4회산업16번, 15년1회산업9번, 18년4회산업11번)

① 심폐수술시 심장과 폐의 대체 역할을 한다.
② 산화기는 혈액에 산소를 공급하고 이산화탄소를 제거한다.
③ 우심방에서 혈액을 뽑아 산화기를 거쳐 대동맥으로 보낸다.
④ 산소와 이산화탄소의 교환은 심장에서 이루어진다.

해설 02 치료기기 - 9. 기타 기출 치료기기(기출 05번 해설)

07 다음 중 인공심폐기의 구성이 아닌 것은? (09년4회기사16번, 11년1회산업1번, 12년1회기사13번, 12년4회산업6번, 13년4회기사8번, 14년4회산업8번, 15년1회기사15번, 15년4회산업17번, 16년1회산업10번, 21년1회기사13번, 21년4회기사06번)

① 저혈조(Blood Reservoir), 혈액펌프
② 산화기(Oxygenator), 정맥 캐뉼라(Venous Cannula)
③ 흡착필터(Adsorbent), 투석시, 동정맥루, 증류수(Distilled Water), 혈구와 혈장분리기
④ 열교환기(Heat Exchanger), 여과기

해설 ㉠ 흡착필터 : 인공심폐기에서는 필요없고 독소제거용으로 사용한다.
㉡ 여러 개의 펌프로 산소와 이산화탄소를 교환하는 막형 산화기이다.
㉢ 일정량의 피를 저장하는 저혈조, 체온도절기, 펄프필터 및 도관과 심장에 삽입하는 캐뉼러로 구성되어 있다.
㉣ 심폐기(Pump-Oxygenator) : 필수적인 구성성분이다.
ⓐ 심장 대신 기계적 펌프장치에 의한 인공관류로 몸의 혈액순환을 유지시킬 수 있는 펌프이다.
ⓑ 폐 대신 인공적인 가스교환 장치에 의해 정맥혈액을 동맥혈액으로 산소화시킬 수 있는 산화기이다. 이들 두 가지 기본 성분 이외에도 심폐기 회로에는 심폐바이패스의 효과적이고도 안전한 운용을 위해 여러 가지 다양한 구성성분들이 포함되게 된다.
ⓒ 인공심폐기의 구성 : 열교환기, 심장절개 흡인기 및 벤트장치, 여과기, 저혈조, 캐뉼라 튜브, 원심성 세포세척장치 및 초여과기, 안전장치 등이다.

08 다음 중 인공심폐기의 구성요소 중 저체온의 유도를 위해 사용되는 장치는? (08년4회기사18번, 10년4회산업20번, 11년1회기사13번, 15년4회기사1번, 19년4회기사15번)

① 여과기(Filters) ② 산화기(Oxygenator)
③ 저혈조(Blood Reservoir) ④ 열교환기(Heat Exchanger)

해설 인공심폐장치기 : 외과수술 동안 혈액과 함께 몸 세포조직의 관류는 외용 펌프로 유지시키며 혈액에 산소를 공급해 준다.
㉠ 환자의 몸내에서 흐르는 혈액은 캐뉼러(Cannula)라 하는 살균한 깨끗한 관을 통해서 운반된다.
㉡ 환자의 근조직에 맞는 캐뉼라를 삽입시켜 혈액을 공급하거나 공급받도록 한다.
㉢ 구성은 펌프, 산화기, 열교환기 등으로 구성되어 있는데 외과수술을 하는 동안 환자의 혈액과 함께 몸 세포조직의 관류를 체외펌프로 유지시키는 기기로 혈액에 산소도 공급하고 일정한 온도도 유지되도록 하는 기능을 가지고 있는 기기이다.

정답 | 05.④ 06.④ 07.③ 08.④

09 다음 인공심폐기의 구성 중 동맥펌프와 더불어 가장 중요한 장치로 정맥혈액에 산소공급을 해줄 뿐만 아니라 이산화탄소 제거기능을 해주는 장치는? (09년4회산업3번, 11년4회산업6번, 13년4회산업18번, 16년1회산업11번, 19년4회산업기사15번)

① 정맥 캐뉼러 ② 산화기 ③ 여과기 ④ 열교환기

해설 산화기(Oxygenator) : 정맥혈에 산소를 공급하기 위한 산화기는 막형과 중공사막형이 있으며, 산소와 정맥혈을 가는 막을 사이에 두고 접촉시킴으로써 가스교환이 이루어지게 된다. 또 산소공급뿐만 아니라 이산화탄소 제거기능을 겸하기 때문에 산소기라는 용어보다는 인공폐(Artificial Lung), 또는 가스교환기(Gas Exchanger)란 용어가 더 적절하다.

10 다음 중 인공심폐기용 산화기로는 기포형과 막형이 있다. 산화기에 대한 설명이 아닌 것은? (17년1회기사5번)

① 막형 산화기의 경우 반투과막을 통해 가스교환이 이루진다
② 기포형 산화기의 경우 최근에 많이 사용되고 있다.
③ 기포형 산화기의 경우 2시간 이내의 단기간 관류(Perfusion)에 유리하다.
④ 두 경우 모두 산소의 공급 및 이산화탄소 제거기능을 가지고 있다.

해설 산화기(Oxygenator : 산소공급기)
㉠ 산화기는 심폐기를 이루는 구성성분 중 동맥펌프와 더불어 가장 중요한 두 가지 기본성분 중의 하나이다.
㉡ 산화기는 실제 우리 몸으로부터 받아들인 정맥혈액에 단순히 산소공급만을 하는 것이 아니라 이산화탄소 제거기능도 겸하기 때문에 산화기는 인공폐(Artificial Lung), 또는 가스교환기(Gas Exchanger)란 용어가 더 적절하다는 견해도 있다.

11 다음 인공심폐기 중 막형산화기의 재료가 아닌 것은? (15년1회기사16번, 20년3회기사01번)

① Silicon Rubber Membrane ② Polyrpropyene Membrane
③ Ceramic Membrane ④ Teflon Membrane

해설 막형산화기 : 혈액과 가스가 집적 접촉하는 대신 폴리프로필렌, 실리콘 수지, 테프론 등 산소 및 이산화탄소에 투과성인 막상구조를 사이에 두고 가스교환이 일어나는 산화기로서 인체의 가스교환 방식에 보다 접근된 형태이다. 최대표면 면적은 1.6~5.4[m^2]으로 열교환기와 하나의 유닛으로 구성되어 2~3시간 이상의 관류에 유리하다. 대부분의 혈액 손상은 첫 2~3분간 발생된다.

12 다음 중 혈관수축에 의해 혈관의 내경이 $\frac{1}{2}$로 줄어들었다. 이 때 혈관에 흐르는 혈류량의 변화에 대한 설명은? (17년1회기사16번)

① $\frac{1}{2}$로 줄어든다. ② $\frac{1}{4}$로 줄어든다.
③ $\frac{1}{8}$로 줄어든다. ④ $\frac{1}{16}$로 줄어든다.

해설 혈관의 평활근이 수축하여 반지름이 1/2로 줄면 혈류량은 그 4제곱인 1/16로 감소하고, 반대로 반지름이 2배가 되면 혈류량은 그 4제곱인 16배로 증가한다
㉠ 관내의 정상유동의 경우 모멘텀 정리에 의해 압력에 의한 힘과 점성 저항력이 균형을 이루고 있다.
㉡ 유량은 압력차와 관경의 네제곱에 비례하며, 점도와 관길이에 반비례한다. 따라서 혈관의 직경이 1/2로 줄어들면 유량은 1/16로 줄어든다.

13 다음 중 기능저하로 혈압이 떨어지면 뇌로 가는 혈류량이 적어져 뇌에 공급되는 산소가 줄어드는 문제를 방지하기 위해 기계장치를 이용하여 부전상태의 심장기능을 보조하는 의료기기는? (17년4회산업2번)

① IABP(Intra Aortic Balloon Pump) ② Linac(Linear Accelerator)
③ MRI(Magnetic Resonance Imaging) ④ PET(Position Emission Tomography)

해설 ㉠ IABP(Intra Aortic Balloon Pump : 대동맥 내 풍선펌프) : 순환부전을 보조하기 위해 사용되는 일시성 기계적 순환보조기로 가장 널리 사용된다. 관상동맥 관류증가, 전신관류를 증가시키고, 심근작업량과 후부하를 감소시킴으로써 심근의 산소공급량을 증가시킨다.

정답 | 09.② 10.② 11.③ 12.④ 13.①

㉡ 외부방사선 치료장치(Linac : Linear Accelerator) : 가속장치의 일종으로 1931년 미국의 E.O. Lawrence 및 D.H. Sloan 이 최초의 직선 가속장치를 만들었는데, 길이가 점점 길어지는 원통전극을 일직선상에 나란히 놓고, 하나 건너의 전극을 한 조로 하여 고주파 전압을 가해 입자가 전극사이의 갭을 통과할 때마다 가속시키도록 한 것이다.

ⓐ 10~500[kV]의 X-선 치료장치, ^{60}Co 등의 방사성동위원소를 이용한 방사성동위원소 원격치료장치, 입자를 가속하여 방사선을 방사시켜 치료하는 입자가속장치 등으로 분류할 수 있다.

ⓑ 체외조사는 주로 ^{60}Co 원격치료기와 linac(릴낵)을 이용한다.

㉢ MRI(자기공명영상법) : 강한 자기장 내에서 인체에 라디오파를 전사해서 반향되는 전자기파를 측정하여 영상을 얻어 질병을 진단하는 검사이다. 또한 자력에 의하여 발생하는 자기장을 이용하여 생체의 임의의 단층상을 얻을 수 있는 첨단의학기계, 또는 그 기계로 만든 영상법이다. MRI는 X-ray처럼 이온화 방사선이 아니므로 인체에 무해하고, 3-D 영상화가 가능하며 컴퓨터단층촬영(CT)에 비해 대조도와 해상도가 더 뛰어나다.

㉣ PET(양전자방출단층촬영) : 양전자를 방출하는 방사성 의약품을 이용하여 인체에 대한 생리 화학적, 기능적 영상을 3차원으로 얻는 핵의학 영상법으로 방사성의약품을 혈관에 주사한 후 전신에 흡수되어 방출되는 양전자를 이용하여 전신을 촬영한다. 이 때 주사되는 방사성의약품은 포도당과 같은 우리 몸의 기초 신진대사에 이용되는 물질이므로 대사과정에 이상이 있는 암이나 염증부위, 조직의 괴사부위 등을 알 수 있는 검사이다.

14 다음 중 IABP(Intra Aortic Balloon Pump)의 심기능 보조 메커니즘이 아닌 것은?

(09년4회기사4번, 11년4회기사20번, 17년1회기사9번)

① 관상동맥의 혈류량이 증가한다.
② 심박출량이 감소한다.
③ 풍선의 수축과 확장에 의해 심장의 후부하가 감소한다.
④ 심장의 산소 소비량이 감소한다.

해설 ㉠ IABP(Intra Aortic Balloon Pump : 대동맥 내 풍선펌프) : 대퇴동맥이나 말초동맥으로부터 풍선을 부착한 관을 좌쇄골하동맥 바로 아래까지 삽입하고, 풍선의 수축과 확장을 심장의 박동주기에 맞추어 구동장치를 동작시킨다.

㉡ 심기능 보조 메커니즘

ⓐ 풍선의 수축과 확장에 의한 심장의 후부하는 감소하며, 심박출량은 증가한다.

ⓑ 관상동맥 혈류량이 증가하며 심장의 산소소비량이 감소한다.

15 다음 중 박동형 인공심장에 대한 설명이 아닌 것은? (08년4회산업19번, 13년4회산업9번, 17년1회산업9번)

① 인공판막이 필요없다.
② 전기기계식 및 공압식으로 만들 수 있다.
③ 자연심장과 유사한 박동성 혈류의 구현이 가능하다.
④ 완전인공심장이나 좌심실 보조장치 모두 박동형 인공심장으로 구현 가능하다.

해설 현재의 박동형 인공심장은 밸프와 판막이 필요하다. 비박동형 인공심장에 판막이 필요없다.

㉠ 인공심장(Artificial Heart) : 심장의 기능을 부분적으로 또는 완전히 대행하는 장치를 인공심장이라고 한다.

ⓐ 체외식 보조순환, 보조심장(보조순환), 완전인공심장의 3가지가 포함되는데 보통은 완전인공심장이다.

㉮ 이 연구는 1958년 미국의 콜프 Kolff 등에 의해서 시작되어 최근에는 그 임상응용도 개시되고 있다.

㉯ 현시점에서는 심장이식의 중간과정에서 사용되는 경우가 많다.

ⓑ 완전 인공심장으로는 자연심장을 남기고 체외에 인공심장장치를 두는 것, 자연심장을 절제하고 흉강내에 혈액펌프를 이식하고 다른 장치 등은 체외에 두는 것, 자연심장을 절제하고 체내에 모든 장치를 이식하는 것이 있다.

ⓒ 문제점으로는 혈전의 형성, 장치의 고장 및 내구성, 우심부전, 성장에 수반하는 저심박출량, 감염 등을 들 수 있는데 그밖에 아직 미해결된 점도 적지 않다.

㉡ 판막 : 혈액의 역류를 막기 위해 심장에 존재하는 막으로 심장의 수축과 이완에 맞추어 열리거나 닫히며 혈액을 일정한 방향으로 흐르도록 하는 것이므로 꼭 필요하다.

㉢ 체외 생명 보조장치 : 급성 심근경색증, 말기 심부전증, 심장마비, 호흡부전 환자 또는 개흉수술시에 응급실이나 수술장 내외에서 막형 산화기를 사용하여 혈액에 산소를 공급하는 체외순환 보조장치이다. 완전인공심장이나 좌심실 보조장치 모두 박동형 인공심장으로 구현 가능하다.

정답 | 14.② 15.①

16 다음 인공심장의 구동방식 중 박동형 혈액펌프와 가장 거리가 먼 것은? (18년4회기사12번)

① 전기공압식 인공심장 ② 전기기계식 인공심장
③ IABP ④ 원심형 혈액펌프

해설 02 치료기기 – 9. 기타 기출 의료기기(기출 15번 해설)

17 다음 중 인공심장용 혈액펌프를 박동성유무로 분류시 속하지 않은 것은? (19년4회기사12번)

① 연속류형 ② 원심형 ③ 축류형 ④ 전기기계식

해설 02 치료기기 – 9. 기타 기출 의료기기(기출 15번 해설)

18 다음 중 인공펌프를 사용하여 심장 바이패스 등을 실시하여 심근의 부하를 감소할 목적 또는 심혈관 순환을 개선하여 심근수축력의 회복 목적으로 사용되는 의료기기는? (12년1회기사8번)

① 보조순환장치 ② 인공심폐기 ③ 인공심장 ④ 인공신장기

해설 ㉠ 보조순환장치 : 내과적 치료한계를 넘은 고도의 순환부전에 대해서 기계적 수단을 이용하여 순환의 보조대행을 한다.
ⓐ 동시에 관순환, 신순환, 혈액가스교환의 개선등을 도모하는 것을 보조순환이라고 하며, 이로 인해 일단 악순환에 빠진 심부전 환자의 심근수축력 회복을 도모한다.
ⓑ 부분심폐 우회술(V–A 우회술), 좌심 우회술, 대동맥내 벨룬펌핑(1ABP) 등 기타 여러가지 방법이 있으나 일장일단이 있다.
ⓒ 최근 막형 인공폐의 개발에 의해 급성호흡부전에도 광의의 보조순환이 이용되게 되었다.
㉡ 인공심폐기 : 심폐수술시 심장과 폐의 대체역할을 위한 의료기기로 혈액에 산소를 공급하여 순환시키는 기능을 한다. 인공심폐기는 혈액을 심장의 우심방에서 산고공급기라고 하는 특별 저장소로 보내고, 산소공급기 안에서 특별 투과막에 의해 산소가 공급된다.
㉢ 인공심장 : 기능이 떨어졌거나 악화된 심장 대신 생체 내에 기계적으로 장치하여 전신순환을 영구적으로 보조 또는 대행하도록 만든 심장이다.
㉣ 인공신장기 : 신장의 기능이 현저히 저하된 환자에게 사용되는 장치이다. 용질의 제거는 확산과 대류에 의해 이루어지고, 체액 제거는 초여과에 의해 이루어진다.

19 다음 중 인공심장의 구동 매커니즘 중 연속류 혈액펌프에 해당하는 것은?(08년4회기사9번, 11년1회기사15번, 19년1회기사01번)

① 축류형(Axial)(원심형) ② 공압식(Pneumatic)
③ 전기유압식(Electrohydraulic) ④ 전기기계식(Electromechanical)

해설 인공심장 : 심장의 펌프기능을 일시적 또는 영구적으로 대행하는 인공장기이다. 인공심장 중에서 심장기능을 부분적 · 일시적으로 대행하는 것을 보조심장이라 하며, 보조심장에는 좌심보조심장과 우심보조심장 및 양심보조심장이 있는데, 실제로는 좌심실부전증이 많기 때문에 좌심보조심장을 사용하는 경우가 많다.

20 다음 중 인공심장에 대한 설명이 아닌 것은? (18년1회기사16번)

① 이식성 여부에 따라 전치환 인공심장과 심실보조장치로 구분된다.
② 구동메커니즘에 따라 전기기계식, 전기유압식, 전기공압식, 유체기계식으로 구분된다.
③ 혈액펌프는 연속류와 박동형으로 구분된다.
④ 심실보조장치는 회복불능의 자연심장을 제거하고 대체한다.

해설 인공심장 : 기능이 떨어졌거나 악화된 심장 대신 생체 내에 기계적으로 장치하여 전신순환을 영구적으로 보조 또는 대행하도록 만든 심장이다.

21 다음 중 전치환 인공심장과 좌심실보조장치의 가장 큰 차이점은? (11년1회기사10번)

① 구동방식의 차이 ② 환자 원래 심장의 제거 여부
③ 치료 목적의 차이 ④ 치료 후 예후의 차이

정답 | 16.④ 17.④ 18.① 19.① 20.④ 21.②

해설 인공심장 : 기능이 떨어졌거나 악화된 심장 대신 생체 내에 기계적으로 장치하여 전신순환을 영구적으로 보조 또는 대행하도록 만든 심장이다.

22 다음 중 인공심장을 구동메커니즘에 따라 분류할 경우 해당하지 않는 종류는? (15년4회기사2번)

① 전기박동식　② 전기기계식　③ 전기유압식　④ 유체기계식

해설 구동메커니즘
㉠ 전기기계식 ㉡ 전기유압식 ㉢ 전기공압식 ㉣ 유체기계식 ㉤ 원심형 ㉥ 축류형

23 다음 중 대동맥 내에 삽입되어 풍선의 수축과 확장에 의해 심장의 후부하를 감소시키는 기기는?
(08년4회산업18번, 10년2회산업3번, 11년4회산업3번)

① VAD　② 원심형 혈액펌프　③ 축류형 심실보조기　④ IABP

해설 IABP(Intra Aortic Ballon Pump : 대동맥 내 풍선펌프) : 순환부전을 보조하기 위해 사용되는 일시성 기계적 순환보조기로 가장 널리 사용된다. 관상동맥관류 증가, 전신관류 증가, 심근작업량과 후부하를 감소시킴으로써 심근의 산소 공급량을 증가시킨다.

24 다음 중 인공신장의 원리를 설명하는 것은? (16년1회산업9번)

① 반투막을 이용하여 저분자 물질에 섞여 있는 고분자 물질을 제거하는 방법
② 고분자량 용매분자는 통과시키고 분자량이 작은 용질은 통과시키지 않는 얇은 막 이용
③ 반투막을 이용하여 고분자 물질에 섞여 있는 저저분자 물질을 제거하는 방법
④ 고농도에서 저농도로 저분자 물질이 반투막을 통과하는 현상 이용

해설 인공신장기 : 체내에서 생성된 노폐물을 걸러 배설하는 역할을 하는 것이 신장이다. 그러나 기능이 떨어지면 혈액 속에 독성물질이 싸여 식욕부진, 무력감, 빈혈, 등과 같은 증상이 나타나고, 심해지면 출혈, 호흡곤란, 구토 등이 일어나 생명이 위험해진다. 이 때 수분, 염분 및 여러 노폐물을 혈액에서 제거할 수 있는 인공신장기를 이용한다.

25 다음 중 인공신장의 구성요소가 아닌 것은? (16년1회산업4번, 19년4회산업기사19번)

① 투석기　② 혈액펌프　③ 전해질 농도 측정기　④ 저혈조

해설 인공신장기 : 인공신장기 혹은 투석기계는 투석실에 환자의 침대 옆에 있는 사각형의 기계장치이다. 이 기계는 크게 혈액펌프, 투석액전달 시스템과 안전감시장치로 이루어져 있다.
㉠ 혈액펌프 : 혈관통로를 통해 몸 밖으로 나온 혈액을 투석기로 보내어 통과시킨 후 다시 환자에게 넣어 주는 기능을 한다. 혈액펌프를 조정하여 혈류속도를 정할 수 있다.
㉡ 혈액투석기 : 신부전증 환자에게 시행되는 신대체요법의 하나로 환자의 혈액이 특수한 관을 타고 체외로 나와서 특수한 필터(투석기)를 통해 노폐물 및 수분이 걸러진 후 체내로 다시 주입되는 치료방법이다.
㉢ 투석액전달 시스템 : 투석 농축액이나 농축가루를 정수된 물과 혼합하여 희석한 후 투석기로 보내는 역할을 한다.
㉣ 안전감시장치 : 투석이 안전하게 이루어질 수 있도록 항상 감시하는 장치이다.
ⓐ 혈액의 흐름을 확인하기 위해 혈액 연결관의 동맥라인과 정맥라인에서 압력을 측정하는 장치가 있어서 혈액이 몸에서 나가고 들어올 때 과도한 압력을 받지 않게 한다.
ⓑ 공기가 몸 안으로 들어가는 것을 막기 위한 공기감지장치, 투석액의 전해질 농도와 온도를 일정하게 유지하기 위한 장치와 투석기에서 혈액이 투석액 쪽으로 새는 것을 감지하는 감지기가 있어서 투석액 내에서 혈액이 감지되면 경보가 울린다.

26 다음 중 혈액투석에 대한 설명이 아닌 것은? (08년4회기사10번, 10년4회기사11번, 12년4회기사7번, 17년4회기사10번)

① 혈관통로를 위해 정맥에 카테터를 삽입한 것을 동정맥루라 한다.
② 혈액투석의 합병증으로 저혈압, 근경련, 투석 불균형증후군 등이 있다.
③ 혈액투석에서 용질에 제거는 확산과 대류에 의해 이루어지고, 체액제거는 초여과에 의해 이루어진다.
④ 혈액과 상호작용하여 노폐물과 과잉 수분을 제거하면서 필요한 전해질은 보충, 유지시켜줄 수있도록 조성된 투석액이 필요하며, 농도는 혈장액과 비슷하다.

정답 | 22.① 23.④ 24.③ 25.④ 26.①

해설 혈액투석 : 투석기를 이용하여 혈액으로부터 노폐물을 걸러주고 인체 내의 전해질 균형을 유지하며 과잉의 수분을 제거하는 방법으로 혈액투석의 장점으로는 병의 진행 등에 대해 체크할 수 있어 안전하다. 주 2~3회 치료로 충분하고, 동정맥루 수술 후에는 인체에 카테터를 달고 다니지 않아도 된다.

㉠ 투석은 만성신부전 환자의 혈액에서 노폐물을 제거하는 것을 말하며, 투석의 종류는 혈액투석과 복막투석이 있다. 그 중 혈액투석은 혈액투석장치를 이용하여 혈액 속의 노폐물과 수분을 제거하고 전해질의 균형을 유지하는 방법이다.

㉡ 팔의 내측에 동맥과 정맥을 연결하여 만든 동정맥루를 통해 투석을 시행하며, 동정맥루가 없는 경우에는 목 부위의 정맥에 카테터(도관)를 삽입하여 투석을 시행한다. 동정맥루에 두 개의 주사관을 꽂아 투석기(Dialyzer)와 연결하면 혈액이 투석기를 통과하면서 투석액 쪽으로 노폐물, 수분, 전해질 등이 제거되고 부족한 성분은 투석액에서 혈액으로 유입된다.

㉢ 혈액투석 : 고정된 스케줄에 맞춰 주 2~3회 투석실에 방문하여 시행하며, 투석을 진행할 때마다 동정맥루에 주사관을 삽입해야 하는 불편함이 있다. 또한 투석을 간헐적으로 진행하므로 복막투석에 비해 식이요법을 철저하게 진행해야 하며, 식이를 제대로 조절하지 못한 경우에는 체내에 수분이 과도하게 증가하여 심장과 폐에 합병증이 발생할 수 있다.

㉣ 식이요법을 철저하게 지키지 못한 경우 투석을 받으면 많은 수분과 노폐물이 한꺼번에 제거되므로 투석 후 피로감이나 허약감이 들 수 있다.

27 다음 중 혈액투석 장치의 구성요소가 아닌 것은? (10년2회산업11번, 12년4회산업1번)

① 투석기 ② 항응고제 ③ 혈관통로 ④ 유량센서

해설 ㉠ 투석기 : 투석기를 이용하여 노폐물을 걸러준다

㉡ 항응고제 : 혈액투석시 혈액이 체외로 나와 응고될 수 있으므로 항응고요법이 필요하며, 헤파린이 널리 이용된다.

㉢ 혈관통로 : 혈액투석시에는 200~300[ml/min]의 많은 혈류량은 유지하기 위한 혈관통로가 필요하다.

28 다음 중 혈액투석기의 장치요소 내용이 아닌 것은? (13년4회산업4번)

① 투석기 : 혈액이 투석기를 통과하며, 투석액과 접촉하면서 노폐물, 과다한 전해질, 수분이 혈액에서 투석액 쪽으로 이동한다.

② 혈관통로 : 혈액투석시 많은 혈류량을 유지하기 위한 혈관통로로 일시적인 접근만이 가능하다는 단점을 가진다.

③ 투석액 : 혈액과 상호작용하여 노폐물과 고가잉 수분을 제거하면서 필요한 전해질은 보충, 유지시켜줄 수 있도록 조성되어 농도는 혈장액과 비슷하다.

④ 항응고제 : 혈액투석시 혈액이 체외로 나와 응고될 수 있으므로 항응고요법이 필요하며, 헤파린이 주로 이용된다.

해설 혈액투석기의 장치요소 : 투석기, 항응고제, 혈관통로 등이 있다.

㉠ 혈액투석 : 혈액투석기를 이용하여 혈액으로부터 노폐물을 제거하는 치료방법으로 혈액투석을 하기 위해서는 동정맥루 수술이 필요하며, 투석 중 혈액은 수술된 혈관을 통해서 인공투석기로 통과하여 깨끗해진 혈액이 다시 체내로 들어간다. 즉 투석기는 인공신장의 역할을 하게 된다.

㉡ 항응고제 : 혈액의 응고를 억제하거나 지연하는 약물로 헤파린, 쿠마린, 와파린 따위가 있다.

㉢ 유량센서 : 습도와 온도 그리고 공기흐름을 동시에 측정할 수 있도록 설계되었다. 높은 분해도를 가지고 있어 정확도가 높으며, 공기의 흐름을 측정할 수 있고 온도보상이 되어 있는 디지털 출력센서로써 구현하기가 쉽다.

29 다음 중 혈액투석의 단점은? (11년4회산업13번, 14년1회산업4번)

① 스케줄에 맞게 주 2~3회 투석실에 와야 한다.

② 신체에 카테터를 달고 있어야 하므로 세균침입에 대해 방어기구가 없어 염증유발이 쉽다.

③ 북막투석에 비해 쐐 큰 물질도 통과시키기 때문에 혈중의 단백질, 비타민 등이 소실될 수 있다.

④ 포도당이 체내에 흡수되기 때문에 비만이나 고지혈증의 위험이 크다.

해설 혈액투석 : 혈액투석기를 이용하여 혈액으로부터 노폐물을 제거하는 치료방법으로 혈액투석을 하기 위해서는 동정맥루 수술이 필요하며, 투석 중 혈액은 수술된 혈관을 통해서 인공투석기를 통과하여 깨끗해진 혈액이 다시 체내로 들어간다. 즉 투석기는 인공신장의 역할을 하게 되는 것이다.

㉠ 혈액투석은 보통 주 3회 행하며, 1회의 투석시간은 3~5시간이다.

㉡ 이러한 불편 때문에 미국과 같은 선진국에서는 가정투석이 전체 투석환자의 30[%]를 차지하고 있다.

㉢ 이 밖에 혈액투석은 식사 내용과 물의 양이 제한될 뿐만 아니라 비용이 많이 드는 등 문제점이 많다.

정답 | 27.④ 28.② 29.①

30 다음 중 혈액투석과 복막투석을 비교할 때 복막투석이 갖는 단점은? (11년1회기사2번)

① 주 2~3회 복막투석실에 와야 한다. ② 치료할 때 마다 주사를 찔러야 한다.
③ 식이나 수분의 제한이 심하다. ④ 신체에 카테터를 달고 있어야 한다.

해설 ㉠ 복막투석 장점 : 혈액투석과 비교하여 주사바늘에 찔리는 불안감이 없고, 집에서 자가치료하기 때문에 한달에 1~2회 방문치료가 가능하다. 또한 일주일에 2~3회 노폐물을 제거해 주는 혈액투석에 비해 신체적 부담도 적고, 혈압조절도 되며, 꾸준히 노폐물이 제거되므로 혈액투석에 비해 식사제한이 거의 없고, 일과 여행도 자유롭게 할 수 있다.
㉡ 단점 : 매일 4회 청결한 환경에서 투석액을 갈아 주어야 하는 번거로움이 있고 연결구를 통해 균이 들어가 염증을 유발할 수도 있다. 신체(몸)에 달려 있어서 불편하다.

31 다음 중 혈액정화를 위해 활성탄, 이온교환수지, 제올라이트(Zeolite)수지를 이용하는 인공신장 방식은? (15년1회산업8번)

① 여과형 ② 흡착형 ③ 투석형 ④ 여과투석형

해설 ㉠ 인공신장 : 신장기능이 현저하게 저하된 환자에게 사용되는 장치이다.
ⓐ 신장은 체내에 생긴 노폐물을 배설하는데, 이 기능이 저하되면 혈중에 혈중 요소질소(BUN), 크레아티닌(Creatinine) 같은 여러 물질들이 축적되어 빈혈 · 무력감 · 식욕부진 · 고혈압, 심한 경우 구토 · 출혈 · 호흡곤란 등이 일어나 생명유지가 불가능하게 된다.
ⓑ 인공신장기를 사용하면 수분 · 염분 및 여러 노폐물을 혈액으로부터 제거해 준다.
㉡ 흡착형 인공신장 : 혈액정화를 위해 활성탄, 이온교환수지, 제올라이트(Zeolite)수지를 이용하는 인공신장방식이다.

32 다음 중 혈액투석에 비해 복막투석의 최대 단점은? (09년2회기사5번, 16년4회산업4번)

① 치료시 마다 주사를 맞아야 한다. ② 매주 복막실에 와야 하는 불편함이 있다.
③ 신체에 카테터를 삽입한 채로 다녀야 한다. ④ 항상 기계에 의존하여야 하는 번거로움이 있다.

해설 복막투석의 단점
㉠ 최대의 단점은 인체에 카테터(관)을 달고 있어야 하므로 복막이 외부로부터 세균침입에 대해 방어기구가 거의 없어 복막염에 감염된다는 것이다.
㉡ 혈액투석에 비해 꽤 큰 물질도 통과시키기에 혈중의 단백질, 비타민 등이 소실된다.
㉢ 포도당이 체내에 흡수되기 때문에 비만이나 고지혈증의 위험이 크다.

33 다음 중 복막투석의 장점이 아닌 것은? (13년4회기사14번)

① 요독증의 조절이 쉽다.
② 비만이나 고지혈증의 위험이 적다.
③ 빈혈이 있는 환자에게 영양상태의 호전을 기대할 수 있다.
④ 혈압조절이 쉽다.

해설 복막투석의 장점
㉠ 요독증의 조절이 용이하며, 혈압조절이 쉽다.
㉡ 빈혈이 있는 환자에게서 영양상태의 호전을 기대할 수 있다.
㉢ 말초신경염이 혈액투석에 의해 호전된다.
㉣ 식사제한을 하지 않으므로 영양상태가 양호하며, 시간과 경비가 절약된다.
㉤ 환자가 더 쾌적함을 느끼며, 생존율 및 사회 복귀에 유리하다.

34 다음 중 신부전환자에게 혈액투석을 처방함으로써 기대 할 수 있는 효과가 아닌 것은? (08년4회산업4번, 13년1회산업12번)

① 과잉의 수분제거 ② 노폐물 제거 ③ 신장세포 재생 ④ 전해질 균형유지

해설 체내에서 생성된 노폐물을 걸러 배설하는 역할을 하는 것이 신장이다.
㉠ 신장기능이 떨어지면 혈액 속에 독성물질이 쌓여 생명이 위험해지기 때문에 신부전환자는 혈액투석을 해야 한다.
㉡ 혈액투석기의 전해질용액은 정상인의 혈액과 비슷하기 때문에 투석액으로 사용하면 셀로판 반투막을 통해 노폐물이 걸러져

정답 | 30.④ 31.② 32.③ 33.② 34.③

환자혈액이 정상화하는 원리이다.

㉢ 혈액투석은 투석기(인공신장기)를 이용하여 혈액으로부터 노폐물을 걸러주고, 전해질 균형을 유지하며 과잉의 수분을 제거하는 방법이다.

㉣ 신장의 기능을 도와주는 것이지 직접적으로 신장을 재생시킬 수는 없다.

35 다음 중 혈액투석에서 용질 제거방법으로만 나열된 것은? (11년4회기사4번, 09년4회기사8번, 16년4회기사6번)

① 확산, 초여과 ② 확산, 대류 ③ 대류, 초여과 ④ 확산, 대류, 초여과

해설 용질의 제거 : 대류, 확산, 흡착

㉠ 대류 : Hemofiltration 기법에 Solvent Drag 현상에 의한 것으로 용질의 제거량, Ultrafiltration Volume에 정비례한다.

ⓐ 분자량이 500 이상인 중분자 물질의 제거에 유용하다.

ⓑ 분자량이 300 이하의 저분자 제거는 낮다.

ⓒ hemofiltration시 시간당 1~3[L]의 여과를 한다.

㉡ 흡착 : 시간당 6[L] 이상의 High Volume Ultrafiltration이 패혈증에서 cytokine의 제거에 사용한다.

㉢ 확산 : 혈액투석과 마찬가지로 투석막에 투석액을 통과시켜 혈액 및 투석액내의 용질의 농도차에 따른 용질의 이동을 이용(저분자 물질의 제거에 유용)한다.

36 다음 중 혈액투석의 원리가 아닌 것은? (11년4회산업14번, 14년1회기사13번, 18년1회산업14번)

① 전도 ② 확산 ③ 대류 ④ 초여과

해설 혈액투석의 원리

㉠ 확산(Diffusion) : 혈액과 투석액 사이에 반투막을 두고 요소나 칼륨 같은 용질이 이동하는 것으로 반투막 면적 및 투과성, 혈액과 투석액 사이의 농도차 및 유속, 분자크기 등으로 좌우된다.

㉡ 대류(Convection) : 반투막을 통해 체액이 이동할 때 상당량의 용질이 용매끌기라고 불리는 마찰력에 의해 움직이는 것으로 보통의 혈액투석으로는 대류에 의한 용질이동은 적지만 초여과율이 높은 고유량 투석기에서는 그 역할이 크다.

㉢ 초여과(Ultrafiltration) : 혈액구획에 양압을 걸고 투석액 구획에 음압을 걸어 이것의 합이 막간 정수압을 형성한다. 따라서 일정한 막간 정수압에서 일정 시간동안 제거할 수 있는 수분량을 투석기 초여과계수라고 할 때 초여과율은 초여과계수와 막간 정수압, 투석시간 등에 의해 결정된다.

ⓐ 혈액투석 : 확산과 초여과가 동시에 이루어진다.

ⓑ 순차적 초여과 및 혈액투석 : 초여과를 먼저 시행하고 혈액투석은 그 다음에 시행한다.

ⓒ 혈액여과 : 초여과된 체액을 수액으로 보충한다.

ⓓ 혈액투석여과 : 혈액투석과 혈약여과를 합친 것이다.

37 다음 중 전통적 혈액투석의 독소제거의 주된 메커니즘은? (17년4회기사18번)

① 증발 ② 초여과 ③ 흡착 ④ 확산

해설 ㉠ 확산 : 반투과성막을 경계로 요독물질의 농도가 높은 혈액에서 요독물질이 없는 투석액 쪽으로 요독물질이 이동한다.

㉡ 증발 : 액체의 표면에서 일어나는 기화현상이다.

㉢ 초여과 : 미세한 구멍이 있는 얇은 반투막을 매개로, 그 미세 구멍을 이용해 실행하는 여과이다.

ⓐ 여과작용은 액체를 가압 또는 흡인하여 진행시키고, 물이나 낮은 분자의 이온을 통과시켜 고분자를 분리할 수 있다.

ⓑ 한외 여과라고도 하며 기름과 물의 분리, 단백질의 농축, 효소의 분리 · 정제 등에 사용되고 있다.

㉣ 흡착 : 2개의 상(相)이 접할 때, 그 상을 구성하고 있는 성분물질이 경계면에 농축되는 현상이다. 대표적인 예로는 오래전부터 쓰인 숯이 있는데, 간장에 넣어 불순물을 제거해 주는 역할을 한다.

38 다음 중 알콜, 에틸린그리콜 등에 활성분자 색소를 균일하게 녹인 매질을 활용한 레이저의 명칭은?
(13년1회기사 5번, 16년1회산업20번)

① 기체 레이저 ② 고체 레이저 ③ 액체 레이저 ④ 반도체 레이저

해설 ㉠ 기체 레이저 : 기체의 활성원자 또는 그것을 포함한 혼합기체를 레이저 매질로서 활용하는 것으로 주로 전기방전 또는 전자빔

정답 | 35.② 36.① 37.④ 38.③

에 의하여 여기된다.

㉡ 고체 레이저 : 비결정이나 결정물질을 바탕으로 소량의 활성이온을 혼합한 매질을 사용한다.

㉢ 액체 레이저 : 물이나 알코올 같은 용매에 유기색소를 녹여서 이를 매질로 이용하고, 주로 빛에 의해 여기되는 색소 레이저이다.

㉣ 반도체 레이저 : 다이오드 레이저라고도 하며, 레이저 중 제일 작은 것으로 보통 1[nm] 이하의 크기이다. p형 반도체와 n형 반도체의 접합체인 다이오드로 되어 있으며, p-n접합의 끝은 평행한 평면이다. 만약 면이 평행하지 않거나 평면이 아니면 반도체 레이저가 될 수 없다.

39 다음 중 레이저의 특성은? (14년4회산업6번)

① 간섭성 ② 반사성 ③ 열성 ④ 다색성

해설 레이저의 특성 : 레이저광은 다른 전자파와 비교해 간섭성이라는 특징을 가지고 있다.

㉠ 지향성 : 반사나 굴절시키지 않는 한 거의 일직선으로 빛이 진행하는 것이다.

㉡ 단색성 : 레이저 빛은 하나의 파장으로 된 빛으로 단일 주파수, 즉 단일색으로 구성된 빛을 말한다.

㉢ 간섭성 : 전자파의 진폭이나 위상의 흔들릴 정도를 말하는 것으로 태양 빛이나 백열구 빛의 파동은 일관성을 가지고 있지 않아 여러 방향으로 나타나지만, 레이저는 빛의 진로방향이 평행하게 나타나는 빛이다.

㉣ 고휘도 : 휘도란 일정한 넓이를 가진 광원 또는 빛의 사체 표면의 밝기를 니타내는 빛의 출력밀도이다.

40 다음 중 레이저의 특성이 아닌 것은? (16년4회산업13번)

① 열성 ② 단색성 ③ 지향성 ④ 간섭성

해설 02 치료기기 – 9. 기타 기출 치료기기(기출 39번 해설)

41 다음 중 레이저는 주로 매질에 따라 분류되는데, 일반적인 레이저의 종류가 아닌 것은? (08년4회기사1번)

① 기체 레이저 ② 고체 레이저 ③ 수소 레이저 ④ 반도체 레이저

해설 레이저 : 빛이 증폭되는 물리적 현상을 얘기하지만, 현재는 레이저 빛을 발생하는 장치이다. 레이저의 분류도 사용 매질, 출력되는 빛의 파장, 외부에서 공급해주는 에너지 종류, 동작하는 파장영역, 공진기의 모양, 동작형태 등에 따라 다양하지만, 현재 사용중인 분류방법은 매질의 성질에 따라 분류한다.

㉠ 고체 레이저 : 비결정이나 결정물질을 바탕으로 소량의 활성이온을 혼합한 매질을 사용한다.

㉡ 기체 레이저 : 원적외선 영역에서 X-선 영역까지 광범위하게 동작할 수 있다.

㉢ 액체 레이저 : 물이나 알코올 같은 용매에 유기색소를 녹여서 이득매질로 사용하는 색소 레이저이다.

42 다음 중 피부과 수술에서 널리 사용하는 것은? (09년2회기사11번, 11년1회산업3번, 17년1회산업14번)

① 레이저기기 ② 간섭파 치료기 ③ 고주파 치료기 ④ 저주파 치료기

해설 ㉠ 레이저기기(Laser Machine) : 유도 방출된 빛을 증폭하여 강도가 매우 높게 만든 빛을 발생하도록 제조한 장치이다. 다양한 파장의 레이저 광선을 피부조직의 손상없이 조직에 침투하여 치료하는 기기로 피부과 수술에 널리 사용된다.

㉡ 간섭파 치료기 : 신경근육계를 치료하고 통증완화 등에 효과가 있다. 서로 다른 중주파를 교차시킬 때에 인체 안에서 만들어지는 파형이다. 이러한 파형을 대각선으로 교차시키면 크로버 형태의 간섭파형이 만들어진다.

㉢ 고주파 치료기 : 심부열을 발생하여 인체 내 · 외부를 관리하는 장비로 노화방지, 비만 등 삶의 본질을 향상시킬 수 있는 의료기기이다. 인체조직을 통전할 때 진동폭이 매우 짧아 전기화학적 반응 또는 전기분해 현상이 없다. 감각신경 및 운동신경을 자극하지 않으며, 인체 내 불편함이나 근수축을 일으키지 않으면서 신체조직 안의 특정부위를 가열할 수 있다.

㉣ 저주파 치료기(Low-Frequency Therapeutic Apparatus) : 생체에 저주파 펄스를 통전하여 신경이나 근육 등의 치료에 이용하는 장치이다.

ⓐ 펄스는 폭 0.01~1[ms], 주파수 1~500[Hz]의 구형파로, 통증을 진정하는 경우에는 양극을 쓰고, 마비를 자극하는 경우에는 음극을 쓴다.

ⓑ 고주파에 반대되는 개념으로 주파수가 낮은 10[kHz] 이하이다.

ⓒ 저주파 치료의 임상적 효과는 동통의 진정작용으로 저주파 요법은 아픔을 신속히 가라 앉힌다.

ⓓ 두통, 류머티즘, 신경통에 효과가 있다.

정답 | 39.① 40.① 41.③ 42.①

43 다음 중 레이저 치료기기에 사용되는 레이저 특성이 아닌 것은? (21년1회기사19번, 21년4회기사04번)

① 지향성 ② 단색성
③ 간섭성(결맞음성) ④ 열팽창성(저항성)

해설 레이저 치료기기의 특성
㉠ 가간섭성 : 레이저 빔은 가간섭성 파동으로 간섭현상과 굴절효과를 나타낸다.
㉡ 단색성 : 유도방출 현상에 의해 선택적으로 방출된 특정 파장의 빛이 두 개의 반사거울로 이루어진 공진기에서 증폭되어 발진되기 때문에 단일색으로 구성된다.
㉢ 지향성 : 레이저 빛의 광자가 파장이 같은 단일파동으로 간섭성을 띠게 되어 서로 빛의 방향이 같다.
㉣ 고휘광도 : 단위면적당 고에너지를 방출한다. 일반광원에 비해 레이저에서 발생되는 광자의 수는 조사된 단위면적에서 훨씬 더 많다.

44 다음 중 레이저 의료기기의 최대 허용 노광량을 산정하는 기준이 아닌 것은? (14년4회산업20번)

① 노출시간 ② 레이저 매질
③ 레이저 파장 ④ 펄스 지속시간

해설 레이저 매질(레이저의 구성 중 하나) : 외부에서 들어오는 에너지를 흡수하여 빛 방출을 하고, 매질에는 기체, 액체, 고체, 반도체 등이 있다.
㉠ 매질의 내부에는 활성원자가 균일하게 분포되어 있다.
㉡ 이러한 활성원자는 외부에서 에너지를 공급받아 여기상태로 이동했다가 수명이 되면 다시 원래의 기저상태로 되돌아오게 된다.

45 레이저 의료기기는 인체에 다양한 어떤 작용을 하게 된다. 다음 중에서 세포막 파괴, 세포로부터의 수분 증발, 팽창, 세포 파열 등을 일으키는 레이저 의료기기의 작용은? (17년1회기사10번)

① 열작용 ② 광작용 ③ 전자작용 ④ 혈액용고작용

해설 레이저 치료의 특징
㉠ 시술시 출혈이 거의 없다. ㉡ 수술을 단축한다.
㉢ 시술시간이 매우 짧다(2~3분). ㉣ 통증이 적다.
㉤ 전신마취의 수술을 국소마취나 국소마취 없이 수술이 가능하다. ㉥ 반복치료가 가능하다.
㉦ 절개된 영역의 1[mm] 이내에서 자연적인 혈관응고가 이루어진다. ㉧ 정상적인 세포조직의 손상없이 수술이 가능하다.

46 다음 중 레이저 발생장치의 구성에서 레이저 매질로부터 방출된 빛을 모아 한 방향으로 내보내는 것는? (12년4회기사3번, 21년1회기사11번)

① 광공진기 ② 여기원 ③ 레이저 매질 ④ 광섬유

해설 ㉠ 공진기 : 레이저 매질로부터 방출되는 빛을 모아 한 방향으로 보내는 장치이다. 활성원자가 여기원자로부터 에너지를 공급받은 뒤 여기상태를 거쳐서 빛으로 방출하지만, 그 방출된 빛을 레이저 매질 속으로 왕복시켜 빛 에너지로서 계속하여 증폭시키는 것으로 보통은 2개의 반사경(전반사경 및 출력반사경)으로 구성된다.
㉡ 여기원자 : 레이저 매질이 빛을 방출하도록 에너지를 공급하는 것으로 전기방전, 전자빔, 빛 등이 있다.
㉢ 레이저 매질 : 외부에서 들어오는 에너지를 흡수하여 빛을 방출하는 것이다. 매질에는 기체, 액체, 고체, 반도체 등이 있다. 매질의 내부에는 활성원자가 균일하게 분포되어 있다.
㉣ 광섬유 : 중심부에는 굴절률이 높은 유리, 바깥 부분은 굴절률이 낮은 유리를 사용하여 중심부 유리를 통과하는 빛이 전반사가 일어나도록 한 광학적 섬유이다. 에너지 손실이 매우 적어 송수신하는데이터의 손실률도 낮고, 외부의 영향을 거의 받지 않는다는 장점이 있다.

47 다음 중 뛰어난 내식성, 생체친화성, 높은 내마모성과 높은 강도 등의 장점으로 인해 인공 고관절이나 치과용 임플란트 등의 광범위하게 임상에서 사용되는 재료는? (19년4회기사15번)

① Graphite ② Alumina ③ Silica ④ Zirconia

정답 | 43.④ 44.② 45.① 46.① 47.②

해설 순도가 다양한 알루미나, 즉 산화 알루미늄(Al_2O_3)은 첨단세라믹 재료 중 가장 보편화되었다.

㉠ 탄소 세라믹스(Carbon Ceramics) 섬유 고기능 복합재료로 우주, 항공 분야에 사용된다.

㉡ 바이오 글라스(Bioglass) : 인공뼈 · 인공치아 등이 대표적인 예이다. 이들 재료의 가장 중요한 요소는 생체와의 친화성이다.

ⓐ 주로 뼈나 치아의 무기질 주성분인 인산칼슘계 결정화유리의 연구가 진행되어왔다.

ⓑ 현재는 인공뼈를 생체 내에 심어도 거부반응을 일으키지 않으며, 인공뼈의 미세한 구멍에 뼈가 들어가서 강도가 높아진다는 점 등이 확인되었다.

㉢ 알루미나(Alumina) : 다이아몬드 다음가는 경도를 가졌고, 순수한 것은 절연체이다.

ⓐ 내열성 · 내약품성 · 강도 등 세라믹스에 요구되는 일반적인 성질을 거의 만족시키는데다 값이 싸므로 세계적으로 가장 많이 이용되고 있다.

㉣ 지르코니아(Zirconia) : 세라믹의 취약성을 조직, 미세구조(微細構造)의 조정으로 극복하여 절삭용 또는 공구(工具)로 이용된다. 단열(斷熱) 디젤엔진에 대한 이용도 유망하다.

48 다음 중 뼈 조직이 건조될 경우에 나타나는 특징은? (10년4회기사14번)

① 탄성계수가 높아진다. ② 인성이 높아진다.
③ 파괴 변형률이 커진다. ④ 파괴시 많은 에너지를 흡수한다.

해설 뼈가 건조되면 탄성계수가 높아지고 쉽게 깨지기 때문에 인성은 낮아진다. 또한 파괴변형률도 작아지고 흡수되는 에너지도 줄어들게 된다.

49 다음 중 신선한 뼈 조직이 건조될 경우 나타나는 특징이 아닌 것은? (20년3회기사19번)

① 인성이 낮아진다. ② 탄성계수가 높아진다.
③ 파괴 변형률이 높아진다. ④ 파괴시 에너지 흡수가 줄어든다.

해설 뼈가 건조되면 탄성계수가 높아지고 쉽게 깨지기 때문에 인성은 낮아진다. 또한 파괴변형률도 작아지고 흡수되는 에너지도 줄어들게 된다.

50 다음 중 신생골(뼈)과 견고하게 결합하는 골유착성을 가지며, 가장 광범위하게 사용되는 골유착성 세라믹 재료는? (16년4회기사6번)

① 세라본(Cerabone) ② 지르코니아(Zirconia)
③ 알루미나(Alumina) ④ 수산화인회석(Hydroxyapatite)

해설 원래 치아의 미네랄이 주성분인데 인공뼈나 인공치아 등 인공장기의 재료로 쓰이는 이유는 이들이 조직과 생체 내에서 잘 융합할 수 있기 때문이다.

51 다음 중 상온에서 쉽게 중합반응이 일어나므로 치과용 임시치아, 치아접착제, 골접착제, 하드 콘택트렌즈, 뼈접착제의 주원료가 되는 합성고분자 재료는? (08년4회산업13번, 10년4회산업7번, 13년1회산업5번)

① 폴리우레탄(PU) ② 폴리프로필렌(PP)
③ 폴리아마드(Polyamide) ④ 폴리메틸메타아크릴레이트(PMMA)

해설 ㉠ 폴리메틸메타아크릴레이트(PMMA) : 상온에서 쉽게 중합반응이 일어나서 뼈 접착제의 주원료가 되며 치과용 임시치아, 치아접착제, 골접착제, 하드 콘택트렌즈 등으로 사용한다.

㉡ 폴리프로필렌(PP)

ⓐ 대표적인 범용 합성수지라 하며 인공심폐기, 혈장 분리기로 사용한다.

ⓑ 높은 유연수명을 갖고 있기에 인조 손가락의 관절용 경첩 등에 이용한다.

㉢ 폴리우레탄(PU)

ⓐ 혈액 및 신체에 대한 적합성이 우수하여 의용재료로서 수요가 증가하고 있으며 인공판막, 인공혈관, 인공심장 등에 사용되고 있다.

ⓑ 합성고무 중 가장 탄성이 좋고 질기며 혈액 및 신체에 대한 집합성이 우수하다.

정답 | 48.① 49.③ 50.④ 51.④

ⓒ 인공판막, 인공혈관, 인공심장, 카테터 등에 사용되고 있다.

㉣ 폴리아마이드(Polyamide)

ⓐ 체내에서는 물의 흡수성 때문에 수소결합이 파괴되는 성질이 있어서 생물 분해성 응용, 즉 흡수성 봉합사 등에 이용된다.

ⓑ 내화학성이 굉장히 우수하고 투명성 및 강도가 높아 수혈용 주머니, 수혈용 장비세트, 주사기, 소프트 콘택트렌즈를 만드는 데 사용한다.

52 다음 중 이온화 경향이 서로 다른 종류의 금속 생체재료를 접속시켜 제조한 임플란트에서 나타날 수 있는 분해형태는? (09년2회기사5번, 11년1회산업11번)

① 틈새 부식 ② 이종금속 부식 ③ 미생물에 의한 부식 ④ 화학적 침식

해설 ㉠ 틈새 부식 : 전해액에 노출된 금속표면상에 어떤 틈이나 가려진 부분에서 국부적으로 심한 부식이 발생하는 것을 틈새부식이라고 하며, 진행과정은 공식과 유사하다.

㉡ 미생물에 의한 부식 : 금속표면에 서식하는 박테리아 등의 군집이 금속표면에 틈을 제공하거나 표면의 특성을 변화시켜 금속부식을 유발하는 것이다.

㉢ 응력 부식 : 금속재료에 작용하고 있는 응력 또는 잔류응력에 의하여 가속되는 부식이다.

㉣ 공식 : 국부적으로 격심하게 생기는 예측 곤란한 부식의 형태이다. 강철, 알루미늄 등에서 볼 수 있으며 점식이라고도 한다.

53 다음 보기처럼 서로 다른 금속이 접촉될 경우에 발생되는 부식의 형태는?(08년4회기사4번, 11년1회기사6번, 14년1회기사3번)

> 생체 내에 이식된 금속 임플란트가 다른 종류의 금속 임플란트와 접촉하게 되면 두 임플란트는 이온화 경향의 차이로 인하여 한 임플란트에 우선 부식이 발생되어 생체적합성이 현저하게 떨어진다.

① 공식(Pitting Corrosion) ② 틈새 부식(Crevice Corrosion)
③ 응력 부식(Stress Corrosion) ④ 이종금속 부식(Galvanic Corrosion)

해설 ㉠ 공식 : 국부적으로 격심하게 생기는 예측 곤란한 부식의 형태이다. 강철, 알루미늄 등에서 볼 수 있으며 점식이라고도 한다.

㉡ 틈새 부식 : 전해액에 노출된 금속표면상에 어떤 틈이나 가려진 부분에서 국부적으로 심한 부식이 발생하는 것을 틈새부식이라고 하며, 진행과정은 공식과 유사하다.

㉢ 응력 부식 : 금속재료에 작용하고 있는 응력 또는 잔류용액에 의하여 가속되는 부식이다.

㉣ 이종금속 부식 : 두 임플란트의 이온화 경향의 차이로 인하여 한 임플란트가 우선 부식이 발생되어 생체적합성이 현저하게 떨어진다.

54 다음 중 혈관 확장용 스텐트처럼 생체재료를 사용하여 심혈관용 임플란트를 제조하려한다. 이러한 임플란트가 인체에 사용되어 성공적으로 목적을 달성하기 위해서 필요한 특성이 아닌 것은? (13년1회기사16번)

① 생체적합성 ② 혈액적합성 ③ 생체기능성 ④ 생산가능성

해설 생체재료 : 의약품을 제외한 인공, 천연 또는 그들의 복합재료 인체의 조직이나 기관의 기능을 치료, 보강, 대치 또는 회복시킬 수 있는 물질친화성 또는 생체적합성을 가진 것이다. 필수적인 성질은 ①, ②, ③이며, ④ 생산은 필수가 아니라 산업화 시 경제성을 고려한 것이다.

55 다음 중 임플란트나 생체재료에 대한 특이적 기억(Specific Memory)에 의하여 항원항체 반응이 병적으로 나타나는 과민반응(Hypersensitivity)은? (09년2회기사16번, 11년1회산업7번, 16년4회산업13번)

① 알레르기 ② 방어 반응
③ 거부 반응(Rejection) ④ 자가면역(Autoimmunity) 반응

해설 ㉠ 항원항체 반응이 인체에 미치는 영향 중에서 병적인 과정을 나타내는 것을 알레르기라고 하는데, 임상적으로는 반응성의 항진(과민성)이 표면에 강하게 나타나기 때문에 알레르기는 과민성과 거의 같다.

㉡ 인체이식, 감염, 임플란트, 재감염에 의하여 나타나는 반응은 적응면역 반응에 의한 자가면역, 거부 반응, 과민 반응의 세가지 형태로 구분된다.

정답 | 52.② 53.④ 54.④ 55.①

56 다음 중 정형외과적으로 사용되는 임플란트를 설계하기 위해서는 골(뼈)조직의 기계적 특성을 파악해야 한다. 골조직(뼈)의 기계적 특성에 영향을 미치는 인자가 아닌 것은? (09년4회기사3번, 12년4회산업8번)

① 하중의 방향
② 측정하는 사람
③ 습도와 온도
④ 골조직 시편채취 후 경과한 시간

해설 하중의 방향, 습도, 시편 채취 후 경과한 시간 등은 골조직의 기계적 특성에 영향을 미치지만, 측정하는 사람들의 차이에 의하여 나타나는 분포는 골조직의 특성이 아니다.

57 다음 중 임플란트로 사용되는 생체재료가 생체조직에 이식될 경우에 나타나는 계면반응은 3가지로 분류할 수 있는데 계면반응의 특성에 따라 분류된 생체재료가 아닌 것은? (10년4회기사7번, 13년4회기사5번, 16년1회산업10번)

① 생체복합 재료
② 생체활성 재료
③ 생체불활성 재료
④ 생체재흡수 재료

해설 생체재료 중 계면반응에 따른 3가지 분류
㉠ 생체재흡수 재료 ㉡ 생체활성 재료 ㉢ 생체불활성 재료

58 다음 임플란트로 사용되는 생체재료 중 생체에 이식한 후 오랜시간이 지나면 모두 소멸되는 것은? (10년2회산업11번, 13년1회산업9번, 19년1회 산업13번)

① 생체활성 재료
② 생체불활성 재료
③ 생체재흡수 재료
④ 생체복합 재료

해설 ㉠ 생체흡수성 재료 : 콜라겐, 폴리글리이콜라이드, 폴리락타이드, 트라이칼슘, 판테이드 등이 있으며, 생체 내에서 분해되어 흡수되는 재료이다.
㉡ 생체활성 재료 : 생체조직에 재료가 이식되면 표면이 활성화 되어 세포가 부착되는 반응이 일어나거나 재료 내부로 생체조직이 융합되는 생체재료로 바이오글라스, 하이드록시 아파타이트, 콜라겐과 같이 생체조직과 우수한 결합작용으로 세포부착성장이 우수한 재료이다.
㉢ 생체불활성 재료 : 생체조직에 이식 후 재료가 전혀 반응을 하지 않거나 매우 조금 반응하여 재료의 표면에 신생 섬유조직이 형성되기도 하는 생체재료로 실리콘, 테플론, 세라믹 인체에 자극 및 독성을 일으키지 않는 재료이다.
㉣ 생체재흡수 재료 : 생체조직에 이식된 재료가 시간이 경과함에 따라서 점차 분해 되거나 생체조직에 흡수되어 소멸되는 생체재료이다.

59 다음 중 생체조직에 임플란트가 이식되어 접촉하게 될 경우에 두계면 사이에서 나타나는 생리학적 반응이 아닌 것은? (12년1회기사11번)

① 세포예정사(Apoptosis) 또는 세포자살이 일어남
② 생체고분자들이 임플란트의 표면에 부착됨
③ 임플란트와 접촉한 세포에서 생리화학적 신호를 유발함
④ 임플란트와 접촉한 단백질의 형상 변화됨

해설 ㉠ 세포예정사(Apoptosis) : 예정된 세포의 죽음, 즉 세포가 식장용으로 제거되는 막으로 둘러싸인 조각으로 잘리는 것을 이야기 한다. 세포예정사는 항상성을 유지하고 정상적인 조직의 회전에 필요한 생리적인 자살 기작이라고 할 수 있다.
㉡ 세포자살 : 세포막이나 세포소기관등 이정상적인 형태를 유지하면서 우선 핵내의 크로마틴이 응집하여 세포 전체가 위축 및 단편화 되어 세포자살 소폐를 형성하여 세포사살까지 이르는 경우이다.
㉢ 생체고분자 : 단백질, 핵산, 다당류 등이다. 이들은 각각 아미노산, 뉴클레오티드, 포도당 등의 구성단위로 이루어진다. 반복적 구조단위가 연결되어 사슬모양의 고분자를 형성하면서 거대분자가 완성된다. 이 때 구성단위 사이의 연결은 수소결합, 이온결합, 판데르발스 힘 등으로 이루어진다.
㉣ 임플란트 : 이식의 의미이다. 생체조직의 결손을 보완하기 위해 인공재료 혹은 천연재료를 결손부에 이식하여 형태의 재건, 기능을 대행시킬 때에 사용되는 재료(인공장기) 혹은 이식술을 지칭한다. 인공밸브, 인공관절, 인공치근, 안내 렌즈 등이 잘 알려져 있다.

정답 | 56.② 57.① 58.③ 59.①

60 다음 중 혈관확장용 스텐트(Stent)처럼 생체재료를 사용한 심혈관용 임플란트(Implant)에 필요한 특성이 아닌 것은? (16년4회기사1번)

① 생체적합성 ② 혈액적합성 ③ 생체기능성 ④ 전기절연성

해설 ㉠ 생체 적합성 : 체내에 인공물을 매식시 인공물의 주변조직에 염증반응이나 독성반응, 피사 그리고 혈액응고 반응 등이 발생하지 않아야 함이다.

ⓐ 조직학적 측면에서는 인체재료가 최소의 생물학적 반응을 유발한다면 인체적합성이 있다고 판단한다.

ⓑ 인체재료가 역행하는 이물반응을 나타내지 않는다면 이식이 가능한 재료로 간주한다. 인체적합성은 인체조직과 인체재료 상호간작용에 대하여 모두 고려하여야 한다.

㉡ 혈액적합성 : 혈액과 접촉하며 사용되는 임플란트는 혈액적합성이 매우 중요하다.

ⓐ 혈액적합성의 평가기준은 혈전의 형성 여부와 혈액을 구성하는 단백질이나 효소의 변성 유무와 적혈구, 백혈구, 혈소판과 같은 혈구성분의 파괴나 변성여부가 평가기준이 된다.

ⓑ 혈액적합성에 영향을 주는 인자들은 인체재료의 표면 거칠기, 표면 젖음성, 표면 전하분포와 같은 표면특성들이 있다.

61 다음 중 임플란트 삽입시 나타나는 염증반응을 순서대로 나열한 것은? (12년1회산업20번, 16년1회기사12번)

① 세포침투 → 피복형성 → 재형성 → 소멸
② 재형성 → 피복형성 → 세포침투 → 소멸
③ 세포침투 → 재형성 → 피복형성 → 소멸
④ 세포침투 → 재형성 → 통합 → 소멸

해설 임플란트 : 상실된 치아의 치근을 대신할 수 있도록 인체에 거부반응이 없는 티타늄으로 만든 인공치근을 이가 빠져나간 치조골에 심어서 유착시킨 뒤 인공치아를 고정시켜 치아의 원래 기능을 회복하도록 하는 첨단시술이다.

62 다음 중 실리콘 오일의 분자량이 740[g/mol]이며 비중이 1.5[g/cm3]이고, 시술 후 생체 내에서 임플란트 막을 통한 확산되는 실리콘 오일의 확산계수(D) 5×10^{-17}[cm^2/s]이라면, 표면적이 400[cm^2]이고 두께가 1[mm] 안 실리콘 막을 통해 시술 후 1년 동안 확산되어 빠져나가는 실리콘 오일의 무게는?(17년1회산업3번)

유방성형에는 실리콘 오일이 주입된 실리콘 막 임플란트가 주로 사용된다.

① 4.68[μg] ② 9.46[μg] ③ 46.8[μg] ④ 94.6[μg]

해설 $\frac{4\times10^{-1}}{1.5\times10^{3}}=2666\times10^{-4}=\frac{5\times10^{-17}}{2666\times10^{-4}}=0.00187546,\ 18.75\times10^{-9}\times5\times10^{-1}=9.46[\mu g]$

63 다음 보기의 경우 치료부위의 레진이 팽창한 부피는? (단, 열팽창계수 αresin=81×10^{-6}[℃], αdentin=8.3×10^{-6}[℃]) (14년1회산업16번)

어금니에 충치가 생겨서 상아질(dentin)에 직경2[mm], 깊이 4[mm]의 구멍을 내고 치과용 레진을 채워 넣어다. 커피를 마시는 동안 치료부위의 온도가 구강 온도보다 30[℃] 상승되었다.

① 0.082[mm^3] ② 0.092[mm^3] ③ 0.140[mm^3] ④ 0.152[mm^3]

해설 부피 = 가로×높이 = 2×4 = 8[mm^3] $\frac{8.3\times10^{-6}}{81\times10^{-6}}=\frac{8.3}{81}=0.01024\times8\fallingdotseq0.082[mm^3]$

64 다음 중 관절염이나 특정 질환 또는 외상에 의해 더 이상 기능을 나타내지 못하는 파괴된 관절의 일부분을 제거하고, 인체 공학적으로 제작된 기계를 삽입하여 관절의 운동기능을 회복시키면서 통증을 없애주는 수술은? (16년1회산업16번)

① 인공심장 이식수술
② 인공관절 치환술
③ 인공와우 수술
④ 인공혈관 수술

해설 인공관절 치환술 : 관절의 관절와, 골두를 모두 절제하고 인공재료로 만든 관절로 치환하는 수술이다.

정답 | 60.④ 61.③ 62.② 63.① 64.②

㉠ 대상이 되는 질환은 변형성 관절증, 만성관절류마티즘, 관절근방의 골종양, 그밖에 관절기능의 고도의 황폐를 가져오는 질환이다.
㉡ 고관절에서 가장 빨리 개발되어 가장 많이 사용되고 있으며, 슬관절이 그 뒤를 잇는다. 그밖에 어깨, 팔꿈치, 손가락, 족관절 등에서도 사용된다.

65 다음 중 인공고관절 수술 후 시간의 흐름에 따른 마모로 인해서 금속이나 세라믹 등의 미립자들이 떨어져 나와 여러 생체 반응을 일으키게 되는데, 이 중 뼈에 생기는 현상은? (17년1회기사13번)

① 마찰계수의 저하 ② 골흡수 ③ 탈구 ④ 골용해

해설 인공관절의 장기간 사용으로 마모에 의해 떨어져 나온 미립자에 대한 생체반응으로 뼈에 생기는 현상을 골용해(Osteolysis)이다.
㉠ 마찰계수(Coefficient of Friction) : 마찰력의 크기는 수직항력에 비례하는데, 이때의 비례상수가 마찰계수이다. 따라서 같은 수직항력이 작용할 때 마찰계수가 클수록 마찰력의 크기도 커진다.
㉡ 골흡수(Bone Resorption) : 골시멘트에 의해서 발생하는 현상이다. 골조직에서 칼슘이 빠져나가 뼈에 구멍이 나고 부서지기 쉽게 되는 과정이다.
㉢ 탈구(Human Dislocation) : 관절상호면이 정상위치에서 이탈한 상태이다.
㉣ 골용해(Osteolysis) : 뼈의 용해와 분해이다.

66 다음 중 최근의 인공고관절 치환술로 사용되는 관절조합이 아닌 것은? (18년4회산업20번)

① 세라믹 : 폴리설폰 ② Corss : linked 폴리에틸렌
③ 금속 : 금속 관절 ④ 세라믹 : 세라믹 관절

해설 02 치료기기 - 9. 기타 기출 치료기기(기출 65번 해설)

67 다음 중 인공관절 사용에 따라 발생할 수 있는 문제점이 아닌 것은? (08년4회산업10번, 10년2회산업14번)

① 수술 후 탈구 ② 심부 상처부위 감염 ③ 골밀도 증가 ④ 인공관절면의 마모

해설 인공관절(Artificial Joint) : 관절염이나 종양 등으로 인하여 관절부의 뼈가 파괴되거나 관절손상을 입어 관절로서의 기능을 할 수 없게 된 경우에 그 관절을 절제하여 인공관절을 대신 사용하는 것이다. 하중부담이 적은 상지에 사용하는 경우 수술 후의 경과가 비교적 양호한 편이지만, 고관절이나 슬관절과 같이 체중이나 하중이 실리는 관절은 인공관절이 이동하여 관절면이 마모되거나 부러짐으로 인한 여러 가지 장애를 일으킨다.

68 다음 중 인공관절에 사용되는 생체재료가 아닌 것은? (16년4회기사5번)

① 폴리프로필렌 ② 세라믹 ③ 폴리에틸렌 ④ 코발트-크롬 합금

해설 ㉠ 금속성 생체재료 : 스테인레스 스틸, 코발트-크롬 합금, 티타늄합금
㉡ 비금속성 생체재료 : 폴리에틸렌, 세라믹, 골시멘트

69 다음 중 인공관절에 사용되는 비금속성 생체재료가 아닌 것은? (18년4회산업1번)

① 폴리우레세인 ② 폴리에틸렌 ③ 세라믹 ④ 골시멘트

해설 02 치료기기 - 9. 기타 기출 치료기기(기출 68번 해설)

70 다음 중 인공관절에 사용되는 생체재료가 아닌 것은? (19년4회기사17번)

① 세라믹 ② 폴리에틸렌 ③ 스테인리스 스틸 ④ 코발트 니켈 합금

해설 2 치료기기 - 9. 기타 기출 치료기기(기출 68번 해설)

71 다음 중 인공관절에 사용되는 생체재료 중 골시멘트에 관한 설명이 아닌 것은? (21년4회기사13번)

① 주로 분말형태와 용액형태로 되어있다.

정답 | 65.④ 66.① 67.③ 68.① 69.① 70.④

② 고형체 형성시간을 연장하기 위해서 온도를 올려야 한다.
③ 골시멘트의 주요 목적은 인공고관절 고정시술을 위한 것이다.
④ 골시멘트는 피질골에 비하면 깨지기 쉬운 물질이다.

해설 골시멘트의 온도가 높을수록 골시멘트가 고형체가 되는 시간이 짧아진다. 이런 이유 때문에 골시멘트의 고형체 형성시간을 연장시키고 싶을 때는 실온을 낮추든지 골시멘트를 냉장고에 넣어 차게해서 사용해야 한다.

72 다음 중 인공관절에 사용되는 금속성 생체재료로 주로 사용하지 않는 것은? (08년4회기사6번, 16년1회산업10번)

① 스테인레스 스틸 ② 코발트-크롬 합금 ③ 티타늄합금 ④ 중합체

해설 인공관절 : 관절염이나 종양 등으로 인하여 관절부의 뼈가 파괴되거나 관절손상을 입어 관절로서의 기능을 할 수 없게 된 경우에 그 관절을 절제하여 인공관절을 대신 사용하는 것이다. 인공관절의 재료로 사용되고 있는 생체재료로는 금속성과 비금속성으로 나눌 수 있다.
㉠ 금속성 : 스테인레스 스틸, 코발트-크롬합금, 티타늄 합금 등이다.
㉡ 비금속성 : 중합체와 세라믹 등이다.

73 다음 중 인공관절의 문제점이 아닌 것은? (21년1회기사15번)

① 감염증 현상 ② 골의 용해현상 ③ 마모가 되는 현상 ④ 골성장이 되는 현상

해설 인공관절에 따르는 문제점 : 수술 후 탈구나 감염증으로 인한 기능상실, 인공관절면의 마모현상 등이 있다.

74 다음 중 인공관절면이 마모되어 미립자가 떨어져 나와 생체반응을 일으킴으로써 점차 뼈가 녹아내리고 고정면이 느슨해지는 현상은? (19년4회산업기사08번)

① 해리 ② 피로 ③ 흡착 ④ 시멘트병

해설 인공관절의 문제점
㉠ 수술 후 탈구가 될 수 있다.
㉡ 심부 상처부위의 감염증으로 인한 기능상실이 있을 수 있다.
㉢ 인공관절면의 마모현상 : 생체재료에서 미립자가 떨어져 나와 생체반응을 일으킴으로써 점차 뼈가 녹아내리고 고정면이 느슨해지는 해리현상이 발생하여 가장 큰 문제점으로 대두되고 있다.

75 다음 중 카테터에 대한 설명이 아닌 것은? (13년1회산업9번)

① 혈관 조영술이나 혈관 성형술에서 주로 많이 이용한다.
② 심장 또는 심장 주변 정맥들과 동맥에 초음파 진행을 위해서 사용되기도 한다.
③ 체강, 송수관 혹은 용기로 삽입될 수 있는 관이다.
④ 강성이 높은 재료를 주로 사용한다.

해설 카테터 : 혈전에 의하여 역학적 상태가 불안정하거나 저혈압이 심하거나 동맥혈이 계속적으로 필요한 경우, 지속적인 혈역학적 상태를 관찰하기 위해 요도 또는 혈관에 삽입하는 일종의 관으로 주로 형상기억합금을 이용해 온도에 의해 관의 확장을 제어한다.
㉠ 본래의 목적과는 반대로 약제나 세정액의 주입 등에도 응용된다.
㉡ 모양이나 굵기는 여러 가지이며, 쓰이는 부위나 목적에 따라서 다르다.
㉢ 오줌의 배출이나 방광세정, 방광내 약주입을 위한 요도카테터는 종류가 많으며 널리 쓰이고, 금속제는 남녀 별개로 되어 있다.

76 다음 중 카테터의 재료는? (16년1회산업5번)

① 납 ② 종이 ③ 고무, 플라스틱 ④ 아크릴

해설 02 치료기기 - 9. 기타 기출 치료기기(기출 75번 해설)

정답 | 71.② 72.④ 73.④ 74.① 75.④ 76.③

77 다음 중 현재 가장 많이 사용되고 있는 다음의 단계형 카테터에서 명칭이 아닌 것은? (08년4회기사13번, 13년1회기사7번)

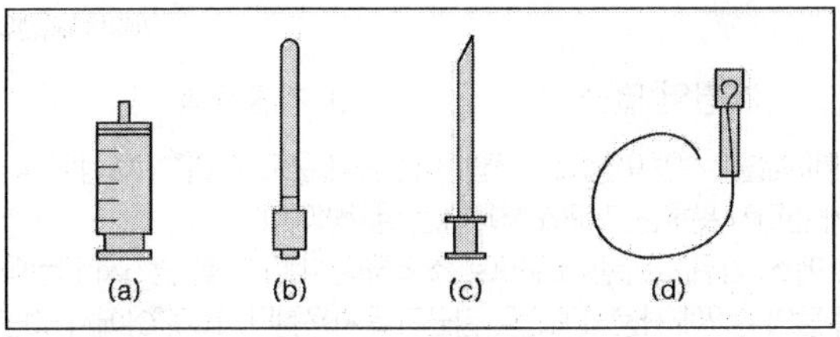

① (a) 실린다 ② (b) 축소기 ③ (c) 가이드 바늘 ④ (d) 가이드 와이어

해설 02 치료기기-9. 기타 기출 치료기기(기출 75번 해설) (b) : 확장기

78 다음 중 카테터는 체강, 송수관 혹은 용기로 삽입될 수 있는 관으로 이러한 카테터를 제작하기 위한 재료의 특성이 아닌 것은? (09년4회산업15번)

① 절단성이 용이해야 된다. ② 휘어짐이 없어야 한다.
③ 유연성이 우수해야 한다. ④ 무거운 재질일수록 좋다.

해설 02 치료기기-9. 기타 기출 치료기기(기출 75번 해설)

79 다음 카테터에 사용되는 재료들의 특정 중 가장 중요한 것은? (08년4회산업3번, 10년4회산업11번, 12년4회산업13번, 18년1회산업2번, 18년4회산업9번)

① 투명성 ② 절단성 ③ 반응성 ④ 유연성

해설 카테터(Catheter) : 혈전에 의해 열역학적 상태가 불안정하거나 동맥혈이 계속적으로 필요한 경우 저혈압이 심하거나, 쇼크상태 등일 때 지속적인 혈역학적 상태를 관찰하기 위해 요도 혹은 혈관에 삽입하는 일종의 관으로 고무 또는 금속제의 가는 관이 몸속에서 조절되어야 하는 유연성이 가장 중요한 점이다.

80 다음 중 방광 삽입형으로 사용되는 카테터의 명칭은? (14년4회산업3번)

① urinary 카테터 ② Stomach 카테터
③ Liver 카테터 ④ Disk 카테터

해설 방광삽입형으로 사용되는 카테터는 urinary 카테터이다.
㉠ urinary : 요(尿)의, 소변의, 비뇨(泌尿)의 등이 있다.

81 다음 의료기기 중 카테터를 사용하지 않는 것은? (11년4회기사8번, 16년4회기사7번, 21년1회기사09번)

① 태아심음기 ② 열희석식 심박출량계
③ 관혈식 혈압계 ④ 뇌압계

해설 ㉠ 카테터 : 혈전에 의하여 역학적 상태가 불안정하거나 저혈압이 심하거나 동맥혈이 계속적으로 필요한 경우, 지속적인 혈역학적 상태를 관찰하기 위해 요도 또는 혈관에 삽입하는 일종의 관으로 주로 형상기억합금을 이용해 온도에 의해 관의 확장을 제어한다.
ⓐ 본래의 목적과는 반대로 약제나 세정액의 주입 등에도 응용된다. 모양이나 굵기는 여러 가지이며, 쓰이는 부위나 목적에 따라서 다르다.
ⓑ 오줌의 배출이나 방광세정, 방광내 약주입을 위한 요도카테터는 종류가 많으며 널리 쓰이고, 금속제는 남녀 별개로 되어 있다.
㉡ 열희석식 심박출량계, 관혈식 혈압계, 뇌압계에 사용된다.

82 다음 중 유리기구, 도자기 기구 등의 멸균에 사용하며, 150~160[℃]에서 30~60분간 가열하여 멸균하는 방식은?

(09년4회산업4번, 14년4회산업1번, 18년4회산업8번)

① 고압증기 멸균　② 건열 멸균　③ 지불소독　④ EOG 멸균

해설 ㉠ 고압증기 멸균 : 챔버 내를 2기압 이상으로 가압, 내부증기 온도 120[℃] 이상이다.
㉡ EOG 멸균 : 고열에 견디지 못하는 기구에 사용하는 멸균법이다.
㉢ 자불소독 : 주사기, 메스, 가위, 고무를 소규모로 소독하며 100[℃]를 넘기지 않는다.
㉣ 유리기구, 도자제품 등의 멸균에 사용되며 건열 멸균기를 사용한다. 160[℃]에서 30분에서 1시간 정도 유지하며 작용순서는 미생물 구성단백의 응고변형, 산화작용으로 되어 있다.

83 다음 중 변환기 관리에서 질병의 전염을 막기 위해 변환기를 소독하는 방법이 아닌 것은?(11년1회기사8번)

① 가스소독　② 액체소독　③ 스팀소독　④ 감마소독

해설 ㉠ 소독 : 전염병의 전염을 방지할 목적으로 병원균을 멸살하는 것이다.
ⓐ 비병원균의 멸살에 대하여는 별로 문제시하지 않는다.
ⓑ 소독에 대하여 살균(殺菌)은 병원성과 비병원성을 불문하고 미생물을 멸살하는 것으로서 살균 후는 완전한 무균 상태가 된다. 일반적으로 같은 뜻으로 쓰이는 경우가 많다.
ⓒ 전염병 예방법 시행규칙에는 소독의 종류와 방법 등이 구체적으로 제시되어 있다.
ⓓ 소독의 방법으로는 소각(燒却) · 일광소독 · 증기소독 · 자비(煮沸 : 끓임)소독 · 약물소독 등이 있다.
㉡ 스팀소독 : 공기는 스팀의 확산과 팽창을 방해한다. 멸균기를 부적절하게 사용하면 살균력은 약화되면서 필요이상으로 과열될 수 있다. 수분을 포함하지 않는 기름이나 윤활유, 파우더 등의 멸균에는 부적합하다.
㉢ 감마소독 종류
ⓐ 고압 멸균장치 : 압력밥솥이랑 비슷 고압을 이용 멸균하는 방법이다.
ⓑ 용액사용 멸균 : 바이덱스등 전문 멸균 소독용액을 희석하여 멸균제품을 직접 일정시간 담가놓아 멸균한다.
ⓒ 자외선 멸균 : 컵소독기 등 자외선 램프를 사용하여 멸균 소독한다.
ⓓ Eo가스 멸균장치 : Eo가스를 사용 장치에 직접연결하여 가스로 멸균 소독할수있는 장치이다.
ⓔ 감마 멸균 : 방사선(감마선)을 조사해 멸균한다.

84 다음 중 음향 임피던스(Acoustic Impedance)에 대한 설명이 아닌 것은? (14년1회산업12번)

① 음향 임피던스는 물질의 밀도와 음속의 곱으로 결정된다.
② 음향 임피던스의 단위로는 [dB]을 사용한다.
③ 초음파 트랜스듀서는 전기에너지와 음파에너지 서로를 변환할 수 있는 소자이다.
④ 초음파 트랜스듀서는 공명주파수를 갖는다.

해설 음향 임피던스 : 매질이 가지는 음파의 저항이다. $Z=\rho C$(음향임피던스 = 매질의`밀도 × 전파속도), 단위는 [kg/m^2 · sec]이며, 음향 임피던스로도 나타낸다. 초음파는 매질 안을 진행하다가 음향 임피던스가 바뀌는 불연속면을 만나게 되면 그 면에서 일부가 반사된다. $R=\left(\frac{Z_2-Z_1}{Z_2+Z_1}\right)^2\times 100$, Z_2, Z_1은 경계면에 인접한 두 매질의 음향 임피던스이다. 폐조직과 같은 공기로 채워진 장기들은 연부조직에 비해 매우 낮은 음향 임피던스 값을 가지며, 뼈를 제외한 다른 인체조직들은 음향 임피던스 영역이 상당히 좁다.

85 다음 중 조직은 그 형태에 따라 저항값이나 전도율이 다양하다. 조직과 평균 저항값의 연결이 잘못된 것은?

(16년1회산업16번)

① 폐 : 1,000[Ω]　② 지방 : 3,300[Ω]
③ 혈액 : 160[Ω]　④ 근육, 신장, 심장 : 2,000[Ω]

해설

인체의 장기	저항률 ρ[Ω · cm]	인체의 장기	저항률 ρ[Ω · cm]
혈액	0~2.5×102	간장	2.5×102~103

인체의 장기	저항률 $\rho[\Omega \cdot cm]$	인체의 장기	저항률 $\rho[\Omega \cdot cm]$
심근	2.5×10~103	췌장	7.5×102~103
골격근	1.5×102~103	신경	1.5×102~5×102
폐	3×102~103	지방	7.5×102~4×102
신장	2.5×102~7.5×102		

86 다음 중 일반적인 선형가속장치(Linac)에서 치료용으로 사용되는 X-선 에너지의 범위는? (09년2회기사2번, 13년1회산업19번)

① 4~15[MV] ② 20~40[MV] ③ 100~200[MV] ④ 500~800[MV]

해설 선형가속장치(Linac)의 일반적으로 치료용으로 사용되는 x-선 에너지 범위는 4~15[MV]이다.

87 다음 중 단색광기(Monochrometer)의 구성이 아닌 것은? (11년4회기사16번, 15년4회기사17번, 21년4회 기사01번)

① 프리즘 ② 소작분무기 ③ 슬릿 ④ 회절격자

해설 단색광기(단색화 장치, 모노크로메이터) : 백색광 또는 여러 가지의 파장을 가지고 있는 입사광선에서 단색광만을 빼내는데 에 사용하는 분광계이다. 분광계의 스펙트럼선이 나타나는 곳에 슬릿을 놓아 이 슬릿의 위치에 초점을 맺고 스펙트럼선만을 통과하게 한 것이다.

㉠ 프리즘 : 빛의 분산이나 굴절 등을 일으키기 위해 유리나 수정으로 만들어진 기둥모양의 광학장치이다. 일반적으로 삼각기둥 모양이다.

ⓐ 빛을 굴절시킬 수 있는 광학적 평면을 2개 이상 가진 투명한 물체로서 적어도 한 쌍의 면은 평행이 아니어야 한다.

ⓑ 빛의 굴절을 이용하여 색깔이 나누어지는 분산현상이 일어나려면 프리즘의 재료가 되는 물질의 굴절률이 공기의 굴절률과 약간 달라야 한다.

ⓒ 굴절률이 유리와 비슷한 물질이고 투명하면 무엇이든지 프리즘의 재료가 될 수 있다.

㉡ 소작분무기 : 시료를 액체 미립증기로 변화하여 분사하고, LPG나 LNG를 압축공기와 함께 섞어서 연료로 사용한다.

㉢ 회절격자 : 빛이 모서리 부분에서 회절하는 현상을 이용한 것으로 유리나 금속표면에 평행선을 조밀하게 새긴 격자를 만들어서 제작한다. 회절하는 정도는 파장에 따라 다르므로 각각의 격자선에서 분리되어 스펙트럼을 형성한다. 각 파면의 진행에 따라 보강간섭과 상쇄간섭에 의해 특정 파장광선을 선택할 수 있다. 복제가 용이하며, 200~800[nm]대역에서 많이 사용한다.

88 다음 중 연성내시경(Flexible Endoscope)의 구성요소가 아닌 것은? (10년2회산업19번)

① 안테나 ② CCD(Charge Coupled Device)
③ 유리섬유(Glass Fiber) ④ 광원(Light Source)

해설 연성내시경의 구성요소 : CCD, 유리섬유, 광원이다.

㉠ CCD(Charge Coupled Device) : 전하결합소자이다.

㉡ 유리섬유 : 알칼리 성분이 적은 유리를 길고 가늘게 만든 인조 섬유이다. 융해된 유리를 고속으로 늘이거나 고압 공기로 불어 날려서 만들며, 내열성 · 내식성 · 내습성이 뛰어나 단열재 · 방음재 · 절연재 · 여과재 · 광통신 용재 따위로 쓰인다.

㉢ 광원 : 제 스스로 빛을 내는 물체이다.

89 다음 중 임상시 그림과 같은 전자체온계를 이용한 체온을 측정한다면 측정부위가 아닌 것은? (16년1회산업8번)

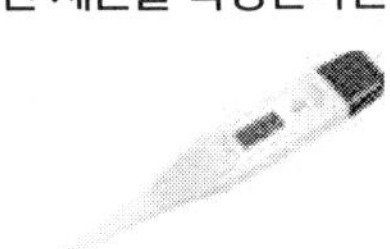

① 구강 ② 직장 ③ 귓속의 고막 ④ 겨드랑이

해설 체온측정 부위 : 구강, 직장, 겨드랑이

정답 | 86.① 87.② 88.① 89.③

Chapter 03
의료정보

01 의료정보시스템

01 | 의료정보시스템

1 의료정보의 이해

예 · 상 · 문 · 제

01 다음 중 의료정보학의 역사가 아닌 것은?

① 1960년대 말 유럽에서 사용하였다.
② 1990년대 인터넷 사용으로 사용자 중심 시스템으로 성장하였다.
③ 독일에서 의료환경에 컴퓨터를 도입하기 시작한다.
④ 21C에 EMR을 사용하였다.

해설 의료정보학의 역사

㉠ 1950년대의 발전사
ⓐ 의료정보의 처리에 처음 사용한 기술은 이미 1890년 Herman Hollerith가 매 10년마다 시행하는 미국 인구통계 조사시 사용하였던 Punch-Card Data Processing System이었다.
ⓑ 생체신호처리 및 의사결정시스템이 등장하였다.
ⓒ 사회적으로는 미국에서 의료보험 제도를 실시하여 의료보험수가 지급이 원활히 진행되기 시작하였으며, 진료수가 청구에 컴퓨터의 사용에 관한 연구도 시작하였다.

㉡ 1960년대의 발전사
ⓐ 1960년대는 의료정보학 발달의 황금기였다.
ⓑ 의료환경에 컴퓨터의 도입이 되었다.
ⓒ 유럽에도 처음 의료정보학이라는 용어가 등장 하였다.
ⓓ 대학병원들과 컴퓨터 개발 회사들이 원무 및 진료비 청구 수납시스템을 개발하였다
ⓔ 1965년에는 뇌파를 디지털 정보로 전환하는 기술을 개발하였다.
ⓕ NIH의 연구비로 병원정보시스템 개발에 착수하여 외래환자 의무기록, 임상병리 및 병리검사 정보와 약제과 정보를 전산화하였다.
ⓖ 1970년대 초반까지 기타 임상정보 및 환자관리 및 진료비 청구체계까지 개발되어 오늘날까지 사용되고 있다.

㉢ 1970년대의 발전사
ⓐ 컴퓨터 하드웨어, 네트워크 및 컴퓨터 언어의 발전이 더욱 가속화 되었다.
ⓑ 1960년대와 같은 활발한 움직임이 1975년까지 계속 되었으나 NIH의 연구비의 고갈로 의료정보의 연구가 1975년 이후부터 둔화되었다.
ⓒ 컴퓨터 개발사들의 하드웨어 및 응용 프로그램의 개발은 더욱 활발히 진행하였다.
ⓓ 유럽과 일본에서 의료정보관리시스템의 응용 프로그램의 개발 역시 활발하였다.
ⓔ 의료정보시스템 개발과 때를 같이 하여 정보통신표준화의 필요성이 대두 되었다.
ⓕ HL7(Health Level 7)이라는 의료정보통신의 표준화 모임이 시작되었다.

㉣ 1980년대의 발전사
ⓐ 이 시기에는 하드웨어, 네트워크 및 데이터베이스 관리시스템이 발전하였다.
ⓑ 1970년대 말에 시작된 PC의 발전은 가격 면이나 기술적인 면에서 정보혁명을 가능하게 한 시기이다.
ⓒ GUI(Graphic User Interface 및 2 Tier) 구조를 사용한 Client / Server 방식도 이때에 출현하였다. 네트워크 FDDI망에 TCP/IP 프로토콜을 사용할 수 있게 되었고, PC를 연결하는 근거리 통신망 LAN과 원거리 통신망 WAN 기법이 사용되었다.
ⓓ 의료정보학이 점차 새로운 의학의 분과로 인정되었다.

정답 | 〈예상문제〉 01.③

ⓔ 컴퓨터 시스템을 통한 의료정보 및 문헌검색이 이 시기에 보편화되기 시작하였고, 병원정보시스템은 이를 수용하였다.
ⓕ 임상의학 연구용 환자 데이터베이스도 병원정보시스템의 필수요건이 되었다.
ⓜ 1990년대의 발전사
ⓐ 1980년대에 계속하여 신기술과 의학을 접속하는 신생의학의 분과로서 의료정보학은 그 위치가 점차 견실하였다.
ⓑ Internet과 Intranet, HL7표준 그리고 범세계적인 초고속 통신망 구축 및 ATM(Asynchronized Transmission Mode) 등의 출현으로 현재 의료정보시스템 활용에 새로운 전기가 시작되었다.
ⓒ 병원정보처리 기술들은 통합이 이루어지고 있으며, 이로 인하여 이를 사용자들의 편의는 전례없이 호전되었고, 의료정보시스템에 상당한 발전이 되었다.

02 다음 중 의무기록의 역사에 관한 기록이 아닌 것은?

① 히포크라테스 증례기록 : 환자 스스로가 관찰한 증상 중심이다.
② 19C 후반 메이요클리닉의 집단진료 중심 의무기록 : 현대적 의무기록의 원형이다.
③ 1907년 플럼머 : 환자중심의 의무기록 권고이다.
④ 1940년 : 컴퓨터 기반의 병원정보시스템 출현이다.

해설 의무기록 역사 순서
㉠ 히포크라테스 증례기록 : 환자 스스로가 관찰한 증상 중심
㉡ 1819년 : 레넥의 청진기 발명 후 의사 관찰중심 기록
㉢ 19C(1800~1899년) 후반 메이요 클리닉의 집단진료 중심 의무기록 : 현대적 의무기록의 원형
㉣ 1907년 플럼머 : 환자중심의 의무기록 권고
㉤ 1940년대 : 구조화된 의무기록 요구
㉥ 1960년대 : 컴퓨터 기반의 병원정보시스템 출현
㉦ 문제중심 의무기록(Problem Oriented Medical Record : POMR)

03 다음 중 정보의 개념에 대한 설명은?

① 자료는 정보를 구성하는 요소이다.
② 지식 - 자료 - 정보의 순으로 처리 · 가공된다.
③ 정보가 일정한 목적에 맞게 처리 · 가공되면 이를 자료라고 한다.
④ 자료가 일정한 목적에 맞게 처리 · 가공되면 이를 지식이라 한다.

해설 정보의 개념
㉠ 자료 : 정보를 구성하는 요소이다.
㉡ 정보 : 의사결정을 할 수 있게 하는 지식이다.
㉢ 자료가 일정한 목적에 맞게 처리 · 가공되면 이를 정보라 한다.
㉣ 자료 - 정보 - 지식의 순으로 처리 · 가공된다.
ⓐ 자료 : 객관적 실재한 사실들을 사용할 수 있도록 자료화한 것이다.
ⓑ 정보 : 데이터를 특정의 목적과 문제해결에 도움이 되도록 가공한 것이다.
ⓒ 지식 : 정보를 집적하고 체계화하여 장래의 일반적인 사용에 대해 보편성을 갖도록 한 것이다.

04 다음 중 의료정보학의 개념은?

① 의료에 정보기술을 접목시켜 효율적, 시스템 개발체계 관리, 평가하는 것이다.
② 응급환자의 초기평가와 진단이 쉬워졌다.
③ 전문의가 없는 지역의 환자에 대한 진료 및 상담을 한다.
④ 종합병원에서 환자의 진료에 정보기술을 이용하였다.

해설 의료정보학의 개념 : 의료에 정보기술을 더해 의학교육, 의학연구, 환자의 진료, 의료경영에 필요한 각종 의료정보를 효율적으로 시스템을 개발하고 체계화하여 관리하고 평가하는 것이며, 이를 이용하는 방법에는 컴퓨터와 통신기술을 실제 임상에 어떻게 쓰이는가이다.

정답 | 02.④ 03.① 04.①

05 다음 중 의료정보학의 목표는?

① Computer Aided Learning을 통한 교육의 효용과 능률성 제고
② 전자통신망의 설계
③ 환자진료를 위한 의학지식의 습득
④ 컴퓨터 통신을 이용한 정보의 일반공유

해설 의료정보학의 목표
㉠ 컴퓨터의 조작방법의 습득 ㉡ 데이터베이스로부터의 정보검색과 관리
㉢ 전자통신망의 이용방법 습득 ㉣ 환자관리와 의사결정
㉤ Computer Aided Learning(컴퓨터 보조학습을 활용하는 방안제시)
㉥ 의료의 사무관리 ㉦ 병원업무의 전산화에 대한 정보시스템의 활용

06 다음 중 의료정보화에 따른 보건의료 분야 변화의 설명은?

① 질 중심의 보건의료 서비스가 양 중심으로 변화한다.
② 정보화로 인해 환자 – 의사와의 관계가 수평적 관계에서 수직적 관계로 발전한다.
③ 새로운 의료수요가 발생할 가능성이 높다.
④ 환자중심의 의료공급 체계가 약화된다.

해설 보건의료의 변화
㉠ 양 중심의 보건의료 서비스에서 질 중심으로 변화한다.
㉡ 환자 – 의사 간의 의료서비스가 수직적 관계에서 수평적 관계로 변화한다.
㉢ 새로운 의료수요가 발생한다.
㉣ 의료공급체계가 환자중심으로 더욱 강화한다.

07 다음 중 미국의료정보협회(AMIA)에서 제시한 의료정보학의 목표가 아닌 것은?

① Computer Aided Learning(컴퓨터 보조학습) ② 환자관리와 의사결정
③ 병원정보시스템(HIS) ④ 환자의 의무기록 간소화

해설 AMIA(America Medical Informatics Association : 미국의료정보협회)에서 권고한 의료정보학의 목표이다.
㉠ 컴퓨터 조작방법 : 일반 개인용 컴퓨터의 조작방법 및 각종 소프트웨어 사용 및 활용법의 습득이다.
㉡ 통신 : 다른 유관기관 혹은 정보원을 접근하기 위한 전자통신망의 이용방법을 습득한다.
㉢ 정보의 검색과 관리 : 전산화된 정보 데이터베이스로부터 정보를 검색하고, 관리할 수 있는 능력을 배양한다.
㉣ Computer Aided Learning(컴퓨터 보조학습) : 평생교육을 위한 컴퓨터 보조학습 장치를 선택하고 활용하는 방안을 제시한다.
㉤ 환자관리와 의사결정 : 환자관리를 위하여 데이터베이스와 통제 프로그램을 사용하는 방법을 습득하고, 의사결정에 도움을 줄 수 있도록 한다.
㉥ 의료 사무관리 : 병원 사무관리에 컴퓨터를 활용하는 방안을 강구한다.
㉦ 병원정보시스템(HIS) : 병원업무의 전산화에 대한 이해와 환자진료에 정보시스템 활용방안을 제시한다.

08 다음 중 의료정보학의 최소한 목표에 대한 설명은?

① 전자통신망의 설계 ② 소프트웨어 작성능력 배양
③ 환자진료를 위한 의학지식 습득 ④ 정보의 검색과 관리능력 배양

해설 ㉠ 의료정보학의 목표
ⓐ 정보의 검색과 관리능력 배양 ⓑ 병원정보시스템에 대한 이해 ⓒ 전자통신망의 이용방법 습득
ⓓ 코드화는 정보를 데이터 처리장치가 받아들일 수 있는 기호로 변환시키는 것으로 자료를 효율적으로 분류
㉡ 장점
ⓐ 데이터의 양적인 감소 ⓑ 비용절감의 효과 ⓒ 의학통계 및 연구의 용이 ⓓ 어휘의 표준화
ⓔ 데이터 접근성의 향상 ⓕ 의사결정지원시스템과의 쉬운 연계

정답 | 05.① 06.③ 07.④ 08.④

09 다음 중 의료정보의 접근방법이 아닌 것은?

① 자료중심 접근방법 ② 프로그램중심 접근방법
③ 지식중심 접근방법 ④ 정보중심 접근방법

해설 의료정보시스템에서의 접근방법 : 자료중심, 정보중심, 지식중심

10 다음 중 의료정보화의 발전 단계로 알맞은 것은?

① 기본원무 → 진료지원 → 전자처방전달 → 전자건강기록 → 전자의무기록
② 진료지원 → 기본 원무 → 전자건강기록 → 전자의무기록 → 전자처방전달
③ 진료지원 → 전자건강기록 → 전자의무기록 → 진료지원 → 전자처방전달
④ 기본원무 → 진료지원 → 전자처방전달 → 전자의무기록 → 전자건강기록

해설 의료정보화의 발전 단계
㉠ 기본원무 : 원무
㉡ 진료지원 : 원무, 임상병리검사, 병리검사, 방사선 검사
㉢ 전자처방전달 : 원무, 진료지원, 처방전달, 제한된 의무기록, 제한된 의무기록
㉣ 전자건강기록 : 전 국민건강기록, 모든 의료기관의 건강기록
㉤ 전자의무기록 : 건강기록의 종제 의사결정시스템, 업무흐름 관리 효과적 인터페이스

11 다음 중 제1세대 컴퓨터의 대표적인 것으로서 진공관을 사용하여 제작되었고, 부피가 400여 평을 채울 정도이며, 무게가 30여 톤으로 과학기술계산이나 통계처리에 주로 사용되었던 컴퓨터는?

① ENIAC ② LSI ③ VLSI ④ IC

해설 컴퓨터 발달과정 : ENIAC은 1세대 컴퓨터에 속한다.

구분＼세대	제1세대	제2세대	제3세대	제4세대	제5세대
연도	1946~1957	1957~1964	1965~1974	1975~1984	1985~현재
회로소자	진공관	트랜지스터	IC	LSI	VLSI
처리속도	[ms](10^{-3})	[μs](10^{-6})	[ns](10^{-9})	[ns](10^{-9})	[ps](10^{-12})
기억장치	수은 지연회로, 자기드럼 · 테이프	자기코어 · 드럼 · 테이프 · 디스크	반도체 기억소자	LSI	VLSI
응용분야	과학계산, 통계, 집계	생산관리, 사무통계	온라인 처리, 인공위성	자동생산, 데이터베이스 구축, 실시간 처리방식	산업용 로봇, 자동설계
특징	부피가 크고 속도가 느리며 신뢰성이 낮음 (기계어, 어셈블리어)	운영체제, 고급언어 개발, 전력감소, 신뢰성 향상, 가격저렴, 속도가 빨라짐(포트란, 코볼, 알골)	경영정보시스템 도입, 주변장치의 고속화(광학문자 · 광학 마크판독기), 신뢰성 향상, 가격저렴, 전력감소	운영체제 발달 소형화와 고속화 기억용량의 증가	초미니화 초대형화 인공지능 병렬처리기술

12 다음 중 하이브리드 컴퓨터의 특징이 아닌 것은?

① 아날로그와 디지털 회로 모두를 사용한다.
② AD변환기와 DA변환기가 내장되어 있다.
③ 항공기나 미사일 등의 복잡한 설계 및 기술계산용으로는 부적합하다.
④ 아날로그 컴퓨터보다 정확도가 높고, 디지털 컴퓨터보다 속도가 빠르다.

해설 하이브리드 컴퓨터 : 아날로그와 디지털 컴퓨터를 하나의 시스템으로 조합한 컴퓨터이다.
㉠ AD(아날로그/디지털) 변환기나 DA(디지털/아날로그) 변환기가 필요하다.
㉡ 아날로그 컴퓨터에 부여하는 계수의 설정이나 디지털 컴퓨터에 아날로그 컴퓨터의 출력을 보내기 위한 제어신호를 보내는 프로그램 제어기로 사용된다.
㉢ 아날로그 컴퓨터보다 정확도가 높고, 디지털 컴퓨터보다 속도가 빠르다.

정답 | 09.② 10.① 11.① 12.③

13 다음 중 컴퓨터에서 사용하는 정보의 양의 단위인 1기가바이트[GB]에 해당되는 것은?

① 1024[B] ② 1024[KB] ③ 1024[MB] ④ 1024[GB]

해설 컴퓨터 정보의 양 단위

KB(킬로바이트)	MB(메가바이트)	GB(기가바이트)	TB(테라바이트)	PB(페타바이트)
1024[B] = 2^{10}	1024[KB] = 2^{20}	1024[MB] = 2^{30}	1024[GB] = 2^{40}	1024[TB] = 2^{50}

14 다음 중 전문의의 의사결정과정을 컴퓨터로 하여금 직접 보조하는 것은?

① 의료용 전문가시스템 ② 의료응용시스템 ③ 의료정보시스템 ④ 임상병리시스템

해설 각종 시스템

㉠ 의료용 전문가시스템 : 각 분야의 전문가가 가지고 있는 지식이나 판단방법을 프로그램화하여 이것을 바탕으로 컴퓨터가 추론하여 적절한 해답을 내리게 하는 시스템이다.

㉡ 의료응용시스템 : 전문의의 의사결정 과정을 컴퓨터로 하여금 직접 보조하게 하는 시스템이다.

㉢ 의료정보시스템 : 뉴미디어나 컴퓨터를 사용하여 의료정보의 축적 · 검색, 의료기관 상호 간의 연계, 의료기관과 지역주민을 연결하여 재가치료를 뒷받침하는 체계이다.

㉣ 임상병리시스템 : 임상병리 관련 정보를 사람의 손을 거치지 않고 각종 자동분석기기들과 연결하여 자동으로 조작하는 시스템이다.

15 다음 설명에서 ( ) 안에 알맞은 말은?

컴퓨터에서 의료분야의 해당하는 지식을 저장하고, 환자의 진료와 진찰시에 사용하는 인공지능시스템을 의료용 ( )이라 한다.

① 컴퓨터 ② 전문가시스템 ③ 임상병리시스템 ④ 정보시스템

해설 오늘날 컴퓨터 기술 중 인공지능이 보건의료 분야에서 질병의 진단에 많이 이용되고 있다.

㉠ 전문가시스템과 타 시스템과의 차이 : 전문가의 지식을 이용하여 가공한 정보를 제공한다는 점과 단순한 업무처리보다는 복잡한 문제를 대상으로 관리자나 의사의 의사결정을 돕는다는 점이 가장 큰 차이이다.

㉡ 전문가시스템 : 인간의 전문성을 요구하는 의료응용분야에 관한 전문가의 지식을 인공지능 기법을 이용하여 지식베이스에 저장하고, 추론기관을 이용하여 전문가의 지식을 문제에 적용하여 해결책을 제시하고 사용자의 질의에 대한 응답을 제공하는 시스템이다.

㉢ 의료용 전문가시스템의 종류 : 주치의, 블루박스, 뇌종양 진단을 위한 시스템, 센토르, 뇌파 시스템 분석, 해파, 베이비, 임상 의사결정지원시스템 등이 있다.

16 다음 중 ICPC(International Classification of Primary Care)의 자료분류방법 설명은?

① 국제적인 의학문헌 색인 ② 외래 입원 등 임상적인 상황을 코드화한 것
③ 병리학용 검색용어 ④ 문헌, 환자기록 등을 통합적으로 검색

해설 자료 분류방법

자료분류방법	자료분류방법 설명
DRG(diagnosis-related Group)	입원환자의 분류
ICD(International Classification of Disease)	질병분류용, 진단용어의 코드화를 목적으로 WHO에서 관리
UMLS(Unified Medical Language System)	문헌, 환자기록 등을 통합적으로 검색
SNOP(Systematized Nomenclature of Pathology)	병리학용 검색
SNOMED(Systematized Nomenclature of Medicine)	각종 병리학에 필요한 항목들을 분류
MESH(MEdical Subject Headings)	국제적인 의학문헌 색인
ICPM(International Classification of Procedures in	• 예방, 진단, 검사, 수술, 기타 치료과정에 대한 내용

정답 | 13.③ 14.② 15.② 16.②

자료분류방법	자료분류방법 설명
Medicine)	• 독일, 네덜란드에서는 의료보험 청구나 관리에 필수적인 요소
RCC(Read Clinical Classification)	• 1980년 영국의사 James Read에 의해 만들어진다. • 전자의무기록(EMR)을 위하여 만들어진다. • 환자기록을 표현하기 위한 거의 모든 용어를 포함한다. • 거의 모든 표준분류와 교차확인 가능하다.
ATC(Anatomic Therapeutic Chemical Code)	• 약제의 체계적이고 계층구조적 분류이다. • 약제이용연구의 WHO표준이다.
CPT(Current Procedural Terminology)	치료비에 의거한 진단과 치료과정을 정의(미국에서 많이 사용)한다.
ICPC(International Classification of Primary Care)	외래, 입원 수술 등 임상적인 상황을 코드화하는데 사용한다.

17 다음 중 ICPM의 설명이 아닌 것은?

① WHO가 1976년에 처음 발간하였다.
② 치료비에 의거한 진단과 치료과정을 정의하는 코드이다.
③ 진단, 검사, 예방, 수술 및 기타 치료과정에 대한 내용을 가지고 있다.
④ 다른 분류법에 새로운 방향을 제시하였으며, ICD-9-CM의 과정부분도 모두 이것을 기반으로 만들어 졌다.

해설 ICPM(International Classification of Procedures in Medicine)
㉠ WHO : 1976년에 처음 시험용으로 발간한 분류법이다.
㉡ 구성 : 진단, 임상병리실험, 검사, 예방, 수술 및 기타 치료과정에 대한 내용으로 이루어져 있다.
㉢ ICPM : 수많은 다른 의료절차의 분류법에 새로운 방향을 제시하는 계기가 되었고, ICD-9-CM의 과정 부분은 이것을 바탕으로 만들어졌다.
㉣ 독일과 네덜란드에서는 ICPM의 확장코드가 병원의 의료보험청구나 관리하는데 꼭 필요한 요소가 되었다.
㉤ 치료비에 의거한 진단과 치료과정을 정의하는 코드는 CPT(Current Procedural Terminology)이다.

18 다음 중 ICPC의 설명이 아닌 것은?

① 외래방문, 입원, 수술 등의 임상적 상황을 코드화하는데 제공하였다.
② SOAP 원리를 코드화하는데 쓰인다.
③ 용어들이 내부체계에서 어떻게 서로 연결되는지 제정되어 있다.
④ 세계적인 의학서적을 색인하는데 쓰인다.

해설 ICPC(International Classification of Primary Care) : 일차 의료진료를 위한 분류방법이다.
㉠ 환자의 만남 이유(RFE), 문제 / 진단 관리, 1 차 또는 일반 건강 관리 개입, 1 차 치료 세션의 데이터 순서를 치료 구조의 에피소드로 분류 할 수 있다.
㉡ WONCA 국제 분류위원회(WICC)에서 개발했으며, 1987년 옥스포드 대학 출판부(OUP)에서 처음 출판되었다. 1998년 기준과 정의의 개정과 포함이 출판되었다.
㉢ 두번째 개정판은 세계 보건기구(WHO) 국제분류군(International Health Organization 's International Classification)에 수용되었다. 이 분류는 세계보건기구(WHO)의 "모든 사람을 위한 건강" 목표를 포함하여 세계 주요 보건의료 목표에 대한 전세계적인 관심의 증대의 일환으로 1차 진료에 대한 양질의 정보에 대한 요구가 증가하는 상황에서 개발되었다.
㉣ 정신질환의 진단 및 통계 매뉴얼(정신 질환 에 국한 됨)과 마찬가지로 ICD는 통계적으로 모든 건강장애를 분류하고 진단 지원을 제공하는 주요 프로젝트이다.
㉤ ICD는 WHO 국제분류체계(WHO-FIC)의 건강관리 관련문제에 대한 통계학적 기반의 핵심 분류체계이다.

19 다음 중 JCAHO는 무엇을 전담하는 기구인가?

① 영상전송 표준기구
② 미국 전기전자 표준기구
③ 병원 표준화 전담기구
④ 통신장비 표준기구

정답 | 17.② 18.④ 19.③

해설 JCAHO(Joint Commission for Accreditation of Healthcare Organization, 보건기구 인정 공동위원회) : 조직된 의료환경에서 치료의 질을 향상시키는데 전념하는 비영리 민간단체이다. JCAHO는 장기 요양시설, 외래 의료기관, 재택 요양기관, 호스피스, 병원, 의료 전달 네트워크 및 주요 정신건강 서비스를 제공하는 기관에 대한 표준을 평가, 인증, 컨설팅 및 설정한다. JCAHO는 미국 전역의 의료기관에 대한 인증을 제공하며, 그 기준은 양질의 환자치료에 대한 현대 국가 컨센서스를 대표하는 것으로 인정받고 있다.

20 다음 중 관계데이터 언어 중 관계대수와 관계해석을 기초로 한 혼합 데이터 언어는?

① SQL ② QBE ③ QUEL ④ TOTAL

해설 데이터 언어

㉠ SQL(Structured Query Language) : 1974년 IBM 연구소에서 개발 발표한 SEQUEL에 연유, 관계해석과 관계대수를 기초로 한 혼합 데이터 언어이다.

ⓐ 데이터베이스를 사용할 때 데이터베이스에 접근할 수 있는 데이터베이스 하부 언어이다.
ⓑ 단순한 질의기능, 완전한 데이터 정의기능, 조작기능이다.
ⓒ 온라인 단말기를 통해 대화식으로 사용할 수도 있고, COBOL이나 PL/I, C 등의 호스트 언어로 된 프로그램에 삽입되어서 사용되기도 한다.
ⓓ 장치 독립적이고 액세스 경로에 대해서는 어떠한 참조도 하지 않는다.
ⓔ 레코드의 집합인 테이블을 단위로 연산을 수행한다.
ⓕ 영어문장과 비슷한 구문을 갖고 있으므로 다루기가 쉽다.

㉡ QBE(Query By Example) : 관계형 데이터베이스 관리시스템(RDBMS)에서 자료를 검색하거나 자료의 내용을 수정하기 위해 사용되는 질의방법이다.

21 다음 중 데이터베이스에서 BCNF(Boyce-Code 정규형)의 정의는?

① 릴레이션 R에서 결정자가 모두 후보키이면 R은 BCNF이다.
② 릴레이션 R에서 모든 속성이 상호 종속적이면 R은 BCNF이다.
③ 릴레이션 R에서 모든 속성이 원자값이면 R은 BCNF이다.
④ 릴레이션 R에서 모든 속성이 기본키에 완전 함수 종족적이면 R은 BCNF이다.

해설 BCNF(Boyce-Code Normal Form, 정규형)

㉠ 릴레이션 R의 모든 결정자(Determinant)가 후보 키(Candidate Key)이면 릴레이션 R은 BCNF에 속한다.
㉡ 릴레이션 R이 BCNF에 속하면 R은 제1, 제2, 제3정규형에 속한다.
㉢ 강한 제정규형(Strong 3NF)이다.

22 다음 중에 최초의 전문가시스템은?

① DENDRAL ② MYCIN ③ PUFF ④ CASNET

해설 최초의 전문가시스템 : 1956년 Carnegie-Mellon University의 Allen Newell & Hebert Simon이 Rand Corporation의 J.C. Shaw와 공동으로 개발한 Logic Theorist였다. 또 다른 초기 전문가시스템으로는 1960년대 중반에 만들어진 DENDRAL이며, 물질의 구조를 파악하기 위해 스펙트럼 사진과 핵자기공명을 분석하는 프로그램이다.

23 다음 중 개방형시스템의 특징이 아닌 것은?

① 정보처리가 집중된다. ② 알기쉬운 사용자 인터페이스를 제공한다.
③ 짧은 응답시간을 가진다. ④ 얻어진 정보는 통합하여 전달된다.

해설 개방형시스템의 특징

㉠ 짧은 응답시간 ㉡ 알기 쉬운 사용자 인터페이스 ㉢ 정보의 통합 전달 ㉣ 고장이 자주 발생하지 않음

정답 | 20.① 21.① 22.① 23.①

24 다음 중 의료정보학의 올바른 코드 분류가 아닌 것은?

① 문자(letter) 코드 ② 조합(Combination) 코드
③ 연상(Mnemonic) 코드 ④ 숫자(Number) 코드

해설 코드(Codes)의 유형
㉠ 계층구조 코드(Hierarchical Code) : 이미 나와 있는 간단한 코드에 하나 이상의 문자를 더하여 좀더 자세한 코드를 만드는 것이다.
㉡ 숫자코드(Number Codes) : 새로운 코드의 생성이 용이하다.
㉢ 연상기호코드(Mnemonic Codes) : 문자를 사용해서 기억하기 쉽게 만든 코드이다.
㉣ 조합코드(Combination Codes) : 성격이 다른 코드들을 조합하여 많은 경우의 수를 만들어 낼 수 있다.

25 다음 중 바르게 짝지어진 것은?

① 분류 : 의학개념에 따른 코드 체계 ② 어휘록 : 특수 용어 및 개념을 모은 목록
③ 코드 : 개념의 순차적인 체계, 분류방법의 설계 ④ 명명법 : 문자나 숫자를 이용하여 대상 표현

해설 용어설명
㉠ 분류 : 개념의 순차적인 체계, 분류방법의 설계 ㉡ 어휘록 : 특수 용어 및 개념을 모은 목록
㉢ 코드 : 문자나 숫자를 이용하여 대상 표현 ㉣ 명명법 : 의학개념에 따른 코드 체계

26 다음 중 어휘록(Thesaurus)에 대한 설명이 아닌 것은?

① 여러 가지로 가능한 숫자의 코드조합이다.
② 전 분야를 포함하는 것을 원칙으로 한다.
③ 의학이나 음악 등 특정한 분야에서 쓰이는 특수용어 및 개념을 모은 책이다.
④ 실용적인 측면에서 본다면 그 분야에서 이미 쓰이고 있는 동의어를 포함하기도 한다.

해설 어휘록 : 의학이나 음악 등의 특정한 분야에서 쓰이는 특수 용어 및 개념을 모은 책으로 전 분야를 포함하는 것을 원칙으로 하고, 실용적인 측면에서 이미 쓰이고 있는 동의어를 포함한다.

27 다음 중 성격이 다른 코드들을 조합하여 사용함으로써 많은 경우의 수를 만들어 낼 수 있는 유형의 코드는?

① 숫자코드 ② 연상기호코드 ③ 계층구조코드 ④ 조합코드

해설 코드의 특성
㉠ 숫자코드 : 새로운 코드의 생성이 용이하다. 예 200411033, 841109-1023876
㉡ 연상기호코드 : 문자를 사용해서 기억하기 쉽게 만든 코드이다.
㉢ 계층구조코드 : 이미 나와 있는 코드에 하나 이상의 문자를 더하여 좀 더 자세한 새로운 코드를 만드는 것이다.

28 다음 중 환자의 정확한 치료를 위해 상태 및 응급처리 등을 기술해 놓은 임상정보는?

① 생체신호 ② 의무기록 ③ 의학영상 ④ 질병통제

해설 ㉠ 생체신호 : 근전도 및 뇌파와 같은 신호로 인위적인 발생이 가능하다.
㉡ 의무기록 : 환자의 정확한 치료를 위해 상태 및 응급처리 등을 기술해 놓은 것이다.
㉢ 진단영상 : 의학영상이라고 하며, 진단의 정확성을 위해 전자기 방사선을 이용하여 인체 내부구조의 영상을 받은 것이다.

29 다음에서 설명하는 용어는?

심사의뢰한 의료기기와 품목 · 원자재 · 구조 · 원리 · 성능 · 사용목적 및 사용방법 등이 본질적으로 동등한 제품의 임상시험성적에 관한 자료(SCI 논문, 문헌 등)

정답 | 24.① 25.② 26.① 27.④ 28.②

① 임상데이터 ② 임상시험 논문 ③ 임상시험 결과보고서 ④ 임상시험 자료

해설 SCI : 과학인용색인(Science Citation Index)은 미국의 ISI에서 1960년에 만든 인용색인이다. 지금은 Thomson Scientific이 소유하고 있다. 온라인 버전인 SCI 확장판(Science Citation Index Expanded : SCIE)이 있으며, 2009년 기준 3,768개의 SCI 저널과 8,060개의 SCIE 저널을 싣고 있다.

㉠ 현대행위용어(CPT) : 미국에서 의료보험 청구 및 상환에 사용되고 있는 다른 코드체계이다. 현대행위 용어시스템은 치료비에 의거한 진단과 치료과정을 정의하는 코드이다.

㉡ 국제질병분류(ICD) : 환자기록을 추출해내기 위한 원형적인 코드체계이다.

㉢ 국제의료행위분류(ICPM) : 세계보건기구가 1976년에 처음 시험용으로 발간한 분류법으로 진단, 임상병리실험, 검사, 예방, 수술, 기타 치료과정에 대한 내용으로 구성되었다.

㉣ Read 임상분류(RCC) : 1980년대 초 영국의사인 James read에 의하여 만들어졌으며, 1990년 영국 국가보건의료서비스에 처음 채택되었고, 나중에는 임상용어 프로젝트에 의하여 더욱 확장되었다. 특히 Read식 임상분류는 전자의무기록을 위하여 만들어졌다.

30 다음 중 개체(Entity)에 대한 설명이 아닌 것은?

① 보통 무형적이고 다루기가 아주 복잡하다.
② 현실세계에 대해 사람이 생각하는 개념이나 정보의 단위로서 의미를 가지고 있다.
③ 그 단독으로 존재할 수 있으며, 정보로서 역할을 할 수도 있다.
④ 데이터베이스가 표현하려고 하는 유형・무형의 정보 대상으로 존재하면서 서로 구별될 수 있는 것이다.

해설 ㉠ 개체(Entity) : 표현하려는 유무형 정보의 객체(Object)로서 정보의 단위를 나타낸다. 하나 이상의 속성(Attribute)으로 구성되며 데이터의 가장 작은 논리적 단위이다.

㉡ 관계(Relationship) : 보통 무형적이고 다루기가 아주 복잡하다.

㉢ 데이터베이스 개체의 종류

ⓐ 테이블 : 데이터의 종류별로 테이블을 작성하여 데이터를 저장한다. Access에서 데이터베이스 작성의 가장 중심이 되는 데이터베이스 개체이다.

ⓑ 쿼리 : 테이블에서 필요한 정보를 추출하여 데이터를 표시하거나 여러 필드를 조합하여 사용하기 위한 데이터베이스 개체이며 쿼리에서는 여러 개의 레코드를 일괄 갱신하거나 추가, 삭제할 수 있다.

ⓒ 폼 : 테이블과 쿼리의 필드를 알아보기 쉽게 배치하는 데이터베이스 개체이다. 폼을 작성하면 테이블의 데이터를 표시하여 간단히 입력하거나 변경할 수 있다. 폼으로 입력한 데이터는 테이블이나 쿼리에도 동시에 저장된다.

ⓓ 보고서 : 테이블과 쿼리의 데이터를 인쇄하기 위한 데이터베이스 개체이다. 필드를 자유롭게 레이아웃할 수 있으며, 데이터를 분석하거나 집계하여 인쇄할 수 있다.

ⓔ 페이지 : 데이터 액세스 페이지는 데이터베이스의 데이터에 직접 연결한 웹 페이지에서 HTML 형식의 파일로 데이터베이스의 외부에 저장된다. 인터넷이나 인트라넷에서 데이터를 공개하거나 데이터의 입력, 추가 등을 실행할 수 있다.

ⓕ 매크로 : 특정 조작순서나 키 조작을 등록한 것이다.

ⓖ 모듈 : Office 응용 프로그램 공통의 프로그래밍 언어 VBA(Visual Basic for Applications)를 이용하여 만든 프로그램을 넣는 데이터베이스 개체이다.

31 다음 중 데이터베이스 관리시스템(DBMS)에서 데이터의 중복성으로 발생되는 문제점이 아닌 것은?

① 내부적 일관성 ② 접근성 ③ 보안성 ④ 무결정

해설 데이터베이스 관리시스템의 중복성으로 발생하는 문제점

㉠ 일관성 : 여러 개의 데이터가 모두 하나의 사실을 나타낸다면 그 내용이 모두 똑같아야 하는데 실제로 데이터의 중복이 있게 되면 그 동일성을 유지하기가 어렵다.

㉡ 보안성 : 논리적으로 같은 데이터에 대해서는 같은 수준의 보안이 유지되어야 하는데 같은 데이터가 여러 곳에 중복되어 있는 경우에 모두 똑같은 수준의 보안을 유지하는 것이 어렵다.

㉢ 경제성 : 데이터를 중복해서 저장하기 위해서는 추가적으로 저장공간에 대한 비용이 더 들게 되고, 데이터 갱신작업을 할 때도 중복된 모든 데이터를 찾아내어 그들에 대해 전부 갱신작업을 수행해야만 하므로 갱신비용이 높게 되어 경제성이 떨어지게 된다.

㉣ 무결성 : 데이터가 중복 저장되면 제어가 분산되어 데이터의 무결성, 즉 데이터의 정확성을 유지하기가 어렵다.

정답 | 29.① 30.① 31.②

32 다음 중 데이터베이스 관리시스템의 필수기능이 아닌 것은?

① 처리기능　② 조작기능　③ 제어기능　④ 정의기능

해설 데이터베이스 관리시스템의 필수기능
㉠ 정의기능(Definition) : ⓐ 다양한 응용프로그램과 데이터베이스가 서로 인터페이스를 할 수 있는 방법을 제공하는 것이다.
ⓑ 구현된 하나의 물리적 구조의 데이터베이스로 여러 사용자들의 다양한 형태의 데이터요구를 지원할 수 있도록 가장 적절한 데이터베이스 구조를 정의할 수 있는 기능이다.
㉡ 조작기능(Manipulation) : ⓐ 사용하기 쉽고 자연스러워야 한다.
ⓑ 명확하고 완전하여야 한다.
ⓒ 효율적이어야 한다.
㉢ 제어기능(Control) : 데이터베이스의 내용에 대해 항상 정확성과 안전성을 유지할 수 있는 제어기능을 가지고 있어야 한다.

33 다음 중 데이터베이스 관리시스템의 장점이 아닌 것은?

① 예비(Backup)와 회복(Recovery)기법이 수월　② 데이터의 공용
③ 데이터의 중복을 최소화　④ 데이터의 무결성을 유지

해설 데이터베이스 관리시스템의 장점
㉠ 데이터의 중복을 최소화 : 데이터베이스를 데이터를 통합하여 구성함으로써 중복을 사전에 통제한다.
㉡ 데이터의 공용이 가능하다.
㉢ 데이터의 무결성 유지 : 데이터베이스가 생성 조작될 때마다 제어기능을 통해 그 유효성을 검사함으로써 데이터의 무결성을 유지한다.
㉣ 데이터의 일관성을 유지 : 데이터의 중복을 제어하고 중앙집중식 통제를 통해 데이터의 일관성 유지한다.
㉤ 데이터의 보안을 보장 : 데이터베이스를 중앙집중식으로 총괄, 관장함으로써 데이터베이스의 관리 및 접근을 효율적으로 통제한다.
㉥ 표준화 : 중앙통제기능을 통해 데이터의 기술양식, 내용, 처리방식 등에 관한 표준화를 범기관적으로 시행 전체 데이터의 요구사항을 파악조정한다.

34 다음 중 데이터베이스 관리시스템의 장점이 아닌 것은?

① 통합관리함으로써 데이터의 중복을 피할 수 없다.　② 보안성을 높일 수 있다.
③ 데이터의 정확성과 일관성이 유지된다.　④ 데이터를 공유할 수 있다.

해설 데이터베이스 관리시스템의 장 · 단점
㉠ 데이터베이스 관리시스템의 장점 : ⓐ 데이터 중복(Redundency)의 최소화　ⓑ 데이터 공유(Sharing)
ⓒ 일관성(Consistency) 유지　ⓓ 무결성(Integrity) 유지　ⓔ 보안성(Security) 향상
ⓕ 표준화(Standardization) 가능　ⓖ 전체 데이터 요구의 파악 · 조정
㉡ 데이터베이스 관리시스템의 단점 : ⓐ 운영비의 오버헤드　ⓑ 복잡한 자료처리 방법
ⓒ 자료의 백업과 회복이 어려움　ⓓ 시스템의 취약점이 존재

35 다음 중 데이터베이스 관리시스템의 단점이 아닌 것은?

① 운영비의 오버헤드
② 시스템의 신뢰성과 가용성이 좋다.
③ 자료처리방법이 복잡
④ 예비(Backup)와 회복(Recovery) 기법이 어려워진다.

해설 데이터베이스 관리시스템의 단점
㉠ 운영비가 증대된다.
㉡ 복잡한 자료처리방법이다.
㉢ 시스템 취약성이 존재한다.
㉣ 복잡한 예비와 회복 : 데이터베이스는 그 구조가 복잡하고 여러 사용자가 동시에 공용하기 때문에 장애가 일어났을 때 정확한

정답 | 32.① 33.① 34.① 35.②

이유나 상태를 파악하기 어려우며, 여기에 대한 예비조치나 사후회복 기법을 수립해 놓는 것이 어렵다.

36 다음 중 데이터베이스의 논리적 정의, 즉 데이터 구조와 제약조건에 대한 명세를 기술하며 데이터개체, 즉 대체와 개체의 속성, 이들 개체 간의 관계에 대한 정의 및 제약조건 등을 기술한 것은?

① 관계　② 데이터 정의어　③ 스키마　④ 일관성

해설 스키마(Scheme) : 개체의 특성을 나타내는 속성과 속성들의 집합으로 이루어진 개체, 개체사이에 존재하는 관계에 대한 정의와 이들이 유지해야 될 제약조건들을 기술한 것, 즉 데이터베이스 구조를 스키마라고 한다.

37 다음 중 병원용 데이터베이스의 특징이 아닌 것은?

① 환자 데이터를 중심으로 하고 있으며, 3차원 구조를 갖는다.
② 데이터가 계속 변화하므로 발생한 모든 데이터를 모두 저장해야 한다.
③ 검색되는 조건이 복잡하다.
④ 검색보다 데이터의 처리가 더 큰 비중을 차지한다.

해설 병원용 데이터베이스 특징
㉠ 환자 데이터를 중심으로 하고 있으며, 3차원의 구조를 갖는다.
㉡ 데이터가 계속 변화하므로 발생한 모든 데이터를 모두 저장해야 한다.
㉢ 검색되는 조건이 단순하며 여러 가지 조건하에서 신속하게 필요한 데이터에 접근이 가능하여야 한다.
㉣ 검색보다 데이터의 처리가 더 큰 비중을 차지하며 비밀보장의 관점에서 데이터 보호가 필요하다.

38 다음 중 데이터베이스가 갖추어야 할 조건이 아닌 것은?

① 정보를 관리할 수 있도록 설계한다.
② 저장된 정보에 대한 안전성을 보장한다.
③ 정보의 효율적인 저장관리를 위해 데이터 구조의 정의를 위한 기능 및 정보를 조작한다.
④ 비용절감의 효과가 있다.

해설 데이터베이스의 조건
㉠ 정보를 관리할 수 있도록 설계한다.
㉡ 데이터 구조의 정의를 위한 기능과 정보를 조작한다.
㉢ 저장된 정보에 대한 안전성을 보장한다.

39 다음 보기와 같이 구축할 데이터베이스의 종류는?

조직내부와 외부에 산재되어 있는 다양한 데이터 가운데 경영진이나 의사결정자, 분석가들에게 의미 있는 정보를 제공할 수 있는 데이터를 추출하여 이를 분석의 관점에 맞게 재설계하여 구축한 데이터베이스의 종류

① 객체지향 데이터베이스　② 분산 데이터베이스
③ 데이터 웨어하우스　④ 멀티미디어 데이터베이스

해설 데이터베이스의 종류
㉠ 객체지향 데이터베이스 : 데이터와 함수를 합한 객체를 저장, 검색 관리하는 데이터베이스이다.
㉡ 분산 데이터베이스 : 데이터가 다양한 사이트에 분산되어 있으나 통신망을 통해 논리적으로 연결되어 있어서 서로 공유할 수 있는 데이터베이스이다.
㉢ 데이터 웨어하우스 : 조직내부와 외부에 산재되어 있는 다양한 데이터 가운데 경영진이나 의사결정자, 분석가들에게 의미있는 정보를 제공할 수 있는 데이터를 추출하여 이를 분석의 관점에 맞게 재설계하여 구축한 데이터베이스이다.
㉣ 멀티미디어 데이터베이스 : 문자 또는 숫자 등과 같이 단순 데이터만을 관리하던 기존의 데이터베이스에 비하여 음성, 그래픽, 영상 등과 같은 다양한 매체들을 통하여 표현되는 대량의 정보들을 보다 효율적으로 관리하기 위하여 사용되는 데이터베이스이다.

정답 | 36.③ 37.③ 38.④ 39.③

40 다음 데이터베이스의 논리적 구성요소 중 데이터의 가장 작은 논리적 단위는?

① 개체(Entity) ② 속성(Attribute) ③ 관계(Relationship) ④ 파일(File)

해설 데이터베이스의 구성요소
㉠ 개체(Entity) : 개념과 정보의 최소단위, 한 개 이상의 속성(Attribute)으로 구성된다.
㉡ 속성(Attribute) : 이름을 가진 정보의 최소 논리적 단위이다.
㉢ 관계(Relationship) : 개체와 개체 사이의 특정 연관성이다.

41 다음 중 임상연구용 데이터베이스의 특징이 아닌 것은?

① 구조가 복잡하고 다양하며 3차원의 구조를 가지고 있다.
② 처리형태를 예측할 수 있지만 키가 될 항목이 무엇이 될지는 확실하지 않다.
③ 검색되는 조건이 단순하며, 여러 가지 조건하에서 신속하게 필요한 데이터에 접근 가능하여야 한다.
④ 데이터 처리를 일일이 할 필요가 없이 데이터를 여러 개의 서브테이블로 만들어서 처리한다.

해설 임상연구용 데이터베이스의 특징
㉠ 구조가 복잡하고 다양하며 3차원의 구조를 가지고 있다.
㉡ 처리형태를 예측할 수 있지만 키(key)가 될 항목이 무엇이 될지는 확실하지 않다.
㉢ 데이터 처리를 일일이 할 필요가 없이 데이터를 여러 개의 서브 테이블(sub table)로 만들어서 처리한다.

42 다음 중 데이터베이스 서버 또는 엔진이라고 하는 데이터베이스 관리시스템의 기능이 아닌 것은?

① 데이터의 추출 ② 데이터의 삭제 및 수정
③ 데이터의 분석 ④ 데이터의 입력 및 저장

해설 데이터베이스 관리시스템(Data Base Management System : DBMS) : 데이터와 응용 프로그램 사이에서 응용 프로그램이 요구하는 대로 데이터를 정의하고, 데이터의 입력, 저장, 추출, 삭제, 갱신 등 데이터베이스 관리를 위한 일반적인 기능을 수행하는 소프트웨어 시스템이다.

43 다음 중 의료용 데이터베이스의 종류가 아닌 것은?

① 병원용 데이터베이스 ② 물품관리용 데이터베이스
③ 임상연구용 데이터베이스 ④ 의학정보용 데이터베이스

해설 의료용 데이터베이스 종류
㉠ 병원용 데이터베이스 : 일상 업무를 목적으로 환자의 데이터를 중심으로 저장하는데 쓰인다.
㉡ 임상연구용 데이터베이스 : 임상연구를 목적으로 진료에는 직접 사용하지 않는 병력을 저장하는데 쓰인다.
㉢ 의학정보용 데이터베이스 : 정보서비스를 목적으로 실시간으로 검색을 할 수 있다.

44 다음 중 데이터베이스 관리자(DBA)의 역할은?

① 데이터베이스 파괴 ② 데이터베이스 응용 프로그램 개발
③ 데이터베이스 시스템 감시 및 성능분석 ④ 데이터베이스 검색 및 실행

해설 데이터베이스 관리자 : 데이터 정의어와 데이터 제어어를 이용하여 데이터베이스를 정의하고, 데이터베이스 시스템의 전반적인 관리 및 운용에 대한 책임을 지는 사람이나 집단이다.
㉠ 데이터베이스 설계와 운영 : ⓐ 데이터베이스의 구성요소를 결정 ⓑ 스키마 정의
ⓒ 권한부여와 유효성 검사를 위한 보안정책 수립 ⓓ 저장구조와 접근방법선정
ⓔ 백업과 회복절차를 수립 ⓕ 데이터베이스의 무결성을 유지
ⓖ 성능향상과 새로운 요구에 대응한 재구성 ⓗ 데이터 사전의 유지 관리
㉡ 행정 및 불평해결 : ⓐ 데이터의 표현과 시스템의 문서화에 있어서 표준을 설정한다.
ⓑ 사용자의 요구 및 불평을 해결한다.

정답 | 40.② 41.③ 42.③ 43.② 44.③

ⓒ 시스템 감시 및 성능분석 : ⓐ 시스템의 자원이용도, 병목현상, 장비 및 시스템의 성능을 감시한다.
ⓑ 사용자 요구의 변화, 데이터 사용추세, 각종 통계 등을 종합하여 분석한다.

45 다음 보기의 ( ) 안에 들어갈 용어는?

데이터베이스의 설계 단계는 요구조건 분석 → ( ) → 논리적 설계 → 물리적 설계 → 구현의 순으로 이루어진다.

① 개념적 설계 ② 협의적 설계 ③ 광의적 설계 ④ 추상적 설계

해설 데이터베이스 설계단계
㉠ 요구사항 수집 및 분석 : 처리요구조건의 수립, 경영목표와 제약조건식별(업무규칙식별) 등이다.
㉡ 개념적 설계 : 스키마 설계목적은 데이터베이스 구조, 상호관련성 의미, 제약조건 등 이해하는 것이다.
㉢ 논리적 설계 : 개념 설계결과로부터 DBMS의 데이터 모델을 이용하여 논리적 스키마를 생성한다.
㉣ 물리적 설계 : 사용자의 처리요구조건을 만족시키기 위해 내부 저장구조와 접근경로 등을 설계 · 구현한다.
㉤ 목표 : DBMS DDL로 스키마 작성 트랜잭션(응용 프로그램) 작성한다.
㉥ 데이터베이스 설계시 고려사항 : 일반적으로 데이터의 일관성(Consistency), 효율성(Efficiency), 데이터의 무결성(Integrity), 보안(Security) 문제, 그리고 데이터베이스의 성장으로 인한 효과 등을 고려하여야 한다.

46 다음 중 데이터베이스 관리시스템의 필수기능은?

① 비밀기능 ② 삭제기능 ③ 절차기능 ④ 제어기능

해설 데이터베이스 : 어느 특정조직이나 단체의 응용업무에 공동으로 사용하기 위하여 필요한 데이터를 그 중복을 최소화, 완벽화, 구조화하여 컴퓨터의 저장매체에 저장한 데이터의 집합체이다. 다음은 데이터베이스 관리시스템의 필수기능이다.
㉠ 정의기능 : 다양한 응용 프로그램과 데이터베이스가 서로 인터페이스를 할 수 있는 방법을 제공하는 것으로, 구현된 하나의 물리적 구조의 데이터베이스로 여러 사용자들의 다양한 형태의 데이터요구를 지원할 수 있도록 가장 적절한 데이터베이스 구조를 정의할 수 있는 기능이다.
㉡ 조작기능 : 사용자와 데이터베이스 사이의 인터페이스를 위한 수단을 제공한다.
㉢ 제어기능 : 데이터베이스의 내용에 대해 항상 정확성과 안전성을 유지할 수 있는 제어기능을 가지고 있어야 한다.

47 다음 중 자료의 특성이 아닌 것은?

① 판단을 필요로 하는 상황에서 의사결정의 근거가 됨
② 정보의 자원
③ 관찰이나 측정을 통해서 인지된 사실
④ 정리되지 않은 자료

해설 자료와 정보
㉠ 자료(Data) : 관찰, 측정을 통해 얻은 사실이나 수치, 컴퓨터가 일을 처리하기 위한 대상이다.
㉮ 문자, 소리, 그림, 동영상 등이다.
㉡ 정보(Information) : 어떤 목적에 직접 또는 간접적으로 도움을 줄 수 있는 구체적인 지식이나 사실들을 이용하기 편리한 형태로 정리한 것, 자료를 가공하여 처리한 결과이다.
※ 판단을 필요로 하는 상황에서 의사결정의 근거 → 정보의 특성이다.

48 다음 중 자료의 특성은?

① 정보를 구성하는 요소이다.
② 추측을 통해 획득하거나 인지된다.
③ 객관적으로 실재한 사실들을 사용불가토록 보관된다.
④ 판단이 필요한 상황에서 의사결정의 근거가 된다.

해설 자료의 특성

정답 | 45.① 46.④ 47.① 48.①

㉠ 관찰이나 실험을 통해 획득되거나 발생한다.
㉡ 정보를 구성하는 요소이다.
㉢ 객관적 실재한 사실들을 사용할 수 있도록 자료화한 것이다.

49 다음 보기의 코드화의 종류가 아닌 것은?

의학용어의 모호성을 제거하고 표준화된 어휘를 사용하기 위해 용어 코딩작업을 한다.

① 계층구조 코드 ② 숫자 코드 ③ 연상숫자 코드 ④ 조합 코드

해설 코드(Codes)의 유형
㉠ 계층구조 코드(Hierarchical Code) : 이미 나와 있는 간단한 코드에 하나 이상의 문자를 더하여 좀더 자세한 코드를 만드는 것이다.
㉡ 숫자 코드(Number Codes) : 새로운 코드의 생성이 용이하다.
㉢ 연상기호 코드(Mnemonic Codes) : 문자를 사용해서 기억하기 쉽게 만든 코드이다.
㉣ 조합 코드(Combination Codes) : 성격이 다른 코드들을 조합하여 많은 경우의 수를 만들어 낼 수 있다.

50 다음 중 데이터에 대한 설명이 아닌 것은?

① 현실세계로부터 단순한 관찰이나 측정을 통해서 수집된 사실이나 값이다.
② 숫자로 표현되는 수치 데이터를 포함한다.
③ 데이터 상호간의 관계가 있다.
④ 어떤 문자들로 표현되는 스트링(String)을 포함한다.

해설 데이터(자료) : 현실 세계로부터 단순한 관찰이나 측정을 통하여 수집된 사실이나 값이며, 이 값은 숫자로 표현되는 수치 데이터와 어떤 문자들로 표현되는 스트링을 포함한다.

51 다음 중 정보(Intormation)에 대한 설명이 아닌 것은?

① 어떤 문자들로 표현되는 스트링(String)을 포함한다.
② 데이터의 유효한 해석이다.
③ 어떤 상황에 대한 적절한 의사결정을 할 수 있게 하는 지식이다.
④ 데이터 상호간의 관계이다.

해설 정보(Information) : 어떤 상황에 대한 적절한 의사결정을 할 수 있게 하는 지식이며, 데이터의 유효한 해석이나 데이터 상호간의 관계이다.

52 다음 중 자료와 정보의 구성요소들 간의 연관관계를 형식화한 것은?

① 지식 ② 가치 ③ 신용 ④ 문화

해설 지식 : 자료와 정보의 구성요소들 간의 연관관계를 형식화한 것이다.

정보(Information)	지식(Knowledge)
단편적 사고 : 원인 또는 결과	종합적 사고 : 원인과 결과
수동적 : 외부에서 수용	능동적 : 주체적으로 생각, 가공, 판단
집합 : 사실/현상에 대한 의미 있는 기호의 집합	축적 : 사고와 경험을 통한 정보의 체계화
정태적 : 사실판단 및 가치판단의 기분	동태적 : 의사결정을 통한 가치 창출

∴ 지식 축적 : 자료의 형식화, 요약, 여과와 정보의 해석, 결정, 실행을 연관관계한 것이다.

정답 | 49.③ 50.③ 51.① 52.①

53 다음 중 의학자료를 코딩함으로써 얻을 수 있는 장점이 아닌 것은?

① 데이터의 양적인 증감 ② 어휘의 표준화
③ 의학통계 및 연구가 쉬워짐 ④ 비용절감의 효과

해설 의학자료 코딩의 장점
㉠ 데이터의 양적인 감소 ㉡ 데이터 접근성의 향상
㉢ 어휘의 표준화 ㉣ 의사결정지원시스템(전문가시스템)과의 연계가 쉬워짐
㉤ 의학통계 및 연구가 쉬워짐 ㉥ 비용절감의 효과

54 다음 중 의학분야 전문가시스템 응용분야를 알맞게 설명한 것은?

① MYCIN : 혈액전염병, 뇌수막염의 진단, 치료, 조언시스템이다.
② PUFF(Pulminary Function Data) : 갑상선질환, 류머티스 진단, 치료시스템이다.
③ ONCOCIN : 폐기능 진단시스템이다.
④ VM : 심부전진단, 치료시스템이다.

해설 ㉠ 의학분야의 전문가시스템

명 칭	응용분야
MYCIN	혈액전염병, 뇌막염의 진단, 치료, 조언시스템
PUFF(Pulminary Function Data)	폐기능 진단시스템
CASNET	녹내장의 진단, 치료시스템
EXPERT	갑상선질환, 류머티스 진단, 치료시스템
PIP(Patient Information Package)	위질환 진단, 치료시스템
ONCOCIN	암진단, 치료, 조언시스템
MeCSAI(Medical Consultation System)	심부전진단, 치료시스템
CENTAUR	폐기능 진단시스템
VM(Ventilator Manager)	호흡보조시스템(중병 환자감시용)
ELIZA	정신분석용 QA 시스템

㉡ 전문가시스템
ⓐ 인간의 전문성을 요구하는 의료 응용분야에 관한 전문가의 지식을 인공지능 기법을 이용하여 지식베이스에 저장하고, 추론기관을 이용하여 전문가의 지식을 문제에 적용하여 해결책을 제시하고 사용자의 질의에 대한 응답을 제공하는 시스템이다.
ⓑ 의료분야의 전문가시스템을 의사결정지원시스템(Mdeical Decision Support System : MDSS)이라고도 한다.

55 다음 보기의 급속 보급되었던 시스템은?

> 병원에서 수행되는 검사 중 50[%] 이상 차지하는 임상병리 관련 정보를 체계적이고 효율적으로 관리하고, 타 시스템에서 자료연계를 제공하는 시스템이다. 검사채취 및 접수시스템, 자동기기 사용 부서 시스템, 수작업 부서 시스템, 정도관리시스템, 검사결과 보고 시스템으로 미국에서는 1960년대 말에 컴퓨터 도입, 1980년대에 보편화되었고, 국내에서는 1990년대에 대학병원의 OCS 도입과 더불어 급속 보급 되었던 시스템이다.

① LIS(Laboratory Information System) ② OCS(Order Communication System)
③ HIS(Hospital Information System) ④ GUI(Graphic User Interface)

해설 임상병리시스템(Laboratory Information System : LIS) : 병원에서 수행되는 검사 중 50[%] 이상 차지하는 임상병리 관련 정보를 각종 자동분석기기들과 연결하여 사람의 손을 거치지 않고도 이 기기들을 자동으로 조작함으로써 신속하고 정확한 검사자료를 산출해 낸다.
㉠ 다양한 형태로 검사결과의 변화추이를 볼 수 있는 기능을 갖추고 있다.
㉡ 검사시간을 단축시킴으로써 진료에 도움을 주기도 하지만 비용면에서도 이익이다.
㉢ 국외 병원들을 대상으로 한 조사에 의하면 계산착오나 분실 등 수작업시 실수로 인한 손실이 임상병리검사로 인한 수입의 3~

정답 | 53.① 54.① 55.①

5[%]라고 한다.

56 다음 중 환자기록 개념을 위한 원형적인 코드체계로서 진단용어의 코드화를 목적으로 하며, 3자리 코드를 기반으로 하고 4번째 자리는 좀 더 자세한 단계를 가지는 분류법은?

① SNOMED ② ATC ③ UMLS ④ ICD

해설 ㉠ MeSH의 정의 : MeSH(Medical Subject Headings) 시소러스(thesaurus)는 미국 국립 의학도서관(National Library of Medicine, 이하 NLM)에서 제작하는 통제어휘로서 생의학분야의 정보와 문헌의 색인, 목록, 검색을 위해 사용한다.

ⓐ 시소러스 : 어휘를 개념으로 분류하여 유의어, 반위어 및 상하위 관계에 의한 관련어 등을 정의해 놓은 일종의 용어사전으로 MeSH는 생의학 분야에서 세계적으로 가장 널리 활용되는 시소러스로 평가되며, 의학문헌의 색인과 목록에 통일성과 일관성을 부여한다는 점에서 독착성을 지닌다.

㉡ ICPC(International Classification of Primary Care) : 일차 의료진료를 위한 분류방법이다.

ⓐ 환자의 만남 이유 (RFE), 문제 / 진단관리, 1차 또는 일반 건강관리 개입, 1차 치료세션의 데이터 순서를 치료구조의 에피소드로 분류 할 수 있게 해준다.

ⓑ WONCA 국제분류위원회(WICC)에서 개발했으며, 1987년 옥스포드 대학 출판부(OUP)에서 처음 출판되었다. 1998년 기준과 정의의 개정과 포함이 출판되었다.

ⓒ 두 번째 개정판은 세계보건기구(WHO) 국제분류군(International Health Organization's International Classification)에 수용되었다.

ⓓ 분류는 세계보건기구(WHO)의 "모든 사람을 위한 건강" 목표를 포함하여 세계 주요 보건의료 목표에 대한 전세계적인 관심의 증대의 일환으로 1차 진료에 대한 양질의 정보에 대한 요구가 증가하는 상황에서 개발되었다.

㉢ International Classification of Diseases and Related Health Problems : 국제질병분류(ICD)는 역학, 건강관리 및 임상목적을 위한 국제표준진단 도구이다. 정식명칭은 질병 및 관련 건강문제의 국제통계분류이다.

ⓐ ICD는 세계보건기구(WHO)가 유엔체제 내에서 건강을 지휘하고 조정하는 권한을 유지한다 .

ⓑ icd는 다양한 종류의 징후, 증상, 이상 소견, 불만사항, 사회적 환경 및 외상의 원인에 대한 미묘한 분류를 포함하여 질병을 분류하기 위한 진단코드 시스템을 제공하는 의료분류시스템으로 설계되었다. 또한 이 시스템은 건강상태를 특정 변형과 함께 해당 일반범주에 매핑하여 지정된 코드에 최대 6자까지 할당하도록 설계되었다. 따라서 주요 카테고리는 일련의 유사한 질병을 포함하도록 고안되었다.

㉮ iCD는 세계보건기구(WHO)에서 발간되었으며, 전세계적으로 이환율 및 사망률 통계, 보상체계 및 보건의료 분야의 자동화 의사결정지원에 사용된다.

㉯ 시스템은 이러한 통계의 수집, 처리, 분류 및 표시에서 국제 비교 가능성을 높이기 위해 고안되었다.

㉰ 정신질환의 진단 및 통계 매뉴얼(정신 질환에 국한 됨)과 마찬가지로 ICD는 통계적으로 모든 건강장애를 분류하고, 진단지원을 제공하는 주요 프로젝트이다.

㉱ ICD는 WHO 국제분류체계(WHO-FIC)의 건강관리 관련 문제에 대한 통계학적 기반의 핵심 분류체계이다.

ⓒ ICD는 주기적으로 개정되며, 현재 10번째 개정판에 있다.

㉮ ICD-10은 1992년부터 발간되었으며, WHO는 매년 사소한 업데이트와 3년마다 주요 업데이트를 발행한다.

㉯ ICD-11은 2017년에 계획되었지만 2018년으로 연기되었다.

ⓓ ICD는 기능적, 장애 및 건강에 관한 국제 분류를 포함하여 서로를 보완하는데 사용할 수 있는 안내서 '가족'의 일부이다.

㉮ 의료 및 사회적 관점에서 건강 상태와 관련된 기능(장애) 영역에 초점을 맞추고 있다.

㉣ SNOMED : SNOMED CT는 임상문서화 및 보고에 사용되는 코드, 용어, 동의어 및 정의를 제공하는 의료용어에서 체계적으로 구성된 컴퓨터 처리가능한 콜렉션이다. SNOMED CT는 세계에서 가장 포괄적인 다국어 임상 건강관리 용어로 간주된다.

ⓐ SNOMED CT의 주된 목적은 건강 정보에 사용된 의미를 인코딩하고 환자치료를 향상시키기 위한 목적으로 데이터의 효과적인 임상기록을 지원하는 것이다.

㉮ SNOMED CT는 전자건강기록을 위한 핵심적인 일반용어를 제공한다.

㉯ SNOMED CT는 임상결과, 증상, 진단, 절차, 신체 구조, 유기체 및 기타 원인, 물질, 의약품, 장치 및 표본을 포괄한다.

ⓑ SNOMED CT는 영국 런던에 위치한 국제 비영리 표준개발기구인 SNOMED International에 의해 관리되고 배포된다.

㉮ SNOMED International은 2007년에 설립된 IHTSDO(International Health Terminology Standards Development Organization)의 거래명이다.

ⓒ SNOMED CT는 일관된 정보교환을 제공하며, 상호 운용가능한 전자건강기록의 기본이다. 이 제품은 전문분야 및 진료현장에서 임상데이터를 색인, 저장, 검색 및 통합하는 일관된 방법을 제공한다.

정답 | 56.④

㉮ 데이터가 수집되고 인코딩되며 환자 및 연구의 임상진료에 사용되는 방식의 다양성을 줄임으로써 전자건강기록 시스템의 내용을 구성하는데 도움이 된다.

ⓓ SNOMED CT는 전자환자기록에서 개인의 임상 세부사항을 직접 기록하는데 사용할 수 있다.

㉮ 정보에 입각 한 의사 결정을 돕고 장기간 환자치료를 지원하기 위해 임상진료 경로, 공동관리 계획 및 기타 지식자원에 대한 여러 가지 연결고리를 사용자에게 제공한다.

㉯ 임상보고서를 인코딩하기 위해 SNOMED CT 기술자의 순위목록을 반환할 수 있는 무료 자동 코딩도구 및 서비스를 사용하면 의료전문가가 전문용어를 탐색하는데 도움이 될 수 있다.

㉰ SNOMED CT는 다른 국제표준 및 분류와 교차매핑할 수 있는 용어이다.

ⓔ 국제판을 보강하고 추가 국가용어뿐만 아니라 언어 번역을 포함할 수 있는 특정 언어판이 제공된다.

㉶ 2009년 12월 호주에서 발표된 SNOMED CT-AU는 SNOMED CT의 국제버전을 기반으로 하지만, 호주에서만 임상적으로나 기술적으로 고유한 단어와 아이디어를 포함한다.

ⓜ UMLS(통일의학용어 시스템) : 문헌이나 환자기록을 통합적으로 검색할 수 있게 만들어진 용어 시스템이다.

57 다음 중 전문가시스템을 구축하기 위해 지식을 획득하는 과정을 올바르게 나열한 것은?

① 증명 – 개념화 – 형식화 – 시험 – 구현
② 증명 – 형식화 – 개념화 – 구현 – 시험
③ 증명 – 개념화 – 형식화 – 구현 – 시험
④ 증명 – 형식화 – 개념화 – 시험 – 구현

해설 전문가시스템의 핵심 : 시스템을 구축하는 동한 축적되는 강력한 지식기관이라 할 수 있다. 이 지식들은 명확해야 하고 의사결정을 단순화할 수 있도록 조직되어야 한다. 즉 지식의 축적과 성문화는 가장 중요한 전문가시스템의 요소라 할 수 있다.

58 다음 보기의 인간 전문가로부터 지식을 유도하고 구성하고 조직하는 방법 및 절차는?

전문가시스템에서 필요한 지식은 교과서, 보고서, 데이터베이스, 사례연구, 실험데이터 및 개인의 경험과 같은 많은 자원을 통해 얻는다. 그러나 전문가시스템의 지배적인 자원은 영역전문가(Domain Expert)이다.

① 지식자원　② 지식단계　③ 지식획득　④ 지식절차

해설 ㉠ 지식획득의 일반적인 과정은 다섯 가지 단계로 구성된다.

ⓐ 증명 : 문제 특성을 증명한다.　ⓑ 개념화 단계 : 표현되는 지식을 위한 개념발견이다.
ⓒ 형식화 단계 : 조직되는 지식의 구조를 설계한다.　ⓓ 구현단계 : 지식의 규칙을 구현한다.
ⓔ 시험단계 : 조직된 지식을 규칙으로 시험한다.

㉡ 지식획득(Knowledge acquisition) : 전문가시스템에서 필요한 지식은 교과서, 보고서, 데이터베이스, 사례연구, 실험데이터 및 개인의 경험과 같은 많은 자원을 통해 얻는다. 그러나 전문가시스템의 지배적인 자원은 영역전문가이다. 이러한 인간 전문가로부터 지식을 유도하고 구성하고 조직하는 방법 및 절차이다.

59 다음 중 전자차트시스템의 제도적 장애요소가 아닌 것은?

① 전자적 기록문서의 법적 보호
② 의료보험의 복잡성 및 잦은 변경
③ 낮은 의료보험수가와 병원의 관행
④ 보험청구업무의 자동화

해설 전자차트시스템의 제도적 장애요소

㉠ 전자적 기록 · 문서의 법적 보호　㉡ 의료보험의 복잡성, 잦은 변경　㉢ 낮은 의료보험수가와 병원의 관행

60 다음 중 전자차트시스템의 문제점은?

① 인건비 절감효과
② 업무범위와 양의 증대
③ 진료시간 및 대기시간 감소
④ 자동통계처리

해설 전자 차트의 문제점

㉠ 적응기간과 노력이 필요　㉡ 장애대책 및 공급업체의 도산 등에 대비　㉢ 시스템 정지에 대한 불안감
㉣ 업무범위와 양의 증대　㉤ 임상병리검사, 특수검사 등 외부에서 발생한 자료의 입력　㉥ 표준화의 문제

정답 | 57.③ 58.③ 59.④ 60.②

61 다음 중 전자차트시스템의 기대효과가 아닌 것은?

① 외부에서 발생한 자료를 쉽게 입력할 수 있다.
② 인건비를 절감할 수 있다.
③ 각종 서류를 작성, 보관, 검색하는 것이 쉬워진다.
④ 대기시간이 감소한다.

해설 전자차트시스템의 도입으로 인한 네 가지의 기대효과
㉠ 환자진료적 관점 : 대기시간 감소, 환자의 특성을 관리함으로써 오진방지, 참고자료 조회, 그래프나 비교 차트를 참조한다.
㉡ 환자관리적 관점 : 가족 주치의 형태의 진료 가능, DM을 통한 환자관리, 설명을 위한 멀티미디어 자료활용, 서류 및 자료의 신속한 처리이다.
㉢ 병원행정 업무적 관점 : 보험청구, 관리대장의 자동작성, 각종 서류/서식 작성, 진료기록의 보관/검색이 혁신적으로 개선, 원외처방전 발급의 전산화로 업무효율이 증대한다.
㉣ 병원 경영적 관점 : 현금관리, 보험청구, 인건비 절감, 다양한 통계분석, 의약품 재고관리, DM을 이용한 마케팅이다.

62 다음 중 전문의의 사고논리에 토대가 되는 것이 아닌 것은?

① 지식 ② 직관 ③ 윤리 ④ 정서

해설 의사의 추론과정 중 전문의의 사고논리 : 지식, 직관, 경험, 윤리

63 다음 중 조건부 확률이론을 사용한 질환감염률 계산방법은?

① Bayesian Principle ② 순차적 확률분석법
③ 클러스터 분석법 ④ Decision Tree Analysis

해설 ㉠ Bayesian Principle : 조건부 확률이론을 사용하여 질환감염률 계산, 조건부 확률을 계산하는 것은 환자의 진단시 의사가 검사결과를 관찰한 상태이다.
㉡ Decision Tree Analysis : 객관적 근거에 기초하여 수행해야 할 진료행위 판단이다.

64 다음 중 전문가시스템의 구성요소가 아닌 것은?

① 지식수정 기능 ② 작업공간 ③ 사용자 인터페이스 ④ 지식습득 기능

해설 전문가시스템(Expert System) : 전문가의 경험이나 지식을 컴퓨터가 활용할 수 있는 지식표현의 형태로 구축해 놓고 일정한 추론방법을 적용하여 문제를 해결하는 시스템이다.
㉠ 지식습득 기능(Knowledge Acquisition Sub-System) : 문제를 해결하기 위해 지식의 소스(전문가 또는 문헌)로부터 전문지식을 컴퓨터 프로그램화하기 위하여 축적 · 전이 · 변형하는 것이다.
㉡ 추론엔진(Inference Engine) : 지식베이스에 있는 정보들을 추론하고 결론을 이끌어내기 위한 컴퓨터 프로그램이다.
㉢ 지식베이스(Knowledge Base) : 문제를 이해하고 해결하는데 필요한 지식들을 함유한다.
㉣ 작업공간(Blackboard, Workplace) : 작업 메모리의 한 영역이다.
㉤ 사용자 인터페이스(User Interface) : 사용자와 컴퓨터 간에 문제해결을 위한 대화용 언어처리기이다.
㉥ 설명기구(Explanation Sub-System : Justifier) : 문제해결과정에서 해결방법의 정당성을 설명하는 기구이다.

65 다음 중 전문가시스템의 문제해결 기술인 추론과정에 해당하지 않는 것은?

① 실행 ② 비교 ③ 일치 ④ 삭제

해설 추론과정 : 비교 – 일치 – 실행의 과정을 반복적으로 실행한다.

66 다음 중 의료응용분야의 문제해결에 도움을 주는 시스템으로 의료결정지원시스템이라고 하는 시스템은?

① 병원정보시스템 ② 의료용 전문가시스템
③ 의료정보시스템 ④ 컴퓨터 의료보조시스템

정답 | 61.① 62.④ 63.① 64.① 65.④ 66.②

해설 의료응용분야
㉠ 병원정보시스템 : 병원을 비롯한 의료기관을 운영, 분석하고 나아가 의료의 질을 높이는데 핵심적인 역할을 하는 시스템이다.
㉡ 의료정보시스템 : 뉴미디어나 컴퓨터를 사용하여 의료정보의 축적, 검색, 의료기관 상호간의 연계, 의료기관과 지역주민을 연결하여 재가치료를 뒷받침하는 체계이다.
㉢ 의료용 전문가시스템 : 각 분야의 전문가가 가지고 있는 지식이나 판단방법을 프로그램화하여 이것을 바탕으로 컴퓨터가 추론하여 적절한 해답을 내리게 하는 시스템(의사결정지원시스템)이다.

67 다음 중 전문가시스템과 이전의 컴퓨터시스템과의 중요한 차이점 중 전문가시스템 방식에 해당되는 것은?

① 휴리스틱 추리 ② 알고리즘 방식 채택
③ 최적의 해답 ④ 정확한 계산

해설 전문가시스템과 이전의 컴퓨터시스템과의 중요한 차이점 : 이전 시스템은 규칙에 따라 정확한 계산결과가 도출되는 알고리즘 방식을 채택하는데 반하여, 전문가시스템은 최적의 해답은 아니지만 어느 정도 만족할 수 있는 결과를 도출해 내는 휴리스틱 추리를 사용하는 점이다.

68 다음 중 암진단, 치료, 조언 시스템을 위해 만들어진 의료전문가시스템 응용분야의 명칭은?

① MYCIN ② ONCOCIN ③ PROSPECTOR ④ CENTAUR

해설 의학분야의 전문가시스템
㉠ MYCIN : 혈액전염병, 뇌막염의 진단, 치료, 조언시스템이다.
㉡ PUFF(Pulmonary Function Data) : 폐기능 진단시스템이다.
㉢ CASNET : 녹내장의 진단, 치료시스템이다.
㉣ EXPERT : 갑상선질환, 류머티스 진단, 치료시스템이다.
㉤ PIP(Patient Information Package) : 위질환 진단, 치료시스템이다.
㉥ ONCOCIN : 암진단, 치료, 조언시스템이다.
㉦ MeCS-AI(Medical Consultation System) : 심부전 진단, 치료시스템이다.
㉧ VM : 호흡보조 시스템(중환자 감시용)이다.
㉨ ELIZA : 정신분석용 QA시스템이다.

기 · 출 · 문 · 제

01 다음에 공통적으로 해당하는 시기는? (17년1회기사18번)

- 의료정보의 처리를 위해 펀치카드 데이터처리 시스템(Punchcard Data Processing System)을 처음 이용한 시기
- ECG, EEG, EMG의 자료를 디지털 자료로 전환하여 컴퓨터로 이들을 분석 보관하는 연구를 시작한 시기
- 병원 검사실 장비의 자동화로 검사정보관리, 자료정리 및 보관에 관한 연구를 시작한 시기

① 1950년대 ② 1960년대 ③ 1970년대 ④ 1940년대

해설 의료정보학의 처리에 처음 사용된 기술은 이미 1890년 매 10년 마다 시행하는 미국 인구통계 조사시 사용하였던 punch-card Data Processing Systen이었다. 생체신호처리 및 의사결정시스템 등장, 사회적으로는 미국에서 의료보험 제도를 실시하여 의료보험수가 지급히 원활회 진행되기 시작하였으며, 진료수가 청구에 컴퓨터의 사용에 관한 연구도 시작하였다.
㉠ 심전도 검사(ECG) : 체표면에서 심박동과 관련되어 나타나는 전위를 심전계에 의해 그림으로 기록하는 검사이다.
㉡ 뇌전도(EEG) : 뇌파검사[법], 뇌파, 뇌파도, Eletroencephalogram의 약자이다.
㉢ 근전도 검사(EMG) : 말초신경, 근육의 상태를 알기 위하여 근육의 전기적 활성상태를 검사하는 방법이다.

정답 | 67.① 68.② 〈기출문제〉 01.①

02 다음 중 우리나라 의료정보시스템의 발전역사와 관계가 없는 것은? (18년1회기사3번)

① 1978년 경희의료원에서 전산화를 시작하여 국내 병원관리 업무전산화의 시초를 이룸
② LIS는 1980년에 도입함으로써 미국보다 빠름
③ 1960년대 컴퓨터 기반의 병원정보시스템이 출현함
④ 1982년 OCS를 최초로 도입하여 90 년대 초에 폭발적으로 증가함

해설 01 의료정보시스템 – 1. 의료정보의 이해(기출 01번 해설)

03 다음 중 의료정보학의 역사에 대한 설명이 아닌 것은? (14년4회산업2번)

① 1970년대에 R. Ledley가 영상정보시스템을 개발
② 의료정보학이라는 용어는 1960년대 말 유럽에서부터 사용되기 시작
③ 1980년대에 들어와서 전자의무기록(EMR)이 일반화되기 시작
④ 1990년대 인터넷의 발전과 더불어 사용자 중심의 시스템으로 성장

해설 국외 의료정보학의 역사 : 의료정보학의 처리에 처음 사용된 기술은 이미 1890년 매 10년 마다 시행하는 미국 인구통계 조사 시 사용하였던 Punch-card Data Processing System이었다.
㉠ 생체신호처리 및 의사 결정시스템 등장 사회적으로는 미국에서 의료보험 제도를 실시하여 의료보험수가 지급히 원활히 진행되기 시작하였으며, 진료수가 청구에 컴퓨터의 사용에 관한 연구도 시작하였다.
㉡ 1960년대에는 의료정보학 발달의 황금기 본격적으로 의료 환경에 컴퓨터의 도입 유럽에도 처음 의료정보학이라는 용어가 등장, 대학병원들과 컴퓨터 개발 회사들이 원무 및 진료비 청구 수납시스템을 개발하였다. 1965년에는 뇌파들 디지털 정보로 전환하는 기술을 개발, NIH의 연구비로 병원정보시스템 개발에 착수하여 외래환자 병리검사정보와 약제과정보를 전산화하였다. 1970년대 초반까지 기타 임상정보 및 환자관리 및 진료비 청구체계까지 개발되어 오늘날까지 사용한다.

04 다음 중 AMIA(America Medical Informatics Association)에서 제시한 의료정보학의 목표에 포함되지 않는 분야는? (10년2회산업16번, 12년1회산업17번)

① 환자자료의 디지털화
② 정보의 검색과 관리
③ 컴퓨터 조작방법의 습득
④ 의료사무관리

해설 ㉠ 미국의료정보협회(AMIA) : 의료관리에 있어서 발생될 수 있는 여러 가지 형태의 문제점을 의료정보학의 관점에서 파악하고 분석하여 그 문제점을 해결할 수 있는 능력을 키우기 위해 최소한 7개 분야가 목표에 포함되어야 한다고 권고하였다.
ⓐ 의료정보학의 목표로 컴퓨터 조작방법의 습득, 통신, 정보의 검색과 관리, 컴퓨터 보조학습, 환자관리와 의사결정, 의료사무관리, 병원정보 시스템을 제시하였다.
㉡ 의료정보학의 목표 : ⓐ 컴퓨터의 조작방법의 습득 ⓑ 데이터베이스로부터의 정보검색과 관리
ⓒ 전자통신망의 이용방법 습득 ⓓ 환자관리와 의사결정
ⓔ Computer Aided Learning(컴퓨터 보조학습을 활용하는 방안제시)
ⓕ 의료의 사무관리 ⓖ 병원업무의 전산화에 대한 정보시스템의 활용

05 다음 중 AMIA(American Medical Informatics Association)에서 제시한 의료정보학의 목표에 포함되지 않은 분야는? (15년1회기사1번, 18년1회기사11번)

① 정보의 검색과 관리
② 컴퓨터 보조학습
③ 컴퓨터 조작방법의 습득
④ 의무기록의 효율성 증대

해설 AMIA(American Medical Informatics Association)에서 제시한 의료정보학의 목표
㉠ 컴퓨터 조작방법 : 일반 개인용 컴퓨터의 조작방법 및 각종 소프트웨어 사용법, 활용법의 습득한다.
㉡ 통신 : 다른 유관기관 혹은 정보원을 접근하기 위한 전자통신망의 이용방법 습득한다.
㉢ 정보의 검색과 관리 : 전산화된 정보 데이터베이스로부터 정보를 검색하고 관리할 수 있는 능력을 배양한다.
㉣ Computer Aided Learning : 평생교육을 위한 컴퓨터 보조학습 장치를 선택하고 활용하는 방안을 제시한다.
㉤ 환자관리와 의사결정 : 환자관리를 위하여 데이터베이스와 통계 프로그램을 사용하는 방법을 습득하고 의사결정에 도움을

정답 | 02.② 03.③ 04.① 05.④

줄 수 있도록 한다.
ⓗ 의료사무관리 : 병원 사무관리에 컴퓨터를 활용하는 방안 강구한다.
ⓢ 병원정보 시스템(HIS) : 병원 업무의 전산화에 대한 이해와 환자진료에 정보시스템의 활용방안을 제시한다.

06 다음 중 AMIA(America Medical Informatics Association)에서 권고하고 있는 의료정보학의 목표로 적당하지 않은 것은? (16년1회산업6번, 16년1회산업20번)

① 정보의 검색과 관리 ② 안정적인 연구 및 개발
③ 환자관리와 의사결정 ④ 병원정보 시스템

해설 AMIA(America Medical Informatics Association)에서 권고하고 있는 의료정보학의 목표
㉠ 정보의 검색과 관리 : 현대의학은 나날이 발전하고 있다.
ⓐ 의료과학의 새로운 발견 및 새로운 치료법의 개발은 즉시 임상에 적용되고 있다. 따라서 임상의들은 이러한 급격한 변화에 신속히 적응하여 매일같이 홍수같이 쏟아지는 논문이나 보고서를 검색하여 그 지식을 흡수하는 기술의 습득이 필요하게 된다.
ⓑ 임상의들은 그들이 필요로 하는 의학자료를 신속히 검색하고 아울러 분석하는 능력을 갖춰야 된다. 이제까지 대부분의 경우 임상의들은 그들이 필요한 자료나 정보를 도서관의 사서나 혹은 전문적으로 자료를 검색하는 기관의 도움을 받아왔다. 그러나 앞으로의 임상의는 이러한 자료검색에 있어서 좀더 적극적인 역할을 해야한다. 즉 당면한 문제를 가장 잘 이해하고 그 상황에 가장 필요로 하는 해결방안은 그 문제를 직접 다루고 있는 임상의 자신이므로 가장 효율적이고 유효한 자료의 검색은 임상의 자신에 의해서 이루어질 수 있다.
ⓒ 효율적인 자료 및 정보의 검색은 그들의 머리 속에 있는 정보를 현존하는 기술적 검색수단에 적합하게끔 현실적으로 구체화가 되어야 한다. 이러한 정보의 검색은 현재 여러 가지의 형태로 분류되어 있는 분류법에 의거하고 있다.
ⓓ 가장 널리 쓰이고 있는 MeSH(Medical Subject Headings)는 MEDLINE이라는 의료용 전문 데이터베이스의 자료검색에 이용되는 분류법이고, 그 외에 각종 질병별로 분류한 ICD(International Classification of Diseases) 등이 있다.
㉡ 환자관리와 의사결정 : 의학이 발전함에 따라 각 질환에 대한 검사방법 및 치료방법도 달라진다. 따라서 임상의들은 새로운 검사방법이나 치료방법을 도입할 때마다 나타나는 결과적 현상을 세심히 관찰하고 또한 수집하여야 한다.
ⓐ 얻어진 결과자료는 그 후 반드시 분석을 해야 하며, 새로운 방법에 대한 초기의 가정들과 일치하는가를 검증해야 한다. 그 외에도 임상의들은 임상의학 논문이나 연구보고서 등에 나타난 결과를 이해하거나 자신의 임상자료를 분석하는데 통계학적인 분석방법을 주지하여야 한다.
ⓑ 임상의들은 진료시에 필연적으로 나타나는 불확실성에 대해서 대처해야하는 능력도 함양하여야 한다. 일상의 진료행위와 의료정보를 연결시키는 것은 전산화된 데이터베이스를 이용하여 이루어질 수 있다.
ⓒ 전산화된 데이터베이스는 약물 처치 및 작용등과 같은 환자관리시 임상의들의 지식과 경험을 한층 더 확장시킨다.
ⓓ 향후 임상의들은 그들의 의사결정시 다음과 같은 컴퓨터의 활용으로 도움을 많이 받게 될 것으로 예측되고 있다.
㉮ 컴퓨터는 임상의가 의사결정시 필요로 하는 자료와 지식을 제공하는 수단이 된다.
㉯ 약물반응 및 부작용, 비정상적인 검사결과에 대하여 임상의들의 주의를 환기시키며, 예측하지 못했던 결과에 대하여 컴퓨터로부터 가능한 설명을 얻어낼 수 있다.
㉰ 특정 환자의 진료시 적합한 진단과정을 제시하며, 의사의 생각에 대하여 객관적인 자문을 행할 수 있다. 따라서 임상의와 컴퓨터에 의한 의사결정 도구와의 상호연계를 적절히 활용하면 보다 적극적이고 적응적인 진료가 가능케 된다.
㉢ 병원정보 시스템(HIS : Hospital Information System) : 이제 병원도 정보화시대에 접어들고 있다. 현재 선진국의 일부 대형 종합병원에서는 컴퓨터화된 병원정보시스템을 통하여 임상의와 임상검사실, 약국, 기타 치료실을 연결시켜 신속한 진료를 위하여 각종 자료를 주고받는 사례가 생겨나고 있다.
ⓐ 현재 많은 외국의 다른 병원과 우리나라에서도 이러한 전산화된 병원정보시스템을 도입하려고 계획하는 병원이 많다. 하지만 성공적인 결과를 얻어내기 위해서는 그러한 시스템의 진행과정과 그의 한계를 반드시 사전에 이해하여야만 한다.
ⓑ 임상검사실의 검사결과를 컴퓨터 전산망을 통하여 각 담당의에게 전송한 결과 인력의 절감과 신속한 진료에 많은 도움을 주었다.
ⓒ 미국 의료정보학협회(AMIA : American Medical Informatics Association)는 효율적인 전산화된 환자기록을 위하여 의료인식 코드의 표준화 작업을 실시하고 있다.
ⓓ 병원은 환자의 입 · 퇴원 및 예약, 초진, 재진 등을 관할하는 원무행정 외에 임상검사실, 약국, 방사선 검사실 및 각 외래와 병동으로 이루어져 있다.

정답 | 06.②

07 다음 중 의료정보학에 대한 설명이 아닌 것은? (14년1회기사1번)

① 환자의 진료, 의학교육, 의학연구 및 의료경영에 필요한 각종의 정보를 효율적으로 체계화하여 관리하는 학문이다.
② 인지과학, 교육심리학, 의사결정이론, 정보과학 및 컴퓨터과학 등이 망라된 복합적인 학문분야이다.
③ 의료정보학의 응용은 컴퓨터와 통신기술을 실제 임상에 어떻게 적용하느냐로 귀결 지을 수 있다.
④ 기초의학교육, 임상 강의 밑 대형 병원의 병실 중심으로 이루어지는 임상의학 교육이다.

해설 의료정보학 : 의학적 지식의 해석, 의학적 의사결정, 의학적 지식공학 등을 망라하는 분야이다.
㉠ 의료정보학의 학문분야가 "지식에 관한 지식(Knowledge About Knowledge)"에 대한 것이며, 미시에서 거시에 이르는 또한 기초 생명과학과 임상의학, 그리고 개별 환자의 임상 진료에서, 공중보건학의 제 분야에 이르는 의학의 모든 영역과 관련됨이다.
㉡ 의료정보학은 그 고유한 연구의 주제와 영역(의학 및 생명공학) 및 그 고유한 연구의 방법론(정보이론 및 정보학기법)으로서 타 학문분야와 구별되는 특징을 갖는다.
㉢ 오늘날 정보기술과 지식공학의 놀라운 발전으로 말미암아 의료정보학은 하루가 다르게 복잡한 양상을 띠며 발전해 가고 있다. 이러한 "쉬지 않고 변화하기를 계속하는" 정보학의 특성은 오늘날 의료정보학의 현주소를 단순히 개괄적으로나마 파악하는 것조차 매우 어려운 일로 만들고 있다.
㉣ 복잡한 의료정보학을 이해하기 위하여, 다소 작위적이긴 하지만, 다음과 같은 세 분야로 크게 구분해 생각해 볼 수 있다.
ⓐ 기초의료정보학 : 기초학문으로서의 의료정보학
ⓑ 임상의료정보학 : 응용으로서의 의료정보학
ⓒ 생명의료정보학 : 의생명현상 연구 도구로서의 의료정보학

08 다음 중 의료정보학에 대한 설명이 아닌 것은? (18년1회산업5번)

① 의료에 정보기술을 접목시킴으로써 의학교육, 의학연구, 환자진료, 의료경영에 필요한 각종 정보를 효율적으로 체계화하여 관리 및 평가하는 학문이다.
② 범위는 의료 정보과학을 말하는 단일 학문으로 의료정보와 과학적 측면에 대한 평가를 위한 학문이다.
③ 과학적 측면은 방법을 인식하고 컴퓨터 모델과 공식을 사용하여 실험을 거쳐 타당성을 부여하는 과정으로 정의한다.
④ 기술적 측면은 컴퓨터 처리 시스템을 구축하고 평가하는 과정으로 정의한다.

해설 01 의료정보시스템 – 1. 의료정보의 이해(기출 07번 해설)

09 다음 중 의료정보의 특성이 아닌 것은? (18년1회기사8번)

① 외적 환경에 민감하다.
② 업무가 다양하지 않기 때문에 융통성이 없어도 된다.
③ 정보의 전달이 신속 · 정확해야 한다.
④ 일괄처리보다는 온라인 실시간 처리방식이 더 적합하다.

해설 01 의료정보시스템 – 1. 의료정보의 이해(기출 07번 해설)

10 다음 중 의료정보학 목표의 7가지 분야에 해당되지 않는 것은? (21년1회기사15번)

① 컴퓨터 조작방법
② 정보의 검색과 관리
③ 병원정보시스템(HIS)
④ 데이터베이스 설계방법

해설 01 의료정보시스템 – 1. 의료정보의 이해(기출 07번 해설)

11 다음 중 의료정보학의 목표가 아닌 것은? (21년4회기사11번)

① 환자의 수술 및 치료정보의 공개
② 병원 사무관리에 컴퓨터를 활용하는 방안 강구
③ 컴퓨터의 조작방법 및 각종 소프트웨어의 사용법 습득

정답 | 07.④ 08.② 09.② 10.④

④ 전산화된 데이터베이스로부터 정보를 검색하고 관리할 수 있는 능력 배양

해설 01 의료정보시스템 - 1. 의료정보의 이해(기출 07번 해설)

12 다음 중 의료 정보학에 대한 설명으로 가장 거리가 먼 것은? (19년1회기사03번)

① 환자의 진료, 의학교육, 의학연구 및 의료 경영에 필요한 각종의 정보를 효율적으로 체계화하여 관리하는 학문이다.
② 인지과학, 교육심리학, 의사 결정이론, 정보과학 및 컴퓨터 과학 등이 적용되는 복합적인 학문분야이다.
③ 의료정보학의 응용은 컴퓨터와 통신기술을 실제 임상에 어떻게 적용하여 활용할 수 있는가를 말한다.
④ 기초의학 교육, 임상강의 및 대형 병원의 병실중심으로 이루어지는 임상의학 교육이다.

해설 ㉠ 기초의료정보학 : 주로 의학의 정보이론적 기반을 연구하는 분야이다.
ⓐ 의학정보의 특성, 자료구조론, 자료와 정보의 추상화, 의학용어, 어휘, 명명법, 질병분류체계, 표준화, 의학문헌, 정보 및 지식데이터베이스 등의 의학정보의 수집 및 정리, 커뮤니케이션의 근간에 대한 분야와, 의학정보의 해석, 의학적 의사결정, 의사결정 지원, 지식공학, 데이터마이닝, 의학적 인공지능과 같은 의학 자료와 정보의 지식공학적 처리에 관한 분야와, 컴퓨터기반 의학교육, 전문가시스템 및 정보시스템 평가 등과 같은 의료정보시스템 엔지니어링 기초학문을 연구하는 분야이다.
㉡ 임상의료정보학 : 주로 임상과정에 초점을 맞춘 분야이다. 이는 흔히 대중적으로 "의료정보학"으로 알려진 대표적분야로서 임상진료의제 과정을 정보공학적 방법을 통해 향상시키기 위한 응용분야 전반을 가리킨다.

13 다음 중 환자의 진료, 의학교육, 의학연구 및 의료경영에 필요한 각종의 정보를 효율적으로 체계화하여 관리하는 학문으로 정의된 것은? (13년4회기사14번)

① 의용공학 ② 의료정보학 ③ 보전행정학 ④ 임상정보학

해설 ㉠ 의료정보학(Medical Information) : 의료에 정보기술을 접목시킴으로써 의학교육, 의학연구, 환자의 진료, 의료경영에 필요한 각종 정보를 효율적으로 체계화하여 관리하고 평가하는 학문이다. 의료정보학은 의학적 지식의 해석, 의학적 의사결정, 의학적 지식공학 등을 망라하는 분야이다. 미시에서 거시에 이르는 기초 생명과학과 임상의학, 그리고 개별 환자의 임상 진료에서 공중 보건학의 제분야에 이르는 의학의 모든 영역과 관련되었다. 의료정보학은 그 고유한 연구의 주제와 영역(의학 및 생명공학) 및 그 고유한 연구의 방법론(정보이론 및 정보학 기법)으로서 타 학문분야와 구별되는 특징을 갖는다.
㉡ 정보공학 : 소프트웨어공학 발전에 힘입어 등장한 정보시스템의 활용이다.

14 다음 학문분야 중 의료정보학의 통상적인 범위에 들어가지 않는 것은? (10년2회산업19번, 13년4회산업15번, 16년1회산업19번)

① 대수학 ② 정보과학 ③ 기초의학 ④ 컴퓨터공학

해설 의료정보학 : 환자의 진료, 의학교육, 의학연구 및 의료경영에 필요한 각종의 정보를 효율적으로 체계화하여 관리하는 학문으로 정의한다. 따라서 인지과학, 교육심리학, 의사결정이론, 정보과학 및 컴퓨터과학 등이 망라된 복합적인 학문분야이다.

15 다음 중 데이터베이스를 구성하는 개체, 속성, 관계와 데이터의 조작 또는 이들 데이터 값이 갖는 제약 조건에 관한 정의를 기술한 것은? (10년4회기사7번, 13년1회기사5번)

① 데이터베이스 정규화 ② 데이터베이스 관리자
③ 데이터베이스 관리시스템 ④ 스키마

해설 스키마(Scheme) : 개체의 특성을 나타내는 속성과 속성들의 집합으로 이루어진 개체, 개체사이에 존재하는 관계에 대한 정의와 이들이 유지해야 될 제약조건들을 기술한 것, 즉 데이터베이스 구조를 스키마라고 한다.

16 다음 중 정보보안의 속성이 아닌 것은? (13년4회산업18번, 18년4회기사2번)

① 가용성 ② 무결성 ③ 비밀성 ④ 광대역성

해설 보안의 3요소
㉠ 무결성(Integrity) : ⓐ 비인가자에 의한 정보의 변경, 삭제, 생성을 막는다.
ⓑ 정보의 정확성과 안정성을 보장한다.

정답 | 11.① 12.④ 13.② 14.① 15.④ 16.④

ⓒ 물리적 통제와 접근 통제로 무결성을 보장한다.
ⓛ 기밀성(Confidentiality) : ⓐ 소유자가 원하는대로 정보의 비밀을 유지한다.
ⓑ 명백히 허가된 대상에게만 정보가 제공된다.
ⓒ 접근통제와 암호화로 구현한다.
ⓒ 가용성(Availability) : ⓐ 적절한 방법으로 작동되고 정당한 방법으로 필요한 시점에 권한이 부여된 사용자에게 정보가 제공된다.
ⓑ 백업, 중복성 유지, 위협 요소로부터의 보호 등으로 가용성을 보장한다.

17 다음 중 정보시스템의 자료와 자원을 효율적으로 관리하기 위한 정보보안의 속성에 해당되지 않은 것은?
(10년2회산업3번, 13년1회산업9번, 19년1회산업기사11번)

① 무결성 ② 기밀성 ③ 완벽성 ④ 가용성

해설 3대 정보보안 : 기밀성(Confidentiality), 무결성(Integrity), 가용성(Availability)이다.

18 다음 중 데이터베이스 관리자(DBA)의 역할과 관련이 없는 것은? (09년2회산업14번, 11년1회산업16번, 15년1회산업20번)

① 데이터베이스 설계 및 운영
② 데이터베이스 응용 프로그램 개발
③ 데이터베이스 시스템 감시 및 성능분석
④ 데이터베이스 백업 및 회복의 절차수립

해설 데이터베이스 관리자 : 데이터 정의어와 데이터 제어어를 이용하여 데이터베이스를 정의하고, 데이터베이스 시스템의 전반적인 관리 및 운용에 대한 책임을 지는 사람이나 집단이다.
㉠ 데이터베이스 설계와 운영 : ⓐ 데이터베이스의 구성요소를 결정 ⓑ 스키마 정의
ⓒ 저장구조와 접근방법선정 ⓓ 권한부여와 유효성 검사를 위한 보안정책 수립
ⓔ 백업과 회복절차를 수립 ⓕ 데이터베이스의 무결성을 유지
ⓖ 성능향상과 새로운 요구에 대응한 재구성 ⓗ 데이터 사전의 유지 관리
ⓛ 행정 및 불평해결 : ⓐ 데이터의 표현과 시스템의 문서화에 있어서 표준을 설정한다.
ⓑ 사용자의 요구 및 불평을 해결한다.
ⓒ 시스템 감시 및 성능 분석 : ⓐ 시스템의 자원 이용도, 병목현상, 장비 및 시스템의 성능을 감시한다.
ⓑ 사용자 요구의 변화, 데이터 사용 추세, 각종 통계 등을 종합하여 분석한다.

19 다음은 무엇에 관한 설명인가? (16년4회산업15번, 17년4회기사10번)

> 환자 기록을 추출해 내는 원형적인 코드체계이다. 초판은 1900년에 나왔으며, WHO에서 관리한다. 3자리 코드의 핵심 분류로 구성되는데, 이는 WHO에 사망통계를 보고하는데 필요한 통계의 최소요구사항이다. 이 분류방법은 진단용어의 코드화를 목적으로 만들어졌다.

① MeSH(Medical Subject Headings)
② ICPC(International Classification of Primary Care)
③ ICD(International Classification of Disease)
④ SNOMED

해설 ㉠ MeSH의 정의 : MeSH(Medical Subject Headings) 시소러스(Thesaurus)는 미국 국립 의학도서관(National Library of Medicine, 이하 NLM)에서 제작하는 통제어휘로서 생의학 분야의 정보와 문헌의 색인, 목록, 검색을 위해 사용한다.
ⓐ 시소러스란 어휘를 개념으로 분류하여 유의어, 반위어 및 상하위 관계에 의한 관련어 등을 정의해 놓은 일종의 용어사전으로 MeSH는 생의학 분야에서 세계적으로 가장 널리 활용되는 시소러스로 평가되며, 의학문헌의 색인과 목록에 통일성과 일관성을 부여한다는 점에서 독착성을 지닌다.
ⓛ ICPC(International Classification of Primary Care) : 일차 의료진료를 위한 분류 방법이다.
ⓐ 이는 환자의 만남 이유 (RFE), 문제 / 진단 관리, 1 차 또는 일반 건강관리 개입, 1 차 치료세션의 데이터 순서를 치료 구조의 에피소드로 분류 할 수 있게 해준다.
ⓑ WONCA 국제분류위원회(WICC)에서 개발했으며, 1987년 옥스포드 대학 출판부(OUP)에서 처음 출판되었다.
ⓒ 1998년 기준과 정의의 개정과 포함이 출판되었다.

정답 | 17.③ 18.② 19.③

ⓓ 두 번째 개정판은 세계보건기구(WHO) 국제분류군(International Health Organization's International Classification)에 수용되었다.

ⓔ 이 분류는 세계보건기구(WHO)의 "모든 사람을 위한 건강 "목표를 포함하여 세계 주요 보건 의료목표에 대한 전 세계적인 관심의 증대의 일환으로 1차 진료에 대한 양질의 정보에 대한 요구가 증가하는 상황에서 개발되었다.

ⓒ International Classification of Diseases and Related Health Problems : 국제질병분류(ICD)는 역학, 건강관리 및 임상목적을 위한 국제표준진단 도구이다. 정식명칭은 질병 및 관련 건강문제의 국제통계분류이다.

ⓐ ICD는 세계보건기구(WHO)가 유엔체제 내에서 건강을 지휘하고 조정하는 권한을 유지한다.

ⓑ ICD는 다양한 종류의 징후, 증상, 이상 소견, 불만 사항, 사회적 환경 및 외상의 원인에 대한 미묘한 분류를 포함하여 질병을 분류하기 위한 진단코드 시스템을 제공하는 의료분류시스템으로 설계되었다.

ⓒ 이 시스템은 건강 상태를 특정 변형과 함께 해당 일반범주에 매핑하여 지정된 코드에 최대 6 자까지 할당하도록 설계되었다. 따라서 주요 카테고리는 일련의 유사한 질병을 포함하도록 고안되었다.

ⓓ ICD는 세계보건기구(WHO)에서 발간되었으며, 전세계적으로 이환율 및 사망률 통계, 보상체계 및 보건의료 분야의 자동화 의사결정지원에 사용된다.

ⓔ 이 시스템은 이러한 통계의 수집, 처리, 분류 및 표시에서 국제 비교 가능성을 높이기 위해 고안되었다.

ⓕ 정신질환의 진단 및 통계 매뉴얼(정신질환에 국한 됨)과 마찬가지로 ICD는 통계적으로 모든 건강장애를 분류하고 진단지원을 제공하는 주요 프로젝트이다.

ⓖ ICD는 WHO 국제분류체계(WHO-FIC)의 건강관리 관련문제에 대한 통계학적 기반의 핵심 분류체계이다.

ⓗ ICD는 주기적으로 개정되며 현재 10번째 개정판에 있다. 따라서 ICD-10은 1992년부터 발간되었으며, WHO는 매년 사소한 업데이트와 3년마다 주요 업데이트를 발행한다. ICD-11은 2017년에 계획되었지만 2018년으로 연기되었다.

ⓘ ICD는 기능적, 장애 및 건강에 관한 국제 분류를 포함하여 서로를 보완하는데 사용할 수 있는 안내서 '가족'의 일부이다. 의료 및 사회적 관점에서 건강 상태와 관련된 기능(장애) 영역에 초점을 맞추고 있다.

ⓔ SNOMED : SNOMED CT는 임상문서화 및 보고에 사용되는 코드, 용어, 동의어 및 정의를 제공하는 의료용어에서 체계적으로 구성된 컴퓨터 처리가능한 콜렉션이다. SNOMED CT는 세계에서 가장 포괄적인 다국어 임상 건강관리 용어로 간주된다.

ⓐ SNOMED CT의 주된 목적은 건강 정보에 사용된 의미를 인코딩하고, 환자치료를 향상시키기 위한 목적으로 데이터의 효과적인 임상 기록을 지원하는 것이다.

ⓑ SNOMED CT는 전자건강기록을 위한 핵심적인 일반용어를 제공한다.

ⓒ SNOMED CT는 임상결과, 증상, 진단, 절차, 신체 구조, 유기체 및 기타 원인, 물질, 의약품, 장치 및 표본을 포괄한다.

ⓓ SNOMED CT는 영국 런던에 위치한 국제 비영리 표준 개발기구인 SNOMED International에 의해 관리되고 배포된다.

ⓔ SNOMED International은 2007년에 설립된 IHTSDO(International Health Terminology Standards Development Organization)의 거래명이다.

ⓕ SNOMED CT는 일관된 정보교환을 제공하며 상호 운용가능한 전자건강기록의 기본이다. 이 제품은 전문분야 및 진료현장에서 임상 데이터를 색인, 저장, 검색 및 통합하는 일관된 방법을 제공한다.

ⓖ 데이터가 수집되고 인코딩되며, 환자 및 연구의 임상진료에 사용되는 방식의 다양성을 줄임으로써 전자 건강기록시스템의 내용을 구성하는데 도움이 된다.

ⓗ SNOMED CT는 전자 환자기록에서 개인의 임상 세부사항을 직접 기록하는데 사용할 수 있다.

ⓘ 정보에 입각 한 의사결정을 돕고, 장기간 환자치료를 지원하기 위해 임상진료 경로, 공동 관리계획 및 기타 지식자원에 대한 여러 가지 연결 고리를 사용자에게 제공한다.

ⓙ 임상 보고서를 인코딩하기 위해 SNOMED CT 기술자의 순위 목록을 반환 할 수 있는 무료 자동 코딩도구 및 서비스를 사용하면 의료 전문가가 전문용어를 탐색하는데 도움이 될 수 있다.

ⓚ SNOMED CT는 다른 국제 표준 및 분류와 교차 매핑할 수 있는 용어이다.

ⓛ 국제판을 보강하고 추가 국가 용어뿐만 아니라 언어번역을 포함할 수 있는 특정 언어판이 제공된다.

㉄ 2009년 12월 호주에서 발표 된 SNOMED CT-AU는 SNOMED CT의 국제 버전을 기반으로 하지만, 호주에서만 임상 적으로나 기술적으로 고유 한 단어와 아이디어를 포함한다.

20 **다음 중 의료정보학의 분류체계에서 환자기록을 추출해 내기 위한 원형적인 코드체계이며, 약 10년마다 개정안이 나오고 WHO에서 관리하는 것은?** (21년1회기사03번)

① ICD ② RCC ③ MeSH ④ SNOMED

해설 01 의료정보시스템 - 1. 의료정보의 이해(기출 19번 해설)

정답 | 20.①

21 다음 중 국제질병분류(ICD)에 대한 설명은? (20년3회기사19번)

① 전자의무기록을 위하여 만들어졌다. ② 환자기록을 추출해내기 위한 코드체계이다.
③ 세계적인 의학서적을 색인하는데 쓰인다. ④ 치료비에 의거한 진단과 치료과정을 정의한다.

해설 01 의료정보시스템 - 1. 의료정보의 이해(기출 19번 해설)

22 다음 중 제품과 서비스의 국제적 교환을 쉽게 하고 과학적, 기술적, 경제적인 활동분야의 협력증진을 목적으로 설립된 기구의 마크로써 인증범위는 농어업분야에서 항공우주산업 및 의료기기 산업까지 모든 분야를 어우르고 있는 인증 마크는? (15년1회산업16번)

① ISO 마크 ② GH 마크 ③ NSF 마크 ④ HD 및 HH 마크

해설 ISO(International Organization for Standardization) : 국내표준제정기구(ISO)에서 국제적인 기준을 정하여 농 · 어업분야에서 항공우주산업 및 의료기기산업까지 모든 산업에 대하여 품질을 인증하는 제도, 의료기기분야의 품질경영시스템으로는 ISO 13485가 있다.

23 다음 중 국제 표준화기구(International Organization for Standardization)에서 제정한 의료기기 분야의 품질경영 시스템의 규격은? (19년1회기사02번, 21년4회기사15번)

① IEC 60601 ② IEC 60950 ③ ISO 13485 ④ ISO 14001

해설 ISO 13485은 ISO 9001 프로세스 접근방법을 기반으로 하며 의료기기 제조용으로 특별히 개발된 경영시스템 규격이다. 주요 목표는 의료기기 규제 요구사항을 조화시키는 것으로 규격에는 제조, 설치 및 서비스에 대한 특정 요구사항이 포함되어 있으며, 다음을 요구한다.

㉠ 개선된 품질경영시스템 실행 ㉡ 제품 개발 및 제품 실현에 대한 리스크경영 접근법
㉢ 프로세스 검증 ㉣ 법적 및 규제 요구사항 준수
㉤ 효과적인 제품 추적성 및 리콜 시스템

24 다음 중 보건관련 제품의 KS마크로 불리며, 한국보건산업진흥원이 의료기기 등의 품질과 기능을 평가해 기준을 통과한 제품에 부여하는 인증제도는? (17년1회산업15번)

① GH 마크 ② CE 마크 ③ ISO 마크 ④ EMI마크

해설 보건제품품질(GH)은 보건복지부 출연기관인 한국보건산업진흥원의 보건제품품질 인증 기준에 합격한 보건관련 제품에만 부여되는 인증입니다.

㉠ GH마크(GoodsofHealthMark : 보건제품품질) : 보건복지부 출연기관인 한국보건산업진흥원의 품질 인증기준에 합격한 식품, 화장품, 의약품, 의료기기 등에 부여되는 우수품질 인증마크이다. 보건관련 제품에만 부여되는 인증이다.
  ⓐ 보건산업 분야 국내유일 법적 품질인증 제도로 국내 보건산업 제품의 다양한 품질 및 기능성에 대한 과학적이고 합리적인 평가 및 인증을 통하여 소비자에게 정확한 정보를 제공하며, 또한 산업체에게는 우수한 제품 개발 의욕 고취와 차별화된 제품이미지 부각으로 인한 브랜드 가치를 창출하는 것을 목적으로 하고 있다.
  ⓑ 안전성, 우수성, 신뢰성 등의 항목별로 공장 심사 및 엄격한 품질평가를 한 뒤 우수품질 기준에 적합하다고 판정된 제품에 대해 품질 인증서와 GH마크 1년 사용 권한이 주어진다.

㉡ CE(Conformite Europeenne)마크(Mark) : 제품이 안전, 건강, 환경 그리고 소비자 보호와 관련된 유럽규격의 조건들을 준수한다는 의미이다.
  ⓐ 유럽 내에서 사업자가 상품을 수입하거나 기계를 도입하는 경우 소비자의 건강, 안전위생 및 환경보호 차원에서 신뢰성 확인이 필요한 제품에 적용하는 인증제도이다.
  ⓑ CE 마크 규정 대상품목은 상품의 유통을 위해 CE 마크의 부착이 법적으로 요구되며, 대상품목으로는 완구류, 무선 및 통신 단말기, 압력기기, 전압기기 및 기계류 등이 포함된다.

㉢ ISO(International Organization for Standardization : 국제표준화기구 마크) : 같은 용도의 제품들 가운데 생산, 유통, 사용, 폐기과정에서 다른 제품에 비하여 환경오염을 덜 일으키거나 자원, 에너지를 절약할 수 있는 상품의 환경친화성을 정부나 공인기관이 인증하는 '환경친화적인 상품에 대한 품질인증제도'이다.

정답 | 21.② 22.① 23.③ 24.①

ⓐ 환경마크 제도는 기업과 소비자가 환경오염을 유발하지 않는 제품을 생산하고 소비할 수 있도록 유도해 궁극적으로 환경보호에 기여하기 위한 제도다.

ⓑ 국제표준화기구(ISO)에서는 환경라벨링제도를 3개의 유형으로 구분하고 있으며, 이중 환경마크제도는 TypeI에 해당된다.

㉣ EMI 마크 : 가전제품(家)에서 발생하는 유해전자파를 억제하는 장치가 부착됐다는 표시로 정보통신부가 심사를 주관한다.

25 다음 중 의료기기의 인증마크 중 식품, 약품, 화장품, 의료기기 등의 품질과 기능을 엄격히 평가해 기준을 통과한 제품에 부여하는 마크는? (19년4회산업기사09번, 21년4회기사01번)

① Q마크 ② GH마크 ③ EMI마크 ④ NSF마크

해설 01 의료정보시스템 - 1. 의료정보의 이해(기출 24번 해설)

26 다음 중 시스템의 서로 다른 병원 내의 타부서 또는 의료기관 간의 의료정보를 전달하기 위한 국제 표준 프로토콜은? (17년4회산업11번)

① HL7 ② OCS ③ EMR ④ EHR

해설 ㉠ 서로 다른 보건 의료 분야 소프트웨어간 정보호환이 가능하도록 표준을 제정하기 위해 1987년에 조직된 표준화 기구 또는 이 표준화 기구에서 제정한 의료정보의 전자적 교환에 대한 사실 표준(de Facto Standard)이다.

ⓐ 병원정보시스템 및 의료장비 접속에 관한 표준으로 한국을 포함한 세계 중심국들이 회원으로 가입하고 있으며, 여기서 제정된 표준을 의료분야에서 적극 적용하고 있다.

㉡ OCS : Operation Control System 조작제어 시스템이다.

㉢ EMR : EMR은 다음과 같은 뜻이 있다. 전자의무기록 전자기파이다.

㉣ EHR : 모든 의료기관의 전자의무기록(EMR)을 망으로 통합하여 공유하고 활용할 수 있는 의료정보시스템이다.

ⓐ 각 의료기관별로 개별 관리되고 있는 환자의 진료 관련 자료들을 통일 또는 호환성을 향상하고, 시스템 및 서비스 표준화를 통해 중복 투자와 낭비를 줄이며, 임상진료의 효과를 향상하는 것이 주목적이다.

ⓑ 환자에 대한 처방 및 임상시험, 진료 의사결정뿐만 아니라 환자의 의료정보에 대한 장기적 관리를 가능하게 해주는 장점을 가지고 있으며, 네트워크화 된 시스템은 진료정보에 대한 저장뿐만 아니라 원격진료, 치료, 처방, 건강관리 및 분석과 기록을 가능하게 함으로써 의료 질을 향상시킬 수 있다.

27 다음 중 의료정보시스템에서 소프트웨어 애플리케이션 간 정보가 호환될 수 있도록 사용하는 기종의 컴퓨터시스템 및 데이터베이스 사이에 의료정보를 전달하기 위한 국제 프로토콜은? (13년1회기사18번)

① HL7 ② DICOM ③ ISO ④ EDI

해설 ㉠ HL7 : 주요 의료정보 표준화 기구들과도 공식적 합의를 이루고 있으며, ISO TC215(의료정보)에서 대표적 발언권을 가지고 있다.

㉡ DICOM : 의료용기기에서디지털 영상표현과 통신에 사용되는 여러 가지 표준이다.

㉢ ISO : 국제 표준화기구이다.

㉣ ED : 표준화된 상거래서식 또는 공공서식을 서로 합이된 통신 표준에 따라 컴퓨터간에 교환하는 정보전달방식이다.

28 다음 중 서로 다른 보건의료분야 소프트웨어 애플리케이션 간 정보가 호환될 수 있도록 하는 규칙의 집합으로 1987년 처음 개발되었으며, 현재 의료정보의 전자적 교환을 위한 표준 프로토콜은? (17년4회기사18번)

① DICOM ② KS ③ HL7 ④ ANSI

해설 ㉠ DICOM(Digital Imaging and Communications in Medicine, 의료용 디지털 영상 및 통신 표준) : 의료용기기에서 디지털 영상표현과 통신에 사용되는 여러 가지 표준을 총칭하는 말로 미국방사선의학회(ACR)와 미국전기공업회(NEMA)에서 구성한 연합 위원회에서 발표한다.

ⓐ 미국방사선의학회와 미국전기공업회는 의료영상장비의 표준화를 위해 1983년 ACR-NEMA 디지털 영상전송 표준위원회를 발족하였다.

ⓑ 1985년 ACR-NEMA 표준버전 1.0(출판번호 300-1985)이 북미방사선학회(RSNA)에서 처음으로 발표되었으며, 이어

정답 | 25.② 26.① 27.① 28.③

1988년에는 버전 2.0(출판번호 300-1988)이 발표되었다. 이후 객체지향 정보모델을 사용하는 등 큰 수정이 가해지면서 새로운 명칭을 필요로 하게 되었고, 그 결과 1992년 북미방사선학회회의에서 DICOM이라는 명칭의 표준이 처음으로 제안되었다.

ⓒ DICOM은 1993년 첫 데모버전이 발표된 이후 지금까지 꾸준히 수정되고 있다.

㉡ KS(Korean Industrial Standards, 한국공업규격) : 「산업표준화법」에 따라 산업표준심의회의 심의를 거쳐 국립기술품질원장이 제정 · 고시하는 산업표준이다. 약칭은 'KS(Korean Industrial Standards)이다.

㉢ HL7(Health Level 7) : 서로 다른 보건의료 분야 소프트웨어간 정보호환이 가능하도록 표준을 제정하기 위해 1987년에 조직된 표준화 기구 또는 이 표준화 기구에서 제정한 의료정보의 전자적 교환에 대한 사실 표준(de facto standard)이다.

ⓐ 병원정보시스템 및 의료장비 접속에 관한 표준으로 한국을 포함한 세계 중심국들이 회원으로 가입하고 있으며, 여기서 제정된 표준을 의료분야에서 적극 적용하고 있다.

㉣ ANSI(American National Standards Institute) : 미국의 규격협회이다. 일본의 JIS, 한국의 KS에 상응하는 것으로 미국 내의 공업규격을 제정 관리하고 있다. 대부분의 경우 각종 단체와 공동으로 작성하여 이 단체규격을 ANSI로 한다. FR-4, FR-5 등은 ANSI에서 규정한 적층판의 Grade의 일례이다.

29 다음 중 세계보건기구에서 개발한 국제적인 의약품 분류코드는? (15년1회산업13번)

① CPT ② ICPM ③ ATC ④ RCC

해설 ㉠ ATC 코드(Anatomical Therapeutic Chemical Classification System) : 의약품의 분류를 위해 사용되는 코드이다. 이는 세계보건기구(WHO) 산하기관인 의약품 통계방법을 위한 협력센터(WHO Collaborating Centre for Drug Statistics Methodology, WHOCC)에 의해 관리된다. 1976년에 처음 출판되었다.

㉡ 이 코드 시스템은 약물을 그들이 작용하는 장기 또는 계통에 따라서 그리고 그들의 화학적 특성에 따라서 분류한다. 각각 더 낮은 단계의 ATC 코드는 약물에 대해 작용부위에 따라 하나씩만 지정하기 때문에 한 약물이 여러 개의 ATC코드를 가질 수 있다.

㉹ 아세틸살리실산(아스피린)의 경우 입에 국소작용시에는 A01AD05을, 혈전 생성 방지 목적인 경우에는 B01AC06을, 진통 해열제인 경우에는 N02BA01을 가진다. 이와 반대로 그들이 같은 활성물질과 작용부위를 가진다면 서로 다른 브랜드의 약품들도 같은 코드를 가질 수 있다.

30 다음 중 ICD에 관한 설명이 아닌 것은? (13년1회산업10번, 17년1회산업8번)

① 환자기록의 개념을 위한 원형적인 코드체계다.
② 진단용어의 코드화를 목적으로 한다.
③ ICD-9과 ICD-10은 장으로 그룹이 되어있다.
④ 5자리와 문자 숫자 코드를 쓴다.

해설 ㉠ 국제질병분류(International Classification of Diseases) : 세계 각국간의 사망 및 질병통계에 사용되는 분류이고 이제까지 국제사인분류로 되어 온 것을1948년의 제6회 수정부터 국제질병분류로서 WHO가 소관하고 10년마다 수정이 이루어지고 있다. 기본이 되는 분류항은 17이고, 전신질환을 원인적인 입장에서 Ⅰ.감염증 및 기생충류, II. 신생물, III. 내분비 · 영양 · 대사 및 면역질환으로 하고, 나머지를 해부학적 계통별 질병군으로 분류해(IV~X, XII, XIII) 그뒤에 분만 · 기형 · 신생아질환(XI, XIV, XIII)을 들고 불명확한 진단이나 증상을 XVI 으로하고, XVII 군은 손상 및 중독으로 하고 있으며 독립된 보조분류(E)를 가지고 있다.

㉡ RCC : 전자의무기록을 위해 만들어졌다. 이것은 환자기록에 적히는 모든 용어들을 포함하려는 목적을 가졌으며, 모든 특성의 환자관리에 대하여 각각의 내용으로 구성했다.

31 다음 중 ICD에 대한 설명은? (11년4회기사13번)

① 치료비에 의거한 진단과 치료과정을 정의한다.
② 환자기록을 추출해내기 위한 코드체계이다.
③ 세계적인 의학서적을 색인하는데 쓰인다.
④ 전자의무기록을 위하여 만들어졌다.

해설 ㉠ ICD(International Classification of Disease) : 질병분류용, 진단용어의 코드화를 목적으로 WHO에서 관리 ICD는 환자기록을 추출해내기 위한 원형적인 코드체계로 3자리 코드의 핵심 분류로 구성되어 있는데, 이는 WHO에게 사망통계를 보고하는데에 필요한 통계의 최소 요구사항이다. 선택자리인 마지막 4번째 자리는 좀 더 자세한 단계를 가진다. 모든 단계에서 0에서 7까지는 상세설명으로 쓰이고 숫자 8은 그 밖에 여러 가지 사례에 대비하여 남겨두었고 숫자 9는 특정화 않는 코드화에 사용된다.

㉡ 자료분류 : 대상을 종류에 따라 나누는 방법으로 공통성에 따라 세분화하여 더 이상 나눌 수 없는 개체의 하나까지 차례로 나누

정답 | 29.③ 30.④ 31.②

어 단계를 확고히 함으로써 체계화하는 것이다.

ⓐ ICD(국제질병분류) : 환자기록을 추출해내기 위한 원형적 코딩체계이다. 1992년에 출판된 ICD-10이 최신판이며, WTO가 관리하고 있다. 그러나 현재의 등록체계는 ICD-9, 혹은 ICD-9-CM에 기반을 두고 있다.

ⓑ SNOMED(체계화된 의학 및 수의학용 명명법) : 다축체계, 또한 이른바 조합코드 또는 병렬코드를 사용해서 의학개념을 조합함으로써 더욱 복잡한 개념을 형성할 수 있는 명명체계이다. 어떤 SNOMED 용어든지 다른 SNOMED 용어와 결합되어 사용될 수 있다.

ⓒ ICPC(국제의료행위분류) : 세분성면에서 볼 때 ICD-9보다 못하지만, 진단만 코딩하는 것이 아니라 방문 이유도와 치료 및 임상병리검사도 코딩한다. 환자지향정보를 매력적으로 체계화하는 방법으로서 질병 에피소드를 활용할 수 있다.

ⓓ UMLS(통일의학용어 시스템) : 문헌이나 환자기록을 통합적으로 검색할 수 있게 만들어진 용어시스템이다.

32 다음 중 혈액전염병 및 뇌막염의 진단, 치료, 조언시스템을 위해 만들어진 의료전문가시스템 응용분야의 명칭은?

(09년2회산업9번, 11년1회산업1번, 14년4회산업6번)

① MYCIN ② EXPERT ③ PROSPECTOR ④ CENTAUR

해설 의학분야의 전문가시스템

㉠ MYCIN : 혈액전염병, 뇌막염의 진단, 치료, 조언시스템
㉡ FUFF(Pulmonary Function Data) : 폐기능 진단시스템
㉢ CASNET : 녹내장의 진단, 치료시스템
㉣ EXPERT : 갑상선질환, 류머티스 진단, 치료시스템
㉤ PIP(Patient Information Package) : 위질환 진단, 치료시스템
㉥ ONCOCIN : 암진단, 치료, 조언시스템
㉦ MeCS-AI(Medical Consultation System) : 심부전 진단, 치료시스템
㉧ VM : 호흡보조 시스템(중환자 감시용)
㉨ ELIZA : 정신분석용 QA시스템
㉩ CENTAUR : 폐기능 진단 시스템
㉪ PROSPECTOR : 광물탐사

33 다음 중 의학관련 자료의 분류방법이 아닌 것은? (19년1회산업기사01번)

① ICD ② SNOMED ③ SSD ④ ATC

해설 자료분류방법 Medline : 보건의료망의 한 종류

자료분류방법	자료분류방법 설명
DRG(diagnosis-related Group)	입원환자의 분류
ICD(International Classification of Disease)	질병분류용, 진단용어의 코드화를 목적으로 WHO에서 관리
UMLS(Unified Medical Language System)	문헌, 환자기록 등을 통합적으로 검색
SNOP(Systematized Nomenclature of Pathology)	병리학용 검색
SNOMED(Systematized Nomenclature of Medicine)	각종 병리학에 필요한 항목들을 분류
MESH(MEdical Subject Headings)	국제적인 의학문헌 색인
ICPM(International Classification of Procedures in Medicine)	• 예방, 진단, 검사, 수술, 기타 치료과정에 대한 내용 • 독일, 네덜란드에서는 의료보험 청구나 관리에 필수적인 요소
RCC(Read Clinical Classification)	• 1980년 영국의사 James Read에 의해 만들어짐 • 전자의무기록(EMR)을 위하여 만들어짐 • 환자기록을 표현하기 위한 거의 모든 용어를 포함 • 거의 모든 표준 분류와 교차확인 가능
ATC(Anatomic Therapeutic Chemical Code)	• 약제의 체계적이고 계층구조적 분류 • 약제이용연구의 WHO 표준
CPT(Current Procedural Terminology)	치료비에 의거한 진단과 치료과정을 정의(미국에서 많이 사용)
ICPC(International Classification of Primary Care)	외래, 입원, 수술 등 임상적인 상황을 코드화하는데 사용

정답 | 32.① 33.③

34 다음 중 환자의 임상진료와 관련된 모든 정보의 보관소로서 임상의사의 기억을 보조, 의사결정 과정의 직접적 도구역할을 하며 병원, 임상전문가, 보험회사들 사이에서 의사소통의 중요한 매개체 역할을 하는 것은? (12년4회기사9번, 15년4회기사20번)

① OCS ② LIS ③ EMR ④ CDS

해설 ㉠ OCS(처방전달시스템) : 전산환경을 도구로 병원의 진료업무, 진료지원부서 업무 및 간호업무를 유기적으로 연계시킨 병원 정보시스템의 근간이다. 의료진이 쉽고 빠르게 처방을 입력할 수 있는 다양한 기능은 물론 각종 검사결과의 신속한 조회기능과 환자 진료정보를 제공하고 병동환자관리, 병상관리등 간호업무를 지원하며 각 부문업무를 체계적으로 수행할 수 있는 다양한 기능을 제공한다.
㉡ LIS(임상병리시스템) : 병동에서 의뢰한 처방을 신속하고 정확하게 처리한다. 검사예약, 정도관리, 델타패닉 체크 등을 할 수 있으며, 검사장비나 검체 자동분주시스템(TLA)과 직접 연결할 수 있어 임상병리 검사실의 완전 자동화를 구현할 수 있다. 또한 다양한 형태로 검사결과의 변화추이를 볼 수 있는 기능을 제공한다.
㉢ CDS(광센서) : 빛을 감지하여 이를 다시 처리가 용이한 양으로 변환하는 소자 트랜스듀서(변환기 Transducer)라 한다.
㉣ EMR : 병원진료 지원업무 중 의료기록 업무를 전산처리하는 것이다.

35 다음은 의학분야에 적용된 전문가시스템이다. 연결이 아닌 것은? (13년4회기사11번)

① MYCIN : 뇌막염의 진단 및 치료시스템 ② CASNET : 녹내장의 진단 및 치료시스템
③ CENTAUR : 정신분석용 QA 시스템 ④ ONCOCIN : 암 진단 및 치료, 조언 시스템

해설 ㉠ MYCIN : Stanford 대학 E.A. Feigenbaum(1976) 혈액감염증의 진단과 치료분야에서 의사를 돕는 전문가시스템
㉡ AI가 병의 진단에 이용된 최초의 경우 의료지식의 표현 : 확신도(Certainty Factor)를 도입한 생성규칙의 집합으로 표현
㉢ CASNET : 녹내장의 진단 및 치료시스템
㉣ ONCOCIN : 암 진단 및 치료, 조언시스템

36 다음은 무엇에 관한 설명인가? (13년4회산업19번, 14년1회기사14번)

- TCP/IP의 인터넷 통신 프로토콜을 이용하여 구별화된 정보를 보내는 규약으로, 의료영상 교환과 구성방법 및 관련정보를 기술한 영세이다.
- 영상정보뿐 아니라 환자데이터, 연구내용, 리포트 및 다양한 자료를 포함할 수 있기 때문에 PACS의 운용을 가능케 한다.
- 1984년 ACT와 AEMA가 공동으로 표준화를 시작하였다.

① HL7 ② DICOM ③ EDI ④ IC

해설 DICOM 생성
㉠ 1983년 미국의 ACR(American College of Radiology)과 NEMA(National Electrical Manufactures Associate)가 결합된 이 조직은 표준을 개발하였다.
㉡ 1985년 미국의 ACR-NEMA 300-1985라는 표준안을 RSNA 연례회의에서 발표 후 오류 수정하고 표준안 개선하여 1986년과 1988년에 개정하였다.
㉢ 1988년에 발표한 ACR-NEMA 300-1988 2.0판은 출력장치 지원기능, 이미지 정의를 위한 계층구조의 도입, 이미지 설명을 위한 상세한 데이터 요소 추가 등이 이루어졌다.
㉣ 1992년 ACR-NEMA-DICOM, 즉 version3.0을 발표하였다.
㉤ DICOM 3.0은 네트워크를 통해 의료영상장비들에서 생성하여 보유하고 있는 의료영상정보의 전송에 관한 규약이다.
㉥ 1993년 ACR-NEMA 각 Working Group이 형성되었고, RSNA에서 처음으로 시험발표를 가졌다.

37 다음 중 체계화된 의학 및 수의학용 명명법으로서 질병의 여러 가지 특성을 다축체계로 코드화한 분류체계는? (17년1회기사16번)

① ICD ② SNOMED ③ CPT ④ RCC

해설 ㉠ 국제질병분류(International Classification of Diseases : ICD) : 국제질병분류용, 진단용어의 코드화를 목적으로 WHO에서 관리한다.

정답 | 34.③ 35.③ 36.② 37.②

ⓐ ICD는 환자기록을 추출해내기 위한 원형적인 코드체계로 3자리 코드의 핵심 분류로 구성되어 있는데, 이는 WHO에게 사망통계를 보고하는데에 필요한 통계의 최소 요구사항이다.
ⓑ 선택자리인 마지막 4번째 자리는 좀 더 자세한 단계를 가진다. 모든 단계에서 0에서 7까지는 상세설명으로 쓰이고 숫자 8은 그 밖에 여러 가지 사례에 대비하여 남겨두었고, 숫자 9는 특정화 않는 코드화에 사용된다.
ⓛ 체계화된 의학 및 수의학용 명명법(Systematized Nomenclature of Human and Veterinary Medicine : SNOMED) : 다축체계, 또한 이른바 조합코드 또는 병렬코드를 사용해서 의학 개념을 조합함으로써 더욱 복잡한 개념을 형성할 수 있는 명명체계이다. 어떤 SNOMED 용어든지 다른 SNOMED 용어와 결합되어 사용될 수 있다.
ⓐ 보건의료 분야에서 사용되는 환자의 기록들을 컴퓨터로 처리하기 위해 사용되는 이름과 설명들의 코드화된 목록
ⓑ 컴퓨터로 처리하는 의료기록에서 환자에 관한 정보를 색인, 기록, 검색하는데 목적을 둠
ⓒ SNOMED의 구조적 특성은 조직화, 다축 체계이며, 통계적, 여러 가지 코드들을 조합하여 하나의 질병 코드로 나타낼 수 있음
ⓒ CPT(Current procedural Terminology) : 현대행위 용어
ⓔ RCC(Read Clinical Classification) : Read 임상분류

38 다음 중 의학용어의 분류체계에서 '의학논문 주제어 분류체계'는? (19년4회기사20번)

① ICD ② SNOMED ③ MeSH ④ UMLS

해설 ㉠ MeSH의 정의 : MeSH(Medical Subject Headings) 시소러스(Thesaurus)는 미국 국립 의학도서관(National Library of Medicine : NLM)에서 제작하는 통제어휘로서 생의학분야의 정보와 문헌의 색인, 목록, 검색을 위해 사용한다.
ⓛ 시소러스란 어휘를 개념으로 분류하여 유의어, 반위어 및 상하위 관계에 의한 관련어 등을 정의해 놓은 일종의 용어사전으로 MeSH는 생의학 분야에서 세계적으로 가장 널리 활용되는 시소러스로 평가되며, 의학문헌의 색인과 목록에 통일성과 일관성을 부여한다는 점에서 독착성을 지닌다.

39 다음 중 ICPC 분류체계에 대한 설명이 아닌 것은? (14년4회산업8번)

① 외래방문, 입원, 수술 등의 임상적 상황을 코드화하는데 사용하기 위하여 제공하였다.
② 모든 개념은 계층구조로 정리되어 있으며, 새로운 계층은 좀 더 복잡한 개념을 나타낼 수 있다.
③ 제약모듈에서 데이터와 약 코드가 자동으로 생성되어 저장된다.
④ SOAP 원리를 코드화하는데 쓰인다.

해설 ICPC(International Classification of Primary Care)
㉠ 일차 진료의와 가정의, 국립대학, 학술원, 학술협회 세계기구에서 외래방문, 입원, 수술 등의 이살적 상황을 코드화하는데 사용하기 위해 1987년에 ICPC를 제공하였다.
ⓛ SNOMED처럼 조정하는 과정이 있으나 ICPC에는 용어들이 내부체계에서 어떻게 서로 연결되는지 제정되어 있다. 진단뿐 아니라 검사나 치료의 코드화에 이용된다.
ⓒ ICPC : 2축의 시스템으로 첫 번째 기관계를 위한 축으로 문자로 되어 있으며, 두 번째 축은 2자리 숫자로 구성요소이다.
ⓔ SOAP 원리를 코드화하는데 쓰인다.
ⓜ 세계적인 의학서적을 색인하는데 쓰이는 것 : MESH이다.

40 다음 중 ICPC 분류체계에 관한 설명 중 아닌 것은? (17년4회산업19번)

① 외래방문, 입원, 수술 등의 임상적 상황을 코드화하는데 사용하기 위하여 제공하였다.
② 해부치료 화학적 코드라고도 한다.
③ 제약모듈에서 데이터와 약 코드가 자동으로 생성되어 저장된다.
④ SOAP 원리를 코드화하는데 쓰인다.

해설 ㉠ 분류체계 : 유사한 특징을 가진 자료는 모으고, 다른 특징을 가진 자료는 구분하기 위한기준을 제시한 체계나 표이다. 기록분류체계는 기능 및 업무를 기준으로 하는 분류체계, 기록을 생산 · 접수한 조직을 중심으로 하는 분류체계, 기록 내용에 포함된 주제를 기준으로 하는 분류체계 등으로 나눌 수 있다.
ⓛ 국제일차분류, ICPC(International Classification of Primary Care) : 진단은 두 축에 따라 분류, 기관 시스템(organ System, 알파벳 문자형), 구성요소(숫자형), 일차적으로 역학(Epidemiology) 연구를 위해 설계, 일차진료에서 보건의료를

정답 | 38.④ 39.② 40.②

연구할 수 있도록 각 계급마다 사례를 충분히 포함시키는 방향으로 계급을 선정한다,
㉮ 열대 질병은 모두 한 그룹으로 분류, 유럽이나 북아메리카와 같은 지역에서는 유용할지 몰라도 아프리카, 중앙아메리카, 남미, 인도, 인도네시아 등 열대지역에서 활동하는 일반개업의에게는 분명히 실용적이지 못하다.

41 다음 중 의학자료의 코드화와 관련이 아닌 것은? (09년4회산업5번, 12년1회산업6번)

① 의학자료를 코드화하면 데이터의 양적 감소가 일어난다.
② 연상코드를 부여함으로써 항목을 쉽게 알아볼 수 있다.
③ 코드화를 통해 데이터의 접근성이 향상된다.
④ 숫자코드를 사용하면 새로운 코드의 생성이 쉽지 않다.

해설 코드화 : 정보를 데이터 처리장치가 받아들일 수 있는 기호로 변환시키는 것으로 자료를 효율적으로 분류할 수 있다.
㉠ 데이터의 양적인 감소, 의사결정지원시스템과의 연계가 쉬워진다.
㉡ 어휘의 표준화와 데이터 접근성이 향상되고, 의학통계 및 연구가 쉬워지며, 비용절감의 효과와 같은 장점을 가진다.
※ 숫자코드(Number Codes) : 새로운 코드의 생성이 용이하다.

42 다음 중 의료정보가 아닌 것은? (12년1회산업11번)

① 환자 의무기록 차트 ② 자산관리 내역 ③ 의료보험 내역 ④ 의학영상 이미지

해설 ㉠ 자산관리 내역
ⓐ iT에 관련된 자산의 지출 내역과 성격 등을 한눈에 파악할 수 있게 분류하고, 통계수치를 만들어 각종 IT 자산을 효율적으로 관리하는 시스템 기업이 경영목표를 효율적으로 달성할 수 있도록 IT 자산의 취득에서 운용, 보전, 이동, A/S, 업그레이드, 폐기까지의 전 수명주기관리를 통한 관리비용을 최소화 할 수 있다.
ⓑ 실시간으로 자산 · 장비의 운영 상태를 파악하여 중복투자를 감소시키고, 연관성 있는 타 부서와의 원활한 업무조율 및 효과적인 데이터 공유가 가능하도록 지원해 주는 시스템이다.
ⓒ IT 시스템의 구축뿐만 아니라 이를 운영하고 유지 · 보수하는데 들어가는 비용이 기하급수적으로 증가하고 있는 최근 IT 환경에서 IT 자산관리는 중요한 역할을 하게 될 것이다.
㉡ 의료정보 : 의료인을 위한 의학정보를 말하는 것이지만 현재의 의료정보는 소비자뿐만 아니라 의료전반에 관한 정보이다. 종류에는 임상정보, 병원관리, 보건복지 및 의료통계, 의학문헌의 온라인 검색, 컴퓨터를 이용한 의학교육이 있다.
ⓐ 환자 의무기록 차트 : 임상정보에 속한다.
ⓑ 의료보험 내역 : 보건복지 및 의료통계에 속한다.
ⓒ 의학영상 이미지 : 임상정보에 속한다.

43 다음 중 ATC(해부치료 화학적 코드)와 관련이 아닌 것은? (13년4회기사17번, 17년4회기사11번)

① 연상코드를 사용한다. ② 약제이용 연구에관한 국제적인 WHO표준이다.
③ 약품의 화학적 특성을 제시한다. ④ 복합제제는 포함될 수 없다.

해설 해부치료 화학적 코드(Anatomic Therapeutic Chemical Code : ATC) : 의약품의 분류를 위해 사용되는 코드이다.
㉠ 세계보건기구(WHO) 산하 기관인 의약품 통계방법을 위한 협력센터(WHO Collaborating Centre for Drug Statistics Methodology : WHOCC)에 의해 관리된다.
㉡ 1976년에 처음 출판되었다. 이 코드 시스템은 약물을 그들이 작용하는 장기 또는 계통에 따라서 그리고 그들의 화학적 특성에 따라서 분류한다.
㉢ 각각 더 낮은 단계의 ATC 코드는 약물에 대해 작용부위에 따라 하나씩만 지정하기 때문에 한 약물이 여러 개의 ATC코드를 가질 수 있다. ㉮ 아세틸살리실산(아스피린)의 경우 입에 국소작용시에는 A01AD05을, 혈전 생성 방지 목적인 경우에는 B01AC06을, 진통 해열제인 경우에는 N02BA01을 가진다. 이와 반대로 그들이 같은 활성물질과 작용부위를 가진다면 서로 다른 브랜드의 약품들도 같은 코드를 가질 수 있다.
㉣ 약품을 체계적으로 계층적으로 분류하기 위해 개발되었다.
㉤ 제조물질, 투여경로 등을 포함하여 약품의 정보를 확인시켜주며 필요하면 용량까지도 확인시켜 준다.
㉥ 화학적분만 아니라 치료적 지향도 가진다.
㉦ 계층구조이므로 논리적 그룹화를 할 수 있다.

정답 | 41.④ 42.② 43.①

ⓞ 약물활용연구에 관한 WHO 국제표준으로 채택되고 있다.
ⓩ 복합제제나 피부병 조제약제 및 국소 조제약제는 포함할 수 없는 단점이 있다.
ⓧ 전자의무기록을 위하여 만들어진 코드 : RCC(Read Clinical Classification : Read 임상분류)이다.

44 다음 중 SNOMED에 대한 설명이 아닌 것은? (13년1회산업5번, 15년4회산업12번)

① SNOMED Ⅱ는 7가지의 축을 갖는 코드다.
② SNOMED International은 11가지의 축을 갖는 코드다.
③ 병의 여러 가지 특성을 코드화할 수 있다.
④ 3자리 코드를 근간으로 하고 있으며, 선택자리인 4번째 자리는 자세한 단계를 갖는다.

해설 SNOMED
㉠ 병의 여러 가지 특성을 코딩할 수 있다.
㉡ 1975년 처음 출판되었다.
㉢ SNOMED Ⅱ : 1979년 개정판, 7가지의 출판이 이루어졌다.
㉣ SNOMED International(SNOMED Ⅲ) : 1993년 개정판, 11가지의 축이 있다.
㉤ SNOMED의 진단은 4가지 코드(T, M, L, F)를 가질 수 있다. : 만약 앞의 4가지 코드를 사용하여 정확하게 정의되어 있는 코드가 정의되어 있다면 이를 위하여 새로운 코드를 만든다.
㉥ ICD-9-CM 진단용어의 대부분이 SNOMED International의 질병/진단 모듈에 나타난다(D-code).
㉦ SNOMED 용어를 합쳐서 좀 더 복잡한 개체나 개념을 만드는 표준규격이 SNOMED CT(Clinical Team)에서 Post-coordination 가능하도록 보완되었다.
㉧ 조합코드 등을 이용해서 더욱 복잡한 개념형성이 가능하다.
※ ATC : 약제의 체계적이고 계층구조적인 분류를 위해 만들어졌다.

45 다음 중 SNOMED에 대한 설명 중 아닌 것은? (19년4회산업기사04번)

① SNOP를 기초로 만들었다.
② SNOMED Ⅱ는 5개의 축을 가진 코드체계이다.
③ 조합코드 등을 이용하여 더욱 복잡한 개념형성이 가능하다.
④ ICD-9-CM 진단용어들의 대부분이 SNOMED International의 질병/진단 모듈에 나타나 있다.

해설 01 의료정보시스템 - 1. 의료정보의 이해(기출 45번 해설)

46 다음 중 SNOMED의 설명이 아닌 것은? (11년1회기사5번, 15년1회기사8번)

① 약제의 체계적이고 계층구조적인 분류를 위해 만들어졌다.
② SNOMED의 진단은 4가지 코드(T, M, L, F)를 가질 수 있다.
③ SNOMED I I는 7가지의 축을 갖는 코드이고, SNOMED international은 11가지의 축을 가지고 있다.
④ 병의 여러 가지 특성을 코드화할 수 있다.

해설 ㉠ SNOMED : 1975년 처음 출판되었다.
㉡ SNOMED의 진단은 4가지 코드(T, M, L, F)를 가질 수 있다. : 만약 앞의 4가지 코드를 사용하여 정확하게 정의되어 있는 코드가 정의되어 있다면 이를 위하여 새로운 코드를 만든다.
㉢ SNOMED II : 1979년 개정판, 7가지의 출판이 이루어졌다.
㉣ SNOMED international(SNOMED III) : 1993년 개정판, 11가지의 축이다.
㉤ 병의 여러 가지 특성을 코딩할 수 있다.

47 다음과 같이 정의되는 시스템은? (11년1회산업14번)

전문분야의 전문가가 소유한 지식을 획득하여 컴퓨터 에 저장하고 저장된 전문가의 지식을 이용하여 문제에 대한 해결을 하며 질문에 응답하는 컴퓨터 시스템의 한 응용분야

정답 | 44.④ 45.② 46.①

① 전문지능시스템 ② 전문지식시스템 ③ 전문가시스템 ④ 전문상담시스템

해설 전문가시스템
㉠ 전문분야의 전문가가 소유한 지식을 획득하여 컴퓨터에 저장하고, 저장된 전문가의 지식을 이용하여 문제에 대한 해결을 하며 질문에 응답하는 컴퓨터 시스템의 한 응용분야이다.
㉡ 전문가의 지식을 컴퓨터에 이식하여 전문가의 역할을 대신할 수 있도록 하는 것이다.
㉢ 정보가 아닌 지식을 바탕으로 추론에 의한 대상영역의 문제를 해결함으로써 전문가의 역할을 대신하는 시스템이다.

48 다음 중 컴퓨터 시스템의 한 분야로서 저장된 전문가의 지식을 통하여 사용자의 질의에 대한 응답을 제공하는 의사결정 시스템은? (15년4회기사6번)

① 데이터베이스시스템 ② 전문가시스템 ③ 데이터통신시스템 ④ 병원정보시스템

해설 전문가시스템 : 인간의 전문성을 요구하는 의료응용분야에 관한 전문가의 지식을 인공지능 기법을 이용하여 지식베이스에 저장하고, 추론기관을 이용하여 전문가의 지식을 문제에 적용하여 해결책을 제시하고 사용자의 질의에 대한 응답을 제공하는 시스템이다.

49 다음 중 데이터마이닝(Data Mining)의 특징이 아닌 것은? (09년4회기사8번, 11년4회기사2번)

① 세 집단 이상의 변수간의 관계를 설명하는 방법이다.
② 경험적 방법에 근거하고 있다.
③ 일반화(Generalization)에 초점을 두고 있다.
④ 대용량의 관측 가능한 자료를 다룬다.

해설 데이터마이닝(Data Mining) : 대규모로 저장된 데이터 안에서 체계적이고 자동적으로 통계적 규칙(rule)이나 패턴(pattern)을 찾아내는 것이다. KDD(데이터베이스 속의 지식발견 : Knowledge-Discovery in Databases)라고도 일컫는다. 이를 위해서 데이터 마이닝은 통계학에서 패턴 인식에 이르는 다양한 계량기법을 사용한다.

50 다음 중 의학자료의 코드화에 대한 설명은? (08년4회기사4번, 12년4회기사18번, 17년4회기사7번)

① 의학자료를 코드화하면 데이터의 양적 증가가 일어난다.
② 숫자코드를 부여하면 항목의 연상을 쉽게 할 수 있다.
③ 숫자코드를 사용하면 새로운 코드의 생성이 어렵다.
④ 코드화를 통해 데이터의 접근성이 향상된다.

해설 코드화 : 정보를 데이터 처리장치가 받아들일 수 있는 기호를 변환시키는 것으로 자료를 효율적으로 분류할 수 있다.
㉠ 의학자료를 코드화하면 데이터의 양적 감소가 일어난다.
㉡ 숫자코드를 부여하면 항목의 연상을 쉽지 않다.
㉢ 의학통계 및 연구가 향상된다.
㉣ 코드화를 통해 데이터의 접근성이 향상된다.
㉤ 어휘의 표준화와 데이터 접근성이 향상되고, 의학통계 및 연구가 쉬워지며, 비용절감의 효과와 같은 장점을 가진다.
㉥ 숫자코드(Number Codes) : 새로운 코드의 생성이 용이하다.

51 다음 중 데이터베이스의 정의가 아닌 것은? (13년4회산업10번)

① 데이터베이스는 독점데이터이다. ② 데이터베이스는 통합데이터이다.
③ 데이터베이스는 저장데이터이다. ④ 데이터베이스는 운영데이터이다.

해설 데이터베이스 : 한 조직의 여러 응용 시스템들이 공용되기 위해 통합, 저장된 운영 데이터의 집합
㉠ 통합된 데이터(Integrated Data) : 최소의 중복, 통제된 중복이다.
㉡ 저장된 데이터(Stored Data) : 컴퓨터가 접근 가능한 저장매체에 저장된 데이터를 의미한다. 자기테이프, 디스크 등이 있다.
㉢ 운영데이터(Operational Data) : 한 조직의 고유기능을 수행하기 위해 필요한 데이터이다.
㉣ 공용데이터(Shared Data) : 한 조직의 여러 응용 프로그램이 공동으로 소유, 유지, 이용하는 데이터이다.

정답 | 47.③ 48.② 49.① 50.④ 51.①

52 다음 중 데이터베이스의 특성이 아닌 것은? (14년1회산업6번)

① 단일공유 ② 동시공유 ③ 계속적 변화 ④ 실시간 접근성

해설 데이터베이스의 특성
㉠ 실시간 접근성(Real-Time Accessibilities) : 질의에 대한 실시간 처리 및 응답이다.
㉡ 계속적인 변화(Continuous Evolution) : 갱신, 삽입, 삭제를 위한 동적 특성이다.
㉢ 동시공유(Concurrent Sharing) : 여러 사용자가 동시에 사용한다.
㉣ 내용에 의한 참조(Content Reference) : 위치나 주소가 아닌 값에 따라 참조한다.

53 다음 중 의료정보 용어 및 분류체계에 관한 설명이 아닌 것은? (09년4회기사6번, 12년1회기사14번, 18년4회기사5번)

① 환자기록을 재구성하기 위해서는 공통된 용어로 된 기록이 필요하다.
② 임상연구 등의 대규모 자료처리를 위해서는 코드화가 필요하다.
③ 코드화를 하면 코드만 보고도 의료기록을 쉽게 이해할 수 있다.
④ 코드를 사용하면 약어의 사용 등으로 인한 환자기록의 모호성을 제거할 수 있다.

해설 숫자코드(Number Codes) : 새로운 코드의 생성이 용이하며 숫자를 무작위로 발급하여 환자의 특정 정보를 숨기는데 쓰일 수 있다.
㉠ 임상연구 : 동물에게 약물을 투여해 독성과 안전성을 시험하는 전(前) 임상시험 단계를 거친 새로운 약물, 시술방법, 의료기기 등을 인체에 직접 적용하여 안전성과 유효성을 확인하는 시험으로 대개 약물시험이 주를 이룬다.
㉡ 코드화 : 정보를 데이터 처리장치가 받아들일 수 있는 기호로 변환시키는 것으로 자료를 효율적으로 분류할 수 있다.
㉢ 데이터의 양적인 감소, 의사결정지원시스템과의 연계가 쉬워진다.
㉣ 어휘의 표준화와 데이터 접근성이 향상되고, 의학통계 및 연구가 쉬워지며, 비용절감의 효과와 같은 장점을 가진다.

54 다음 중 수술의 목적, 부위, 방법 순서로 배열한 조합 코드를 이용해 수술행위를 분류하고자 한다. 목적이 5가지, 부위가 10가지, 그리고 방법이 3가지 있다고 할 때 이를 위해 필요한 조합코드의 개수를 총 몇 가지인가? (18년1회산업19번)

① 18 ② 50 ③ 150 ④ 30

해설 목적 5가지 × 부위 10가지 × 방법 3가지 = 150가지

55 다음 보기의 코드는 몇 가지인가? (08년4회기사5번, 10년4회기사1번, 12년1회기사1번)

> 치료과정의 행위, 기구, 목적 그리고 부위를 순서로 배열한 조합코드를 이용해 의료행위를 분류하고자 한다. 행위가 10가지, 기구가 10가지, 목적이 10가지 그리고 부위가 20가지 있다고 할 때 이를 위해 필요한 코드의 총 개수

① 50가지 ② 10000가지 ③ 10020가지 ④ 20000가지

해설 ㉠ 행위 10가지×기구 10가지×목적 10가지×부위 20가지 = 20,000가지
㉡ 치료과정의 행위 : 치료의 목적으로 의술의 법칙에 따라 행해지는 신체 참여 행위이다.

56 다음 의료기기 제조 및 품질관리 중 품질경영시스템의 문서화에 포함되는 항목이 아닌 것은? (19년4회산업기사18번)

① 측정장비의 관리 ② 부적합품의 관리 ③ 품질방침 ④ 전시관리

해설 제조업자 : 제조 및 품질관리를 위하여 조직, 책임, 절차, 공정 및 자원 등을 효율적으로 관리하기 위한 품질경영시스템을 수립하고, 품질매뉴얼 등의 문서를 작성하여야 하며, 그 세부내용은 다음과 같다.
㉠ 품질방침 ㉡ 계약검토 ㉢ 설계관리 ㉣ 문서 및 자료관리 ㉤ 구매관리 ㉥ 제품의 식별 및 추적관
㉦ 제조공정의 관리 ㉧ 구매품 및 제품의 시험검사 ㉨ 부적합품의 관리 ㉩ 측정장비의 관리 ㉪ 시정 및 예방조치
㉫ 제품의 취급, 보관, 포장, 보존 및 인도에 관한 사항 ㉬ 교육훈련
㉭ 그 밖에 제품의 타당성 확인(Validation) 등 제조 및 품질관리에 필요한 사항

정답 | 52.① 53.③ 54.③ 55.④ 56.④

57 다음 중 환자의 과거, 현재의 건강과 진료를 포함하여 생활력과 건강력의 적합한 사실을 장기적으로 모아 전자적인 건강 정보로서 기록한 개념은? (17년4회산업20번)

① Automated Medical Record(AMR) ② Computerized Medical Record(CMR)
③ Electronic Smart Record(ESR) ④ Electronic Health Record(EHR)

해설 ㉠ 의무기록자동화(Automated Medical Record : AMR) : 보험청구, 원무관리 등의 업무를 부분적으로 전산화되고 의무기록정보가 부분적으로 전산화되어 개별적으로 저장되는 형태이다. 또한 입 · 퇴원 및 전과업무, 디지털 녹음방식을 통해, 방사선과, 임상병리, 약국 등 이용, 처방입력/결과보고의 전산화, 의사는 종이차트에 의료정보를 기록, 의무기록실에서 컴퓨터를 도입하여 의무기록을 관리한다.

㉡ 전산화된 의무기록 시스템(Computerized Medical Record System : CMR) : 병원정보시스템을 구축하여 네트워크 환경에서 의무기록을 검색할 수 있도록 구현한 형태이다. 또한 종이차트 중심의 진료를 하고 이를 스케닝하여 인덱스가 구성된 이미지 형태로 저장하여 관리(파일 시스템), 서명을 포함한 의무기록지의 정보구조 유지, 입력된 자료의 분석이나 지식/정보의 생성이 현실적으로 불가능하다.

㉢ 전자건강기록 Electronic Health Record : EHR) : 환자의 대한 처방 및 임상 심헐, 진료의사 결정분만 아니라 환자의 의료정보에 대한 장기적 관리를 기능 하게 해주는 장점을 가지고 있으며, 네트워크화된 시스템은 진료 정보에 대한 저장뿐만 아니라 원격진료, 치료처방, 건강관리 및 분석과 기록을 가능하게 함으로써 의료의 질을 향상시킬 수 있는 기회를 제공한다.

ⓐ 모든 의료기관의 전자의무기록(EMR)을 망으로 통합하여 공유하고 활용할 수 있는 의료정보시스템이다. 각 의료 기관별로 개별 관리되고 있는 환자의 진료 관련 자료들을 통일 또는 호환성을 향상하고, 시스템 및 서비스 표준화를 통해 중복 투자와 낭비를 줄이며, 임상진료의 효과를 향상하는 것이 주목적이다.

ⓑ 환자에 대한 처방 및 임상시험, 진료의사 결정분만 아니라 환자의 의료정보에 대한 장기적 관리를 가능하게 해 주는 장점을 가지고 있으며, 네트워크화된 시스템은 진료정보에 대한 저장뿐만 아니라 원격진료, 치료, 처방, 건강관리 및 분석과 기록을 가능하게 함으로써 의료 질을 향상할 수 있다.

58 다음 중 전자의무기록(EMR)에 대한 설명이 아닌 것은? (12년4회산업20번)

① 환자의 질병에 관계되는 모든 사항과 의료진이 시행한 검사와 처치내용 및 결과에 관한 모든 사항을 기록한 문서이다.
② 의무기록은 적시에 작성되어야 하고, 환자상태를 입증하기에 충분한 자료이어야 한다.
③ 국내 많은 병원에서 전자의무기록시스템을 운영하고 있으나 진료기록부의 내용은 종이로 출력 후 서명하여 보관하여야 한다.
④ 정보화 기반을 통하여 진보된 미래지향적 의료서비스의 제공과 병원의 경영 및 보유 정보의 부가가치를 높여 주는 병원정보화의 핵심부분이다.

해설 국내에서는 지난 2002년 3월 의료법 개정안에서 '진료기록부 등을 전자서명법에 의한 전자서명이 기재된 전자문서로 작성 · 보관할 수 있다'고 규정함으로써 전자의무기록(EMR) 도입의 법적 근거를 마련했다

59 다음 중 의학 자료의 코드화에 관한 설명이 아닌 것은? (17년4회산업16번)

① 의학자료를 코드화하면 데이터의 양적감소가 일어난다.
② 연상코드를 부여함으로써 항목을 쉽게 알아 볼 수 있다.
③ 코드화를 통해 데이터의 접근성이 향상된다.
④ 숫자코드를 사용하면 새로운 코드의 생성이 쉽지 않다.

해설 숫자코드를 사용하면 새로운 코드의 생성이 쉽다.

㉠ 코드화의 정의 : 개별적인 대상에게 항목별로 숫자나 문자 또는 이들의 조합을 부여하는 것이다.
㉡ 코드화의 목적 : 진단명, 수술명 별 인덱스의 검색 / 보건통계자료의 산출 및 이용 / DRG 시스템 적용 등이 있다.
㉢ 숫자코드(Number Codes) : 순차적 : 새로운 class는 다음의 새 숫자가 부여 / 장점 : 새로운 코드의 생성이 용이, 난수 생성으로 환자의 특정한 정보 은닉이 가능하다.
㉣ 문자 코드(Mnemonic Codes) : 문자를 통하여 그 class가 연상이 용이하다. 단점은 많은 양의 분류에서는 무척 긴 코드나 다른 코드가 생성 가능하다. 따라서 문자 코드는 제한된 범위내의 항목에서만 쓸 수 있다.

정답 | 57.④ 58.③ 59.④

60 다음 중 의료정보학의 코드분류가 아닌 것은? (11년4회산업5번, 21년1회기사04번)

① 문자(Letter) 코드 ② 조합(Combination) 코드
③ 연상(Mnemonic) 코드 ④ 숫자(Number) 코드

해설 코드(Codes)의 유형
㉠ 계층구조 코드(Hierarchical Code) : 이미 나와 있는 간단한 코드에 하나 이상의 문자를 더하여 좀 더 자세한 코드를 만드는 것이다.
㉡ 숫자코드(Number Codes) : 새로운 코드의 생성이 용이하다.
㉢ 연상기호코드(Mnemonic Codes) : 문자를 사용해서 기억하기 쉽게 만든 코드이다.
㉣ 조합코드(Combination Codes) : 성격이 다른 코드들을 조합하여 많은 경우의 수를 만들어 낼 수 있다.

61 다음 중 분류(Classification)에 관한 설명이 아닌 것은? (18년4회산업10번)

① 개념의 순차적인 체계 ② 함축적이고 명백한 원리
③ 사전의 지식에 근거 ④ 의료서비스의 통계나 연구를 수행하는 것과는 무관

해설 01 의료정보시스템 - 1. 의료정보의 이해(기출 60번 해설)

62 다음 중 어휘록과 명명법에 대한 설명 중 아닌 것은? (21년4회기사17번)

① 어휘록은 의학이나 음악 등 특정한 분야에서 쓰이는 특수 용어 및 개념을 모은 책이다.
② 명명법은 개별적인 대상에게 항목별로 숫자나 문자 또는 이들의 조합을 부여하는 것이다.
③ 명명법은 예술이나 과학에서 사용되는 이름의 체계이다.
④ 실용적인 측면에서 본다면 어휘록은 그 분야에서 이미 쓰이고 있는 동의어를 포함하기도 한다.

해설 01 의료정보시스템 - 1. 의료정보의 이해(기출 60번 해설)

63 다음 중 의료기기 안정성 · 유효성 심사에 관한 자료 및 자료의 요건이 아닌 것은? (08년4회기사11번)

① 외국에서의 사용현황과 제조품목허가 경위와 관련된 자료
② 의료기기의 안전성과 유효성을 증명하기 위하여 동물을 대상으로 시험한 임상시험 성적에 관한 자료
③ 구조 · 원리, 사용목적, 사용방법 등에 관하여 국내 · 외 유사제품과의 비교 검토 및 당해 의료기기의 특성에 관한 자료
④ 당해 제품을 개발하기 위하여 적용한 원리, 사용방법, 제조방법 등에 대한 과학적인 타당성을 입증할 수 있는 기원 또는 발견 및 개발경위에 관한 자료

해설 일반적인 사용조건 : 사람의 신체접촉과 접촉의 정도, 시간, 횟수의 상태와 환자의 신체 크기에 의한 의료기기 접촉표면적과의 관계를 고려한다.
㉠ 의료기기 사용시 : 사용자의 생물학적 안전을 보장하는 것이 첫 번째 목적이다.
㉡ 두 번째 목적 : 시험동물 보호를 위하여 시험시 사용되는 시험동물의 수와 시험동물시험을 최소화하고자 하는 것에 있다.

64 다음 중 컴퓨터에서 사용하는 정보의 양의 단위인 1메가바이트[MB]는 몇 바이트인가?
(08년4회기사3번, 12년4회기사1번, 16년4회기사18번, 19년4회기사11번)

① 1,000바이트 ② 1,024바이트 ③ 1,048,576바이트 ④ 1,000,000바이트

해설 1[MB] = 1024[KB] = 10242[Byte] = 1048576[Byte] 1[MB] = 1024(2^{10}) ×1.024(2^{10}) = 1.048.576[Byte]
※ bit-Byte-KByte-MByte-GByte-TByte

65 다음 중 의료기기의 방사선 안전에 관한 보조기준규격에서 방어기구(PROTECTIVE DEVICE)에 속하지 않는 것은?
(19년1회기사11번, 21년4회기사18번)

① 방어복 ② 방어장갑

정답 | 60.① 61.④ 62.② 63.② 64.③

③ 이동형 방어 칸막이 ④ 방어차폐물(고정형 차폐물)

해설 방어복, 방어 장갑, 이동형 방어 칸막이

2 의료정보시스템

예 · 상 · 문 · 제

01 다음 중 의료정보 및 전자의무기록(EMR)을 활성화시키기 위한 표준화 기구를 나열한 것으로 관련이 없는 기구는?

① ASTM ② WHO ③ HL7 ④ ACR / NEMA

해설 ㉠ ASTM(American Society of Testing and Materials) : 미국재료시험협회, 전자자료 전송의 표준화를 수행하고 있으며, HL7과의 통합작업을 시도하고 있다.
㉡ HL7 : 다기종 컴퓨터에 분산된 의료정보의 대용량 정보처리라는 병원전산화의 본질적 문제해결을 위한 의료정보 표준화이다.
㉢ ACR/NEMA : 의료화상전송규격을 정하기 위하여 미국 방사선학회와 전기공업회가 합동으로 설립한 위원회로 1996년에는 DICOM으로 개칭되었다.
㉣ WHO(World Health Organization) : 세계보건기구, 중앙검역소 업무와 연구자료 제공, 유행성 질병 및 전염병 대책 후원, 회원국의 공중보건 관련 행정강화와 확장지원 등을 하고 있다.

02 다음 중 1980년대 병원정보시스템이 원무 위주의 시스템에서 처방전달시스템으로 발전하면서 병원에서 얻을 수 있었던 효과가 아닌 것은?

① 의무기록의 정보화로 종이차트가 없는 진료가 기대된다.
② 환자 대기시간을 단축시킴으로써 진료서비스를 개선한다.
③ 병원재정 수익성이 개선된다.
④ 의학연구 및 각종 통계가 용이하다.

해설 ㉠ 병원정보시스템 : 병원을 비롯한 의료기관을 운영, 분석하고 나아가 의료의 질을 높이는데 핵심적인 역할을 할 수 있는 것으로서 1980년대부터 도입했다. 도입초기에는 원무관리와 의료보험청구와 관련된 업무위주의 시스템이었으나, 1990년 OCS(Order Communication System)를 거쳐 2000년대 중반 EMR로 발전하면서 진료중심의 의료정보시스템으로 변화하고 있다.
㉡ 처방전달시스템(Order Communication System : OCS) 구축의 기대효과
ⓐ 환자서비스 개선 ⓑ 진료생산성 향상 ⓒ 수익의 증가 ⓓ 경영효율화 ⓔ 의사결정지원
㉢ 컴퓨터 기반 의무기록의 도입된다고 하여 종이차트를 완전히 없앨 수는 없다.

03 다음 중 의학자료를 컴퓨터에 저장해야 하는 이유가 아닌 것은?

① 역학조사를 포함한 의학연구를 하기 위해서이다.
② 효율적인 환자관리를 하기 위해서이다.
③ 병원계획 수립 및 경영 자료제공을 하기 위해서이다.
④ 병원의 수익창출을 위해서이다.

해설 의학자료를 컴퓨터에 저장해야 하는 이유
㉠ 효율적인 환자관리를 위해
㉡ 역학조사를 포함한 의학연구를 하기 위해
㉢ 의료의 질적인 관리를 위해
㉮ 동일한 치료결과 기대, 의사소통의 관리, 통찰력 증대, 타 의료기관과 자료분석 비교
㉣ 병원계획 수립 및 경영자료 제공을 위해

정답 | 65.④ 〈예상문제〉 01.② 02.① 03.④

※ 의학자료를 컴퓨터로 저장하는 이유 : 자료의 효율적인 보관과 활용을 위한 것이지 수익창출을 위해서 컴퓨터를 이용하는 것은 아니다.

04 다음 중 컴퓨터의 주기억장치에 속하는 것은?

① 디지타이저 ② OCR ③ 자기코어 ④ 터치스크린

해설 디지타이저, OCR, 터치스크린은 컴퓨터의 주변장치이다.
㉠ 터치스크린 : 사용자가 화면의 특정한 명령어 부분에 손이나 특수장치를 갖다 대면 그 명령이 실행되도록 되어 있는 접촉식 디스플레이 장치이다.
㉡ 디지타이저 : 컴퓨터에 그림이나 도형의 위치관계를 부호화하여 입력하는 장치이다.
㉢ OCR : 광학 문자판독기이다.
㉣ 자기코어 : 주기억장치의 기억소자로 쓰는 도넛 모양의 자성물질이다. 산화철인 페라이트(ferrite)라고 하는 자성물질로 만들어진 것이다. 제2세대와 제3세대에 걸쳐 주기억장치의 소자로 사용되었던 것으로 지금은 거의 사용되지 않고 있다.

05 다음 중 정보시스템의 보안문제를 유발시키는 정보시스템의 위협요소가 아닌 것은?

① 화재, 홍수, 지진, 전력, 차단 등과 같이 자연적인 문제 발생으로 직면할 수 있는 자연적인 위협이 있다.
② 컴퓨터 바이러스, 해커, 사이버테러리스트 등으로부터 발생할 수 있는 인간에 의한 의도적인 위협이 있다.
③ 인간의 실수와 태만으로 인해 발생하는 인간에 의한 비의도적인 위협이 있다.
④ 화재경보기, 항온항습장치, 무정전시스템 등으로 인한 위협에 직면할 수 있다.

해설 정보시스템 보안 위협 요소의 종류
㉠ 위조와 절도 ㉡ 관리자의 실수와 태만 ㉢ 직원의 데이터 파괴 ㉣ 악의를 가진 해커
㉤ 외압 또는 구조적인 문제로 인한 물리적인 타격 ㉥ 프로그램 자체 문제

06 다음 중 정보보호 특성이 아닌 것은?

① 완벽하게 100[%]로 달성할 수 없다.
② 2가지 이상의 대책을 동시에 사용하면 위험을 크게 줄일 수 있다.
③ 정보보호 대책의 설치시 필요성을 확신할 수 있다.
④ 정보시스템 성능에 많은 도움을 준다.

해설 정보보호 : 정보의 수집 · 가공 · 저장 · 검색 · 송신 · 수신 중에 정보의 훼손 · 변조 · 유출 등을 방지하기 위한 관리적 · 기술적 수단 또는 그러한 수단으로 이루어지는 행위이다. 또한 정보시스템 성능이 향상되지는 않는다.

07 다음 중 정보보호의 정의는?

① 정보시스템의 취약성을 분석하고 안전한 시스템을 위해 처리해야 하는 일련의 과정이다.
② 정보보호란 수신자가 송신자로부터 전송된 것인지 확인할 수 있는 기술서비스이다.
③ 정식인가된 사용자에게 적절한 방법으로 정보서비스를 제공하기 위해 필요한 기반기술이다.
④ 정보보호는 정보의 수집, 가공, 저장, 검색 등의 서비스에서 정보의 훼손, 변조, 유출 등을 방지하기 위한 관리적, 기술적 수단이다.

해설 01 의료정보시스템 - 2. 의료정보시스템(06번 해설)

08 다음 중 정보보안과 통제를 위한 기술 및 도구에 해당하지 않은 것은?

① 스니퍼 ② 전자서명 ③ 암호화 ④ 방화벽

해설 ㉠ 스니퍼 : 네트워크 트래픽을 감시하고 분석하는 프로그램이다.
㉡ 전자서명 : 컴퓨터에 본인 확인을 위한 음성, 심볼 등을 입력하여 입력한 자의 신원을 확인하는 증명 및 절차이다.
㉢ 암호화 : 데이터 전송시 타인의 불법적인 방법에 의해 데이터가 손실되거나 변경되는 것을 방지하기 위해 데이터를 변환하여

정답 | 04.③ 05.④ 06.④ 07.④ 08.①

전송하는 방법이다.

㉣ 방화벽 : 기업이나 조직의 모든 정보가 컴퓨터에 저장되면서 컴퓨터의 정보보안을 위해 외부에서 내부, 내부에서 외부의 정보통신망에 불법으로 접근하는 것을 차단하는 시스템이다.

09 다음 인터넷과 같은 외부 네트워크를 통한 불법적인 침입으로부터 내부 네트워크의 중요한 정보와 자원들을 안전하게 보호하기 위해 설치되는 시스템은?

① 방화벽 ② 안티바이러스 ③ 백업시스템 ④ 스파이웨어

해설 ㉠ 방화벽 : 네트워크의 보안사고나 위협이 더 이상 확대되지 않도록 막고 격리하는 것으로, 어떤 기관의 내부 네트워크를 보호하기 위해서는 외부에서의 불법적인 트래픽이 들어오는 것을 막고, 허가하거나 인증된 트래픽만 허용하는 적극적인 방어대책이다.
㉡ 안티바이러스 : 악성 소프트웨어를 찾아내서 제거하는 기능을 갖춘 컴퓨터 프로그램으로 원래 목적은 바이러스만 잡는 것이었으나, 현대에는 악성코드, 피싱, 트로이목마, 웜 등도 검출가능하다.
㉢ 백업시스템 : 데이터를 미리 임시로 복제하여 문제가 일어나도 데이터를 복구할 수 있도록 준비를 해두는 시스템이다.
㉣ 스파이웨어 : 컴퓨터 사용자의 동의없이 설치되어 각종 금융정보 및 신상정보 등의 정보를 수집하고 전송하는 악성코드이다.

10 다음 중 의료정보의 종류의 하나인 임상정보에 해당하지 않는 것은?

① 생체신호 ② 의무기록 ③ 의학영상 ④ 질병통제

해설 ㉠ 생체신호 : 근전도 및 뇌파와 같은 신호로 인위적인 발생이 가능하다.
㉡ 의무기록 : 환자의 정확한 치료를 위해 상태 및 응급처리 등을 기술해 놓은 것이다.
㉢ 진단영상 : 의학영상이라고도 하며 진단의 정확성을 위해 전자기 방사선을 이용하여 인체 내부구조의 영상을 받은 것이다.

11 다음 설명에서 ( ) 안에 알맞은 것은?

> 정보화란 자료를 ( ), 가공, 전달, 이용 및 축적을 의식적으로 행하는 활동으로 자료로부터 정보를 생산하는 단계이며, 자료를 유용한 목적으로 해석하는 과정은 전산시스템이 사용되며, 데이터베이스를 이용한 연역적 방법론을 사용한다.

① 생성 ② 지식 ③ 가치 ④ 생산

해설 정보화 : 자료란 정보의 자원으로서 관찰이나 측정을 통해서 인지된 사실로서 정리되지 않은 데이터이다. 자료를 효율적으로 사용하기 위해서는 정보로의 탈바꿈이 필요하여, 관찰이나 측정을 통하여 수집한 자료를 실제 문제에 도움이 될 수 있도록 생성, 가공, 전달, 이용 및 축적을 의식적으로 행하는 활동을 자료로부터 정보를 생산하는 단계를 정보화라 한다.

12 다음 보기는 무엇에 대한 설명인가?

> 정보를 한번 축적 및 저장하면 항구적으로 사용이 가능하다.

① 비전이성 ② 비소비재의 성격 ③ 문화성 ④ 신용가치성

해설 정보의 특성
㉠ 신용가치성 : 정보의 정확성이 떨어지면 가치가 떨어진다.
㉡ 비전이성 : 정보를 타인에게 제공하더라도 정보의 소유권은 원래 제공자에게 있다.
㉢ 문화성 : 정보는 당시의 문화적 성질을 내포하고 있다.
㉣ 시한성 : 정보는 의사결정을 위한 자료이므로 최근의 것이 가치가 높다.
㉤ 공유성 : 정보의 내용을 다수의 개인이 동시에 소유할 수 있다.
㉥ 확장성 : 수집된 정보는 전파 및 확대되는 성격이 있다.
㉦ 개별성 : 동일한 정보라도 사용자에 따라 다른 가치와 의미가 부여된다.
㉧ 비소비재의 성격 : 정보는 아무리 이용해도 줄지 않는다는 특성이 있다.

정답 | 09.① 10.④ 11.① 12.②

13 다음 중 정보시스템의 보안을 위해 고려해야 할 요소로 짝지어진 것은?

① 독립성 : 무결성 ② 무결성 : 기밀성 ③ 기밀성 : 독립성 ④ 가용성 : 독립성

해설 ㉠ 무결성 : 비인가된 자에 의한 정보의 변경, 삭제, 생성 등으로부터 보호하여 정보의 정확성, 완전성을 보장한다.
㉡ 기밀성 : 정보의 소유자가 원하는 대로 정보가 외부로 노출되지 않게 정보소유자의 인가를 받은 사람만이 해당 정보에 접근할 수 있게 한다.
㉢ 가용성 : 정식인가된 사용자에게 적절한 방법으로 정보서비스를 요구할 때 언제든지 해당 서비스가 제공되어야 한다.

14 다음 중 자료보안 및 보호를 위해 기술적인 측면에서 고려해야 할 사항은?

① 자료삭제 프로그램 ② 자료의 압축화
③ 환자의 알 권리 ④ 사용자 식별을 통한 진료기록의 접근통제

해설 자료보안 및 보호를 위해 기술적인 측면에서 고려사항 : 사용자 식별을 통한 진료기록의 접근통제, 접근과 사용권한에 대한 정의, 진료내용의 분류에 따른 접근통제, 자료의 암호화, 정보의 분산배치, 감시 프로그램, 자료처리 기법 등이 있다.진료내용의 분류에 따른 접근통제, 자료의 암호화, 자료처리기법, 접근과 사용권한에 대한 정의, 정보의 분산배치, 감시 프로그램, 사용자 식별을 통한 진료기록의 접근통제가 있다.

15 다음 중 자료보안 및 보호의 필요성에 대한 설명이 아닌 것은?

① 특정정보 공유 ② 사생활 보장 ③ 자료보호 ④ 비밀유지

해설 ㉠ 사생활 보장 : 자신의 정보를 필요에 따라 적합하게 스스로 관리하는 것이다.
㉡ 사적비밀 보장 : 타인의 정보를 타인의 사생활을 보호하기 위하여 관리하는 것이다.
㉢ 자료보호
ⓐ 완전성 : 자료가 언제든지 유효하고 접근 가능해야 한다.
ⓑ 보안 : 개인의 이익에 위배되는 의도적이거나 비의도적인 자료의 승인되지 않은 접근, 불법적인 유출이나 수정, 삭제를 막기 위해 기술적이고 행정적인 절차와 조치를 취하는 것이다.
㉣ 특정정보의 공유 : 보안의 내용과는 적합하지 않다.

16 다음 파일보호와 자료보안을 위한 수단이 아닌 것은?

① 전산센터 보호 ② 전산실 내 백업파일 보관
③ 출입통제장치 ④ 파일의 정기 백업

해설 물리적으로 파일을 보호하기 위해 필요한 기본적인 예방책
㉠ 보호된 영역 안에서 하드웨어를 설치 ㉡ 파일을 정규적으로 백업
㉢ 전산센터를 보호 ㉣ 지역적으로 멀리 떨어진 장소에 백업파일 보관

17 다음 중 자료수집 기법에 해당되는 것은?

① multiple choice ② 데이터베이스 ③ MEDLINE ④ 의무기록지

해설 ㉠ 정보화 과정 중 자료수집 기법 : Multiple choice(다지 선택), 규격화된 양식지이다.
㉡ MEDLINE : 〈미국〉 의학정보 온라인 데이터베이스이다.

18 다음 중 병원에서 환자의 진료기록 및 치료에 대한 정보를 관장한 시스템이 아닌 것은?

① EHR ② EMR ③ PHR ④ CIDD

해설 ㉠ EHR(Electronic Health Records) 전자건강기록 시스템 : 병원의 전자의무기록을 네트워크로 연결해 의료기관들이 표준화된 환자의 진료정보를 공유할 수 있도록 하는 첨단의료 정보화 시스템이다.
㉡ EMR(Electronic Medical Records) 전자의무기록 : 병원에서 사용되는 종이문서를 없애고 모든 데이터를 전산매체에 저장하는 방식이다. 진료 후 일정기간이 지난 비활용 의무기록을 광디스크, 콤팩트디스크 등에 수록하여 관리하는 방법이다.

정답 | 13.② 14.④ 15.① 16.② 17.① 18.④

ⓒ PHR(Personal Health Record) 개인의료기록 : 각 개인이 기존에 검사했던 의료기록들을 네트워크로 연결한 정보시스템이다.
ⓓ CIDD(CiEHR Clinical Data Dictionary) 임상용어사전 : EMR 시스템에서 사용하는 모든 다양한 임상용어를 의학 개념을 중심으로 통합하고 관리하는 중앙 의학용어 저장시스템이다.

19 다음 중 병원전산망 구축시의 고려사항이 아닌 것은?

① 발전성 ② 정확성 ③ 경제성 ④ 보안성

해설 병원전산망 구축시의 고려사항
㉠ 정확성 : 모든 정보는 원하는 장소로부터 다른 원하는 장소로 오차없이 전달되어져야 한다.
㉡ 경제성 : 전산망 설치 및 전산망 장비구입에 소요되는 비용이다.
㉢ 보안성 : 의료관계자에 따라 정보의 입 · 출력에 관한 권한을 명백히 하여 자료의 유출을 금지한다.
㉣ 안전성 : 전산망 및 전산망 장비가 고장 없이 안정적으로 동작해야 하며, 이를 위해 여러 가지 고장복구 수단, 백업 등의 기능을 갖추어야 한다.
㉤ 전산망 설치공간 : 전산망 설치공사시에 최단거리에 가능하면 중앙집중식으로 설치할 수 있는 공간을 확보하여야 한다.

20 다음 중 일반적인 의원들의 진료형태의 문제점이 아닌 것은?

① 의원경영에 대한 파악이 어렵다.
② 차트관리에 많은 애로사항이 있다.
③ 질높은 환자관리가 어렵다.
④ 환자 개개인의 질병에 대한 통계를 구하기가 쉽다.

해설 일반적인 의원의 진료형태의 문제점
㉠ 외래환자나 입원환자가 많을 때 차트를 관리할 공간이 많이 필요하다.
㉡ 개인병원은 전산화되지 않으므로 의료보험청구에 많은 시간과 비용이 든다(과거).
㉢ 환자 개개인의 질병에 대한 통계부족으로 질높은 환자관리가 어렵다.
㉣ 전반적으로 전산화 부족으로 경영(환자의 분류, 질병)에 대한 점검이 어렵다.

21 다음 중 의료정보시스템의 목적에 대한 설명이 아닌 것은?

① 진료와 진료지원 업무의 생산성이 증가한다.
② 의료서비스 향상을 통한 경쟁력을 제고한다.
③ 반구조적 업무형태인 관리자의 의사결정과정에 있어서 관리자를 보조한다.
④ 병원의 3대 요소인 인원, 물자, 자금의 체계적 관리를 한다.

해설 의료정보시스템의 목적
㉠ 진료와 진료지원 업무의 생산성 증가
㉡ 의료서비스 향상을 통한 경쟁력 제고
㉢ 병원행정의 3대 요소인 인원, 물자, 자금의 체계적 관리
㉣ 정확한 경영분석정보 제공을 통한 합리적인 운영계획 수립
※ 반구조적 업무형태인 관리자의 의사결정과정에 있어 관리자를 보조 : 의사결정시스템

22 다음 중 병원정보시스템에서 행정정보의 내용은?

① 진료상담관리, 예약관리, 사후관리 등 ② 수입 및 지출관리, 약품 및 재료관리 등
③ 기준 정보관리, 시스템 관리 ④ 형황, 통계, 분석

해설 병원정보시스템
㉠ 진료정보 : 진료상담관리, 예약관리, 사후관리 등이다.
㉡ 행정정보 : 수입 및 지출 관리, 약품 및 재료 관리 등이다.
㉢ 원무정보 : 현황, 통계, 분석 등이다.
㉣ 시스템정보 : 기준정보관리, 시스템 관리 등이다.

정답 | 19.① 20.④ 21.③ 22.②

23 다음 중 병원정보시스템(HIS) 중 가장 기본이 되는 시스템은?

① MIS ② OCS ③ PACS ④ OA

해설 ㉠ 병원정보시스템(Hospital Information System : HIS) 병원에서 발생하는 모든 의료행위를 전산화하는 시스템으로 각종 정보에 대한 신속 정확한 통계와 분석이 가능해지고, 그에 따라 의료의 양적 · 질적인 향상과 병원경영에 큰 도움이 됐다. 병원을 비롯한 의료기관을 운영, 분석하고 나아가 의료의 질을 높이는데 핵심적인 역할을 할 수 있는 것으로서 1990년대 중반부터 각 병원에서 본격적으로 도입하여 운영하고 있다.

㉡ 병원정보시스템 : 크게 처방전달시스템, 사무자동화 및 의료영상시스템으로 구분된다.

ⓐ OCS(Order Communication System) 처방전달시스템 : HIS 중 가장 기본이 되는 시스템이다. 환자에게 발생되는 처방을 중심으로 진료와 진료지원 및 원무 행정부서 간에 전달되는 과정을 전산화한다.

ⓑ PACS(Picture Archiving and Communication System) 의료영상시스템 : 의료환경에서 발생되는 각종 의료영상을 디지털데이터로 처리하고, 컴퓨터 저장장치에 저장하며, 이를 네트워크에 연결된 다수의 컴퓨터에 전송하여 조회 활용할 수 있게 하는 시스템이다.

ⓒ OA(Office Automation) 사무자동화시스템 : OCS에서 발생되는 정보를 근간으로 인사 · 급여, 경리와 물품관리 및 원가분석, 경영자원에 이르기까지 병원경영에 필요한 시스템을 정보화한 것이다.

ⓓ MIS(Management Information System) 경영정보시스템 : 정보처리시스템, 정보서비스, 정보관리시스템이라고도 하며, 조직 내에서 업무 · 경영 · 의사결정 기능을 지원하기 위해 정보를 제공하는 종합적인 사용자 – 기계 시스템이다.

24 다음 보기의 병원경영에 큰 도움이 되는 시스템은?

> OCS의 상위의 정보시스템으로 병원에서 발생하는 모든 의료행위를 전산화하는 시스템으로 각종 정보에 대한 신속 정확한 통계와 분석이 가능해지고, 그에 따라 의료의 양적 · 질적인 향상과 병원경영에 큰 도움이 되는 시스템이다.

① LIS ② HIS ③ EMR ④ CDS

해설 ㉠ LIS(Laboratory Information System) 임상병리시스템 : 병원에서 수행되는 검사 중 50[%] 이상 차지하는 임상병리관련 정보를 체계적이고 효율적으로 관리하고, 타 시스템으로 자료연계를 제공하는 시스템이다.

㉡ HIS(Hospital Information System) : 병원에서 발생하는 모든 의료행위를 전산화하는 시스템으로 각종 정보에 대한 신속 정확한 통계와 분석이 가능해지고, 그에 따라 의료의 양적 · 질적인 향상과 병원경영에 큰 도움이 됐다.

㉢ 병원정보시스템 : 처방전달시스템, 사무자동화 및 의료영상시스템으로 구분한다.

㉣ EMR(Electronic Medical Record : 전자의무기록) : 병원에서 사용되는 종이 또는 문서양식에 기록되어 온 모든 의료기록을 없애고, 모든 데이터를 전산매체에 저장하는 방식이다.

25 다음 중 HIS(병원정보시스템) 구축에 따른 문제점이 아닌 것은?

① 의료진이 주사용자임에 따라 PC 사용에 대한 거부감이 강하다.
② 의료서비스 향상을 통한 경쟁력 향상이 기대된다.
③ 24시간 무정지 시스템을 유지하여야 하며, 진료정보에 대한 완벽한 backup이 보장되어야 한다.
④ 전산화에 부적합한 시설 및 환경 – 경제성 · 편리성이 있다.

해설 HIS(병원정보시스템) 구축에 따른 문제점

㉠ 의료진이 주 사용자임에 따라 PC 사용에 대한 거부감이 강하다.
㉡ 기존 HIS(병원정보시스템) 정보와의 호환성 유지 및 점진적인 교체기간이 필요하다.
㉢ 24시간 무정지 시스템을 유지하여야 하며, 특히 진료정보에 대한 완벽한 Backup이 보장되어야 한다.
㉣ 경제적, 편의적으로 전산화에 부적합한 시설과 환경이다.
㉤ 교육과 적용함에 있어서 컴퓨터에 미숙한 인적자원이다.
㉥ 전산화에 따르는 경비가 많이 든다.

26 다음 중 병원정보시스템의 개념에 대한 설명이 아닌 것은?

① 병원정보시스템은 병원의 여러 업무를 수행하는데 필요한 정보를 적당한 시기에 적절하게 제공하는 시스템이다.

정답 | 23.② 24.② 25.②

② 각 기능별 하위 시스템들의 집단이며 상호 밀접한 연관을 갖는다.
③ 정보의 양이 많을수록 많은 정보를 획득할 수 있기 때문에 대량생산에 치중하는 시스템이다.
④ 병원기능과 진료에 필요한 의사결정을 지원한다.

해설 현대 정보가 많을수록 좋다는 생각으로 정보를 대량 생산하는데 치중했었지만, 정보의 양이 너무 많아지고 이를 관리하는데 이용하기도 힘이 들게 되고, 많은 비용이 들기 때문에 꼭 필요한 정보만을 산출해야 하는 양질의 정보를 제공하는 시스템이다.

27 다음 중 의료정보시스템화에 필요한 기술이 아닌 것은?

① 생체정보의 계측, 검사기술 ② 정보의 전송기술
③ 생체정보 처리기술 ④ 하드웨어 구축기술

해설 의료정보시스템화에 필요한 기술 : 생체정보의 계측, 검사기술, 생체정보처리기술, 정보의 전송기술, 정보의 축적, 검색, 입력, 출력기술, 정보에 기초한 판정 의사결정기술, 네트워크 기술, 프로그래밍 기술, 안정성, 효율성 등을 검사하기 위한 기술 등이 있다.

28 다음 중 병원정보시스템에 속하지 않는 것은?

① 방사선선량계산 시스템 ② 환자감시시스템
③ 임상검사정보 시스템 ④ 병력관리시스템

해설 ㉠ 병원정보시스템 : ⓐ 방사선선량계산 시스템 ⓑ 환자감시시스템 ⓒ 병력관리시스템
㉡ 임상검사정보 시스템 : 지역의료정보시스템에 속한다.

29 다음 중 병원정보시스템에서 경리 · 회계시스템 제공에 해당되지 않는 정보는?

① 원가분석 ② 생산성관리 ③ 재료관리 ④ 환자등록

해설 경리 · 회계시스템
㉠ 원가계산 ㉡ 자금관리 ㉢ 수가분석 ㉣ 부문별 생산성 관리 ㉤ 의사결정지원 등

30 다음 중 4가지 흐름이 아닌 것은?

병원의 기능수행을 하나의 시스템으로 이해할 때 크게 4가지의 주요한 흐름으로 구분할 수 있다.

① 환자의 흐름 ② 환경의 흐름 ③ 물자의 흐름 ④ 자금의 흐름

해설 병원정보시스템의 4가지 주요한 흐름
㉠ 환자의 흐름 ㉡ 물자의 흐름 ㉢ 자금의 흐름 ㉣ 정보의 흐름

31 다음 중 병원정보시스템의 종류 4가지 분류가 아닌 것은?

① 의사결정지원시스템 ② 진료지원정보시스템
③ 병원행정지원 정보시스템 ④ 종합적인 병원정보시스템

해설 병원정보시스템의 종류
㉠ 진료정보시스템(Medical Information System) : 다기능의 간편한 처방관리, 간호관리 자동화, 검사결과 및 누적결과 조회 통합, 진료재료청구 자동화이다.
㉡ 진료지원정보시스템(Medical Supporting Information System) : 처방에 의한 검사예약관리, 검사장비와의 인터페이스이다.
㉢ 병원행정지원정보시스템(Management Supporting Information System) : 정보의 흐름을 효과적으로 제어함으로써 의료서비스의 향상과 원가절감 및 환자 대기시간을 단축한다.
㉣ 종합적인 병원정보시스템(Total Information System) : 진료, 진료지원, 병원행정업무 등의 시스템들로 구성, 서로 고유의 기능 수행 및 유기적인 연결을 통한 정보의 교환, 수행한다.

정답 | 26.③ 27.④ 28.③ 29.④ 30.② 31.①

32 다음 중 병원정보시스템의 구성이 올바르게 짝지어진 것이 아닌 것은?

① 진료정보 : 진료상담관리, 예약관리, 사후관리
② 행정정보 : 수입 및 지출관리, 약품 및 재료관리
③ 시스템정보 : 기준정보관리, 시스템 관리
④ 원무정보 : 기획, 계획, 분석

해설 원무정보 : 현황, 통계, 분석을 다룬다.

33 다음 중 병원정보시스템 중 병원관리정보시스템이 아닌 것은?

① 환자등록시스템 ② 원무회계시스템 ③ 개인정보시스템 ④ 약품재고관리시스템

해설 병원정보시스템의 기본구성
㉠ 병원관리정보시스템 : 환자등록시스템, 원무회계시스템, 병원통계처리시스템, 약품재고관리시스템 등이다.
㉡ 진료정보시스템 : 임상검사시스템, 약제처방시스템, 심전도 자동해석시스템, 의료영상정보 처리시스템, 방사선 선량계산시스템, 환자감시시스템, 병력관리시스템 등이다.

34 다음의 병원정보시스템 중 성격이 다른 것은?

① 병원행정시스템 ② 진료지원시스템 ③ 원무관리시스템 ④ 응급의료시스템

해설 ㉠ 병원정보시스템 : 병원행정시스템, 진료지원시스템, 원무관리시스템으로 구성되어 있다.
㉡ 응급의료시스템 : 응급환자 발생시 효과적이고 신속하게 의료서비스 제공을 위한 인력, 시설, 장비를 배치하는 조직체계이다.

35 다음 중 병원정보시스템(HIS)의 기대되는 효과가 아닌 것은?

① 의료진의 편의 ② 진료서비스의 개선 ③ 수익성의 개선 ④ 자원관리의 비효율성

해설 병원정보시스템(HIS)의 기대효과 : 진료서비스의 개선, 행정업무의 개선, 자원관리의 효율성, 의사결정지원시스템, 수익성의 개선, 의료진의 편의, 의학연구, 통계 등이다.

36 다음 중 병원정보시스템의 목표가 아닌 것은?

① 다양한 기능으로 의료서비스의 목적을 달성할 수 있어야 한다.
② 각 행위의 순간에 전체 환자의 정보를 공통으로 등록 및 조회가 가능하여야 한다.
③ 최대한의 수익을 보장하여야 한다.
④ 데이터베이스를 통해 관심자료에 용이하게 접근할 수 있어야 한다.

해설 ㉠ 최대한의 수익을 보장하는 것 : 병원정보시스템의 목표로 보기는 힘들다.
㉡ 병원정보시스템의 목적
ⓐ 환자진료를 위한 자원의 효율적 이용 ⓑ 의료서비스의 질적 향상 ⓒ 의료연구지원 ⓓ 의료인력 교육지원

37 다음 중 HIS(병원정보시스템)의 기대효과가 아닌 것은?

① 환자진료 서비스 개선
② 업무생산성 향상
③ 의학연구의 효과적인 지원
④ 지식획득

해설 병원정보시스템의 기대효과
㉠ 의학연구 분야의 효과적인 지원 ㉡ 업무생산성 향상 ㉢ 병원진료수익 증대 및 비용절감
㉣ 정보의 정확도, 신속성, 인력운용의 효율성 증대 ㉤ 획기적인 환자서비스 개선 ㉥ 환자 대기시간 단축

38 다음 보기 중에서 일반관리시스템이 아닌 것은?

병원경영정보시스템은 크게 환자(원무)관리시스템과 일반관리시스템으로 구분할 수 있다.

정답 | 32.④ 33.③ 34.④ 35.④ 36.③ 37.④

① 인사정보시스템 ② 의사결정지원시스템 ③ 재무정보시스템 ④ 마케팅정보시스템

해설 병원경영정보시스템 중 일반관리시스템의 구성
㉠ 인사정보시스템 : 인사 데이터베이스, 인력관리 프로그램, 인력계획시스템
㉡ 재무정보시스템 : 거래처리시스템, 재무관리시스템, 재무계획시스템
㉢ 마케팅정보시스템 : 마케팅 거래처리시스템, 마케팅 관리시스템, 마케팅 계획시스템
㉣ 물류정보시스템 : 물류거래처리시스템, 물류관리시스템, 물류계획시스템

39 다음 중 문서를 스캐닝하여 전자 이미지 형태로 저장하고 검색할 수 있는 시스템으로 기존의 병원에서 종이의무기록을 병원정보시스템에서 조회할 수 있도록 하는 시스템은?

① EDI ② PACS ③ 광파일시스템 ④ 유비쿼터스

해설 ㉠ EDI : 기업 간에 데이터를 효율적으로 교환하기 위해 지정한 데이터와 문서의 표준화 시스템이다.
㉡ PACS : 방사선학적인 영상진단장치를 통하여 진단한 영상을 디지털 상태로 획득 · 저장하고 그 판독과 진료기록을 함께 각 단말기로 전송 · 검색하는데 필요한 기능을 통합적으로 처리하는 디지털 의료영상 저장전송 시스템이다.
㉢ 유비쿼터스 : 사용자가 네트워크나 컴퓨터를 의식하지 않고 장소에 상관없이 자유롭게 네트워크에 접속할 수 있는 정보통신환경이다.

40 다음 중 지식경영시스템의 지식 가공/제공 형태 중에서 문제분석에 중점을 두고 관련 정보와 모델을 이용하여 문제해결에 필요한 상세한 분석결과를 제공하는 것은?

① 지식기반시스템 ② 임원정보시스템 ③ 전문가시스템 ④ 의사결정지원시스템

해설 ㉠ 임원정보시스템 : 문제의 분석보다는 사업성과의 모니터링과 감시에 중점을 두어 문제발생을 사전에 방지하는데 필요한 요약된 정보를 제공한다.
㉡ 전문가시스템 : 의사결정지원시스템과 유사하게 문제분석에 중점을 두는데, 차이점은 지식습득 방법으로 의사결정 모델보다는 인공지능기술을 이용해 문제의 해결책을 제공함으로써 의사결정을 보다 직접적으로 지원한다.

41 다음 중 지식경영시스템의 주요 구성요소가 아닌 것은?

① 데이터웨어하우스 ② 워크플로우 시스템 ③ 정보검색시스템 ④ 사례적용시스템

해설 지식경영시스템(Knowledge Management System : KMS)의 구성요소
㉠ 데이터웨어하우스 ㉡ 워크플로우 시스템 ㉢ 정보검색시스템 ㉣ 전자문서 관리시스템

42 다음 중 의학자료를 컴퓨터에 저장해야 하는 이유가 아닌 것은?

① 효율적인 환자관리를 하기 위해 ② 역학조사를 포함한 의학연구를 하기 위해
③ 데이터 접근성을 향상하기 위해 ④ 병원계획 수립 및 경영자료 제공을 하기 위해

해설 의학자료를 컴퓨터에 저장해야 하는 이유
㉠ 효율적인 환자관리를 위해 ㉡ 역학조사를 포함한 의학연구를 하기 위해 ㉢ 의료의 질적인 관리를 위해
㉣ 병원계획 수립 및 경영자료 제공을 위해
㈎ 동일한 치료결과 기대, 의사소통의 관리, 통찰력 증대, 타 의료기관과 자료분석 비교

43 다음 중 자료 전산화의 구성요소가 아닌 것은?

① 임상정보시스템 ② 원무정보시스템 ③ 컴퓨터 보조교육 ④ 자료보관시스템

해설 자료전산화의 구성요소
㉠ 임상정보시스템 : 환자치료 자료를 관리하는 시스템이다.
㉡ 원무정보시스템 : 환자의 인적사항, 진료비 등의 정보를 관리하는 시스템이다.
㉢ 자료보관시스템 : 일정 기간이 지난 환자의 진료정보를 별도로 보관하는 시스템이다.

정답 | 38.② 39.③ 40.④ 41.④ 42.③ 43.③

44 다음은 의료정보의 무엇에 대한 설명인가?

> 환자의 임상진료에 관련된 모든 정보의 보관소이며 임상의사의 기억을 보조하는 정보저장소이고, 의학적 의사결정과정의 직접적 도구이다. 역학연구 및 임상연구 수행의 핵심적 기반하고, 의사소통의 중요한 매개체이다.

④ EMR(Electronic Medical Record) ② EHR(Electronic Health Record)
③ OCS(Order Communication System) ④ POC(Point Of Care)

해설 ㉠ 의학용어 : 전자의무기록(Electronic Medical Record : EMR)
ⓐ 환자의 임상진료에 관련된 모든 정보의 보관소 ⓑ 의사소통의 중요한 매개체
ⓒ 의학적 의사결정과정의 직접적 도구 ⓓ 역학연구 및 임상연구 수행의 핵심적 기반
ⓔ 임상의사의 기억을 보조하는 정보저장소
㉡ 전자건강기록(Electronic Health Record : EHR)시스템
ⓐ 병원의 전자의무기록(EMR)을 네트워크로 연결해 의료기관들이 표준화된 환자의 진료정보를 공유할 수 있도록 하는 의료정보화 시스템이다.
ⓑ 개인의 전자적인 건강정보를 장기적으로 수집과 실시간 제공한다.
㉢ POC(Point Of Care)
ⓐ 의료 인력들이 PDA를 휴대하고 다니면서 병실 및 응급실, 중환자실, 임상검사실 등 진료현장에서 실시간으로 진료처방이나 검사결과, 투약처치기록 등 임상정보를 입력하고 조회하는 시스템이다.
ⓑ PDA를 이용하여 시간과 장소의 제약 없이 진료현장에서 실시간 임상정보처리에 의한 정확하고, 신속한 진료수행을 가능하게 함으로써 의료 서비스의 질적 향상이다.
ⓒ 차트 작성(Paper Work)과 잡무를 줄여서 의료관련 업무효율 향상에 기여한다.
㉣ 처방전달시스템(Order Communication System : OCS)
ⓐ 진료의사에 의하여 발생된 처방을 신속, 정확하게 필요한 부서로 전달하여 처리, 수행한다. HIS의 가장 핵심이 되는 부분으로서 병원을 찾아오는 환자를 중심으로 일어나는 일련의 흐름을 전산화하는 것으로 서버용량 결정시에는 병상수, 외래환자수, 환자집중도 등을 고려해야 한다.
ⓑ 환자의 등록에서 진료, 수납까지 병원 내의 모든 데이터를 관리 전달한다.
ⓒ 병원의 모든 행정을 효율적으로 관리한다.

45 다음에서 설명하는 것은?

> 1983년에 ACR과 NEMA가 공동으로 결서한 ACR-NEMA Committee에서 의료영상과 관련 정보의 통신을 위해 만든 의료영상의 저장과 전송에 관한 표준안이다.

① HL7 ② ISO ③ HIPAA ④ DICOM

해설 ㉠ DICOM : Digital Imaging and Communications in Medicine의 약어로 인터넷 통신 프로토콜을 이용하여 구별화된 정보를 보내는 규약으로 의료영상 교환과 구성방법 및 관련 정보를 기술한 표준안이다.
㉡ HL7 : 보건의료정보시스템 간 정보의 전자적 교환을 위한 국제수준의 유일한 사실표준, 전세계에서 가장 널리 쓰이는 의료정보분야의 전송표준이다.

46 다음 중 의료용 기기에서 디지털 영상표현과 통신에 사용되는 여러 가지 표준을 통칭하는 말로 미국방사선의학회와 미국전기공업회에서 발표한 표준규약은?

① OCS ② HIS ③ DICOM ④ PACS

해설 ㉠ PACS(Picture Archiving Communication System) : 한 의료기관내에서 의료영상정보를 저장, 관리, 전송, 조회하는 시스템
㉡ OCS : 처방전달시스템(Order Communication System)
㉢ HIS : 병원정보시스템(Hospital Information System)

정답 | 44.④ 45.④ 46.③

47 다음 중 진료기관의 레벨에서 환자의 임상진료에 관련된 모든 정보가 포함된 전자의무기록의 형태는?

① CMR(Computerized Medical Record) ② EHR(Electronic Health Record)
③ EMR(Electronic Medical Record) ④ CPR(Computer-based Patient Record)

해설 전자의무기록(Electronic Medical Record : EMR) : 미국 의학회의 정의에 의하면 "완전하고 정확한 자료와 여러 가지 의학지식에 기초한 기억보조와 의사결정 보조도구 등을 이용한 전문가시스템을 통해 사용자를 지원하는 체계위에 세워진 전자형식의 의무기록"이다.

48 다음 중 의무기록전산화가 추구하는 궁극적인 목표는?

① OCS ② CPR ③ EMR ④ EHR

해설 용어설명
㉠ OCS(Order Communication System) : 처방전달시스템
ⓐ 진료의사에 의하여 발생된 처방을 신속, 정확하게 필요한 부서로 전달하여 처리, 수행한다.
ⓑ 환자의 등록에서 진료, 수납까지 병원 내의 모든 데이터를 관리 전달한다.
ⓒ 병원의 모든 행정을 효율적으로 관리한다.
㉡ CPR(Computer-based Patient Record)
ⓐ 기존에 의무기록에 기재되어 있는 내용보다 더 많은 환자정보를 새로운 틀에 의해 정보화이다.
ⓑ 전자의무기록이 발전해 나가야 할 최종 목표이다.
㉢ EMR(Electronic Medical Record) : 전자의무기록
ⓐ 환자의 임상진료에 관련된 모든 정보의 보관소
ⓑ 임상의사의 기억을 보조하는 정보저장소
ⓒ 의학적 의사결정과정의 직접적 도구
ⓓ 역학연구 및 임상연구 수행의 핵심적 기반
ⓔ 의사소통의 중요한 매개체
㉣ EHR(Electronic Health Record) : 전자건강기록 시스템
ⓐ 병원의 전자의무기록(EMR)을 네트워크로 연결해 의료기관들이 표준화된 환자의 진료정보를 공유할 수 있도록 하는 의료정보화 시스템이다.
ⓑ 개인의 전자적인 건강정보를 장기적으로 수집과 실시간 제공한다.

49 다음 중 OCS(처방전달시스템)의 세부기능이 아닌 것은?

① 진료시스템 ② 원무행정업무 ③ 진료지원업무 ④ 병원정보시스템

해설 OCS : 처방전달시스템(Order Communication System)의 세부기능
㉠ 진료시스템 : 외래 OCS(의사가 찾아온 환자의 상태에 따라 처방을 하는 행위를 정보화하는 시스템)과 병동 OCS(진료, 원무과, 진료지원부서〈약국, 진단방사선과, 임상병리검사, 기타 검사실〉)로 구성되고, 마지막으로 병동간호 OCS로 나누어진다.
㉡ 원무행정업무 : 환자에 관계되는 일체의 병원업무를 말하며 환자가 찾아온 경로에 따라 외래원무와 입원원무로 구분하고, 업무로는 환자등록관리, 진료비 계산, 수납, 보험청구 등으로 구분된다.
㉢ 진료지원업무 : 의료진의 처방에 따라 수반되어 이루어지는 제반검사, 조제, 급식, 물품공급 및 의무기록 등의 업무를 수행하는 약품관리, 임상병리관리, 방사선관리, 의무기록관리, 급식관리, 의료소모품관리, 수술실관리 등을 포함한다.

50 다음에서 설명하는 시스템의 효과가 아닌 것은?

> OCS(처방전달시스템)는 처방의 원활한 전달을 위해 진료의사에 의하여 발생된 처방이 신속, 정확하게 필요한 부서로 전달되어 처리 수행하는 시스템이다.

① 환자서비스 개선 ② 진료생산성 향상 ③ 수익의 증가 ④ 공공복지 증진

해설 ㉠ OCS(Order Communication System)의 효과 : OCS(처방전달시스템) 시스템은 환자의 등록에서 진료, 수납까지 병원 내의 모든 데이터를 관리 전달하는 것은 물론 병원의 모든 행정을 효율적으로 관리할 수 있는 통합 의료정보시스템으로서 진료

정답 | 47.③ 48.② 49.④ 50.④

의사에 의하여 발생된 처방이 신속, 정확하게 필요한 부서로 전달되어 처리 · 수행될 수 있도록 한다.

㉡ OCS 구축으로 기대할 수 있는 효과 : ⓐ 환자서비스가 개선된다.

ⓑ 진료정보의 활용 : 정확한 전달체계를 통한 진료의 질적 향상이다.

ⓒ 진료생산성 향상 : 외래 대기시간 단축을 통한 외래 환자가 증가한다.

ⓓ 수익의 증가 : 의료물품의 철저한 관리를 통한 손실을 최소화한다.

ⓔ 경영효율화 : 효율적 재료관리를 통한 진료재료 비율이 감소한다.

ⓕ 의사결정지원 : 병원 내 활동의 변화추이 분석을 통한 미래가 예측된다.

51 다음 중 EHR의 정의는?

① 기존의 종이 의무기록을 스캔하여 인덱스가 구성된 이미지 형태로 저장된 것이다.

② 기존의 의무기록에 환자관련정보를 포함하여 기록하는 형태이며, 국가적 또는 국제적으로 표준화 되었다.

③ 병원정보시스템을 구축하여 네트워크 환경에서 의무기록을 검색할 수 있도록 구현한 형태이다.

④ 환자의 모든 의료정보 외에 평소 건강관련 정보를 기록하는 형태이다.

해설 ㉠ AMR(Adaptive Multi Rate) : 보험청구, 원무관리 등의 업무를 부분적으로 전산화되고, 의무기록정보가 부분적으로 전산화되어 개별적으로 저장되는 형태이다.

㉡ CMR : 기존의 종이 의무기록을 스캔하여 인덱스가 구성된 이미지 형태로 저장된 것이다.

㉢ EMR(Electronic Medical Record) : 병원정보시스템을 구축하여 네트워크 환경에서 의무기록을 검색할 수 있도록 구현한 형태이다.

㉣ CPR : 기존의 의무기록에 환자관련정보를 포함하여 기록하는 형태이며, 국가적 또는 국제적으로 표준화되어 정보의 호환성이 필요하다.

㉤ EHR(Electronic Health Record) : 환자의 모든 의료정보 외에 평소 건강관련 정보를 기록하는 형태이다.

52 다음 중 의료정보의 종류가 아닌 것은?

① 임상정보 ② 병원관리

③ 보건복지 및 의료통계 ④ 환자관리와 의사결정

해설 의료정보시스템의 종류

㉠ 병원정보 시스템 : 병원관리정보 시스템과 진료정보 시스템 두 가지로 나눌 수 있으며, 각각의 시스템 내부의 구조이다.

ⓐ 진료정보 : 진료상담관리, 예약관리, 사후관리 등이다.

ⓑ 행정정보 : 수입 및 지출 관리, 약품 및 재료 관리 등이다.

ⓒ 원무정보 : 현황, 통계, 분석 등이다.

ⓓ 시스템정보 : 기준정보관리, 시스템 관리 등이다.

㉡ 지역의료정보 시스템 : 고급의료 정보시스템, 임상검사 정보시스템, 도서의료 정보시스템, 의료연대시스템, 벽지의료 정보시스템, 역학정보시스템, 건강관리시스템 등을 총칭하는 것으로 한 지역에 국한되지 않고 여러 가지 정보를 공유함으로써 환자의 지역 안에서 모든 의료 서비스를 받을 수 있도록 하는 것이다.

㉢ 의료정보 서비스 시스템 : 의료교육정보 서비스 시스템과 의료정보 서비스 시스템으로 나눌 수 있다.

ⓐ 의학교육정보 서비스 시스템 : 환자 시뮬레이션 프로그램, 구급의학 학습 프로그램, 심전도진단학습 프로그램 등이다.

ⓑ 의료정보 서비스 시스템 : 의약품정보 서비스 시스템, 중독정보 서비스 시스템, 장기이식정보 서비스 시스템, 의학문헌정보 서비스 시스템, 특정질환정보 시스템, 혈액정보 서비스 시스템 등이다.

53 다음 중 자료전산화의 구성요소가 아닌 것은?

① 임상정보시스템 ② 원무정보시스템

③ 자료보관시스템 ④ 데이터베이스 시스템

해설 자료전산화의 구성요소

㉠ 임상정보시스템 : 환자치료 자료를 관리하는 시스템이다.

㉡ 원무정보시스템 : 환자의 인저사항, 진료비 등의 정보를 관리하는 시스템이다.

㉢ 자료보관시스템 : 일정기간이 지난 환자의 진료정보를 별도로 보관하는 시스템이다.

정답 | 51.④ 52.④ 53.④

54 다음 중 원격의료의 데이터 전송에 가장 좋은 방법은?

① 인터넷 ② 인공위성 ③ Network 전용선 ④ ISDN

해설 원격의료데이터 전송방법 : 전화선, ATM, 인터넷, 인공위성, Network 전용선, ISDN 등이 있는데 가장 적합한 방법은 Network 전용선이다.

55 다음 중 원격의료의 활용분야는?

① 노인성 질환이나 만성질환자의 재택진료 및 치료이다.
② 도서벽지의 의료기관과 종합병원 간의 환자 데이터 공유를 통한 진단 및 치료이다.
③ 종합병원에서 환자의 진료에 이용한다.
④ 병원 내 PACS 연결로 인해 의료정보를 공유한다.

해설 원격의료의 활용분야
㉠ 응급환자의 초기 평가와 진단 ㉡ 이송단계에서의 자료전송
㉢ 치료, 진단 및 수술환자의 추적조사, 투여약물 검사 ㉣ 전문의가 없는 지역의 환자에 대한 진료 및 상담
㉤ 환자 히스토리에 의한 일상적인 건강상담 및 검사 ㉥ 진단 이미지의 전송
㉦ 만성질환의 관리 ㉧ 의료정보의 전송 ㉨ 공중보건, 예방의학 그리고 환자교육

56 다음 중 원격의료에서 적용되고 있는 분야가 아닌 것은?

① 원격재활치료 ② 재택진료 ③ 원격영상진단 ④ 원격진료회의

해설 원격의료 : 의료, 과학기술분야의 응용분야이면서 통신기기를 이용하여 원격지의 환자를 진단하고 치료하는 시스템이다.
㉠ 현재 피부학, 종양학, 방사선학, 수술, 심장내과, 정신과 그리고 재택진료 등 많은 분야에서 실용화되고 있으며, 앞으로 더욱 발전할 것이다.
㉡ 환자 및 정보가 먼 거리로 떨어져 있거나 시간적으로는 많은 차이가 발생하는 등 여러 가지 문제로 이해 도달할 수 없는 경우 의료정보 및 전문적 조언을 전자적으로 제공하는 시스템이다.
㉢ 원격재활치료에 적용하기에는 아직 이른 상황이다.

57 다음 세계의 원격의료시스템 추진현황을 설명한 것이 아닌 것은?

① 일본은 재택진료를 중심으로 원격의료에 대한 많은 연구와 기술적인 진전이 있었다.
② 유럽의 대표적인 원격의료 프로젝트로는 TELEMED, RETAIN 등이 있다.
③ 국내 최초의 원격의료사례는 서울대학교 병원의 원격치매진료시스템이다.
④ 미국은 90년대 초부터 의회에 원격의료 상하원 운영위원회를 두고 의료분야에 신기술을 적용하는 문제를 자문한 바 있다.

해설 1988년 한국통신의 지원 : 서울대학교병원과 연천보건소 간의 시범사업이 국내 최초의 원격의료시스템의 사례이다.

58 다음 중 보건의료망에 해당하지 않는 것은?

① Telemedicine ② Medi-net
③ Medline ④ Hospital Information System

해설 보건의료망
㉠ telemedicine : 전화 · TV 등에 의한 원격의료, 통신의료 상담이다.
㉡ medi-net : 의료정보망이다.
㉢ medline : 의학정보 온라인 데이터베이스이다.
㉣ Hospital Information System(HIS) : 병원정보시스템이다.

정답 | 54.③ 55.① 56.① 57.③ 58.④

59 다음 중 인터넷을 활용한 보건의료망이 아닌 것은?

① MEDLIN ② Archie ③ Medi-Net ④ MSSH

해설 보건의료망
㉠ Medline : 의학정보 온라인 데이터베이스이다.
㉡ Medi-Net : 의료정보망이다.
㉢ Archie : 인터넷상의 익명 FTP 서버에 공개되어 있는 파일을 검색하는 서비스를 하는 클라이언트 / 서버형 프로그램이다.

60 다음 중 인터넷을 이용한 정보서비스에 대한 설명은?

① 메일링 리스트(mailing list) : 모니터를 보며 서로의 모습을 보며 대화
② 파일전송(FTP) : 인터넷을 통해 파일을 주고받는 프로토콜
③ 원격접속(telnet) : 세계 어느 곳에서든 문장, 화상정보를 교환
④ 전자우편(E-mail) : 원격 컴퓨터에 접속을 가능하게 해주는 인터넷 프로토콜

해설 ㉠ 전자우편(E-mail) : 세계 어느 곳에서든 문장, 화상정보를 교환한다.
㉡ 원격접속(Telnet) : 원격 컴퓨터에 접속을 가능하게 해주는 인터넷 프로토콜이다.
㉢ 메일링리스트(Mailing List) : 전자우편으로 list sever에 정보를 신청하여 메일로 구독한다.

61 다음 중 인터넷의 시초가 된 미국의 국방부 산하 고등기술연구소가 개발한 통신망은?

① ARPANET ② MILnet ③ NSFNET ④ SDN

해설 통신망 설명
㉠ SDN : 국내 인터넷의 시초이다.
㉡ MILnet : 군사용으로 개발되었다.
㉢ NSFNET : 연구목적의 미과학재단 네트워크이다.
㉣ ARPANET : 미국방부 산하 고등기술연구소가 개발한 통신망, 인터넷의 모체이다.

62 다음 중 인터넷으로 표현할 수 있는 주소의 수는?

① 2^{16} ② 2^{24} ③ 2^{32} ④ 2^{64}

해설 IP주소 : 256의 4개의 조합으로 이루어진다. 0~255, 0~255, 0~255, 0~255로 조합이 이루어진다.
$2^8 \times 2^8 \times 2^8 \times 2^8 = 2^{32}$

63 다음 중 인터넷 서비스가 아닌 것은?

① RDBMS ② FTP
③ E-Mail ④ WWW(World Wide Web)

해설 ㉠ FTP : 인터넷을 통해 한 컴퓨터에서 다른 컴퓨터로 파일을 송수신할 수 있도록 지원하는 방법과 그런 프로그램을 통칭한다.
㉡ E-mail : 컴퓨터 통신망을 이용하여 컴퓨터 사용자간에 편지나 여러 정보를 주고받는 새로운 개인 통신방법이다.
㉢ WWW(World Wide Web) : 인터넷에 존재하는 광범위한 정보공간이다.
㉣ telnet : 원격접속, 원격컴퓨터에 접속을 가능하게 해주는 인터넷 프로토콜, 공유가 가능하다.
㉤ Usenet, Newsnet : News 서버를 통하여 전세계의 의학, 사회, 정치, 경제, 문화 등 다양한 분야의 정보를 획득, 인터넷 뉴스 모임에 참여하고 관심분야의 뉴스를 활용한다.
㉥ IRC(Internet Relay Chat) : 인터넷을 사용하여 전세계 사람들과 대화를 나눌 수 있도록 만들어진 채팅 프로그램이다.
※ RDBMS(Relational Data Base Management System) : 관계형 데이터베이스 관리시스템이다.

64 다음 중 도메인명에 포함되지 않는 것은?

① IP 주소 ② 기관명 ③ 나라명 ④ 호스트 컴퓨터의 이름

정답 | 59.② 60.② 61.① 62.③ 63.① 64.①

해설 도메인 형식
㉠ 미국 내의 지역 : 호스트이름.기관이름.최상위도메인(예 www.yahoo.com)
㉡ 미국 외의 지역 : 호스트이름.기관이름.서브도메인.최상위도메인(예 www.yahoo.co.kr : 호스트이름.기관이름. 기관의 구분. 나라명)

65 다음 중 단방향 통신에 해당되는 것은?

① Radio ② Internet TV ③ 모뎀 ④ 팩스

해설 통신 전송방식
㉠ 단방향 전송방식 : 한 방향으로만 데이터가 흘러가는 전송방식이다(예 TV방송, 라디오 방송).
㉡ 양방향 전송방식 : 방향전환에 의해 데이터의 흐르는 방향을 바꾸어 전송 가능하다.
ⓐ 반이중 전송방식 : 두 장치 간에 한 번씩 교대로 데이터를 교환, 반드시 한쪽 방향으로만 전송한다(예 무전기).
ⓑ 전이중 전송방식 : 두 장치 간에 동시에 양방향으로 데이터를 교환한다(예 인터넷).

66 다음 중 마우스 및 모뎀에 많이 사용되는 직렬통신방법이 아닌 것은?

① RS232C ② 모뎀 ③ HDD ④ LAN

해설 병렬통신방식과 직렬통신방식
㉠ 병렬통신방식 : HDD, FDD, VGA카드, 프린터 포트 등이다.
ⓐ 대용량의 고속통신이 요구되는 경우 사용한다.
ⓑ 통신거리의 제한성, 기술적 복잡성, 비싼 비용 등의 문제점이 있다.
㉡ 직렬통신방식 : MODEM, LAN, RS232C, X.25 등이다.
ⓐ 구현하기가 쉽고 송신거리가 길며 기존 선로이용 비용이 저렴하다.

67 다음 중 컴퓨터를 통해 양방향 통신이 가능하며, 이를 통해 주문형 통신서비스가 가능한 것은?

① Multimedia ② 대화형 TV ③ EDI ④ VOD

해설 ㉠ EDI(Electronic Data Interchange) : 기업 간에 데이터를 효율적으로 교환하기 위해 지정한 데이터와 문서의 표준화시스템이다.
㉡ VOD(Video on Demand) : 통신망으로 연결된 컴퓨터나 TV를 통해 원하는 프로그램을 언제든지 받아볼 수 있는 영상서비스이다.

68 다음 중 한 장의 영상을 디지털화할 때 화소를 증가시키고 각 화소의 비트수를 많이 할 때 일어나는 현상이 아닌 것은?

① 전송시 소요되는 시간이 증가한다. ② 해상도가 증가한다.
③ 디지털화에 따른 양자손실이 증가한다. ④ 대조도 이득이 높아진다.

해설 영상을 디지털화할 때 화소를 증가시키고 각 화소의 비트수를 많이 하면 다음과 같다.
㉠ 디지털화에 따른 양자손실 감소한다. ㉡ 전송시 소요되는 시간이 증가한다.
㉢ 해상도는 증가한다. ㉣ 대조도는 높아진다.

69 다음 중 의료영상 데이터를 관리할 때 단기저장장치로 가장 많이 사용되고 있는 것은?

① HDD ② CD R/W ③ FDD ④ DVD

해설 ㉠ PACS에서 단기저장 : 무손실압축, 고속저장이 필요하다.
㉡ HDD : 하드디스크 드라이브는 PC에서 사용되는 가장 기본적인 기억장치로 읽고 쓰는 대표적인 단기저장 매체이다.

70 다음 중 의료영상의 촬영과 동시에 대용량 기억장치에 저장시켜 영상의학과 전문가가 모니터를 통해 판독 할 수 있도록 해주는 기기는? (16년4회기사17번)

① OCS ② DICOM ③ PACS ④ HL7

정답 | 65.① 66.③ 67.④ 68.③ 69.① 70.③

해설 PACS는 의학용 영상 정보의 저장(Archiving), 판독(Reading) 및 검색(Viewing) 기능 등의 수행을 통합적으로 처리하는 시스템이다.
㉠ PACS는 X-선, CT, MRI, PET, SPECT 등에 의해 촬영된 모든 방사선검사 결과를 디지털 이미지로 변환, 촬영과 동시에 대용량 기억장치에 저장시켜 판독 전문의가 모니터를 통해 판독할수 있도록 해주는 시스템이다.
㉡ PACS는 DICOM 규격에 따라 이미지 데이터를 저장, 관리하고 있다.
㉢ 의료영상획득장비와 진단방사선과 그리고 임상 의사들을 하나로 연결하고 있다. PACS는 관계형 DB를 이용하여 의료영상을 저장하거나 요청에 따라 검색하여 전송해주는 일을 한다. DB 에는 최근 약 2주간의 환자데이터가 저장되어 있다.
㉣ 2주 이상되는 의료영상데이터들은 장기 저장장치에 의해 영구 보존된다. 각 영상획득장치에서는 각 벤더에서 지원하는 DICOM 표준의 저장 프로그램에 의해 별도의 인터페이스 장치 없이 직접 PACS 서버에 의료영상을 전송및 저장할 수 있다.
㉤ 판독실이나 외래의사 및 진단방사선과 의사들은 GUI로 개발된 viewer를 제공하여 자신의 연구실 또는 회의실에서 저장된 의료영상데이터를 전송받아 판독하고 즉시 저장할 수 있다.

71 다음 중 PACS(Picture Archiving and Communication System)의 구성요소가 아닌 것은?

① 필름영상조직부 ② 네트워크 ③ 영상저장시스템 ④ 영상출력시스템

해설 ㉠ PACS(Picture Archiving and Communication System) : DICOM에서 정한 표준규격에 따라 의료영상 데이터를 저장 · 관리하고 Ethernet을 통해 의료영상기기, 진단방사선과 각 임상의사들을 하나의 통신망으로 연결하는 시스템이다.
㉡ PACS(Picture Archiving and Communication System)의 구성 : PACS Architecture, 영상획득시스템, 영상저장시스템, 영상출력시스템, 데이터베이스, 네트워크 등이다.

72 다음 중 PACS 도입시 기대효과가 아닌 것은?

① 신속, 정확한 판독을 통한 의료의 질이 향상된다.
② 영상획득비용이 절감된다.
③ 필름보관 및 관리비용이 절감된다.
④ 필름현상 관련비용이 절감된다.

해설 PACS(Picture Archiving and Communication System) 도입시 기대효과
㉠ 비용절감 측면 : ⓐ 필름과 현상정착액 비용절감 ⓑ 인건비 절감 ⓒ 재촬영 비용절감 ⓓ 필름 보관 및 관리비용절감 ⓔ 레이저 필름 현상기와 영상저장장치 비용절감
㉡ 생산성 향상 측면 : ⓐ 외부 고객만족(환자와 보호자) ⓑ 내부 고객만족 ⓒ 신속 정확한 판독 ⓓ 필름 분실방지

73 다음 중 PACS(Picture Archiving and Communication System)의 구성요소 중 CT, DSA, MRI, PET, 초음파 진단기 등은 어떤 장치인가?

① 영상저장장치 ② 영상발생장치 ③ 영상출력장치 ④ 영상전송장치

해설 ㉠ 영상발생장치 : CT, DSA, MRI, PET, 초음파 진단기 등이다.
㉡ 영상저장장치 : 광디스크 juke box 형태로 사용한다.
㉢ 영상전송장치 : 10[Mbps]의 Ethernet, 100[Mbps]의 FDDI, 155[Mbps]의 ATM 등이다.
㉣ 영상출력장치 : 고해상도 모니터, GUI를 이용한 화면구성, 레이저프린터 등이다.

74 다음 중 PACS(의료영상저장전송시스템)에 관한 설명은?

① PACS는 2[km] 이상의 거리에서 의료영상정보를 취급한다.
② 2[km] 이상의 원거리 통신망을 사용한다.
③ 두 곳 이상의 의료기관 내에서의 의료영상정보 및 통신을 담당한다.
④ 의료영상정보의 저장, 관리, 전송, 조회가 가능하다.

해설 PACS(Picture Archiving and Communication System)
㉠ 2[km] 이내의 원거리 통신망을 사용한다.
㉡ 보통 병원자체의 통신망을 사용한다.

정답 | 71.① 72.② 73.② 74.④

㉢ 고속의 통신망이 필요하다.
㉣ 의료영상정보의 저장, 관리, 전송, 조회가 가능하다.

75 다음 중 PACS의 의미가 아닌 것은?

① System ② Picture ③ Workstation ④ Archiving

해설 PACS의 의미
㉠ Picture : 의료기관에서 발생하는 모든 의료영상이다.
㉡ Archiving : 의료영상들을 디지털 상태로 받아 컴퓨터에 저장하는 것이다.
㉢ Communications : DICOM을 지원하는 통신 프로토콜을 준수한다.
㉣ System : 하드웨어, 소프트웨어, 네트워크로 구성한다.

76 다음 중 PACS보다 넓은 의미로 사용되는 용어가 아닌 것은?

① MDIS ② TDRS ③ IDIS ④ MIS

해설 PACS보다 넓은 의미로 사용되는 용어들
㉠ MIDS(Medical Diagnostic Imaging Support) : 디지털 의학화상지원 시스템
㉡ IMAC(Imaging Management And Communication) : 이미지 경영과 커뮤니케이션
㉢ DINS(Digital Imaging Network System) : 디지털 이미지 네트워크 시스템
㉣ TDRS(Total Digital Radiology Service) : 통합 디지털 방사선학 서비스
㉤ IDIS(Integrated Digital Imaging System) : 통합 디지털 이미지 시스템

77 다음 중 PACS가 가능한 통신망이 아닌 것은?

① 전용 Ethernet ② FDDI를 이용 ③ ATM ④ MeSH

해설 PACS가 가능한 통신망 : 전용 Ethernet, FDDI, ATM
※ MeSH(Medical Subject Headings) : 국제적인 의학문헌 색인

78 다음 중 PACS의 주요 기능이 아닌 것은?

① 영상 보관기능 ② 영상데이터의 관리기능
③ 필름에 의한 영상관리기능 ④ 영상전송기능

해설 PACS의 구성요소
㉠ 영상발생장치 : CT(컴퓨터단층촬영기), DSA(디지털혈관조영장치), MRI(자기공명영상장치), PET(양전자방출단층촬영기), 초음파 진단기 등이다.
㉡ 영상저장장치 : 광디스크를 Juke box 형태로 사용한다.
㉢ 영상전송장치 : 10[Mbps]의 Ethernet, 100[Mbps]의 FDDI, 155[Mbps]의 ATM이다.
㉣ 영상출력장치 : 고해상도 모니터, GUI를 이용한 화면구성, 레이저프린터 등이다.
※ PACS의 목표 : 필름 없는 병원정보시스템을 구축하는 것이다.

79 다음 중 PACS의 영상발생장치의 종류에 속하지 않는 것은?

① CT ② DSA ③ MRI ④ FDDI

해설 용어설명
㉠ CT(Computed Tomography) : 컴퓨터단층촬영기
㉡ DSA : 디지털혈관조영장치
㉢ MRI(Magnetic Resonance Imager) : 자기공명영상장치
㉣ FDDI(Fiber Distributed Data Interface) : LAN과 LAN 사이 혹은 컴퓨터와 컴퓨터 사이를 광섬유 케이블로 연결하는 고속 통신망 구조

정답 | 75.③ 76.④ 77.④ 78.③ 79.④

80 다음 중 PACS에 대한 설명이 아닌 것은?

① 필름 분실로 인한 데이터 분실을 방지할 수 있다. ② 영상의 저장 및 관리가 용이하다.
③ 대용량의 서버와 초고속 전송망이 필요하다. ④ 초기 투자비용이 적게 든다.

해설 PACS 시스템
㉠ 환자의 의학영상 기록을 저장, 관리, 전송하는 정보시스템이다.
㉡ 의학영상의 보관, 검색, 영상신호처리가 매우 용이하다.
㉢ 대용량의 저장장치에 데이터를 저장함으로써 저장공간의 효율성 증가한다.
㉣ ACR/NEMA DICOM이 표준이다.
㉤ 초기 투자비용이 많이 필요하다.
㉥ 같은 영상데이터를 여러 곳에서 동시에 관찰할 수 있다.
㉦ 필름의 분실로 인한 데이터 분실을 방지할 수 있다.
㉧ 필름의 운반 등 인력낭비 및 보관관리 비용이 감소한다.

81 다음 중 PACS의 운영형태에 해당되지 않는 시스템은?

① Small PACS ② 단독시스템 ③ Full PACS ④ 파이롯트 시스템

해설 ㉠ PACS의 운형형태 시스템 : Small PACS, Full PACS, 파이롯트 시스템이 있다.
㉡ 단독시스템 : PACS의 운영형태 시스템에 해당되지 않는다.

82 다음 중 PACS 워크스테이션에서 현재 사용되는 영상처리기능이 아닌 것은?

① 영상의 방향조절 ② 콘트라스트 조절 ③ 자동진단기능 ④ 확대 및 축소

해설 PACS의 워크스테이션에서 사용되는 영상처리기능 : 확대, 축소, 회전, 반전 등의 방향과 크기 조절 및 밝기와 대조도(contrast) 조절이 있다.

83 다음 PACS의 도입으로 인한 기대효과가 아닌 것은?

① 적은 자본투자로 많은 효과가 있다.
② 병원종사자 전체의 생산성이 향상된다.
③ 진단의 질적 향상이 있다.
④ 병원 내의 어느 PACS 워크스테이션에서 촬영영상 조회가 가능하다.

해설 PACS 시스템
㉠ 직접적인 기대효과
ⓐ 촬영영상들을 필름 현상과 관계없이 컴퓨터와 네트워크로 전송함에 따라 병원내의 어느 PACS 워크스테이션에서나 조회가 가능하다.
ⓑ 방사선과의 영상관리와 임상진료의 지원을 효율적으로 하게 되므로 평균 재원기간을 단축시키는데 일조한다.
ⓒ 영상을 광디스크 등의 저장매체를 이용하여 보관하게 되므로 필름 보관실 공간을 축소할 수 있고, 비용지출이 대폭적으로 감소할 것이며, 그 외 필름보관 및 관리를 위한 인력, 소모품, 운영비용 및 시간 등을 절약할 수 있고, 필름 분실로 인한 재촬영 건수를 감소시킬 수 있다.
㉡ 간접적인 기대효과
ⓐ 진단의 질적 향상을 추구한다.
ⓑ 병원 종사자 전체의 생산성 향상을 가져다준다.
ⓒ 방사선과 업무가 단순화되므로 환자에 대한 방사선량을 줄이며, 판독을 기다리는 환자들의 대기시간을 줄일 수 있다.
ⓓ 의료분쟁이 야기될 경우 대비할 수 있는 자료보관이 용이하다.
㉢ PACS의 특징
ⓐ 대용량 저장장치를 요한다.
ⓑ 다양한 의료장비와 연동된다.

정답 | 80.② 81.② 82.③ 83.①

ⓒ 고속 네트워크 및 고비율/고속 영상압축 및 복원기술이 필요하다.

㉣ PACS의 장점 : ⓐ 경제적인 공간활용 및 전달비용이 가능하다.
ⓑ 영상획득시간 감소한다.
ⓒ 영상처리 기술을 통한 다양한 영상처리가 가능하다.
ⓓ 필름없는 의료기관(Filmless Hospital)이 가능하다.
ⓔ 현재 국내에서는 PACS를 이용한 진료에 건강보험수가 적용된다.

84 다음 중 의료영상저장전송시스템(PACS) 도입이 필요한 이유가 아닌 것은?

① 필름 비용증가 ② 필름 검색인력 증가 ③ 필름 보관공간 증가 ④ 필름 해상도 증가

해설 PACS : 필름관리문제, 공간부족문제, 필름 및 소모품 비용, 진료의 질적 향상(대기시간, 화상처리방법 등) 등의 문제를 해결하기 위해서 필요한 시스템으로써 해상도와는 관계없다.

85 다음은 PACS(Picure Archiving and Communication System)의 단기저장방법과 장기저장방법의 차이점 설명이 아닌 것은?

① 장기저장장치는 무손실 압축을 주로 이용한다.
② 단기저장장치는 접근빈도가 높은 영상에 주로 사용된다.
③ 단기저장장치는 고속, 고가의 저장장치가 주로 사용된다.
④ 장기저장장치는 단기저장장치에 비해 저속, 저가의 장비가 많이 사용된다.

해설 PACS에서 영상저장 및 관리부분 : 데이터 저장의 기간에 따라 3종류로 구분한다.
㉠ 단기저장장치 : 무손실 압축, 고속, 고가 저장장치를 사용한다.
㉡ 중기저장장치 : 손실 또는 무손실 압축, 중급 접근빈도이다.
㉢ 장기저장장치 : 손실 또는 무손실 압축, 낮은 접근빈도, 저속, 저가장비이다.

86 다음 중 PACS의 임상적 파급효과는?

① 보관공간이 부족 ② 지역 연계의 불필요성
③ 방사선과 진료의 지역분산화 ④ 필름 및 소품비용이 증가

해설 PACS(Picture Archiving and Communication System) : 의료환경에서 발생되는 각종 의료영상을 디지털 데이터로 처리하고 컴퓨터 저장장치에 저장하며, 이를 네트워크에 연결된 다수의 컴퓨터에 전송하여 조회 활용할 수 있게 하는 시스템이다.
㉠ PACS의 필요성 : ⓐ 필름 관리문제 ⓑ 보관공간의 부족 ⓒ 필름 및 소품비용절감 ⓓ 진료의 질적향상
㉡ PACS의 임상적 파급효과 : 실시간 판독으로 자동화에 의한 진료능률을 향상시키고 방사선과 진료의 지역분산화가 이루어진다.
㉢ 향후 발전방향 : 컴퓨터 보조진단, 3차원 영상기술 활용, 연구 및 교육정보 제공으로 의료발전하며, 병원정보시스템과의 통합으로 병원 모든 행정을 일원화할 수 있다.

87 다음 중 PACS의 구성요소는?

① 영상방송부 ② 영상홍보부 ③ 영상저장 및 관리부 ④ 영상송출부

해설 PACS(Picture Archiving Communication System) : 의료환경에서 발생되는 각종 의료영상을 디지털 데이터로 처리하고 컴퓨터 저장장치에 저장하며, 이를 네트워크에 연결된 다수의 컴퓨터에 전송하여 조회 활용할 수 있게 하는 시스템이다. 영상획득부, 데이터베이스를 포함한 영상저장 및 관리부, 영상조회 및 출력부, 이들을 연결시켜주는 통신망 등의 하부시스템으로 구성된다.

88 다음 중 PACS에 대한 설명이 아닌 것은?

① 근거리 통신망을 이용한다.
② 한 병원 자체의 전산망을 이용한다.
③ 의료영상정보를 저장, 관리, 전송, 조회하는 시스템이다.

정답 | 84.④ 85.① 86.③ 87.③

④ 의료기관 간에 원거리 통신망을 이용하여 협의진료에 이용하는 시스템이다.

해설 ㉠ PACS : 한 의료기관 내에서 의료영상정보를 저장, 관리, 전송, 조회하는 시스템이다.
㉡ Teleradiology : 원거리에 떨어져 있는 의료기관 간에 원거리 통신망을 이용하여 진단 의료영상정보를 전송하여 협의진료에 이용하는 시스템이다.

89 다음 중 PACS(Picture Archving and Communication System)의 구성요소 중 고상도 모니터, GUI를 이용한 화면구성, 레이저프린터 등은 어떤 장치인가?

① 영상저장장치 ② 영상발생장치 ③ 영상출력장치 ④ 영상전송장치

해설 ㉠ 영상발생장치 : CT, DSA, MRI, PET, 초음파 진단기 등
㉡ 영상저장장치 : 광디스크 Juke box 형태로 사용
㉢ 영상전송장치 : 10Mbps의 Ethernet, 100Mbps의 FDDI, 155Mbps의 ATM
㉣ 영상출력장치 : 고해상도 모니터, GUI를 이용한 화면구성, 레이저프린터

90 다음 보기의 PACS의 설명이 아닌 것은?

PACS(Picture Archiving and Communication System)는 의학용 영상정보의 저장판독 및 검색기능 등의 수행을 통합적으로 처리하는 시스템이다.

① DICOM 규격에 따라 이미지 데이터를 저장, 관리한다.
② 별도의 인터페이스 장치없이 직접 PACS 서버에 의료영상을 전송 및 저장할 수 있다.
③ PACS의 종류에는 Archving PACS, Mini PACS, Full PACS 등이 있다.
④ 환자의 신상명세를 관리할 수 있다.

해설 PACS의 종류 : Archving PACS, Mini PACS, Full PACS 등이 있으나 통상 PACS라 함은 Full PACS이다.
㉠ 의료영상(특히 방사선진단영상)을 디지털 형태로 획득한 후 네트워크를 통하여 전송하고, X-선 필름 보관 대신에 디지털 정보 형태로 의료영상을 저장하며, 임상의사들이 모니터 등의 영상 조회장치에 나타난 영상을 이용하여 환자를 진료하는 시스템이다.
㉡ PACS의 목표 : 필름없는 병원시스템을 구축하는 것이다. DICOM 표준방식을 따라야 하며, 필름없는 시스템의 비용효율을 높게 만들고 유지하여야 한다.

기 · 출 · 문 · 제

01 다음 중 1980년대 중반부터 우리나라의 대형병원에서는 병원정보시스템을 도입하기 시작하였다. 시스템을 도입하게 된 가장 큰 원인은? (12년4회기사11번)

① 병원간의 서비스 경쟁 심화 ② 지불기관(보험회사)의 EDI 청구 강화
③ 의료보험 확대 실시 ④ 데이터베이스 기술의 확산

해설 병원정보시스템 : 병원에서 발생하는 모든 의료행위를 전산화하는 시스템 의료의 양적 질적인 향상과 병원경영의 큰 힘이 된다.

02 다음 중 1991년 말 세계 최초로 Full-PACS을 구축한 병원은? (13년1회기사9번)

① 삼성의료원 ② 메이요클리닉
③ 메사츄세스 종합병원 ④ 메디간 육군병원

해설 ㉠ 삼성의료원(1994~1995년에 시범 실시) ㉡ 메이요클리닉(1995년에 부터 실시)

정답 | 88.④ 89.③ 90.④ 〈기출문제〉 01.③ 02.④

03 다음 중 정보시스템의 보안을 위해 고려해야 할 요소가 아닌 것은? (08년4회기사12번, 12년4회기사7번)

① 독립성 ② 무결성 ③ 기밀성 ④ 가용성

해설 정보시스템의 보안 : 정보시스템의 자료와 자원의 무결성, 기밀성, 가용성을 관리하기 위해 수립되는 통제구조이다.
㉠ 무결성 : 자료가 의도적이나 비의도적으로 변경 또는 파괴되지 않아야 한다. 비인가된 자에 의한 정보의 변경, 삭제, 생성 등으로부터 보호하여 정보의 정확성, 완전성을 보장한다.
㉡ 기밀성 : 정보보안의 속성 중에서 정보의 소유자가 원하는 대로 정보가 외부로 노출되지 않게 정보소유자의 인가를 받은 사람만이 해당 정보에 접근할 수 있으며, 정보가 비인가된 개인, 개체에게 누설되거나 공개되지 않아야 한다.
㉢ 가용성 : 인가된 실체가 요구할 때 정보기술 자원에의 접근과 사용이 가능해야 한다. 정식 인가된 사용자에게 적절한 방법으로 정보서비스를 요구할 때 언제든지 해당 서비스가 제공되어야 한다.

04 다음은 정보보안의 속성으로 ( ) 안에 알맞은 것은? (09년2회산업7번, 15년1회산업17번)

( )은 인가된 실체가 요구할 때 정보기술 자원에의 접근과 사용을 가능하게 하는 특성이다.

① 무결성 ② 가용성 ③ 기밀성 ④ 편의성

해설 정보시스템의 보안 : 정보시스템의 자료와 자원의 무결성, 기밀성, 가용성을 관리하기 위해 수립되는 통제구조이다.
㉠ 무결성 : 자료가 의도적이나 비의도적으로 변경 또는 파괴되지 않아야 한다.
㉡ 기밀성 : 정보가 비인가된 개인, 개체에게 누설되거나 공개되지 않아야 한다.
㉢ 가용성 : 인가된 실체가 요구할 때 정보기술 자원에의 접근과 사용이 가능해야 한다.

05 다음 중 의료정보 관련 국제표준이 아닌 것은? (09년4회산업16번, 14년1회산업9번, 19년4회산업기사01번)

① HL7 ② DICOM ③ SNOMED ④ PACS

해설 ㉠ HL7 : 서로 다른 보건의료분야 소프트웨어 애플리케이션간 정보가 호환될 수 있도록 하는 규칙의 집합으로 1987년에 처음 개발되었다. 현재 북아메리카에서는 의료정보의 전자적 교환을 위한 사실상의 표준으로 자리 잡았으며, 우리나라의 경우도 이 표준을 적용하고 있다.
㉡ DICOM : Digital Imaging and Communications in Medicine의 약어로 인터넷 통신 프로토콜을 이용하여 구별화된 정보를 보내는 규약으로 의료영상 교환과 구성방법 및 관련 정보를 기술한 표준안이다.
㉢ SNOMED : Systematized Nomenclature of Human and Veterinary Medicined의 약어로 보건의료분야에 사용되는 환자진료기록들을 정보처리에 필요한 상세하고 구체적인 코드목록으로 분류할 수 있게 해준다.
㉣ PACS(Picture Archiving and Communication System) : 의료영상저장 및 전송시스템이다.

06 다음 중 정보보안과 통제를 위한 기술 및 도구에 해당하지 않은 것은? (13년1회산업2번, 14년1회산업1번)

① 스니퍼 ② 암호화 ③ 전자인증 ④ 방화벽

해설 ㉠ 스니퍼 : 네트워크 트래픽을 감시하고 분석하는 프로그램이다.
㉡ 전자서명 : 컴퓨터에 본인 확인을 위한 음성, 심볼 등을 입력하여 입력한 자의 신원을 확인하는 증명 및 절차이다.
㉢ 암호화 : 데이터 전송시 타인의 불법적인 방법에 의해 데이터가 손실되거나 변경되는 것을 방지하기 위해 데이터를 변환하여 전송하는 방법이다.
㉣ 방화벽 : 기업이나 조직의 모든 정보가 컴퓨터에 저장되면서 컴퓨터의 정보보안을 위해 외부에서 내부, 내부에서 외부의 정보통신망에 불법으로 접근하는 것을 차단하는 시스템이다.

07 다음 중 자료보안 및 보호를 위해 기술적인 측면에서 반드시 고려해야 할 사항이 아닌 것은?
(08년4회기사6번, 10년4회기사3번, 12년1회기사2번, 16년4회산업13번)

① 신속한 자료검색 기법, 환자의 알 권리 ② 접근과 사용관리에 대한 정의
③ 사용자 식별을 통한 진료기록의 접근 통제 ④ 감시 프로그램, 자료의 암호화

정답 | 03.① 04.② 05.④ 06.① 07.①

해설 자료보안 및 보호를 위해 기술적인 측면에서 고려사항 : 사용자 식별을 통한 진료기록의 접근통제, 접근과 사용권한에 대한 정의, 진료내용의 분류에 따른 접근통제, 자료의 암호화, 정보의 분산배치, 감시 프로그램, 자료처리기법 등이 있다.

08 다음 중 컴퓨터 기반의 전자의무기록 시스템을 도입함으로써 얻을 수 있는 효과가 아닌 것은? (10년2회산업7번)

① 데이터에 의한 접근성 향상　② 데이터의 무결성 보장
③ 의학연구 및 통계용이　④ 환자입원일수 감소

해설 전자의무기록의 도입효과
㉠ 환자의 진료대기시간 단축 및 진료서비스를 향상한다.
㉡ 저장공간의 축소로 인한 경제적 효과를 갖는다.
㉢ 실시간에서의 임상정보의 제공으로 진료업무 효율을 증가시킨다.
㉣ 의무기록작성의 표준화에 따른 질적인 향상을 시킨다.
㉤ 신속하고 정확한 각종 통계정보를 추출할 수 있다.

09 다음 중 컴퓨터에서 사용하는 정보의 양 단위인 1 킬로바이트[KB]와 동일한 것은?
(08년4회산업7번, 11년4회산업3번, 14년1회산업17번, 18년4회산업7번)

① 100 바이트　② 1024 바이트　③ 1000000 바이트　④ 1024000 바이트

해설 컴퓨터 정보의 양 단위

KB(킬로바이트)	MB(메가바이트)	GB(기가바이트)	TB(테라바이트)	PB(페타바이트)
1024B = 210	1024KB = 220	1024MB = 230	1024GB = 240	1024TB = 250

10 다음 중 의료정보 종류의 하나인 "보건복지 및 의료통계"에 해당하지 않은 것은? (11년4회기사18번)

① 의료보험　② 의무기록　③ 사망률　④ 질병통제

해설 보건복지 및 의료통계에는 출생률, 사망률, 전염병 발생률, 의료보험, 질병통제, 의약품 데이터베이스, 임상실험관리 데이터베이스가 있다.

11 다음 환자관련정보 중 극비사항에 속하지 않는 것은? (08년4회산업2번, 11년1회산업8번, 15년4회산업16번)

① 예방접종　② 정신과 진료내용
③ 성(性)에 관계된 내용　④ 환자와 의사간의 대화내용

해설 예방접종 : 전염성 질환을 예방하기 위하여 미생물 병원성을 제거하거나 약하게 하여 인체에 주사 또는 접종하는 것으로 극비사항에는 속하지 않는다.

12 다음 중 종이의무기록의 문제점이 아닌 것은? (16년1회산업5번)

① 정보접근의 비효율성　② 정보의 대량유출 우려
③ 중복기록　④ 기록자 간의 기록방식의 비일관성

해설 ㉠ 정보접근의 비효율성　㉡ 중복기록　㉢ 기록자간 기록방식의 비일관성　㉣ 자료의 누락

13 다음 중 전자의무기록에 대한 설명이 아닌 것은? (15년4회산업3번)

① 환자의 질병에 관계되는 모든 사항과 의료진이 시행한 검사와 처치내용 및 그 결과에 관한 모든 사항을 기록한 문서이다.
② 의무기록은 적시에 작성되어야 하고, 환자상태를 입증하기에 충분한 자료이어야 한다.
③ 국내 많은 병원에서 전자의무기록시스템을 운영하고 잇으나 진료기록부의 내용은 종이로 출력 후 서명하여 보관하여야 한다.

정답 | 08.④ 09.② 10.② 11.① 12.② 13.③

④ 정보화 기반을 통하여 진보된 미래지향적 의료서비스의 제공과 병원의 경영 및 보유정보의 부가가치를 높여주는 병원정보화의 핵심부분이다.

해설 전자의무기록 : 한 개인의 전 생애에 걸친 건강 상태와 의학적 문제가 전자화된 형태로 유지되는 정보의 총체이다.

㉠ 전자의무기록의 영어 명칭이나 개념정의가 각국 마다 아직까지 통일되어 사용되고 있지는 않고 있다.

㉡ 미국의학협회에서는 전자의 무기록의 정의를 "정확한 자료를 제공하고 의료인 에게 필요한 정보를 주어 임상결정을 도와주기 위한 병원정보시스템이나 처방전달시스템 내부에 포함되어 있는 전자적 형태의 환자기록"이라고 정의하고 있다. 또한 미국의 의무기록연구소(Medical Record Institut; MRI)는 "종이매체에 기록되어 시행되었던 모든 의료기록을 그 업무처리 구조나 정보의 범위, 정보 내용에 있어 변함없이 동일하게 전산화를 통 해 업그레이드시킨 디지털화된 형태"로 정의한다.

㉢ 환자의 진료행위를 중심으로 발생한 업무상의 자료 나 진료 및 수술, 검사기록을 약속된 코드 등 활용이 가능한 형태로 전산에 기반하여 입력, 정리, 보관하며 입력된 자료를 통해 의사소통을 하는 시스템을 통칭한다고 정의하고 있다.

㉣ 미국의 의학연구소(Institute of Medicine; IOM)는 전자의무기록 을 "완전하고 정확한 자료와 여러 가지 의학지식에 기초한 의사결정을 지원해주는 전문가시스템을 가진 전자형식의 의무기록"이라고 정의하고 있다.

㉤ Lehman Broth에 따르면 전자의무기록은 "환자의 의무기록지에 포함된 의사의 처방 내용과 또 다른 형식으로 기술된 내용을 전산매체에 저장하여 저장된 의료정보를 컴퓨터를 통해 사용자가 더 욱 쉽게 접근하고 통합할 수 있도록 지원하는 시스템"으로 정의하고 있다.

㉥ 전자의무기록으로 표현되는 EMR은 단순히 과거의 의무기록을 자동화 한 형태가 아니라 다양한 정보매체의 형태로 건강에 대한 모든 정보를 함축하고 있다.

㉦ 전자의무기록에는 개인의 병력, 현재의 투약상태, 검사결과 등의 건강정보를 쉽게 입력 · 저장하며, 사용자들이 이용하기 편리한 형태로 처리하여 제공되고, 사용자간에 정보교환을 용이하게 하며, 정보안정성을 모두 제공할 수 있어야 한다.

㉧ 권한을 부여 받은 사람만이 전자의무기록에 쉽게 접근할 수 있어야 하고, 정확하고 완전한 환자정보, 환자 특수상황에 대한 경고 시스템, 임상적 의사 결정 지원, 의학 참고자료의 연결, 공중보건 및 보건정책 자료의 활용 등에 이용되는 환자의 중요한 개인정보의 총체로서 정보보호의 필요성이 무엇보다 중요하다.

14 다음 중 의무기록 전산화의 효과가 아닌 것은? (18년4회기사6번)

① 환자 재원기간의 단축 ② 데이터에 대한 접근성 향상
③ 자료의 공유 및 의사소통량 증가 ④ 비용절감의 효과

해설 01 의료정보시스템 – 2. 의료정보시스템(기출 13번 해설)

15 다음 중 전자의무기록(EMR)의 개념이 아닌 것은? (13년1회기사2번, 19년4회기사02번, 20년3회기사18번)

① 역학 및 임상의학 연구수행의 핵심적 기반
② 임상경험과 의학지식 축척의 보고
③ 환자의 임상진료와 관리에 관련된 모든 정보의 집합체
④ 환자의 특성과 검사자료를 이용하여 진단과 치료방침을 제시(병원업무에 관계된 행정자료의 보관소)

해설 ㉠ 의사가 종이대신 컴퓨터에 직접 환자의 임상정보를 입력하면 이를 데이터베이스 화하여 새로운 정보로 가공생성하는 의료정보시스템이다.

㉡ 환자의 진료기록을 찾아 진료실에 전달하고 다시 처방전을 받아 조제하는 일련의 과정이 네트워크로 처리돼 환자대기 시간이 대폭 줄고, 별도의 진료실이 불필요하다.

㉢ 전자의무기록(Electronic Medical Record : EMR)

ⓐ 환자의 임상진료에 관련된 모든 정보의 보관소 ⓑ 임상의사의 기억을 보조하기 위한 정보저장
ⓒ 의사결정과정의 직접적 도구 ⓓ 임상경험과 의학지식의 축적 및 역학연구와 임상연구 수행의 핵심적 기반
ⓔ 병원, 임상가, 보험회사들 사이에서 의사소통의 중요한 매개체

16 다음 중 환자의 과거, 현재의 건강과 진료를 포함하여 생활력과 건강력의 적합한 사실을 장기적으로 모아 전자적인 건강 정보로서 기록한 개념은? (14년4회산업17번)

① Automated Medical Record(AMR) ② Computerized Medical Record(CMR)

정답 | 14.① 15.④

③ Electronic Smart Record(ESR) ④ Electronic Health Record(EHR)

해설 EHR(Electronic Health Record) : 환자의 증상이나 각종 병력 데이터를 의사와 간호사 그리고 운영관리자가 공유함으로써 현재 병원에서 사용되는 종이차트를 없애고 전산매체를 통해 저장하는 방식이다.

17 다음 중 진료현장에서 실시간으로 진료처방이나 검사결과 등 임상정보를 입력하고 조회하는 시스템은? (18년4회기사12번)

① POC(point of Care) ② POS(point of Sales)
③ EDI ④ EMR

해설 01 의료정보시스템 - 2. 의료정보시스템(기출 16번 해설)

18 다음 중 의료정보처리 요건이 아닌 것은? (09년4회산업17번, 16년4회산업8번)

① 신속성 ② 정확성 ③ 간편성 ④ 예측성

해설 의료정보처리 요건
㉠ 간편성 : 얻기 쉬워야 한다.
㉡ 양질성 : 증명할 수 있고 목적에 적합해야 한다.
㉢ 정확성 : 정확해야 한다.
㉣ 신속성 : 적시에 신속히 제공되어야 한다.
㉤ 보안성 : 환자의 개인정보가 누출되어서는 안된다.

19 다음은 병원정보시스템 생명주기(System Life Cycle)를 나타낸 것은? (14년1회기사4번)

① 설계 → 요구분석 → 구현 → 시험 → 운영 ② 설계 → 시험 → 구현 → 요구분석 → 운영
③ 요구분석 → 설계 → 시험 → 구현 → 운영 ④ 요구분석 → 설계 → 구현 → 시험 → 운영

해설 데이터 베이스 생명주기 : 정보시스템의 기초가 되고 있는것은 데이터 베이스이다.
㉠ 데이터베이스의 생명주기는 다음과 같이 요구조건분석, 설계, 구현, 운영, 감시 및 개선 단계로 나누어 볼수 있다.
ⓐ 요구조건분석 : 데이터베이스의 범위를 정의하기 위하여 사용자와 그 응용을 식별하여 그들이 필요로 하는 요구사항을 분석하는 것이다.
ⓑ 설계 : 설계단계는 개념적인 설계에서 시작하여 논리적인 설계를 거쳐 목표 DBMS에 구현할 수 있도록 물리적 설계까지를 모두 포함한다.
ⓒ 구현 : 설계 다음에는 DBMS에 설계된 데이터베이스 스키마의 정의, 빈 데이터베이스 파일의 생성, 응용 소프트웨어를 구현한다.
ⓓ 운영감시 및 개선 : 데이터베이스 시스템을 운영하는 과정에서 발생하는 새로운 요구조건이나 응용에 대처하고, 또한 시스템 활용의 변동에 따라 떨어질지 모르는 성능을 향상시킨다.

20 다음은 국내 종합병원에서 병원정보시스템의 과거, 현재, 그리고 미래 시스템을 나타낸 것이다. 시간순으로 바르게 나타낸 것은? (16년1회산업11번)

① PMS → OCS → EMR → EHR ② PMS → OCS → EHR → EMR
③ OCS → EMR → EHR → PMS ④ OCS → EHR → EMR → PMS

해설 국내 종합병원에서 병원정보시스템의 과거, 현재, 그리고 미래 시스템
㉠ PMS : 시장에 약품이나 약학 기구가 공개되고 나서 모니터링을 하는 과정이다.
ⓐ 복용약이 목적을 위해 조절되어 왔던 사람들과 소수의 관계된 사람들이 관련된 임상연구를 바탕으로 승인되고 나서 그들이 대개 일반적인 인구에서 존재할 수 있는 다른 의학적인 상태를 가지고 있지 않다.
ⓑ 의학적인 상태의 폭넓은 다양성을 가진 다수에 의해 일반적인 인구에서 약이 소비된 이후에 약의 안정성을 더 나아가 개선하거나 확정, 거부할 수 있다.
ⓒ PMS는 허가시의 제한된 임상시험결과만으로는 안전성과 유효성에 관한 모든 정보를 얻을 수 없기 때문에 신약 및 일부

정답 | 16.④ 17.① 18.④ 19.④ 20.①

전문의약품 등의 허가 이후에 광범위한 환자를 대상으로 사용초기에 약물사용 양상을 장기간(4년 6년) 관찰하여 의약품 개발과정에서 나타나지 않았던 새로운 이상반응 및 그 발생상황, 안전성과 유효성에 영향을 미치는 요인 등을 조사 확인 후 허가사항에 반영함으로써 허가관리에 안전을 기하기 위해 실시하는 시판후 조사제도이다.

㉡ OCS(처방전달시스템) : 진료의사에 의하여 발생된 처방을 신속, 정확하게 필요한 부서로 전달하여 처리, 수행한다.
ⓐ 환자의 등록에서 진료, 수납까지 병원 내의 모든 데이터를 관리 전달한다.
ⓑ 병원의 모든 행정을 효율적으로 관리한다.

㉢ EMR(전자의무기록) : 환자의 임상진료에 관련된 모든 정보의 보관소, 임상의사의 기억울 보조하는 정보저장소이다.
ⓐ 의학적 의사결정과정의 직접적 도구, 역학연구 및 임상연구 수행의 핵심적 기반이다.
ⓑ 의사소통이 중요한 매개체이다.

㉣ EHR(전자건강기록 시스템) : 병원의 전자의무기록을 네트워크 연결해 의료기관들이 표준화된 환자의 진료정보를 공유할 수 있도록 하는 의료정보학 시스템이다.

21 다음 중 병원정보시스템의 구축목적이 아닌 것은? (18년1회기사1번, 19년1회산업기사08번)

① 인력운용의 효율성 증대
② 의학연구분야의 효과적인 지원
③ 획기적인 환자서비스의 개선
④ 보험업무 창구의 자동화

해설 보험업무창구의 자동화가 아닌 호율성, 신속성이다.

22 다음 중 국내 병원정보시스템과 관련된 용어 중 잘못 연결된 것은? (08년4회산업16번, 11년4회산업17번, 18년4회산업16번)

① OCS : 처방전달시스템
② HIS : 병원정보시스템
③ EMR : 응급의료정보시스템
④ PACS : 의료영상저장 및 전송시스템

해설 EMR(Electronic Medical Record) : 전자의무기록시스템
㉠ OCS(Order Communication System) : 처방전달시스템
㉡ HIS(Hospital Information System) : 병원정보시스템
㉢ EMR(Electronic Medical Records) : 전자의무기록
㉣ PACS(Picture Archiving and Communication System) : 의료영상저장 및 전송시스템

23 다음 국내 병원정보시스템과 관련된 용어 중 잘못 연결된 것은? (08년4회산업16번, 11년4회산업17번)

① OCS : 처방전달시스템
② HIS : 병원정보시스템
③ EMR : 응급의료정보시스템
④ PACS : 의료영상저장 및 전송시스템

해설 EMR(Electronic Medical Record) : 전자의무기록시스템

24 다음 중 병원정보시스템(HIS)을 구성하는 요소가 아닌 것은? (17년1회산업12번)

① 병렬처리시스템
② 사무자동화시스템
③ 의료영상저장전송시스템
④ 처방전달시스템

해설 ㉠ 병원정보시스템(HIS) : 처방전달시스템(Order Communicating System : OCS)과 사무자동화(OA) 및 의료영상시스템으로 구성된다.
ⓐ 병원의 전반적인 관리업무를 전산시스템으로 자동화한 시스템이다. 이 시스템은 환자의 등록에서 진료, 수납까지 원내의 모든 DATA를 관리 · 전달하는 것은 물론 병원의 모든 행정을 효율적으로 관리할 수 있도록 하는 통합의료 정보시스템이다.
ⓑ 2007년 7월 3일 비트컴퓨터는 태국 방콕에 소재한 랑캄행 그룹 산하의 수쿰빗병원(Sukhumvit Hospital)과 병원정보시스템(HIS) 공급계약을 체결했다.

㉡ OCS(처방전달시스템) : HIS 중 가장 기본이 되는 시스템으로서 환자에게 발생되는 처방을 중심으로 진료와 진료지원 및 원무행정부서 간에 전달되는 과정을 전산화한 시스템이다.

㉢ PACS(의료영상시스템) : 의료환경에서 발생되는 각종 의료영상을 디지털 데이터로 처리하고 컴퓨터 저장장치에 저장하며, 이를 네트워크에 연결된 다수의 컴퓨터에 전송하여 조회 활용할 수 있게 하는 시스템이다.

㉣ OA(사무자동화시스템) : OCS에서 발생되는 정보를 근간으로 인사, 급여, 경리와 물품관리 및 원가분석, 경영지원에 이르기까지 병원경영에 필요한 시스템을 정보화한다.

정답 | 21.④ 22.③ 23.③ 24.①

25 다음 중 병원정보시스템을 도입한 후 기대할 수 있는 효과로 아닌 것은? (20년3회기사15번, 21년1회기사12번)

① 자원관리의 효율성
② 병원 행정업무의 개선
③ 환자의 진료서비스 개선
④ 환자와 의료인 간의 인간적 유대감, 의료진 축소

해설 병원정보시스템(HIS)의 기대효과 : 진료서비스의 개선, 행정업무의 개선, 자원관리의 효율성, 의사결정지원시스템, 수익성의 개선, 의료진의 편의, 의학연구, 통계 등이다.

26 다음 중 병원정보시스템 전산망 구축시 고려해야할 사항이 아닌 것은? (17년1회기사7번)

① 이동성 및 공공복지 증진
② 안정성
③ 보안성
④ 전산망 설치 공간

해설 병원전산망 구축시의 고려사항
㉠ 정확성 : 모든 정보는 원하는 장소로부터 다른 원하는 장소로 오차없이 전달되어져야 한다.
㉡ 경제성 : 전산망 설치 및 전산망 장비구입에 소요되는 비용이다.
㉢ 보안성 : 의료관계자에 따라 정보의 입 · 출력에 관한 권한을 명백히 하여 자료의 유출을 금지한다.
㉣ 안전성 : 전산망 및 전산망 장비가 고장없이 안정적으로 동작해야 하며, 이를 위해 여러 가지 고장복구 수단, 백업 등의 기능을 갖추어야 한다.
㉤ 전산망 설치공간 : 전산망 설치공사시에 최단거리에 가능하면 중앙집중식으로 설치할 수 있는 공간을 확보하여야 한다.

27 다음 중 병원에서 병원정보시스템(HIS) 구축시 서버의 용량을 결정하기 위하여 고려해야 할 사항이 아닌 것은? (16년1회산업10번, 21년4회기사02번)

① 병상수
② 외래 환자수
③ 환자 집중도
④ 환자 대기시간(의료기기의 호환성)

해설 ㉠ 병상수 : 적정 의료인력 확보로 의료선진화 달성, 궁극적으로 국민건강 증진에 기여 및 사회안전망 확충의 척도, 병상자원에 대한 적정 수급 및 관리를 통해 국민의료비를 적정 관리하고 의료이용의 접근성을 제고하기 위한 정책판단의 기초자료로 활용한다.
㉡ 외래환자 수 : 외래환자는 입원 수속을 하지 않고 병원에서 진단과 치료를 받는 환자이다.
㉢ 신환과 구환
ⓐ 신환 : 환자정보등록 · 자격관리 · 진찰권발급 · 의무기록지 작성 등의 업무 과정을 거치는 특정병원에 처음 내원하는 환자이다.
ⓑ 구환 : 해당 병원에 내원한 경험이 있는 환자가 재차 진료를 받기 위하여 해당 병원에 내원한 환자이다.
㉣ 초진과 재진
ⓐ 초진 : 특정 상병으로 특정 진료과에서 처음 진료를 받는 환자이다.
ⓑ 재진 : 특정 진료과에서 2회 이상 진료를 받은 환자이다.

28 다음 중 병원정보시스템(HIS)의 구성요소에 포함되지 않는 것은? (17년1회기사15번)

① WMS(웨어하우스 관리 시스템)
② OCS(처방전달시스템)
③ PACS(의료영상시스템)
④ OA(사무자동화시스템)

해설 병원정보시스템의 기본구성 : 처방전달시스템, 의료영상시스템, 사무자동화시스템
㉠ 병원정보시스템(HIS) : 병원의 전반적인 관리 업무를 전산 시스템으로 자동화한 시스템이다.
ⓐ 환자의 등록에서 진료, 수납까지 원내의 모든 DATA를 관리 · 전달하는 것은 물론 병원의 모든 행정을 효율적으로 관리할 수 있도록 하는 통합의료 정보시스템이다.
ⓑ 2007년 7월 3일 비트컴퓨터는 태국 방콕에 소재한 랑캄행 그룹 산하의 수쿰빗병원(Sukhumvit Hospital)과 병원정보시스템(HIS) 공급계약을 체결했다.
㉡ 처방전달시스템(OCS) : HIS 중 가장 기본이 되는 시스템으로서 환자에게 발생되는 처방을 중심으로 진료와 진료지원 및 원무 행정부서 간에 전달되는 과정을 전산화한 시스템이다.
㉢ 의료영상 저장전송시스템(PACS) : 의료환경에서 발생되는 각종 의료영상을 디지털 데이터로 처리하고 컴퓨터 저장장치에 저장하며, 이를 네트워크에 연결된 다수의 컴퓨터에 전송하여 조회 활용할 수 있게 하는 시스템이다.
㉣ OA(사무자동화시스템) : OCS에서 발생되는 정보를 근간으로 인사, 급여, 경리와 물품관리 및 원가분석, 경영지원에 이르기

정답 | 25.④ 26.① 27.④ 28.①

까지 병원경영에 필요한 시스템을 정보화한 것이다.

ⓓ 병원정보시스템은 내부적으로 다음 시스템들의 결합으로 구성된다.

ⓐ 임상정보시스템(CIS) : 환자치료자료를 관리하는 시스템이다.

ⓑ 재무정보시스템(FIS) : 거래처리시스템, 재무관리시스템, 재무계획시스템이다.

ⓒ 진단검사의학정보시스템(LIS : Laboratory Information System): 진단검사 정보의 전달 및 관리를 효율적으로 하기 위한 시스템(구. 임상병리정보시스템)이며, 검사 의뢰부터 결과 보고에 이르기까지 검사 업무를 신속, 정확하게 처리하고 축적된 정보를 이용하여 진료와 연구에 이용할 수 있는 시스템이다. 또한 처방으로부터 전달받은 자료를 각종 검사 장비와 연동하여 검사결과를 자동으로 입력하고 통보한다.

ⓓ 약국정보시스템(PIS : Pharmacy Information System) (구. 약제정보시스템) : 병원의 약제관리 및 환자가 처방받은 약물을 조제하는 약국 고유의 업무를 지원하고, 약품코드 및 의약품분류코드 관리, 처방 및 처방상태 조회, 원외처방전 발행, 원내처방약 조제, 마약관리, 반납의약품관리, 통계 등 의약품자동제조기(ATC: Automatic Tablet Counting and dispensing)와 연동되어 자동조제한다.

ⓔ 영상의학정보시스템(RIS : Radiology Information System) (구. 방사선과시스템) : X-ray, CT, MRI 등 영상의학검사를 시행하도록 처방받은 환자들에 대해 검사처방 확인 및 접수, 해당검사 예약, 검사수행 여부 및 판독결과를 관리하는 영상의학과의 업무를 지원하는 시스템이다.

ⓕ 전자의료기록(EMR : Electronic Medical Records) : 미국 의학학회의 정의에 의하면 "완전하고 정확한 자료와 여러 가지 의학지식에 기초한 기억보조와 의사결정 보조도구 등을 이용한 전문가시스템을 통해 사용자를 지원하는 체계 위에 세워진 전자형식의 의무기록"이다. 기본 종이차트로 관리되던 의무기록 관리방식에 정보통신기술을 접목하여 병원에서 정보를 일체 수정하지 않고 모두 전산화하는 의료정보시스템이다.

ⓖ 처방전달시스템(OCS): HIS 중 가장 기본이 되는 시스템으로서 환자에게 발생되는 처방을 중심으로 진료와 진료지원 및 원무 행정부서 간에 전달되는 과정을 전산화한 시스템이다.

ⓗ 전사적자원관리시스템(ERP : Enterprise Resource Planning) : 기업 내 생산, 물류, 재무, 회계, 영업, 구매, 재고 등 경영 활동 프로세스들을 통합 연계 관리하고, 발생하는 정보들을 서로 공유하고 새로운 정보의 생성과 빠른 의사결정을 도와주는 시스템으로 기업의 모든 자원을 최적으로 관리하자는 개념으로 기업 자원과 업무를 통합적으로 관리하여 경영의 효율화 한다.

ⓘ 의료영상 저장전송시스템(PACS) : 의학영상정보를 디지털이미지로 변환하여 촬영과 동시에 대용량 기억장치에 저장하고, 네트워크를 통해 진찰실이나 병동 등에서 촬영과 동시에 대용량 기억장치에 저장하고 네트워크를 통해 진찰실이나 병동 등에서 영상자료를 고화질로 조회할 수 있다.

ⓗ 의료영상시스템 : 병원에서 발생하는 영상정보 데이터를 전산화하여 저장하고 검색할 수 있는 시스템이다.

29 다음 중 병원정보시스템(HIS)에 속하지 않는 것은? (09년2회산업12번, 11년4회기사7번, 12년4회산업11번)

① MIS(경영정보시스템) ② OCS(처방전달시스템)
③ PACS(의료영상시스템) ④ OA(사무자동화시스템)

해설 ㉠ MIS(경영정보시스템) : 기업 경영에 관한 정보를 제공해주는 컴퓨터 시스템인데, 때로는 이러한 시스템을 운영하는 사람들이다.

㉡ OCS(처방전달시스템) : 의료기관에서 컴퓨터망을 통해 의사의 처방을 각종 진료지원부에 전달함으로써 진료 및 처방에 소요되는 시간을 대폭 줄이고, 처방내역을 컴퓨터에 저장해 두고 환자 진단시에 이를 손쉽게 조회할 수 있어 진료의 질을 높일 수 있는 의료정보시스템이다.

㉢ PACS(의료영상시스템) : 의학용 영상정보의 저장, 판독 및 검색 기능 등의 수행을 통합적으로 처리하는 시스템이다. X-선, CT, MRI, PET, SPECT 등에 의해 촬영된 모든 방사선 검사 결과를 디지털 이미지로 변환, 촬영과 동시에 대용량 기억장치에 저장시켜 영상의학과 전문가가 모니터를 통해 판독할 수 있도록 해주는 시스템이다.

㉣ OA(사무자동화시스템) : 사무실에서 일상적으로 수행하는 정보처리 업무를 자동화시켜 주는 정보시스템이다. 문서편집기 · 표계산기 · 프레젠테이션 패키지 등 여러 가지 사무자동화 도구로 이루어지고, 사무실의 정보처리 업무는 그 밖에도 전화 · 전자우편 · 팩스 등의 도구를 사용한다.

30 다음 중 HIS의 가장 핵심이 되는 부분으로서 병원을 찾아오는 환자를 중심으로 일어나는 일련의 흐름을 전산화한 것은? (08년4회산업1번, 11년1회산업17번, 19년1회산업기사15번)

① LIS ② OCS ③ EMR ④ CDS

해설 ㉠ 임상병리시스템(LISL) : 병원에서 수행되는 검사 중 50[%] 이상 차지하는 임상병리 관련 정보를 각종 자동분석 기기들과 연결

정답 | 29.① 30.②

하여 사람의 손을 거치지 않고도 이 기기들을 자동으로 조작함으로써 신속하고 정확한 검사자료를 산출해 낸다.
㉡ 처방전달시스템 : HIS 중 가장 기본이 되는 시스템으로서 환자에게 발생되는 처방을 중심으로 진료와 진료지원 및 원무행정부서 간에 전달되는 과정을 전산화한 시스템이다
㉢ 전자의무기록(EMR) : 미국 의학학회의 정의에 의하면 "완전하고 정확한 자료와 여러 가지 의학지식에 기초한 기억보조와 의사결정 보조도구 등을 이용한 전문가시스템을 통해 사용자를 지원하는 체계 위에 세워진 전자형식의 의무기록"이다.
ⓐ 기본 종이차트로 관리되던 의무기록 관리방식에 정보통신기술을 접목하여 병원에서 정보를 일체 수정하지 않고 모두 전산화하는 의료정보시스템이다.

31 다음 중 병원정보시스템 (HIS)에 관한 설명은? (13년1회기사6번)

① 국내 병원의 HIS는 ISO 프로토콜을 사용한다.
② 의료장비에서 나오는 영상의 DICOM header는 환자의 자세한 사항을 포함한다.
③ HIS는 DICOM 규격에 따라 이미지 데이터를 저장, 관리한다.
④ HIS의 인터페이스로 HL7-DICOM을 사용하는 것이 좋다.

해설 선진 의료정보시스템은 텍스트 기반 정보를 위한 HL7 표준과 의료영상정보를 위한 DICOM 표준을 기반으로 한 HIS(병원정보시스템)/RIS(방사선 진단 시스템), PACS(의료영상시스템)와 같은 독립적인 시스템이 상호 유기적으로 결합된 형태로 구축된다.

32 다음 중 병원정보시스템 전산망 구축시 고려해야할 사항이 아닌 것은? (17년1회기사7번)

① 이동성 및 공공복지 증진 ② 안정성
③ 보안성 ④ 전산망 설치 공간

해설 ㉠ 병원전산망 구축시 고려사항
㉡ 병원정보시스템(HIS)의 중요 내용
ⓐ 병원전산망 구축시 고려사항 : 정확성, 안전성, 보안성, 경제성, 전산망 장비설치 공간
ⓑ 병원정보시스템의 처리를 위한 클라이언트 : PC, PDA
ⓒ 병원정보시스템의 GUI 환경구축 : 사용편리

33 다음 ( ) 안에 알맞은 것은? (09년2회산업17번, 11년4회산업16번)

( )은 병원을 비롯한 의료 기관을 운영 · 분석하고, 나아가 의료의 질을 높이는데 핵심적인 역할을 할 수 있는 것으로 1990년대 중반부터 각 병원에서 본격적으로 도입하여 운영하고 있다.

① 병원정보시스템 ② 전문가시스템 ③ 사무자동화시스템 ④ 원격의료시스템

해설 병원정보시스템(Hospital Information System : HIS) : 병원에서 발생하는 모든 의료행위를 전산화하는 시스템으로 각종 정보에 대한 신속 정확한 통계와 분석이 가능해진다. 그에 따라 의료의 양적, 질적인 향상과 병원경영에 큰 도움이 되며 처방전달시스템, 사무자동화 및 의료영상시스템으로 구분한다.

34 다음 중 극비사항에 해당되지 않는 것은? (10년2회산업2번, 16년1회산업20번)

환자의 진료정보가 전산을 활용하여 처리되는 경우 보안의 수준에 따라 극비사항, 민감한 정보, 기밀사항으로 다뤄질 필요가 없는 사항으로 분류할 수 있다.

① 인구학적인 정보 ② 정신과 진료내용 ③ 약물중독 자료 ④ 생활형태(life style)

해설 ㉠ 극비사항 : 환자와 의사 간의 대화내용
ⓐ 정신과 진료내용 ⓑ 약물중독 자료 ⓒ 성에 관계된 내용 ⓓ 생활형태
㉡ 민감한 정보 : 질병과 관련된 정보들
㉢ 기밀사항이 아닌 것(인구학적인 자료들) : ⓐ 몇몇 건강상태 정보 ⓑ 사고와 부상 ⓒ 예방접종, 몇몇 스크리닝 검사
ⓓ 통계자료로 사용되는 정보(의료기관의 이용실적 등)

정답 | 31.④ 32.① 33.① 34.①

35 다음 환자관련정보 중 극비사항에 속하는 것은? (13년4회기사5번)

① 예방접종 ② 사고와 부상 ③ 성에 관계된 내용 ④ 인구학적인 자료들

해설 환자관련정보 구분

㉠ 극비사항 : ⓐ 환자와 의사간의 대화내용 ⓑ 정신과 진료내용 ⓒ 약물중독 자료 ⓓ 성에 관계된 내용 ⓔ 생활형태 ⓕ 환자관련정보의 구분

㉡ 민감한 정보 : 질병과 관련된 정보들

㉢ 기밀사항으로 다뤄질 필요가 없는 사항 : ⓐ 인구학적인 자료들 ⓑ 몇몇 건강상태 정보 ⓒ 사고와 부상 ⓓ 예방접종, 몇몇 스크리닝 검사 ⓔ 통계자료로 사용되는 정보(의료기관의 이용실적 등)

㉣ 예방접종 : 전염성 질환을 예방하기 위하여 병원성미생물을 제거하거나 약하게 하여 인체에 주사 또는 접종하는 것으로 극비사항에는 속하지 않는다.

36 다음 중 현재 국내 의료보험 청구방법 중 가장 일반적으로 사용되고 있는 것은? (12년4회산업4번, 19년4회산업기사17번)

① HL7 ② EDI ③ FAX ④ E-mail

해설 ㉠ HL7 : 의료서비스 제공기관에서 이루워지는다양한업무관련 메시지

㉡ EDI : 편집결정리스트

㉢ FAX : 문자 · 도표 · 사진등의정지화면을픽셀로분해화상을얻는통신

㉣ E-mail : 전자우편

37 다음 중 OCS의 세부기능에 해당하지 않는 것은? (19년1회기사12번)

① 진료업무 ② 사무자동화업무 ③ 원무행정업무 ④ 진료지원업무

해설 OCS 세부기능

㉠ 진료시스템

ⓐ 외래진찰실 : ㉮ 기본화면 ㉯ 입력기능 ㉰ 조회기능

ⓑ 병동처방 : ㉮ 기본화면 ㉯ 입력기능 ㉰ 조회기능 ㉱ 출력기능

ⓒ 병동간호 : ㉮ 입력기능 ㉯ 조회기능 ㉰ 출력기능

㉡ 진료지원시스템

ⓐ 약품관리시스템 : ㉮ 처방전 및 봉투 자동출력 ㉯ 환자별 약처방 내역 조회 ㉰ 약품정보 Master

ⓑ 임상병리 관리시스템 : ㉮ 검사접수 ㉯ 검사대장관리 ㉰ 검사결과관리 ㉱ 통계관리 ㉲ 혈액관리

ⓒ 방사선관리시스템 : ㉮ 접수 ㉯ 암실 및 촬영실 ㉰ 판독실 ㉱ 필름보관실

ⓓ 의무기록 관리시스템

ⓔ 급식관리시스템

ⓕ 의료소모품 관리시스템

ⓖ 수술실 관리시스템 : ㉢ 원무행정시스템 : ⓐ 환자등록관리 ⓑ 진료비 계산/수납 ⓒ보험청구 관리

38 다음 중 EHR(Electronic Health Record)에 대한 설명이 아닌 것은? (15년1회기사18번)

① 개인의 전자적인 건강정보에 대한 실시간적 제공
② EMR이 각 의료기관에서 개별적으로 추진해온 전자의무기록이라 한다면, EHR은 국가적으로 확장된 형태
③ 지식베이스와 의사결정 지원시스템의 지원을 받기가 용이
④ 개인의 전작적인 건강정보에 대한 단기적인 수집

해설 EHR(Electronic Health Record)

㉠ 전 국가적인 EHR 체계 구축에 앞서 국가 보건의료 정보화(e-health) 추진방향에 따라 포괄적인 일차 보건의료를 수행하는 보건소 중심으로 우리나라에 적합한 지역보건의료 EHR 체계 구축방안을 제시하고자 시도되었다.

㉡ EHR의 개념을 정립하고 선진 외국의 EHR 모형과 추진방안, 그리고 지역보건의료분야 EHR 체계 구축에 대하여 지역주민 등 관계자들의 인식과 태도를 조사 · 분석하였다.

㉢ 연구를 통하여 다음과 같은 결과를 얻었다.

ⓐ EHR은 컴퓨터에서 활용가능한 형태의 개인에 관한 진료 및 건강에 대한 정보의 체계적이고 지속적인 집합체라고 설명할

정답 | 35.③ 36.② 37.② 38.④

수 있다. EHR의 정보항목은 태아기로부터 사후까지 전 생애의 걸쳐서 취합된 진료 및 건강에 관한 정보이며, 가족의 유전적인 정보와 개인의 건강행태(Wellness)적인 정보까지 포함할 수 있다.

ⓑ 국가적인 EHR 체계구축을 추진하고 있는 대표적인 나라로 영국은 공공의료시스템으로서 전국을 5개 권역으로 나누고 통합체계형으로 구축하며, e-진료예약, 전화상담, 임상연구 지원 등으로 활용한다.

ⓒ 미국은 공공과 민간보험이 공존하는 의료시스템으로서 연계체계형으로 EHR을 구축하고 있다. 정부, 보건의료 공급자, 소비자 등이 참여하는 위원회를 운영하며, EHR을 건강정보에 원격접근, e-전자처방전, 의료비청구확인 등 서비스로 활용한다.

ⓓ 설문조사를 통하여 조사대상자들은 우리나라 EHR 체계 구축이 상당히 필요한 것으로 인식하고 적극적으로 참여할 의사가 있는 것으로 조사되었다. 이를 위하여 선행조건으로 표준화, 개인정보보호체계 구축 등 기반 구축이 필요하며, 2~3년 이내에 EHR 사업을 시작하는 것이 타당하다고 인식하고 있었다.

ⓔ 참여정도는 IT 등 보건의료산업계에서 가장 높았고 다음으로 정부정책관계자, 학계, 보건기관 종사자, 지역주민, 의료기관 종사자 순으로 유의미한 차이가 있는 것으로 나타났다.

ⓕ EHR 체계 구축을 위하여 정보의 축적 및 활용이 필요하다고 인식하고 있었으며, 검사결과정보, 예방접종 등 보건사업정보, 건강검진정보, 환자의 면역 · 알레르기 정보 등의 순서로 정보축적의 필요성을 인식하고 있었다.

ⓖ 활용방안으로는 만성질환자 등을 위한 연계진료서비스 등을 가장 크게 기대하고 있었다. 그리고 조사대상자 모든 그룹에서 개인정보의 유출에 대한 우려 수준이 매우 높은 것으로 나타났다. 그러나 대다수는 자신의 개인정보를 본인인증 절차 후 인터넷을 통하여 편리하게 열람할 수 있기를 원하고 있었다.

ⓗ 우리나라 지역보건의료분야 EHR 체계 구축모형은 보건기관이 영국과 같이 공공보건의료시스템 이고, 전국민 주민등록체계를 가지고 있으므로 서비스 및 시스템의 성능 측면을 고려할 때 통합체계형으로 하되, 개인정보의 유출에 대한 우려가 매우 높음에 따라 사용자가 선택적으로 보안수준이 가장 높은 IC카드의 매체형 방식을 사용하는 것이 바람직하다.

ⓘ 강력한 추진체계 구축 및 정보의 독점으로 인한 개인정보 권리의 침해를 막기 위하여 미국과 같이 관계자들이 참여하는 EHR 위원회를 구성하는 것이 필요하겠다.

ⓙ 정보축적의 범위는 관계자들의 동의수준이 비교적 높은 검사결과정보, 건강검진정보, 보건사업정보, 환자의 면역 · 알레르기 정보, 진료기록정보를 우선적으로 하되 성과에 따라 필요시 단계적으로 확대하는 방안이 타당하다.

ⓚ 축적정보의 활용방안은 연계진료서비스가 필요하고, 영국의 e-진료예약, 전화상담서비스, 임상연구 지원과 미국의 e-전자처방전, 의료비청구확인서비스를 포함하는 것이 바람직하다.

39 다음 중 각 의료기관에서 개별적으로 추진해온 전자의무기록을 국가적으로 확장하여 개인의 전자적인 건강정보를 모아 기록한 것은? (08년4회기사7번, 10년4회기사14번, 14년1회기사16번)

① AMR ② CMR ③ ESR ④ EHR

해설 01 의료정보시스템 - 2. 의료정보시스템(기출 38번 해설)

40 다음 중 각 의료기관에서 개별적으로 추진해온 전자의무기록을 국가적으로 확장하여 개인의 평생동안(from cradle to grave) 관련된 진료와 건강관련 정보를 모두 지원하고 관리하는 시스템으로 국민건강관리 정보시스템은?
(13년1회산업7번, 15년4회산업5번, 15년4회기사18번, 19년1회산업기사05번)

① AMR(Automated Medical Record) ② CMR(Computerized Medical Record)
③ EMR(Elecrtonic Medical Record) ④ EHR(Electronic Medical Record)

해설 ㉠ AMR(Adaptive Multi Rate) : 보험청구, 원무관리 등의 업무를 부분적으로 전산화되고, 의무기록정보가 부분적으로 전산화되어 개별적으로 저장되는 형태이다.

㉡ CMR : 기존의 종이 의무기록을 스캔하여 인덱스가 구성된 이미지 형태로 저장된 것이다.

㉢ EMR(Electronic Medical Record) : 병원정보시스템을 구축하여 네트워크 환경에서 의무기록을 검색할 수 있도록 구현한 형태이다.

㉣ CPR : 기존의 의무기록에 환자관련정보를 포함하여 기록하는 형태이며, 국가적 또는 국제적으로 표준화되어 정보의 호환성이 필요하다.

㉤ EHR(Electronic Health Record) : 환자의 모든 의료정보 외에 평소 건강관련정보를 기록하는 형태이다.

ⓐ 환자에 대한 처방 및 임상 실험, 진료 의사 결정분만 아니라 환자의 의료정보에 대한 장기적 관리를 가능하게 해 주는 장점을 가지고 있다. 또한 네트워크화된 시스템은 진료 정보에 대한 저장뿐만 아니라 원격진료, 치료, 처방, 건강관리 및 분석과 기록을 가능하게 함으로써 의료의 질을 향상시킬 수 있는 기회를 제공한다.

정답 | 39.④ 40.④

41 다음 중 개인 진료기록들이 모두 디지털화되어 안전하게 보관되고 네트워크를 통해 전달될 수 있다면, 어느 병원을 방문하더라도 의료진이 원하는 시점에 진료에 필요한 정보를 활용할 수 있으므로 보다 정확하고 안전한 의료서비스를 가능하게 하는 것은? (09년2회산업4번)

① EHR ② EMR ③ PHR ④ CIDD

해설 ㉠ EHR(Electronic Health Records) 전자건강기록시스템 : 병원의 전자의무기록을 네트워크로 연결해 의료기관들이 표준화된 환자의 진료정보를 공유할 수 있도록 하는 첨단의료 정보화 시스템이다.
㉡ EMR(Electronic Medical Records) 전자의무기록 : 병원에서 사용되는 종이문서를 없애고 모든 데이터를 전산매체에 저장하는 방식이다. 진료 후 일정기간이 지난 비활용 의무기록을 광디스크, 콤팩트디스크 등에 수록하여 관리하는 방법이다.
㉢ PHR(Personal Health Record) 개인의료기록 : 각 개인이 기존에 검사했던 의료기록들을 네트워크로 연결한 정보시스템이다.
㉣ CIDD(CiEHR Clinical Data Dictionary) 임상용어사전 : EMR 시스템에서 사용하는 모든 다양한 임상용어를 의학개념을 중심으로 통합하고 관리하는 중앙 의학용어저장 시스템이다.

42 다음 분류체계 중 약품을 체계적, 계층적 구조로 분류하기 위해 만들어진 코드는? (12년4회산업3번)

① ICD(International Classifcation Of Diseases)
② MESH(MEdical Subject Headings)
③ SNOP(Systematized Nomenclature Of Pathology)
④ ATC(Anatomic Therapeutic Chemical)

해설 자료분류 체계
㉠ MESH : 국제적인 의학문헌 색인이다.
㉡ ICD : 질병분류용, 진단용어의 코드화를 목적으로 WHO에서 관리한다.
㉢ SNOP : 병리학의 체계적 명명법이다.
㉣ ATC : 약제의 체계적이고 계층구조적인 분류, 약제이용연구의 WHO 표준이다.
㉤ SNOMED : 11가지 축을 가지고 병의 여러 가지 특징을 코드화한다.

43 다음 중 인간의 전문성을 요구하는 특정 응용분야에 관한 전문가의 지식을 지식베이스에 저장하고, 추론기관을 이용하여 문제에 적용하여 해결책을 제시하는 시스템은? (10년4회기사11번, 13년1회기사10번, 16년4회기사14번)

① 인공지능시스템 ② 전문가시스템 ③ 신경회로망시스템 ④ 퍼지시스템

해설 전문가시스템 : 인간의 전문성을 요구하는 의료응용분야에 관한 전문가의 지식을 인공지능기법을 이용하여 지식베이스에 저장하고, 추론기관을 이용하여 전문가의 지식을 문제에 적용하여 해결책을 제시하고 사용자의 질의에 대한 응답을 제공하는 시스템이다.

44 다음 중 전문가시스템(Expert System)과 가장 밀접하게 연관되어 있는 학문분야는? (15년4회기사17번)

① 경영학 - 조직행동 ② 컴퓨터과학 - 인공지능
③ 전자공학 - 회로이론 ④ 심리학 - 학습이론

해설 인공지능(人工知能, 영어 : Artificial Intelligence, AI) : 기계로부터 만들어진 지능이다.
㉠ 컴퓨터 공학에서 이상적인 지능을 갖춘 존재, 혹은 시스템에 의해 만들어진 지능, 즉 인공적인 지능이다.
㉡ 일반적으로 범용 컴퓨터에 적용한다고 가정한다. 이 용어는 또한 그와 같은 지능을 만들 수 있는 방법론이나 실현 가능성 등을 연구하는 과학분야를 지칭하기도 한다.

45 다음 중 전문가시스템(Expert System)을 위한 지식획득 및 처리에 있어 어려움이 발생하는 원인이 아닌 것은? (13년 4회기사13번)

① 시스템을 구현하는 컴퓨터 시스템에 대한 전문가의 이해가 부족할 수 있기 때문에
② 전문가가 시간이 부족하거나 협력하기를 꺼려할 수 있기 때문에
③ 전문가시스템 구축자가 전문가를 활용하기 보다는 문서화 된 지식을 선호할 수 있기 때문에
④ 획득한 지식을 컴퓨터에 저장/추출하는데에 많은 오버헤드가 수반되기 때문에

정답 | 41.① 42.④ 43.② 44.② 45.④

해설 의료진단 등과 같은 특정 분야의 전문가가 수행하는 고도의 업무를 지원하기 위한 컴퓨터 응용 프로그램이다.
㉠ 인간의 지적활동과 경험을 통해서 축적된 전문가의 지식과 전문가에 의해 정의된 추론 규칙을 활용하여 결정을 내리거나 문제 해결을 한다.
㉡ 인간 전문가가 사실에 근거한 지식과 추론능력을 활용하여 문제를 해결하는 것과 같이, 전문가시스템에는 이 2가지 필수요소가 지식베이스(knowledge base)라는 데이터베이스와 지식베이스에 기초하여 추론을 실행하는 추론기구(inference engine)의 2개의 구성요소에 포함되어 있다.
ⓐ 지식베이스 : 제목에 관한 구체적 사실과 규칙을 제공하며, 추론기구는 전문가시스템이 결론을 도출할 수 있도록 하는 추론 능력을 제공한다. 전문가시스템은 또 사용자 인터페이스와 설명기능(explanation facility)이라는 형태의 툴(tool)을 제공한다.
ⓑ 사용자 인터페이스 : 다른 응용 프로그램에서와 마찬가지로 사용자가 질의와 정보를 입력하는 등 시스템과 상호작용할 수 있게 한다.
㉢ 전문가시스템 특징의 하나인 설명 기능은 시스템으로 하여금 시스템 자신이 도출한 결론에 대해 설명하거나 정당화할 수 있게 하며, 개발자로 하여금 시스템의 작동을 검사할 수 있게 한다.
㉣ 전문가시스템 : 화학, 지질 조사, 의료 진단, 금융 투자, 보험 등 특정 분야에 사용되며, 모든 문제에 대응하는 범용전문가시스템은 아직 존재하지 않는다.

46 다음 중 전문가시스템(Expert System)에 관한 설명이 아닌 것은? (13년4회산업8번)

① 보편적인 인간의 지능에 대응하는 기능을 컴퓨터가 실행하게 한는 기법
② 인간의 전문성을 요구하는 특정 응용분야에 관한 전문가의 지식을 인공지능기법을 이용하여 지식베이스에 저장
③ 추론기관을 이용하여 전문가의 지식을 문제에 적용하여 해결책을 제시하고, 사용자의 질의에 대한 응답을 제공하는 시스템
④ 전문가의 지식을 이용하여 가공한 정보를 제공하며 복잡한 문제를 대상으로 관리자나 의사의 의사결정을 도움

해설 ㉠ 전문가시스템(Expert System) : 특정한 문제를 해결하기 위해 전문적인 지식을 기반으로 실행되는 컴퓨터시스템, 특정 문제 영역에서 그 영역의 인간 전문가가 의사결정을 내리는 것과 유사하게 동작하는 컴퓨터시스템이다. 이는 인간의 전문적인 지식이 필요한 정도의 어려운 문제를 풀기 위해 지식과 추론과정을 이용하는 지적인 프로그램 A Computer Program That Provides Expert-level Solution to Important Problem, 지식기반시스템(Knowledge Based System), 좁은 범위의 문제 다루는 특수 목적의 프로그램이다.
㉡ 인공지능 분야에서 상업적으로 성공한 대표적 분야이다.

47 다음 중 디지털 전송로를 통하여 의료영상 비디오 전송을 하려고 한다. 이 때 사용되는 비디오 데이터 포맷에 해당하지 않은 것은? (12년4회산업8번)

① AVI ② MOV ③ JPEG ④ MPEG

해설 ㉠ AVI : 영상을 PC상에 구현하기 위한 마이크로소프트사의 기술과 그 기술을 이용해 만들어진 영상파일을 가리키는 용어이다.
㉡ MOV : Windows의 기본 동영상 포맷인 avi와 같이 여러 가지 동영상 압축 코덱(Codec)을 담을 수 있는 컨테이너 포맷이다.
㉢ JPEG : 정지 압축영상의 파일형식(.JPG, .JPEG) 또는 그와 관련한 표준이라는 의미로 많이 쓴다.
㉣ MPEG : 동영상을 압축하고 코드로 표현하는 방법의 표준을 만드는 것을 목적으로 하는 동화상 전문가 그룹이다.

48 다음은 무엇을 설명하는 것인가? (13년4회산업3번)

> 전자상거래를 할 때 신원을 확인하고, 문서의 위조와 변조, 거래사실의 부인 방지 등을 목적으로 공인인증기관(CA)이 발행하는 전자적 정보로서, 일종의 사이버 거래용 인감증명서이다.

① 공인인증서 ② IC카드 ③ 지문인식 ④ USIM카드

해설 ㉠ 최근에 인터넷 뱅킹, 사이버 증권, 전자조달 · 입찰 · 보안 전자우편 등 많은 분야에서 전자서명 이용자가 급속히 증가하고 있으며, 인터넷 주주총회, 대학 학사업무, 인터넷 예약, 전자의료, 온라인 보증서 발급 등으로 그 이용 범위가 빠르게 확대되고 있다.
㉡ 전자정부서비스의 시행으로 출생, 취학, 주민정보, 병역, 혼인, 입양, 이사, 노인복지, 각종 인 · 허가 등과 관련한 민원업무를

정답 | 46.① 47.③ 48.①

해당 기관에 방문하지 않고 집에서도 인터넷을 통해 처리할 수 있게 된다.

49 다음 중 의료정보화 과정에서 자료의 손상 가능성을 감소시키기 위한 것으로, 물리적으로 파일을 보호하기 위한 예방책이 아닌 것은? (13년4회기사4번)

① 자료의 암호화 ② 전산실 출입통제
③ 파일백업 ④ 재해방지시설

해설 ㉠ 컴퓨터시스템의 입지를 지진, 번개, 홍수, 강력한 자장 등 자연환경으로부터 피해가 최소화하는 장소로 선택한다.
㉡ 자연재해 발생을 대비하여 긴급대피소, 소방통로 및 방화시설 등이 충분하게 마련한다.
㉢ 시스템의 중요한 구성요소나 부품등에 장애 발생을 대비하여 중요 파일을 정기적으로 백업, 핵심하드웨어 부품을 예비적으로 확보한다.
㉣ 가급적 불특정 다수의 출입가능 장소와는 격리한다.
㉤ 출입구를 하나로 제한하고 출입자 통제장치를 설치한다.

50 다음 중 의료정보 종류의 하나인 임상정보에 해당하지 않는 것은? (08년4회산업20번, 10년4회산업5번, 15년1회산업3번)

① 생체신호 ② 의무기록 ③ 의학영상 ④ 질병통제

해설 임상정보의 종류
㉠ 생체신호 : 근전도, 및 뇌파와 같은 신호로 인위적인 발생이 가능하다.
㉡ 의무기록 : 환자의 정확한 치료를 위해 상태 및 응급처리 등을 기술해 놓은 것이다.
㉢ 의학영상 : 진단영상이라고도 하며, 진단의 정확성을 위해 전자기 방사선을 이용하여 인체 내부구조의 영상을 받은 것이다.

51 다음 중 물리적으로 파일을 보호하기 위해 필요한 기본적인 예방책이 아닌 것은? (11년1회기사1번, 14년1회기사19번)

① 서버의 용량 증설 ② 보호된 영역 안에 하드웨어를 설치
③ 파일의 정기적인 백업 ④ 지역적으로 멀리 떨어진 곳에 백업파일 보관

해설 물리적으로 파일을 보호하기 위해 필요한 기본적인 예방책
㉠ 보호된 영역 안에서 하드웨어를 설치 ㉡ 파일을 정규적으로 백업
㉢ 지역적으로 멀리 떨어진 장소에 백업파일 보관 ㉣ 전산센터를 보호

52 다음은 전산센터 내의 파일보호와 자료보안을 위한 수단 중에서 물리적인 대책이 아닌 것은? (11년1회산업12번)

① SUPS 설치 ② 서버실 출입통제
③ 전산실내 백업파일 보관 ④ 파일의 정기백업

해설 ㉠ 보호된 영역 안에서 하드웨어를 설치 ㉡ 파일을 정규적으로 백업
㉢ 전산센터를 보호 ㉣ 지역적으로 멀리 떨어진 장소에 백업파일 보관

53 다음 지식습득방법 중 인간두뇌의 신경해부학적 사실을 모사하여 신경세포인 뉴런의 작동방식을 컴퓨터상에 구현한 계산모델은? (10년4회기사4번, 12년1회기사3번, 16년1회산업3번)

① 규칙기반추론 ② 신경회로망 ③ 사례기반추론 ④ 데이터마이닝

해설 ㉠ 신경회로망 : 지식습득 방법 중 인간두뇌의 신경해부학적 사실을 모사하여 신경세포인 뉴런의 작동방식을 컴퓨터상에 구현한 계산모델을 의미한다.
㉡ 데이터 마이닝 : 데이터 웨어하우스와 데이터 마트가 사용자가 원하는 테이블들을 미리 만들어 놓고 이를 꺼내 볼 수 있도록 하는 개념인 반면, 각 데이터의 상관관계를 인공지능기법을 통해 자동적으로 밝혀 주는 것이다.
㉮ 비를 좋아하는 사람에 대한 데이터가 있고 색깔에 대한 선호도와 관계된 데이터가 있다면 이 둘의 관계를 밝혀 내는 기능을 수행한다. 즉 정확히 수치화하기 힘든 데이터 간의 연관을 찾아내는 역할을 한다.

정답 | 49.① 50.④ 51.① 52.③ 53.②

54 다음 중 네트워크 장비 중에서 외부망으로부터의 침입을 규제하고 내부 데이터의 불법유출을 막기 위해 외부망과의 접속점에 설치하는 하드웨어 및 소프트웨어는? (14년1회산업13번)

① Gateway ② Router ③ Hub ④ Firewall

해설 ㉠ 방화벽의 기본 역할은 신뢰수준이 다른 네트워크 구간들 사이에 놓여서 신뢰수준이 낮은 네트워크로부터 오는 해로운 트래픽이 신뢰수준이 높은 네트워크로 오지 못하게 막는 것이다.
㉡ 네트워크 관리자의 입장에서 높은 신뢰도를 갖는 구간은 내부 네트워크 구간이라 하고, 낮은 신뢰도를 갖는 구간을 인터넷 구간 또는 외부 네트워크 구간이라고 한다.
㉢ 외부에 서비스를 제공하는 서버들을 위한 DMZ 구간이 있으며, 인터넷으로부터 내부 네트워크로의 침입을 막는 동시에 내부 네트워크에서 인터넷과 자유롭게 통신할 수 있도록 도와준다.

55 다음 중 코드화는 개별적인 대상에게 항목별로 숫자나 문자 또는 이들의 조합을 부여하는 것이다. 코드에 대한 설명이 아닌 것은? (16년4회기사5번, 19년1회기사15번)

① 연상기호(문자) 코드 : 하나 이상의 문자를 통하여 그 항목이 연상되기 쉽게 만들며, 많은 양의 분류에서는 무척 긴 코드가 생성되는 방법
② 조합 코드 : 치료과정의 행위, 기구, 목적, 해부학적 위치를 순서로 배열하여 이용하는 방법
③ 숫자 코드 : 순차적으로 만들며, 새로운 코드의 생성이 곤란하고 숫자를 무작위로 발급하여 환자의 특정한 정보를 생성할 수 있는 방법
④ 계층구조 코드 : 이미 나와 있는 간단한 코드에 하나 이상의 문자를 추가하여 새롭고 더 자세한 코드를 만드는 방법

해설 숫자만으로 구성된 문자 집합으로 이루어진 코드의 제한된 형태
㉠ 연상 코드 : 코드값을 보면 어떤 대상을 의미하는지를 연상할 수 있도록 대상의 의미가 코드에 그대로 부여하여 작성한 코드이다.
㉡ 계층구조 코드 : 이미 나와 있는 간단한 코드에 하나 이상의 문자를 더하여 좀더 자세한 코드를 만드는 것이다.
㉢ 숫자 코드 : 새로운 코드의 생성이 용이하다.
㉣ 조합 코드 : 성격이 다른 코드들을 조합하여 많은 경우의 수를 만들어 낼 수 있다.

56 다음 중 데이터베이스의 설계단계를 올바른 순서는? (08년4회산업8번, 11년4회산업9번, 15년4회산업20번)

① 요구조건분석 → 개념적 설계 → 논리적 설계 → 물리적 설계 → 구현
② 요구조건분석 → 개념적 설계 → 물리적 설계 → 논리적 설계 → 구현
③ 요구조건분석 → 논리적 설계 → 개념적 설계 → 물리적 설계 → 구현
④ 요구조건분석 → 논리적 설계 → 물리적 설계 → 개념적 설계 → 구현

해설 데이터베이스 설계단계
㉠ 요구사항 수집 및 분석 : 처리요구조건의 수립, 경영목표와 제약조건식별(업무규칙식별) 등이다.
㉡ 개념적 설계 : 개념적 스키마 설계 목적은 데이터베이스 구조, 상호관련성 의미, 제약조건 등을 이해하는 것이다.
㉢ 논리적 설계 : 개념설계 결과로부터 DBMS의 데이터 모델을 이용하여 논리적 스키마를 생성한다.
㉣ 물리적 설계 : 사용자의 처리요구조건을 만족시키기 위해 내부 저장구조와 접근경로 등을 설계한다.
㉤ 구현 : 특정 DBML의 DDL(데이터 언어정의)로 데이터베이스 생성, 트랜잭션 작성한다.
㉥ 데이터베이스 설계시 고려사항 : 일반적으로 데이터의 일관성(Consistency), 효율성(Efficiency), 데이터의 무결성(Integrity), 보안(Security) 문제, 그리고 데이터베이스의 성장으로 인한 효과 등을 고려하여야 한다.

57 다음 중 데이터베이스 관리시스템의 필수기능이 아닌 것은? (08년4회산업11번, 10년2회산업10번, 12년1회산업13번)

① 정의기능 ② 조작기능 ③ 절차기능 ④ 제어기능

해설 데이터베이스 관리시스템의 필수기능
㉠ 정의기능 : 다양한 응용 프로그램과 데이터베이스가 서로 인터페이스를 할 수 있는 방법을 제공하는 것으로 구현된 하나의 물리적 구조의 데이터베이스로 여러 사용자들의 다양한 형태의 데이터요구를 지원할 수 있도록 가장 적절한 데이터베이스 구조를 정의할 수 있는 기능이다.

정답 | 54.④ 55.③ 56.① 57.③

ⓛ 조작기능 : 사용자와 데이터베이스 사이의 인터페이스를 위한 수단을 제공한다.
ⓒ 제어기능 : 데이터베이스의 내용에 대해 항상 정확성과 안전성을 유지할 수 있는 제어기능을 가지고 있어야 한다.

58 **다음 중 대용량의 데이터로부터 이를 테이터 내에 존재하는 관계, 패턴, 규칙 등을 탐색하고 찾아내어 모형화 함으로써 유용한 지식을 추출하는 일련의 과정은?** (16년1회산업3번)

① 사례기반추론 ② 데이터마이닝 ③ 판별분석 ④ 공변량 구조분석

해설 데이터마이닝은 통계학에서 패턴 인식에 이르는 다양한 계량기법을 사용한다.
㉠ 데이터마이닝 기법 : 통계학쪽에서 발전한 탐색적자료분석, 가설 검정, 다변량 분석, 시계열 분석, 일반선형모형 등의 방법론과 데이터베이스 쪽에서 발전한 OLAP(온라인 분석처리 : On-Line Analytic Processing), 인공지능 진영에서 발전한 SOM, 신경망, 전문가시스템 등의 기술적인 방법론이 쓰인다.
ⓛ 데이터마이닝의 응용분야 : 신용평점시스템(Credit Scoring System)의 신용평가모형 개발, 사기탐지시스템(Fraud Detection System), 장바구니분석(Market Basket Analysis), 최적 포트폴리오 구축과 같이 다양한 산업분야에서 광범위하게 사용되고 있다.
ⓒ 단점 : 자료에 의존하여 현상을 해석하고 개선하려고 하기 때문에 자료가 현실을 충분히 반영하지 못한 상태에서 정보를 추출한 모형을 개발할 경우 잘못된 모형을 구축하는 오류를 범할 수가 있다.

59 **다음 중 상업적 데이터 처리 애플리케이션에 있어 주요한 데이터모델로서 테이블을 사용하여 데이터와 데이터들 간의 관계를 나타내는 모델은?** (14년1회기사17번)

① 관계형 모델(Relational Model) ② 네트워크 모델(Network Model)
③ 계층형 모델(Hierarchical Model) ④ 객체지향 모델(Object-Oriented Model)

해설 관계형 모델(Relational Model) : 프레디커트 로직과 집합 이론에 기반을 둔 일종의 데이터베이스 모델이다.
㉠ 모델은 에드거 커드(Edgar Codd)에 의해 최초로 제안되고 체계화되었다.
ⓛ 당시 데이터베이스 질의를 표현하거나 무결성 원칙을 실시하기 위한 컴퓨터 프로그램을 작성할 필요를 완전성의 손실없이 제거하고자 하는 목적도 가지고 있었다.

60 **다음 중 자료보호 측면에서 물리적으로 파일을 보호하기 위해 필요한 예방책이 아닌 것은?** (14년4회산업12번)

① 자료의 암호화 ② 파일의 정규적인 백업
③ 전산센터 보호를 위한 보안장치 설치 ④ 보호영역 내에 하드웨어의 설치

해설 개인정보처리자는 악성 프로그램 등을 방지 · 치료할 수 있는 백신 소프트웨어 등의 보안 프로그램을 설치 · 운영하여야 하며, 다음 각 호의 사항을 준수하여야 한다.
㉠ 보안 프로그램의 자동 업데이트 기능을 사용하거나, 또는 일 1회 이상 업데이트를 실시한다.
ⓛ 악성 프로그램관련 경보가 발령된 경우 또는 사용 중인 응용 프로그램이나 운영체제 소프트웨어의 제작업체에서 보안 업데이트 공지가 있는 경우, 즉시 이에 따른 업데이트를 실시한다.
ⓒ 개인정보처리자는 전산실, 자료보관실 등 개인정보를 보관하고 있는 물리적보관장소를 별도로 두고 있는 경우에는 이에 대한 출입통제 절차를 수립 · 운영하여야 한다.
ⓡ 개인정보처리자는 개인정보가 포함된 서류, 보조저장매체 등을 잠금장치가 있는 안전한 장소에 보관하여야 한다.

61 **다음 중 데이터베이스(Database)의 정의가 아닌 것은?** (13년1회기사3번)

① 통합된 데이터 ② 공유데이터 ③ 분산된 데이터 ④ 저장된 데이터

해설 ㉠ 통합된 데이터 : 서로 관련된 데이터들의 집합이며, 고립된 자료는 유용한 정보를 제공하지 못하는데, 정보는 하나의 사실이 여러 사실과 연관되어 만들어지기 때문이다.
ⓛ 공유데이터 : 여러 대의 컴퓨터 또는 하나의 컴퓨터를 이용하는 여러 명의 사용자가 어떤 하나의 자료를 함께 이용하는 것이다.
ⓐ 한 컴퓨터 또는 개인이 파일을 다른 상대방에게 물리적으로 전달하는 방법과 둘 이상의 컴퓨터가 서로 다른 상대방과 컴퓨터로 통신하는 전기적 방법이 있다.

정답 | 58.② 59.① 60.① 61.③

ⓑ 주로 네트워킹이나 PC 통신과 관련된 후자의 의미로 쓰인다.

ⓒ 분산된 데이터 : 네트워크상의 여러 노드에 분산되어 있으나 단일의 데이터베이스 관리 시스템으로 제어되는 데이터베이스이다. 지리적으로 분산되어 있는데이터가 실제로 어느 위치에 저장되어 있는지를 의식할 필요없이 사용자는 필요한 데이터를 검색하고 갱신할 수 있다.

ⓓ 저장된 데이터 : 작업 도중이나 시스템 실행 도중에 데이터가 저장되는 시스템 내의 모든 장소이다. 저장된 데이터는 시스템 실행 시 디스플레이, 필터링, 소팅에 사용되는 것으로, 문서의 제목ˑ저작자ˑ발간 일자, 비즈니스의 이름ˑ주소ˑ전화번호, 간단한 일람표나 설명서들이다.

ⓐ 일반적으로 키워드나 대규모의 텍스트, 물리적 맵과 같은 항목은 찾아보기(Index)를 사용하고 저장되지 않는다.

ⓑ 단일 검색 엔진은 오직 하나의 데이터 저장장소를 가질 수 있고, 데이터는 숫자, 문자, 텍스트, 속성 데이터의 4가지가 있다.

62 다음 중 DBMS에 대한 설명이 아닌 것은? (12년4회기사19번)

① DBMS는 응용프로그램이 데이터베이스를 공유할 수 있도록 관리해 주는 소프트웨어 시스템이다.
② DBMS의 필수기능은 정의기능, 조작기능, 연산기능이다.
③ DBMS를 사용하면 데이터 중복을 최소화 하고 데이터의 무결성을 유지해준다.
④ DBMS는 응용 프로그램과 데이터베이스 사이의 인터페이스를 위한 수단을 제공한다.

해설 ㉠ 정의기능 : 인터페이스를 할 수 있는 방법을 제공, 데이터베이스 구조를 정의한다.
㉡ 조작기능 : 명확하고 완전해야함 효율적이어야 한다.
㉢ 제어기능 : 정확성과 안전성을 유지할 수 있는 제어기능을 가지고 있어야한다.

63 다음 중 데이터베이스 관리시스템(DBMS)의 필수기능이 아닌 것은? (15년4회기사11번)

① 정의기능 ② 표준기능 ③ 조작기능 ④ 제어기능

해설 ㉠ 정의(조직, Definition) : 모든 응용 프로그램들이 요구하는 데이터 구조를 지원하기 위해 DB에 저장될 데이터의 형(Type)과 구조에 대한 정의이다. 이용방식, 제약조건 등을 명시하는 기능도 있다.
㉡ 조작(Manipulation) : 데이터 검색, 갱신, 삽입, 삭제 등을 체계적으로 처리하기 위해 사용자와 DB 사이의 인터페이스 수단을 제공하고 제어(Control)한다.
㉢ 무결성 : DB를 접근하는 갱신, 삽입, 삭제 작업 정확하게 수행되어 무결성 유지되도록 제어 권한검사(Authority)를 한다. 또한 정당한 사용자가 허가된 데이터만 접근할 수 있도록 보안(Security) 유지, 권한검사를 한다.
㉣ 병행제어(Concurrency Control) : 여러 사용자가 DB를 동시에 접근하여 데이터를 처리할 때 처리결과가 항상 정확성을 가져야 한다.

64 다음 중 데이터(Data)에 관한 설명은? (11년1회기사9번)

① 데이터베이스의 조직이나 구조
② 정보를 어떤 조건에 의해 처리한 결과
③ 현실세계로부터 관찰이나 측정을 통해서 수집된 사실이나 값
④ 어떤 상황에 대한 적절한 의사결정을 할 수 있게 하는 지식

해설 데이터(자료) : 현실세계로부터 단순한 관찰이나 측정을 통하여 수집된 사실이나 값을 말하며, 이 값은 숫자로 표현되는 수치 데이터와 어떤 문자들 로 표현되는 스트링(String)을 포함한다.

65 다음 중 데이터 및 정보와 관련된 설명은? (12년1회산업4번)

① 일괄처리시스템은 원시데이터를 실시간으로 처리하는데 사용된다.
② 데이터를 어떤 조건에 의해 처리한 결과를 정보라고 한다.
③ 온라인 시스템의 특징 중 하나는 높은 시스템 성능과 낮은 처리비용이다
④ 데이터는 정보의 유효한 해석이나 상호간의 관계를 정의한다.

해설 데이터를 어떤 조건에 의해 처리한 결과를 정보라고 한다.

정답 | 62.② 63.② 64.③ 65.②

㉠ 조직 내의 모든 데이터 및 정보를 파일 등에 기록하고, 이것을 종합적으로 관리함으로써 조직 내의 각 부서에 필요한 정보를 필요한 시점에서 곧바로 제공가능하도록 구성된 종합적인 정보시스템이다.
㉡ 데이터는 관찰이나 측정을 통해서 수집된 사실들이며, 정보는 의사결정을 하 수 있게 하는데이터의 유효한 해석이나 상호간의 관계를 정한다.
㉢ 데이터는 정보와 같은 의미로 해석될 수 없으며, 데이터를 어떤 조건에 의해 처리한 결과를 정보라고 표현한다.

66 다음 중 데이터베이스 관리시스템의 장점이 아닌 것은? (12년1회산업14번)

① 데이터 중복의 최소화 ② 무결성 유지 ③ 시스템의 취약성 ④ 일관성 유지

해설 데이터베이스 관리시스템의 장점이 아니라 디지털콘텐츠 저장장치의 취약성이다
㉠ 데이터베이스 관리시스템의 장점 : ⓐ 데이터 중복의 최소화 ⓑ 데이터 공용 ⓒ 일관성 유지 ⓓ 무결성 유지 ⓔ 보안 보장 ⓕ 표준화 가능 ⓖ 전체 데이터 요구의 파악 조정
㉡ 데이터베이스 관리시스템의 단점 : ⓐ 운영비의 오버헤드 ⓑ 복잡한 자료처리 방법 ⓒ 어려운 백업 및 회복 ⓓ 시스템의 취약성

67 다음 중 데이터베이스 스키마와 관련된 설명이 아닌 것은? (12년1회기사5번)

① 3단계 데이터베이스를 구성하는 스키마에는 외부 스키마, 개념 스키마가 있다.
② 내부 스키마는 물리적 저장장치 입장에서의 데이터의 구조 및 정의를 의미한다.
③ 개념 스키마는 모든 응용에 대한 전체적으로 통합된 데이터 구조이다.
④ 스키마는 데이터베이스 전체를 운용하는 소프트웨어 시스템이다.

해설 데이터베이스 스키마 : 데이터베이스에서 자료의 구조, 자료의 표현방법, 자료 간의 관계를 정의한 것을 말하는 전산학 용어이다. 데이터베이스 관리시스템(DBMS)이 주어진 설정에 따라 데이터베이스 스키마를 만들어 내며, 데이터베이스 사용자가 자료를 저장, 조회, 삭제, 변경할 때 DBMS는 그것이 생성한 데이터베이스 스키마를 참조하여 명령을 수행한다.
㉠ 외부 시키마 : 개개의 응용 입장에서 본 데이터 베이스의 일부분이다. 외부 스키마는 응용 프로그래머가 데이터베이스를 바라보는 관점을 나타낸 것으로 하나의 스키마는 여러 개의 서브 스키마로 나누어질 수 있다.
㉡ 내부 스키마 : ANSI X 3/SPARC의 3층 스키마의 최하위에 위치된 스키마로, 데이터베이스의 물리적 표현을 기술하는 것이다.
㉢ 개념 스키마 : 다단계 스키마를 사용하는 데이터베이스의 전반적인 논리구조, 또는 그러한 구조를 기술한 도표이다. 논리 스키마라고도 하며, 각 항목 간의 상호관계나 정보의 논리적 구조를 기술한다.

68 다음 중 의료인의 의사결정을 목적으로 컴퓨터를 이용한 보조시스템은? (16년1회산업10번, 16년4회산업9번)

① 의료용 전문가시스템 ② 컴퓨터 의료보조시스템
③ 원격의료시스템 ④ 의료영상시스템

해설 전문가시스템의 핵심은 시스템을 구축하는 동안 축적되는 강력한 지식기관이라 할 수 있다. 이 지식들은 명확해야 하고, 의사결정을 단순화할 수 있도록 조직되어야 한다. 즉 지식의 축적과 성문화는 가장 중요한 전문가시스템의 요소라 할 수 있다. 전문가시스템으로의 지식의 전이과정을 나타내면 다음과 같다. 전문가시스템을 구성하는 주요한 구성요소는 다음의 3가지 이다.
㉠ 사용자 인터페이스 : 전문가시스템과 사용자와의 간의 접촉면이다.
ⓐ 사용자 인터페이스는 사용자가 문제를 진술하고 시스템과 상호작용을 할 수 있는 수단을 담고 있다.
ⓑ 전통적으로 사용자 인터페이스는 간단한 메뉴, 또는 워크스테이션 상의 스프레트 시트 화면 같은 것이다. 최근 사용자 인터페이스를 위하여 멀티미디어를 활용하는 것이 점점 증가하고 있다.
㉡ 추론 엔진 : 지식베이스를 검색해서 문제를 해결하는데 이용되는 추론방법을 담고 있는 소프트웨어이다.
ⓐ 지식베이스를 이용하여 문제를 해결하기 위한 지식을 포함하고 프로그램을 제어하는 것으로 생성시스템의 인터프리터에 해당된다.
ⓑ 전통적인 시스템과는 달리 전문가시스템은 추론엔진이 있으므로 불확실성을 다룰 수 있다.
ⓒ 주요 추론방법으로는 전방추론, 후방추론, 이들을 혼합한 혼합형 추론이 있다. 지식베이스와 추론기관을 분리하는 이유는 지식베이스는 바뀔 수 있는 동적인 성격, 즉 융통성이 존재하며 추론기관은 정적인 면을 담고 있다.

정답 | 66.③ 67.④ 68.①

ⓒ 지식베이스 : 어떤 특정 애플리케이션에 관련되어 있는 사실들이나 데이터를 담고 있다. 추론엔진은 이 정보를 이용해서 문제를 풀어나간다.
ⓐ 프로그램이 지능적으로 실행될 수 있도록 해주기 위해서는 정보를 지식베이스에 저장할 필요가 있다.
ⓑ 지식베이스에서 지식을 표현하는 방법으로는 생성규칙(Production Rule), 의미론적 네트워크, 프레임, 블랙보드, 사례중심 추론, 퍼지논리, 신경망 등이 있다.
ⓒ 알고리즘과 휴리스틱 대부분의 전문가시스템의 규칙은 휴리스틱하다.
ⓓ 경험적인 규칙 또는 제한된 조건하에서만 적용할 수 있는 단순화 된 규칙이다.
ⓔ 알고리즘 방법을 통해서는 문제의 뜻에 맞는 정확한 답 또는 최상의 답을 얻을 수 있지만, 휴리스틱방법은 대부분 최상의 답은 아니지만 사용자가 받아들일 수 있는 정도의 답을 제공한다.

69 다음 중 전자의무기록(EMR)의 개념이 아닌 것은? (10년4회산업16번,12년1회산업8번)

① 환자의 임상진료와 관리에 관련된 모든 정보의 집합체
② 역학 및 임상의학 연구수행의 핵심적 기반
③ 병원을 비롯한 의료기관을 운영, 분석하는데 핵심적인 역할
④ 임상경험과 의학지식 축적의 보고

해설 ㉠ 병원을 비롯한 의료기관을 운영, 분석하는데 핵심적인 역할 : 병원시스템이 아날로그방식에서 디지털방식으로 전환되는 과정에 나타난 진보된 시스템으로 EMR은 OCS의 상위 개념이다.
ⓐ 기존 병원에서 진료기록부(Chart)에 환자진료를 하던 것과 달리 전산입력을 통해 모든 입력내용을 온라인으로 조회하고, 기록을 한눈에 볼 수 있도록 하여 신속한 환자진료를 도와주는 시스템이다.
ⓑ 이런 까닭에 EMR을 다른 말로 병원에서 차트(Chart)가 사라졌다고 표현하기도 한다.
㉡ 전자의무기록(EMR) : ⓐ 환자의 임상진료에 관련된 모든 정보의 보관소
ⓑ 임상 의사의 기억을 보조 의사결정 과정의 직접적 도구
ⓒ 병원, 임상가, 보험회사들 사이의 의사소통의 중요한 매개체
ⓓ 의무기록의 목적
ⓔ 환자의 임상 진료르 위한 자료 : 일차적 목적
ⓕ 법적, 재정적 자료 기록
ⓖ 의학연구에 이용

70 다음 중 전자의무기록 구축시 고려사항이 아닌 것은? (16년4회기사3번)

① 임상병리과의 고유업무와 진료, 원무행정을 연계하여 구축한다.
② 의학용어의 표준화가 필요하다.
③ 소프트웨어 면에서 적절한 DMMS를 선택하여야 하고, 인터넷의 보급 및 웹 브라우저기반의 인터페이스를 제공하여야 한다.
④ 어휘 총목록과 의미론적 그물망을 제공하고, Information Source Map을 통해 유연한 확장성을 제공하여야 한다.

해설 ㉠ 전자의무기록은 기존의 OCS에 의무기록의 작성이 용이하게 하기 위하여 각종 의무기록서식을 전산화하고, 수치화된 Monitoring 정보를 관리할 수 있는 화면을 제공, 의무기록의 작성을 용이하게 하기 위하여 검사결과의 자동 인터페이스와 유/무선 디지타이저, 디지털카메라, 스캐너 등 각종 입력 툴을 제공한다.
㉡ 복잡한 진료자료와 지식의 모델링 필요(멀티미디어, DBMS, 지식기반, 인공지능)하다.
㉢ 의학용어의 표준화(ICD, SNOMED, MeSH, UMLS)가 필요하다.
㉣ H/W, S/W, N/W 등에 소요되는 막대한 비용이 든다.
㉤ 보건의료인력에 대한 컴퓨터 교육훈련 부족(컴퓨터에 대한 불신/거부감)의 문제가 있다.

71 다음 중 PACS를 구성하는 경우에 발생하는 가장 큰 문제점은 제조사마다 서로 다른 데이터의 규격을 사용하는 것이다. 이러한 문제점을 극복하기 위해서 데이터와 의료영상을 효율적으로 전송하고 교환할 수 있도록 마련한 표준안은? (12년1회기사7번)

① ISO ② HL7 ③ EDI ④ DICOM

정답 | 69.③ 70.① 71.④

해설 DICOM(Digital Imaging and Communications in Medicine : 의료용 디지털 영상 및 통신) : 의료용 기기에서 디지털 영상 표현과 통신에 사용되는 여러 가지 표준이며, 의료장비 상호 간 영상정보를 호환하는 일종의 표준 통신 프로토콜이다. 인터넷 통신 프로토콜을 이용하여 구별화된 정보를 보내는 규약으로 의료영상 교환과 구성방법 및 관련 정보를 기술한 표준안이다.

72 다음 중 의료용 기기에서 디지털 영상표현과 통신에 사용되는 여러 가지 표준은? (09년4회산업1번, 13년1회산업1번)

① HL7 ② MITA ③ DICOM ③ ISO

해설 01 의료정보시스템 – 2. 의료정보시스템(기출 71번 해설)

73 다음 중 HL7의 메시지 구조가 아닌 것은? (09년4회기사12번, 12년1회기사20번)

① 송수신 일자 ② 세그먼트 ③ 메시지 ④ 필드

해설 HL7의 구조 : 메시지, 세그먼트, 필드 메시지 구분자 등으로 나눠 볼 수 있다.
㉠ 메시지 : 데이터 전송의 가장 작은 단위로 세그먼트들로 구성된다.
㉡ 세그먼트 : 정해진 순서가 있는 필드들의 논리적 집합으로 필수 세그먼트 선택적 세그먼트가 있다.
㉢ 필드 : 메시지의 실제 내용이 표현되며, 필드는 컴포넌트의 집합이고, 컴포넌트는 다시 서브 컴포넌트로 구성된다.

74 다음 중 HL7에 대한 설명이 아닌 것은? (09년4회산업12번, 14년1회산업8번)

① 이벤트 중심의 프로토콜 메시지 단위로 정보전송이 이루어진다.
② 서로 다른 보건의료분야 소프트웨어 애플리케이션간 정보가 호환될 수 있도록 하는 규칙의 집합이다.
③ 원격지간의 의학영상의 전송, 공동 판독 등을 지원하는 의학영상 처리시스템이다.
④ 사용자, 시스템 공급자 및 기타 의료정보 이해관계자들에 의해 합동으로 개발되었다.

해설 HL7 : 서로 다른 보건의료분야 소프트웨어 애플리케이션 간 정보가 호환될 수 있도록 하는 규칙의 집합으로 1987년에 처음 개발되었다. 현재 북아메리카에서는 의료정보의 전자적 교환을 위한 사실상의 표준으로 자리잡았으며, 우리나라의 경우도 이 표준을 적용하고 있다. ※ ③번은 PACS에 해당한다.

75 다음 중 시스템이 서로 다른 병원 내의 타부서 간 또는 의료기관 간의 의료정보를 전달하기 위한 국제표준 프로토콜은? (12년1회산업12번, 16년4회산업10번)

① LIS ② OCS ③ EMR ④ HL7

해설 ㉠ EMR(Electronic Medical Record : 전자의무기록) : 완전하고 정확한 자료와 여러 가지 의학지식에 기초한 기억보조와 의사결정 보조도구 등을 이용한 전문가시스템을 통해 사용자를 지원하는 체계위에 세워진 전자형식의 의무기록이다.
㉡ HL7 : 서로 다른 보건의료분야 소프트웨어 애플리케이션간 정보가 호환될 수 있도록 하는 규칙의 집합으로 1987년에 처음 개발되었으며, 현재 북아메리카에서는 의료정보의 전자적 교환을 위한 사실상의 표준으로 자리잡았으며, 우리나라의 경우도 이 표준을 적용하고 있다.
㉢ DICOM(Digital Imaging and Communications in Medicine) : 의료장비 상호 간 영상정보를 호환하는 일종의 표준통신 프로토콜이다.

76 다음 중 다양한 의료정보시스템 간 정보의 교환을 위하여 미국국립표준연구소가 인증한 의료정보 교환 표준규약은? (11년4회기사9번, 15년1회기사10번)

① HL7(health Level 7)
② DICOM(Digital Imaging and Communication in Medicine)
③ SNOMED(Systematized Nomenclature of Medicine)
④ PACS(Picture Archiving and Cpmmunication Systems)

해설 ㉠ HL7(의료정보 교환 표준규약) : 다양한 의료정보시스템간 정보의 교환을 위하여 미국국립표준연구소(ANSI)가 인증한 의료정보 교환 표준규약서이다.

정답 | 72.③ 73.① 74.③ 75.④ 76.①

ⓐ 서로 다른 보건의료분야 소프트웨어 애플리케이션간 정보가 호환될 수 있도록 하는 규칙의 집합으로 1987년에 처음 개발되었으며, 현재 북아메리카에서는 의료정보의 전자적 교환을 위한 사실상의 표준으로 자리 잡았으며, 우리나라의 경우도 이 표준을 적용하고 있다.

㉡ DICOM(Digital Imaging and Communications in Medicine : 의료용 디지털 영상 및 통신) : 의료용 기기에서 디지털 영상표현과 통신에 사용되는 여러 가지 표준이며, 의료장비 상호 간 영상정보를 호환하는 일종의 표준통신 프로토콜이다. 인터넷 통신 프로토콜을 이용하여 구별화된 정보를 보내는 규약으로 의료영상 교환과 구성방법 및 관련 정보를 기술한 표준안이다.

㉢ SNOMED(체계화된 의학 및 수의학용 명명법) : 다축체계, 또한 이른바 조합코드 또는 병렬코드를 사용해서 의학개념을 조합함으로써 더욱 복잡한 개념을 형성할 수 있는 명명체계이다. 어떤 SNOMED 용어든지 다른 SNOMED 용어와 결합되어 사용될 수 있다.

㉣ ISO : 보건의료정보 표준을 정하는 위원회이다. 국제 표준화기구의 약자이며, 이는 지적 활동이나 과학 · 기술 · 경제활동 분야에서 세계 상호간의 협력을 위해 1946년에 설립한 국제기구이다.

㉤ EDI(전자문서교환) : 표준화된 상거래서식 또는 공공서식을 서로 합의된 통신표준에 따라 컴퓨터간에 교환하는 정보전달방식이다. 주문서, 납품서, 청구서 등 무역에 필요한 각종 서류를 표준화된 양식을 통해 전자적 신호로 바꿔 컴퓨터통신망을 이용, 거래처에 전송하는 시스템이다.

㉥ PACS : 의학영상 정보시스템으로서 의학용 영상정보의 저장, 판독 및 검색 기능 등의 수행을 통합적으로 처리하는 시스템이다.

ⓐ PACS는 X-선, CT, MRI, PET, SPECT 등에 의해 촬영된 모든 방사선 검사결과를 디지털 이미지로 변환, 촬영과 동시에 대용량 기억장치에 저장시켜 영상의학과 전문가가 모니터를 통해 판독할수 있도록 해주는 시스템이다.

ⓑ 영상의학적인 영상진단장치를 통하여 진단한 영상을 디지털 상태로 획득 · 저장하고, 그 판독과 진료기록을 함께 각 단말기로 전송 · 검색하는데 필요한 기능을 통합적으로 처리하는 디지털 의료영상 저장전송 시스템이다.

㉦ EMR : 전자의무기록(EMR : Electronic Medical Record) 기존에 종이차트에 기록했던 인적사항, 병력, 건강상태, 진찰, 입 · 퇴원기록 등 환자의 모든 정보를 전산화하여 입력, 관리, 저장하는 형태이다.

㉧ Telemedicine : 통신기기를 이용하여 원격지의 환자를 진단하고 치료하는 의료시스템이다.

㉨ MITA : 중소기업 제조현장의 정보화를 도모할 생산정보화 협의회이다.

77 다음 중 PACS의 구성요소가 아닌 것은? (16년1회산업5번)

① 영상판독부 ② 통신망 ③ 영상저장 및 관리부 ④ 영상표시부

해설 PACS의 구성요소

㉠ 영상획득부 : 각 Modality로부터 의학영상획득, DICOM 표준에 따른 전송이다.

㉡ 영상저장 및 관리부

ⓐ 단기저장장치 : 무손실압축, 고속/고가 저장장치를 사용한다.

ⓑ 중기저장장치 : 손실 또는 무손실압축, 중급 접근빈도이다.

ⓒ 장기저장장치 : 손실 또는 무손실압축, 낮은 접근빈도, 저속/저가장비이다.

㉢ 통신망 : 영상데이터양을 고려한 고속의 전송망이 요구된다.

㉣ 영상표시

ⓐ 기술적 요소 : 고해상도 모니터, 표시기법 및 처리속도이다.

ⓑ 인간공학적 문제 : 영상데이터양을 고려한 고속의 전송망이 요구된다.

78 다음 중 PACS의 구성요소가 아닌 것은? (08년4회산업6번, 10년4회산업6번, 12년4회산업17번)

① 영상획득부 ② 영상홍보부 ③ 영상저장 및 관리부 ④ 영상조회부

해설 ㉠ 의료영상 획득부 : 데이터의 흐름이 시작되는 부분이기 때문에 영상의 전송과 재현을 위해서는 반드시 표준화가 필요하다. 이러한 의료장비에 사용되는 표준 프로토콜이 바로 DICOM으로 이를 채택하여 사용하고 있다. 이는 ACR/NEMA에서 제안한 PACS를 위한 의료영상 전송 프로토콜이다.

㉡ 의료영상 전송부 : 촬영된 영상자료의 획득, 저장, 조회 등의 전 과정에 걸쳐 데이터의 이동 및 제어관리를 담당하는 부분 대용량의 데이터를 2초에서 3초내에 해당 서버나 사용자에게 전송하기 위해서는 매우 빠른 네트워크 속도가 필요하다.

㉢ 의료영상 저장부 : 영상자료를 안전하게 저장, 저장장치의 안전성, 신뢰성이 매우 중요하다.

ⓐ 운용방식과 사용자 수에 따라 다양한 저장장치가 필요 장점 : 사용자가 빠르고 쉽게 조회할 수 있도록 하는 부분 활용, 하드디스크를 병렬로 설치하여 사용하는(RAID)를 사용한다.

정답 | 77.① 78.②

ⓑ RAID는 대규모의 의료영상 데이터를 효율적으로 저장하기 위해 하드디스크를 중복배열하여 사용하는 방식의 저장장치이다.
ⓔ 의료영상 조회부 : 의료영상을 저장장치로부터 로딩하여 조회할 수 있도록 하는 장치(영상의학과, 외래 임상의사들이 사용)이다.

79 다음 중 의료영상시스템(PACS)의 이용이 가능한 통신망이 아닌 것은? (15년4회산업19번)

① Ethernet ② FDDI ③ ATM ④ SNOMED

해설 ㉠ PACS가 가능한 통신망 : 전용 Ethernet, ATM
㉡ MeSH(Medical subject Headings) : 국제적인 의학문헌 색인

80 다음 중 필름기반 시스템의 문제점이 아닌 것은? (11년4회기사19번)

PACS는 X-ray 필름기반의 영상관리시스템의 문제점을 해결하기 위해 도입되었다.

① 필름의 인상과 현상액으로 인한 환경오염이 발생한다.
② 필름 기반 시스템은 초기 구축비용이 매우 높다.
③ 필름을 보관하기 위해 넓은 저장공간과 비용이 소용된다.
④ 필름을 검색하는데 많은 시간과 인력이 필요하다.

해설 PACS의 도입 : 필름과 현상정착액 비용, 인건비, 필름 보관 및 관리비용 등의 비용절감의 효과와 외부 고객만족, 내부 고객만족, 신속 · 정확한 판독, 필름 분실방지 등의 생산성 향상 측면의 효과를 기대한다. 또한 지역 간 의료 질적 차이를 극복하고 한 차원 높은 진료를 가능하게 하며, 원격지 방사선 진단의 가능성도 있다.

81 다음 중 PACS(Pictyre Archiving and Communion System)의 저장방법에 대한 설명은? (12년1회산업3번)

① 단기저장장치는 접근빈도가 낮은 영상에 사용한다.
② 단기저장장치는 고속의 저장장치가 이용된다.
③ 장기저장장치는 고가의 저장장치가 이용된다.
④ 장기저장장치는 자기 디스크 어레이가주로 사용된다.

해설 ㉠ 단기저장장치 : 고속의 저장장치가 이용된다. 이 방식은 기존의 필름을 가지고 진단하고 판독하던 병원의 업무를 컴퓨터와 네트워크을 통하여 병원의 업무를 처리해나가는데 도움을 주는 것으로 알려져 있다. 이를 통하여 연결할 수 있는 의료기기는 기본적으로 영상의학과 의료영상 장비들인데, 컴퓨터단층촬영장치(CT) · 자기공명영상촬영장치(MRI) · 투시촬영장치 · 혈관조영장치 · 유방암검진기 등 핵의학 영상 장비들이 있으며, 초음파 · 내시경 · 현미경 등의 이미지도 연동이 가능하다. 그러나 이들 의료영상 장비가 의료영상저장시스템과 연동하기 위해서는 먼저 영상의 디지털화가 필요하다.
㉡ PACS에서 영상저장 및 관리부분은 데이터 저장의 기간에 따라 3종류로 구분하고 있다.
ⓐ 단기저장장치 : 무손실 압축, 고속 · 고가 저장 장치 사용
ⓑ 중기저장장치 : 손실 또는 무손실 압축, 중급 접근 빈도
ⓒ 장기저장장치 : 손실 또는 무손실 압축, 낮은 접근 빈도, 저속 · 저가 장비

82 다음 중 PACS의 임상적 파급효과가 아닌 것은? (09년2회산업1번, 12년4회산업7번)

① 실시가 판독 가능성 ② 지역연계의 불필요성
③ 방사선과 진료의 지역 분산화 ④ 자동화에 의한 진료능률 향상

해설 PACS : 영상의학적인 영상 진단장치를 통하여 진단한 영상을 디지털 상태로 획득 · 저장하고, 그 판독과 진료기록을 함께 각 단말기로 전송 · 검색하는데 필요한 기능을 통합적으로 처리하는 디지털 의료영상 저장전송시스템으로서 지역연계의 불필요성은 PACS의 임상적 파급효과라고 볼 수 없다.

83 다음 중 PACS 도입시 기대효가 아닌 것은? (12년1회기사17번, 15년4회기사14번)

① 영상획득 비용 절감 ② 화상처리기법 등을 통한 진료의 질 향상

정답 | 79.④ 80.② 81.② 82.②

③ 인터넷 등을 통한 타 병원과의 정보 교환이 용이　　④ 영상데이터의 영구적인 보관이 가능

해설 ㉠ PACS의 임상적 파급효과
ⓐ 실시간 판독, 자동화에 의한 진료능률 향상, 방사선과 진료의 지역 분산화해준다.
ⓑ 영상의 획득, 저장, 검색, 전달과정 수월해진다.
ⓒ 정량적 분석 등 후 처리에 의한 가치를 부가시킨다.
ⓓ 자료공유로 협동연구가 원활해진다.
ⓔ 영상자료의 교육활동이 용이해진다.
ⓕ 자료의 활용가치를 증대시킨다.
ⓖ 집단 생산성을 증대시킨다.
㉡ PACS 도입시 기대효과
ⓐ PACS를 도입함으로써 필름을 보관할 필요가 없어지면서 공간 활용도가 높아졌고, 필름생성 장비 및 소모품 비용절감 등의 효과가 발생했다. 특히 PACS 도입으로 의료진의 진단업무 효율성이 향상된 것이 가장 큰 효과라고 할 수 있다.
ⓑ 무엇보다 의료정보화가 이뤄짐으로써 병원의 경영 수치가 객관적 수치로 데이터화되기에 경영에 필요한 의사결정이 신속하게 이뤄진다. 또한 병원정보화를 통해 의사가 불필요한 업무에서 벗어나 진료업무에만 집중함으로써 환자들에게 보다 질 높은 의료 서비스를 제공할 수 있게 됐다.

84 다음 중 PACS 도입의 필요성이 아닌 것은? (13년4회산업4번)

① 필름관리 문제　② 대기시간 문제　③ 소모품 비용문제　④ 장비도입비용 절약

해설 ㉠ 필름보관시 필요한 장소, 암실, 관리인력이 전혀 필요하지 않다.
㉡ 관용도가 높고 현상과정이 없기 때문에 재촬영률이 현저히 떨어진다.
㉢ 폐필름 현상시 생기는 공기오염, 폐기물 처리 문제의 완전해결이 가능하다.

85 다음 중 PACS(Picture Archiving and Communication System)의 임상적 파급효과가 아닌 것은?
(08년4회기사13번, 10년4회기사10번, 12년4회기사8번, 16년4회기사12번)

① 영상자료의 교육활용 용이
② 자료공유로 협동연구 원활
③ 영상정보 교환에 따른 표준이 불필요
④ 실시간 판독, 자동화에 의한 진료능률 향상, 방사선과 진료의 지역분산화

해설 PACS의 도입 : 필름과 현상정착액 비용, 인건비, 필름보관 및 관리비용 등의 비용절감의 효과와 외부 고객만족, 내부 고객만족, 신속 · 정확한 판독, 필름 분실방지 등의 생산성 향상 측면의 효과를 기대한다. 또한 지역 간 의료의 질적 차이를 극복하고, 한 차원 높은 진료를 가능하게 하며, 원격지 방사선 진단의 가능성도 있다.

86 다음 중 PACS의 정확한 명칭은? (09년4회산업18번, 13년1회산업12번)

① Picture Archiving and Communication System
② Picture Archiving and Computer System
③ Picture Architecture and Communication System
④ Picture Architecture and Computer System

해설 ㉠ PACS의 의미
ⓐ Picture : 의료기관에서 발생하는 모든 의료영상이다.
ⓑ Archiving : 의료영상들을 디지털 상태로 받아 컴퓨터에 저장하는 것이다.
ⓒ Communications : DICOM을 지원하는 통신 프로토콜을 준수이다.
ⓓ System : 하드웨어, 소프트웨어, 네트워크로 구성이다.
㉡ PACS : 의료영상 저장전송시스템
ⓐ 환자의 의학 영상기록을 저장/관리/전송하는 정보시스템이다.
ⓑ 의학영상의 보관/검색/영상신호처리가 매우 용이하다.

정답 | 83.① 84.④ 85.③ 86.①

ⓒ 대용량의 서버 및 초고속 전산망이 필요하다.
ⓓ ACR//NEMA DICOM이 표준이다.

87 다음 중 PACS 용어의 의미가 아닌 것은? (16년1회산업14번)

① P : Picture ② A : Architecture
③ C : Communication ④ S : System

해설 01 의료정보시스템 - 2. 의료정보시스템(기출 86번 해설)

88 다음은 PACS에 대한 설명이다. 잘못 연결된 것은? (14년4회산업16번)

① P : Picture ② A : Archiving ③ C : Computer ④ S : System

해설 ㉠ Picture : 의료기관에서 발생하는 모든 의료영상이다.
ⓐ 의료영상은 과거에는 CR, MR, DSA, 초음파, 핵의학 검사 등 의 진단방사선과의 정지영상을 의미하였으나, 최근 들어 심혈관에서 사용되는 동영상은 물론 핵의학 검사, 내시경 검사, 관절경 검사, 조직병리 검사, 안저 검사 등의 대부분의 임상에서 사용하는 영상들을 모두 포함한다.
ⓑ PACS에서는 의료장비 에서 발생되는 영상의 화질내지는 그 이상의 영상의 화질 을 보장할 필요가 있다. 만일 PACS의 화질이 필름보다 떨어진다면 PACS를 도입하는 것이 오히려 오진을 일으키는 등 진료의 질을 저하하게 되는 것이므로 PACS 도입의 의미를 크게 훼손하는 것이다.
㉡ Archiving : 의료영상들을 디지털 상태로 획득하여 컴퓨터에 저장하는 것이다. 저장에는 Archiving과 Backup의 개념이 있다.
ⓐ 저장장치는 조회빈도와 저장기간에 따라 단기, 장기 저장장치로 구분된다. 장기 저장장치는 주로 광디스크와 디지털 테잎 주크 박스를 사용한다.
ⓑ Archiving과 Backup은 모두 같은 저장장치를 사용하므로 외견상으로는 분별이 안 된다. 그러나 소프트웨어적으로 업무흐름을 달리 하고 있으며, 기술적으로 Archiving과 Backup은 큰 차이가 있다.
㉮ Archiving : 의료영상이 발생되면 소프트웨어적으로 자동으로 데이터 베이스를 갖고 장기 저장장치에 차례로 저장되며, 의료진이 필요할 경우 조회를 원하면 중간에 인의적 조작의 필요없이 자동으로 단기저장장치나 Workstation으로 옮겨와 조회되는 것이다.
㉯ Backup : 기술자나 관리자가 일정기간이 되어 쌓인 영상들을 한 번에 모아서 장기저장 장치로 복제하는 것이다. 따라서 Backup을 사용할 경우는 일정기간 이전의 영상들을 의료진이 Workstation에서 자동으로 조회할 수 없고, 반드시 중간에 기술자나 관리자가 Backup 저장된 영상들을 찾아 미리 단기 저장장치나 Workstation에 옮겨 주어야 하므로 빠른 시간 내에 자동처리가 불가능하다.
ⓒ 조회하려면 수 십 분에서 수시간 심지어는 하루를 넘기는 경우도 발생한다. PACS 용어에서 Archiving 개념은 매우 중요하며, Backup과 분별하여 시스템을 구매하여야 한다.
㉢ Communication : 의료영상의 Network적인 Data 상호전송 및 수신이다. 이러한 의미에서 의료영상에서는 DICOM 을 지원하는 통신 프로토콜을 준수하여야 한다.
ⓐ 1982년 ACR-NEMA(American college of Radiology? National Electronic Manufacturing Association) 위원회가 발족되어 이에 대한 연구가 진행되어 1985년 1차 표준안이 나온 이후 1993년에 3차 표준안인 DICOM이 발표되어 현재 이 표준안을 채택한 PACS, Tele radiology 시스템이 보편화 되었다.
ⓑ DICOM은 정지된 표준안이 아니고 기술발달과 더불어 계속 빠르게 진화하는 프로토콜이므로 많은 연구와 개발이 필요하다.
ⓒ DICOM을 지원하지 않는 영상장비들에 대해서는 컴퓨터, Video Capture Card, Network Card, DICOM 전환 S/W로 구성된 DICOM Gateway, 즉 Secondary Capture(초음 파류와 같은 Video Signal 출력을 디지털 데이터로 전환), Digital Gateway(장비의 컴퓨터에 저장되어 있는데이터의 디지털화) 또는 Film Digitizer(일종의 성능 좋 은 스캐너)를 통해 영상자료를 Communication 한다.
㉣ System : PACS는 단순히 의료장비와 같이 하드웨어 장비들을 네트웍으로 연결한 제품군이 아니고, 소프트웨어와 서비스, 타 기종과의 인터페이스는 물론 프로젝트 관리 등을 요구하는 시스템이다.
㉤ PACS의 장점
ⓐ 최근 영상은 수초이내에 1년 이상의 과거영상은 수분이내에 조회가 가능하고, 동시에 다른 곳에서도 같은 영상을 조회할 수 있다는 것이다.
ⓑ 화면 밝기, 측정, 확대 등 다양한 영상처리와 편의성을 제공한다.

정답 | 87.② 88.③

ⓒ 필름관리에 소요된 의료인력을 효율적으로 재배치할 수 있다.
ⓓ 영 상데이터 복수보관시 분실 또는 훼손없이 영구적인 보관이 가능하다는 것이다.
ⓔ 필름보관 장소, 암실, 관리인력 절감은 물론, 공기오염, 폐기물 처리 문제의 해결과 신속하고 정확한 정보검색으로 진보된 교육 및 연구환경을 제공하며, 타 병원과의 정보교환이 용이하다.

89 다음은 PACS 도입시 기대되는 경제적인 효과에 대한 설명이 아닌 것은? (16년4회산업4번)

① 인건비 절약 ② 재촬영비용 절약
③ 영상장비 도입비용 절약 ④ 필름보관 및 관리비용 절감

해설 ㉠ 필름보관시 필요한 장소, 암실, 관리인력이 전혀 필요하지 않다.
㉡ 관용도가 높고 현상과정이 없기 때문에 재촬영률이 현저히 떨어진다.
㉢ 폐필름 현상시 생기는 공기오염, 폐기물 처리 문제의 완전해결이 가능하다.

90 다음 중 향후 PACS의 발전방향이 아닌 것은? (13년4회기사12번, 14년1회기사11번, 17년1회기사2번, 19년4회기사05번)

① 병원정보시스템과 분리 ② 컴퓨터 보조진단에 응용
③ 영상의학의 연구 및 교육정보 제공 ④ 3차원 영상기술의 활용

해설 ㉠ PACS : 의료영상 저장전송시스템이라 하며 의료영상, 특히 방사선과진단 영상들을 디지털 상태로 획득한 후 고속의 전산망을 이용하여 전송한다. 또한 디지털 데이터로 의료영상을 저장하며, 의료진들이 기존의 필름과 뷰박스 대신에 컴퓨터를 이용하여 의료영상을 조회, 검색하는 것으로 영상을 이용하여 환자를 진료하는 포괄적인 영상관리 및 전송시스템이다.
㉡ PACS의 발전방향
ⓐ Internet View : 인터넷을 통한 원격진단시스템
ⓑ PACS를 기반으로 한 의학영상의 3차원 가상현실 모델 생성시스템의 개발
ⓒ 컴퓨터 보조진단
ⓓ 3차원 영상기술 활용
ⓔ 연구 및 교육정보 제공으로 의료발전
ⓕ 병원정보시스템과의 통합으로 병원 모든 행정 일원화
㉢ Internet View : Internet View의 줄임으로서 인터넷을 이용하여 의학영상을 검색, 처리하는 Internet Teleradiology 시스템이다.
ⓐ 의학영상 처리의 표준인 DICOM에 기반한 디지털 영상기술과 인터넷 서비스의 핵심이라 하는 WWW(World Wide Webr)기술을 접목시켜 인터넷이 연결된 곳에서는 어디에서나 의학영상을 검색, 전송하고 처리할 수 있게 하는 시스템이다.
ⓑ 종래의 PACS. Teleradiology 구현에서 항상 큰 문제점 중의 하나이던 비용 문제와 사용, 설치의 어려움을 해소할 수 있게 되었다.

91 다음 중 PACS의 영상획득부에서 사용하는 장치는? (11년4회산업12번, 14년1회산업4번)

① film digitizer ② ODJ ③ ATM ④ 플로터

해설 PASS의 구성요소
㉠ 영상발생장치 : CT, DSA, MRI, PET, 초음파 진단기 등
㉡ 영상저장장치 : 광디스크 juke box 형태로 사용
㉢ 영상전송장치 : 10Mbps의 Ethernet, 100Mbps의 FDDI, 155Mbps의 ATM
㉣ 영상출력장치 : 구해상도 모니터, GUI를 이용한 화면구성, 레이저프린터

92 다음 중 PACS에서 사용하는 서로 다른 의료영상 장비들에서 나오는 다양한 영상형태를 실시간 교환하기 위한 표준 프로토콜은? (09년4회기사3번, 13년1회기사11번)

① HL7 ② KS ③ ANSI ④ DICOM

해설 ㉠ KS : 한국산업규격
㉡ ANSI : 미국표준협회

정답 | 89.③ 90.① 91.① 92.④

ⓒ HL7 : 보건의료정보 시스템간 정보의 전자적 교환을 위한 국제수준의 유일한 사실표준, 전세계에서 가장 널리 쓰이는 의료정보분야의 전송표준

ⓔ DICOM : Digital Imaging and Communications in Medicine의 약어로 인터넷 통신 프로토콜을 이용하여 구별화된 정보를 보내는 규약으로 의료영상교환과 구성방법 및 관련 정보를 기술한 표준안

93 다음 중 PACS가 X-RAY 필름기반의 영상관리시스템의 문제점을 해결하기 위해 도입되었을 때의 장점이 아닌 것은? (15년1회기사15번)

① 필름의 인상과 현상액으로 인한 환경오염을 줄일 수 있다.
② 자료를 검색하는데 많은 시간과 인력이 필요하다.
③ 필름을 보관하기 위한 저장공간과 비용을 줄일 수 있다.
④ 환자의 대기시간을 줄임으로써 진료의 질적향상을 도모할 수 있다.

해설 ㉠ PACS의 단점 ; 필름의 보관하기 위해 넓은 공간과 비용이 소요된다.
ⓐ 필름을 검색하는데 많은 시간이 필요하다.
ⓑ 필름의 활용도가 낮아진다.
ⓒ 필름 가격의 인상과 현상액으로 인한 환경오염의 발생한다.
㉡ PACS 장점 : 영상관찰대만 있으면 최근 영상은 수초 이내에, 그리고 오래된 과거 영상은 수분 이내에 병원 어느 곳에서도 조회 가능, 동시에 다른 곳에서도 같은 영상을 조회할 수 이다.
ⓐ 모니터의 나타나는 영상의 밝기 조정이 가능하고 길이, 각도 등의 측정이 아주 용이하며, 이상부위를 확대하여 관찰할 수 있기 때문에 다양한 정보의 편의성이 제공된다.
ⓑ 회진, 수술 등의 의료행위를 위해 해당 환자의 필름을 찾기 위해 소모되었던 전공 또는 수련의 또는 보조 의료인력을 효율적으로 재배치하는 것이 가능하다.
ⓒ 영상데이터를 여러 곳에 별도로 나누어 보관하면 분실 또는 훼손의 가능성이 없으며 영구적인 보관이 가능하다.

94 다음 중 PACS에 관한 설명이 아닌 것은? (15년4회산업8번)

① ANSI 규격에 따라 이미지 데이터를 저장, 관리하고 있으며 의료영상획득기기, 진단방사선과 등 각 임상 의사들을 하나로 연결하고 있다.
② 관계형 데이터베이스를 이용하여 의료영상을 저장하거나 요청에 따라 검색하여 전송해주는 일을 한다.
③ PACS가 출현하게 된 배경을 살펴보면 디지털 영상기술의 발전이 있다.
④ 실시간 판독, 자동화에 의한 진료능률 향상, 방사선과 진료의 지역 분산화를 가져온다.

해설 PACS(Picture Archiving and Communication System) : 의학용 영상정보의 저장(Archiving), 판독(Diagnosys) 및 검색(Viewing) 기능 등의 수행을 통합적으로 처리하는 시스템이다.
㉠ PACS는 X-선, CT, MRI, PET, SPECT 등에 의해 촬영된 모든 방사선 검사결과를 디지털 이미지로 변환, 촬영과 동시에 대용량 기억장치에 저장시켜 영상의학과 전문가가 모니터를 통해 판독할수 있도록 해주는 시스템이다.
㉡ PACS는 DICOM규격에 따라 이미지 데이터를 저장, 관리하고 있으며 의료영상획득기기들, 진단방사선과, 각 임상 의사들을 하나로 연결하고 있다.
㉢ PACS는 관계형데이터베이스를 이용하여 의료영상을 저장하거나 요청에 따라 검색하여 전송해주는 일을 한다.
㉣ 데이터베이스에는 최근 약 2주간의 환자데이터가 저장되어 있고, 2주 이상 되는 의료영상데이터들은 장기간저장장치에 의해 영구 보존된다.
㉤ 각 영상획득장치에서는 각 제작사에서 지원하는 DICO M표준의 저장 프로그램에 의해 별도의 인터페이스 장치없이 직접 PACS서버에 의료영상을 전송 및 저장할 수 있으며, 판독실이나 외래의사 및 진단방사선과 의사들은 GUI로 개발된 viewer를 제공하여 자신의 연구실 또는 회의실에서 저장된 의료영상데이터를 전송받아 판독하고 즉시 저장할 수 있다.

95 다음 중 국내에서 시행되고 있는 원격의료의 현재 활용분야와 가장 거리가 먼 것은? (17년4회기사17번)

① 재택진료 ② 원격영상진단 ③ 원격의료상담 ④ 원격근거리이동

해설 원격의료 : 정보통신기술을 이용해서 원거리의 의료정보나 의료서비스를 전달하는 활동으로 텔레비전, 통신, 컴퓨터, 공학들의

정답 | 93.② 94.① 95.④

정보통신의 다양한 기술과 의료서비스가 융합된 응용 분야이다. 재택진료, 원격영상진단, 원격의료상담, 원격격리 등이 있다.

96 다음 중 유럽공동체(EC)에서 소규모 병원이나 일반병원에서 치료하기 어려운 환자를 대형병원의 전문 의료진에 의한 원격진단하기 위해 시스템 구축을 목적으로 1992년 3월부터 11월까지 진행된 프로젝트는? (15년1회산업2번)

① TELEMED ② MobiHealth ③ TMR ④ MediTag

해설 ㉠ TeleMed : 원격의료(Telemedicine)는 원거리에서 임상 헬스케어를 제공하기 위해 원거리 통신과 정보기술을 이용한다.
ⓐ 거리의 장벽을 없애주고, 의료서비스를 쉽게 접할 수 있도록 해준다.
ⓑ 많은 경우에 거리 때문에 지속적으로 의료서비스를 받기가 어려운 지방쪽에서 원격의료를 이용한다.
ⓒ 중환자 관리나 응급상황에서 생명을 살리는데에도 쓰인다.
ⓓ 비록 먼 과거에 선구자들이 있었지만, 근본적으로는 20세기의 원격통신과 정보기술의 산물이다. 이러한 기술들은 환자와 의료진과의 소통 편의와 정확성을 가능하게 하고, 이 분만 아니라 종합 검진의 전송, 의료영상과 의료정보학 데이터를 한 쪽에서 다른 쪽으로 전송도 가능하게 한다.
ⓔ 원격의료의 초기형태는 전화기와 라디오를 이용한 것이었는데, 화상통화와 분산된 클라이언트/서버 애플리케이션을 이용하여 진단방법이 향상되었고, 재가 복지서비스를 보조하기 위한 원격의료 장치도 추가되었다.
㉡ MobiHealth : 원격의료 전문가와 연락을 유지하면서 환자가 시간과 장소에 관계없이 자신의 건강 상태를 모니터링 함으로써 자신의 건강을 스스로 관리 할 수 있는 능력을 제공한다.
ⓐ 원격 모니터링 솔루션은 국내 법규를 준수하며, 인터넷 포털을 통해 환자 및 의료전문가에게 측정데이터를 빠르고 안전하고 안정적으로 전달한다.
㉢ TMR : 시스템 확인 프로젝트는 선택된 주제에 대한 공동연구, 초국적 협력 증대, 박사 후 연구원 연구원의 공동훈련, 산업, 서비스 및 상거래 회사 및 정부 기관과의 상호작용을 통해 결국 공동적용을 목표로 한다.
ⓐ 연구목적은 비선형 시스템, 다중 입력 / 다중 출력 선형 시스템 및 제어를위한 시스템 식별을 위한 알고리즘 및 이론을 생성하는 것이다.
ⓑ 프로젝트는 7개 유럽 국가의 9개 연구 팀으로 구성된 유럽 연구 네트워크 시스템 확인(ERNSI)에 의해 수행된다.
ⓒ 연구원(TMR) 연구 네트워크를위한 EU 교육 및 이동성을 통해 지원을 받았다.
㉣ MediTag : 의료식별 팔찌, 팬던트이다. 사고나 질병으로 인해 응급상황에 처했을 때 의료진에게 의사소통을 할 수 있게 하는 의료장비이다.
ⓐ 당뇨병과 같은 숨겨진 의학적 상태에 대한 중요한 지식을 제공하고, 신속한 진단 및 정확한 치료를 위한 중요한 시간을 절약함으로써 응급환자 치료의 위험을 줄일 수 있다.

97 다음 중 원격의료서비스의 형태 중 ( ) 안에 적당한 용어는? (18년4회산업4번)

( )는 지리적으로 멀리 떨어진 여러 장소에서 각각 카메라, 디스플레이, 마이크, 스피커 등을 갖추고, 이들을 통신회선으로 연결하여 한곳의 상황을 화면 및 음향 정보로 다른 장소에 전달되는 방식이다.

① 원격화상회의 ② 원격감시 ③ 원격영상진단 ④ 의료영상저장전송시스템

해설 01 의료정보시스템 - 2. 의료정보시스템(기출 96번 해설)

98 다음 중 원격의료의 활용분야가 아닌 것은? (09년4회기사18번, 12년1회기사16번)

① 재택진료 ② 정확한 진료 ③ 인터넷 가상병원 ④ 원격영상진단

해설 ㉠ 응급환자의 초기 평가와 진단에 활용된다.
㉡ 이송단계에서의 자료전송에 활용된다.
㉢ 치료, 진단 및 수술환자의 추적조사, 투여약물 검사에 활용된다.
㉣ 전문의가 없는 지역의 환자에 대한 진료 및 상담에 활용된다.
㉤ 환자 히스토리에 의한 일상적인 건강 상담 및 검사에 활용된다.
㉥ 진단이미지의 전송에 활용된다.
㉦ 만성질환의 관리에 활용된다.

정답 | 96.① 97.① 98.②

ⓞ 의료정보의 전송에 활용된다.
ⓩ 공중보건, 예방의학 그리고 환자 교육에 활용된다.

99 다음 중 원격의료를 시행함으로써 환자측면에서 얻을 수 있는 장점이 아닌 것은? (15년1회기사2번, 19년1회기사14번)

① 전문의와 신속한 접촉 ② 지속적인 진료
③ 조기진단, 의료인의 효율적인 시간활용 ④ 진료의 정확성

해설 ㉠ 원격의료(Telemedicine) : 원거리에서 임상 헬스케어를 제공하기 위해 원거리 통신과 정보기술을 이용한다.
ⓐ 거리의 장벽을 없애주고, 의료서비스를 쉽게 접할 수 있도록 해준다.
ⓑ 많은 경우에 거리 때문에 지속적으로 의료서비스를 받기가 어려운 지방쪽에서 원격의료를 이용한다.
ⓒ 중환자 관리나 응급상황에서 생명을 살리는데에도 쓰인다. 비록 먼 과거에 선구자들이 있었지만, 근본적으로는 20세기의 원격통신과 정보기술의 산물이다. 이러한 기술들은 환자와 의료진과의 소통 편의와 정확성을 가능하게 하고, 이 뿐만 아니라 종합 검진의 전송, 의료영상과 의료정보학 데이터를 한 쪽에서 다른 쪽으로 전송도 가능하게 한다.
ⓓ 원격의료의 초기 형태는 전화기와 라디오를 이용한 것이었는데, 화상통화와 분산된 클라이언트/서버 애플리케이션을 이용하여 진단방법이 향상되었고, 재가 복지서비스를 보조하기 위한 원격의료장치도 추가되었다.
㉡ 원격의료는 외딴 지역이나 원거리에 살고 있는 환자들에게 유익하다. 그들은 직접 의사나 전문의들을 만나러 멀리까지 갈 필요 없이 치료를 받을 수 있다.
ⓐ 최근의 모바일 협업기술의 발전은 같은 지역의 경우, 다양한 장소에 있는 의료인들이 정보를 공유하고 환자들의 문제에 관해 의논하는 것을 가능하게 만들었다.
ⓑ 모바일 기술을 이용한 원격 환자 모니터링은 외래 환자들의 방문 필요성을 줄여주고, 원격처방의 검증과 약물투여 관리를 가능하게 하여 건강관리의 전반적인 비용을 잠재적으로 상당히 줄일 수 있게 된다.
ⓒ 원격의료는 근무자들에게 전문가들을 보고 배울 수 있게 하고, 최적의 실습을 훨씬 쉽게 공유함으로써 의학 교육효과도 있다.
ⓓ 원격의료는 환자와 의료진 사이에 전염병이나 기생 동물이 옮기는 경우도 없다. 이 부분이 특히나 MRSA가 걱정하는 문제이다. 부가적으로 병원을 불편하게 느끼는 몇몇 환자들은 아마도 원격의료가 더 나을 것이다.
ⓔ 화이트 코트 신드롬이 있는 환자도 병원을 피하게 될 것이다. 집에 틀어 박혀 있거나 그렇지 않으면 구급차가 병원에 데리고 가야 하는 경우의 환자들은 고려대상이 될 것이다.

100 다음 중 원격의료를 하기 위한 선행조건들이 아닌 것은? (18년1회산업18번)

① 개인진료정보의 공개화 ② 수익성 있는 사업모델 구축
③ 원격진료를 위한 인프라 구축 ④ 원격의료에 대한 법적 규제 및 조항 신설

해설 01 의료정보시스템 – 2. 의료정보시스템(기출 99번 해설)

101 다음 중 원거리에서 임상진료를 제공하거나 지원하기 위하여 전자적 통신수단 및 정보기술을 사용하는 것은? (18년1회산업13번)

① 인터넷 ② 원격의료 ③ 가상현실 ④ HIS

해설 01 의료정보시스템 – 2. 의료정보시스템(기출 99번 해설)

102 다음 중 원격의료의 장점으로서 거리가 먼 것은? (19년4회기사17번)

① 지역불균형 해소 ② 지속적인 진료가능
③ 의사의 진료영역 확대 ④ 환자데이터의 보안강화

해설 01 의료정보시스템 – 2. 의료정보시스템(기출 99번 해설)

103 다음 중 원격의료 및 재택진료의 필요성이 아닌 것은? (17년1회산업7번)

① 필요한 의료정보를 정확하고 신속하며, 편리하게 얻을 수 있다.

정답 | 99.④ 100.① 101.② 102.④

② 의료의 범위를 확대할 수 있다.
③ 의료의 위치 종속성을 극복할 수 있다.
④ 원격진료를 위한 표준화가 필요 없다.

해설 원격의료 및 재택진료의 필요성
㉠ 의료범위를 확대한다.
㉡ 의료의 위치 종속성을 극복할 수 있다.
㉢ 필요한 의료정보를 정확하고, 신속하며, 편리하게 얻을 수 있다.

104 다음 중 원격의료의 활용분야가 아닌 것은? (15년1회기사19번)

① 원격간호 ② 원격재활치료 ③ 원격수술 및 처치 ④ 원격의료교육

해설 ㉠ 정보통신 기술을 이용해서 원거리의 의료정보나 의료서비스를 전달하는 활동으로 텔레비전, 통신, 컴퓨터, 공학들의 정보통신의 다양한 기술과 의료서비스가 융합된 응용 분야이다.
㉡ 최근 의료분야는 인터넷 웹사이트를 통하여 다양한 형태의 의료정보가 제공되고 있다.

105 다음 중 원격의료의 장점이 아닌 것은? (11년4회산업18번, 14년4회산업20번)

① 데이터의 공유와 손쉬운 접근성으로 인해 지속적인 진료가 가능하다.
② 지역적인 위치에 관계없이 가장 적절한 장소에서 가장 적절한 의료진에 의해 올바른 처치가 가능하다.
③ 의료의 위치 종속성을 극복하고 의료진이 환자에게 직접 약물투여가 가능하다.
④ 위치에 관계없이 다른 병원 또는 의료진과 상담을 하더라도 진료를 위한 검사의 불필요한 중복을 피할 수 있다.

해설 의료 취약지역에 대한 동등한 의료 접근성을 보장하고, 시간과 공간제한의 감소와 의료정보의 효율적인 활용을 통해 진료의 질을 향상시키고 비용 효과적인 의료를 제공할 수 있다.
㉠ 원격의료 : "격지에서 전송된 환자데이터로부터 얻은 정보를 토대로 한 의료의 제공 또는 건강관리"이다. 원격의료를 위해서는 데이터 통신망을 이용한 환자 임상 데이터의 송수신이 불가피하며, 이에 따른 환자정보의 보안을 위한 대책을 강구하여야 한다.
㉡ 원격의료 및 재택진료의 필요성 : ⓐ 의료범위를 확대한다.
ⓑ 의료의 위치 종속성을 극복할 수 있다.
ⓒ 필요한 의료정보를 정확하고, 신속하며, 편리하게 얻을 수 있다.
ⓓ 집에 있는 환자에 대하여 전문의의 적절한 수준의 진료가 가능하다.

106 다음 중 원격의료의 응용분야와 거리가 먼 것은? (10년2회산업9번, 12년4회산업19번)

① 전문의가 없는 지역의 환자에 대한 진료 및 상담 ② 예방의학 및 환자교육
③ 의료의 전문화 ④ 만성질환의 관리

해설 원격의료의 응용분야
㉠ 응급환자의 초기 평가와 진단
㉡ 치료, 진단 및 수술환자의 추적조사, 투여약물 검사
㉢ 이송단계에서의 자료전송
㉣ 전문의가 없는 지역의 환자에 대한 진료 및 상담
㉤ 공중보건, 예방의학 그리고 환자교육
㉥ 환자 히스토리에 의한 일상적인 건강상담 및 검사
㉦ 진단 이미지의 전송
㉧ 만성질환의 관리
㉨ 의료정보의 전송

107 다음 중 원격의료의 응용분야가 아닌 것은? (19년4회산업기사12번)

① 진료의 전문화 ② 예방의학 및 환자교육

정답 | 103.④ 104.② 105.③ 106.③

③ 이송단계에서의 자료 전송 ④ 환자 히스토리에 대한 일상적인 건강상담 및 검사

해설 01 의료정보시스템 – 3. 의료정보시스템(기출 106번 해설)

108 다음 중 원격의료의 응용분야와 거리가 먼 것은? (21년4회기사07번)

① 환자의 복리후생 증대 ② 응급환자 초기평가와 진단
③ 거동이 불편한 환자의 재택진료 ④ 전문의가 없는 지역 환자에 대한 진료

해설 01 의료정보시스템 – 2. 의료정보시스템(기출 106번 해설)

109 다음 중 원격의료의 데이터 전송에 가장 적합한 네트워크는? (13년4회기사19번)

① WAN ② Ethernet ③ LAN ④ GIS

해설 WAN : 광역 통신망으로 큰 단위로 분산된 통신망을 서로 연결해 주는 통신망이며, 기업 간, 도시 간, 국가와 같이 거리가 멀어 LAN으로는 연결할 수 없는 장소간의 연결을 제공한다.

㉠ 1[Km] 이내의 컴퓨터 간에 통신을 하기 위한 통신망 안정적인 통신, 하드웨어 및 주변장치 공유, 전송시간이나 지연시간 최소화, LAN에 연결되어 있는 장치를 일반적으로 노드라고 한다. 노드를 연결하는 케이블에는 연선케이블, 동축케이블, 광케이블 등이 있다. 이밖에 고속LAN과 무선 LAN도 있다.

㉡ 네트워크에 연결된 각 기기들이 48비트 길이의 고유의주소를 가지고 이 주소를 이용해 상호간에 데이터를 주고 받을 수 있도록 만들어졌다.

㉢ 전송매체로는 BNC 케이블 또는 UTP, STP케이블을 사용한다. 각 기기를 상호 연결시키는데에는 허브, 스위치, 리피터 등의 장치를 이용한다.

㉣ 지리정보시스템(GIS)는 인간생활에 필요한 지리정보를 효율적으로 활용하기 위한정보시스템의 하나이다. 여기서 의미하는 시스템이란 인간의 의사결정능력의 지원에 필요한 지리정보의 관측과 수집에서부터 보존과 분석, 출력에 이르기까지 일련의 조작을위한 정보시스템이다.

㉤ 정보시스템이란 의사결정에 필요한 정보를 만들기 위한 제반과정으로서 각종 정보의 생성에서부터 정보의 저장 및 분석을 포함한다.

㉥ 정보시스템은 제반정보의 관측, 측정과 같은 정보의 생성기능, 저장 · 관리기능으로부터 저장된 정보를 분석하고, 결과를 의사결정에 활용하는 광범위한 기능까지 보유하며 이를 기본요건으로 한다.

110 다음 중 원격의료의 활용분야가 아닌 것은? (14년1회기사10번)

① 원격통신을 이용한 환자진료행위 및 자문행위
② 도서벽지의 의료기관과 종합병원 간의 환자정보공유를 통한 진단 및 치료
③ 병원 내 PACS 연결로 인한 의료정보 공유
④ 원격지 의사들 간의 공동 의학연구 및 토론

해설 원격의료 중요내용

㉠ 원격의료시스템 : 의학영상, 소리, 동영상의 환자기록과 같은 전자화된 의료자료로 한 지점에서 다른 지점으로 주고 받는 것이다.

㉡ 원격의료시스템의 구성요소 : 서버/ 데이터 단말장치/ 정보통신 멀티미디어 의료정보서비스 제공에 있다. 이에 대한 필요사항은 고속통신망/ 신뢰도 높은 통신망 미국 원격의료의 발전경향이 있다.

㉢ 교정시설이나 재택 진료소 등에 원격의료 적용, 응급상황 환자데이터를 종합 병원급의 전문가에게 전송, 의사들이 지역 · 종속성에 벗어나 환자기록과 진단영상을 교류함으로써 공동 의학 연구나 토론 등이 가능하다.

111 다음 중 원격의료에 대한 설명이 아닌 것은? (16년1회산업16번, 20년3회기사16번)

① 원격지의 의료종사자와 환자 사이에 정보통신 기술을 활용한 의료행위
② 병원 내 PACS 연결로 인한 의료정보의 공유한다.
③ 원격통신을 이용한 진단 및 치료행위(화상회의와 원격의료영상전송시스템의 복합기술)
④ 환자진료행위 및 자문행위를 위해 원격통신을 이용

정답 | 107.① 108.① 109.① 110.③ 111.②

해설 원격의료 : 넓은 의미의 원격의료는 의학영상, 소리, 동영상, 환자기록과 같은 전자화된 의료데이터를 두 지점에서 주고받는 것이다. 화상회의와 원격의료영상 전송시스템의 복합기술이다.
㉠ 필요한 의료정보를 정확, 신속, 편리하게 받을 수 있다.
㉡ 비용절감효과와 원격화상회의를 이용 : 진단, 치료, 입원시간의 단축과 더불어 후송과 자문을 위한 방문비용을 줄일 수 있다.
㉢ 활용분야 : 원격진단, 원격치료, 원격회의, 원격자문, 재택진료 등으로 나눌 수 있다.

112 다음 중 원격의료시스템에 대한 설명이 아닌 것은? (15년1회산업5번)

① LAN을 이용한 2[Km] 이내 거리에서의 의료정보 공유
② 원격통신을 이용한 환자진료 및 자문행위
③ 전문의가 없는 지역의 환자에 대한 진료 및 상담행위
④ 원격지의 의료종사자와 환자 사이에 정보통신기술을 활용한 의료행위

해설 ㉠ 정보통신기술을 이용해서 원거리의 의료정보나 의료서비스를 전달하는 활동으로 텔레비전 통신, 컴퓨터, 공학들의 정보통신의 다양한 기술과 의료서비스가 융합된 응용분야이다.
㉡ 최근 의료분야는 인터넷 웹사이트를 통하여 다양한 의료정보가 제공되고 있다.

113 다음 중 통신, 컴퓨터 공학 등 정보통신의 다양한 기술들과 의료서비스가 융합되어 언제 어디서든지 의료서비스를 받을 수 있는 것은? (09년4회산업13번, 12년4회산업10번)

① EDI ② EMR ③ PACS ④ Telemedicine

해설 01 의료정보시스템 - 2. 의료정보시스템(기출 112번 해설)

114 다음 중 의료영상시스템의 저장방법에 대한 설명이 아닌 것은? (15년4회기사4번)

① 단기저장장치는 접근빈도가 높은 영상에 사용한다.
② 단기저장장치는 고속의 저장장치가 이용된다.
③ 장기저장장치는 자기 디스크나 광디스크가 주로 사용된다.
④ 장기저장장치는 고가의 저장장치가 이용된다.

해설 영상획득부로부터 입력된 의료영상들을 디지털로 받아 저장하고 데이터베이스를 이용하여 관리하는 부분이다. 이용빈도에 따라 단기와 장기 저장장치로 구분할 수 있다.
㉠ 단기저장장치 : 고속의 마그네틱 디스크어레이를사용한다.
㉡ 장기저장장치 : 광디스크나 디지털테이프를 이용한다.
㉢ 최근에는 디스크 가격이 하락하여 광디스크나 테이프는 단순 백업용으로 사용한다.

115 다음은 의료영상의 압축방법 중 무손실 압축을 설명한 내용이 아닌 것은? (16년1회산업14번)

① 대표적인 무손실 압축은 JPEG이다.
② 의료영상은 진단의 오류를 방지하기 위하여 가능하면 무손실 압축을 실시한다.
③ 복원된 영상은 완벽하게 원본과 일치하여야 한다.
④ 압축률은 일반적인 압축 기법에 비하여 낮은 편이다.

해설 ㉠ 가시적 무손실 압축을 이용한 의료영상 압축시스템 및 방법에 관한 것으로 보다 상세하게는 진단정보 손실을 방지하면서 압축률이 높은 의료영상을 얻을 수 있는 의료영상 압축시스템 및 방법에 관한 것이다.
㉡ 의료영상 압축시스템은 의료장비에서 얻어진 검사할 의료영상을 최적의 비율로 압축하기 위한 초기 학습 데이터 및 최적 압축 비율에 관한 식을 저장하는 저장부와 상기 저장부에 저장된 초기 학습 데이터와 최적 압축 비율에 관한 식을 이용하여 상기 검사할 의료영상의 최적 압축 비율을 구하는 연산부 및 상기 연산부에 의해 구해진 상기 최적 압축비율로 상기 검사할 의료영상을 압축하는 압축부를 포함하는 것을 특징으로 한다. 이러한 구성에 의하면 영상의학과 전문의가 압축된 의료영상을 육안으로 판정하여 압축 비율을 재조정할 필요가 없게 되므로, 그만큼 의료영상 압축시 소요되는 시간을 단축할 수 있다.

정답 | 112.① 113.④ 114.④ 115.①

ⓒ 상기 의료영상 압축시스템에 의해 의료영상의 손실 압축비율을 최적화할 수 있고, 이로 인해 의료영상은 가시적 무손실 압축되기 때문에 진단정보 손실을 방지하면서 압축률이 높은 의료영상을 얻을 수 있어 진단시 오진의 우려가 없는 효과가 있다.

116 다음 의료영상 압축과 관련된 설명이 아닌 것은? (10년4회산업15번, 15년1회산업14번)

의료영상은 텍스트 보다 데이터가 크기 때문에 대부분의 경우 압축을 하여 저장과 전송을 한다.

① 진료가 진행중인 환자에 대해서는 가능하면 무손실 압축을 실시한다.
② 의료영상을 압축함으로써 전송시간을 절약할 수 있다.
③ 의료영상의 손실 압축 알고리즘은 진단의 정확도를 향상시킨다.
④ 무손실 압축은 일반적인 압축 방법보다 압축률이 낮다.

해설 의료영상 압축 : 의료영상을 손실 / 무손실 압축을 함으로서 전송시간을 단축하는 방식으로 일반적으로 손실 압축 알고리즘은 무손실 압축에 비해 빠른 전송시간을 지니지만 진단의 정확도가 떨어지기 때문에 진료가 진행중인 환자나 중요 환자의 경우 대부분 가능하면 무손실 압축을 실시한다.

117 다음 중 의료영상시스템 도입이 필요한 이유가 아닌 것은? (11년1회산업3번, 14년1회산업19번)

① 필름을 찾기 위해 소모되었던 의료관련 종사자들의 인력 낭비의 문제
② 필름기반 시스템의 초기 구축비용의 증가
③ 폐필름, 현상시 생기는 공기오염, 폐기물 처리 등의 문제
④ 필름 보관상의 문제

해설 PACS의 비용절감 효과
㉠ 필름과 현상 정착액 비용 : 필름생성이 불필요하여 필름 생성에 필요한 필름과 현상 정착액 등의 소모품 비용을 감소
㉡ 인건비 : 필름시스템의 수작업으로 인한 업무 지연을 줄여 방사선과 업무 수행을 효율화
㉢ 필름 보관 및 관리비용 : 필름보관을 위한 공간 및 관리상의 문제 해소
㉣ 재촬영 비용 : 적절한 화질을 갖추지 못한 진단 영상의 Post-Processing(영상후처리)을 지원하여 추가적인 촬영 처방 감소
㉤ 필름현상기 및 저장장치 비용 : 필름현상을 위한 레이저 프린터 및 현상기, 폐액 처리시설 및 유지 관리비용 절감

118 다음 중 수술 장면의 인터넷 방송과 같이 영상파일을 다운로드 받아서 보는 것이 아니라 실시간 또는 일부만 전송되더라도 바로 재생할 수 있는 기술은? (14년1회산업12번)

① VOD 기술 ② MPEG 기술 ③ Dithering 기술 ④ Streaming 기술

해설 ㉠ 스트리밍(Streaming) : 인터넷(네트워크)을 바탕으로 사용자들에게 각종 비디오, 오디오 등의 멀티미디어 디지털 정보를 제공하는 기술로 인터넷에서 영상 및 음향 등의 파일을 하드디스크 드라이브에 다운로드 받아 재생하던 것을 다운로드 없이 실시간으로 재생해 주는 기법이다.
㉡ 전송되는데이터가 마치 물이 흐르는 것처럼 처리된다고 해서 "스트리밍(streaming)"이라 표현하고, 파일이 모두 전송되기 전이라도 클라이언트 브라우저 또는 플러그인이 데이터를 표현하기 시작한다.
ⓐ 재생시간이 단축되며 클라이언트 하드디스크 드라이브의 용량에도 영향을 받지 않는다.

119 다음 중 의료정보 종류 중 "병원관리"에 해당되지 않은 것은? (17년1회산업1번)

① 병원경영정보 ② 의약품관리 ③ 전염병 발생률 ④ 의료기기관리

해설 ㉠ 병원관리에는 병원경영정보, 의약품관리, 의료기기 관리 가 있다. 전염병 발생률은 포함되지 않는다. '전염병 발생률'은 보건복지 및 의료통계에 해당한다.
㉡ 의료정보의 종류 : 임상정보, 영상정보, 병원관리, 보건복지 및 의료통계, 의학문헌의 온라인 검색, 컴퓨터를 이용한 의학교육 총 6가지가 있다.
㉢ 병원관리정보시스템 : 환자등록시스템, 원무회계시스템, 병원통계처리시스템, 약품재고관리시스템 등이 있다.

정답 | 116.③ 117.② 118.④ 119.③

Chapter 04
의료기기 안전관리

01 의료기기 안전관리
02 의료기기 안전

01 | 의료기기 안전관리

1 의료기기 등급별 안전관리 주기 및 방법

예 · 상 · 문 · 제

01 다음 중 의료기기의 등급 분류기준이 아닌 것은?

① 1등급 : 인체에 직접 접촉되지 않고 고장이나 이상으로 인하여 인체에 미치는 영향이 중대한 의료기기
② 2등급 : 사용 중 고장이나 이상으로 인한 인체에 대한 위험성은 있으나 생명의 위험 또는 중대한 기능장애에 직면할 가능성이 적어 잠재적 위험성이 낮은 의료기기
③ 3등급 : 인체 내에 일정기간 삽입되어 사용되거나 잠재적 위험성이 높은 의료기기
④ 4등급 : 인체 내에 영구적으로 이식되는 의료기기, 심장, 중추신경계, 중앙혈관계 등에 직접 접촉되어 사용되는 의료기기, 동물의 조직 또는 추출물을 이용하거나 안전성 등이 검증을 위한 정보가 불충분한 원자재를 사용한 의료기기

해설 의료기기의 등급 분류기준 : 식품의약품안전처장은 인체에 미치는 잠재적 위해성의 정도에 따라 의료기기위원회의 심의를 거쳐 의료기기를 4개의 등급으로 분류한다. 이 경우 두 가지 이상의 등급에 해당하는 경우에는 가장 높은 위해도에 따른 등급으로 분류한다.

㉠ 1등급 : 인체에 직접 접촉되지 아니하거나 접촉되더라도 잠재적 위험성이 거의 없고, 고장이나 이상으로 인하여 인체에 미치는 영향이 경미한 의료기기(예 의료용 칼, 가위, 영상 저장/조회용 소프트웨어 등)
㉡ 2등급 : 사용 중 고장이나 이상으로 인한 인체에 대한 위험성은 있으나 생명의 위험 또는 중대한 기능장애에 직면할 가능성이 적어 잠재적 위험성이 낮은 의료기기(예 전동식 침대, 영상전송/출력용 소프트웨어 등)
㉢ 3등급 : 인체 내에 일정기간 삽입되어 사용되거나 잠재적 위험성이 높은 의료기기(예 X-선 촬영장치, CT, MRI 등)
㉣ 4등급 : 인체 내에 영구적으로 이식되는 의료기기, 심장 · 중추신경계 · 중앙혈관계 등에 직접 접촉되어 사용되는 의료기기, 동물의 조직 또는 추출물을 이용하거나 안전성 등의 검증을 위한 정보가 불충분한 원자재를 사용한 의료기기(예 심장박동기, 흡수성 봉합사 등)

02 다음 사용 중 고장이나 이상으로 인한 인체에 대한 위험성은 있으나 생명의 위험 또는 중대한 기능장애에 직면할 가능성이 적어 잠재적 위험성이 낮은 의료기기는 몇 등급인가?

① 1등급 의료기기　② 2등급 의료기기
③ 3등급 의료기기　④ 4등급 의료기기

해설 01 의료기기 안전관리 – 1. 의료기기 등급별 안전관리 주기 및 방법(01번 해설)

03 다음 중 의료기기의 인체에 대한 잠재적 위해성에 대한 판단기준이 아닌 것은?

① 인체 내 삽입, 이식기간
② 환자에게 국소적 또는 전신적인 생물학적 영향을 미치는지 여부
③ 의료기기의 인체 삽입 여부
④ 체내(구강 내 포함)에서의 화학적 변화 유무

정답 | 〈예상문제〉 01.① 02.② 03.④

해설 01 의료기기 안전관리 - 1. 의료기기 등급별 안전관리 주기 및 방법(01번 해설)

04 다음 중 의료기기의 기술문서(변경) 심사의 심사대상이 아닌 것은?

① 1등급 의료기기
② 2등급 의료기기
③ 3등급 의료기기
④ 4등급 의료기기

해설 의료기기의 기술문서(변경) 심사의 심사대상 : 2, 3, 4등급 의료기기이다.

05 다음 중 의료기기 안전성 · 유효성검사 심사대상이 아닌 것은?

① 이미 허가받은 의료기기 중 제품의 안전성이나 유효성에 영향을 미치는 변경 허가를 받고자 하는 의료기기
② 4등급 의료기기 품목 중 안전성 · 유효성이 확인되지 아니한 의료기기
③ 2등급 의료기기 품목 중 안전성 · 유효성이 확인되지 아니한 의료기기
④ 신개발 의료기기

해설 2등급 의료기기 : 사용 중 고장이나 이상으로 인한 인체에 대한 위험성은 있으나 생명의 위험 또는 중대한 기능장애에 직면할 가능성이 적어 잠재적 위험성이 낮은 의료기기이므로 안전성 및 유효성검사 심사대상에 포함되지 않는다.

06 다음 중 의료기기를 품목별로 분류한 것 중 연결이 아닌 것은?

① 방사선 진료장치 : 의료용 X-선 장치 등이다.
② 생체현상 측정기기 : 호흡기능검사용 기기, 청력검사용 기기 등이다.
③ 체외진단용기기 : 내장기능검사용 기기, 비전리 진단장치 등이다.
④ 전기수술장치 : 의료용 흡인기, 기흉기 및 기복기 등이다.

해설 ㉠ 내장기능검사용 기기 : 생체현상 측정기기이다.
㉡ 비전리 진단장치 : 비전리 진단장치에 속한다.

07 다음 중 의료기기의 품목별 분류시에 체외진단용기기에 해당하지 않는 것은?

① 분변 분석기기
② 유전자 분석기기
③ 의료용 원심분리기
④ 분사식 주사기

해설 의료기기의 품목별 분류시 39가지로 분류
㉠ 체외진단용기기 : 분변 분석기기, 유전자 분석기구, 의료용 원심분리기, 체액분석기기, 혈액검사용 기기가 있다.
㉡ 분사식 주사기 : 의약품 주입기로 분류되며, 채혈 또는 수혈 및 생검용기구와 의료용 취관 및 체액유도관이 있다.

08 다음 의료기기 등급 분류기준 중 잠재적 위해성에 대한 판단기준은?

① 인체 내 삽입 · 이식 기간
② 의료기기의 체외에서의 작동 여부
③ 구강 내에서의 화학적 변화 여부
④ 의료기기 외장으로 에너지를 방출하는지 여부

해설 잠재적 위해성에 대한 판단 기준
㉠ 의약품이나 에너지를 환자에게 전달하는지 여부
㉡ 의료기기의 인체 삽입 여부
㉢ 환자에게 국소적 또는 전신적인 생물학적 영향을 미치는지 여부
㉣ 체내(구강 내를 제외한다)에서의 화학적 변화 유무
㉤ 인체 내 삽입/이식기간

정답 | 04.① 05.③ 06.③ 07.④ 08.①

09 다음 중 전원에 접속 또는 접속하지 않은 상태에서 범위에 그다지 제한되지 않고 한 장소에 다른 장소로 쉽게 이동하는 것을 의도하지 않은 기기는?

① 영구설치형기기 ② 휴대형기기
③ 거치형기기 ④ 가변형기기

해설 의료기기의 형태
㉠ 영구설치형기기 : 공구를 사용하지 않으면 떼어낼 수 없는 영구적인 접속방법으로 전원에 전기적으로 접속되는 기기이다.
㉡ 휴대형기기 : 1인 이상의 손에 의해 운반되고, 사용 중 또는 사용하고 있지 않은 기간 중에 한 장소에서 다른 장소로 이동시키는 것을 의도한 가변형기기는 전원에 접속 또는 접속하지 않은 상태에서 범위에 그다지 제한되지 않고, 한 장소에서 다른 장소로 쉽게 이동하는 것을 의도한 기기이다.
㉢ 내부전원기기 : 내부전원에 의해 동작시킬 수 있는 기기이다.

10 다음 중 의료기기에 의한 위험의 기본요소가 아닌 것은?

① 성능의 열화, 동작의 불량 ② 의료기기 바깥에서 받은 에너지
③ 유해물질, 병원체의 오염 ④ 의료기기 성능의 결함, 정지

해설 의료기기로부터 방출된 에너지가 위험의 기본요소가 된다.

11 다음 중 접촉기간에 따른 분류가 아닌 것은?

① 제한접촉 ② 지속접촉 ③ 표면접촉 ④ 영구접촉

해설 접속기간에 따른 분류
㉠ 제한접촉 : 24시간 내에 일회 또는 수 회 접하는 의료기기이다.
㉡ 지속접촉 : 24시간 이상 30일 이내에 일회, 수회(누적되는) 및 장기간 접하는 의료기기이다.
㉢ 영구접촉 : 일회, 수회 누적되며 장기간 이용되거나 접촉기간이 30일을 초과하는 의료기기이다.

12 다음 중 표면접촉 의료기기가 아닌 것은?

① 피부 ② 점막
③ 파열되거나 손상된 표면 ④ 뼈

해설 표면접촉 의료기기 : 사람의 신체에 접촉하는 의료기기이다. 그러므로 뼈는 해당하지 않는다.

13 다음 중 ICE(국제전기표준회의)에서 기기 장애를 일으키는 9가지 항목에 알맞은 것은?

① 생물학적으로 완전한 물질의 접촉 ② 한 가지 형태의 에너지
③ 체표면의 과열에 의한 반사운동이나 열상 ④ 조직에서의 저항성 발열

해설 IEC(국제전기표준회의)에서 기기장애를 일으키는 9가지 항목
㉠ 부품의 고장(특히 생명유지 장치 등)이다.
㉡ 조작 미숙, 전기적 또는 기계적 손상에 의한 동작불량이다.
㉢ 여러 가지 형태의 에너지(인체에 흐르는 전류, 방사선 초음파, 고주파 에너지, 가속입자 등)이다.
㉣ 화학적 부식제, 독물, 고온 유체의 방출, 생물학적으로 불완전한 물질의 접촉이다.
㉤ 기기의 손상에 따른 용융금속이나 연고물체 등이 기기 외로 누출되어서 생기는 화재이다.
㉥ 고주파 간섭에 의한 진단, 데이터 수집, 자동시스템, 치료 등의 방해이다.
㉦ 부적절한 부품의 교환, 조작순서의 오류, 부정출력이다.
㉧ 체표면의 과열에 의한 반사운동이나 열상이다.
㉨ 전원공급의 정지이다.

정답 | 09.③ 10.② 11.③ 12.④ 13.③

14 다음 중 기기를 분류하는 기준이 아닌 것은?

① 멸균 또는 소독 방법에 의한 분류
② 전기충격에 대한 보호의 정도
③ 물의 유해한 침입에 대한 보호의 정도
④ 사용 방법에 의한 분류

해설 기기 및 그 장착부를 분류하는 기준은 다음과 같다.

㉠ 전기충격에 대한 보호 형식
㉡ 전기충격에 대한 보호의 정도
㉢ 물의 유해한 침입에 대한 보호의 정도
㉣ 가동모드에 의한 분류
㉤ 공기 · 가연성 마취가스 또는 산소 / 아산화질소 · 가연성 마취가스가 있는 곳에서의 사용의 안전정도에 의한 분류
㉥ 제조업자가 지정하는 멸균 또는 소독방법에 의한 분류

15 다음 설명이 의미하는 작용은?

의료기기를 정상적인 사용방법에 따라 사용할 경우 발생한 모든 의도되지 아니한 결과이다.

① 작용 ② 반작용 ③ 합성 작용 ④ 부작용

해설

<table>
<tr><td>안전성 정보</td><td colspan="2">허가 · 인증 받거나 신고한 의료기기의 안전성 및 유효성과 관련된 자료나 정보로 부작용 발생사례를 포함한다.</td></tr>
<tr><td>부작용
(Side Effect)</td><td colspan="2">정상적인 의료기기 사용으로 인해 발생하거나 발생한 것으로 의심되는 모든 의도되지 아니한 결과이며, 의도되지 않은 바람직한 결과를 포함하는 것이다.</td></tr>
<tr><td>이상사례
(Adverse Event)</td><td colspan="2">의료기기 사용으로 인해 발생하거나 발생한 것으로 의심되는 모든 의도되지 아니한 결과 중 바람직하지 아니한 결과이다.</td></tr>
<tr><td rowspan="3">의료기기 부작용 등 안전성 정보 업무처리 지침</td><td colspan="2">중대한 이상사례(Serious Adverse Event)</td></tr>
<tr><td>이상사례 중 다음 중 어느 하나에 해당하는 경우</td><td>• 사망이나 생명에 위협을 주는 부작용을 초래하는 경우
• 입원 또는 입원기간의 연장이 필요한 경우
• 회복이 불가능하거나 심각한 불구 또는 기능 저하를 초래하는 경우
• 선천적 기형 또는 이상을 초래하는 경우</td></tr>
<tr><td>예상하지 못한 이상사례</td><td>의료기기의 허가인증받거나 신고한 사항과 비교하여 위해정도(Severity), 특이사항 또는 그 결과 등에 차이가 있는 이상사례이다.</td></tr>
</table>

기 · 출 · 문 · 제

01 다음 중 의료기기의 등급분류 중 잠재적 위해성이 거의 없는 의료기기는? (13년1회산업8번, 15년4회산업9번)

① 1등급 ② 2등급 ③ 3등급 ④ 4등급

해설 의료기기의 등급 분류기준 : 식품의약품안전처장은 인체에 미치는 잠재적 위해성의 정도에 따라 의료기기위원회의 심의를 거쳐 의료기기를 다음 4개의 등급으로 분류한다. 이 경우 두 가지 이상의 등급에 해당하는 경우에는 가장 높은 위해도에 따른 등급으로 분류한다.

㉠ 1등급 : 인체에 직접 접촉되지 아니하거나 접촉되더라도 잠재적 위험성이 거의 없고, 고장이나 이상으로 인하여 인체에 미치는 영향이 경미한 의료기기(예 의료용 칼, 가위, 영상저장/조회용 소프트웨어 등)
㉡ 2등급 : 사용중 고장이나 이상으로 인한 인체에 대한 위험성은 있으나 생명의 위험 또는 중대한 기능장애에 직면할 가능성이

정답 | 14.④ 15.④ 〈기출문제〉 01.①

적어 잠재적 위험성이 낮은 의료기기(예 전동식 침대, 영상전송/출력용 소프트웨어 등)
ⓒ 3등급 : 인체 내에 일정 기간 삽입되어 사용되거나 잠재적 위험성이 높은 의료기기(예 X-선 촬영장치, CT, MRI 등)
ⓔ 4등급 : 인체 내에 영구적으로 이식되는 의료기기, 심장 · 중추신경계 · 중앙혈관계 등에 직접 접촉되어 사용되는 의료기기, 동물의 조직 또는 추출물을 이용하거나 안전성 등의 검증을 위한 정보가 불충분한 원자재를 사용한 의료기기(예 심장박동기, 흡수성 봉합사 등)

02 다음 중 의료기기의 등급은 인체에 미치는 잠재적 위해성에 따라 4개의 등급으로 분류되는데, 올바른 설명이 아닌 것은? (15년1회산업8번)

① 1등급 : 잠재적 위해성이 거의 없는 의료기기
② 2등급 : 잠재적 위해성이 낮은 의료기기
③ 3등급 : 중증도의 잠재적 위해성을 가진 의료기기
④ 4등급 : 잠재적 위해성이 높은 의료기기

해설 01 의료기기 안전관리 – 1. 의료기기 등급별 안전관리 주기 및 방법(기출 01번 해설)

03 다음 중 의료기기 법령상 잠재적 위해성이 낮은 의료기기의 등급은? (13년4회산업20번)

① 1등급 ② 2등급 ③ 3등급 ④ 4등급

해설 01 의료기기 안전관리 – 1. 의료기기 등급별 안전관리 주기 및 방법(기출 01번 해설)

04 다음 분류기준에 알맞은 등급은? (08년4회기사1번)

인체 내에 일정기간 삽입되어 사용되거나, 잠재적 위험성이 높은 의료기기

① 1등급 ② 2등급 ③ 3등급 ④ 4등급

해설 01 의료기기 안전관리 – 1. 의료기기 등급별 안전관리 주기 및 방법(기출 01번 해설)

05 다음 중 의료기기의 등급 분류기준에서 인체에 미치는 위해도가 가장 높은 등급은? (14년1회산업5번)

① 1등급 ② 2등급 ③ 3등급 ④ 4등급

해설 01 의료기기 안전관리 – 1. 의료기기 등급별 안전관리 주기 및 방법(기출 01번 해설)

06 다음 의료기기 등급 분류에 알맞은 등급은? (17년1회산업14번)

인체 내 영구적 이식되는 의료기기, 심장, 중추신경계 등에 직접 접촉되어 사용되는 의료기기

① 1등급 ② 2등급 ③ 3등급 ④ 4등급

해설 01 의료기기 안전관리 – 1. 의료기기 등급별 안전관리 주기 및 방법(기출 01번 해설)

07 다음 중 식품의약품안전처장은 의료기기를 사용목적과 사용시 인체에 미치는 잠재적 위해성의 정도에 따라 의료기기위원회의 심의를 거쳐 몇 등급으로 분류하는가? (18년4회산업15번)

① 2등급 ② 3등급 ③ 4등급 ④ 6등급

해설 01 의료기기 안전관리 – 1. 의료기기 등급별 안전관리 주기 및 방법(기출 01번 해설)

정답 | 02.④ 03.② 04.③ 05.④ 06.④ 07.③

08 다음 중 의료기기법상 의료기기 등급 분류기준 중 잠재적 위해성에 대한 판단기준이 아닌 것은?

(11년1회산업19번, 11년4회산업10번)

① 인제와 접촉하고 있는 기간
② 침습의 정도
③ 기 허가품목과 제품명이 같은지의 여부, 구강내에서의 화학적 변화 여부
④ 약품이나 에너지를 환자에게 전달하는는지 여부

해설 잠재적 위해성에 대한 판단기준
㉠ 의약품이나 에너지를 환자에게 전달하는지 여부
㉡ 의료기기의 인체 삽입여부
㉢ 환자에게 국소적 또는 존신적인 생물학적 영향을 미치는지 여부
㉣ 체내(구강 내를 제외한다)에서의 화학적 변화 유무
㉤ 인체 내 삽입/이식시간

09 다음 중 의료기기를 분류할 때 인체에 미치는 중증도의 잠재적 위해성을 가진 의료기기는 몇 등급인가?

(10년4회기사8번, 11년1회기사3번, 17년4회기사15번, 20년3회기사20번)

① 1등급 ② 2등급 ③ 3등급 ④ 4등급

해설 의료기기의 등급 분류 및 지정에 관한 기준과 절차(의료기기법 제2조 관련)
㉠ 의료기기의 등급 분류기준
ⓐ 식품의약품안전처장은 의료기기를 사용목적과 사용시 인체에 미치는 잠재적 위해성의 정도에 따라 의료기기위원회의 심의를 거쳐 다음 4개의 등급으로 분류한다. 이 경우 두 가지 이상의 등급에 해당하는 경우에는 가장 높은 위해도에 따른 등급으로 분류한다.
㉮ 1등급 : 인체에 직접 접촉되지 아니하거나 접촉되더라도 잠재적 위험성이 거의 없고, 고장이나 이상으로 인하여 인체에 미치는 영향이 경미한 의료기기(잠재적 위해성이 거의 없는 의료기기)
㉯ 2등급 : 사용중 고장이나 이상으로 인한 인체에 대한 위험성은 있으나 생명의 위험 또는 중대한 기능장애에 직면할 가능성이 적어 잠재적 위험성이 낮은 의료기기(잠재적 위해성이 낮은 의료기기)
㉰ 3등급 : 인체 내에 일정기간 삽입되어 사용되거나, 잠재적 위험성이 높은 의료기기(중증도의 잠재적 위해성을 가진 의료기기)
㉱ 4등급 : 인체 내에 영구적으로 이식되는 의료기기, 심장, 중추신경계, 중앙혈관계등 직접 접촉되어 사용되는 의료기기, 동물의 조직 또는 추출물을 이용하거나 안전성 등의 검증을 위한 정보가 불충분한 원자재를 사용한 의료기기(고도의 위해성을 가진 의료기기)
ⓑ 1등급의 잠재적 위해성에 대한 판단기준은 다음과 같다.
㉮ 환자에게 생물학적 영향을 미치는지 여부 ㉯ 침습의 정도
㉰ 약품이나 에너지를 환자에게 전달하는지 여부 ㉱ 인체와 접촉하고 있는 기간
㉲ 1등급 및 2등급의 위해성에 관한 세부적인 기준은 식품의약품안전처장이 정하여 고시
㉡ 등급의 지정절차 : 식품의약품안전처장은 의료기기를 기구 · 기계, 장치 및 재료별로 대분류하고, 각 대분류군을 원자재, 제조공정 및 품질관리체계가 비슷한 품목군으로 중분류한다. 각 중분류군을 기능이 독립적으로 발휘되는 품목별로 소분류하여 소분류된 품목별로 등급을 정하여 고시한다.
㉢ 등급의 재분류 신청 및 지정절차
ⓐ 식품의약품안전처장은 이해관계인 등의 신청이 있거나 재분류의 필요가 있다고 인정되는 경우에는 의료기기위원회의 심의를 거쳐 품목별 등급을 재분류할 수 있다.
ⓑ 재분류를 하는 때에는 잠재적 위해성의 정도와 다음의 기준에 의한 타당성을 검토하여야 한다.
㉮ 품목별 설명내용과 해당 의료기기의 사용목적, 용도, 원리, 특성 및 기능 등이 유사한 동일 품목에 해당하는지 여부
㉯ 이미 분류되어 지정 · 관리되는 품목과 비교하여 안전성 및 성능이 충분히 확보되어 있는지 여부
ⓒ 등급의 재분류를 신청하고자 하는 자는 별지 제33호서식의 신청서에 다음의 자료를 첨부하여 식품의약품안전처장에게 제출하여야 한다.
㉮ 기술문서 등에 관한 자료

정답 | 08.③ 09.③

㉯ 재분류 대상 의료기기와 유사한 다른 의료기기와의 구조 · 원리, 성능, 사용목적, 사용방법 등 기술적 특성의 비교 · 분석에 관한 자료

ⓓ ⓒ목의 규정에 따라 등급의 재분류 신청을 받은 식품의약품안전처장은 이를 90일 이내에 심사 · 결정한 후 그 결과를 신청인에게 통보하고, 이를 고지하여야 한다.

10 다음 중 혈액검사용 기기 품목에서 의료기기 등급이 다른 하나는? (20년3회기사03번)

① 정자 · 정액분석장치
② 혈중칼륨분석장치
③ 개인용체외혈당측정시스템
④ 자동헤모글로빈측정기

해설 01 의료기기 안전관리 - 1. 의료기기 등급별 안전관리 주기 및 방법(기출 09번 해설)

11 다음 중 의료기기법상 의료기기의 등급을 분류할 때 2가지 이상의 등급에 해당하는 경우 분류방법은? (11년4회산업14번)

① 가장 높은 위해도에 따른 등급으로 분류
② 가장 낮은 위해도에 따른 등급으로 분류
③ 가장 높은 적합도에 따른 등급으로 분류
④ 가장 낮은 적합도에 따른 등급으로 분류

해설 01 의료기기 안전관리 - 1. 의료기기 등급별 안전관리 주기 및 방법(기출 09번 해설)

12 다음 중 의료기기는 의료기기위원회의 심의를 거쳐 몇 개의 등급으로 분류되는가?
(08년4회산업19번, 10년4회산업8번, 16년1회산업18번, 19년1회산업기사18번)

① 2개
② 3개
③ 4개
④ 5개

해설 ㉠ 1등급 : 인체에 직접 접촉되지 아니하거나 접촉이되더라도 잠재적 위험성이 거의 없고, 고장이나 이상으로 인하여 인체에 미치는 영향이 경미한 의료기기(의료용 칼, 가위)이다.
㉡ 2등급; 사용중 고장이나 이상으로 인한 인체에 대한 위험성이 있으나 생명의 위험 또는 중대한 기능장애에 직면할 가능성이 적어 잠재적 위험성이 낮은 의료기기(전동식 침대 등)이다.
㉢ 3등급 : 인체 내에 일정기간 삽입되어 사용되거나 잠재적 위험성이 높은 의료기기(X-선촬영장치, CT, MRI)이다.
㉣ 4등급 인체 내에 영구적으로 이식되는 의료기기, 심장 중추신경계 주앙혈관계 등에 직접 접촉되어 사용되는 의료기기 동물의 조직 또는 추축물을 이용하거나 안전성 등의 검증을 위한 정보가 불충분한 원자재를 사용한 의료기기(심장박동기, 흡수성 봉합사)이다.

13 다음 중 의료기기를 사용목적과 사용시 인체에 미치는 잠재적 위해성의 정도에 따라 의료기기를 분류할 경우 4등급에 해당하는 의료기기는? (18년1회기사18번)

① 고도의 위해성을 가진 의료기기
② 중증도의 잠재적 위해성을 가진 의료기기
③ 잠재적 위해성이 낮은 의료기기
④ 잠재적 위해성이 거의 없는 의료기기

해설 01 의료기기 안전관리 - 1. 의료기기 등급별 안전관리 주기 및 방법(기출 12번 해설)

14 다음 중 의료기기법에 따른 의료기기 등급 분류기준에서 '고도의 위해성을 가진 의료기기'의 등급은?
(18년4회기사20번, 21년4회기사04번)

① 1등급
② 2등급
③ 3등급
④ 4등급

해설 01 의료기기 안전관리 - 1. 의료기기 등급별 안전관리 주기 및 방법(기출 12번 해설)

15 다음 의료기기 법령상 의료기기 중 품목류별 제조 허가를 받아야 하는 것은? (13년4회산업1번, 18년4회산업8번)

① 지정된 등급이 6등급인 의료기기 중 식품의약품안전처장이 정하여 고시하는 의료기기
② 지정된 등급이 2등급인 의료기기 중 식품의약품안전처장이 정하여 고시하는 의료기기
③ 지정된 등급이 5등급인 의료기기 중 식품의약품안전처장이 정하여 고시하는 의료기기를 제외한 의료기기
④ 1등급 · 2등급 의료기기 중 이미 허가 또는 인증을 받거나 신고한 의료기기와 구조 · 원리 성능 · 사용목적 · 사용방법 등이 본질적으로 동등하지 아니한 의료기기

정답 | 10.③ 11.① 12.③ 13.① 14.④ 15.④

해설 ㉠ 품목류 허가 신청시 : '의료기기 제조(수입) 허가신청서' 구분란 중 '품목류'에 표시하여야 한다.
㉡ 품목류별로 허가된 의료기기의 행정처분시 : 허가받은 해당 품목류 전체가 행정처분 대상이 된다.
㉢ 품목류 대상 의료기기 : 품목류 허가를 하여야 하며, 품목별로 허가할 수 없다. 품목류 대상 의료기기 중 이미 품목 허가된 의료기기는 종전의 규정에 따라 허가사항이 유지된다.
㉣ 품목류 허가대상 중 동등공고제품으로 공고한다.

16 다음 중 의료기기 법령상 규정에 따라 의료기기의 재심사를 신청할 때 신청서를 제조소의 소재지를 관할하는 지방식품의약품안전청장에게 제출하여야 하는 것은? (12년1회산업2번)

① 1등급 의료기기　② 2등급 의료기기
③ 3등급 의료기기　④ 4등급 의료기기

해설 2등급 의료기기 : 제조소의 소재지를 관할하는 지방식품의약품안전청장에게 제출해야 한다.
제3조(분류 번호, 품목명, 등급 및 품목 정의의 변경에 대한 경과 조치)
㉠ 종전의 규정에 따라 이미 허가를 받거나 신고한 품목 중 개정 규정의 별표에 따라 분류번호, 품목명, 등급 및 품목 정의가 변경된 경우에는 별도의 변경절차 없이 허가사항이 변경된 것으로 본다.
㉡ 종전의 규정에 따라 이미 의료기기 제조(수입) 허가를 받은 자 중 부칙 제3조 제1항에 따른 변경이 있는 경우 이 고시시행 후 6개월 이내에 의료기기 허가증 원본을 식품의약품안전처장(3, 4등급) 또는 지방식품의약품안전청장(2등급)에게 제출하고, 변경된 내용으로 의료기기 허가증을 교부받아야 한다.

17 다음 중 의료기기 법령상 의료기기를 규정에 따라 재심사 신청시 신청서 제출대상이 다른 것은? (13년1회기사8번, 16년1회산업7번, 19년1회기사16번)

① 1등급 의료기기　② 2등급 의료기기
③ 3등급 의료기기　④ 4등급 의료기기

해설 2, 3, 4등급 의료기기 중 기술문서 심사 면제대상은 다음과 같다.
㉠ 동등공고제품 : 2등급 의료기기중 식약처 홈페이지를 통해 공고한 제품과 '사용목적, 작용원리, 원재료, 성능, 시험규격 및 사용방법등'이 동등한 제품이다.
㉡ 동일제품 : 수입하고자 하는 제품이 이미 허가받은 제품과 동일한 제품(제조원 동일)이다.
㉢ 2등급 의료기기에 대한 기술문서 심사는 민간위탁기관인 '기술문서심사기관'이 업무를 수행하고 있으며, 한정된 심사범위 내에서만 심사를 하고 있다.
㉮ 2등급의료기기 중 임상시험자료가 필요한 개량제품 또는 새로운 제품의 경우는 민간위탁기관에서는 심사를 할 수 없다. 따라서 관할 지방청에 직접 허가를 신청하여야 하며, 지방청은 식품의약품안전평가원(이하'평가원' 이라 한다, 의료기기심사부)에 심사를 요청하여 허가하게 된다.

18 다음 중 의료기기의 등급 분류기준에서 잠재적 위해성에 대한 판단기준이 아닌 것은? (08년4회산업10번, 15년1회기사11번, 17년1회산업9번, 19년4회산업기사07번, 21년1회기사13번)

① 의료기기의 인체 삽입 여부(침습의 정도)
② 인체 내 삽입 · 이식기간(인체와 접촉하고 있는 기간)
③ 구강내의 화학적 변화 유무, 의료기기의 전원 사용시간
④ 약품이나 에너지를 환자에게 전달하는지 여부

해설 잠재적 위해성에 대한 판단기준은 다음과 같다.
㉠ 의료기기의 인체 삽입 여부
㉡ 체내(구강 내를 제외한다)에서의 화학적 변화 유무
㉢ 의약품이나 에너지를 환자에게 전달하는지 여부
㉣ 인체 내 삽입 · 이식 기간
㉤ 환자에게 국소적 또는 전신적인 생물학적 영향을 미치는지 여부

정답 | 16.② 17.② 18.③

2 의료기기 안전관리 규정

예 · 상 · 문 · 제

01 다음 의료현장에서 주의해야 할 안전관리 중 멸균 불완전에 의한 세균감염, 혈전이나 기포의 혼입 생리학적 반응 등을 하기 위한 안전관리 문제는?

① 생물학적 안전 ② 화학적 안전 ③ 전기적 안전 ④ 열적 안전

해설 의료현장에서 주의해야 할 안전관리 중 멸균 불완전에 의한 세균감염, 혈전이나 기포의 혼입 생리학적 반응 등을 하기 위한 안전이라고 한다.

02 다음 중 방사선 안전관리 관련 조치사항이 아닌 것은?

① 종사자 개인 피폭선량 측정 : 월 1회 행한다.
② 종사자 교육 : 신규 종사자 24시간, 기존 종사자 12시간 연 1회 행한다.
③ 종사자 건강진단 : 종사 개시 전, 연 1회, 선량한도를 초과할 때 행한다.
④ 면허소지자 보수교육 : 3년에 1회 행한다.

해설 방사선 안전관리 관련 조치사항은 다음과 같다.

㉠ 종사자 건강진단 : 종사 개시 전, 연 1회, 선량한도를 초과할 때 행한다.
㉡ 종사자 개인 피폭선량 측정 : 월 1회(필름배지/TLD 판독업체) 행한다.
㉢ 종사자 교육 : 신규 종사자 20시간(작업 개시 전), 기존 종사자 6시간 연 1회 행한다.
㉣ 방사선 계측장비 검교정 : 매 6개월 마다 행한다.
㉤ 분기보고 : 매 분기 경과 후 30일 이내 행한다.
㉥ 정기검사 수검 : 원자력안전기술원에서 해당 연도에 일괄 통보 · 시행한다.
㉦ 면허소지자 보수교육 : 3년에 1회 행한다.
㉧ 경미한 사항 변경시 : 30일 이내 경미한 사항 변경신고를 한다.
㉨ 변경 허가신청 : 시설 추가 또는 수량 증가시 신청한다.
㉩ 도난 · 분실시 : 발생 즉시 한국원자력안전기술원에 보고한다.

03 다음 중 불필요하거나 과도한 방사선에 대한 안전점검 내용이 아닌 것은?

① 의학적 관리하에서 진단 또는 치료의 목적으로 환자에게 사용할 것을 의도하는 의료용 전기기기에서의 방사선은 일반인 전체에 대하여 보통 허용하고 있는 한계를 초과할 수 없다.
② 기기의 근방에 있는 환자, 조작자 및 기타의 사람들 및 고감도 장치에 대하여 불필요하거나 과도한 방사선으로부터 보호하기 위하여 적절한 안전점검을 실시하여야 한다.
③ 진단이나 치료목적으로 엑스선 발생을 의도하지 않는 기기에 대해서는 초과하는 조사선량을 발생하지 않도록 점검한다.
④ 의료기기의 불필요하거나 과도한 방사선에 대한 안전점검을 반드시 실시해야 한다.

해설 ㉠ 의학적 관리하에서 진단 또는 치료의 목적으로 환자에게 사용할 것을 의도하는 의료용 전기기기에서의 방사선은 일반인 전체에 대하여 보통 허용하고 있는 한계를 초과해도 된다.
㉡ 기기의 근방에 있는 환자, 조작자 및 기타의 사람들 및 고감도 장치에 대하여 불필요하거나 과도한 방사선으로부터 보호하기 위하여 적절한 안전점검을 실시하여야 한다.
㉢ 진단이나 치료목적으로 엑스선 발생을 의도하지 않는 기기에 대해서는 초과하는 조사선량을 발생하지 않도록 점검한다.

정답 | 〈예상문제〉 01.① 02.② 03.①

04 다음 중 진단영상정보에 대해 설비의 관리와 방사선 관계 종사자의 피폭관리를 다 합치면?

① 안전관리 ② 생산관리 ③ 현상관리 ④ 방사선관리

해설 안전관리 : 진단용 방사선 발생장치, 방사선 방어시설 및 암실, 현상기, 방사선 필름 카세트, 산란 엑스선 제거용 그리드, 엑스선 사진 관찰대 등 진단 영상정보에 관한 설비의 관리와 방사선 관계 종사자의 피폭관리이다.

05 다음 중 안전관리책임자가 해야 하는 일이 아닌 것은?

① 진단용 방사선 발생장치 고장수리
② 소속 방사선 관계 종사자에 대한 자체 교육훈련의 실시
③ 진단영상정보 관련설비의 안전관리
④ 진단용 방사선 안전관리 업무의 계획, 평가

해설 ㉠ 제10조의 규정에 의한 안전관리책임자의 직무는 다음과 같다.
ⓐ 진단용 방사선 안전 관리업무의 계획 · 평가 및 점검
ⓑ 소속 방사선 관계 종사자에 대한 자체 교육훈련의 실시
ⓒ 환자 및 방사선 관계 종사자에 대한 방사선 피해로부터의 방어조치
ⓓ 진단 영상정보 관련설비의 안전관리
ⓔ 방사선 관계 종사자의 피폭선량 측정에 영향을 미치는 소속변동 사실의 측정기관에의 통보
ⓕ 방사선 관계 종사자의 피폭선량 측정에 영향을 미치는 피폭 선량계의 파손 및 분실사실의 측정기관에의 통보
ⓖ 제3조 제1항 및 제4항의 규정에 의한 신고와 제4조의 규정에 의한 검사 등에 관한 사항
ⓗ 제14조의 규정에 의한 진단용 방사선 발생장치 등에 관한 서류의 작성 · 비치 및 보존에 관한 사항
㉡ 방사선 안전관리는 다음과 같다.
ⓐ "방사선 작업의 정당화"로서 방사선피폭에 관련된 행위(작업)는 피폭 받는 개인이나 사회에 끼치는 위해보다 그 행위에 의한 이득이 충분히 많은 경우에만 채택되어야 한다.
ⓑ "방사선 방호의 최적화"로서 방사선량을 경제적, 사회적 인자를 고려하여 합리적으로 달성 가능한 한 낮게(ALARA) 유지시킨다.
ⓒ "선량한도"로서 개인이 받는 선량을 규제치 이내로 유지시켜 방사선피폭으로 인한 장해발생이 없도록 관리하는 것이다.
※ 원자력발전소 : 방사선으로부터 방사선 작업종사자의 안전을 보호하기 위하여 위와 같은 방사선 방호원칙에 입각한 방사선 안전 관리활동을 수행하고 있으며, 이를 효과적으로 달성하는데 필요한 여러 가지 안전관리 수단을 확보하고 있다.

06 다음 중 진단용 방사선 발생장치의 안전관리에 대한 목적이 아닌 것은?

① 의료기관에서 설치, 운영하는 진단용 방사선 발생장치의 안전관리와 X-선 영상정보의 정도를 관리한다.
② 환자 및 방사선 관계 종사자에 대한 방사선 위해를 방지한다.
③ 진료의 적정성을 기하기 위해서이다.
④ 의료기기의 심사시 활용한다.

해설 ㉠ 의료기관에서 설치 · 운영하는 진단용 방사선 발생장치의 안전관리와 X-선 영상정보의 정도관리를 통해 환자 및 방사선 관계 종사자에 대한 방사선 위해를 방지하고 진료의 적정을 기하고자 한다.
㉡ 방사선 : 그 자체가 가지고 있는 여러 가지 특성 때문에 각종 과학연구에 매우 다양하게 이용된다.
ⓐ 현대 물리와 화학에 있어서 이러한 방사성 원소를 개발하고, 입자가속기를 통해 입자를 관찰하는 것은 필수적인 사항이다.
ⓑ 생물학이나 의학에서도 방사성동위원소를 이용한 상태 관찰 등은 매우 일반적으로 사용되고 있다.
ⓒ 방사선은 에너지와 전하량이 커서 원자나 분자에 직접 작용하여 DNA나 단백질의 주요 구조를 망가뜨리기 때문에 생물에게는 상당히 좋지 않은 영향을 미치게 된다.
㉮ 방사선이 생물의 생식세포에 작용하면 과도한 돌연변이가 일어나서 기형이 나올 확률이 높아지게 되며, 성체에 작용하면 세포가 죽거나 암이 발생하기도 한다. 특히 2차 세계대전 말기에 사용된 원자폭탄에 의한 피폭이나 체르노빌 원자력 발전소 사고 등이다.

정답 | 04.① 05.① 06.④

07 다음 중 의료기관에서 진단용 방사선 발생장치 설치·운영을 위한 준수사항이 아닌 것은?

① 보건복지부령이 정하는 바에 따라 시장·군수·구청장에게 신고한다.
② 보건복지부령이 정하는 안전관리기준에 적합하게 설치·운영되어야 한다.
③ 방사선 관계 종사자에 대한 피복관리를 실시하여야 한다.
④ 진단용 방사선 발생장치의 범위·신고·검사·설치 및 측정 기준 등에 관하여 필요한 사항은 시장·군수·구청장으로 정한다.

해설 방사능 설치 운영기준

㉠ 진단용 방사선 발생장치를 설치·운영하고자 하는 의료기관 : 보건복지부령이 정하는 바에 따라 시장·군수·구청장에게 신고하여야 하며, 보건복지부령이 정하는 안전관리기준에 적합하게 설치·운영되어야 한다.
㉡ 의료기관의 개설자 또는 관리자 : 진단용 방사선 발생장치를 설치한 때에는 보건복지부령이 정하는 바에 따라 안전관리책임자를 선임하고, 정기적으로 검사와 측정을 받아야 하며, 방사선 관계 종사자에 대한 피복관리를 실시한다.
㉢ 제1항 및 제2항의 규정에 의한 진단용 방사선 발생장치의 범위·신고·검사·설치 및 측정 기준 등에 관하여 필요한 사항은 보건복지부령으로 정한다.

08 다음 중 레이저 광선의 안전관리방법이 아닌 것은?

① 레이저 시술동안에는 시술부위 이외에 환자든 의료인이든 모든 피부의 노출은 금지하여야 하며, 피부 보호장비와 의류, 장갑들은 모두 내화성이 있는 것이어야 한다.
② 환자가 치료를 받는 동안 깨어있다면 환자는 직원과 동일한 눈보호기를 착용하여야 한다.
③ 내시경과 현미경의 경우 파장에 따른 특수 전문필터와 렌즈를 활용해야 한다.
④ 눈 보호기구로는 수술실 직원과 환자용 레이저 보안경, 젖은 안대나 레이저 전문 눈 보호기, 콘택트렌즈 등이 있다.

해설 레이저의 광선 안전관리 : 레이저의 광선 안전관리 방법 혹은 안전조치는 레이저에 의도하지 않게 노출이 되거나 또는 우연히 노출이 되는 경우 환자와 직원을 적절하게 보호 할 수 있는 방법으론 다음과 같다.

㉠ 눈에 대한 위험성 및 보호 : 스펙트럼 400~1400[nm]영역에서 레이저 방출은 망막에 영향을 미친다.
ⓐ 파장 : 레이저 광선은 사람의 눈에 초점이 맞추어지면 강도를 100,000배로 증가시켜 망막을 손상시킨다.
ⓑ 파장영역 : "망막 위험성 영역(Retinal Hazard Region)"이라고 한다.
ⓒ 400[nm]~550[nm] 파장 : 몇 분에서 몇 시간까지 장시간 동안 망막에 노출 되는 경우에 특히 위험하며, "청색광 위험성(Blue Light Hazard)" 또는 "광선 망막염 위험성(Photoretinitis Hazard)"이라고 한다.
ⓓ 눈 손상 : 적절한 눈 보호기구를 이용하여 예방하고, 수술실 직원과 환자용 레이저 보안경, 젖은 안대나 레이저 전문 눈 보호기가 이에 포함되며, 레이저 종류와 파장에 따라 다른 보안경을 착용하여야 한다.
㉮ 레이저 눈 보호기 : 일정한 파장이나 파장의 영역에서 특정한 양만큼을 보호하도록 설계되어 있다.
㉯ 적합한 안경을 사용하기 위해서는 반드시 모든 안경에 라벨을 부착하여 구분할 수 있도록 하고, 레이저 치료 통제지역이나 공칭 위험지역 내에 있는 모든 직원들은 안정상 착용하여야 한다.
㉰ 파장에 따른 특수 전문필터와 렌즈도 활용한다.
㉱ 렌즈와 필터 : 내시경과 현미경에 사용할 수 있으며, 의사를 보호하기 위하여 관찰 구멍 위에 놓고 이용해야 한다.
㉲ 광선이 우연히 전달되는 것을 막기 위하여 장막을 이용해 치료공간 내의 창문이나 기타 모든 뚫려있는 공간을 막아야 한다.
㉳ 환자가 치료를 받는 동안 깨어 있다면 환자도 직원과 동일한 눈 보호기를 착용하여야 한다.
㉴ 콘택트 렌즈와 안경 : 레이저 파장을 약화시키지 못할 뿐 아니라 측면을 방어할 수 없으므로 적절한 보호장비가 아니다.
㉡ 피부에 대한 위험성 및 보호 : ⓐ 레이저 시술동안에는 시술부위 이외에 환자든 의료인이든 모든 피부의 노출은 금지하며, 피부 보호 장비와 의류 장갑들은 모두 내화성이 있는 것이어야 한다.
ⓑ 과도한 양의 레이저 방사광선에 심하게 노출이 되면 피부화상이 일어날 수 있다.
ⓒ 만성적인 노출에 의해 피부암을 유발할 수 있는 자외선 레이저가 폭넓게 이용되면서 더욱 각별한 안전관리가 요구된다.

09 다음 중 특정 고압가스를 사용하고자 하는 병원 사업자는 고압가스 안전관리자를 선임 후 고압가스 사용신고서를 어디에 제출 하는가?

① 대통령　　② 산업자원부장관

정답 | 07.④ 08.④

③ 보건복지부 ④ 관할 구청장, 시장・군수 등 지자체장

해설 ㉠ 특정 고압가스 사용자 : 수소 · 산소 · 액화암모니아 등 의료용 특정 고압가스를 사용하려는 자는 특정고압 가스를 사용하기 전에 미리 시장 · 군수 또는 구청장에게 신고하여야 한다.
㉡ 특정 고압가스를 사용하고자 하는 병원 사업자 : 고압가스 사용신고서를 관할 구청장, 시장에게 제출하여야 한다.

10 다음 중 어떤 경우에 병원 사업자는 고압가스 안전관리자(해당 자격증 소지자)를 선임 후 고압가스 사용신고서를 관할청에 신고 하는가?

① 배관에 의하여 일반가스를 공급받아 사용하고자 하는 자
② 저장능력 10[m^2] 이상인 일반가스 저장설비를 가지고 있는 곳
③ 저장능력 250[kg] 이상인 액화가스저장설비를 갖추고 특정 고압가스를 사용하고자 하는 자
④ 압축가스에 관련 없는 곳에 사용하고자 하는 자

해설 고압가스 사용시 유의사항
㉠ 안전거리 : 저장능력이 500[kg] 이상인 액화염소 사용시설의 저장설비(기화장치를 포함한다)는 그 외면으로부터 보호시설(사업소안에 있는 보호시설 및 전용공업지역 내에 있는 보호시설을 제외한다)까지 안전거리를 유지한다.
㉡ 경계표지 : 저장시설의 주위에는 보기 쉽게 경계표지를 한다.
㉢ 방호벽 : 고압가스의 저장량이 300[kg](압축가스의 경우에는 1[m^2]를 5[kg]으로 본다) 이상인 용기보관실의 벽은 방호벽으로 해야 한다. 다만, 용기 보관실의 외면으로부터 보호시설까지 규정된 안전거리를 유지한 경우에는 그러하지 아니한다.

11 다음 중 전기충격에 대한 추가 보호수단에 따른 분류에 속하지 않는 것은?

① 외부전원기기 ② 내부전원기기 ③ 2급기기 ④ 1급기기

해설 전기충격에 대한 보호형식에 의한 분류
㉠ 외부전원에서 입력을 얻는 기기

- 1급 기기 : 전기충격에 대한 보호를 기초절연에만 의존하지 않고 기초절연의 고장(파손)시 접촉가능 금속부가 생기지 않도록 그 기기를 설비의 고정배선 중의 접지선에 접속하기 위한 수단을 추가 안전수단으로 갖춘 기기이다.
- 2급 기기 : 전기충격에 대한 보호를 기초절연에만 의존하지 않고 이중절연 또는 강화절연과 같은 추가 안전수단을 갖춤에 따라 보호접지나 설치의 조건에 의존하지 않는 기기이다.

㉡ 내부전원기기 : 내부 전원에 의해 동작시킬 수 있는 기기이다.
㉢ APG류 기기 : 산소 또는 이산화질소 혼합 가연성 마취가스에서 점화원이 되지 않도록 구조표시 및 관련 문서가 규정된 요구사항을 만족시키는 기기 또는 기기의 부분이다.
㉣ 고정형기기 : 건물 또는 차량 등과 같은 안정된 특정한 장소에 고정된 기기로서 공구를 사용하지 않으면 떼어낼 수 없는 기기이다.

12 다음 내용을 읽고 빈칸에 들어갈 알맞은 용어는?

전기사용 의료기기(ME기기)의 전기적 충격에 대한 보호형식은 1급기기, 2급기기, ( ) 기기로 분류된다.

① 내부전원기기 ② APG류기기 ③ 고정형기기 ④ 수지형기기

해설 01 의료기기 안전관리 - 2. 의료기기 안전관리 규정(11번 해설)

13 다음 중 공기혼합 가연성 마취가스에서 점화원이 되지 않도록 구조, 표시 및 관련 문서가 규정된 요구사항을 만족시키는 기기 또는 기기의 부분은?

① APG류기기 ② 1급기기 ③ 2급기기 ④ AP류기기

해설 01 의료기기 안전관리 - 2. 의료기기 안전관리 규정(11번 해설)

정답 | 09.④ 10.③ 11.① 12.① 13.④

14 다음 중 전기충격에 대한 보호를 기초절연에만 의존하지 않고 기초절연 고장시 접촉가능 금속부가 생기게 되지 않게 그 기기를 설비의 고정배선 중의 접지선에 접속하기 위한 안전수단으로 갖춘 기기는?

① 1급기기 ② 2급기기 ③ 고정형 기기 ④ 수지형 기기

해설 01 의료기기 안전관리 – 2. 의료기기 안전관리 규정(11번 해설)

15 다음 중 전기충격에 대한 보호를 기초절연 외에 이중 또는 강화절연에 의존하는 기기는?

① 1급 기기 ② 2급 기기 ③ 고정형 기기 ④ 수지형 기기

해설 2급 기기 : 전기충격에 대한 보호를 기초절연에만 의존하지 않고 이중절연 또는 강화절연과 같은 추가안전 수단을 갖춤에 따라 보호접지나 설치의 조건에 의존하지 않는 기기이다.

16 다음 중 높은 전격에 대한 보호를 갖춘 F형 장착부로 심장에 사용할 수 있는 기기는?

① 접촉가능 부분 ② 환자접속부 ③ B형 장착부 ④ CF형 장착부

해설 CF형 장착부 : 더 높은 전격에 대한 보호를 갖춘 F형 장착부로서 B형이나 BF형 장착부와는 달리 CF형 장착부는 심장에 직접 사용할 수 있다.

17 다음 혈압검사 또는 맥파검사용 기기(A23000)의 품목 중 등급이 아닌 것은?

① 혈압검사용 커프 : 1등급 ② 혈관 내 혈압계 : 3등급
③ 맥파계 : 2등급 ④ 수은주식 혈압계 : 2등급

해설 혈압계 : 1등급(아네로이드식과 수은주식, 수은주식 혈압계)과 2등급(1등급 이외의 혈압계)과 3등급(혈관 내 혈압계 : 혈관 내에 카테터로 혈압측정함)으로 구분된다.

18 다음 중 체내 삽입 의료기기가 아닌 것은?

① 인공심장박동기 ② 수액세트 ③ 복강경 ④ 산소공급기

해설 체내 삽입 의료기기 : 사람 신체에 접하는 의료기기이다.
㉠ 수액세트 : 혈관의 한 지점에서 접하고 복강경은 조직, 뼈 상아질계와 접촉한다.
㉡ 산소공급기 : 순환하는 혈액과 접촉한다.
㉢ 인공심장 박동기 : 체내 이식형 의료기기이다.
㉣ 위내시경 : 점막과 접촉한다.

19 다음 설명 중 심전계나 다른 전기장치들과 환자 사이의 상호작용에서 비롯되는 전기충격의 위험을 제거함으로써 환자를 보호하기 위하여 심전계의 입력단에 설치하는 보호회로에 속하는 것 3가지는?

ⓐ 두 개의 실리콘 다이오드를 극성(+)(−)전압이 반대가 되도록 병렬 연결한다.
ⓑ 두 개의 제너 다이오드를 서로 반대 방향으로 직렬 연결한다.
ⓒ 높은 항복전압을 갖는 가스 방전관을 전류 제한 저항과 함께 사용하여 증폭기의 입력단에 연결한다.
ⓓ 부(−)입력 용량 증폭기를 구동 증폭기의 입력단에 설치한다.
ⓔ 근육, 신경세포 등은 축적된 피폭량에 의해 손상을 받는다.

① ⓐ, ⓓ, ⓔ ② ⓐ, ⓑ, ⓓ ③ ⓐ, ⓑ, ⓒ ④ ⓑ, ⓒ, ⓓ

해설 ㉠ 의료기기 안전 관련
ⓐ 의료기기의 특징 : 의료기기와 생체가 관계를 맺고 있다. 즉 생체정보를 계측하거나, 생체에 어떤 작용을 주기 위하여 생체와 밀접하게 결합되어 동작한다.

정답 | 14.① 15.② 16.④ 17.④ 18.① 19.③

ⓑ 사용대상의 특징 : 의료기기의 대상인 환자에 대하여 다음 2가지를 주의하여야 한다.
㉮ 외부로부터의 작용에 특히 약한 상태에 주의하여야 한다.
㉯ 위험을 의식하거나 위험하다고 판단할 수 없거나 위험을 느껴도 피할 수 없을 수도 있다.
ⓒ 의료기기의 안전성 : 의료기기의 안전성을 고려할 때 의료기기나 환자의 성질에 대하여 다음 사항을 특히 고려하여야 한다.
㉮ 의료기기의 안전성은 엄격히 생각할 필요가 있다. 특히 환자의 안전성을 엄밀히 확보하지 않으면 안 된다.
㉯ 기기의 성능 그 자체가 생명이나 건강의 유지에 연루되는 경우가 많으므로 기기의 기능이 손상되지 않도록 외란의 영향, 신뢰성, 상호간섭들을 고려해야 한다.
㉰ 다른 기기의 고장이나 위험을 유발 해서는 안된다.
ⓓ 의료기기에 의한 위험의 기본요소 : 의료기기는 여러 가지 원인에 의하여 고장을 일으킨다. 장해는 주로 기기의 대상인 환자에 일어나지만 기기 주위의 사람들, 기기의 조작자, 또는 기기 주변의 시설이나 다른 기기에 일어나는 경우도 있다. 기기에 의한 장해의 형태는 다양하지만 그 기본적인 요소는 다음의 4가지이다.
㉮ 기기로부터 방출된 에너지 ㉯ 기기성능의 결함, 정지 ㉰ 동작의 불량, 성능의 열화 ㉱ 병원체의 오염, 유해물질

ⓛ 진단용 방사선 발생장치의 안전 : ⓐ 의료용 방사선의 활용과 규칙의 재정 배경
㉮ 의료용 방사선의 활용 및 관리체계 : 방사선이 과학기술의 발달에 따라 산업용, 발전용, 연구용, 의료용 등 다각적인 용도로 활용됨으로써 인류 문명의 발전에 지대한 공헌을 해왔다고 할 수 있으며, 방사선의 장해방지를 위한 안전관리 문제가 우리 인류가 해결해야 할 절실한 과제이다.
- 전류가 흐르고 있는 상태(Hot) : 활선 상태에서 최대 1[A]의 전류가 흐를때의 접지와 중성선 사이에 인가된 전압을 측정하여 접지저항을 측정한다.
- 마이크로 쇼크 주의 : – 중성선의 결선 저항도 전류가 중성선을 흐를 때 시험 가능하다.
  - 접지선이나 중성선의 저항 0.2[Ω] 이하이다.
  - 세 접점들의 기계적인 지탱력은 약 115[g] 이상이다.

ⓑ 환자치료 구역에서의 접지 시스템의 시험 : ㉮ NFPA 99는 임피던스와 전압측정에 있어서 기존 건축물과 신축 건축물에 대해 서로 다른 제한적용을 한다.
- 기준 접지점과 노출된 전도성 물체 표면 간의 전압
  - 신축 건축물인 경우 200[mV] 이하이다.
  - 기존 건축물인 경우 중환자 치료구역 40[mV]이다.
  - 일반 치료구역 500[mV]이다.
- 기준 접지점과 콘센트 접지 접속점 간의 임피던스
  - 신축 건축물인 경우 0.1[Ω] 미만
  - 기존 건축물인 경우 0.2[Ω] 미만

ⓒ 분리전원 시스템에서의 시험(Tests of Isolated-power System)
㉮ 분리되지 않는 시스템과 유사한 등전위 접지
㉯ 선 분리 감시장치(Line-Isolation Monitor : LIM)의 총 위험 전류(저항성과 용량성의 누설전류 및 선 분리 감시장치 전류)가 정상적인 선 전압을 갖는 조건에서 5[mA]의 임계값에 경보 발발하며, 선분리 감시장치 전류는 3.7[mA] 미만의 고장위험 전류에 대해서는 경보를 울리지 말아야 한다.

20 다음 중 디스플레이, 레코딩 또는데이터 처리를 위해 다른 기기로부터 입력신호인 전압 또는 전류를 받아들이는 것을 의도한 장착부 이외의 기기 부분은?

① 신호입력부 ② 신호출력부
③ 전원장치 ④ 접촉가능 부분

해설 기기부분
㉠ 신호입력부 : 디스플레이, 레코딩 또는데이터 처리를 위해 다른 기기로부터 입력 신호인 전압 또는 전류를 받아들이는 것을 의도한 장착부 이외의 기기 부분이다.
㉡ 전원장치 : 하나 이상의 기기에 전력을 공급하는 기기이다. 접촉가능 부분에 공구를 사용하지 않고 접촉할 수 있는 기기의 부분이다.
㉢ 환자접속부 : 정상상태 또는 단일 고장상태에서 그것을 통하여 환자와 기기 사이에 전류가 흐를 수 있는 장착부의 개별 부분이다.

정답 | 20.①

21 다음 외국 제조소의 품질관리 실태 적합인정 서류 중 적합하지 않은 것은?

① 생산국 정부 또는 생산국 정부에서 위임한 기관에서 발행한 것으로서, 당해 제조소가 시행규칙 별표 3에 의한 의료기기 제조 및 품질관리기준과 동등하거나 또는 그 이상이 기준에 적합함을 인정하는 서류
② 생산국 정부에서 당해 품목을 의료기기로 정하지 아니한 경우 또는 1등급 의료기기(멸균의료기기를 제외한다)인 경우에는 식품의약품안전처장이 인정하는 기관(KTL, BSI, TUV, UL, CSA, DNV 등)에서 발행한 ISO 9002 적합인정 서류
③ 식품의약품안전처장이 인정하는 기관(BSI, TUV, UL, CSA, DNY 등)에서 발행한 것으로서, 당해 제조소가 시행규칙 별표 3에 의한 의료기기 제조 및 품질관리기준과 동등하거나 또는 그 이상의 기준에 적합함을 인정하는 서류
④ 식품의약품안전청에 등록된 품질관리심사기관에서 시행규칙 별표 3의 의료기기 제조 및 품질관리기준에 따라 심사하여 발급한 "품질관리기준적합인정서"

해설 의료기기 허가 등에 관한 규정 제5조(외국 제조소의 품질관리 실태 적합인정 서류) : 시행규칙 제18조 제1항 제3호의 규정에 따른 외국 제조소의 품질관리 실태 적합인정 서류는 다음 각 호의 어느 하나에 해당하여야 한다.

㉠ 생산국 정부 또는 생산국 정부에서 위임한 기관에서 발행한 것으로서 당해 제조소가 시행규칙 별표 3에 의한 의료기기 제조 및 품질관리기준과 동등 하거나 또는 그 이상의 기준에 적합함을 인정하는 서류
㉡ 식품의약품안전처장이 인정하는 기관(BSI, TUV, UL, CSA, DNV 등)에서 발행한 것으로서 당해 제조소가 시행규칙 별표 3에 의한 의료기기 제조 및 품질관리기준과 동등하거나 또는 그 이상의 기준에 적합함을 인정하는 서류
㉢ 식품의약품안전청에 등록된 품질관리심사기관에서 시행규칙 별표 3의 의료기기 제조 및 품질관리기준에 따라 심사하여 발급한 "품질관리기준적합인정서"
㉣ 생산국 정부에서 당해 품목을 의료기기로 정하지 아니한 경우 또는 1등급 의료기기(멸균 의료기기를 제외한다)인 경우에는 식품의약품안전처장이 인정하는 기관(KTL, BSI, TUV, UL, CSA, DNV 등)에서 발행한 ISO 9001 적합인정 서류
㉤ 1등급 의료기기(멸균 의료기기를 제외한다)인 경우에는 당해 품목에 대한 시험검사 성적서 등 적정한 품질관리 시험을 실시하고 있음이 인정되는 서류

기 · 출 · 문 · 제

01 다음 중 진단용 방사선 발생장치의 안전관리에 관한 규칙에 의거 방사선 안전에 관한 설명이 아닌 것은?
(10년4회기사5번, 11년4회기사5번, 18년1회기사7번)

① 방사선 안전관리에는 진단 영상정보에 관한 설비의 관리와 방사선 관계 종사자에 대한 피폭관리가 포함된다.
② 방사선 관계 종사자는 검사받은 진단용 방사선 발생장치에 대하여는 검사를 받은 날부터 5년마다 검사기관의 검사를 받아야 한다.
③ 방사선 구역이란 진단용 방사선 발생장치를 설치한 장소 중 외부 방사선량이 주당 0.3[mSv] (30[mrem]) 이상인 곳으로써 벽, 방어칸막이 등의 구획물로 구획된 곳이다.
④ 진단용 엑스선 발생기도 진단용 방사선 발생장치에 해당한다.

해설 제2조(정의)

㉠ "진단용 방사선 발생장치"라 함은 방사선을 이용하여 질병의 진단에 사용하는 기기로서 아래에 해당하는 장치이다.
ⓐ 진단용 X-선장치 ⓑ 진단용 X-선발생기 ⓒ 치과진단용 X-선발생장치
ⓓ 전산화 단층촬영장치 등 방사선을 발생시켜 질병의 진단에 사용하는 기기
ⓔ 유방 촬영용장치 등 방사선을 발생시켜 질병의 진단에 사용하는 기기
㉡ "방사선 방어시설"이라 함은 방사선의 피폭을 방지하기 위하여 진단용 방사선 발생장치를 설치한 장소의 방사선 차폐시설과 방사선 장해방어용 기구이다.
㉢ "방사선 관계 종사자"라 함은 진단용 방사선 발생장치를 설치한 곳을 주된 근무장소로 하는 자로서 진단용 방사선 발생장치의 관리 · 운영 · 조작 등 방사선 관련 업무에 종사하는 자이다.

정답 | 21.② 〈기출문제〉 01.②

㉣ "안전관리"라 함은 진단용 방사선 발생장치, 방사선 방어시설 및 암실, 현상기, 방사선 필름 카세트, 산란 엑스선제거용 그리드, 엑스선사진 관찰대 등 진단 영상정보에 관한 설비의 관리와 방사선 관계 종사자의 피폭관리이다.
㉤ "방사선구역"이라 함은 진단용 방사선 발생장치를 설치한 장소 중 외부방사선량이 1주당 0.3[mSv] (30[mrem]) 이상인 곳으로서 벽, 방어 칸막이 등 구획물에 의하여 구획된 곳이다. 제4조(검사 및 측정)
㉥ 의료기관의 개설자 또는 관리자는 제1항의 규정에 의하여 검사를 받은 진단용 방사선 발생장치에 대하여 검사받은 날부터 3년마다 제6조의 규정에 의한 검사기관의 검사를 받아야 한다.

02 다음 중 의료기관의 개설자 또는 관리자가 진단용 방사선 발생장치에 대하여 검사기관의 검사를 받지 않아도 되는 경우는? (단, 의료기기 제조품목허가 또는 수입품목허가를 받거나 중고 의료기기를 수입하려는 경우 제외) (10년2회산업4번)

① 진단용 방사선 발생장치의 전원시설을 변경하는 경우
② 진단용 방사선 발생장치를 설치하거나 이전하여 설치하는 경우
③ 진단용 방사선 발생장치의 안전에 영향을 줄 수 있는 제어장치를 수리하는 경우
④ 시험검사 성적서 등을 제출하여 의료기기 품목허가를 받은 진단용 방사선 발생장치 중 이를 사용하기 전에 의료기관에 설치하여 시험검사 기관의 시험검사를 받아 시험검사 성적서 등을 작성한 경우

해설 의료기관의 개설자 또는 관리자 : 다음 보기에 해당하는 사유가 있을 때에는 법 제32조2 제2항의 규정에 의하여 해당 진단용 방사선 발생장치를 사용하기 전에 당해 진단용 방사선 발생장치에 대하여 진단용 방사선 발생장치의 검사기준에 따라 제6조의 규정에 의한 검사기관의 검사를 받아야 한다. 다만, 약사법시행규칙 제40조 제1항 제5호, 제46조 제1항의 규정에 의하여 검사를 마친 경우에는 그 검사일로부터 3년 이내에 검사기관의 검사를 받아야 한다.
㉠ 진단용 방사선 발생장치를 설치하거나 이전하여 설치하는 경우이다.
㉡ 진단용 방사선 발생장치의 전원시설을 변경하는 경우이다.
㉢ 제3조 제1항의 규정에 의하여 사용중지 신고를 한 진단용 방사선 발생장치를 다시 사용하고자 하는 경우이다.
㉣ 진단용 방사선 발생장치의 안전에 영향을 미치는 수리를 하는 경우 정기검사는 매 3년 마다 실시한다.

03 다음 중 진단용 방사선 발생장치의 안전관리에 관한 규칙에 의거 안전관리 책임자의 직무가 아닌 것은? (11년1회산업4번)

① 환자 및 방사선 관계 종사자에 대한 방사선 피해로부터의 방어 조치
② 안전관리 업무의 계획, 점검 및 평가
③ 진단 영상정보 관련 설비의 안전관리
④ 소속 방사선 관계 종사자에 대한 외부위탁 교육훈련의 실시

해설 ㉠ 진단용 방사선 발생장치의 안전관리 업무의 계획, 평가 및 점검
㉡ 소속 방사선 관계 종사자에 대한 자체교육 훈련의 실시
㉢ 환자 및 방사선 관계 종사자에 대한 방사선 피해로부터의 방어 조치
㉣ 진단 영상정보 관련 설비의 안전관리
㉤ 방사선 관계 종사자의 피폭선량 측정에 영향을 미치는 소속 변동사실의 측정기관에의 통보
㉥ 방사선 관계 종사자의 피폭선량 측정에 영향을 미치는 피폭 선량계의 파손 및 분실사실의 측정기관에의 통보

04 다음 중 방사선 관련 종사자 중 1개월마다 1회 이상 방사선 피폭선량 측정을 받아야 하는 경우는? (11년4회산업15번, 16년4회산업1번)

① 용출 배지를 사용하는 경우
② 방사선 차폐시설을 사용하는 경우
③ 방사선 측정기관에 종사하는 경우
④ 필름배지를 사용하는 경우

해설 방사선 안전관리 관련 조치사항은 다음과 같다.
㉠ 종사자 건강진단 : 종사 개시 전, 연 1회, 선량한도를 초과할 때 행한다.
㉡ 종사자 개인 피폭선량 측정 : 월 1회(필름배지/TLD 판독업체) 행한다.
㉢ 종사자 교육 : 신규종사자 20시간(작업개시 전), 기존종사자 6시간 연 1회 행한다.
㉣ 방사선 계측장비 검교정 : 매 6개월마다 행한다.
㉤ 분기보고 : 매분기 경과 후 30일 이내 행한다.

정답 | 02.④ 03.④ 04.④

ⓗ 정기검사 수검 : 원자력안전기술원에서 해당 연도에 일괄 통보, 시행한다.
ⓢ 면허소지자 보수교육 : 3년에 1회 행한다.
ⓞ 경미한 사항 변경시 : 30일 이내 경미한 사항 변경신고를 한다.
ⓙ 변경 허가신청 : 시설 추가 또는 수량 증가시 신청한다.
ⓒ 도난, 분실시 : 발생 즉시 한국원자력안전기술원에 보고한다.

05 **다음 중 의료기관 관리자는 방사선 관계 종사자에 대하여 몇 년마다 건강진단표에 따라 건강진단을 실시하는가? (단, 방사선 관련 업무 처음 종사자는 제외한다.)** (12년4회산업6번, 15년1회산업11번, 18년1회산업14번)

① 1년 ② 2년 ③ 3년 ④ 5년

해설 제13조(방사선 관계 종사자에 대한 건강진단) : ① 법 제32조의2 제2항의 규정에 의하여 의료기관의 개설자 또는 관리자는 방사선 관계 종사자에 대하여 2년마다 건강진단을 실시하여야 한다. 다만, 방사선 업무에 처음 종사하는 방사선 관계 종사자에 대하여는 업무종사전에 건강진단을 실시하여야 한다.

06 **다음 중 진단용 방사선 발생장치의 안전관리에 관한 규칙에서 방사선 관계 종사자의 선량한도 기준이 아닌 것은?** (17년1회기사1번, 21년1회기사14번)

① 수정체 등가선량 : 연간 150[mSv] 이하
② 피부 등가선량 : 연간 500[mSv] 이하
③ 유효선량 : 연간 50[mSv] 이하, 5년간 누적선량 100[mSv] 이하
④ 손 등가선량 : 연간 700mSv 이하

해설 ㉠ 선량한도 : 외부 피폭선량과 내부 피폭선량을 합한 선량으로, 인체에 해가 없다고 생각되는 방사선의 양적 한도이다.
ⓐ 국제방사선방호위원회(ICRP)가 1977년 권고한 원자력발전소나 병원 직원의 선량한도는 1년에 5[rem] (이전에는 방사선량의 단위로 1[Sv]는 100[rem]) 이내이며, 특별한 경우에는 하루 10[rem] 이내의 피폭이 허용된다.
ⓑ 일반인에 대한 선량한도는 전신에 대하여 연간 5[mSv], 사고의 수습이나 인명구조와 같은 불가피한 경우에는 본인의 동의 하에 전신에 대하여 250[mSv]까지 허용할 수 있다.
ⓒ 방사선 관계 종사자의 피폭 방사선 선량한도가 안전과 위험을 구분하는 제한치는 아니다. 이를 쉽게 이해하기 위해 고속도로의 속도제한과 비교해 볼수 있다.
ⓓ 운전자가 제한속도를 초과한다고 해서 항상 사고가 나는 것은 아니며, 사고가 발생할 확률이 증가하는 것이다.
ⓔ 방사선 관계 종사자의 경우에도 계속적으로 권고하는 방사선 피폭선량 한도를 초과하게 되면 건강상의 위험은 커질 수는 있지만, 선량한도를 초과했다고 해서 무조건 인체에 나쁜 영향을 준다고 할 수는 없다.
ⓕ 실제 당 해에 방사선 관계 종사자가 권고하는 피폭 방사선 선량한도를 초과 했을 경우에 종사자의 업무 전환 등과 같은 방법으로 방사선 관계 작업을 제한함으로써 더 이상의 피폭 방사선 선량 초과가 발생하지 않도록 관리하고 있다.
㉡ 유효 선량한도 : 연간 50[mSv]를 넘지 아니하는 범위에서 5년간 100[mSv] 이하이다.
㉢ 수정체 등가선량 : 연간 150[mSv] 이하, 눈의 수정체에 대한 등가선량 측정 깊이는 3[mm]이다.
㉣ 피부(손, 발) 등가선량 : 연간 500[mSv] 이하이다.
㉤ 유효선량 : 연간 50[mSv] 이하이다.
㉥ 5년 이상 근무한 경우 : 연간 20[mSv] 이하이다.

07 **다음 중 레이저의 안전관리방법에 대한 설명이 아닌 것은?** (15년4회기사5번, 18년1회기사9번)

① 레이저용 보안경을 착용한다.
② 시술부위 이외의 피부에 노출을 금지한다.
③ 반사된 레이저광은 에너지가 감소되어 위험하지 않기 때문에 무시해도 상관없다.
④ 노출될 경우를 대비하여 치료공간 내외의 창문 등에 장막을 설치한다.

해설 ㉠ 소규모 병원이나 개인 병원에서는 레이저의 안전교육과 관리 및 안전한 사용을 위하여 제조업자의 안전사용 설명서를 이용하고, 대형병원에서는 레이저 안전위원회를 구성하여 레이저 안전 프로그램을 개발하고 감독하는 것이 바람직하다.
㉡ 위원회의 인적 구성은 병원 운영자, 수술실 감독관, 의사교육 관리자, 생물의학 공학자와 위험 관리자가 포함되어 있어야 하며

정답 05.② 06.④ 07.③

지명된 레이저 안전관리자는 레이저 안전 프로그램(Laser Safety Officer, LSO)의 기술 및 행정적인 요소들을 감독하도록 임명하는 것이 바람직하다.

㉢ 레이저 관련 학회(대한의학 레이저학회, 대형 의료센터) : 안전교육을 받은 기술자나 간호사 의사 또는 소규모 병원이나 개인 병원의 직원이 이러한 레이저 안전 관리자가 될 수 있다.

㉣ 현재까지 레이저 안전 관리자에게 주어지는 국가 자격증은 없으나 학회차원에서 교육 후 수료증을 발급하고 있으며(Certification), 매년 의료용 레이저 안전한 사용을 위해 이론 및 실습교육을 하고 있다.

㉤ 간호사와 사무직 직원, 의사 혼자 레이저를 사용하는 소형병원에서는 레이저 안전성 위원회가 비현실적이지만 레이저의 안전한 사용을 위해 필요한 요소와 원칙들은 동일하다.

08 다음 중 레이저의 안전관리방법이 아닌 것은? (18년4회산업13번)

① 눈 손상은 눈 보호기구를 이용하여 예방할 수 있다.
② 환자가 치료받는 동안에는 어떠한 경우에도 눈 보호기 착용을 하지 않는다.
③ 과도한 양의 레이저 방사광선에 심하게 노출되면 피부화상이 일어날 수 있다.
④ 피부 보호장비와 의류, 장갑들은 모두 내화성이 있어야 한다.

해설 01 의료기기 안전관리 - 2. 의료기기 안전관리 규정(기출 07번 해설)

09 다음 중 레이저 광선에 대한 안전관리방법이 아닌 것은? (17년4회산업14번)

① 레이저 사용시 레이저 보안경, 젖은 안대나 레이저 전문 눈 보호기 등을 착용하여 눈을 보호하여야 한다.
② 국제규격에 따라 레이저 방사를 주의하도록 경고하는 표시를 레이저 기기의 본체와 레이저 방사구에 부착하여야 한다.
③ 광선이 우연히 전달되는 것을 막기 위하여 장막을 이용해 치료공간 내의 창문이나 기타 모든 뚫려 있는 구멍들을 막아야 한다.
④ 레이저 시술 동안에는 시술 부위 이외에 환자든 의료인이든 모든 피부의 노출은 금지해야 하며, 피부 보호장비와 의류, 장갑들은 모두 내구성이 있는 것이어야 한다.

해설 눈에 대한 위험성

㉠ 스펙트럼 400[mm]~1400[mm] 영역에서 레이저 방출은 망막에 영향을 미친다.
㉡ 180[mm]~400[mm]와 1400[mm]~1[mm] 스펙트럼 영역에서 레이저 방출은 각막에 영향을 미친다.
㉢ 315[mm]~400[mm]의 파장은 수정체에서 강력하게 흡수되어 반복 노출시에는 백내장을 유발한다.
㉣ 보호안경 : Laser 보호안경은 광학 밀도와 파장 범위가 표기하는 라벨이 붙어 있다. 레이저 보호안경을 선택할 때 광학 밀도(OD)는 중요한 척도가 된다.

10 다음 중 의료용 전기기기의 전기충격 방지용 추가보호수단에 따른 의료기기 분류 중 전원을 안전한 저전압으로 사용하는 기기는 어디에 속하는가? (14년2회48번)

① 내부전원기기 ② 3급기기 ③ 2급기기 ④ 1급기기

해설

의료기기 분류	보호수단	추가 보호수단	추가 보호수단 내용
1급기기	기초절연	보호접지	보호접지 설비가 필요 접지형 3핀콘센트 사용
2급기기		보강절연	기초절연에 다시 절연을 중복시키는 방법
3급기기		의용안전 초저압전원	전원전압을 충분히 낮게 하여 인체에 위험이 없는 전압을 사용하는 방법
내부전원기기		내부전원(전지)	기기에 전지와 같은 전원을 내장하여 외부와 관계없게 하는 방법

정답 | 08.② 09.④ 10.②

11 다음 중 전기충격에 대한 보호를 기초절연에만 의존하지 않고, 이중절연 또는 강화절연과 같은 추가적인 안전수단이 갖추어진 보호접지나 설치조건에 의존하지 않은 전기기기는? (16년1회산업8번)

① AP류　② APG류　③ 1급기기　④ 2급기기

해설 기기설명

㉠ APG류 기기 : 산소 또는 이산화질소 혼합 가연성 마취가스에서 점화원이 되지 않도록 구조 표시 및 관련 문서가 규정된 요구사항을 만족시키는 기기 또는 기기의 부분이다.

㉡ 1급 기기 : 전기충격에 대한 보호를 기초절연에만 의존하지 않고 기초절연의 고장시 접촉 가능 금속부가 생기게 되지 않도록 그 기기를 설비의 도정 배선 중의 접지선에 접속하기 위한 수단을 추가 안전수단으로 갖춘 기기이다.

㉢ 2급 기기 : 전기충격에 대한 보호를 기초절연에만 의존하지 않고 이중절연으로 또는 강화절연과 같은 추가 안전수단을 갖춤에 따라 보호접지나 설치의 조건에 의존하지 않는 기기이다.

12 다음 중 진단용 방사선 발생장치의 검사를 받아야 하는 기준이 아닌 것은? (10년4회46번, 14년4회43번)

① 검사를 받은 후 2년이 지난 경우
② 진단용 방사선 발생장치의 전원시설을 변경하는 경우
③ 진단용 방사선 발생장치의 안전에 영향을 줄 수 있는 X-관선을 교체하는 경우
④ 진단용 방사선 발생장치를 설치하거나 이전하여 설치하는 경우

해설 의료기관의 개설자 또는 관리자 : 다음 보기에 해당하는 사유가 있는 때에는 해당 진단용 방사선 발생장치를 사용하기 전에 당해 진단용 방사선 발생장치에 대하여 진단용 방사선 발생장치의 검사기준에 따라 규정에 의한 검사기관의 검사를 받아야 한다.

㉠ 진단용 방사선 장치를 설치하거나 이전하여 설치하는 경우
㉡ 진단용 방사선 발생장치의 전원시설을 변경하는 경우
㉢ 제3조 1항의 규정에 의하여 사용중지 신고를 한 진단용 방사선 발생장치를 다시 사용하고자 하는 경우
㉣ 진단용 방사선 발생장치의 안전에 영향을 미치는 수리를 하는 경우 정기검사는 매 3년마다 실시

13 다음 중 전기충격 방지용 추가보호 수단에 따른 의료기기 분류 중 2급기기에 해당하는 추가보호 수단 내용은? (20년3회기사02번)

① 보호접지 설비가 필요
② 접지형 3핀 콘센트 사용
③ 기초절연에 다시 절연을 중복시키는 방법
④ 기기에 전지와 같은 전원을 내장하여 외부와 관계없이 하는 방법

해설 01 의료기기 안전관리 - 2. 의료기기 안전관리 규정(기출 10번 해설)

14 다음 중 이미 허가받은 품목과 구조 · 원리 사용목적 및 사용방법 등이 본질적으로 동등하지 않은 품목에 대하여 허가를 받고자하는 어떠한 경우에도 안정성 · 유효성 자료를 제출하지 않는 의료기기는? (11년1회기사20번)

① 1등급 의료기기　② 수출용 의료기기　③ 희소 의료기기　④ 개인용 의료기기

해설 ㉠ 1등급 의료기기 : 인체에 직접 접촉되지 아니하거나 접촉되더라도 잠재적 위험성이 거의 없고 고장이나 이상으로 인하여 인체에 미치는 영향이 경미한 의료기기이다.

㉡ 수출용 의료기기 : 제6항과 제7항은 수출용 의료기기에 대한 내용으로 수출용 의료기기의 경우, 기술문서 심사 없이 품목허가(신고) 신청서만으로 허가(신고)를 신청 할 수 있다.

㉢ 희소 의료기기 : 희소 의료기기 지정기준에 해당함을 증명하는 자료, 국내 환자 수(유병인구) 20,000명 이하인 희귀질환 치료 · 진단의 목적으로 사용됨을 증명하는 자료, 임상적 유효성을 입증하기 위해 필요한 환자 증례수가 충분하지 않음을 증명하는 자료, 국내에 그 질환에 대한 대체재(의약품 또는 의료기기), 대체방법 등이 없음을 증명하는 자료, 해당 제품의 사용목적, 모양 및 구조, 원재료, 성능, 사용방법, 작용원리, 규격 등에 대한 자료(외국에서 희소 의료기기로 지정되었음을 증명할 수 있는 입증자료 등이 있는 경우에는 제출하지 않아도 된다.

㉣ 개인용 의료기기 : 제31조(부작용 관리)

정답 | 11.④ 12.① 13.③ 14.③

① 의료기기취급자는 의료기기를 사용하는 도중에 사망 또는 인체에 심각한 부작용이 발생하였거나 발생할 우려가 있음을 인지한 경우에는 이를 식품의약품안전처장에게 즉시 보고하고 그 기록을 유지하여야 한다. 이 경우 식품의약품안전처장은 한국의료기기 안전정보원장으로 하여금 의료기기와의 인과관계 등을 분석 · 평가하고 그 결과를 보고하도록 할 수 있다.
② 의료기기의 제조업자 · 수입업자 · 수리업자 · 판매업자 및 임대업자(이하 "제조업자등"이라 한다)는 의료기기가 품질 불량 등으로 인체에 위해를 끼치거나 끼칠 위험이 있다는 사실을 알게 되었을 때에는 지체없이 해당 의료기기를 회수하거나 회수에 필요한 조치를 하여야 한다. 이 경우 제조업자 및 수입업자는 인체에 미치는 부작용 등을 고려하여 총리령으로 정하는 바에 따라 회수계획을 수립하여 미리 식품의약품안전처장에게 보고하여야 한다.
③ 식품의약품안전처장은 제2항 후단에 따른 의료기기 회수계획을 보고받으면 제조업자 또는 수입업자에게 회수계획을 공표하도록 명할 수 있다.
④ 식품의약품안전처장은 제1항 또는 제2항 후단에 따라 보고받은 결과 사망 또는 인체에 심각한 부작용이 발생하였거나 발생할 우려가 있다고 판단되는 의료기기에 관하여 해당 의료기기를 사용한 의료기관 개설자에게 그 부작용과 회수계획 등을 알려야 한다.
⑤ 제4항에 따라 통보를 받은 의료기관 개설자는 해당 의료기기를 사용하여 치료를 받은 환자에게 방문, 우편, 전화, 전자우편 또는 팩스 등의 방법으로 그 부작용과 회수계획 등을 알려야 한다. 이 경우 의료기관 개설자는 환자에게 통보한 사실을 증명할 수 있는 자료를 식품의약품안전처장에게 제출하여야 한다.
⑥ 식품의약품안전처장, 특별자치시장 · 특별자치도지사 · 시장 · 군수 · 구청장은 제2항에 따른 회수 또는 회수에 필요한 조치를 성실히 이행한 제조업자등에게 총리령으로 정하는 바에 따라 제36조에 따른 행정처분을 감면할 수 있다.
⑦ 제1항에 따른 보고의 절차 및 내용, 제2항에 따른 회수기준, 회수절차 · 회수방법 및 회수계획에 포함되어야 할 사항과 제3항에 따른 공표방법, 제4항에 따른 통보의 기준 · 절차 · 방법, 제5항에 따른 통보의 내용 · 절차 · 방법 및 증명자료 제출의 절차 · 방법 등에 관하여 필요한 사항은 총리령으로 정한다.

제51조(부작용 보고 등)
① 법 제31조 제1항에 따라 의료기기의 부작용에 관한 사항의 보고를 하려는 자는 다음 각 호에서 정하는 바에 따라 하여야 하고 관련 자료를 2년간 보존하여야 한다.
㉠ 사망이나 생명에 위협을 주는 부작용을 초래한 경우에는 7일 이내. 이 경우 상세한 내용을 최초 보고일부터 8일 이내에 추가로 보고하여야 한다.
㉡ 다음 각 목에서 정한 부작용을 초래하거나 이상사례가 나타난 경우 15일 이내
ⓐ 입원 또는 입원기간의 연장이 필요한 경우
ⓑ 회복이 불가능하거나 심각한 불구 또는 기능 저하를 초래하는 경우
ⓒ 선천적 기형 또는 이상을 초래하는 경우
② 식품의약품안전처장은 법 제31조 제4항에 따라 의료기관 개설자에게 부작용과 회수계획 등을 알릴때에는 방문, 우편, 전화, 전자우편 또는 팩스 등의 방법으로 한다.
③ 법 제31조 제5항에 따라 환자에게 부작용과 회수계획 등을 알린 의료기관 개설자는 별지 제42호서식의 환자통보확인서를 작성하여 식품의약품안전처장에게 제출하여야 한다.
④ 제1항부터 제3항까지에서 규정한 사항 외에 부작용 보고 및 관리에 관한 세부 사항은 식품의약품안전처장이 정하여 고시한다.

15 다음 중 의료기기 품목 및 품목별 등급에 관한 규정에 의거 의료용 소독기가 아닌 것은? (11년4회기사11번)

① 의료용 자외선 소독기 ② 의료용 방사선 멸균기
③ 의료용 적외선 소독기 ④ 건열 멸균기

해설 의료용 소독기(의료기기(ISO13485) 품목 및 품목별 등급
㉠ A04000 의료용 소독기 : Medical Sterilizing Apparatus
㉡ A04010 고압증기 멸균기 : Pressure Steam Sterilizer 의료용 제품을 고압의 증기로 멸균하는 기구
㉢ A04020 의료용 자외선 소독기 : Ultraviolet Sterilizer 자외선을 이용하여 의료용 제품을 소독하는 기구
㉣ A04025 의료용 적외선 소독기 : Ultrared Sterilizer 적외선을 이용하여 의료용 제품을 소독하는 기구
㉤ A04030 의료용 끓임 소독기 : Boiling and Steam Sterilizer 의료용 제품을 끓는 물로 소독하는 기구
㉥ A04040 건열 멸균기 : Dry Heat Sterilizer 건열을 이용하여 의료용 제품을 멸균하는 기구
㉦ A04050 에틸렌옥시드 가스 멸균기 : Ethylene Oxide Gas Sterilizer 에틸렌옥시드(E.O.) 가스를 사용하여 의료용 제품을 멸균하는 기구
㉧ A04060 포르말린 가스 소독기 : Formalin Gas Sterilizer 포르말린 가스를 사용하여 의료용 제품을 소독하는 기구

정답 | 15.②

ⓙ A04070 의료용 화학 소독기 : Chemical Sterilizer 과산화수소수 등의 화학용액을 사용하여 의료용 제품을 소독하는 기구
ⓚ A04080 의료용 오존 소독기 : Ozone Sterilizer 오존을 이용하여 의료용 제품을 소독하는 기구
ⓛ A04090 의료용 저온 플라즈마 멸균기 : Low Temperature Plasma Sterilizer 저온 플라즈마를 이용하여 의료용 제품을 멸균하는 기구

16 다음 중 혈압검사 또는 맥파검사용 기기의 품목 중 등급이 다른 것은?
(09년2회산업19번, 11년4회산업11번, 14년4회산업10번, 17년4회산업8번)

① 맥파계 ② 안저혈압계 ③ 혈압감시기 ④ 수은주식혈압계

해설 병원에서 일반적으로 사용하는 혈압계는 1등급(아네로이드식과 수은주식, 수은주식 혈압계)과 2등급(1등급이외의 혈압계)와 3등급(혈관 내 혈압계 : 혈관 내에 카테터로 혈압측정)로 구분된다.
㉠ 맥파계 : 심장의 수축 · 확장과 동시에 발생하는 말초정동맥계(末梢靜動脈系)의 박동현상을 그래프로 나타낸 것을 맥파라고 한다. 맥파에는 압맥파와 용적맥파가 있다.
㉡ 안저혈압계 : 팔 밴드와 압력계로 이루어진 기구로 혈관내의 수축기압(심장 수축)과 확장기압(심장 이완)을 측정하는데 사용한다.
㉢ 혈압감시기 : 수술하지 않고 주사침으로 간단히 혈압을 감시할 수 있는 모니터이다.
㉣ 수은주식혈압계 : Riva-Rocci(리바로치) 혈압계이다. 만세트 내의 압력을 그 내강(內腔)과 연결한 수은주의 높이로 측정하는 것으로 비침습적인 혈압측정기로서 가장 일반적인 것이다.
㉤ A23000 혈압검사 또는 맥파검사용 기기
ⓐ A23040 맥파계(2등급) : 맥동을 측정하는 기구로써 광전식, 압력식, 임피던스식 등이 있다.
ⓑ A23030 안저혈압계(2등급) : 망막 동맥압을 측정하는 기구이다.
ⓒ A23035 혈압검사기(2등급) : 혈압변환 증폭기에서 받아들인 신호로 수축, 이완, 평균혈압 등을 표시하는 기구이다.
ⓓ A23010 수은주식혈압계(1등급) : 체외에서 혈압을 측정하는 기구이다.

17 다음 의료기기 품목 및 품목별 등급에 관한 규정 중 의료용 흡입기 분류에 속하지 않는 것은?
(10년4회산업17번, 13년4회산업11번, 14년4회산업19번, 19년1회산업기사04번)

① 초음파 흡입기, 가열식 흡입기 ② 투과식 흡입기, 의료용 진동기
③ 진단용 흡입기 ④ 의료용 분무기

해설 ㉠ 의료용 흡입기 : 액상의 약물을 기체 상태로 환자에게 직접 분무하는 기구로서 가열식, 진단용, 의료용 분무기 등이 있다.
㉡ 의료용 진동기 : 경미한 근육통의 완화 등을 목적으로 인체에 물리적 에너지(진동, 충격, 압박 자극 등)를 가하는 기구이다.

18 다음 중 의료기기 품목 및 품목별 등급에 관한 규정 중 방사선 용품이 아닌 것은? (11년1회산업7번, 16년4회산업14번)

① 린넨사 ② 방사선용 형광지
③ 영상진단용 시네필름 ④ 영상진단용 자가현상필름

해설 ㉠ 영상진단용 시네필름 : 의료용 영상진단을 위하여 사용하는 시네필름이다.
㉡ 영상진단용 자가현상필름 : 의료용 영상진단을 위하여 사용하는 자기식 필름이다.
㉢ 방사선용 형광지 : 방사선 조사시 형광작용으로 의료용 목적에 사용되는 형광지이다.

19 다음 중 의료기기 품목 및 품목별 등급에서 기구 · 기계에 포함되지 않는 것은? (19년1회기사17번)

① 전기수술장치 ② 청진기 ③ 정형용품 ④ 의료용 챔버

해설 의료기기 품목 및 품목별 등급에 관한 규정[시행 2018.10.31.] [식품의약품안전처고시 제2018-83호, 2018.10.31. 일부개정]에 의거 정형 용품은 의료용품에 속한다.

20 다음 의료기기 품목 및 품목별 등급에 관한 규정 중 보청기 분류에 속하지 않은 것은? (10년2회산업1번)

① 골도형 보청기 ② 기도형 보청기 ③ 주입형 보청기 ④ 이식형 보청기

해설 ㉠ 골도형 보청기 : 유양돌기를 보청기의 진동자가 자극하여 소리를 들려준다.

정답 | 16.④ 17.② 18.① 19.③ 20.③

㉡ 기도형 보청기 : 일반보청기이다.
㉢ 이식형 보청기 : 귀 뒤쪽의 연골과 외이도관 사이에 길을 내어 그 안에 보청기를 고정하여 고막에 바로 소리를 전달하는 특수 보청기이다.

21 다음 중 식품의약품안전처장이 지정한 의료기기에 해당되지 않는 것은? (08년4회기사14번)

① 의료용 장갑 ② 임상진단용 키트 ③ 혈당측정 검사지 ④ 창상피폭재

해설 의료기기 : 의료기기법 제6조 및 동법시행규칙 제 5조에 의해 식품의약품안전처장에게 허가를 받아야 하는데, 임상진단용 키트는 이에 해당하지 않는다.

02 | 의료기기 안전

1 육안검사

예 · 상 · 문 · 제

01 다음 중 육안검사에 대한 설명이 아닌 것은?

① 도구없이 눈으로만 관찰하여 검사한다.
② 부식, 침식, 마모, 틈(Crack), 부풀림, 변형 및 파손 여부 부위를 파악한다.
③ 도장 또는 코팅(Coating)의 박리, 내화물 및 보온, 보냉재의 탈락 또는 파손 여부 등으로 인하여 필요한 보수 부위를 파악한다.
④ 비파괴 검사에 비하여 원천적인 결함현상을 찾는데 이용한다.

해설 육안검사
㉠ 눈, 각종 측정장비 버니어 캘리퍼스(Venire Calipers 등), 보조장비(현미경, 내시경, 랜턴 등)를 이용하여 장치물의 부착물(Fouling) 정도를 파악하여 청소주기를 결정하는 기초자료로 제공한다.
㉡ 부식, 침식, 마모, 틈(Crack), 부풀림, 변형 및 파손 여부 부위를 파악하고, 필요 부위에 대한 추가적인 검사를 통하여 장치물의 안전성을 확보한다. 또한 도장 또는 코팅(Coating)의 박리, 내화물 및 보온, 보냉재의 탈락 또는 파손 여부 등으로 인하여 필요한 보수 부위를 파악하는데 그 목적이 있다.

02 다음 보기 내용은 무슨 검사인가?

> 눈, 각종 측정 장비 버니어 캘리퍼스(Venire Calipers 등), 보조장비(현미경, 내시경, 랜턴 등)를 이용하여 장치물의 부착물(Fouling) 정도를 파악하여 청소주기를 결정하는 기초자료로 제공한다. 또한 여러 비파괴 검사 형태 중 가장 기본적이고도 중요한 검사방법의 하나로, 광의의 비파괴 검사에는 포함 되지만 일반적으로 비파괴 검사(RT, UT, PT, MT 등) 방법과는 구분한다. 비파괴 검사에 비하여 원천적인 결함현상을 찾는데 이용한다.

① 육안 ② 비파괴 ③ 정밀 ④ 파괴

정답 | 21.② 〈예상문제〉 01.① 02.①

해설 02 의료기기 안전 - 1. 육안검사(01번 해설)

03 다음 중 방사선 폐기물 처리를 위한 폐기업 허가권자는?

① 교육부장관 ② 법무부장관 ③ 식품의약품안전처장 ④ 보건복지부장관

해설 방사선 폐기업 허가 : 교육부장관의 허가를 받아야 한다.

04 다음 의료 폐기물 중 위해 의료 폐기물에 해당하지 않는 것은?

① 조직물류 폐기물 ② 격리의료 폐기물 ③ 혈액오염 폐기물 ④ 손상성 폐기물

해설 의료 폐기물 : 성상 및 위해성 정도에 따라 격리의료 폐기물, 위해의료 폐기물(조직물류 폐기물, 병리계 폐기물, 손상성 폐기물, 생물 · 화학 폐기물, 혈액 폐기물), 일반의료 폐기물로 세분한다.

㉠ 격리의료 폐기물 : 전염병으로부터 타인을 보호하기 위하여 격리된 사람에 대한 의료행위에서 발생한 일체의 폐기물이다.

㉡ 일반의료 폐기물 : 위해의 정도는 낮으나 별도의 관리가 필요한 폐기물이다. 혈액 · 체액 · 분비물 · 배설물이 함유되어 있는 탈지면, 붕대, 거즈, 일회용 기저귀, 생리대, 일회용주사기, 수액세트가 포함된다.

㉢ 위해의료 폐기물 : 인체 위해의 우려가 있어 특별한 관리가 필요한 조직물류 폐기물, 병리계 폐기물, 손상성 폐기물, 생물 · 화학 폐기물, 혈액오염 폐기물 등의 폐기물이다.

ⓐ 조직물류 폐기물 : 인체 또는 동물의 조직 · 장기 · 기관 · 신체의 일부, 동물의 사체, 혈액 · 고름 및 혈액생성물(혈청, 혈장, 혈액제제)이다.

ⓑ 병리계 폐기물 : 시험 · 검사 등에 사용된 배양액, 배양용기, 보관균주, 폐시험관, 슬라이드, 커버글라스, 폐배지, 폐장갑 등이다.

ⓒ 손상성 폐기물 : 주사바늘, 봉합바늘, 수술용 칼날, 한방침, 치과용침, 파손된 유리재질의 시험기구 등이다.

ⓓ 생물 · 화학 폐기물 : 폐백신, 폐항암제, 폐화학 치료제 등이다.

ⓔ 혈액오염 폐기물 : 폐혈액백, 혈액투석시 사용된 폐기물, 그밖에 혈액이 유출될 정도로 포함되어 있어 특별한 관리가 필요한 폐기물 등으로 구분한다.

05 다음 중 의료 폐기물을 성상 및 위해성 정도에 따라 세분하는데 위해 폐기물에 포함되지 않는 것은?

① 조직물류 폐기물 ② 일반의료 폐기물 ③ 생물 · 화학 폐기물 ④ 혈액오염 폐기물

해설 02 의료기기 안전 - 1. 육안검사(04번 해설)

06 다음 중 의료 폐기물의 보관기간으로 알맞게 짝지어진 것은?

① 격리의료 폐기물 : 7일 ② 일반의료 폐기물 : 10일
③ 혈액오염 폐기물 : 30일 ④ 손상성 폐기물 : 매일

해설 ㉠ 폐기물 관리법 시행규칙 제12조(폐기물 재활용신고자와 광역폐기물처리시설 설치 · 운영자의 폐기물 처리기간) 폐기물 관리법 시행령 제7조 제1항 제1호에서 "환경부령으로 정하는 기간"이란 30일이다. 다만, 의료 폐기물을 처리하는 경우에는 7일이며, 폐기물 재활용 신고자가 다음 각 호의 폐기물을 재활용하는 경우에는 60일이다.

㉡ 의료 폐기물의 보관기간

<table>
<tr><th colspan="2">폐기물의 종류</th><th>형 태</th><th>보관기간</th></tr>
<tr><td colspan="2">격리의료 폐기물</td><td>고체</td><td>7일</td></tr>
<tr><td rowspan="7">위해의료 폐기물</td><td rowspan="2">조직물류 폐기물</td><td>고체</td><td rowspan="2">15일</td></tr>
<tr><td>액체</td></tr>
<tr><td rowspan="2">병리계 폐기물</td><td>고체</td><td>15일</td></tr>
<tr><td>액체</td><td>매일</td></tr>
<tr><td>손상성 폐기물</td><td>고체</td><td>30일</td></tr>
<tr><td>생물 · 화학 폐기물</td><td>고체</td><td>15일</td></tr>
<tr><td>혈액오염 폐기물</td><td>고체</td><td>15일</td></tr>
</table>

정답 | 03.① 04.② 05.② 06.①

<table>
<tr><th>폐기물의 종류</th><th>형 태</th><th>보관기간</th></tr>
<tr><td rowspan="2">일반의료 폐기물</td><td>고체</td><td rowspan="2">15일</td></tr>
<tr><td>액체</td></tr>
</table>

07 다음 중 의료 폐기물의 보관용기의 재질 및 보관상태가 아닌 것은?

① 손상성 폐기물 : 합성수지 상온보관가능
② 혈액오염 폐기물 : 골판지 상온보관가능
③ 격리의료 폐기물 : 합성수지 냉장 4[℃] 이하 보관
④ 생물 · 화학 폐기물 : 합성수지 냉장 4[℃] 이하 보관

해설 보관용기의 재질 및 보관상태

<table>
<tr><th colspan="2">폐기물의 종류</th><th>형 태</th><th>용기재질</th><th>보관상태</th></tr>
<tr><td colspan="2">격리의료 폐기물</td><td>고체</td><td>합성수지</td><td>냉장 4[℃] 이하 보관</td></tr>
<tr><td rowspan="8">위해의료
폐기물</td><td rowspan="2">조직물류 폐기물</td><td>고체</td><td rowspan="2">합성수지</td><td rowspan="2">냉장 4[℃] 이하 보관</td></tr>
<tr><td>액체</td></tr>
<tr><td rowspan="2">병리계 폐기물</td><td>고체</td><td>골판지</td><td>상온보관</td></tr>
<tr><td>액체</td><td>자가처리</td><td>-</td></tr>
<tr><td>손상성 폐기물</td><td>고체</td><td>합성수지</td><td>상온보관</td></tr>
<tr><td>생물 · 화학 폐기물</td><td>고체</td><td>합성수지</td><td>상온보관</td></tr>
<tr><td>혈액오염 폐기물</td><td>고체</td><td>골판지</td><td>상온보관</td></tr>
<tr><td colspan="2" rowspan="2">일반의료 폐기물</td><td>고체</td><td>골판지</td><td rowspan="2">상온보관</td></tr>
<tr><td>액체</td><td>합성수지</td></tr>
</table>

08 다음 중 의료 폐기물 배출자가 설치하는 처리시설에 대한 설명이 아닌 것은?

① 소각시설은 시간당 25[kg] 이상의 처리능력을 갖춰야 한다.
② 멸균분쇄시설은 시간당 10[kg] 이상의 처리능력을 갖춰야 한다.
③ 검사 인력은 임상병리사 또는 위생사 중 1명 이상 있어야 한다.
④ 의료 폐기물을 소각시설이나 멸균분쇄시설에 넣기 전에 용기로부터 해체하여서는 아니하며 용기에 담은 상태로 넣어야 한다.

해설 의료 폐기물 처리시설

㉠ 소각시설 : 시간당 25[kg] 이상의 처리능력을 갖춰야 한다.
㉡ 멸균분쇄시설 : 시간당 100[kg] 이상의 처리능력을 갖춰야 한다.
㉢ 검사인력 : 임상병리사 또는 위생사 중 1명 이상이 있어야 한다.
㉣ 검사실, 멸균 여부를 확인할 수 있는 기구 및 장비를 갖춰야 한다.
㉤ 의료 폐기물을 처리하기 위해 설치한 소각시설이나 멸균 · 분쇄시설에서 처리하여야 한다.
㉥ 다음의 의료 폐기물은 소각하여야 한다.
  ⓐ 격리의료 폐기물, 위해의료 폐기물 중 조직물류 폐기물 및 생물 · 화학 폐기물
  ⓑ 보관 및 운반 과정에서 혈액, 체액, 분비물, 배설물 등 흘러내릴 수 있는 물질을 포함한 의료 폐기물
  ⓒ 폐기물 처리업자가 처리하는 의료 폐기물
㉦ 소각시설이나 멸균분쇄시설에 넣기 전에 용기로부터 해체 하여서는 안되며 용기에 담은 상태로 넣어야 한다.
㉧ 멸균 · 분쇄하는 경우 : 원형 파쇄되어 재사용할 수 없도록 분쇄하여야 한다.

정답 | 07.④ 08.②

09 다음 의료 폐기물의 처리방법 중에 현재 최고의 처리방법으로 90[%] 이상의 부피 감소와 병원균 소멸효과가 큰 것은?

① 방사선 이온법 ② 화학적 소독법 ③ 소각법 ④ 스팀 멸균방법

해설 ㉠ 소각처리 : 현재 최고의 처리방법으로 90[%] 이상의 부피 감소와 병원균 소멸효과가 크나 소각방법 및 유해가스 처리에 대한 신중한 검토가 필요하다.

ⓐ 병원 폐기물 소각처리시 소각온도 : 1200[℃]로 유지하여야 한다.

ⓑ 의료 폐기물 : 사용한 배지, 동물사체, 적출물 등의 소각처리엔 2차 연소식 소각로를 이용, 완전 분해를 할 수 있는 회전로식, 상연소식 및 유동층 상식의 소각로를 사용한다.

㉡ 스팀멸균 방법(Steam Autoclaving) : 의학계를 포함하는 미생물학계에서 전통적으로 사용해 온 병균을 박멸하는 방법이다. 이 기술은 열을 이용한 물리적 방법으로서 밀폐된 용기안에 폐기물을 넣고 물과 함께 끓여 온도를 121[℃] 이상 상태에서 30분 이상 체류, 높은 압력으로 폐기물 속에 침투하여 감염성균을 사멸시키는 것이다.

㉢ 소각법 : 소각로 형식은 스토카 방식, 로타리 킬른 및 유동층 방식이 많이 이용되어 왔지만, 최근에는 스토카식 소각로의 기술 발전 및 경제적인 측면 유지관리의 용이성이 좋아 중간처리 소각시설로 많이 설치되고 있다.

ⓐ 90[%] 이상 부피 감소효과와 고온(800~1500[℃])에서 운전되어 병균의 사멸에 효과가 크기 때문에 각 의료기관에서 많이 사용되고 있다.

ⓑ 소각로에서 배출된 고온의 유해가스 : 최첨단 대기 방지시설인 준건식 세정기에서 50미크론 이하 크기로 분무되는 액상소석회와 분말활성탄에 의해 흡수 · 흡착 제거되어 멤브레인 백필터에서 포집, 제거되므로 SOx, NOx, HCL 등의 산성가스와 다이옥신 등의 유기성 물질이 동시에 고효율로 제거된다.

㉣ 화학적 소독법 : 의료 폐기물을 분쇄하여 세균을 죽일 수 있는 염소가스 등 화학약품으로 처리한다.

㉤ 방사선 이온법 : 원자핵 분열에서부터 나오는 알파, 베타, 감마선이나 X-선 등을 이용하여 병원균을 죽이는 것이다. 5초 고온 플라즈마(아크첨단부 5,000[℃], 로내온도 1,500[℃])를 용융해 주사침, 각종 용기, 검체 등의 감염성을 고온으로 용해하는 것이다.

10 다음 중 의료 폐기물 관리시스템이 도입됨에 따라 의료 폐기물 배출시부터 전용용기에 전자태그를 부착하여 관리하는 것은?

① RFID ② LIS ③ EMR ④ AHR

해설 ㉠ RFID(Radio-Frequency IDentification : 무선주파수인식기술) : RFID 의료 폐기물 관리시스템은 의료 폐기물의 배출, 수집 · 운반, 처리 등 유통과정이 폐기물 인계서인 종이전표에 의하여 관리되던 체계를 개선하여 RFID 전자태그를 활용하여 폐기물 유통정보를 생성하도록 하는 시스템으로, 동 제도가 도입되면 정확한 통계자료를 통하여 폐기물의 투명한 관리가 가능하게 된다.

㉡ LIS(Laboratory Information System : 임상병리시스템) : 병원에서 수행되는 검사 중 50[%] 이상 차지하는 임상병리 관련 정보를 체계적이고 효율적으로 관리하고, 타 시스템으로 자료연계를 제공하는 시스템이다.

㉢ EMR(Electronic Medical Record : 전자의무기록) : 병원에서 사용되는 종이 또는 문서양식에 기록 되어온 모든 의료기록을 없애고 모든 데이터를 전산매체에 저장하는 방식이다.

㉣ AHR(Adaption Hulti Rate : 보험청구) : 원무관리 등의 업무를 부분적으로 전산화 되고, 의무기록정보가 부분적으로 전산화되어 개별적으로 저장되는 형태이다.

11 다음 중 방사선 폐기물과 관련이 없는 것은?

① 핵발전용 폐기물 ② 식물성 폐기물 ③ 고체 폐기물 ④ 기체 폐기물

해설 방사선 폐기물 : 방사선 물질 또는 그에 의하여 오염된 물질로서 폐기의 대상이 되는 물질이라고 정의한다.

※ 식물성 폐기물 : 생활 폐기물에 속한다.

12 다음 중 사용 후 연료관리 방안이 아닌 것은?

① 재활용 ② 저장 ③ 영구처분 ④ 매립

해설 사용 후 연료관리방법 : 임시저장, 재처리(재활용), 영구처분이 있다.

㉠ 임시저장 : 원전에서 발생한 사용 후 핵연료는 원전 내의 관계시설인 임시 저장시설에서 저장 · 관리하고 있다.

정답 | 09.③ 10.① 11.② 12.④

ⓐ 현재 가동중인 원전 24기 중 경수로형인 20기는 사용 후 핵연료 저장조(습식시설)에, 중수로형 4기는(월성) 사용 후 핵연료 저장조 및 건식저장 시설에 저장 · 관리되고 있다.

ⓑ 습식 저장시설 : 물을 이용하여 사용 후 핵연료를 냉각시키고 방사선 누출을 차폐하는 원전 내 수조형태의 시설물이다.

ⓒ 건식시설 : 공기 또는 불활성 기체를 이용하여 사용 후 핵연료를 냉각시키고, 콘크리트 또는 금속을 이용하여 방사선 누출을 차폐하는 시설이다.

㉡ 재처리

ⓐ 사용 후 핵연료를 물리적 · 화학적 방법으로 처리하여 사용가능한 물질과 장반감기의 방사성 물질을 분리하는 것이다.

ⓑ 재처리를 통해 방사성물질, 특히 긴 반감기를 가지는 물질을 분리하여 사용 후 핵연료 처분장의 면적을 크게 줄이고, 관리를 쉽게 하는 것과 함께 유용한 핵연료 물질을 분리 추출하여 다시 연료로 사용할 수 있기 때문에 재활용이라고도 한다.

㉢ 영구처분

ⓐ 해양처분 : 방사성 폐기물을 바다 속에 낙하 투기하는 처분방안으로 사용 후 핵연료를 포장상태로 해양 투기하면 해저면에 도달하여 시간이 지남에 따라 방사성 핵종은 바다 속에서 분산되어 희석된다. 사용 후 핵연료를 해양 처분한 사례는 없으나, 중 · 저준위 폐기물의 경우 러시아, 영국, 벨기에, 프랑스, 독일, 미국 등이 실행한 바 있으며, '90년 런던투기협정(London Dumping Convention) 체결로 해양 처분이 금지되었다.

ⓑ 빙하처분 : 그린란드와 남극대륙 등에 있는 안정된 빙하에 처분하는 방안으로 고준위 방사성 폐기물 의 자체 열로 얼음을 녹이면서 자체 매장이 가능한 처분이다. 그러나 어느 국가도 실행하지 않고 있으며, 남극조약(Antarctic Treaty, 1961)에 의해 금지되고 있다.

ⓒ 우주처분 : 사용 후 핵연료를 우주공간 또는 태양으로 방출하여 지구로부터 영구 격리하는 방안으로 인간 및 환경으로부터 완전 격리가 가능하나, 특히 1986년 미국 챌린저호 발사실패 이후 처분과정의 고비용과 발사실패 위험 때문에 연구가 중단되었다.

ⓓ 심지층처분(Deep Geological Disposal)

㉮ 사용 후 핵연료를 인간의 생활권으로 부터 영구히 격리하기 위해 부식과 압력에 장기간 견딜 수 있는 처분용기에 사용 후 핵연료를 넣고 지하 300~1,000[m] 깊이의 심지층 매질(㉠ 결정질 암층, 암염층, 점토층 등)에 처분하는 것이다.

㉯ 대부분의 국가들이 심지층처분 방식을 선호하고 있으며, 핀란드(2001년)와 스웨덴(2009년)이 고준위 폐기물 처분장 부지를 확보한 상태이며, 처분장 건설을 위한 인허가 신청을 완료하였다.

ⓔ 초장심도 처분 : 지하 3~5[km] 깊이의 암반층에 처분하는 개념으로 사용 후 핵연료 또는 고준위 폐기물의 방사능이 마그마에 희석될 것으로 기대되고, 또한 자연적인 지각운동으로 지상까지의 노출에 상당 시간이 소요된다는 가정하에 제안되었다.

기 · 출 · 문 · 제

01 다음 중 의료 폐기물에 관한 설명이 아닌 것은? (17년4회기사2번)

① 의료 폐기물은 본인이나 그 동물의 주인이 요구하면 인도하여 처리할 수 있다.

② 의료 폐기물은 발생한 때부터 전용용기에 넣어 내용물이 새어 나오지 아니하도록 보관하여야 하며, 의료 폐기물의 투입이 끝난 전용용기는 밀폐 포장하여야 한다.

③ 의료 폐기물의 운반차량은 섭씨 10[℃] 이하의 냉장설비가 설치되어야 한다.

④ 의료 폐기물의 수집 · 운반차량의 차체는 흰색으로 색칠하여야 한다.

해설 ㉠ 감염성 폐기물을 의료 폐기물로 변경하고 성상과 위해도에 따라 격리의료 폐기물, 일반의료 폐기물, 위해의료 폐기물로 분류, 관리하도록 규정하고 있다.

㉡ 의료 폐기물의 수집 · 운반 또는 처리를 업으로 하려는 자 : 다른 폐기물과 분리하여 별도로 수집 · 운반 또는 처리하는 장비를 운영하여야 한다.

㉢ 의료 폐기물의 수집 · 운반차량의 색상은 흰색으로 하며, 적재함 양면에는 의료 폐기물의 도형, 업소명 및 지역번호를 기재한다. 또한 뒷면에는 의료 폐기물의 도형을 붙이거나 표기하고, 그 크기는 가로 100[cm] 이상 세로 50[cm] 이상이어야 하며 색깔은 녹색으로 한다.

정답 | 〈기출문제〉 01.③

㉣ 냉장보관할 수 있는 4[℃] 이하로 하며 전용 보관시설에서 보관하는 경우 5일 이내, 그 밖의 보관시설에서 보관하는 경우에는 2일 이내까지 보관 가능하다.

ⓐ 격리의료 폐기물 : 「감염병의 예방 및 관리에 관한 법률」 제2조 제1항에 따른 감염병으로 부터 타인을 보호하기 위하여 격리된 사람에 대한 의료행위에서 발생한 일체의 폐기물이다.

ⓑ 일반의료 폐기물 : 의료기관에서 발생하는 폐기물 중 진료, 치료, 투약 등의 의료행위에서 발생하는 혈액, 채액, 분비물, 배설물이 함유 돼 있는 탈지면, 붕대, 거즈, 일회용 기저귀, 생리대, 일회용주사기, 수액세트 위해 의료 폐기물이 포함된다.

㉤ 위해의료 폐기물 : 인체 위해의 우려가 있어 특별한 관리가 필요한 조직물류 폐기물, 병리계 폐기물, 손상성 폐기물, 생물 · 화학 폐기물, 혈액오염 폐기물 등의 폐기물이다.

ⓐ 위해의료 폐기물 : 인체 또는 동물의 조직, 장기, 기관, 신체일부, 동물의 사체, 혈액, 고름 및 혈액생성물(혈청, 혈장, 혈액제제)이다.

ⓑ 조직물류 폐기물 : 인체 또는 동물의 조직 · 장기 · 기관 · 신체의 일부, 동물의 사체, 혈액 · 고름 및 혈액생성물(혈청, 혈장, 혈액제제)이다.

ⓒ 병리계 폐기물 : 시험 · 검사 등에 사용된 배양액, 배양용기, 보관균주, 폐시험관, 슬라이드, 커버글라스, 폐배지, 폐장갑 등이다.

ⓓ 손상성 폐기물 : 주사바늘, 봉합바늘, 수술용 칼날, 한방침, 치과용침, 파손된 유리재질의 시험기구 등이다.

ⓔ 생물 · 화학 폐기물 : 폐백신, 폐항암제, 폐화학 치료제 등이다.

ⓕ 혈액오염 폐기물 : 폐혈액백, 혈액 투석시 사용된 폐기물, 그 밖에 혈액이 유출될 정도로 포함되어 있어 특별한 관리가 필요한 폐기물, 혈액 · 체액 · 분비물 · 배설물이 함유 되어 있는 탈지면, 붕대, 거즈 등은 일반의료 폐기물(고상), 체액 · 분비물 · 배설물만 있는 경우이다.

㉥ 노인요양시설에서 진료, 처치, 검사 등의 의료행위와 관련 없이 요양 중인 노인에게서 배출되는 기저귀는 의료 폐기물에 해당하지 않는다.

ⓐ 치과, 이비인후과, 내과, 소아과 등에서 석션기를 통해 코나 입에서 배출되는 분비물 및 튜브 주사 바늘에 보호캡이 고정적으로 부착되어 있어 외부 충격에도 캡이 분리되지 않아 손상 우려가 전혀 없는 경우이다.

ⓑ 단순히 주사바늘에 캡을 임의로 씌워 배출하는 경우에는 손상성 폐기물로 처리한다.

ⓒ 의료 폐기물이 아닌 폐기물로서 의료 폐기물과 혼합되거나 접촉된 폐기물은 혼합되거나 접촉된 의료 폐기물과 같은 폐기물로 본다. (혈액 등의 의료 폐기물과 접촉한 석고, 캐스트, 스프린트 치과에서 발생하는 피, 고름, 분비물 등이 묻어있는 아말감)

㉦ 방사선 폐기물(放射性廢棄物) : 방사성 감쇠물질을 포함하고 있는 폐기물이다. 대개는 핵분열과 같은 핵반응에서 부산물로 생성되지만 원자력 산업과 직접적인 관련이 없는 산업에서도 발생한다.

ⓐ 조직물류 : 인체 또는 동물의 조직, 장기, 기관 신체의 일부, 동물의 사체, 혈액, 고름 및 혈액생성물(혈청, 형장, 혈액제제)이다.

ⓑ 병리계 : 시험. 검사 등에 사용된 배양액, 배양용기, 보관균주, 폐시험관 슬라이드, 커버글라스, 폐배지, 폐장갑이다.

ⓒ 손상성 : 주사바늘, 봉합바늘, 수술용 칼날, 한방침, 치과용침, 파손된 유리 재질의 시험기구이다.

ⓓ 생물화학 : 폐백신, 폐항암제, 폐화학 치료제이다.

㉧ 혈액오염 : 폐혈액백, 혈액투석 시 사용된 폐기물, 그 밖에 혈액이 유출될 정도로 포함되어 있어 특별한 관리가 필요한 폐기물이다.

02 다음 중 의료용 폐기물의 전용용기에 표시하는 도형의 색상을 잘못 연결한 것은? (17년1회기사4번, 21년1회기사16번)

① 재활용하는 태반 : 녹색
② 격리 의료용 폐기물 : 붉은색
③ 위해의료 폐기물(재활용하는 태반 제외, 상자형용기) : 노란색
④ 일반의료 폐기물 : 흰색

해설 의료 폐기물의 전용용기 : 환경부 장관이 고시하는 검사기준에 따라 검사기관이 검사한 용기만을 사용하며, 그 종류별 용기 색상은 다음과 같다.

종 류	도형색상	종 류	도형색상
인체조직물 중 태반(재활용하는 경우)	녹색	일반의료 폐기물	검은색
격리의료 폐기물	붉은색	혈액요염(상자형용기)	노란색
위해의료 폐기물(상자형용기)	노란색	생물, 화학(상자형용기)	노란색

정답 | 02.④

03 다음 중 의료 폐기물 종류별 전용용기에 표시하는 도형의 색상이 바르게 연결된 것은? (17년4회산업4번, 18년4회기사17번)

① 인체조직물 중 태반(재활용하는 경우) : 파란색 ② 격리의료 폐기물 : 검은색
③ 위해의료 폐기물 : 노란색 ④ 일반의료 폐기물 : 붉은색

해설 02 의료기기 안전 – 1. 육안검사(기출 02번 해설)

04 다음 중 의료 폐기물 전용용기의 구조 및 재질에 대한 설명이 아닌 것은? (16년4회산업12번)

① 의료 폐기물의 전용용기는 재사용이 가능한다.
② 전용용기는 내용물이 새거나 튀어나오지 않는 구조 및 재질이어야 한다.
③ 재활용하는 태반은 발생하는 때부터 흰색의 투명한 합성수지 주머니에 1개씩 포장한다.
④ 봉투형 용기의 재질은 합성수지류로 하고, 상자형용기의 재질은 골판지로 한다.

해설 ㉠ 의료 폐기물 : 전용용기에 담은 상태로 소각시설이나 멸균분쇄시설에 투입한다.
ⓐ 멸균·분쇄하는 경우 원형이 파쇄되어 재사용할 수 없도록 분쇄
ⓑ 멸균·분쇄 잔재물 검사결과 멸균되지 아니한 경우에는 다시 처분
㉡ 가동시마다 아포균검사·세균배양검사, 멸균테이프검사(1일 3회 이하 가동시)를 실시한다.
㉢ 1회 이상, 1일 3회를 초과하여 가동시 2회 이상 아포균 검사나 세균배양검사 실시한다.
ⓐ 멸균·분쇄한 후의 잔재물은 소각하여야 하고 소각한 후의 잔재물은 매립
㉣ 원형이 파쇄되어 재사용할 수 없도록 분쇄 및 수분 함량 50[%] 이하로 건조한다.
㉤ 재활용 : 약사법에 따라 의료 폐기물 중 태반을 원료로 하는 의약품의 제조허가를 받은 자가 그 원료로 이용하는 경우 합성수지류[염화비닐(PVC) 제외]로 한다.

05 다음 중 의료 폐기물 전용용기에 관한 설명은? (13년1회기사20번)

① 상자형 용기의 구조는 이중구조로 해야 한다.
② 의료 폐기물의 전용용기는 재질에 따라 재사용할 수 있다.
③ 의료 폐기물의 종류별 전용용기의 색상은 폐기물 종류에 따라 다르다.
④ 봉투용 용기에는 의료 폐기물을 그 용량의 80[%] 이상이 되도록 넣으면 된다.

해설 ㉠ 의료 폐기물의 전용용기 : 재질에 따라 재사용할 수 있다(재사용하는 것은 「폐기물관리법」 제13조 폐기물 보관 기준 위반).
㉡ 의료 폐기물의 종류별 전용용기의 색상 : 폐기물 종류에 따라 다르다.
ⓐ 폐기물 전용용기의 색상은 흰색으로 하되 그 용기에 표시되는 도형의 색상은 태반 등으로 표시해야 한다.
ⓑ 인체 조직물중 재활용 대상은 녹색, 격리의료 폐기물은 적색, 위해의료 폐기물 황색, 일반의료 폐기물은 검은색으로 각각 표시해야 한다.
㉢ 봉투용 용기 : ⓐ 의료 폐기물을 그 용량의 80[%] 이상이 되도록 넣으면 된다.
ⓑ 의료 폐기물을 그 용량의 75[%] 이상이 되도록 넣어서는 아니된다.

06 다음 중 의료 폐기물의 보관방법이 아닌 것은? (18년4회산업1번)

① 위해 의료 폐기물의 전용용기는 봉투형 용기와 상자형 용기로 구분한다.
② 전용용기는 내용물이 새거나 튀어나오지 아니하는 구조 및 재질이어야 한다.
③ 의료 폐기물의 전용용기는 다시 사용할 수 있다.
④ 의료 폐기물은 발생했을 때부터 종류별로 전용용기에 넣어 보관하여야 한다.

해설 02 의료기기 안전 – 1. 육안검사(기출 05번 해설)

07 다음 중 의료 폐기물 보관시설의 세부기준으로 아닌 것은? (21년4회기사14번)

① 보관창고, 보관 장소 및 냉장 시설은 년 1회 이상 약물소독의 방법으로 소독해야 한다.

정답 | 03.③ 04.① 05.① 06.③

② 보관창고의 바닥과 안벽은 타일 · 콘크리트 등 물에 견디는 성질의 자재로 세척이 쉽게 설치해야 한다.
③ 보관창고와 냉장 시설은 의료 폐기물이 밖에서 보이지 않는 구조로 되어 있어야 하며, 외부인의 출입을 제한하여야 한다.
④ 냉장시설은 섭씨 4[℃] 이하의 설비를 갖추어야 하며, 보관 중에는 냉장시설의 내부온도를 섭씨 4[℃] 이하로 유지해야 한다.

해설 02 의료기기 안전 - 1. 육안검사(기출 05번 해설)

08 다음 중 감염병으로부터 타인을 보호하기 위하여 격리된 사람에 대한 의료행위에서 발생한 일체의 폐기물은?
(19년1회기사04번)

① 격리의료 폐기물 ② 병리계 폐기물 ③ 혈액오염 폐기물 ④ 일반의료 폐기물

해설 격리의료 폐기물
㉠ "감염병예방법" 제2조 제1항에 따른 감염병으로부터 타인을 보호하기 위하여 격리된 사람에 대한 의료행위에서 발생한 일체의 폐기품 전용용기(도형색상) : 상자형 합성수지류(적색)
㉡ 보관기관 : 7일

09 다음 중 의료 폐기물은 며칠 이내에 폐기물을 처리하여야 하는가? (단, 격리의료 폐기물의 경우로 가정)
(09년4회산업2번, 15년4회산업14번, 19년1회산업기사17번)

① 당일 ② 7일 ③ 30일 ④ 60일

해설 폐기물관리법 시행규칙 제12조(폐기물재활용 신고자와 광역 폐기물처리시설 설치 · 운영자의 폐기물 처리기간)영 제7조 제1항 제7호에 따라 폐기물재활용 신고자와 광역 폐기물처리시설 설치 · 운영자는 폐기물을 30일(의료 폐기물은 7일) 이내에 처리하여야 한다.

10 다음 중 의료 폐기물의 수집 · 운반의 경우가 아닌 것은? (17년1회산업18번, 19년4회산업기사05번)

① 의료 폐기물은 전용용기에 넣어 밀폐포장된 상태로 의료 폐기물 전용의 운반차량으로 수집 · 운반해야 한다.
② 의료 폐기물은 흩날림 · 유출 및 악취의 새어 나옴을 방지할 수 있는 밀폐된 적재함이 설치된 차량으로 운반해야 한다.
③ 의료 폐기물의 수집 · 운반차량은 차체는 빨간색으로 색칠하여야 한다.
④ 의료 폐기물의 운반차량은 운반 중에는 항상 냉장설비가 가동되어야 한다.

해설 의료 폐기물의 수집 · 운반 또는 처리를 업으로 하려는 자 : 다른 폐기물과 분리하여 별도로 수집 · 운반 또는 처리하는 장비를 운영 하여야 한다.
㉠ 의료 폐기물의 수집 · 운반차량의 색상은 흰색으로 하며, 적재함 양면에는 의료 폐기물의 도형, 업소명 및 지역번호를 기재하며, 뒷면에는 의료 폐기물의 도형을 붙이거나 표기하고, 그 크기는 가로 100[cm] 이상 세로 50[cm] 이상이어야 하며 색깔은 녹색으로 한다.
㉡ 냉장 보관할 수 있는 4[℃] 이하로 하며, 전용보관 시설에서 보관하는 경우 5일 이내, 그 밖의 보관시설에서 보관하는 경우에는 2일 이내까지 보관 가능하다.

11 다음에 나열된 위해의료 폐기물은 어디에 포함되는가? (16년2회49번)

수술용 칼날, 한방침, 치과용침, 봉합바늘 등

① 손상성 폐기물 ② 조직물류 폐기물 ③ 병리계 폐기물 ④ 혈액오염 폐기물

해설 폐기물관리법에서 규정한 의료 폐기물의 종류
㉠ 폐기물은 쓰레기 등으로서 사람의 생활이나 사업 활동에 필요하지 아니하게 된 물질이다.
ⓐ 격리의료 폐기물 : 감염병으로부터 타인을 보호하기 위하여 격리된 사람에 대한 의료행위에서 발생한 일체의 폐기물이다.

정답 | 07.① 08.① 09.② 10.③ 11.①

ⓑ 위해의료 폐기물

㉮ 조직물류 폐기물 : 인체 또는 동물의 조직, 장기, 기관, 신체의 일부, 동물의 사체, 혈액, 고름 및 혈액 생성물(혈청, 혈장, 혈액제제)에서 발생한 폐기물

㉯ 병리계 폐기물 : 시험, 검사 등에 사용된 배양액, 배양용기, 보관균주, 폐시험관, 슬라이드, 커버글라스, 폐지, 폐장갑

㉰ 손상성 폐기물 : 주사바늘, 봉합바늘, 수술용 칼날, 한방침, 치과용침, 파손된 유리 재질의 시험기구

㉱ 생물, 화학 폐기물 : 폐백신, 폐항암제, 폐화학치료제

㉲ 혈액오염 폐기물 : 폐혈액백, 혈액투석시 사용된 폐기물, 그 밖에 혈액이 유출될 정도로 포함되어 있어 특별한 관리가 필요한 폐기물

12 다음의 의료 폐기물은 어느 것에 해당하는가? (11년4회산업7번, 18년4회산업6번)

시험 · 검사 등에 사용된 배양액, 배양용기, 보관균주, 폐시험관, 슬라이드, 커버글라스, 폐배지, 폐장갑

① 조직물류 폐기물 ② 병리계 폐기물 ③ 손상성 폐기물 ④ 혈액오염 폐기물

해설 02 의료기기 안전 – 1. 육안검사(기출 11번 해설)

13 다음 중 의료 폐기물로 성상과 위해도에 따른 분류에 속하지 않는 것은? (15년1회기사17번)

① 격리의료 폐기물 ② 일반의료 폐기물 ③ 위해의료 폐기물 ④ 방사선 폐기물

해설 02 의료기기 안전 – 1. 육안검사(기출 11번 해설)

14 다음 중 의료 폐기물 처리방법은? (20년3회기사10번)

① 멸균 · 분쇄한 후의 잔재물은 매립하여야 한다.
② 의료 폐기물은 의료 폐기물을 처리하기 위하여 설치한 소각시설이나 멸균 · 분쇄시설에서 처리하여야 한다.
③ 의료 폐기물은 소각시설이나 멸균 · 분쇄시설에 넣기 전에 용기로부터 해체해서 넣어야 한다.
④ 격리의료 폐기물, 위해의료 폐기물 중 조직물류 폐기물 및 생물 · 화학 폐기물은 멸균 · 분쇄하여야 한다.

해설 02 의료기기 안전 – 1. 육안검사(기출 11번 해설)

15 다음 중 폐기물관리법 시행규칙에서 정하는 의료 폐기물을 위탁 처리하는 배출자의 보관기간에 대한 설명이 아닌 것은? (20년3회기사08번)

① 격리의료 폐기물 : 7일 ② 조직물류 폐기물 중 치아 : 60일
③ 위해의료 폐기물 중 혈액오염 폐기물 : 15일 ④ 위해의료 폐기물 중 손산성 폐기물 : 20일

해설 의료 폐기물의 보관기간

<table>
<tr><th colspan="2">폐기물의 종류</th><th>형 태</th><th>보관기간</th></tr>
<tr><td colspan="2">격리의료 폐기물</td><td>고체</td><td>7일</td></tr>
<tr><td rowspan="8">위해의료 폐기물</td><td rowspan="2">조직물류 폐기물</td><td>고체</td><td rowspan="2">15일</td></tr>
<tr><td>액체</td></tr>
<tr><td rowspan="2">병리계 폐기물</td><td>고체</td><td>15일</td></tr>
<tr><td>액체</td><td>매일</td></tr>
<tr><td>손상성 폐기물</td><td>고체</td><td>30일</td></tr>
<tr><td>생물 · 화학 폐기물</td><td>고체</td><td>15일</td></tr>
<tr><td>혈액오염 폐기물</td><td>고체</td><td>15일</td></tr>
<tr><td colspan="2" rowspan="2">일반의료 폐기물</td><td>고체</td><td rowspan="2">15일</td></tr>
<tr><td>액체</td></tr>
</table>

정답 | 12.② 13.④ 14.② 15.④

2 접지와 누설전류

예 · 상 · 문 · 제

01 다음 중 의료기기의 전기안전에 대한 설명이 아닌 것은?

① 의료전기안전은 감전에 의한 전기쇼크, 과전압 등에 의한 폭발, 누전에 의한 화재 또는 기준 규격의 미비나 사용상의 실수에 의한 의료기기 및 건물에 대한 손상을 방지하는 것이다.
② 전류가 인체에 흘러 심장을 통과하면 정상적인 심장기능을 못하게 되어 때에 따라서는 죽음에까지 이를 수 있다.
③ 인체 내에 전기가 흐를 때 전기저항을 가지고 있으므로 옴의 법칙에 따라 인체에 흐르는 전류는 인가 전압에 대략 비례한다. 높은 전압으로 접촉될수록 작은 전류가 흐른다.
④ 전류가 인체에 미치는 전기쇼크는 전류의 크기와 인체를 통하여 흐르는 전류의 경로에 따라 크게 두 가지로 구분된다.

해설 ㉠ 의료기기는 주로 전자장비로 이루어져 있고 전기를 사용하기 때문에 의료전기안전에 대한 올바른 인식이 필요하다.
㉡ 의료전기안전은 감전에 의한 전기쇼크, 과전압 등에 의한 폭발, 누전에 의한 화재 또는 기준 규격의 미비나 사용상의 실수에 의한 의료기기 및 건물에 대한 손상을 방지하는 것이다.
㉢ 전기쇼크는 인체에 전류가 흘러 발생한다. 전류가 인체에 흘러 심장을 통과하면 정상적인 심장기능을 못하게 되어 때에 따라서는 죽음에까지 이를 수 있다.
㉣ 인체 내에 전기가 흐를 때 전기저항을 가지고 있으므로 옴의 법칙에 따라 인체에 흐르는 전류는 인가 전압에 대략 비례한다.
㉤ 높은 전압으로 접촉될수록 큰 전류가 흐른다.
㉥ 전류가 인체에 미치는 전기쇼크는 전류의 크기와 인체를 통하여 흐르는 전류의 경로에 따라 크게 두 가지로 구분된다.
ⓐ 첫 번째 : 몸의 표면으로 흐르는 전기 감전을 매크로 쇼크(Macro Shock)라고 한다.
ⓑ 두 번째 : 심장에 직접 10[A]의 정도의 미세한 전류일지라도 심실 벽을 가로질러서 흐르면 심실세동이 발생하는 전기감전을 마이크로 쇼크(Micro Shock)라고 한다.
※ 심실세동 : 비정상적으로 진동과 떨림을 일으킬 때의 심장 상태이며, 이러한 상태가 지속되면 정상적인 혈액순환이 되지 않아 사망까지 이르게 된다.

02 다음 중 과도한 전류가 신체의 일부를 통하여 흐를 때 나타나는 증상이 아닌 것은?

① 피부표면에서의 높은 피부저항에 의하여 저항성 발열로 인한 화상이 일어난다.
② 기능을 잃은 세포가 활동전위를 유발하여 원래의 기능을 회복한다.
③ 전류가 감각 또는 운동신경세포로 전달되어 원하지 않는 활동전위를 유발한다.
④ 직류전류와 고전압에 의한 신체조직의 손상이 발생한다.

해설 과도한 전류가 신체에 흐르면 호흡기 마비, 통증, 피로감 — 심실세동 — 지속적인 심근수축 — 화상, 부상의 순서로 생리적 변화가 나타난다. 전류가 생체조직을 통해 흐를 때 크게 다음과 같은 현상이 발생한다.
㉠ 전기화학적인 화상 및 직류전류와 고전압에 의한 조직의 손상 및 감전이 일어난다.
㉡ 신경이나 근육과 같은 반응성 조직에서의 전기적 자극에 의한 감전이 일어난다.
㉢ 조직에서의 저항성 발열로 인한 수분부족 현상이 일어난다.
ⓐ 의료와 에너지
㉮ 의료시설에서도 진료용 기기로부터 여러 가지 에너지가 방사되며 진료상의 목적으로 에너지를 주는 경우와 진료상 의도하지 않은 에너지가 누설되는 경우가 있을 수 있다.
㉯ 에너지에 대한 안정성은 일상생활에서의 안전성과 다르지 않다.
㉰ 의료시설에서는 다음과 같은 특수한 사정이 있다.
• 환자 : 에너지에 대하여 특히 약하다. 구속된 상태에 있으므로 위험을 느껴도 피할 수 없는 상황이 올 수도 있다.

정답 | 〈예상문제〉 01.③ 02.②

• 치료상의 목적 : 큰 에너지를 의도적으로 주는 경우가 있다.

㉣ 진료용 기기로부터 여러 가지 에너지가 방사되는 진료의 목적과 의도되지 않은 에너지 누설과 같은 이유로 안전성은 특히 엄격히 규정된다.

㉹ 1. 체내 삽입형 페이스메이커를 가진 환자에게 전자유도가 있을 경우 심장 질환을 갖는 환자에게 전류를 흘리는 경우를 보면 에너지에 대한 안전성을 일반적인 환경보다도 엄격히 규정할 필요가 있음을 알 수 있다.

2. 환자가 위험에 대해 대처할 수 없을 경우에는 치료목적으로 에너지를 투입하면 안전기준의 한계를 초과하는 에너지를 투입하는 경우가 생긴다.

㉤ 생체에 대한 에너지의 작용에서는 다음 조건에 주의하여야 한다.

• 작용기간 • 조사밀도 • 작용부위 • 에너지의 종류 • 기타 파라미터(주파수, 파형 등)

㉥ 안전기준과 관련하여 에너지의 종류, 작용기전에 따라서 문턱값이 있는 경우에 주의하여야 한다.

㉹ 방사선은 문턱값이 없으며 아무리 작은 소량의 영향도 축적되어 가능한 방사선의 조사량을 작게 하고, 저주파 전류의 영향에는 문턱값이 있으며, 기준값 이하의 전류는 전혀 영향을 일으키지 않는다.

㉦ 안전문제를 고려할 때 중요한 것은 기기에서 사용하는 에너지의 안전 한계값이다.

㉧ 각종 에너지에 대한 인체의 안전한계를 알려면 인체의 물성을 알아야 한다.

㉨ 에너지에 대한 인체의 안전한계는 실제로는 작용의 지속시간, 주위의 조건, 펄스인 경우는 첨두치, 개인차 등도 고려하여야 한다.

ⓑ 에너지와 생물

㉮ 안정성 : 의료기기 기술에 최초로 요구되는 것은 생체에 에너지를 방출시켜 위해를 주지 않는 것이다.

㉯ 생체에 에너지를 주게 되면 다음과 같은 현상이 일어난다.

• 신경세포의 흥분이 일어난다.
• 손실에 의한 열의 발생이 일어난다.
• 분자나 입자에 작용하는 직접적인 힘 등의 여러 가지 작용이 일어난다.

ⓒ 각종 에너지의 한계

에너지	작용 / 대상	안전한계	에너지	작용 / 대상	안전한계
고주파 전류	피부 고환	1[W/cm²] 0.1[W/cm²] 0.01[W/cm²]	온도	영상	450[℃]
			초음파	cavition 열작용 생식세포	10[W/cm²] 1[W/cm²] 0.1[W/cm²]
저주파 전류	이탈한계 심실세동	10[mA](macro shock) 0.1[mA](micro shock)	자계		정설 없음

ⓓ 의료용 기기로 인하여 발생하는 안전문제를 분류해 놓았다.

안전의 종류	의료현장에서 주의할 안전문제
열적 안전	이상고온, 이상저온, 발열의 집중, 항온유지 불능, 폭발, 화재 등이다.
방사선적 안전	방사선 누설, 과대 에너지 조사, 장기간 작용 등이다.
광학적 안전	과도한 집중, 목표물 이외의 누설(반사, 산란 등)이다.
전기적 안전	감전쇼크, 과대 에너지, 다른 기기의 간섭, 정보의 왜곡, 기능정지, 정전 등이다.
기계적 안전	낙하, 압박, 예리한 edge, 고무관의 파열, 혈액누설, 초음파의 접속 등이다.
화학적 안전	의료용 가스나 약품의 오용, 용량의 과다 또는 과소, 기기의 부식, 재질의 변화, 폭발, 화재 등이다.
생물학적 안전	멸균 불완전에 의한 세균감염, 혈전이나 기포의 혼입, 생리적 반응에 의한 것 등이다.

03 다음 중 도전바닥인 수술실 등에 있어서 올바른 접지방법은?

① 경제성을 고려하여 바닥을 실리콘으로 밀봉시킨다.
② 자주 바닥에 물 청소를 한다.
③ 도전바닥 밑에 섬유로 된 망을 잘 밀착시킨다.
④ 도전바닥 밑에 구리테이프 또는 금속망을 의료용 접지센터에 접속한다.

정답 | 03.④

해설 수술실에서 유기될 수 있는 누설전류 및 정전기 등을 신속히 조밀하게 대지로 방류시키기 위한 설비로서 의료용 접지센터에 연결 배선한다.

04 다음 중 보호의 목적으로 보호접지 기준규격에 적합한 수단에 의해 보호접지단자에 접속하는 것은?

① 기능접지선 ② 보호접지선 ③ 등전위화 도선 ④ 보호접지

해설 도선 · 단자 설명

㉠ 보호접지 : 보호의 목적으로 보호접지 기준 규격에 적합한 수단에 의해 보호접지단자에 접속하는 것이다.
㉡ 기능접지선 : 기능접지단자에 접속하는 도선이다.
㉢ 보호 접지선 : 보호접지단자와 외부의 보호 접지계 간을 접속하는 도선이다.
㉣ 기능접지단자 : 기능상의 목적으로 접지할 것을 의도하는 측정용 전원이나 제어회로의 한 점 또는 실드부분에 직접 접속한 단자이다.
㉤ 등전위화 도선 : 기기와 전기설비의 등전위화 모선 간을 접속하는 도선이다.

05 다음 중 기능상의 목적으로 접지할 것을 의도하는 측정용 전원이나 제어회로의 한 점 또는 실드부분에 직접 접속하는 단자는?

① 기능접지선 ② 기능접지단자 ③ 등전위화도선 ④ 보호접지선

해설 기능접지단자 : 기능상의 목적으로 접지할 것을 의도하는 측정용 전원이나 제어회로의 한 점 또는 실드 부분에 직접 접속한 단자이다.

06 다음 중 접지방식에 대한 내용이 아닌 것은?

① 보호접지 : 가장 기본적인 접지방식으로 마이크로 쇼크에 대한 안전대책이며 의료기기, 전기기기의 금속제 외함 등 노출의 비도전성 부분에 시설하는 접지이다.
② 등전위접지 : 각각의 장비 또는 시스템 간의 전위차를 해소하기 위한 접지방식으로 각 장비 간에 전위차가 발생하면 전기적 감전을 당할 수 있으므로 모든 장비 또는 주변의 금속부분을 상호 결합하여 전위를 같게 만들어 주는 접지형태이다.
③ 정전기장해 방지용 접지 : 마찰 등으로 인한 정전기 축적을 방지하고, 발생된 정전기를 안전하게 대지로 방류하기 위한 접지이다.
④ 바닥도전 접지 : 수술실에서 유기될 수 있는 누설전류 및 정전기 등을 신속히 대지로 방류시키기 위한 설비로 격자망(동판)을 도전성 몰탈에 매설하여 접지한다.

해설 보호접지

㉠ 의료용 접지방식 중 가장 기본적인 접지방식으로 매크로 쇼크에 대한 안전대책이며 의료기기, 전기기기의 금속제 외함 등 노출의 도전성 부분에 시설하는 접지이다.
㉡ 일반적으로 보호접지단자(기계 기구의 플러그및 핀)와 보호접지로 연결된 모든 접촉이 가능한 금속 사이의 임피던스는 0.1[Ω] 이하로 규정하고 있다

07 다음 중 의료용 접지방식이 아닌 것은?

① 외벽접지 ② 잡음방지용 접지 ③ 등전위 접지 ④ 보호접지

해설 ㉠ 접지방법 : 병원의 경우는 환자의 생명을 다루는 곳으로 일반적으로 정상적인 사람과는 다르다.
ⓐ 일반적인 사람이 느낄 수 있는 감지전류는 약 1[mA], 심실세동 전류 경우는 약 50~100[mA]이다(심장이 고통을 느낌).
ⓑ 환자의 경우에는 [mA]보다 1000배가 작은 [μA]의 전류가 심장을 통과해도 위험하다.
ⓒ 전류의 흐름을 차단하여 환자가 마이크로 전류에서도 감전될 수 있는 것을 방지하고자 병원에서 수술실 기타 환자의 중요 업무를 보는 곳에서는 비접지방식을 사용하는 것이다.
㉡ 의료용 접지(기능접지+감점보호용 접지)의 필요성 : 최근 ME(Medical Electronic) 기기의 급속한 보급으로 ME기기의 전격에 대한 철저한 대책이 요구된다.

정답 | 04.④ 05.② 06.① 07.①

ⓐ 잡음방지용 접지 : 내 · 외부의 강한 전계의 침입으로 인한 잡음으로 검사장해, 통신기기의 장해로 인한 기능저하를 방지하기 위한 접지이다(뇌파검사실, 심전도실에서 사용한다).
ⓑ 등전위 접지 : 심장에 직접 또는 아주 가까운 부분에 전기를 사용하는 의료기기를 사용하는 경우 마이크로 쇼크를 방지하기 위해서 접지하는 것이다(수술실, 중환자실, 인큐베이터실 등에서 사용한다).
ⓒ 보호접지 : 매크로 쇼크에 대한 대책이며, 의료기기(ME) 등의 외함에 행하는 접지로 기기로부터의 누설전류에 의한 기기 외함의 전위상승을 억제하기 위한 것이다.

㉢ 비접지 : 심장에 직접 의료용 전기기기의 전극 등을 삽입 또는 부착하여 실시하는 경우의 의료시설이다.

08 다음 중 안정성 있는 장비의 접지에 대한 설명이 아닌 것은?

① Junior Hard Service 전력코드를 사용한다.
② 플러그와 코드사이의 연결지점에는 장력을 내리기 위한 장치를 사용한다.
③ Hard Service 전력코드를 사용한다.
④ 금속형으로 만든 플러그를 사용한다.

해설 금속형 플러그 : 병원에 설치 후, 1년 이상 10년 이내에 40~85[%]가 눈에 보이지 않는 파손을 입는 것으로 조사되고 있으므로 금속형 플러그의 사용을 병원에서는 피해야 한다.

09 다음 중 잡음 방지용 접지가 꼭 필요한 검사실이 아닌 것은?

① 물리치료실 ② 뇌파검사실 ③ 심전도실 ④ 안구전도실

해설 잡음방지용 접지(Noise Suppression Grounding) : 외부에서 침입한 잡음원에 의하여 전자회로, 컴퓨터, 정보통신기기, 의료기기 등 전자기기가 오동작을 하거나 기능의 상실, 통신 품질의 저하를 방지하기 위한 목적 또는 이러한 전자기기 등의 동작으로 발생하는 고주파의 전자에너지가 외부로 누출되어 다른 기기에 영향을 끼치지 않도록 하기 위한 목적으로 시설하는 접지이다. 즉 잡음원의 에너지를 대지로 방출시키기 위한 것이며, 뇌파검사실, 심전도실 등에 필요한 접지방식이다.

10 다음 보기의 접지목적이 아닌 것은?

접지 : 물체를 대지와 같은 전위로 유지하기 위하여 땅 속에 설치된 매설도체와 도선으로 접속하는 시설공사

① 의료기기 절연물의 열화 또는 손상되었을 때 흐르는 누설전류로 인한 감전을 방지한다.
② 고 · 저압 혼촉사고가 발생하였을 때 인축에 위험을 주는 고압전류를 대지로 흐르게 하여 감전을 방지한다.
③ 전로에 지락사고 발생시 계전기를 신속하고 확실하게 작동하도록 한다.
④ 의료기기의 기술 문서작성 및 심사시 활용된다.

해설 접지의 목적
㉠ 의료기기 절연물의 열화 또는 손상되었을 때 흐르는 누설전류로 인한 감전을 방지한다.
㉡ 고 · 저압 혼촉사고가 발생하였을 때 인축에 위험을 주는 고압전류를 대지로 흐르게 하여 감전을 방지한다.
㉢ 뇌해를 방지한다.
㉣ 전로에 지락사고 발생시 계전기를 신속하고 확실하게 작동하도록 한다.
㉤ 의료기기 및 배전선에서 이상전압이 발생하였을 때 대지전위를 억제하고 절연강도를 경감시킨다.

11 다음 중 의료기기의 전기안전에서 '접지공사의 목적'이 아닌 것은?

① 기기 절연물이 열화 또는 손상되었을 때 흐르는 누설전류로 인한 감전방지용
② 고전압 혼촉 사고가 발생하였을 때 인체에 위험을 주는 고압전류를 대지로 흘려 감전을 방지하는 작용
③ 뇌해(벼락) 방지 및 송전선, 배전선 등 유실방지 목적
④ 송전선, 배전선, 고전압 모선(전로) 등에서 단락사고가 발생하였을 때 전원차단용 계전기를 신속하고 확실하게 동작하도록 하는 작용

정답 | 08.④ 09.① 10.④ 11.③

해설 접지공사의 목적
㉠ 기기 절연물이 열화 또는 손상되었을 때 흐르는 누설전류로 인한 감전방지용이다.
㉡ 고전압 혼촉사고가 발생하였을 때 인체에 위험을 주는 고압전류를 대지로 흘려 감전을 방지하는 작용이다.
㉢ 뇌해(벼락) 방지용이다.
㉣ 송전선, 배전선, 고전압 모선(전로) 등에서 단락사고가 발생하였을 때 전원차단용 계전기를 신속하고 확실하게 동작하도록 하는 작용이다.

12 다음 중 의료기기의 전기적 안전의 핵심인 장착부에 해당하지 않는 것은?

① 환자와 접촉될 수 있는 부분
② 의료기기 제조재료
③ 환자와 접촉할 필요가 있는 부분
④ 의료기기가 그 기능을 수행하기 위해 필연적으로 환자와의 물리적 접촉을 가져야 하는 부분

해설 의료기기 제조재료는 생물학적 평가에 적용되는 것이다. 의료기기의 전기적 안전의 핵심인 장착부는 B형 장착부, BF형 장착부 또는 CF형 장착부로 분류해야 하고, 장착부는 내제세동형 장착부로 분류할 수 있다.
㉠ ME기기 또는 ME시스템의 기능을 수행가기 위하여 환자와 물리적으로 접촉할 수 있는 부분
ⓐ 내제세동형 장착부 : 환자에게 인가되는 심장 제세동기의 방전 영향으로부터 보호된 장착부
ⓑ 심장에 직접 사용(Direct Cardiac Application) : 환자의 심장에 직접 접속할 수 있는 장착부의 사용
㉡ F형 절연 장착부 : 외부전원에서 발생한 의도하지 않은 전압이 환자와 연결되어 환자 접속부와 대지간에 인가될 때 허용 환자누설전류를 초과하는 전류가 흐르지 않도록 환자 접속부를 ME기기의 다른 부분과 분리한 장착부
ⓐ 의료용 전기기기 : 장착부를 갖거나, 환자와의 사이에 에너지 이동이 있거나 또는 환자와의 사이에 에너지 이동을 감지하는 다음의 전기기기
ⓑ 환자 접속부(Patient Connection) : 정상상태 또는 단일고장상태에서, 환자와 ME기기 사이에 전류가 흐를 수 있도록 하는 장착부의 개별 접점
㉢ B형 : 환자를 보호하기 위한 최소한의 형태, 심장 부위에 직접 노출될 것에 대비되어 있지 않다.
㉣ BF형 : 심장 부위에 직접 노출될 것에 대비되어 있지 않고, 심장을 제외한 체외 또는 체내에 접촉하여 사용할 것에 대비한 형태이다.
㉤ CF형 : 심장에 직접 사용이 가능하다.

13 다음 중 의료기기 분류에서 BF형의 접지 누설전류의 허용 누설전류의 값은? (단, 정상상태의 경우)

① 1000[μA]　② 500[μA]　③ 100[μA]　④ 10[μA]

해설 ㉠ B형 장착부 : 인체에 전극을 장착할 수 있는 장치로 누설전류는 정상상태일 때 0.1[mA], 단일 고장상태에서 0.5[mA] 이하의 전류가 흘러야 한다.
㉡ BF형 장착부 : ⓐ B형 장착부보다 더 높은 전격에 대한 보호를 갖춘 F형 장착부이다.
ⓑ BF형 접지전류 : 정상상태에서 500[μA]이고, 단일고장에서는 1000[μA]이다.
㉢ CF형 장착부 : BF형 장착부보다 더 높은 전격에 대한 보호를 갖춘 F형 장착부이다.
ⓐ 누설전류가 정상일 때 0.01[mA](10[μA]) 이하
ⓑ 단일 고장발생일 때에는 0.05[mA](50[μA]) 이하의 전류가 흐르도록 규정되어 있다.
ⓒ CF형 일반기기의 정상상태 접지누설전류 : 0.5[mA]
ⓓ 단일 고장상태의 접지누설전류 : 1[mA]
ⓔ CF형 기기의 정상상태 환자누설전류 허용값 : 0.01[mA]
ⓕ 단일 고장상태의 환자누설전류는 0.05[mA]

전류단위 : [μA]

전류	설명	상태	B형 장착부		BF형 장착부		CF형 장착부	
			NC	SFC	NC	SFC	NC	SFC
환자측정 전류	-	직류	10	50	10	50	10	50
		교류	100	500	100	500	10	50

정답 | 12.② 13.②

전류	설명	상태	B형 장착부		BF형 장착부		CF형 장착부	
			NC	SFC	NC	SFC	NC	SFC
환자누설 전류	환자접속부에서 대지로	직류	10	50	10	50	10	50
		교류	100	500	100	500	10	50
	SIP/SOP에 외부전압 인가	직류	10	50	10	50	10	50
		교류	100	500	100	500	10	50
전체 환자누설 전류	동일 타입의 장착부에 함께 접속함	직류	50	100	50	100	50	100
		교류	500	1000	500	1000	50	100
	SIP/SOP에 외부전압 인가	직류	50	100	50	100	50	100
		교류	500	1000	500	1000	50	100

※ 약호 NC = 정상상태, SFC = 단일고장상태, B : 인체의 Body, F : 입력 절연형 Floating, C : 심장 Cardiac

14 다음 중 CF형 일반기기의 정상상태 접지 누설전류는?

① 1.5[mA] ② 0.5[mA] ③ 2[mA] ④ 2.5[mA]

해설 CF형 일반기기 : 정상상태 접지 누설전류는 0.5[mA], 단일고장상태의 접지 누설전류는 1[mA]이다.

15 다음 중 CF형 기기의 정상상태 환자누설전류 허용값은?

① 0.01[mA] ② 1[mA] ③ 0.5[mA] ④ 0.1[mA]

해설 CF형 기기 : 정상상태 환자누설전류는 0.01[mA], 단일고장상태의 환자누설전류는 0.05[mA]이다.

16 다음 중 의료기기 전기기계적 안전에 관한 공통기준규격 중 전기충격에 대한 보호 정도 항목이 아닌 것은?

① B형 장착부 ② BF형 장착부 ③ C형 장착부 ④ CF형 장착부

해설 ㉠ 전기충격 보호 정도에 따라 의료기기를 B, BF, CF의 3종류로 분류하고 있다.
㉡ B : 인체에 장착하는 장치의 Body, F : 입력 절연형의 Floating, C : 심장의 Cardiac이다.

17 다음 중 전기충격 보호 정도에 따라 의료기기를 B, BF, CF의 3종류로 분류하고 있다. 이에 대한 설명이 아닌 것은?

① B는 인체에 장착하는 장치의 Body, F는 입력 절연형의 Floating, C는 심장의 Cardiac이다.
② B형 장착부는 인체에 전극을 장착할 수 있는 장치로 누설전류는 정상상태일 때 0.1[mA], 단일 고장상태에서 0.5[mA] 이하의 전류가 흘러야 한다.
③ BF형 장착부는 B형 장착부보다 더 높은 전격에 대한 보호를 갖춘 F형 장착부이다.
④ BF형 장착부는 CF형 장착부보다 더 높은 전격에 대한 보호를 갖춘 F형 장착부이다.

해설 ㉠ B형 장착부 : 인체에 전극을 장착할 수 있는 장치로 누설전류는 정상상태일 때 0.1[mA], 단일 고장 상태에서 0.5[mA] 이하의 전류가 흘러야 한다.
㉡ BF형 장착부 : B형 장착부보다 더 높은 전격에 대한 보호를 갖춘 F형 장착부이다.
㉢ CF형 장착부 : BF형 장착부보다 더 높은 전격에 대한 보호를 갖춘 F형 장착부이다.

18 다음 설명의 의료기기와 사람이 접촉을 하는 장착부의 분류에 해당하는 것은?

ⓐ 심장 부위에 직접 노출될 것에 대비되어 있지 않다.
ⓑ 심장을 제외한 체외 또는 체내에 접촉하여 사용할 것에 대비한 형태이다.

① A형 ② B형 ③ BF형 ④ CF형

정답 | 14.② 15.① 16.③ 17.④ 18.③

해설 장착부의 분류

㉠ B형 : 환자를 보호하기 위한 최소한의 형태, 심장부위에 직접 노출될 것에 대비되어 있지 않다.

㉡ BF형

ⓐ 심장부위에 직접 노출될 것에 대비되어 있지 않다.

ⓑ 심장을 제외한 체외 또는 체내에 접촉하여 사용할 것에 대비한 형태이다.

㉢ CF형 : 심장에 직접 사용이 가능하다.

19 다음 중 환자와 기기 사이에 전류가 흐를 수 있는 것은?

① 접촉가능 부분　② 환자 접속부　③ B형 장착부　④ BF형 장착부

해설 환자 접속부 : 정상상태 또는 단일 고장상태에서 환자와 기기 사이를 통하여 환자와 기기 사이에 전류가 흐를 수 있는 장착부의 모든 개별부이다.

20 다음 중 정상상태의 외장 누설전류의 허용값은?

① 0.1[mA]　② 2.5[mA]　③ 1.5[mA]　④ 3[mA]

해설 ㉠ 정상상태의 외장누설전류 허용값 : B형, BF형, CF형 장착부에 관계없이 0.1[mA]이다.

㉡ 단일 고장상태일 때 : 0.5[mA]이다.

21 다음 중 ( )에 해당하는 것은?

섀시 누설전류는 환자와 접촉 가능성이 있는 기기인 경우 ( )[μA], 환자와 접촉하지 않는 기기인 경우 ( )[μA]를 초과할 수 없다.

① 10, 50　② 100, 500　③ 250, 200　④ 150, 250

해설 ㉠ 섀시 누설전류(Chassis Leakage Current)

ⓐ 누설전류 시험과 측정

㉮ 섀시 누설전류 시험 : 환자와 접촉되지 않는 경우는 500[μA] 이하, 환자와 접촉 가능성이 있는 경우는 100[μA] 이하

㉯ 누설전류 측정회로 : 모든 기기들이 하나의 전원선에 의해 전원을 공급받고 있는 경우 전체의 선반이나 밀수레를 하나의 기기로 취급하여 시험한다.

ⓑ 단일 고장상태

1	보호접지선의 단선이다.	6	가연성 마취 혼합가스의 누설이다.
2	기기의 전원도선 중 1선의 단선이다.	7	위해를 일으킬 염려가 있는 전기부품의 고장이다.
3	F형 장착부에 외부의 전압이 나타난다.	8	위해를 일으킬 염려가 있는 기계부품의 고장이다.
4	신호입력부 또는 출력부에 외부의 전압이 나타난다.	9	온도제어기의 고장이다.
5	이중절연의 한쪽의 단락이다.		

㉡ Class별 분류(1, 2, 3 내부전원기기) : 기초절연이라 함은 누설전류를 적게 하는 수단으로 전원으로부터의 절연이 기본이다. 한편 의료용 전기기기를 적용시키는 환자는 수술 중에 마취를 시키거나 신체가 약하거나, 여러 가지 트랜스듀스, 코드, 센서 등이 취급되어 있으므로 기기로부터 벗어날 수 없는 상황에 놓이게 된다. 따라서 기초절연이 파괴되어도 안전하게 되도록 또 하나의 안전수단(추가 보호수단)을 갖출 필요가 있다. 이 2중 안전이 기준 설정시의 기본이다. 이 추가 안전수단의 방식에 따라서 1, 2, 3급 기기 및 내부 전원기기로 분류한다.

Class별 분류와 보호수단

Class별	보호수단	추가보호수단	비 고
1급기기	기초절연	보호접지	보호접지 설비, 영구접지 또는 꽂음 접속기(3P)
2급기기		보광절연	(a) 절연외장 2급 기기, (b) 금속외장 2급 기기(1차 회로 이중절연) → (a), (b) 조합
3급기기		의용안전 초저압 전원	특수한 전원설비를 요한다. CF형은 인정하지 않음. 교류 24[V] 또는 직류 50[V]가 최대전압인 안전변압기에 접속된 기기

정답 | 19.② 20.① 21.②

Class별	보호수단	추가보호수단	비 고
내부 전원기기		내부전원	사용성의 설비에 의한 제한 없음, 전지 내장, 외부전원에 접속시킬 수 없는 구조

ⓐ 의료기기는 국제적으로 통용되는 기본적인 기호와 표시등의 의미가 정해져 있다.

ⓑ 비발광 누름 버튼의 색은 다음과 같다.

㉮ 빨강은 모터의 정지 또는 회로의 개방을 표시할 때만 사용한다.

㉯ 동일 누름 버튼을 열림과 닫힘에 사용할 때는 빨간색을 사용하지 않는다.

표시등의 색과 그 의미

색	의 미
녹색	동작분비 완료
노랑	주위 또는 준비의 요구
빨강	위험의 경고, 즉시 대처할 것을 요구
기타	빨강, 노랑 이외의 뜻

ⓒ 환자 도입선에서의 누설전류(Leakage Current in Patient Leads)

ⓐ 환자 도입선에서의 누설전류는 특히 중요

㉮ 환자 도입선이 가장 일반적이며 낮은 임피던스를 갖는 환자와의 접촉이기 때문이다.

㉯ 환자 도입선에서의 누설전류의 최대한도 : 50[μA]

㉰ 분리된 환자 도입선 10[μA] 미만의 누설전류이다.

ⓑ 환자 도입선에서 접지로 흐르는 누설전류 시험

㉮ 독립적인 혹은 서로 연결된 환자 도입선들과 접지 사이의 누설전류는 환자 도입선들이 동작하는 상태에서 측정한다.

㉯ 어느 한 쌍의 도입선들 사이 혹은 임의의 단일 도입선과 모든 다른 환자의 도입선들 간의 누설전류를 측정한다.

ⓒ 교류 분리전류 시험

㉮ 선 전압이 환자에게 인가되었을 때 환자 도입선에서 접지로 흐르는 누설전류를 측정한다.

㉯ 누설전류를 분리전류 또는 위험전류라 하고, 20[μA] 이상 되어서는 안된다.

22 다음 중 환자 도입선에서의 누설 최대한도는 50[μA]로 규정되어 있는데 이에 대한 일상적인 시험방법이 아닌 것은?

① 환자치료 구역에서의 접지 시스템의 시험

② 분리전원 시스템의 시험

③ 리셉터클의 결선상태, 선, 전압, 접지저항 및 기계적인 장력 상태와 결합을 시험

④ 신체적 효과에 따른 장비의 특성시험

해설 최대 누설한도 50[μA]의 규정된 시험방법

㉠ 환자치료구역에서의 접지시스템의 시험

㉡ 분리전원시스템의 시험

㉢ 리셉터클의 결선상태, 선, 전압, 접지저항 및 기계적인 장력상태와 결합을 시험

㉣ 신체적 효과에 따른 장비의 특성시험은 시험방법에 속하지 않는다.

23 다음 중 누설전류(Leakage Current)에 대한 설명이 아닌 것은?

① 전기장비 내의 각종 도체에서 섀시나 환자에게 연결된 도입선으로 흐르는 전류가 누설전류의 주요 원인이다.

② 전위가 다른 인접한 두 절연선들 사이에서 미세하게 흐르는 작은 전류이다.

③ 심장에 전기적으로 접속을 갖는 환자에게 누설전류가 흐르게 되면 매크로 쇼크(Macro Shock)를 받을 수 있다.

④ 접속 도선을 갖는 장비에서 누설전류는 대부분 두 도체 사이의 표유용량(Stray Capacitance)을 통해 흐른다.

해설 ㉠ 누설전류 : 전위가 다른 인접한 두 절연선들 사이에서 미세하게 흐르는 소 전류이다.

ⓐ 접속도선을 갖는 장비에, 누설전류는 대부분 두 도체 사이의 표유용량을 통하여 흐른다.

ⓑ 전기장비 내의 각종 도체에서 섀시나 환자에 연결된 도입선으로 흐르는 전류가 누설전류의 주요인이다.

정답 | 22.④ 23.③

ⓒ 심장에 전기적으로 접속을 갖는 환자에게 누설전류가 흐르게 되면 마이크로 쇼크를 받을 수 있다.
ⓓ 신체의 일부분이 접지되어 있는 섀시와 환자의 심장 간에 전기적인 접속이 되어 있으면 마이크로 쇼크를 유발할 수 있다.
ⓛ 매크로 쇼크 : 의료용 기기에서의 감전 제한치로서 최소 감지전류 1[mA]를 위험 전류로 설정하고, 개인차를 고려하여 거의 모든 사람이 감지하지 못하는 전류 0.5[mA]를 한계치로 선정하고, 거기에다 누설전류의 허용치로서 안전계수를 곱하여 0.1[mA](=100[A])를 채택해서 사용하고 있다.

24 다음에서 설명하는 규격은?

의료기기에 대한 누설전류를 세 가지인 접지누설전류, 접촉전류, 환자누설전류로 분류하여 시험방법과 제한치를 규정하고 있다.

① IEC-60950-1 ② IEC-60950-2 ③ IEC-60950-3 ④ IEC-60950-4

해설 IEC-60950-1 규격 : 의료기기에 대한 누설전류를 3 가지인 접지누설전류, 접촉전류, 환자누설전류로 분류하여 시험방법과 제한치를 규정하고 있다.
㉠ 누설전류 : 전위가 다른 두 절연체 사이에서 미세하게 흐르는 약한 전류이다.
㉡ 누설전류의 종류 : 기능과는 무관한 전류로서 접지누설전류, 외장누설전류 및 환자누설전류로 정의된다.
ⓐ 접지누설전류 : 전원부에서 절연물을 통하여 내부 또는 표면을 통하여 보호접지선으로 흐르는 누설전류이다.
ⓑ 외장누설전류 : 정상적인 사용시에 장착부를 제외하고, 조작자 또는 환자가 접촉할 수 있는 외장 또는 외장의 부분에서 보호접지선 이외의 도전접속을 통해 대지 또는 그 외장외의 다른 외장 부분으로 흐르는 전류이다.
ⓒ 환자누설전류 : 장착부에서 환자를 경유하여 대지에 흐르거나 또는 외부의 전원에서 환자에게 의도하지 않는 전압에 기인하여 환자로부터 F형 장착부를 경유하여 대지로 흐르는 전류이다
㉢ 접촉전류 : 환자 접속부를 제외하고, 정상 사용시에 조작자 또는 환자가 접촉할 수 있는 외장 또는 외장의 부분에서, 보호접지선을 제외한 외부 경로를 통해 대지 또는 외장의 다른 부분으로 흐르는 누설전류이다.
㉣ 환자측정전류 : 정상 사용시에 환자를 통해 어느 환자 접속부와 다른 모든 환자 접속부 간에 흐르는 생리학적 효과를 발생시키는 것을 의도하지 않은 전류이다. ㉮ 증폭기의 바이어스 전류, 임피던스 프레티스모 그라피에 사용하는 전류이다.

25 다음 중 IEC -60950-1 규격에서 의료기기 누설전류를 분류한 것이 아닌 것은?

① 접지누설전류 ② 접촉전류 ③ 환자누설전류 ④ 환자접촉전류

해설 02 의료기기 안전-2. 접지와 누설전류(24번 해설)

26 다음 중 장착부에서 환자를 경유하여 대지에 흐르는 전류는?

① 환자누설전류 ② 환자측정전류 ③ 누설전류 ④ 외장누설전류

해설 02 의료기기 안전-2. 접지와 누설전류(24번 해설)

27 다음 중 정상적인 사용시 장착부 간에 환자를 사이에 두고 흐르는 전류는?

① 환자누설전류 ② 환자측정전류 ③ 누설전류 ④ 외장누설전류

해설 02 의료기기 안전-2. 접지와 누설전류(24번 해설)

28 다음 중 정상적인 사용시에 장착부를 제외하고 조작자 또는 환자가 접촉할 수 있는 외장 또는 외장의 부분을 통해 흐르는 전류는?

① 접지누설전류 ② 환자측정전류 ③ 누설전류 ④ 외장누설전류

해설 02 의료기기 안전-2. 접지와 누설전류(24번 해설)

29 다음 중 교류(AC) 1,000[V]를 넘거나 또는 직류(DC) 1,500[V] 혹은 첨두전압이 1,500[Vp]를 초과하는 전압은?

① 전원전압 ② 안전특별 저전압 ③ 고전압 ④ 저전압

정답 | 24.① 25.④ 26.① 27.② 28.④ 29.③

해설 ㉠ 고전압 : 교류(AC) 1,000[V]를 넘거나 또는 직류(DC) 1,500[V] 혹은 첨두 전압이 1,500[Vp]를 초과하는 전압이다.
㉡ 첨두전압(= 최대전압) : 어느 순간의 전압이 가장 높은 값일 경우 그 전압이 첨두 전압(펄스 형태일 경우) 정현파 교류에서는 90[°]일 때의 값이다.

30 다음 중 일반 치료구역과 중환자 치료구역에 필요한 단일 인입구 콘센트, 2중 인입구 콘센트의 수는?

① 일반 치료구역 : 단일 4개, 2중 2개, 중환자 치료구역 : 단일 6개, 2중 3개
② 일반 치료구역 : 단일 4개, 2중 2개, 중환자 치료구역 : 단일 3개, 2중 4개
③ 일반 치료구역 : 단일 6개, 2중 3개, 중환자 치료구역 : 단일 4개, 2중 2개
④ 일반 치료구역 : 단일 4개, 2중 5개, 중환자 치료구역 : 단일 3개, 2중 4개

해설 ㉠ 일반 치료구역 : 침대 하나당 최소 4개의 단일 인입구 콘센트나 2개의 2중 인입구 콘센트를 설치하여야 한다.
㉡ ICU(Intensive Care Unit) : 중환자 치료구역)에서는 각 침대마다 적어도 6개의 단일 인입구 콘센트나 3개의 이중 인입구 콘센트들이 완비되어야 하며, 최소 2개의 각각의 자동 과전류 장치를 갖춘 분기회로들을 제공하여야 한다.

31 다음 중 안전 특별 저전압 회로에 전력을 공급하도록 설계된 출력권선을 가진 변압기는?

① 안전 저전압 ② 저전압 ③ 고전압 ④ 안전 특별 저전압 변압기

해설 안전 특별 저전압 변압기 : 최소한의 기초 절연에 의해 대지 및 변압기의 본체에서 전기적으로 분리되고, 적어도 이중절연 또는 강화절연과 동등한 절연에 의해 입력권선에서 전기적으로 분리되는 변압기로서 안전 특별 저전압회로에 전력을 공급하도록 설계된 출력권선을 가진 변압기이다.

32 다음 중 이상동작 중에 자동적으로 회로를 개방하거나 또는 전류를 감소시켜 기기 자체 또는 기기부분의 온도를 제한하는 기구는?

① 제어기 또는 제한기의 가변조정 ② 과전류 차단기
③ 자동복귀형 열감지 차단기 ④ 열감지 차단기

해설 보호기구
㉠ 제어기 또는 제한기의 가변 조정 : 공구를 사용하지 않고 조작자가 설정치를 변화시킬 수 있는 조정수단이다.
㉡ 과전류 차단기 : 과전류 차단기에 흐르는 전류가 사전의 설정치를 초과했을 때 즉시 또는 시간의 간격을 두고 전기회로를 개방하는 보호기구이다.
㉢ 자동 복귀형 열감지 차단기 : 기기가 관련된 부분이 냉각된 후 자동적으로 전류를 복귀시키는 열감지 차단기이다.
㉣ 자동 온도 조절기 : 정상적인 동작상태에서 자동적으로 전기회로를 개폐함으로써 기기 또는 기기 부분의 온도가 2개의 특정한 값 사이를 유지하도록 하는 온도감지 기구로서 온도설정치는 고정되거나 또는 가변할 수 있는 구조이다.

33 다음 중 한 부분 이상의 환자 접속부를 포함하는 전기회로는?

① 환자회로 ② 보호커버 ③ 신호입력부 ④ 신호출력부

해설 환자회로 : 한 부분 이상의 환자 접속부를 포함하는 전기회로로서 환자 접속부로부터 필요한 범위(부분)에서 내전압 요구기준을 만족시킬 수 있을 만큼 절연되지 않은 도전부나 연면거리 및 공간거리 요구기준을 만족시킬 수 있을 만큼 분리되지 않은 도전부를 포함하는 모든 도전부를 포함한다.

34 다음 중 접지선에 전류를 보내기 위한 강압 변압기로 알고 있는 전압을 출력시켜 전류값을 측정하는 것은?

① 교류전류방법 ② 2선 저항기법 ③ 4선 저항기법 ④ 비접지 배선

해설 교류전류방법
㉠ 접지선에 전류를 보내기 위한 강압 변압기로 알고 있는 전압을 출력시켜 전류값을 측정한다.
㉡ 접지선의 임피던스($R \cdot L \cdot C$의 저항)는 옴의 법칙을 이용해 계산한다.

정답 | 30.① 31.④ 32.④ 33.① 34.①

35 다음 중 의료기기의 실험에 있어서 플러그의 접지핀과 새시 및 노출된 금속물체 간의 한계저항은 몇 [Ω]인가?

① 0.05[Ω]　② 0.15[Ω]　③ 0.55[Ω]　④ 1.0[Ω]

해설 플러그의 접지핀과 새시 및 노출된 금속물체 간의 저항 : 기기를 사용하는 동안은 0.15[Ω]을 넘어서는 안된다.

36 다음 보기는 전압[V]는 이하인가?

플러그를 이용해 전원에 접속하는 것을 의도하는 기기는 플러그를 뽑아내고 1초 후에 플러그의 전원용 핀 간 및 전원용 각 핀과 외장과의 사이에 전압

① 60[V]　② 30[V]　③ 40[V]　④ 15[V]

해설 플러그를 이용해 전원에 접속하는 것을 의도하는 기기 : 플러그를 뽑아내고 1초 후에 플러그의 전원용 핀 간 및 전원용 각 핀과 외장과의 사이에 전압이 60[V]를 넘지 않도록 설계되어야 한다.

37 다음 중 전기충격에 대한 기초적 보호를 위해 활전부에 사용하는 절연은?

① 공간거리　② 기초절연　③ 연면거리　④ 이중절연

해설 ㉠ 공간거리 : 서로 절연해야 하는 충전부 상호간 또는 충전부에서 그것과 절연해야 할 부분과의 최단 공간거리이다.
㉡ 기초절연 : 전기충격에 대한 기초적인 보호를 위해 활전부(Live Part)에 사용하는 절연이다.
㉢ 연면거리 : 두 개의 도전성 부분 간의 절연물 표면에 연한 최단거리이다.
㉣ 부면 : 애자의 전극간 절연물의 외표면을 따라 측정한 최단거리이다.
㉤ 이중절연 : 기초절연과 보강절연으로 구성한 절연이다.
㉥ 누설전류 : 전위가 다른 인접한 두 절연선들 사이에서 미세하게 흐르는 소전류이다.

38 다음 중 의료기기의 절연의 종류가 아닌 것은?

① 누설전류 : 전원부에서 절연의 내부 또는 표면을 통해 보호 접지선이다.
② 공간거리 : 두 개의 도전성 부분 간의 공기 중 최단거리이다.
③ 기초절연 : 전기충격에 대한 기초적인 보호를 위해 활전부(Live Part)에 사용하는 절연이다.
④ 연면거리 : 두개의 도전성 부분 간의 절연물 표면에 연한 최단거리이다.

해설 02 의료기기 안전-2. 접지와 누설전류(37번 해설)

39 다음 중 전기수술기 사용상의 문제점이 아닌 것은?

① 폭발사고　② 쇼크　③ 노이즈 장해　④ 충돌사고

해설 전기수술기의 문제점 : 열상, 전기쇼크, 전파장해, 폭발사고 등이 있다.

40 다음 중 중환자 구역에 있는 전도성 물체 표면들 사이의 전위차는 몇 [mV]를 넘으면 안되는가?

① 30[mV]　② 15[mV]　③ 40[mV]　④ 25[mV]

해설 환자 주위에 있는 노출된 전도성 물체 표면들 사이에 인가될 수 있는 최대 전위
㉠ 일반 치료구역에서 정상작동시 : 500[mV]이다.
㉡ 중환자 치료구역에서 정상 작동시 : 40[mV]이다.

41 다음 중 환자 주위에 있는 노출된 전도성 물체 표면들 사이에 인가될 수 있는 최대의 전위는? (일반 치료구역, 중환자 치료구역)

① 500[mV], 40[mV]　② 250[mV], 30[mV]　③ 450[mV], 40[mV]　④ 500[mV], 25[mV]

정답 | 35.② 36.① 37.② 38.① 39.④ 40.③ 41.①

해설 환자 주위에 인가할 수 있는 최대의 전위는 정상작동시 일반 치료구역은 500[mV], 중환자 치료구역(ICU)은 40[mV]이다.

42 다음 중 임상 심전계나 심장 감시장치를 접속하여 심전도를 측정하고 있는 환자가 다른 전기장치에 연결되는 경우에 발생할 수 있는 공통 전압상승 및 안전문제를 해결하기 위한 방법은?

① 리드선을 개방한다.
② 증폭기에 인가되는 최대 입력전압을 제한한다.
③ 접지 루프를 제거한다.
④ 주파수 왜곡을 제거한다.

해설 보호를 위한 기기설계

㉠ 이중으로 절연된 기기(Double-Insulated Equipment)
ⓐ 섀시나 노출된 전도성 물체 표면에 별도의 절연체 층을 만들어 사람과 직접 접촉되지 않도록 함으로써 접지와 같은 효과를 발생한다.
ⓑ 이중절연으로 누설전류를 감소한다 : 매크로 쇼크와 마이크로 쇼크 모두 방지한다.

㉡ 장비의 신뢰성 있는 접지 : ⓐ 콘센트의 접지 연결점이나 플러그 그리고 전원공급선에서 발생하며 접지사고가 일어난다.
ⓑ 모든 환자치료 구역에서는 병원용 콘센트나 플러그 그리고 "Junior hard service"(SJO, SJT 또는 SJTO) 또는 "Hard Service"(SO, ST 또는 STO) 전력코드를 사용한다.
ⓒ 코드가 해당 설비에 인입하는 곳이나 코드와 플러그 사이의 연결 지점에는 장력을 경감시키기 위한 장치를 설치하도록 권장한다.

㉢ 누설전류의 감소 : ⓐ 1.0[μA/m] 이하인 특수 전원선을 사용한다.
ⓑ 전원선들과 외장 사이의 전기용량을 최소화하는 절연물질들과 배치를 사용하여 외장 내의 누설전류를 감소시킨다.

㉣ 전류제한기(Current Limiters)
ⓐ 생체전위는 1[mA] 이하이며, 증폭기의 입력 임피던스가 매우 높아 생체전위를 측정할 때 나오는 전류의 크기로 대부분 수 [μA]이다.
ⓑ 단점 : 외부의 제세동기(Defibrillator)에서 나오는 높은 전압이 인가될 때 단락 또는 단선된다.

㉤ 전기적인 분리(Electrical Isolation)
ⓐ 분리증폭기(Isolation Amplifier) : ㉮ 분리된 양단은 각각의 전력 공급원과 접지를 사용한다.
㉯ 입력과 출력 간에 존재하는 전기신호의 저항적인 연속성을 타파하는 기기이다.
㉰ 측정용 증폭기(Instrumentation Amplifier)와 단일 이득분리단(Unity-Gain Isolation Stage)으로 구성된다.
ⓑ 생체전위 증폭기와 환자 도입선의 전기적인 분리 : ㉮ 분리증폭기
㉮ 분리전압(Isolation Voltage) : 입력 공통단과 출력 공통단 사이에 존재하는 전위, 1~10[kV] 정도의 전압이다.
㉯ 분리증폭기에 의한 전압의 제거 정도 : 분리성분 제거비(Isolation Mode Rejection Ratio : IMRR)이다.
㉰ 특징

- 입력과 출력 사이에 존재하는 큰 저항을 격리(10[MΩ] 이상)한다.
- 높은 분리성분 전압(1000[V] 이상)이다.
- 높은 공통성분 제거(100[dB] 이상)이다.

ⓓ 설계 : 변압기에 의한 분리 : FM이나 AM된 30[kHz] 정도의 반송파 신호를 사용하고 DC-DC(직류-직류) 변환기를 사용한다.
㉮ 광학분리 : 출력단에 광다이오드, 전원단에 발광 다이오드를 사용하고, 직류(DC)상태에서 광학적으로 전송하면 변 · 복조가 불필요하고 선형성을 개선시키기 위해 피드백을 사용한다.
㉯ 용량분리 등의 기본방법 사용
- 차동 세라믹 전기용량 장벽을 넘어 신호를 전송하기 위해 입력전압을 디지털화 한다.
- 주파수 변조와 부호화(Digital Encoding) 사용장벽 양단에 전원공급 장치가 필요하다.
- 최대 분리전압 : 70[kHz]의 대역폭에 대해 8[KV] 정도이다.

㉥ 심장접속의 분리(Isolated Heart Connections) : 마이크로 쇼크에 대한 위험 최소화시키는 가장 좋은 방법이다.
ⓐ 심장에 대한 전기적인 연결을 제거 또는 분리한다.
ⓑ 최신식 혈압측정 센서 : 3중 절연을 한다.
ⓒ 카테터의 전도성 벽들이 모두 신체 내에 접속하게 하여 마이크로 쇼크 전류가 몸 전체에 분산되도 록 하는 전도성 벽을 가진 카테터들이 개발되었다.

정답 | 42.③

ⓓ 외부 심박조율기에서의 연결 부분을 완벽한 절연을 함으로써 위험을 매우 많이 감소시킬 수 있다.

ⓢ 저전압에서 작동 : 대부분의 반도체 전자 진단기기는 저전압 축전지(110[V] 이하)나 저전압 분리변압기로부터 전력을 공급하며, 전압이 낮아서 매크로 쇼크는 발생하지 않지만 전류가 직접 심장에 가해지면 마이크로 쇼크가 발생할 수도 있다.

ⓞ 오른쪽다리 구동회로(Driven Right-Leg Circuit)

ⓐ 저전압 생체전위 측정기(ECG, EEG) : 교류 전력선들과의 용량적 결합에 의한 전기적인 간섭이 최소화되도록 설계한다.

ⓑ 방법 : 생체전위 증폭기 출력에서 전기적으로 간섭을 표본화하여 이를 최소화시킬 수 있는 신호를 환자에게 되돌려 보내주는 것이다.

ⓒ 귀환된 전류가 인입된 전류보다 작아 심장 속으로 인입 되지 않아 전기적인 간섭이 감소되고, 환자를 잘 분리시켜 저전압 마이크로 쇼크에 대한 위험이 감소하여 통상 1[μA]보다 작은 전류가 흐른다.

43 다음 중 미약한 값의 생체전위측정에서 교류 전력선과의 용량성 결합에 의한 전기적 간섭을 최소화하기 위한 방법은?

① 선분리 감시 ② 오른다리 구동회로 ③ 접지사고 회로차단기 ④ 심장접속의 분리

해설 오른다리 구동회로

㉠ 낮은 전압 생체전위 측정기들(심전도, 뇌파)은 교류 전력선들과의 용량적 결합에 의한 전기적인 간섭이 최소화되도록 설계되어야 한다.

㉡ 전기적 반응이 최소화되어야 하고, 환자는 신체 안전상 접지할 수 없다.

44 다음 중 의료기기 심볼(Symbol)중 감전위험 경고의 마크는?

①  ②  ③  ④ 

해설 ① 일반적 위험 표시, ② 감전위험 경고, ③ 조작(사용) 지시서에 따를 것, ④ 일반적인 의무적 행위 표시

45 다음 중 의료기기의 환자에 대한 '전기쇼크'를 방지하기 위한 방법이 아닌 것은?

① 환자를 모든 접지된 물체나 모든 전류원으로부터 분리시키거나 절연시켜야 한다.
② 환자가 닿을 수 있는 모든 전도체를 같은 전위(등전위) 상태로 유지하는 것이며 반드시 접지전위로 만들어야 한다.
③ 의료용 접지방식을 준수하여 전기쇼크를 방지한다.
④ 장치설계시 전기쇼크의 안전을 고려하고 사용절차 중 전기쇼크 방지에 주의한다.

해설 전기쇼크 방지방법

㉠ 환자가 모든 접지된 물체나 모든 전류원으로부터 분리시키거나 절연시켜야 한다.
㉡ 환자가 닿을 수 있는 모든 전도체를 같은 전위(등전위) 상태로 유지하는 것이며, 반드시 접지전위로 만들 필요는 없다.
㉢ 의료용 접지방식을 준수하여 전기쇼크를 방지한다.
㉣ 장치설계시 전기쇼크의 안전을 고려하고 사용절차 중 전기쇼크 방지에 주의한다.

46 다음 보기를 읽고 빈칸에 공통으로 들어갈 공사의 용어는?

> 전기적 단자, 기기의 외함 등과 같은 물체를 대지와 같은 0[V] 전위로 만들기 위하여 땅속에 설치된 매설 도체와 도선으로 접속하는 시설공사이다. 즉 땅에 구리 철판 등의 접지 판을 묻고 여기에 구리선으로 병실, 진료실 등의 전용 ( ) 단자에 접속하여 기준 전위를 대지에 접속시킨다. 그러므로 병원 건축 당시에 전문가에 의하여( )공사 시설을 전기설비 면에서 완전하게 하여 두는 것이 바람직하다

① 단로 ② 배선 ③ 접지 ④ 단선

해설 접지공사

㉠ 접지가 필요한 전기적 단자, 기기의 외함 등과 같은 물체를 대지와 같은 0[V] 전위로 만들기 위하여 땅속에 설치된 매설 도체(접

정답 | 43.② 44.② 45.② 46.③

지봉, 접지핀등)와 도선으로 접속하는 시설공사이다.

㉡ 땅에 구리철판 등의 접지판을 묻고 여기에 구리선으로 병실, 진료실 등의 전용 접지단자에 접속하여 기준전위를 대지에 접속시킨다.

㉢ 병원건축 당시에 전문가에 의하여 접지공사 시설을 전기설비 면에서 완전하게 하여 두는 것이 바람직하다.

47 다음 중 통전 전류의 인체반응이 높은 순으로 나열한 것은?

① 심실세동전류, 감지전류, 자발탈출전류
② 감지전류, 심실세동전류, 자발탈출전류
③ 자발탈출전류, 심실세동전류, 감지전류
④ 감지전류, 자발탈출전류, 심실세동전류

해설 ㉠ 감지전류 : 1[mA] 정도 ㉡ 자발탈출 전류 : 약 10[mA] 정도 ㉢ 심실세동 전류 : 약 100[mA] 정도

48 다음 중 의료기기의 전기안전에 대한 설명이 아닌 것은?

① 의료전기안전은 감전에 의한 전기쇼크, 과전압 등에 의한 폭발, 누전에 의한 화재 또는 기준 규격의 미비나 사용상의 실수에 의한 의료기기 및 건물에 대한 손상을 방지하는 것이다.
② 전류가 인체에 흘러 심장을 통과하면 정상적인 심장기능을 못하게 되어 때에 따라서는 죽음에까지 이를 수 있다.
③ 인체 내에 전기가 흐를 때 전기저항을 가지고 있으므로 오옴의 법칙에 따라 인체에 흐르는 전류는 인가전압에 대략 비례한다. 높은 전압으로 접촉될수록 작은 전류가 흐른다.
④ 전류가 인체에 미치는 전기쇼크는 전류의 크기와 인체를 통하여 흐르는 전류의 경로에 따라 크게 두 가지로 구분된다.

해설 인체 내에 전기가 흐를 때 전기저항을 가지고 있으므로 옴의 법칙에 따라 인체에 흐르는 전류는 인가전압에 대략 비례한다. 즉 높은 전압으로 접촉될수록 큰 전류가 흐른다.

49 다음 중 보호접지 단자와 보호접지로 연결된 모든 접촉이 가능한 금속 사이의 임피던스 최대값은?

① 1[Ω] ② 0.1[Ω] ③ 0.01[Ω] ④ 0.001[Ω]

해설 일반적으로 보호 접지단자(기계기구의 플러그 및 핀)와 보호접지로 연결된 모든 접촉이 가능한 금속 사이의 임피던스는 0.1[Ω] 이하로 규정하고 있다.

50 다음 보기에 설명하는 접지는?

마찰 등으로 인한 정전기 축적을 방지하고, 발생된 정전기를 안전하게 대지로 방류하기 위한 접지이다.

① 정전기장해 방지용 접지
② 계통 접지
③ 등전위 접지
④ 기능용 접지

해설 ㉠ 정전기 장해 방지용 접지

ⓐ 마찰 등으로 인한 정전기 축적을 방지하고 발생된 정전기를 안전하게 대지로 방류하기 위한 접지이다.

ⓑ 절연 상태의 물체에 축적된 전하(에너지)는 높은 전압을 띠고 있으며 정전기 현상이 발생할 때 폭발성 가스 등이 존재하면 화재의 원인이 되고, 전자기기에 내장된 집적회로(IC)나 의료장비에 장해를 주거나 오동작을 초래하며 인체에 불쾌감 등을 유발한다.

ⓒ 환자용 승강기, 수술대 및 푸시버튼스위치(Push Button Switch) 등에 필요한 접지이다.

51 다음 중 제시된 누설전류와 그에 대한 설명을 바르게 연결한 것은?

① 접지누설전류 : 전원부에서 절연물을 통하여 내부 또는 표면을 통하여 보호접지선으로 흐르는 누설전류
② 접촉전류 : 환자 접속부를 제외하고, 정상 사용시에 조작자 또는 환자가 접촉할 수 있는 외장 또는 외장의 부분에서, 보호 접지선을 제외한 외부 경로를 통해 대지 또는 외장의 다른 부분으로 흐르는 누설전류

정답 | 47.② 48.③ 49.② 50.①

③ 환자누설전류 : 장착부에서 환자를 통하여 대지로 흐르든가 또는 외부 전원으로부터 환자와 F형 장착부를 통하여 대지로 흐르는 누설전류
④ 환자측정전류 : 정상 사용 시에 환자를 통해 어느 환자 접속부와 다른 모든 환자 접속부 간에 흐르는 물리학적 효과를 발생시키는 것을 의도하는 전류

해설 ㉠ 접지누설전류 : 전원부에서 절연물을 통하여 내부 또는 표면을 통하여 보호 접지선으로 흐르는 누설전류
㉡ 접촉전류 : 환자 접속부를 제외하고, 정상 사용시에 조작자 또는 환자가 접촉할 수 있는 외장 또는 외장의 부분에서, 보호 접지선을 제외한 외부 경로를 통해 대지 또는 외장의 다른 부분으로 흐르는 누설전류
㉢ 환자누설 전류 : 장착부에서 환자를 통하여 대지로 흐르든가 또는 외부 전원으로부터 환자와 F형 장착부를 통하여 대지로 흐르는 누설전류
㉣ 환자측정전류 : 정상 사용시에 환자를 통해 어느 환자 접속부와 다른 모든 환자 접속부 간에 흐르는 생리학적 효과를 발생시키는 것을 의도하지 않은 전류

52 다음 빈칸에 해당하는 값으로 바른 것은?

> 자발탈출전류 : 인체에 인가되는 전류가 증가되었을 때 자발적으로 손을 뗄 수 있는 상태를 유지할 수 있는 최대 전류값은 약 ( ) [mA] 정도이다.

① 2 ② 5 ③ 8 ④ 10

해설 ㉠ 감지전류 : 개인이 감지할 수 있는 최소의 전류 1[mA] 정도이다.
㉡ 자발탈출전류 : 인체에 인가되는 전류가 증가되었을 때 자발적으로 손을 뗄 수 있는 상태를 유지할 수 있는 최대 전류값으로 약 10[mA] 정도이다.
㉢ 심실세동전류 : 경과 시간이 길어지면 심장이 경련을 일으켜 심장이 멎는 전류치로 약100[mA] 정도이다.

53 다음 중 의료기기 전기안전 기준에서 추가 보호수단에 따른 의료기기 분류항목 2급기기의 추가 보호수단에 해당하는 것은?

① 보호접지 ② 보강절연 ③ 내부전원 ④ 외부전원

해설 추가 보호수단에 따른 의료기기 분류

의료기기 분류	보호수단	추가 보호수단	추가 보호수단 내용
1급기기	기초절연	보호접지	보호접지 설비 필요 접지형 3핀콘센트 사용
2급기기		보강절연	기초절연에 다시 절연을 중복
내부전원기기		내부전원(전지)	기기에 전지와 같은 전원을 내장하여 외부와 관계없이 하는 방법

54 다음은 인체에 대한 전류작용 및 통전전류와 인체의 반응에 대한 내용은?

① 인체의 대한 전류작용 중 피부저항에 의한 조직에서의 저항성 발열이 발생(화상)하는 것을 화학작용이라 한다.
② 전류가 흥분성 섬유(신경, 근육)에 전기적 자극을 가하는 활동전위를 유발하여 국소전압을 발생시켜 근육의 지속적 수축, 호흡근 마비, 미주 신경자극에 따른 심장의 억제나 심실세동 발생하는 작용을 자극작용이라 한다.
③ 인체에 인가되는 전류가 증가 되었을 때 자발적으로 손을 뗄 수 있는 상태를 유지할 수 있는 최대 전류를 심실세동전류라 한다.
④ 개인이 감지할 수 있는 최대의 전류를 감지전류라 한다.

해설 ㉠ 열작용 : 피부저항에 의한 조직에서의 저항성 발열이 발생(화상)한다.
㉡ 자발탈출전류 : 인체에 인가되는 전류가 증가되었을 때 자발적으로 손을 뗄 수 있는 상태를 유지할 수 있는 최대 전류값으로 약 10[mA] 정도이다.
㉢ 감지전류 : 개인이 감지할 수 있는 최소의 전류이다.

정답 | 51.④ 52.④ 53.② 54.②

55 다음 중 의료기기 안전관리 접지에 대한 설명이 아닌 것은?

① 의료실의 전원 회로에는 인체 보호용 누전 차단기를 시설하여야 한다.
② 접지선의 절연체의 색은 검정색 또는 회색의 것을 사용한다.
③ 각 의료실에는 의료용 접지센터, 의료용 콘센트 및 의료용 접지단자를 시설하여야 한다. 이 시설은 의료실의 바닥 위 80[cm] 이상의 높이에 시설하여야 하며, 플러그 등의 접속상태의 확인이 용이하도록 시설하고, 플러그가 쉽게 빠지지 아니하도록 잠금형을 사용하여야 한다.
④ 접지공사에 의하여 접지 저항값은 10[Ω]이하(1종 접지)로 해야 한다. 다만 등전위접지를 시설하는 경우에는 접지저항값을 100[Ω] 이하로 할 수 있다.

해설 접지선의 절연체의 색은 녹/황 또는 녹색의 것을 사용한다.

기 · 출 · 문 · 제

01 다음 중 전기안전에 대한 설명이 아닌 것은? (13년1회산업18번)

① 모든 제어용 손잡이나 개폐기의 손잡이는 하나로 묶어 절연한다.
② 외장접지 사이와 환자도입선의 임피던스는 가능한 한 크게 한다.
③ 마이크로 쇼크 위험을 방지하기 위해 심장에 전기적인 연결을 분리하거나 제거한다.
④ 전류제한기의 회로는 외부의 제세동기에서 나오는 높은 전압이 인가될 때 단선되거나 단락된다.

해설 모든 제어용 손잡이나 개폐기의 손잡이(Lever)는 반드시 이중으로 절연되어야 한다.
　예 플라스틱 손잡이 : 오목한 곳에 나사가 들어 있기도 한다. 이중절연은 보통 누설전류를 경감시킨다.

02 다음 중 접지공사의 목적이 아닌 것은? (08년4회기사17번, 10년4회기사9번, 11년4회기사8번, 16년1회산업17번, 19년1회기사05번)

① 뇌해(벼락) 방지용　　② 누설전류로 인한 감전 방지용
③ 단락사고시 전원차단용 기기의 정지용　　④ 고압전류를 대지로 흘려 감전을 방지하는 작용

해설 접지의 목적
　㉠ 기기 절연물이 열화 또는 손상되었을 경우 흐르는 누설전류로 인한 감전을 방지한다.
　㉡ 고 · 저압 혼촉사고가 발생하였을 경우 인축에 위험을 주는 전류를 대지로 흘려 감전을 방지한다.
　㉢ 뇌해 방지, 화재 및 폭발을 방지한다.
　㉣ 송전선, 배전선, 고압모선 등에서 지락사고가 발생하였을 경우 계전기를 신속, 정확하게 동작하도록 하는 작용이다.
　㉤ 기기 및 배전선에서 이상 고전압이 발생하였을 경우 대지전위를 억제하고 절연강도가 경감한다.

03 다음 중 접지공사의 목적이 아닌 것은? (18년1회기사17번)

① 기기 전연물이 열화 또는 손상되었을 때 흐르는 누설전류로 인한 감전 방지
② 저전압 혼촉사고가 발생하였을 때 인체에 위험을 주는 저압전류를 대지로 흘리어 감전을 방지
③ 뇌해(벼락) 방지
④ 송전선, 배전선, 고전압 모선(전로)등에서 단락사고가 발생하였을 때 전원차단용 계전기를 신속하고 확실하게 동작

해설 02 의료기기 안전 – 2. 접지와 누설전류(기출 02번 해설)

정답 | 55.② 〈예상문제〉 01.① 02.③ 03.②

04 다음 중 회로의 일부분을 대지에 도선으로 접속하여 영전위가 되도록 하는 것은? (15년4회9번)

① 전압 ② 기전력 ③ 전위차 ④ 접지

해설 ㉠ 전압 : 회로 내에 전류가 흐르기 위해서 필요한 전기적인 압력이다.
㉡ 기전력 : 전류를 연속해서 흘리기 위해 전압을 연속적으로 만들어 주는 힘이다.
㉢ 전위차 : 전기통로에서 임의의 두 점 간의 전위차이다.
㉣ 접지 : 회로의 일부분을 대지에 도선으로 접속하여 영전위가 되도록 하는 것이다.

05 다음 X-선 발생장치 중 엑스선관을 포함한 금속체 부분에 해야 할 접지공사는? (17년4회기사20번)

① 등전위 접지공사 ② 제1종 접지공사 ③ 제2종 접지공사 ④ 제3종 접지공사

해설 (2021년이전 접지공사적용)
㉠ 등전위 접지(병원에서는 한 사람의 환자에게 여러 대의 의료기기, Medical Electronics)가 연결되어 사용되는 일이 흔히 있다.
㉡ 각각의 ME기기 접지점의 전위가 다르면 그 전위차에 의해서 환자의 몸을 통해 기기간에 전류가 흐르게 되어 Micro Shock로 인해서 환자가 위험하게 되는 경우가 있다.
ⓐ 변압기로 특별고압전선로에 결합되는 고압전로의 방전장치
ⓑ 특별고압 계기용변압기의 2차측 전로
ⓒ 고압용 전기기구의 철대 및 금속 제외
ⓓ 고압전로에 시설하는 피뢰기 및 방출 보호통 기타 피뢰기에 대용하는 장치
ⓔ 고압 옥측 전선로의 시설로 관 기타의 케이블을 넣는 방호장치의 금속제 부분
ⓕ 금속제 전선 접속함 및 케이블의 피복에 사용하는 금속체
ⓖ 특별 고압가공전선이 가공 약 전류 전선 등과 접근 또는 교차시의 보호망
ⓗ 고압 옥외배선에 사용하는 관 기타의 케이블을 넣는 방호장치의 금속제 부분
ⓘ 금속제 전선 접속함 및 케이블의 피복에 사용하는 금속체
ⓙ 방전등용 안전기의 외함 및 방전등용 전등기구의 금속제 부분(전등회로의 사용전압이 고압이고 또한 방전등용)
ⓚ 변압기의 2차 단락전류 또는 전등회로의 동작전류가 1[A]가 넘는 경우

06 다음 중 둘 이상의 전기기기를 동시에 사용할 때 접지점을 반드시 한 곳에 하여야 하는 이유는? (09년4회산업19번, 12년1회산업15번)

① 접지점 설치비가 많이 들기 때문에
② 접지점이 2개 이상이면 접지선을 매개로 전류가 인체에 흘러 들어갈 위험성이 있기 때문에
③ 설치장소를 고려해야 하기 때문에
④ 관리가 수월하기 때문에

해설 ㉠ 접지 : ⓐ 기본적으로 대지에 전기적 단자(접지전극)를 접속하는 것이다.
ⓑ 전기성질을 이용하는 모든 회로 및 시스템의 기준 전위를 대지와 전기적으로 접속하는 것으로 그 전위를 대지와 같은 전위 또는 전위차를 최소화시켜 사람에 대해 혹은 전기, 전자, 통신기기 설비 상호간에 안전한 동작을 확보하기 위한 수단을 강구하는 것이다.
㉡ 접지의 목적 : ⓐ 의료기기 절연물의 열화 또는 손상되었을 때 흐르는 누설전류로 인한 감전을 방지한다.
ⓑ 고 · 저압 혼촉사고가 발생했을 때 인축에 위험을 주는 고압전류를 대지로 흐르게 하여 감전을 방지한다.
ⓒ 뇌해를 방지한다.
ⓓ 전로에 지락사고 발생시 계전기를 신속하고 확실하게 작동하게 한다.
ⓔ 의료기기 및 배전선에서 이상전압이 발생하였을 때 대지전위를 억제하고 절연강도를 경감한다.

07 다음 중 대지로 방류시키기 위한 설비로 격자망을 도전성 몰탈에 접지하는 방식은? (16년1회산업6번)

① 바닥도전 접지 ② 보호접지

정답 | 04.④ 05.④ 06.②

③ 정전기 장해방지용 접지 ④ 잡음방지용 접지

해설 의료용 접지(기능접지+감점보호용 접지)의 필요성 : 최근 ME(Medical Electronic)기기의 급속한 보급으로 ME기기의 전격에 대한 철저한 대책을 요한다.

㉠ 의료용 접지방식 종류

ⓐ 보호접지 ⓑ 등전위 접지 ⓒ 정전기 장애방지용 접지 ⓓ 잡음방지용 접지 ⓔ 수술실계통 접지 ⓕ 비접지 보호

㉡ 누설전류의 종류

ⓐ 접지 : 의료기기 절연물의 열화 또는 손상되었을 때 흐르는 누설전류로 인한 감전을 방지하고, 고 · 저압 혼촉사고가 발생했을 때 인축에 위험을 주는 고압전류를 대지로 흐르게 하여 감전을 방지한다.

ⓑ 보호접지

㉮ 정전기를 안전하게 대지로 방류하기 위한 접지이다.

㉯ 매크로 쇼크에 대한 대책이며, 의료기기(ME) 등의 외함에 행하는 접지로 기기로부터의 누설전류에 의한 기기 외함의 전위상승을 억제하기 위한 것이다.

㉰ 가장 기본적인 접지방식 : 매크로 쇼크에 대한 안전대책이며, 의료기기, 전기기의 금속제 외함 등 노출 도전성 부분에 시설하는 접지이다. 일반적으로 보호접지단자와 보호접지로 연결된 모든 접촉가능 금속사이의 임피던스는 0.1[Ω] 이하로 규정하고 있다.

㉱ 보호의 목적 : 보호접지 기준규격에 적합한 수단에 의해 보호접지단자에 접속하는 것이다.

ⓒ 바닥도전 접지 : 수술실에서 유기될 수 있는 누설전류 및 정전기 등을 신속히 조밀하게 대지로 방류시키기 위한 설비로 수술실, 내시경실, 분만실, 마취가스창고 등에 적용된다.

ⓓ 정전기 장해방지용 접지 : 정전기 축적을 방지, 안전하게 대지로 방류하기 위한 접지를 한다.

㉮ 마찰 등으로 인한 정전기 축적을 방지하고 발생된 정전기를 안전하게 대지로 방류하기 위한 접지이다.

㉯ 절연상태의 물체에 축적된 전하는 높은 전압을 띠고 있으며, 정전기 현상이 발생할 때 폭발성 가스 등이 존재하면 화재의 원인이 된다. 또한 전자기기에 내장된 IC나 의료장비에 장해를 주거나 오동작을 초래하며, 인체에 불쾌감 등을 유발한다.

㉰ 등전위 접지와 병행조치 환자용 승강기, 수술대 및 Push Button 스위치 등에 필요한 접지이다.

ⓔ 잡음방지용 접지 : 전자기기가 오작동을 하거나 기능의 상실 통신품질의 저하를 방지한다.

㉮ 내외부에서 침입한 잡음원에 의해서 전자회로나 컴퓨터, 정보통신기기, 의료기기 등 전자기기가 오동작을 하거나 기능의 상실, 통신품질의 저하를 방지하기 위한 목적 또는 이러한 전자기기 등의 동작으로 발생하는 고주파의 전자에너지가 외부로 누출되어 다른 기기에 영향을 미치지 않도록 하기 위한 목적으로 시설하는 접지, 즉 잡음원의 에너지를 대지로 방출시키기 위한 것이다.

㉯ 뇌파검사실, 심전도실 등에 필요한 접지방식이다.

ⓕ 사면접지 : 4개의 방향을 접지한다.

ⓖ 등전위 접지 : 전계 내에서 복수점이 동일 전위인 것이다.

㉮ 각각의 장비 또는 시스템 간의 전위차를 해소하기 위한 접지방식으로 각 장비 간에 전위차가 발생하면 전기적 감전을 당할 수 있으므로 모든 장비 또는 주변의 금속부분을 상호 결합하여 전위를 같게 만들어 주는 접지형태이다.

㉯ 의료시설에서의 의료장비 사용시의 안전을 목적으로 하는 접지이다.

㉰ 병원의 흉부수술실, 심혈관엑스선 촬영실, 집중치료실, 관상동맥환자 집중치료실 등은 보호접지시설 이외에 실내의 모든 금속체에는 등전위 접지시스템으로 구축되어야 한다.

㉱ 병원설비 중에서 동일한 전기설비로 구성되어 있지 않은 노출된 도전성 부분의 등전위화를 목적으로 1점에 전기적으로 접속하는 것을 등전위 접지(Equipotential Grounding)라고 한다.

㉲ 병원의 수술실이나 그 밖의 폭발성 가스를 사용하는 장소의 특수한 바닥이다.

㉳ 바닥의 재료로는 도전성이 있는 것을 사용하고, 접지시켜 정전기에 의한 방전을 방지한다.

㉴ 현재는 불연성의 마취제를 사용하기 때문에 도전바닥은 얼마되지 않는다.

㉵ 심장에 직접 또는 아주 가까운 부분에 전기를 사용하는 의료기기를 쓰는 경우 Micro Shock 방지대책으로서 누설전류가 10[μA] 이하로 되도록 정전자계가 유기되는 도전체를 접지하는 것이다.

㉶ 수술실, 중환자실, 인큐베이터실 등이 있다.

정답 | 07.①

08 다음 의료용 접지방식 중 가장 기본적인 접지방식으로 매크로 쇼크에 대한 안전대책인 접지방식은? (12년1회산업5번)

① 정전기 장해방지용 접지 ② 등전위 접지
③ 보호접지 ④ 바닥도전 접지

해설 02 의료기기 안전-2. 접지와 누설전류(기출 07번 해설)

09 다음 의료용 접지방식 중 환자용 승강기, 수술대에서 사용되며, 마찰 등으로 인한 정전기 축적을 방지하고 발생된 정전기를 안전하게 대지로 방류하기 위한 접지방식은? (21년4회기사16번)

① 보호접지 ② 등전위 접지
③ 잡음방지용 접지 ④ 정전기 방해방지용 접지

해설 02 의료기기 안전-2. 접지와 누설전류(기출 07번 해설)

10 다음 중 의료용 접지방식이 아닌 것은? (17년4회산업15번)

① 보호접지 ② 등전위 접지
③ 정전기 장해방지용 접지 ④ 신호용 접지

해설 02 의료기기 안전-2. 접지와 누설전류(기출 07번 해설)

11 다음 중 의료용 접지방식이 아닌 것은? (16년1회산업7번)

① 보호접지 ② 잡음방지용 접지
③ 정전기 장해방지용 접지 ④ 실내환기용 접지

해설 02 의료기기 안전-2. 접지와 누설전류(기출 07번 해설)

12 다음 중 병원시설 내에서 사용하는 접지방식으로 다른 것은? (12년4회산업16번, 18년4회산업5번)

① 관상동맥질환 처치실(심장카테터실) ② 수술실
③ MRI실 ④ 중환자실(집중치료실)

해설 관상동맥질환 처치실, 심혈관 조영실, 마취실은 환자의 심장 부위에 삽입 또는 접촉시켜 사용하지만 MRI실은 외부 또는 심장부위를 제외한 환자의 신체 내부에 삽입시킨다.

13 다음 중 두 개의 도전성 부분들 간의 공기 중의 최단거리를 나타내는 용어는? (18년1회산업12번)

① 내부절연 ② 연면거리 ③ 이중절연 ④ 공간거리

해설 ㉠ 공간거리 : 서로 절연해야 하는 나충전부 상호간 또는 나충전부에서 그것과 절연해야 할 부분과의 최단 공간거리이다.
㉡ 기초절연 : 전기충격에 대한 기초적인 보호를 위해 활전부(Live Part)에 사용하는 절연이다.
㉢ 연면거리 : 두 개의 도전성 부분 간의 절연물 표면에 연한 최단거리이다.
㉣ 부면 : 애자의 전극간 절연물의 외표면을 따라 측정한 최단거리이다.
㉤ 이중절연 : 기초절연과 보강절연으로 구성한 절연이다.
㉥ 누설전류 : 전위가 다른 인접한 두 절연선들 사이에서 미세하게 흐르는 소 전류이다.

14 다음 중 일반적인 의료용 접지센터, 의료용 콘센트 및 의료용 접지단자는 의료실의 바닥 위 기준으로 몇 [cm] 이상의 높이에 시설하는가? (17년1회산업10번)

① 30[cm] ② 50[cm] ③ 80[cm] ④ 100[cm]

해설 각 의료실에는 의료용 접지센터, 의료용 콘센트 및 의료용 접지단자를 시설하여야 한다. 이 시설은 의료실의 바닥 위 80[cm] 이상의 높이에 시설하여야 하며, 플러그 등의 접속 상태의 확인이 용이하도록 시설하고, 플러그가 쉽게 빠지지 않도록 잠금형을

정답 | 08.③ 09.④ 10.④ 11.④ 12.③ 13.④ 14.③

사용해야 한다.

㉠ 병원, 진료소 등의 진찰, 검사, 치료 또는 감시 등의 의료행위를 위한 장소인 의료실 내에 시설하는 의료기기의 금속제 외함에 노출 도전성 부분에 시설하는 접지에는 보호접지를 다음의 각 호에 적합하도록 시설하여야 한다.

㉡ 각 의료실에는 의료용 접지센터, 의료용 콘센트 및 의료용 접지단자를 시설해야 한다.

15 다음 보기에서 설명된 의료장비에서 누설전류의 안전레벨을 고르면? (16년4회산업18번)

> 노출된 금속물체, 의료기기의 섀시들이 보호 접지방식에 의해 접지핀에 연결되어 있을 때 접지핀과 섀시 간의 저항은 0.1[Ω]을 넘어서는 안 된다.

① 섀시 누설전류　　② 환자 도입선에서의 누설전류

③ 접지핀과 섀시간의 저항　　④ 접지핀과 섀시간의 누설전류

해설 섀시 누설전류 : ESA 사용법에 따라 섀시 누설전류를 측정한다.

㉠ 빨간선을 기기에 접속하여 측정하여 측정은 정방향 극성과 역방향 극성하에 이루어진다.

㉡ ESA를 급격하게 정방향과 역방향으로 전환하면 안된다.

㉢ 측정값을 기록하거나 예외적인 사항만을 문서로 작성한다.

㉣ 환잔 도입선에서의 누설전류

㉤ 환자 도입선이 가장 일반적이며, 낮은 임피던스를 갖는 환자와의 접촉이기 때문이다.

㉥ 환자 도입선에서의 누설전류의 최대한도 : 50[uA]이다.

㉦ 분리된 환자 도입선 10[uA] 미만의 누설전류이다.

㉧ 환자 도입선에서 접지로 흐르는 누설전류 시험이다.

㉨ 독립적인 혹은 서로 연결된 환자 도입선들과 접지 사이의 누설전류는 환자 도입선들이 동작하는 상태에서 측정한다.

㉩ 어느 한 쌍의 도입선들 사이 혹은 임의의 단일 도입선과 모든 다른 환자의 도입선들이 간의 누설전류를 측정한다.

16 다음 중 누설전류에 대한 설명이 아닌 것은? (17년1회산업17번)

① 전위가 같은 인접한 두 절연선들 사이에서 미세하게 흐르는 작은 전류이다.

② 접속도선을 갖는 장비에서 누설전류는 대부분 두 도체 사이의 표류용량을 통해 흐른다.

③ 전기장비 내의 각종 도체에서 섀시나 환자에 연결된 도입선으로 누설전류가 흐를 수 있다.

④ 심장에 전기적 접속을 갖는 환자에게 누설전류가 흐르게 되면 마이크로 쇼크를 받을 수 있다.

해설 ㉠ 누설전류(Leakage Current) : 소전선의 피복 또는 전기기기의 절연물이 열화되거나 기계적인 손상 등을 입게 되면 전류가 금속체를 통하여 대지로 흘러나가게 되는데 이러한 현상을 누전이라고 한다.

ⓐ 전위가 다른 인접한 두 절연선들 사이에서 미세하게 흐르는 소전류이다.

ⓑ 접속도선을 갖는 장비에, 누설전류는 대부분 두 도체 사이의 표유용량을 통하여 흐른다.

ⓒ 전기장비 내의 각종 도체에서 섀시나 환자에 연결된 도입선으로 흐르는 전류가 누설전류의 주요인이다.

ⓓ 심장에 전기적으로 접속을 갖는 환자에게 누설전류가 흐르게 되면 마이크로 쇼크를 받을 수 있다.

ⓔ 신체의 일부분이 접지되어 있는 섀시와 환자의 심장 간에 전기적인 접속이 되어 있으면 마이크로 쇼크를 유발 할 수 있다.

㉡ 매크로 쇼크 : 의료용 기기에서의 감전 제한치로서 최소감지전류 1[mA]를 위험전류로 설정하고, 개인차를 고려하여 거의 모든 사람이 감지하지 못하는 전류 0.5[mA]를 한계치로 선정하고, 거기에다 누설전류의 허용치로서 안전계수를 곱하여 0.19[mA]를 채택해서 사용하고 있다.

17 다음 중 최소감지 전류에 대한 설명은? (12년4회산업13번, 15년1회산업7번)

① 전자제품을 만졌을 때 짜릿하다고 느낄 정도이며, 약 1[mA] 정도이다.

② 성별과 나이에 상관없이 모든 사람에게 동일하다.

정답 | 15.③ 16.①

③ 직류나 나이에 상관없이 모두 동일하다.
④ 인체에 전압을 인가하여 통전전류의 값을 서서히 증가시키면 고통도 비례해서 계속 증가한다.

해설 ㉠ 최소감지전류 : 고통을 느끼지 않으면서 찌릿하게 전기가 흐르는 것을 감지하게 되는 전류값이다.
㉡ 남자는 1.1[mA], 여자는 0.7[mA]이다.

18 다음 중 인체에 전류가 인가될 때 개인이 감지할 수 있는 최소의 전류는? (13년4회산업2번)

① 최소감지전류 ② 자발탈출전류 ③ 문턱전류 ④ 항복전류

해설 감지임계전류(Threshold of Perception)
㉠ 개인이 감지할 수 있는 최소 전류의 크기이다.
㉡ 유아에 비해 성인이 크며, 여자에 비해 남자가 크다.
㉢ 60[Hz] 전류 : 남자 평균 1.1[mA], 여자 평균 0.7[mA], 최소 0.5[mA] [Daiziel, 1973] 60[Hz] 전류 인가시 ECG 전극 젤을 이용하여 접촉 임피던스를 줄였을 경우 30에서 200[uA](평균 83[uA]) [Tan & Johnson, 1990]
㉣ 직류전류 : 약 2~10[mA]
㉤ 자발탈출전류(Let-Go Current) : ⓐ 스스로 전류자극에서 자발적으로 떨어질 수 있는 최대 전류이다.
ⓑ 감지임계전류보다 큰 경우 나타나는 비자발적인 근육의 수축이나 반사적인 움직임을 보이는데 더욱 증가되면 스스로 인가되는 전류에서 떨어지지 못한다.
㉥ 60[Hz] 전류 : 남자 평균 16[mA], 여자 평균 10.5[mA]

19 다음 중 손가락 끝 등으로 만졌을 때 처음 찌릿하게 느끼는 전류는? (19년4회산업기사16번)

① 문턱전류 ② 항복전류 ③ 최소감지전류 ④ 자발탈출전류

해설 02 의료기기 안전-2. 접지와 누설전류(기출 18번 해설)

20 다음 중 감지전류에 대한 설명은? (19년4회기사03번)

① 전류값은 약 100[mA]이다.
② 개인이 감지할 수 있는 최소의 전류이다.
③ 인체에 인가되는 전류가 증가되었을 때 자발적으로 손을 뗄 수 있는 상태를 유지할 수 있는 최대 전류값으로 약 10[mA]이다.
④ 인체통과 전류가 100[mA]에 달하고 경과시간이 길어지면 심장이 경련을 일으켜 심장이 멎는 전류값이다.

해설 02 의료기기 안전-2. 접지와 누설전류(기출 18번 해설)

21 다음 중 정상 사용시에 환자를 통해 어느 환자접속부와 다른 모든 환자접속부와 다른 모든 환자접속부간에 흐르는 생리학적 효과를 발생시키는 것을 의도하지 않은 전류는? (13년4회산업12번)

① 접지누설전류 ② 외장누설전류 ③ 환자누설전류 ④ 환자측정전류

해설 누설전류의 종류
㉠ 누설전류 : 기능과는 무관한 전류로서 접지누설전류, 외장누설전류 및 환자누설전류로 정의된다.
㉡ 외장누설전류
ⓐ 정상적인 사용시에 장착부를 제외하고 조작자 또는 환자가 접촉할 수 있는 외장 또는 외장의 부분에서, 보호접지선 이외의 도전접속을 통해 대지 또는 그 외장외의 다른 외장 부분으로 흐르는 전류이다.
ⓑ 기기외장으로부터 대지(조작자를 거쳐서)로 흐르는 누설전류이다.
㉢ 접지누설전류 :
ⓐ 전원부에서 절연의 내부 또는 표면을 통해 보호접지선으로 흐르는 전류이다.
ⓑ 전원 1차 회로에서 보호접지선에 흐르는 누설전류이다.
㉣ 환자측정전류 : 정상적인 사용시 장착부 간에 환자를 사이에 두고 흐르는 생리적인 효과를 의도하지 않는 전류이다.

정답 | 17.① 18.① 19.③ 20.② 21.④

㉣ 증폭기의 바이어스 전류, 임피던스 프레티스모 그라피에 사용하는 전류이다.

ⓓ 환자누설전류 : 장착부에서 환자를 통하여 대지로 흐르는 누설전류, 신호 입·출력부에서 옮겨진 전원전압에 장착부로부터 환자를 거쳐 대지로 흐르는 누설전류, (F형 절연) 장착부에 환자를 거쳐서 옮겨진 전원전압에 의해서 기기로부터 대지로 흐르는 누설전류이다.

ⓑ 고압전류 : 전압이 높은 전류이다.

22 다음 중 환자의 어느 한 장착부와 다른 장착부 간에 흐르는 전류로 인체에서 발생하는 생리적인 효과를 의도하지 않는 것은? (16년4회51번)

① 환자측정전류 ② 누설전류 ③ 접촉전류 ④ 접지누설전류

해설 02 의료기기 안전 – 2. 접지와 누설전류(기출 21번 해설)

23 다음 중 환자접속부에서 환자를 경유하여 대지로 흐르는 전류는? (13년4회기사2번, 20년3회기사12번)

① 접지누설전류 ② 외장누설전류 ③ 환자누설전류 ④ 환자측정전류

해설 02 의료기기 안전 – 2. 접지와 누설전류(기출 21번 해설)

24 다음 중 환자접속부를 제외하고 정상 사용시에 환자가 접촉가능한 외장의 부분에서 보호접지선을 제외한 외부경로를 통해 대지 또는 외장의 다른 부분으로 흐르는 누설전류는? (18년1회산업17번)

① 섀시누설전류 ② 접지누설전류 ③ 외장누설전류 ④ 접촉전류

해설 02 의료기기 안전 – 2. 접지와 누설전류(기출 21번 해설)

25 다음 중 의료기기의 전기·기계적 안전에 관한 공통기준규격에서는 의료기기와 관련된 누설전류를 분류하여 그 시험방법과 제한치를 규정하고 있는데, 그 누설전류의 종류가 아닌 것은?
(08년4회산업15번, 09년2회산업16번, 10년4회산업2번, 11년1회산업6번, 11년4회산업2번, 15년4회산업15번, 17년1회산업20번, 18년1회산업11번)

① 접지누설전류 ② 외장누설전류 ③ 표유누설전류 ④ 환자누설전류

해설 02 의료기기 안전 – 2. 접지와 누설전류(기출 21번 해설)

26 다음 중 의료기기에 대한 누설전류 중 전원부에서 절연을 통하여 내부 또는 표면을 통해 보호접지선으로 흐르는 누설전류는? (12년4회산업5번, 15년4회산업18번, 21년1회기사05번)

① 환자측정전류 ② 외장누설전류 ③ 접지누설전류 ④ 새시누설전류

해설 접지누설전류

㉠ 전원부에서 절연의 내부 또는 표면을 통해 보호접지선으로 흐르는 전류이다.

㉡ 안전검사시 측정하는 중요한 파라미터 중 하나이다.

27 다음 중 의료기기의 전기·기계적 안전에 관한 공통기준규격상의 용어 및 정의 중 고전압은 몇 [VPear]를 초과하는 전압인가? (18년4회기사19번)

① 1,000[VPear] ② 1,500[VPear] ③ 2,000[VPear] ④ 10,000[VPear]

해설 ㉠ 고전압 : 교류(AC) 1,000[V]를 넘거나 또는 직류(DC) 1,500[V] 혹은 첨두전압이 1,500[Vp]를 초과하는 전압이다.

㉡ 첨두전압(= 최대전압) : 어느 순간의 전압이 가장 높은 값일 경우 그 전압이 첨두전압(펄스 형태일 경우) 정현파 교류에서서는 90[°] 일 때의 값이다.

정답 | 22.① 23.③ 24.④ 25.③ 26.③ 27.②

28 다음 중 의료기기의 전기 · 기계적 안전에 관한 공통기준 규격에서 단상인 경우에 공급전원의 전압은?
(15년1회산업9번, 18년1회산업10번)

① 선간의 전압 ② 중성선 전압
③ 위상선과 중성선 사이의 전압 ④ 보호접지선에 흐르는 전압

해설 ㉠ 전원으로부터 공급되는 전압으로서 다상인 경우 선간의 전압, 단상인 경우는 중성선과 선간의 전압이다.
㉡ 중성선 : 다상교류의 전원 중성점에서 꺼낸 천선을 중선선이라 하며, 일반적으로 이끌어낸 끝에 접지된다. 이 방식으로 하면 전압선의 전압은 1/2 내지가 되며, 중성선의 전류는 0이 되기 때문에 전압 변동율, 전력손실을 적게 할 수 있다.
㉢ 보호접지 : 매크로 쇼크에 대하 대책이며, 의료기기(ME) 등의 외함에 행하는 접지로 기기로부터의 누설전류에 의한 기기 외함의 전위상승을 억제하기 위한 것이다.

29 다음 중 공급전원의 전압으로서 다상인 경우의 전원전압에 대한 설명은? (13년4회기사7번, 16년4회기사7번, 19년1회기사09번)

① 두 개의 위상선 사이의 전압이다. ② 중성선 전압이다.
③ 중성선과 선간의 전압이다. ④ 보호접지선과 중성선 사이의 전압이다.

해설 02 의료기기 안전-2. 접지와 누설전류(기출 29번 해설)

30 다음 중 심장정지를 일으킬 수 있는 심실세동의 전류값은? (16년4회기사9번, 19년4회기사14번)

① 1[μA] ② 10[μA] ③ 10[mA] ④ 100[mA]

해설 ㉠ 인체에 통과되는 전류가 더욱 증가하여 전류의 일부가 심장부분을 흐르는 경우 심장의 규칙적인 수축운동을 위한 전기신호가 방해를 받아 심장의 박동이 불규칙하게 되어 기능을 상실하게 되거나 심장쇼크로 인한 심장마비가 일어나게 된다.
㉡ 인체에 대한 안전한계는 심실세동 현상에 따라 결정되는데 일반적으로 심실의 세동은 100[mA] 정도에서 일어나며 심실세동의 요건은 통전전류와 시간의 크기, 전원의 질, 통전경로, 전격인가위상, 성별, 연령, 체질, 건강상태에 따라 다르게 나타난다.

31 다음 중 인체에 인가되는 전류가 증가되었을 때 개인이 스스로 손을 뗄 수 있는 상태를 유지할 수 있는 전류를 나타내는 용어는? (15년1회산업18번, 18년1회산업8번)

① 누설전류 ② 심실세동전류 ③ 감지전류 ④ 자발탈출전류

해설 ㉠ 감지전류 : 직류 혹은 교류에 따라 또 성별, 연령, 체질, 건강상태에 따라서도 달라지는데 상용주파수 60[Hz] 교류에서 건강한 성인남자의 경우 약 1[mA]정도이며, 감지전류 값은 남자의 2/3로서 남자보다 민감하다.
㉡ 자발탈출전류(Let-Go Current) : 사람이 자발적으로 손을 뗄 수 있는 상태를 유지하면서 인가할 수 있는 최대의 전류이다.
㉢ 심심세동전류 : 인체에 통과되는 전류가 더욱 증가하여 전류의 일부가 심장부분을 흐르는 경우 심장의 규칙적인 수축운동을 위한 전기신호가 방해를 받아 심장의 박동이 불규칙하게 되어 기능을 상실하게 되거나 심장쇼크로 인한 심장마비가 일어나게 된다.
㉣ 누설전류 : 소전선의 피복 또는 전기기기의 절연물이 열화되거나 기계적인 손상 등을 입게 되면 전류가 금속체를 통하여 대지로 흘러나가게 되는 현상을 누전이라고 한다.
ⓐ 누전 : 누설전류가 흘러 화재가 발생하고 인명에 손상을 끼칠 수 있으므로 엄격히 제한하고 있다.
㉮ 가정 및 공장에서 자주 접하는 누전차단기(ELB)용량은 30[mA]의 것이 대부분이다.
ⓑ 누설전류의 한계는 화재 방지면에서 최대 공급전류의 1/2000을 넘지 못하도록 규정하고 있으며, 통상의 감전이라 함은 사람 심장이 심실세동을 일으키는 전류의 최소값 수10[mA] 이상의 전류가 흘렀을 때이다.
㉮ KSC 4613(누전차단기 : ELB)에 의하면 누전차단기는 15[mA]까지의 누설전류에는 ELB가 동작되지 아니하고 15[mA] 이상 30[mA] 사이에서 동작되어야 한다.

32 다음 중 누설전류에 의해 감전된 자가 타인의 도움없이 전원으로부터 떨어질 수 있는 최대한계전류는? (20년3회기사05번)

① 자발탈출전류 ② 마이크로 쇼크 ③ 감지임계전류 ④ 최소감지전류

해설 ㉠ 전류의 생리학적 효과 : 우리가 전등을 켜면 전류가 흘러서 빛을 내는 것은 전등이 저항을 가지고 있기 때문이다. 이와 같이

정답 | 28.③ 29.① 30.④ 31.④ 32.①

피부와 인체는 유한의 저항(건조시 약 10[kΩ])을 가지고 있으므로 인체의 두 부위 사이에 전위차가 있으면 인체저항을 통해 전류가 흐르게 되며, 이 전류가 Electrical Hazard를 일으키는 근본적인 원인이다. 전류에 의한 생리학적 효과는 다음과 같다.

ⓐ joule열에 의한 조직가열이 일어난다.
ⓑ 흥분성 섬유(신경, 근육)의 전기적 자극이 일어난다.
ⓒ 전기화학적 화상이 일어난다.
ⓓ 이온, 입자 등의 진동, 배향이 일어난다. 이들 영향은 단독으로 생기는 것은 아니고, 몇 가지가 중복하여 발생한다. 이러한 전류의 생리적 효과는 주파수, 지속시간, 진폭의 3요소에 의하여 영향을 받는다. 전류에 의한 인체의 상해작용은 체중, 체내의 전류경로, 조직의 자극 문턱값 등의 요소에도 영향을 받는다.

ⓛ 전기적인 쇼크 : 환자, 보호자, 의료인 또는 그 밖의 의료기기가 전기회로의 일부가 되어서 신체가 전류의 통로가 되었을 때 발생되는 것으로서 과도한 전류가 신체의 일부를 통하여 흐를 때 3 가지의 문제점이 있다.
ⓐ 전류가 감각 또는 운동신경세포로 전달되어서 원하지 않는 활동전위를 유발한다.
ⓑ 직류전류와 고전압에 의한 조직의 손상이 발생된다.
ⓒ 피부표면에서의 높은 피부저항에 의하여 저항성 발열로 인한 화상의 원인을 제공한다.

ⓒ 감지임계전류(Threshold of Perception) : 개인이 감지할 수 있는 최소의 전류이다.
ⓐ 개인에 따라서, 측정조건에 의하여 상당히 큰 차이가 있다.
ⓑ 가장 낮은 감지임계전류는 60[Hz]에서 약 0.5[mA]이고, 직류전류인 경우 감지임계전류는 2[mA]와 10[mA] 범위 내에 존재한다.

ⓔ 자발탈출전류(Let-go Current) : 사람이 자발적으로 손을 뗄 수 있는 상태를 유지하면서 인가할 수 있는 최대의 전류이다.
ⓐ 임계값은 6[mA]이다.
ⓑ 감지임계전류보다 큰 전류가 흐르는 경우 비자발적인 근육의 수축이나 반사적인 움츠림으로 인해 2차적인 신체손상을 입을 수 있고, 전류가 더욱 증가된 경우에는 근육들의 비자발적인 수축작용에 의해 자기 스스로 손을 뗄 수 없게 된다.
ⓒ 통증 및 피로감, 호흡기 마비 : 기존보다 더 강한 전류가 계속해서 흐르면 호흡기 계통의 근육들이 비자발적으로 심하게 수축되며 고통, 피로감이나 질식현상을 느끼게 된다. 또한 −18~22[mA]의 범위에서 호흡기 장애현상이 일어난다.

ⓜ 심실세동(Ventricular Fibrillation) : 심장의 전기적인 활동이 많이 방해되면 유입하는(Reentrant) 소극파(Depolarization)의 파두(Wavefront)가 심실 위로 불규칙적으로 지나갈 때 심장 박동수는 분당 300번까지 증가될 수 있다. 이와 같이 빠르고 비조직적인 심장의 리듬이다.
ⓐ 전기쇼크의 충격에 의한 사망의 주요한 원인이다.
ⓑ 세동제거기(Defibrillator) : 짧고 강한 전류 펄스에 의해 심장 근육의 모든 세포들이 소극화될 때 비로소 정상적인 반복활동(Rhythmic Activity)이 일어난다.
ⓒ 임계전류 : 75~400[mA]

ⓑ 지속적인 심근수축(Myocardial Contraction)
ⓐ 세동제거기의 원리와 동일하다.
ⓑ 완전한 심근수축을 위해서 최소한 1~6[A]의 전류가 짧게 가해져야 한다.

ⓢ 화상과 신체적인 부상
ⓐ 화상의 원인 : 피부저항이 높기 때문에 저항성 발열은 전류가 인입하는 피부표면에서 흔히 발생한다.
ⓑ 근육에 흐르는 과다한 전류 : 근육을 수축하여 뼈에서 근육을 분리한다.
ⓒ 뇌나 다른 신경조직에 흐르는 강한 전류 : 기능적인 반응능력을 상실한다.
ⓓ 240[V] 이상의 전압 : 피부에 작은 구멍이 생긴다.

33 다음 중 누설전류의 종류에 따른 의료기기 BF형의 접촉전류 허용값은? (단, 정상 상태인 경우로 가정한다)

(17년1회산업2번)

① 1[μA] ② 10[μA] ③ 100[μA] ④ 1000[μA]

해설 BF형접지전류 : 정상상태에서 500[μA]이고, 단일고장에서는 1000[μA]이다.

단위 : [uA]

전류	설명	상태	B형 장착부		BF형 장착부		CF형 장착부	
			NC	SFC	NC	SFC	NC	SFC
환자측정전류	-	직류	10	50	10	50	10	50
		교류	100	500	100	500	10	50

정답 | 33.③

전류	설명	상태	B형 장착부		BF형 장착부		CF형 장착부	
			NC	SFC	NC	SFC	NC	SFC
환자누설전류	환자접속부에서 대지로	직류	10	50	10	50	10	50
		교류	100	500	100	500	10	50
	SIP/SOP에 외부전압 인가	직류	10	50	10	50	10	50
		교류	100	500	100	500	10	50
전체 환자누설전류	동일 타입의 장착부에 함께 접속함	직류	50	100	50	100	50	100
		교류	500	1000	500	1000	50	100
	SIP/SOP에 외부전압 인가	직류	50	100	50	100	50	100
		교류	500	1000	500	1000	50	100

34 다음 중 정상상태에서 환자 환경내 의료기기 시스템의 부분들 또는 부분들 사이에서의 접촉전류는? (18년4회기사15번)

① 10[μA] ② 50[μA] ③ 100[μA] ④ 500[μA]

해설 02 의료기기 안전 - 2. 접지와 누설전류(기출 33번 해설)

35 다음 중 의료기기분류에서 CF형 장착부의 환자측정전류의 허용값은? (단, 정상상태인 경우로 가정한다) (18년1회기사10번)

① 10[μA] ② 50[μA] ③ 100[μA] ④ 500[μA]

해설 02 의료기기 안전 - 2. 접지와 누설전류(기출 33번 해설)

36 다음 의료용기기의 전기충격 보호정도에 따른 분류 중 인체에 전극을 장착할 수 있는 장치로 환자누설전류는 정상상태일 때 0.01[mA], 단일 고장상태에서 0.05[mA] 이하의 전류가 흐르는 의료기기 장착부는? (18년1회기사16번, 21년1회기사08번)

① B형장착부 ② BF형장착부 ③ C형장착부 ④ CF형장착부

해설 02 의료기기 안전 - 2. 접지와 누설전류(기출 33번 해설)

37 다음 전기쇼크에 대한 누설전류 허용값이 10[uA]인 경우는? (19년1회산업기사07번)

① B형 - 환자누설전류, 단일고장
② B형 - 외장누설전류, 정상상태
③ CF형 - 접지누설전류, 단일고장
④ CF형 - 환자누설전류, 정상상태

해설 누설전류 허용값이 10[uA]인 것은 CF형 환자누설장치이다.

38 다음은 환자누설전류에 대한 설명이다. ( ) 안의 내용은? (14년1회기사8번, 16년4회기사8번)

> 환자접속부에서 환자를 경유하여 대지로 흐르거나 또는 외부전원에서 환자에게 인가되는 의도하지 않은 전압에 기인하여 환자로부터 ( )의 환자 접속부를 경유하여 대지로 흐르는 전류

① B형 장착부 ② BF형 장착부 ③ F형 장착부 ④ 내제세동장착부

해설 ㉠ B형기기 : 전격보호를 위하여 기준규격에서 규정한 요구조건을 따르는 기기이다.
㉡ F형기기 : 단일 고장상태에서 허용되는 환자누설전류를 초과하지 않도록 그 기기의 다른 부분으로부터 절연된 기기이다.
㉢ BF형기기 : B형기기보다 더 높은 전격에 대한 보호를 갖춘 F형 기기이다.
㉣ 내제세동장착부 : 심장 제세동기 방전의 영향으로부터 환자를 보호할 수 있는 기능을 가진 장착부이다.

39 다음 중 CF형 일반 의료기기의 단일고장 상태에서 접지누설전류 허용값은? (12년4회기사13번)

① 0.1[mA] ② 0.5[mA] ③ 1[mA] ④ 10[mA]

정답 | 34.③ 35.① 36.④ 37.④ 38.③ 39.③

해설 CF형 단일고장상태 접지누설전류 허용값 : ∴ 1000[μA] = 1[mA]

40 다음 중 심장에의 직접 사용을 의도하는 기기 또는 기기의 부분이 아닌 것은? (13년1회산업13번, 16년1회산업8번)

① B형 ② F형 ③ CF형 ④ BF형

해설 ㉠ B형 : 전격보호를 위하여 기준규격에서 규정한 요구조건을 따르는 기기이다.
㉡ F형 : 단일 고장상태에서 허용되는 환자누설전류를 초과하지 않도록 그 기기의 다른 부분으로부터 절연된 기기이다.
㉢ BF형 : B형기기보다 더 높은 전격에 대한 보호를 갖춘 F형 기기이다.
㉣ CF형 : BF형 장착부보다 감전보호에 대한 능력이 높은 보호수단을 갖춘 기기로서 심장에 직접 또는 간접적으로 도전 접속하는 환자접속부가 장착부와 분리되어있는 특별한 보호수단을 갖춘 기기들이 여기에 속한다.

41 다음 중 의료기기에 적합한 온도를 측정하는 방법이 아닌 것은? (17년4회산업12번)

① 시험 중에는 열 감지 차단기를 정지시키지 않는다.
② 시험하는 부분의 온도에 줄 영향을 무시할 수 있도록 측정기를 선정하고 배치하여 실시한다.
③ 권선의 온도 상승치를 측정할 때 시험개시시 권선의 온도는 실온보다 낮아야 한다.
④ 시험종료시의 권선저항을 스위치 오프 후 가능한 빨리 측정하고 이어서 단시간 간격으로 몇 회 측정할 것을 권한다.

해설 ㉠ 동 권선의 온도 상승치를 측정할 때 시험개시시 권선의 온도는 실온보다 높아야 한다.
㉡ 인체 내부의 열을 전달하여 치료하는 경우의 온도일반 초음파진단기의 경우는 제일 온도가 높은 부분은 Probe이므로, 43[℃] 이하로 해야 한다.
㉢ HIFU(집속 초음파 치료)의 경우는 초음파로 내부에 에너지를 공급하여 열을 올리므로 이 경우는 따로 고려해야 한다.

42 다음 중 의료기기의 전기 · 기계적 안전에 관한 공통기준 및 시험방법에서 의료기기에 적합한 온도를 측정하는 방법이 아닌 것은? (21년1회기사17번)

① 시험 중에는 열감지차단기 정지시키지 않는다.
② 권선의 온도 상승치를 측정할 때 시험개시시 권선의 온도와 시험실 온도가 같아야 한다.
③ 시험종료시의 권선저항 스위치 오프 후 가능한 한 빨리 측정하고, 이어서 단시간 간격으로 몇 회나 측정할 것을 권한다.
④ 권선이 균일하지 않거나 또는 저항측정에 필요한 접속을 하는 것이 극히 복잡하지 않는 한 권선의 온도는 온도계법에 따라 결정한다.

해설 02 의료기기 안전 – 2. 접지와 누설전류(기출 41번 해설)

43 다음 중 물리적인 상처 및 고정이 우연히 느슨해지는 것에 대한 허용할 수 없는 위험이 없도록 설계 및 제조해야 하는 의료기기의 형태는? (18년1회기사15번, 21년4회기사06번)

① 휴대형 ME기기 ② 이동형 ME기기
③ 환자를 지지하기 위한 ME기기 ④ 손으로 잡는 ME기기

해설 환자를 지지하는 의료기기 : 물리적 충격이 있거나 어떠한 경우라도 느슨해지거나 해체되지 않도록 설계, 제조되어 환자를 지지, 보호가 가능하도록 해야 한다.

44 다음 중 의료용 기기의 등급 지정절차가 옳은 것은? (19년1회산업기사06번)

ⓐ 기구 · 기계 · 장치 및 재료별 품목 분류	ⓑ 기능이 독립적으로 발휘되는 품목분류
ⓒ 원자재, 제조공정 및 품질관리체계가 비슷한 품목 분류	ⓓ 품목별로 등급을 정하여 고시

① ⓐ → ⓑ → ⓒ → ⓓ ② ⓐ → ⓒ → ⓑ → ⓓ

정답 | 40.③ 41.③ 42.④ 43.③

③ ⓑ → ⓐ → ⓒ → ⓓ ④ ⓑ → ⓒ → ⓐ → ⓓ

해설 올바른 의료기기의 등급 지정절차
㉠ 기구 · 기계 · 장치 및 재료별 품목 분류
㉡ 원자재, 제조공정 및 품질 관리체계가 비슷한 품목 분류
㉢ 기능이 독립적으로 발휘되는 품목 분류
㉣ 품목별로 등급을 정하여 고시

45 다음 중 의료장소의 안전을 위한 보호설비는 어떻게 시설하여야 하는가? (단, 심장 부위를 제외한 환자의 신체 내부에 삽입시켜 사용하는 의료장소 및 장착부를 환자의 심장 부위에 접촉시켜 사용하는 의료장소의 의료 IT 계통이라고 가정한다.) (18년4회산업14번)

① 강화절연을 한 의료용 절연변압기를 설치하고 그 2차측 전로는 접지할 것
② 의료용 절연변압기는 외부에 설치하여 충전부가 노출되도록 할 것
③ 의료용 절연변압기의 2차측 정격전압은 교류 220[V] 이상으로 하며 공급방식 및 정격출력은 단상 3선식, 100[MVA] 이상으로 할 것
④ 의료용 절연변압기의 과부하 및 온도를 지속적으로 감시하는 장치를 적절한 장소에 설치할 것

해설 안전특별 저전압 변압기 : 최소한의 기초절연에 의해 대지 및 변압기의 본체에서 전기적으로 분리되고, 적어도 이중절연 또는 강화절연과 동등한 절연에 의해 입력권선에서 전기적으로 분리되는 변압기로서 안전특별저전압회로에 전력을 공급하도록 설계된 출력권선을 가진 변압기이다.

㉠ 접지의 종류와 목적

접지의 종류	접지의 목적
등전위 접지	의료시설에서의 의료장비 사용시의 안전
장비접지	누전되고 있는 장비에 접촉시 감전방지
잡음대책용 접지	잡음에 의한 전자장비의 고장이나 오작동 방지
계통접지	고압전로와 저압전로 혼합시 감전 또는 화재방지
피뢰기 접지	낙뢰로 부터 장비손상 방지
정전기 장해방지용 접지	정전기 축적에 의한 폭발재해 방지
지락검출용 접지	누전차단기의 동작을 확실하게 함
기능용 접지	전지방식설비 등의 접지

㉡ [2021년 한국전기설비규정(KEC)제정으로 인한 참고자료]

[2021년 한국전기설비규정(KEC)제정으로 인한 참고자료]

이 규정은 인축의 감전에 대한 보호와 전기설비 계통, 시설물, 발전용 수력설비, 발전용 화력설비, 발전설비 용접 등의 안전에 필요한 성능과 기술적인 요구사항에 대하여 적용한다.

1. 전압의 구분
① 저압 : 교류는 1[kV] 이하, 직류는 1.5[kV] 이하인 것
② 고압 : 교류는 1[kV]를, 직류는 1.5[kV]를 초과하고, 7[kV] 이하인 것
③ 특고압 : 7[kV]를 초과하는 것

[전압의 구분]

구 분	2020년 이전 기술기준	2021년 적용 KEC
저압	교류 : 600[V]이하	교류 : 1000[V] 이하
	직류 : 750[V]이하	직류 : 1500[V] 이하
고압	교류 및 직류 : 7[KV]	현행과 같음
특고압	상한없음	현행과 같음

2. 전선 일반 요구사항 및 선정
   ① 전선 : 통상 사용 상태에서의 온도에 견디는 것
   ② 전선 : 설치장소의 환경조건에 적절하고 발생할 수 있는 전기 · 기계적 응력에 견디는 능력이 있는 것
   ③ 전선 : 「전기용품 및 생활용품 안전 관리법」의 적용을 받는 것 이외는 한국산업표준(KS)에 적합한 것
   ④ 전선의 식별

[전선의 식별]

<table>
<tr><th>구 분</th><th>2020년 이전 기술기준</th><th colspan="2">2021년 적용 KEC 식별색상</th></tr>
<tr><td>상선(L1)</td><td rowspan="4">관련 규정 없음</td><td colspan="2">갈색</td></tr>
<tr><td>상선(L2)</td><td colspan="2">흑색</td></tr>
<tr><td>상선(L3)</td><td colspan="2">회색</td></tr>
<tr><td>중성선(N)</td><td colspan="2">청색</td></tr>
<tr><td>접지도체/보호도체(PE)</td><td>녹색또는 황색교차</td><td>녹색</td><td>황색</td></tr>
</table>

   ⑤ 색상 식별이 종단 및 연결 지점에서만 이루어지는 나도체 등
      ⇒ 전선 종단부에 색상이 반영구적 유지되는 도색, 밴드, 색 테이프 등 표시
   ⑥ 4)와 5)를 제외한 전선의 식별 ⇒ KS C IEC 60445(인간과 기계 간 인터페이스, 표식식별의 기본 및 안전원칙 – 장비단자, 도체단자 및 도체의 식별)에 적합

3. 저압전로의 절연성능 : 전기사용 장소의 사용전압이 저압인 전로의 전선 상호간 및 전로와 대지 사이의 절연저항은 개폐기 또는 과전류차단기로 구분 할수 있는 전로마다 다음 표에서 정한 값 이상이어야 한다. 다만, 전선 상호간의 절연저항은 기계기구를 쉽게 분리가 곤란한 분기회로의 경우 기기접속 전에 측정할 수 있다. 또한 측정시 영향을 주거나 손상을 받을 수 있는 SPD 또는 기타 기기 등은 측정 전에 분리시켜야 하고, 부득이하게 분리가 어려운 경우에는 시험전압을 250[V] DC로 낮추어 측정할 수 있지만 절연저항 값은 1[MΩ] 이상이어야 한다.

[저압전로의 절연성능현행 기준과 개정기준]

<table>
<tr><th colspan="3">2020년 이전 기준</th><th colspan="3">2021년 적용 기준</th></tr>
<tr><th colspan="2">선로의 사용전압</th><th>절연저항</th><th>전로의 사용전압</th><th>DC 시험전압</th><th>절연저항</th></tr>
<tr><td rowspan="3">400[V]미만</td><td>대지전압150[V] 이하</td><td>0.1[MΩ]</td><td>SELV 및 PELV</td><td>250[V]</td><td>0.5[MΩ]</td></tr>
<tr><td>대지전압150[V] 이하</td><td>0.2[MΩ]</td><td>FELV, 500[V] 이하</td><td>500[V]</td><td>1.0[MΩ]</td></tr>
<tr><td>대지전압150[V] 이하</td><td>0.3[MΩ]</td><td rowspan="2">500[V] 초과</td><td rowspan="2">1,000[V]</td><td rowspan="2">1.0[MΩ]</td></tr>
<tr><td colspan="2">400[V]이상</td><td>0.4[MΩ]</td></tr>
</table>

[주] 특별저압(ELV Extra Low Voltage) : 인체에 위험을 초래하지 않을 정도의 전압으로 2차 전압이 AC 50[V], DC 120[V] 이하)
   ㉠ SELV(Safety Extra Low Voltage : 비접지 회로구성)및 PELV은 1차와 2차가 전기적으로 절연된 회로
   ㉡ PELV(Protective Extra Low Voltage : 접지회로 구성)는 1차와 2차가 전기적으로 절연되지 않는 회로
   ㉢ FELV(Functional Extra Low Voltage) : 단권변압기처럼 1차와2차가 전기적으로 절연되지 않는 회로에서 사용하는 기능적 특별저전압)

[SELV와 PELV 및 FELV개요]

<table>
<tr><th>항 목</th><th>전 원</th><th>회 로</th><th>대지와의 관계</th></tr>
<tr><td>SELV</td><td rowspan="2">• 안전절연변압기
• 안전절연변압기와 동등한 전원
• 축전지
• 독립전원</td><td rowspan="2">구조적 분리 있음</td><td>• 비 접지회로로 한다.
• 노출 도전부는 접지하지 않는다.</td></tr>
<tr><td>PELV</td><td>• 접지회로를 허용한다.
• 회로의 접지는 1차측 보호도체에 접속을 허용한다.
• 노출 도전부는 접지하여야 한다.</td></tr>
<tr><td>FELV</td><td>• 단순분리형 변압기
• SELV와 PELV용전원
• 단권 변압기</td><td>구조적 분리 없음</td><td>• 접지회로를 허용한다.
• 노출도전부는 1차측 회로의 보호도체에 접속하여야 한다.</td></tr>
</table>

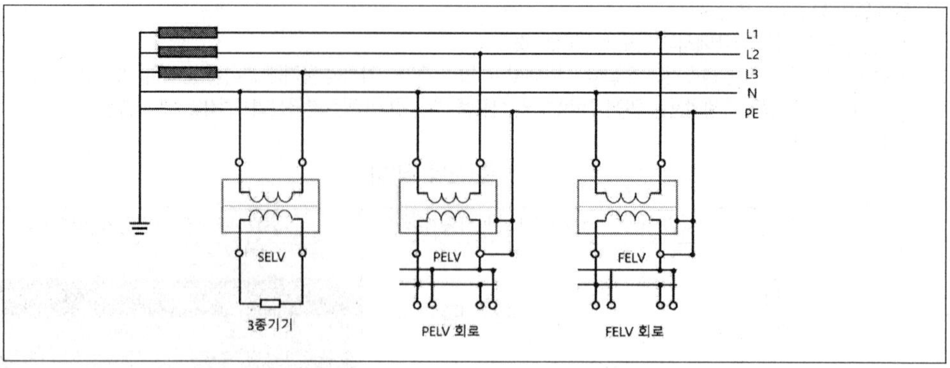

[특별저압 SELV와 PELV 및 FELV의 개념도]

[허용전류에 따른 전선굵기 선정]

차단기정격	2020년 이전 선정방식	2021년 적용 KEC 선정방식
	차단기 정격에 따른 선정방식	허용전류 산정에 따른 방식
15[A]	연동선 : 2.5[mm^2] 이상	IEC 표준의 허용전류 산정에 따른 선정방식 (KS C IEC 60364-5-52 "부속서B")
20[A]	연동선 : 4.0[mm^2] 이상	
30[A]	연동선 : 6.0[mm^2] 이상	
40[A]	연동선 : 10.0[mm^2] 이상	
50[A]	연동선 : 16.0[mm^2] 이상	

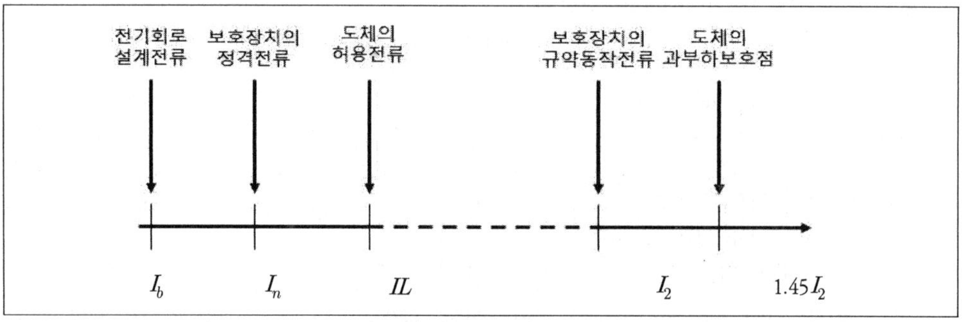

[과전류 보호방식]

4. 배전방식 : 교류 1[kV], 직류 1.5[kV] 이하 저압 전기를 공급하거나 사용하는 전기설비
   ① 전기설비를 구성, 연결하는 선로와 전기기계 기구 등의 구성품
   ② 저압 기기에서 유도된 1[kV] 초과 회로 및 기기(㉠ 저압 전원에 의한 고압방전등, 전기집진기) 등
   1) 교류회로
      ① 3상 4선식 중성선, PEN 도체는 충전도체는 아니지만 운전전류를 흘리는 도체
      ② 3상 4선식에서 파생되는 단상 2선식 배전방식의 경우 두 도체 모두가 선도체이거나 하나의 선 도체와 중성선, 하나의 선 도체와 PEN 도체
      ③ 모든 부하가 선간에 접속된 전기설비는 중성선 설치가 필요하지 않을 수 있다.
      ※ PEN 도체(Protective Earthing Conductor and Neutral Conductor) : 교류회로에서 중 성선 겸용 보호도체

   2) 직류회로
      PEL과 PEM도체 : 충전 도체는 아니지만 운전전류를 흘리는 도체 ⇒ 2선식 배전방식이나 3선식 배전방식을 적용
      ① PEL 도체(Protective Earthing Conductor and A Line Conductor) : 직류회로에서 선도체 겸용 보호도체
      ② PEM 도체(Protective Earthing Conductor and A Mid-point Conductor) : 직류회로에서 중간선 겸용 보호도체

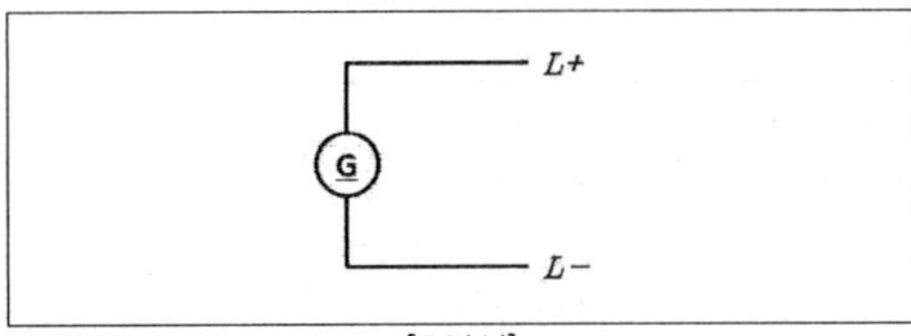

[2선식]

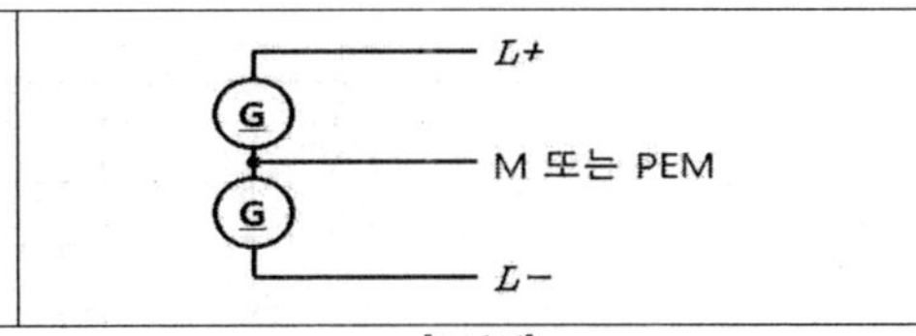

[3선식]

5. 계통접지의 방식
   1) 계통접지 구성
      ① 저압전로의 보호도체 및 중성선의 접속 방식에 따라 접지계통의 분류
         가. TN 계통　나. TT 계통　다. IT 계통

[2020년이전 접지대상과 2021년 적용 KEC 접지방식]

접지대상	2020년 이전 접지저항	2021년 적용 KEC 접지방식	2020년 이전 접지 도체 최소단면적	2021년 적용 KEC 접지 / 보호도체 최소단면적
(특)고압설비	1종 : 10[Ω]	계통접지 : TN, TT, IT계통	1종 : 6.0[mm^2] 이상	상도체 단면적S[mm^2]에 따라 선정 • S ≤ 16 : S • 16 〈 S ≤ 35:16 • 35 〈 S ≤ S/2 또는 차단기 시간 5초 이하의 경우 • S = $\sqrt{12}$ t/k
600[V] 이하 설비	특3종 : 10[Ω]	보호접지 : 등전위 본딩등	특3종 : 2.5[mm^2] 이상	
400[V] 이하 설비	3종 : 100[Ω]	허용접촉저항	3종 : 2.5[mm^2] 이상	
변압기	2종 : 계산요함	"변압기중성점접지"로 명칭변경	2종 : 16.0[mm^2] 이상	

※ 보호도체와 상도체 재질이 같은 경우, 다른 경우는 재질 보정계수(K1/K2)를 곱한다.

※ 등전위본딩(등전위(전위를 같게 한다)접속 : 등전위성을 얻기 위해 전선간을 전기적으로 접속하는 조치(등전위를 이루기위한 도전부 사이의 전기적 접속)한다.

      ② 계통접지에서 사용하는 문자의 정의
         ㉠ 제1문자 : 전원계통과 대지의 관계
            T : 한 점을 대지에 직접 접속
            I : 모든 충전부를 대지와 절연, 높은 임피던스로 한 점을 대지에 직접 접속
         ㉡ 제2문자 : 전기설비의 노출도전부와 대지의 관계
            T : 노출 도전부를 대지로 직접 접속, 전원계통의 접지와는 무관
            N : 노출 도전부를 전원계통의 접지점(교류 계통에서는 통상적으로 중성점, 중성점이 없을 경우는 선도체)에 직접 접속
         ㉢ 그 다음 문자(문자가 있을 경우) – 중성선과 보호도체의 배치
            S : 중성선 또는 접지된 선 도체 외에 별도의 도체로 제공되는 보호기능
            C : 중성선과 보호기능을 한 개의 도체로 겸용(PEN 도체 : 교류회로에서 중성선 겸용 보호도체)
      ③ 각 계통에서 나타내는 그림의 기호

[각 계통기호 설명]

기호	설명
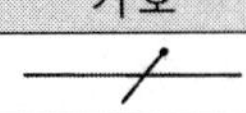	중성선(N), 중간도체(M)
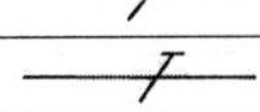	보호도체(PE)
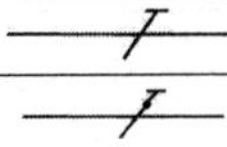	중성선과 보호도체겸용(PEN)

   2) TN 계통 : 전원 측의 한 점을 직접접지하고 설비의 노출 도전부를 보호도체로 접속시키는 방식으로 중성선 및 보호도체(PE 도체)의 배치 및 접속방식에 따라 분류한다.
      ① TN-S 계통 : 계통 전체에 대해 별도의 중성선 또는 PE 도체를 사용 배전계통에서 PE 도체를 추가로 접지한다.

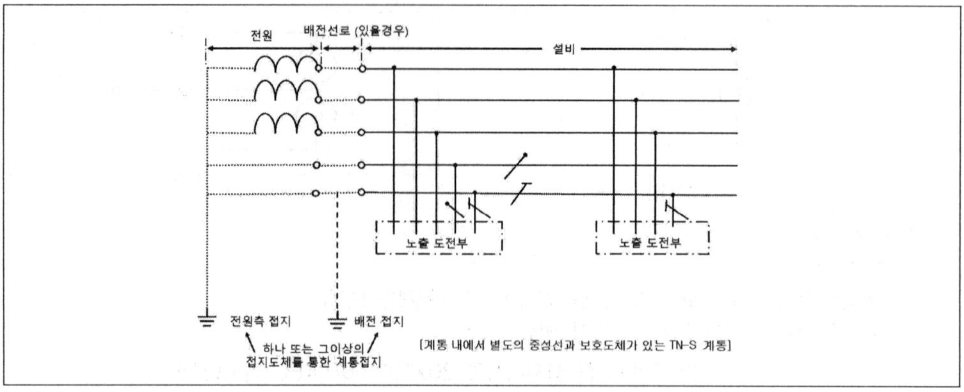

[계통 내에서 별도의 중성선과 보호도체가 있는 TN-S 계통]

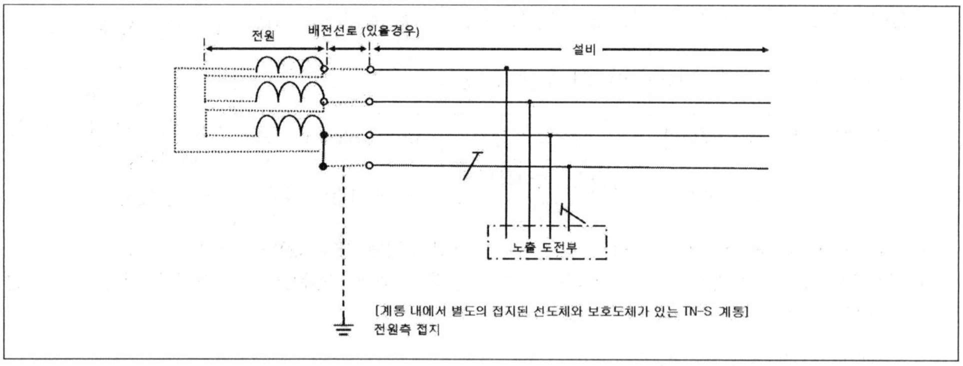

[계통 내에서 별도의 접지된 선도체와 보호도체가 있는 TN-S 계통]

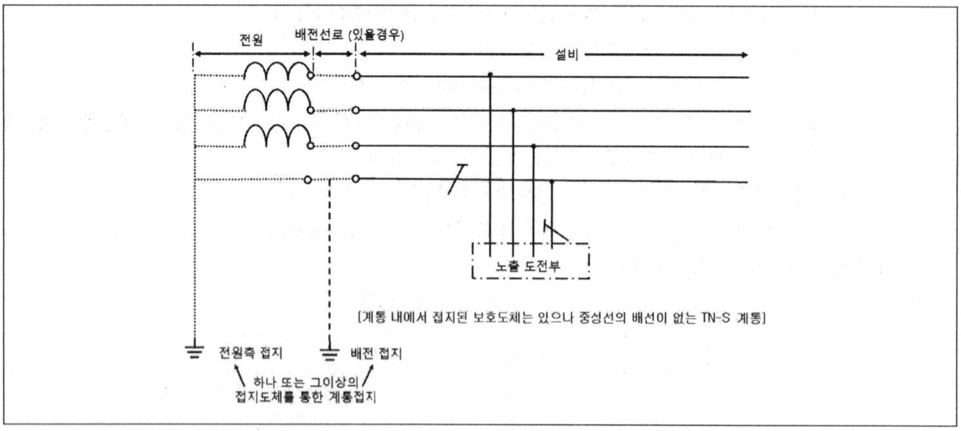

[계통 내에서 접지된 보호도체는 있으나 중성선의 배선이 없는 TN-S 계통]

② TN-C 계통 : 계통 전체에 대해 중성선과 보호도체의 기능을 동일 도체로 겸용한 PEN 도체 사용, 배전계통에서 PEN 도체를 추가로 접지한다.

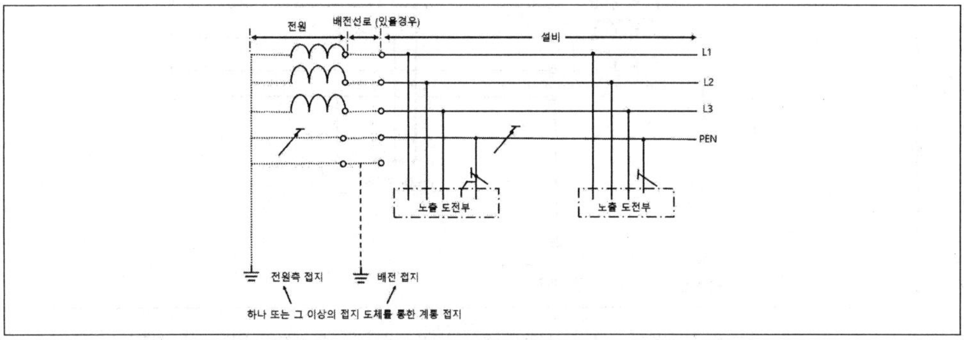

[TN-C 계통]

③ TN-C-S계통 : 계통의 일부분에서 PEN 도체를 사용하거나, 중성선과 별도 PE 도체를 사용하는 방식으로 배전계통에서 PEN 도체와 PE 도체를 추가로 접지한다.

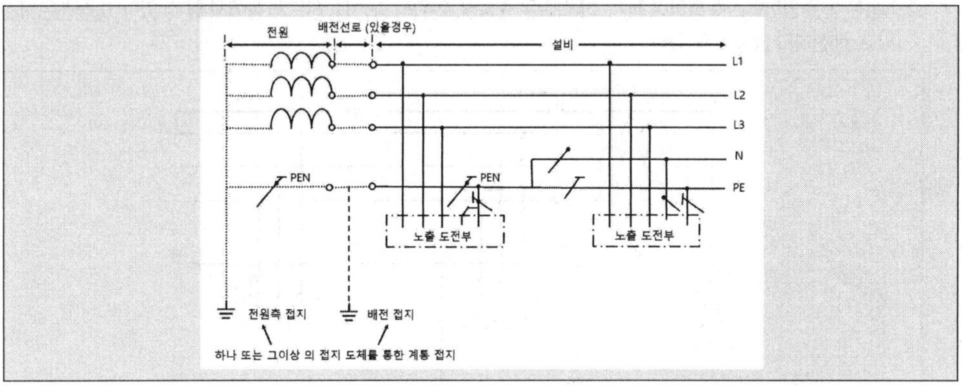

[설비의 어느 곳에서 PEN이 PE와 N으로 분리된 3상 4선식 TN-C-S 계통]

3) TT 계통

전원의 한 점을 직접접지하고 설비의 노출 도전부는 전원의 접지전극과 전기적 독립적인 접지 극에 접속, 배전계통에서 PE 도체를 추가로 접지한다.

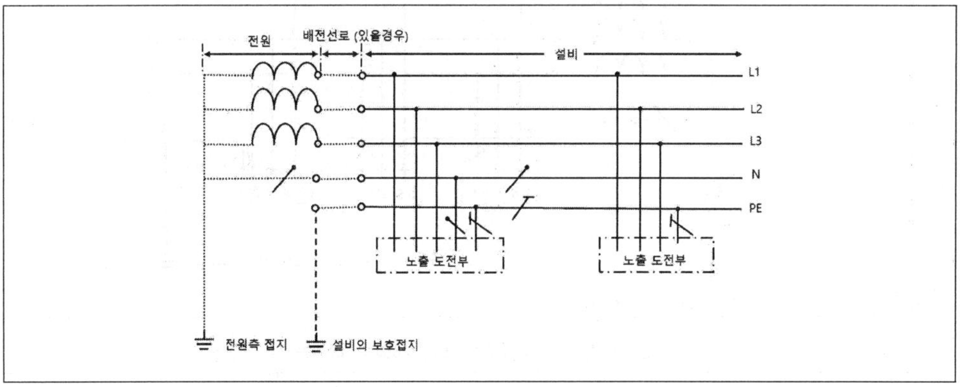

[설비 전체에서 별도의 중성선과 보호도체가 있는 TT 계통]

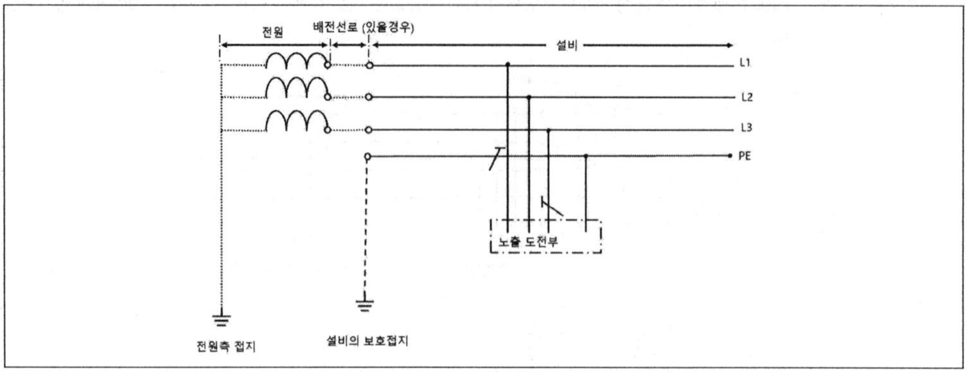

[설비 전체에서 접지된 보호도체가 있으나 배전용 중성선이 없는 TT 계통]

4) IT 계통

① 충전부 전체를 대지로부터 절연, 한 점을 임피던스를 통해 대지에 접속 전기설비의 노출 도전부를 단독 또는 일괄적으로 계통의 PE 도체에 접속 배전계통에서 추가 접지가 가능하다.

② 계통은 높은 임피던스를 통하여 접지. 이 접속은 중성점, 인위적 중성점, 선도체 등에서 할 수 있다. 중성선은 배선할 수도 있고, 배선하지 않을 수도 있다.

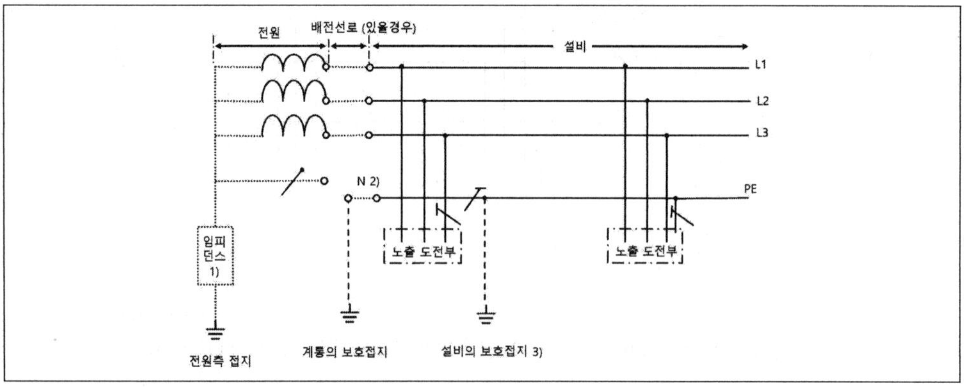

[계통 내의 모든 노출도전부가 보호도체에 의해 접속되어 일괄 접지된 IT 계통]

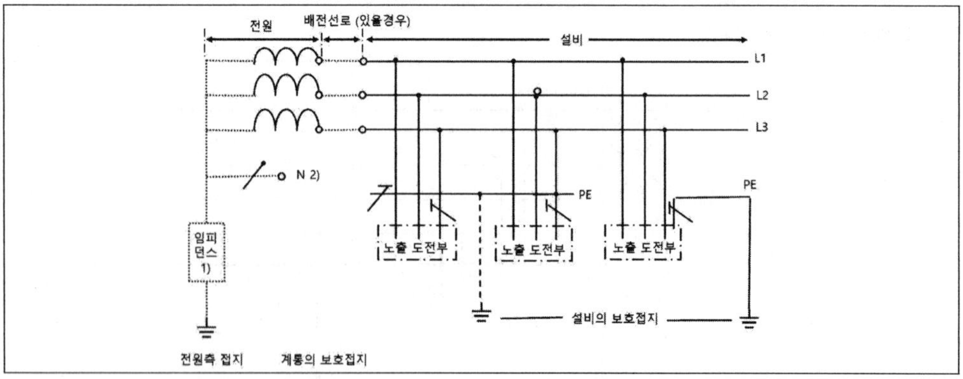

[노출도전부가 조합으로 또는 개별로 접지된 IT 계통]

3 Electric Shock

예 · 상 · 문 · 제

01 다음 중 인체에 인가되는 전류가 증가되었을 때 자발적으로 손을 뗄 수 있는 상태를 유지할 수 있는 최대 전류는?

① 감지임계전류(Threshold Of Perception) ② 활동전위
③ 자발탈출전류(Let-Go Current) ④ 문턱값전류

해설 ㉠ 감지임계전류(Threshold of Perception) : 개인이 감지할 수 있는 최소의 전류이다.
ⓐ 개인에 따라서 측정조건에 의하여 상당히 큰 차이가 있다.
ⓑ 가장 낮은 감지임계전류 : 60[Hz]에서 약 0.5[mA]이다.
ⓒ 직류전류인 경우 감지임계전류 : 2[mA]와 10[mA] 범위 내에 존재한다.
㉡ 자발탈출전류(Let-Go Current) : 사람이 자발적으로 손을 뗄 수 있는 상태를 유지하면서 인가할 수 있는 최대의 전류이다.
ⓐ 감전자 : 타인의 도움 없이 떨어질 수 있는 최대의 탈출전류(교류 8[mA] 초과~16[mA])이다.
ⓑ 임계값 : 6[mA]이다.
ⓒ 감지임계전류보다 큰 전류가 흐르는 경우 : 비자발적인 근육의 수축이나 반사적인 움츠림으로 인해 2차적인 신체 손상을 입을 수 있고, 전류가 더욱 증가된 경우에는 근육들의 비자발적인 수축작용에 의해 자기 스스로 손을 뗄 수 없게 된다.
ⓓ 교류(이탈전류) : 남자 16[mA](60[Hz]), 여자 10.5[mA](60[Hz])이다.
ⓔ 직류(해방전류) : 남자 73.7[mA], 여자 50[mA]이다.
※ 교류－직류 및 남자 : 여자의 가수전류는 1 : 5와 1 : 1.5로 최소감지 전류와 거의 같은 비율이다.

02 다음 보기의 빈칸에 해당하는 값은?

> 자발탈출전류 : 인체에 인가되는 전류가 증가되었을 때 자발적으로 손을 뗄 수 있는 상태를 유지할 수 있는 최대 전류 값은 약 ( ) [mA] 정도 이다.

① 5 ② 10 ③ 15 ④ 20

해설 ㉠ 감지전류 : 개인이 감지할 수 있는 최소의 전류 1[mA] 정도이다.
㉡ 자발탈출전류 : 인체에 인가되는 전류가 증가되었을 때 자발적으로 손을 뗄 수 있는 상태를 유지할 수 있는 최대 전류값으로 약10[mA] 정도이다.
㉢ 심실세동전류 : 경과 시간이 길어지면 심장이 경련을 일으켜 심장이 멎는 전류치로 약100[mA] 정도이다.

03 다음 중 전류가 생체조직을 통해 흐를 때 발생하는 현상이 아닌 것은?

① 전기화학적인 화상 및 직류전류와 고전압에 의한 조직의 손상 및 감전이다.
② 신경이나 근육과 같은 반응성 조직에서의 전기적 자극이다.
③ 화학적 부식제, 독극물 등의 접촉이다.
④ 조직에서의 저항성 발열로 인한 수분 부족 현상이다.

해설 전류가 생체조직을 통해 흐를 때 다음과 같은 3가지 현상이 발생한다.
㉠ 전기화학적인 화상 및 직류전류와 고전압에 의한 조직의 손상 및 감전이다.
㉡ 신경이나 근육과 같은 반응성 조직에서의 전기적 자극(Electric Situation)에 의한 감전이다.
㉢ 조직에서의 저항성 발열로 인한 수분부족현상이다.

정답 | 〈예상문제〉 01.③ 02.② 03.③

04 다음 중 생체에 대한 전류의 작용에 대한 설명이 아닌 것은?

① 인체조직에서의 저항성 발열로 인한 열작용이다.
② 호흡 메커니즘에 의한 폐의 팽창 및 수축작용이다.
③ 강한 전류가 생체를 통할 때 반응성 조직에 자극을 가하는 자극작용이다.
④ 이온의 이동에 따라 전류가 생기는 화학작용이다.

해설 생체에의 전류작용

㉠ 열작용 : 전류 I가 저항 R을 시간 t 만큼 흐르면 열에너지(줄열)가 발생하는 영향이다.
　ⓐ 조직에서의 저항성 발열이 일어난다.
　ⓑ 저항체에 전류를 흘리면 열이 발생하는데 이러한 발열작용은 빛을 내는 전등, 전열등, 열을 내는 전기다리미와 전기히터 등에 이용된다.
㉡ 화학작용 : ⓐ 인체에 과도한 전류가 흘렀을 때 세포내 이온의 이동에 따라 전류가 생기는 것이다.
　ⓑ 세포내 이온의 이동이 발생하여 화학적인 반응이 일어난다.
㉢ 자극작용 : 강한 전류가 생체를 통하면 신경 및 근육 같은 반응성조직에 대해 자극을 가하여 근육의 지속적 수축, 호흡근 마비, 미주신경 자극에 따른 심장박동의 억제나 심실세동이 생기는 현상이다.
㉣ 자기작용 : ⓐ 생체에 전류가 흐르면 전자기유도에 의해 미약한 자기마당이 형성된다.
　ⓑ 안전에 별 영향을 주지 않는다.
　ⓒ 전류가 통하고 있는 도체에 자기장이 생기는 현상이며, 이 자기작용은 전자석, 전동기, 발전기, 스피커 등에 이용된다.
㉤ 팽창작용 : 생체에 대한 전류의 작용이 아니다. ※ 호흡 메커니즘 : 압력 차이에 의해 일어난다.

05 다음 중 인체에 대한 전류작용과 그에 대한 설명이 아닌 것은?

① 자기작용 : 전자기 유도에 의하여 미약한 자기 발생
② 화학작용 : 세포 내 이온의 이동 발생
③ 열작용 : 피부저항에 의한 조직에서의 전력성 발열 발생
④ 자극작용 : 활동전위를 유발하여 근육의 지속적 수축, 호흡근 마비, 미주 신경 자극에 따른 심장의 억제나 심실세동 발생 등

해설 ㉠ 열작용 : 피부저항에 의한 조직에서의 저항성 발열이 발생(화상)한다.
㉡ 자극작용 : 전류가 흥분성 섬유(신경, 근육)에 전기적 자극을 가하는 활동전위를 유발하여 국소전압을 발생시켜 근육의 지속적 수축, 호흡근 마비, 미주 신경 자극에 따른 심장의 억제나 심실세동이 발생한다.
㉢ 화학작용 : 세포 내 이온의 이동이 발생한다.
㉣ 자기작용 : 전자기 유도에 의하여 미약한 자기 발생한다.

06 다음 중 전류의 세기에 따른 인체의 생리적 반응은? (주파수 : 60[Hz], 통전시간 : 1초, 전류값 : 실효값)

① 1[mA] : 전류감지 최대 한계값
② 5[mA] : 전류감지 최소값
③ 15[mA] : 전류감지 이탈할 수 없는 전류
④ 150[mA] : 전류감지 고통을 느낄 수 없는 전류

해설 ㉠ 이탈할 수 없는 전류 : 10~20[mA]
㉡ 전류의 세기에 따른 인체의 생리적 반응

구 분	전류량	인체반응	비 고
주파수 : 60[Hz] 통전시간 : 1초 전류값 : 실효값	1[mA]	전류감지 최소 한계값	불수전류 (Freezing Current)
	5[mA]	전류감지 최대값	
	10~20[mA]	이탈할 수 없는 전류 : 근육의 지속적 수축으로 전원으로부터 이탈 불가	
	50[mA] 이상	고통(근육수축, 호흡마비, 심장억제, 통증, 허탈, 피로감)	
	100~300[mA]	심실세동	
	6[A] 이상	지속적 심장수축, 호흡정지, 3도 화상	

정답 | 04.② 05.③ 06.③

07 다음 중 심장 카테터법, 페이스메이커 등 도전성 전극을 삽입할 때 마이크로 쇼크를 방지하기 위해 요구되는 누설전류값은?

① 1000[μA] ② 500[μA] ③ 100[μA] ④ 10[μA]

해설 ㉠ 마이크로 쇼크로 인한 전도성 장치를 통해 흐르는 전류는 심장을 통과하여 흐르며, 접촉점 전류밀도가 높다.
㉡ 심장 카테터법 또는 페이스메이커를 실행할 때에 전극을 심장내로 삽입하는 것에 의해 종종 발생하며, 이런 마이크로 쇼크를 방지하기 위한 안전전류 한도는 10[μA] 이하이다.

08 다음 중 심실세동을 일으키는 전류의 범위는?

① 교류 40[mA] 2초~400[mA] 1초 ② 교류 35[mA] 5초~200[mA] 2초
③ 직류 25[mA] 5초~75[mA] 3초 ④ 교류 52[mA] 5초~518[mA] 0.05초

해설 심실세동을 일으키는 전류의 범위 : 교류 52[mA] 5초~518[mA] 0.05초이다.

09 다음 중 자발탈출전류의 범위는?

① 교류 8~16[mA] ② 직류 7~9[mA] ③ 교류 4~9[mA] ④ 직류 3~6[mA]

해설 자발탈출전류의 범위 : 교류 8~16[mA]이며, 남자 : 16[mA](60[Hz]), 여자 : 10.5[mA](60[Hz])이다.

10 다음 중 자발탈출전류의 상용전력선의 주파수 최소 범위는?

① 50~70[Hz] ② 20~30[Hz] ③ 50~60[Hz] ④ 70~80[Hz]

해설 자발탈출전류의 상용전력선 : 주파수 최소 범위는 50~60[Hz]이며, 상용전력선의 주파수 범위가 가장 위험하다.

11 다음 중 개인이 감지할 수 있는 최소 감지전류는 손가락 끝 등으로 만졌을 때 처음 찌릿하게 느끼는 전류값으로 사람에 따라 다르나 약 1[mA] 정도의 전류는?

① 심실세동전류 ② 자발탈출전류 ③ 최소감지전류 ④ 저주파 전류

해설 ㉠ 자발탈출전류 : 감전자가 타인의 도움없이 떨어질 수 있는 최대의 탈출전류(교류 8[mA] 초과~16[mA])이다.
㉡ 심실세동전류
ⓐ 인체통과 전류가 100[mA]에 달하고 경과 시간이 길어지면 심장이 경련을 일으켜 심장이 멎는 전류값이다.
ⓑ 심실세동 전류값 : 약 100[mA]이다.

12 다음 중 개인이 감지할 수 있는 최소 크기의 전류는?

① 감지임계전류 ② 누설전류 ③ 감응전류 ④ 자발탈출전류

해설 감지임계전류 : 개인이 감지할 수 있는 최소의 전류이다.
㉠ 개인에 따라서 측정조건에 의하여 상당히 차이가 있다.
㉡ 가장 낮은 감지임계전류 : 60[Hz]에서 약 0.5[mA]이다.
㉢ 직류전류인 경우 감지임계전류 : 2[mA]와 10[mA] 범위 내에 존재한다.

13 다음 중 전류에 의한 생리학적 효과가 아닌 것은?

① 이온, 입자 등의 진동, 배향이 일어난다. ② 흥분성 섬유의 전기적 자극이 일어난다.
③ 지방질이 적을 경우 저항계수가 낮게 일어난다. ④ 전기화학적 화상이 일어난다.

해설 ㉠ 줄열에 의한 조직가열이 일어난다.
㉡ 흥분성 섬유의 전기적 자극이 일어난다.
㉢ 전기화학적 화상이 일어난다.
㉣ 이온, 입자 등의 진동이 일어난다.

정답 | 07.④ 08.④ 09.① 10.③ 11.③ 12.① 13.③

14 다음 중 쇼크로부터 환자를 보호하기 위하여 의료기기의 설계에 사용되고 있는 장치가 아닌 것은?

① 오른쪽다리 구동회로(Driven Right-Leg Circuit)
② 분리전원시스템(Isolation Transformer)
③ 선 분리 감시장치(LIM : Line Isolation Monitor)
④ 제세동기(defibrillator)

해설 ㉠ 쇼크로부터 환자를 보호하는 장치 : 심장 접속의 분리, 저전압에서 작동, 오른쪽 다리 구동회로, 신뢰성 있는 장비의 접지, 누설전류의 감소, 이중으로 절연된 기기의 사용, 전류 제한기 등이 있다.
㉡ 쇼크(Shock)로부터 환자를 보호하기 위한 기본적인 방법들
ⓐ 보호방법 : ㉮ 환자를 모든 접지된 물체나 전류원으로부터 완전히 분리, 절연한다.
㉯ 환자가 접촉가능한 곳에 있는 모든 전도성 물체표면을 동일전위상태로 유지한다.
ⓑ 보호를 위한 전력배선 : ㉮ 접지시스템(Grounding System)
㉯ 환자 주위에 있는 모든 전도성 물체표면들과 콘센트의 접지부분들을 동일한 전위로 유지시켜 줌으로써 환자들을 보호할 뿐만 아니라, 다른 곳에서 발생된 단락사고들로부터 환자를 보호한다.
㉰ 환자 : 결선, 기준 접지점, 설비 접지점으로 구성한다. ※ 결선 : 전위차 40[mV] 미만이고, 0.15[Ω] 미만이어야 한다.
ⓒ 분리전력 배전시스템(Isolated Power-Distribution System)
㉮ 분리전력시스템 : 매크로 쇼크의 방지, 특히 수분이 많은 곳에서 효과가 있다.
㉯ 가연성의 마취제가 사용되는 곳에서만 필요하다.
ⓓ 접지 인터럽터
㉮ 분리변압기(Isolation Transformer) : 대형 단락사고로 인한 대 접지전류 때문에 발생되는 접지들 사이에 인가전압 발생을 방지한다.
㉯ 전력선에서의 전류와 중성선 에서의 전류의 차이를 감지하여 이 차가 정해진 값을 초과할 때 전원을 차단하며 접지 쪽으로 흐르는 전류의 경로에 대해서는 아무런 정보를 주지 않는다.
ⓔ 접지사고 회로차단기 : ㉮ 차동변압기와 반도체 소자를 이용한 회로를 사용한다.
㉯ 접지사고 회로차단기의 반응시간이며 접지사고는 전류의 크기에 반비례한다.
㉰ 수동 리셋단추를 누르면 전원이 복구된다.
㉱ 순간누름 스위치를 누르면 일시적으로 안전한 단락사고를 발생한다.
㉲ 짧은 시간의 전력공급 중단이 별로 문제가 되지 않는 곳에서는 저가의 접지사고 회로차단기들이 고가의 분리전원 배전시스템보다 훨씬 유리하다.
ⓕ 약간의 마이크로 쇼크를 방지 : 마이크로 쇼크를 일으킬 수 있는 정도의 누설전류를 차단시킬 수 있을 만큼 민감하지 않다.
ⓖ 기존의 3선 접지전력 배전 시스템과 함께 사용한다.
㉮ 오른쪽다리 구동회로(Driven Right-Leg Circuit)
㉯ 선 분리 감시장치(LIM : Line Isolation Monitor)
㉰ 제세동기(Defibrillator)

15 다음 중 쇼크로부터 환자를 보호하기 위한 방법이 아닌 것은?

① 환자를 모든 접지된 물체나 전류원으로부터 완벽하게 분리시키거나 절연한다.
② 환자가 접촉할 수 있는 곳에 있는 모든 전도성 물체표면을 반드시 같은 접지 전위상태로 유지한다.
③ 전극에 연결되어 있는 환자는 자체적으로 피부저항이 증가되기 때문에 추가 보호는 필요없다.
④ 접촉할 수 있는 심장에 연결된 전기적인 접속을 가지고 있는 환자는 마이크로 쇼크를 방지하기 위한 별도의 장치가 필요하다.

해설 환자를 쇼크(Shock)로부터 보호하기 위한 가장 기본적인 해결방법은 크게 두 가지로 나누어진다.
㉠ 환자가 접촉할 수 있는 곳에 있는 모든 전도성 물체표면을 같은 전위상태로 유지시키는 것이다.
㉡ 환자를 모든 접지된 물체나 전류원으로 부터 완벽하게 분리시키거나 절연시키는 것이다.
ⓐ 물체표면의 전위를 접지전위와 반드시 같게 할 필요는 없다.
ⓑ 실제 환경 : 어느 한 가지 방법이라도 완벽하게 실현할 수 있기 때문에 두 가지 방법을 적재적소에 조합하여 사용하여야 한다.

정답 | 14.④ 15.③

16 다음 중 마이크로 쇼크(Micro Shock)에 대한 설명이 아닌 것은?

① 마이크로 쇼크를 방지하기 위해 안전전류 한도는 10[μA] 이하로 하여야 한다.
② 체표면으로 흐르는 큰 전류에 의하여 생기는 전기쇼크이다.
③ 마이크로 쇼크로 인한 전도성 장치를 통해 흐르는 전류는 심장을 통과하여 흐르며 접촉 전 전류밀도가 아주 높다.
④ 심장 카테터(Cardiac Catheterization) 또는 페이스메이커(Pace Maker)를 시행할 때에 전극을 심장 안에 삽입하는 경우에 종종 발생한다.

해설 매크로 쇼크 : 산업 현장에서 일어나는 감전현상으로 보통 수십[μA]에서 심실제동을 일으키는 전격으로 전류경로는 체표면이다.
㉠ 의료기기에서 팔을 통해 신체내부에 전달되면 팔로 쇼크가 전달되어 도전성 부분을 통하여 접지로 흐른다.
㉡ 발생원인 : ⓐ 누전상태에 있는 의료기기의 접촉에 의해 발생한다.
ⓑ 전기기기 고장점에서 누전이 될 경우 의료기기 외함에 충전되었다가 사람이 외함에 접촉함으로써 인체를 통하여 접지로 흐르게 되면 매크로 쇼크를 느끼게 된다. ※ ②번 : 매크로 쇼크에 대한 설명이다.

17 다음 중 마이크로 쇼크시 심장에서 전기의 접속규정이 아닌 것은?

① 임시로 설치된 외부 심박조율기(Cardiac Pacemaker)에서 사용되는 심내막(Endocardial) 및 심외막(Epicardial) 전극들이다.
② 증폭기에 인가되는 최대 입력전압을 제한한다.
③ 혈압측정, 혈액채취 작업을 수행하기 위해 심장에 설치한 액체 충만형 카테터이다.
④ 내심장 전위측정 장치에서 사용되는 전극들이다.

해설 심장에서 전기의 접속규정
㉠ 내심장 전위측정 장치(Intracadiac Electrogram : EGM)에서 사용되는 전극들이다.
㉡ 임시로 설치된 외부 심박조율기(Cardiac Pacemaker)에서 사용하는 심내막(Endocardial) 및 심외막(Epicardial) 전극들이다.
㉢ 다음과 같은 작업들을 수행하기 위해 심장에 설치한 액체충만형 카테터(Liquid-Filled Catheter)이다.
ⓐ 심장에 염료(Dye)나 약물 등과 같은 물질을 주입한다.
ⓑ 혈압을 측정한다.
ⓒ 혈액을 채취한다.

18 다음 설명 중 마이크로 쇼크에 대한 설명이 아닌 것은?

ⓐ 체내의 기관에 직접 가해진 낮은 전류에 의해서 발생하는 현상이다.
ⓑ 인체에 가해졌을 때 매우 미약한 전기적 쇼크를 유발한다.
ⓒ 5[μA]의 전류로도 충분히 심장세동이 유발될 수 있다.
ⓓ 카테터나 심박조율기의 전선이 심장으로 직접 연결함으로써 발생될 수 있다.

① ⓐ, ⓑ ② ⓐ, ⓓ ③ ⓑ, ⓒ ④ ⓐ, ⓒ

해설 마이크로 쇼크 위험
㉠ 체내기관 특히 심장에 매우 낮은 전류에 의해 가해지는 충격인데, 심실세동을 일으키게 되므로 치명적이다.
㉡ 10[μA]의 전류로도 충분히 심장세동이 유발될 수 있으며, 카테터 등 의료기기가 심장에 전기적인 접속이 되었을 때 발생될 수 있다.

19 다음 중 마이크로 쇼크의 설명은?

① 심리적 악영향이나 2차적 장애를 일으킬 수 있는 전류의 쇼크이며 10[mA]이다.
② 심리적 악영향이나 3차적 장애를 일으킬 수 있는 전류의 쇼크이며 20[mA]이다.
③ 심리적 악영향이나 2차적 장애를 일으킬 수 있는 전류의 쇼크이며 25[mA]이다.
④ 심리적 악영향이나 3차적 장애를 일으킬 수 있는 전류의 쇼크이며 30[mA]이다.

정답 | 16.② 17.② 18.③ 19.①

해설 마이크로 쇼크 : 수술자, 환자, 보조원에게 누설전류가 심리적 악영향을 주고, 2차적 장애를 일으킬 수 있는 전류의 쇼크이며 10[mA]이다.

20 다음 전기에 의한 사람의 피부저항에 대한 설명 중 마이크로 쇼크에 대한 설명은?

① 비만한 사람이 낮은 피부저항을 갖는다.
② 천연 지방성분의 양에 따라 달라지며 접촉면적에 반비례한다.
③ 젖거나 상처가 있으면 건조한 피부저항보다 높다.
④ 피부 안쪽의 단단한 층에 존재한다.

해설 피부 및 몸의 저항(Skin and Body Resistance)
㉠ 젖었거나 상처가 있는 경우 : 건조한 피부의 약 1[%]에 해당하는 저항이 생긴다.
㉡ 피부 바깥쪽의 단단한 층에 존재한다.
㉢ 신체의 내부저항, 건조하고 흠집이 없는 경우이다.
㉣ 천연 지방성분의 양에 따라 달라지며 접촉면적에 반비례한다.
㉤ 비만한 환자 보다 높은 저항(지방질의 높은 저항계수)을 가진다.

21 다음 보기의 설명에 해당하는 것은?

심장에 직접 가해지는 매우 낮은 전류에 의한 전기적 충격으로, 심장의 비정상적 동작인 심장정지(심실세동)를 일으키게 되므로 치명적이다.

① 매크로 쇼크 ② 마이크로 쇼크 ③ 심정지 ④ 감전

해설 ㉠ 심장에 직접 가해지는 매우 낮은 전류에 의한 전기적 충격으로, 심장의 비정상적 동작인 심장 정지(심실세동)를 일으키게 되므로 치명적이다.
㉡ 마이크로 쇼크는 보통은 누설전류로 인하여 접지된 두 전도성 물체표면에 생성된 전위차가 심장치료시에 접속된 전극을 통하여 흐를 때 발생된다.
㉢ 심장 카테터법(Cardiac Acthetaization) 또는 페이스 케이커(Pace Maker) 등 도전성 전극을 심장 내로 삽입할 때 전극을 통하여 심장에 직접 누설전류가 가해질 때 발생할 수 있다.
㉣ 전극에 연결되어 피부저항이 감소된 환자나 심장에 전기적 접촉 단자를 가지고 있는 환자는 마이크로 쇼크를 방지하기 위한 부가적인 보호가 필요하다

22 다음 매크로 쇼크에 대한 안전대책 중 전기기기의 금속제 외함 등 주로 노출도전성 부분에 시설하는 접지방식은?

① 보호접지 ② 잡음방지용 접지 ③ 바닥도전 접지 ④ 등전위 접지

해설 가장 기본적인 접지방식
㉠ 매크로 쇼크에 대한 안전대책이며 의료기기, 전기기기의 금속제 외함 등 노출도전성 부분에 시설하는 접지이다.
㉡ 일반적으로 보호접지단자(기계기구의 프러그 및 핀)와 보호접지로 연결된 모든 접촉가능 금속 사이의 임피던스 0.1[Ω] 이하로 규정하고 있다.

23 다음 사람의 체중과 매크로 쇼크를 일으키는 감지전류의 관계 중 맞는 것은?

① 체중이 무거우면 감지전류가 낮다. ② 체중이 무거우면 감지전류가 높다.
③ 체중에 관계없다. ④ 사람마다 틀리다.

해설 매크로 쇼크의 감지 전류값 : 주파수가 높을수록, 접촉면이 커질수록, 체중이 무거울수록 커진다.

정답 | 20.② 21.② 22.① 23.②

24 다음 중 설명이 아닌 것은?

① 상처가 아물지 않았거나 젖은 피부의 경우에는 건조한 피부의 약 0.5[%]에 해당하는 낮은 피부저항을 갖는다.
② 피부저항은 접촉 면적에 반비례한다.
③ 매크로 쇼크는 피부저항에 따라서 그 위험도에 유동성이 없다.
④ 지방질이 많을수록 저항계수가 낮게 나타난다.

해설 상처가 있거나 젖은 피부인 경우 건조한 피부의 약 1[%]에 해당하는 낮은 피부저항을 가지고 접촉하는 면적에 반비례하며, 피부저항은 천연 지방성분과 수분의 양에 따라 많이 달라진다.

㉠ 매크로 쇼크 위험(Macro Shock Hazards) : 생체에 전기적인 충격을 받을 때 심실세동의 위험이 그리 크지 않는 이유는 신체를 통하여 흐르는 전류가 공간적으로 분산되고 건조한 피부의 접촉저항이 크기 때문이다.

㉡ 피부 및 몸의 저항(Skin and Body Resistance)

ⓐ 피부저항

㉮ 젖었거나 상처가 있는 경우 : 건조한 피부의 약 1[%]에 해당하는 저항이 생긴다.
㉯ 피부 바깥쪽의 단단한 층에 존재한다.
㉰ 신체의 내부저항 : • 몸통의 경우 100[Ω] 정도이다.
• 각 사지의 경우 200[Ω] 정도이다.
• 두 사지 간의 경우 500[Ω] 정도이다.
㉱ 건조하고 흠집이 없는 경우 : 15[kΩ/cm^2]~1[MΩ/cm^2]이다.
㉲ 천연지방 성분의 양에 따라 달라지며 접촉 면적에 반비례한다.
㉳ 비만환자는 보다 높은 저항(지방질의 높은 저항계수)을 가진다.

ⓑ 피부저항을 제거하거나 감소시키는 의료처치를 한다.

ⓒ 매크로 쇼크(Macro Shock)의 가능성이 높다.

예 전도체로 동작할 수 있는 액체, 생체전위 측정시의 젤(Gel)을 포함한 정맥 카테터이다.

㉢ 장비의 전기적인 사고(Electric Faults in Equipment)

ⓐ 접지선이 전원 코드 내부에 존재하기 때문에 의료기기의 섀시에 전위 인가가 가능하다.

예 접지선이 전력 코드와 틈새에서 섀시로 연결된 접지선과 전력선이 접촉할 가능성 발생 : 매크로 쇼크(부주의, 전기기기나 전력배전 시스템에서의 결함에 의해 발생)

ⓑ 전원선과 장비함 간의 단락 사고에 의한 매크로 쇼크가 발생한다.

㉮ 접지되어 있지 않을 때 : 절연사고 또는 단락사고시 섀시와 접지된 물체들 사이에 115[V] 전위를 인가하면 접촉시 매크로 쇼크가 발생한다.
㉯ 접지되어 있는 경우 : 사고시 접지를 통해 땅으로 방전하므로 기기의 접지선이 콘센트에 연결되어 있는가를 정기적으로 검사한다.

ⓒ 모든 의료기기는 위험한 전압에 대한 인체의 노출을 최소화 하도록 설계하여야 한다.

㉣ 마이크로 쇼크 위험(Micro Shock Hazards) : 마이크로 쇼크는 접속도선을 갖는 장비의 누설전류나 접지시스템에 흐르는 대 전류에 의해 생성된다. 접지된 전도성 물체 표면에 발생하는 전위차에 의해 발생한다.

ⓐ 누설전류(Leakage Currents)

㉮ 인접한 두 절연전선들 사이에서 불가피하게 흐르는 소전류([μA] 정도)이다.
㉯ 접속도선을 갖는 장비에서 누설전류는 대부분 두 도체 사이의 포유용량(Stray Capacitance)을 통해 흐르지만, 약간의 저항성 누설전류는 절연, 먼지 수분을 통해 흐르며 전기장비 내의 각종 도체들에서 섀시나 환자에 연결된 도입선으로 흐르는 전류이다.

ⓑ 누설전류의 종류(환자, 접지, 외장, 단일고정상태)는 3가지가 정해져 있다.

㉮ 환자누설전류
• 장착부에서 환자를 통하여 대지로 흐르는 누설전류이다.
• 신호 입출력부에서 옮겨진 전원전압에 의해서 장착부로부터 환자를 거쳐 대지로 흐르는 누설전류이다.
• (F형 절연)장착부에 환자를 거쳐서 옮겨진 전원전압에 의해서 기기로 부터 대지로 흐르는 누설전류이다.
㉯ 외장누설전류 : 기기외장으로부터 대지로(조작자 등을 거쳐서) 흐르는 누설전류이다.
㉰ 접지누설전류 : 전원 1차 회로에서 보호접지선에 흐르는 누설전류이다. 누설전류 이외에 환자와 직접 관련된 것으로 환자기능전류와 환자측정전류가 있다.

정답 | 24.④

㉣ 환자기능전류 : 생리적인 영향을 주기 위하여 환자를 통하여 장착부의 부분 사이에 흐르는 전류(제세동전류, 신경 · 근육 등의 자극전류 등)이다.
㉤ 환자측정전류 : 장착부의 부분 간에 환자를 거쳐서 흐르는 생리적 효과를 의도하지 않는 전류[피부저항측정을 위한 전류나 증폭기의 bias전류 등]이다.

ⓒ 의료용 전기기기의 분류 : KSP1005를 적용하는 의료용 전기기기를 전기충격에 대한 보호의 형식 및 정도에 따라서 다음과 같이 분류한다.
㉮ 전기충격에 대한 보호의 형식에 따른 분류
• 1급기기 • 2급기기 • 3급기기 • 내부전원 기기
㉯ 전기충격에 대한 보호의 정도에 따른 분류
• Body(바디)형 기기 • BF(Body Floating)형 기기 • CF(Cardiac Floating)형 기기

ⓓ 형별분류(B, BF, CF형)
㉮ 기기를 형체에 적용하는 양식에 따라서 누설전류의 허용값은 다르다.
㉯ 신체표면에 취부 하여 사용하는 기기와 심장에 직접 적용하는 기기로 나누어서 기준을 정하고 있다. 이 분류를 형별분류라 한다.
㉰ B는 신체(Body)를, C는 심장(Cor)이다.
㉱ 다른 기기와 병용하는 경우는 인체를 거쳐서 기기에 유입하는 전류도 있을 수 있으므로, 이 경우에는 외부로부터의 유입을 막기 위한 floating(FFH 표시)를 취하여야 한다.

[의료용 전기기기의 누설전류의 정도에 의한 분류]

형별분류	환자누설전류(정상상태)		외부로부터의 유입	적용범위
B형	100[μA]	Macro Shock대책	보호 없슴	체표면에만 적용
BF형	100[μA]		Floating	체표면에만 적용
CF형	10[μA]	Macro Shock 대책	Floating	직접 심장에 적용 가능

* 고장시에는 이 값의 5배로 한다.

ⓔ 전도성 물체표면(Conductive Surface) : 신체의 다른 부분에 접촉되어 있는 다른 전도성 물체표면과 심장에 접촉되어 있는 하나의 전도성 물체표면 간의 작은 전위차에 의해서도 마이크로 쇼크가 발생한다.

[연속 누설전류 및 환자 측정전류의 허용값] (단위 : [mA])

전류의 경로	B형 기기		BF형 기기		CF형 기기	
	정상상태	단일고장상태	정상상태	단일고장상태	정상상태	단일고장상태
접지누설전류	0.5	1	0.5	1	0.5	1
외장누설전류	0.1	0.5	0.1	0.5	0.01	0.5
환자누설전류 - 1(장착부에서 대지에 흐르는 전류)	0.1	0.5	0.1	0.5	0.01	0.05
환자누설전류 - 2(신호 입출력부에 옮긴 전원전압에 따른다)	-	5	-	-	-	-
환자누설전류 - 3(장착부에 옮겨진 전원전압에 따른다)	-	-	-	5	-	0.05
환자측정전류 - 직류 - 교류	0.01 0.1	0.5	0.01 0.1	0.5	0.01	0.05

ⓕ 심장의 전기전도 경로(Conductive Paths to the Heart)
㉮ 심장에서 전기접속을 위한 규정 : 임시로 설치된 외부 심박조율기(Cardiac Pacemaker)에서 사용하는 심내막(Endocardial) 및 심외막(Epicardial) 전극들이다.
• 내심장 전위 측정장치(Intracardiac Electrgram : EGM)에서 사용되는 전극들이다.
다음과 같은 작업들을 수행하기 위해 심장에 설치한 액체충만형카테터(Liquid-filled Catheter) 등

• 혈액채취를 한다. • 심장에 염료(Dye)나 약물 등과 같은 물질을 주입한다. • 혈압측정을 한다.

- 액체충만형카테터(Liquid-filled Catheter)의 내부저항 : 50[kΩ]~1[MΩ]이며 이는 EGM 전극 도입선들의 저항과 심박조율기(Pacemaker)의 금속제 도체에 비해 훨씬 크며, 신체의 내부저항 300[Ω], 피부저항변화가 크다.
- 심실제동 및 펌프 정지의 임계값과 카테터 면적의 관계

> • 심장 내 적극의 표면적 최소 제동전류를 결정하는 중요 요소, 즉 전극의 크기가 작을수록 세동에 필요한 총 전류량이 감소한다.
> • 전류밀도가 마이크로 쇼크 발생의 중요한 변수이다.

- 마이크로 쇼크 사고의 2가지 경우

> • 임시정맥관통심박조율기(Temporary Transvenous Pacemaker)를 통한 마이크로 쇼크, 전동기에 의해 조절되는 침대에서 전동기의 전력 코드에 있는 접지선이 파손되어 있을 경우의 대책은 침대전동기를 정확히 접지하거나 심박조율기의 단말들을 잘 절연한다.
> • 접지전위차에 의한 마이크로 쇼크(Micro Shock) : 중환자 구역에 있는 각 환자마다 하나의 기준 접지점(Reference Ground Point)이 필요하다.

- 60[Hz] 간섭을 감소시키기 위해 오른쪽 다리 전극을 접지, ECG 측정 장치에 연결, 접지된 금속 압력 센서가 연결된 심장 내 염수충만형카테터를 사용하여 좌심실의 혈압을 측정한다.

> • 어느 한쪽 회로에서 회로 차단기를 동작시킬 수 없는 단락사고가 기기에 발생하면 마이크로 쇼크가 발생한다.
> • 대책 : 각 환자 주위에 있는 모든 장비들의 접지들을 하나의 환자 접지 점에 연결함으로써 방지, 현대식 압력센서들과 ECG 측정 장치들은 모든 환자의 도입선들에 대해 전기적으로 분리된다.

- 분리전원 시스템에서 정전용량의 불균형에 의한 마이크로 쇼크 : 분리전원 시스템으로부터 전원공급을 받는 측정기의 접지선이 파손된 경우에는 단락사고가 없는 경우에도 알 수 없는 위험이 존재한다. 이런 위험한 전류의 발생은 측정기에 있는 간접정전용량기들이 검은 전력선과 접지 간에만 연결되어 있기 때문이다.

> • 대책 : 환자의 몸에 연결되는 도입선들을 두 측정기들로부터 전기적으로 분리시킨다.

25 다음 중 체표면에 100[μA]의 전류가 통전되어 심실세동을 일으켜 위험을 초래하는 현상이며, 허용전류값이 100[μA]인 것은?

① 매크로 쇼크　② 캘러브레이션　③ 마이크로 쇼크　④ 홀터

해설 ㉠ 마이크로 쇼크 : 직접 심장에 100[μA]의 전류가 통전 되어 심실세동을 일으켜 위험을 초래하는 현상이며, 그 허용 전류치는 10[μA]이다.
㉡ 캘러브레이션 : 파형의 진동을 알기 위하여 일정한 기준과 비교하여 그 크기를 알려고 하는 수단이다.
㉢ Holter 심전도
ⓐ 일과성의 부정맥이나 허혈성 심장질환의 추적에 유용한 검사법으로 심전도를 일상생활을 하면서 24시간 기록하는 것이다.
ⓑ 유도방식으로는 보통 표준 12유도 전부를 사용하지 않고, 흉부의 2개나 3개의 유도를 이끌어내는 쌍극 흉부유도방식을 이용한다.

26 다음 중 전기자극에 대한 설명이 아닌 것은?

① 마비된 근육을 수축시켜 움직이게 한다.
② 심근이나 신경 등을 자극하여 인위적인 박동을 주는 심장 페이스메이커가 가장 많이 쓰인다.
③ 체외에 전극을 두는 것이 보다 미묘한 작용으로 실현된다.
④ 장기간 전류를 흘리면 접촉부분의 조직이 변화하고 자극값이 달라진다.

해설 체내에 전극을 두는 것이 선택적으로 근육을 자극할 수 있어 보다 미묘한 작용이 실현된다.
㉠ 전기자극 : 마비된 근육에 적절한 강도의 전기자극을 가하여 주어진 기능을 수행하도록 하는 치료법이다.

정답 | 25.① 26.③

27 다음 중 전기쇼크를 방지하기 위한 기본원리가 아닌 것은?

① 절연과 케이스 ② 전력공급 ③ 접지 ④ 장치설계

해설 전기쇼크를 방지하기 위한 4가지 기본 원리 : 안전에 중점을 둔다.
㉠ 절연과 케이스 ㉡ 접지 ㉢ 장치설계 ㉣ 사용절차

28 다음의 설명 중 맞지 않는 것은?

① 누설전류 : 전위가 다른 인접한 두 절연선들 사이에서 어쩔 수 없이 흐르는 소전류이다.
② 마이크로 쇼크 : 체내기관 특히 심장에 가해지는 매우 낮은 전류로 생기는 충격이다.
③ 매크로 쇼크 : 체 표면에 가해진 비교적 낮은 전류가 인체 내부를 통과함으로써 발생한다.
④ 화상의 원인 : 저항성 발열은 피부저항이 높기 때문에 피부표면에서 흔히 발생한다.

해설 매크로 쇼크(Macro Shock) : 체 표면에 가해진 비교적 높은 전류가 인체 내부를 통과함으로써 발생한다.

29 다음 중 여러 종류의 의료기기를 동시에 사용하는 환자의 심전도를 측정할 경우 환자보호를 위해 취해야 하는 안전장치는?

① 주파수 왜곡을 제거한다.
② 증폭기에 인가되는 최대 입력전압을 제한한다.
③ 전지루프를 제거한다.
④ 리드선을 개방한다.

해설 전지루프를 제거 : 여러 종류의 의료기기에 전기가 통하지 않으므로, 환자의 심전도를 측정할 경우 전류가 흐르면 위험하므로 전지루프를 제거하여 심장에 전기가 흐르지 못하도록 해야 한다.

30 다음 중 전류의 크기에 대한 인체의 생리적 영향의 순서를 바르게 나타낸 것은?

① 심실세동 → 화상, 부상 → 지속적인 심근수축
② 자발탈출전류 → 호흡기 마비, 통증, 피로감 → 심실세동
③ 호흡기 마비, 통증, 피로감 → 감지임계전류 → 자발탈출전류
④ 감지임계전류 → 심실세동 → 자발탈출전류

해설 전기의 생리학적 영향은 6가지로 표현한다.
감지임계전류 → 자발탈출전류 → 호흡기 마비, 통증, 피로감 → 심실세동 → 지속적인 심근수축 → 화상, 부상

31 다음 중 건조한 도체에 마른 손가락 끝을 접촉시켰을 때 저항값은?

① 40[kΩ] ② 15[kΩ] ③ 8[kΩ] ④ 5[kΩ]

해설 저항값
㉠ 젖은 도체에 마른 손가락 끝을 접촉시켰을 때의 저항값 : 15[kΩ]
㉡ 마른 손으로 펜치를 잡았을 때의 저항값 : 8[kΩ]
㉢ 젖은 신을 신은 발의 저항값 : 5[kΩ]
㉣ 마른 손으로 1.5[inch] 파이프를 잡았을 때의 저항값 : 1.6[kΩ]

32 다음 중 고주파 회로나 펄스회로에서 콘덴서 역할을 하며 동작에 영향을 주는 것은?

① 표유용량 ② 마이크로 쇼크 ③ 감지임계전류 ④ 자발탈출전류

해설 ㉠ 표유용량(Stary Capacitance) : 전자회로에서 부품 간의 배선 및 부품과 기판 간에 존재하는 정전용량, 보통 매우 적음으로 무시할 수 있을 정도이나 고주파 회로나 펄스 회로에서는 콘덴서 역할을 하므로 동작에 영향을 주기도 한다.
㉡ 마이크로 쇼크(Micro Shock) : 접속도선을 갖는 장비의 접지시스템에 흐르는 대전류에 의해 생성되거나 누설전류로 인해 접지된 두 전도성 물체 표면에 생성되는 전위차이다.

정답 | 27.② 28.③ 29.③ 30.② 31.① 32.①

ⓒ 감지임계전류(최초 감지전류 : Threshold of Perception) : 개인이 감지할 수 있는 최소 크기의 전류, 즉 전류감각의 역치이다.
ⓐ 개인 및 측정조건에 따라서 큰 차이를 보인다.
ⓑ 2~10[mA] 범위 사이에 있으며, 피부가 약간 따뜻해지는 것을 느낀다.
ⓔ 자발탈출전류(이탈전류, Let-Go Current) : 감전된 자가 타인의 도움 없이 전원으로부터 떨어질 수 있는 최대의 탈출전류이다.

33 다음 중 맞는 설명이 아닌 것은?

① 저항계수는 지방질이 많을수록 낮게 나타난다.
② 매크로 쇼크는 피부저항에 따라서 그 위험도에 유동성이 있다.
③ 피부가 젖거나 상처가 있을 경우 건조한 피부보다 낮은 피부저항을 가진다.
④ 피부저항은 접촉 면적에 반비례한다.

해설 상처가 있거나 젖은 피부인 경우 건조한 피부의 약 1[%]에 해당하는 낮은 피부저항을 가지고, 접촉하는 면적에 반비례하며, 피부저항은 천연 지방성분과 수분의 양에 따라 많이 달라진다.

34 다음 중 등전위 접지방식은?

① 심리적 영향이나 3차적 장애를 일으킬 수 있는 쇼크이며, 100[mA]를 채용한다.
② 환자가 점유한 장소로부터 수평 35[cm], 수직 33[cm] 이내에 있는 플라스틱 부위는 모두 대상이다.
③ 필요로 하는 지역 내의 각 전기장치들의 전위차를 없애는 시설이다.
④ 심리적 영향이나 3차적 장애를 일으킬 수 있는 쇼크이며 150[mA]를 채용한다.

해설 등전위 접지방식 : 의료시설에서의 의료장비 사용시의 안정을 필요로 하는 지역 내에 각 전기장치들의 전위차를 없애는 시설이다.

35 다음 중 수술실, 응급실, 중환자실 등에 반드시 설치해야 하는 접지는?

① 비접지 ② 보호접지 ③ 잡음방지용 접지 ④ 등전위 접지

해설 의료용 접지(기능 접지+감점보호용 접지)의 필요성 : 최근 ME(Medical Electronic) 기기의 급속한 보급으로 ME 기기의 전격에 대한 철저한 대책을 요한다.
㉠ 잡음방지용 접지 : 내 · 외부의 강한 전계의 침입으로 인한 잡음으로 검사장해, 통신기기의 장해로 인한 기능저하의 방지하기 위한 접지이다. 뇌파검사실, 심전도실에서 사용한다.
㉡ 등전위 접지
ⓐ 각각의 장비 또는 시스템 간의 전위차를 해소하기 위한 접지방식으로 각 장비 간에 전위차가 발생하면 전기적 감전을 당할 수 있으므로 모든 장비 또는 주변의 금속부분을 상호 결합하여 전위를 같게 만들어 주는 접지형태이다.
ⓑ 흉부수술실, 심혈관 엑스선 촬영실, 집중치료실, 관상동맥환자 집중치료실 등은 보호접지시설 이외에 실내의 모든 금속체에는 등전위 접지시스템으로 구축되어야 한다.
ⓒ 심장에 직접 또는 아주 가까운 부분에 전기를 사용하는 의료기기를 쓰는 경우 마이크로 쇼크를 방지하기 위해서 접지하는 것으로 둘 이상의 전기기기를 동시에 사용할 때 접지점을 한 곳에 하는 것이다.
ⓓ 수술실, 중환자실, 응급실, 인큐베이터실 등에서 사용한다.
㉢ 보호접지 : 매크로 쇼크에 대한 대책이며 의료기기(ME) 등의 외함에 행하는 접지로 기기로부터의 누설전류에 의한 기기 외함의 전위상승을 억제하기 위한 것이다.

36 다음 중 기준 접지점을 설치하여 실내의 접지단자나 접지 콘센트 등을 모두 기준 접지점에 접속하여 전위를 같게 하는 접지는?

① 계통접지 ② 기기접지 ③ 정전기 접지 ④ 등전위 접지

해설 접지공사의 종류 및 목적
㉠ 계통접지 : 고압전로와 저압전로가 혼촉 되었을 때 감전이나 화재를 방지한다.
㉡ **기기접지** : 누전되고 있는 기기에 접촉되었을 때의 감전을 방지한다.

정답 | 33.① 34.③ 35.④ 36.④

ⓒ **정전기 접지** : 정전기 축적에 의한 폭발의 재해를 방지한다.
ⓔ **지락검출용 접지** : 누전차단기의 동작을 확실히 한다.
ⓜ **등전위 접지** : 전위를 같게하여 인체에 전류가 흐르는 것을 방지한다.

37 다음 중 전위차에 의해 기기 간에 전류가 흘러 감전이 되는 경우를 막기 위해 설치하는 것은?

① 등전위 접지 ② 보호접지 ③ 오른다리 구동회로 ④ 분리전원 시스템

해설 ㉠ 등전위 접지 : 전위차에 의해 기기 간에 전류가 흘러 감전이 되는 경우를 막기 위해 사용한다.
ⓛ 보호접지 : 보호의 목적으로 보호접지 기준규격에 적합한 수단에 의해 보호접지단자에 접속한다.
ⓒ 오른다리 구동회로 : 생체신호에 포함되어 있는 공통모드신호(CMRR)를 감쇠하기 위하여 사용한다.
ⓔ 분리전원 시스템 : 가연성의 마취제와 접촉하는 장소에서 불꽃발생으로 인한 화재사고를 방지하기 위해 사용한다.

38 다음 중 등전위접지가 사용되지 않는 곳은?

① 흉부수술실 ② 심혈관 엑스선 촬영실
③ 중환자실 ④ 원장실

해설 병원에서 등전위 접지가 사용되는 곳 : 흉부수술실, 심혈관 엑스선 촬영실, 중환자실, 관상동맥환자 치료실 등이 보호접지시설 이외에 실내의 모든 금속체에 등전위접지를 시설해야 한다.

39 다음 중 환자 중심 2.5[m]의 범위 내에 있는 모든 장치를 같은 전위상태로 만드는 접지시스템은?

① 보호접지시스템 ② 등전위 시스템
③ 바닥도전 접지시스템 ④ 잡음방지용 접지시스템

해설 마이크로 쇼크 방지를 위한 접지 : 마이크로 쇼크위험에 대비해 환자가 직 · 간접적으로 접촉하는 장소(침대, 수술실 등)로부터 주위 2.5[m] 이내의 범위, 바닥높이 2.3[m]이내, 단면적 200[cm^2]를 초과하는 금속제는 모두 등전위 접지를 해야 한다.

40 다음은 의료용 접지방식 중 각각의 장비 또는 시스템간의 전위차를 해소하기 위한 접지방식은?

① 보호접지 ② 등전위 접지
③ 정전기 장해방지용 접지 ④ 잡음방지용 접지

해설 등전위 접지
㉠ 각각의 장비 또는 시스템 간의 전위차를 해소하기 위한 접지방식으로 각 장비 간에 전위차가 발생하면 전기적 감전을 당할 수 있으므로 모든 장비 또는 주변의 금속 부분을 상호 결합하여 전위를 같게 만들어 주는 접지 형태이다.
ⓛ 흉부 수술실, 심혈관 엑스선 촬영실, 집중치료실, 관상동맥 환자 집중치료실 등은 보호접지 시설 이외에 실내의 모든 금속체에는 등전위 접지시스템으로 구축되어야 한다.

41 다음 의료기기 전기안전 마크 관련 기호 중 복수의 장치와 시스템을 같은 전위로 만들기 위해 사용하는 등전위접지의 심볼은 ?

①  ② 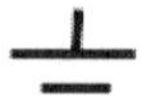 ③ 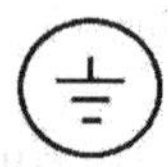 ④ 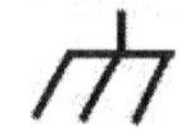

해설

접지명	영문명	심벌
등전위 접지	Equipotential Grounding	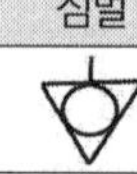
대지접지	Earth Ground	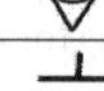

정답 | 37.① 38.④ 39.② 40.② 41.①

접지명	영문명	심벌
보호대지 접지	Protective Earth Ground Terminal	⏚
외장샤시 접지	Frame or Chassis Ground	⏛

42 다음 설명에서 (ⓐ, ⓑ, ⓒ) 안에 들어갈 말은?

> 환자가 있는 장소로부터 주위 (ⓐ)[m] 이내의 범위와 바닥으로부터 (ⓑ)[m] 이내에 있는 단면적 (ⓒ)[cm^2]를 초과하는 금속제는 모두 등전위 접지를 해야 한다.

① 1.5, 1.5, 100 ② 2, 2.3, 150 ③ 2.5, 2.3, 200 ④ 2.5,3, 250

해설 등전위 접지 : 환자가 점유하는 장소로부터 수평방향으로 2.5[m], 수직방향으로 2.3[m] 이내에 있는 단면적 200[cm^2]를 초과하는 금속제에 사용하는 공간을 환자환경이라고 하며, 이 범위 내에 있는 침대 및 모든 장치를 같은 전위상태인 완전한 등전위로 해야 한다.

43 다음 중 환자를 중심으로 한 반경 2.5[m]의 공간은?

① 의사 환경 ② 간호사 환경 ③ 환자 환경 ④ 보호자 환경

해설 ㉠ 환자 환경 : 환자를 중심으로 수평방향 2.5[m], 수직방향 2.3[m] 이내에 있는 단면적 200[cm]의 공간이다.
㉡ ㉠의 범위 내 : 침대 및 모든 장치를 같은 전위상태인 완전한 등전위로 해야 한다.

44 다음 중 등전위 접지시 기기들 간에 전위차는?

① 5[mV] ② 10[mV] ③ 15[mV] ④ 20[mV]

해설 등전위접지 : 기기들 간의 전위차는 10[mV] 이내로 제한한다.

45 다음 중 등전위 접지시 마이크로 쇼크의 허용전류는?

① 10[μA] ② 20[μA] ③ 30[μA] ④ 40[μA]

해설 ㉠ 마이크로 쇼크의 허용전류 : 10[μA] 이하로 한다.
㉡ 이유 : 인체를 약 1[kΩ]의 저항을 가지는 등가회로로 가정하였을 때 흐를 수 있는 전류
$I = 10\times10^{-3}[V]/10^3[\Omega] = 10[\mu A]$

46 다음 중 등전위 접지시 마이크로 쇼크를 방지하기 위하여 환자반경 2.5[m] 이내의 범위에 10[mV] 이상의 전위차가 발생되지 않도록 하여야 하는데, 이때의 10[mV]의 뜻이 아닌 것은?

① 마이크로 쇼크의 허용전류를 10[μA] 이하로 한다.
② 인체를 약 10[kΩ]의 저항을 가지는 등가회로로 가정한다.
③ 인체에 흐르는 허용전류에 관한 식은 $I = \frac{10\times10^{-3}[V]}{10^3} = 10[\mu A]$로 나타낼 수 있다.
④ 10[mV]는 등전위 접지에 있어서 이상적인 최소한의 안전 전위차로서 개인에 따라 조금씩 차이가 있을 수 있다.

해설 등전위 접지 : 심장에 직접 또는 아주 가까운 부분에 전기를 사용하는 의료기기를 쓰는 경우 마이크로 쇼크를 방지하기 위해서 접지하는 것이다.
㉠ 수술실, 중환자실, 인큐베이터실 등에서 사용하며, 환자반경 2.5[m] 이내의 범위에 10[mV] 이상의 전위차가 발생하지 않도록 하는 접지이다.
㉡ 10[mV]는 마이크로 쇼크의 허용전류를 10[μA]로 하고, 인체를 약 1[kΩ]의 저항을 가지는 등가회로로 가정하였을 때

정답 | 42.③ 43.③ 44.② 45.① 46.②

$I = \frac{10 \times 10^{-3}[\mathrm{V}]}{10^3} = 10[\mu\mathrm{A}]$로 계산한 이상적인 최소한의 안전 전위차이다.

ⓒ 10[mV]는 개인에 따라 생체적인 임피던스 수치가 다를 수 있기 때문에 다소 개인차가 있을 수 있다.

기 · 출 · 문 · 제

01 다음 중 과도한 전류가 생체에 흘렀을 때 나타나는 현상이 아닌 것은? (15년4회산업11번)

① 활동전위가 유발되어 기능을 잃은 세포가 원래의 기능을 회복한다.
② 전류에 의해 세포내 이온의 이동이 발생한다.
③ 전류가 흥분성 섬유(신경, 근육)에 전기적 자극을 가해 활동전위를 유발시킬 수 있다.
④ 피부저항에 의한 조직에서의 저항성 발열로 인한 화상이 일어난다.

해설 심장 : 전기적 작용으로 박동하기 때문에 규칙적인 박동이 계속 일어나는 것이다.
㉠ 심장은 세포 중에 전류를 발생시키는 세포(동결절)가 있으며, 여기서 발생된 전류를 심장전체에 전달하는 세포(심방세포, 심실세포)가 있다.
㉡ 지속적으로 생체전기를 발생하고, 그 전기를 전달하는 전기신호시스템에 의하여 규칙적인 박동이 계속 일어나는 것이다.
㉢ 전기신호 체계가 어떠한 이유로 교란을 받는다든지 하여 제대로 작동하지 않으면 심박동은 불규칙하게 된다.

02 다음 중 인체에 과도한 전류가 흘렀을 때 인체에서 나타나는 작용이 아닌 것은?
(08년4회산업5번, 10년4회산업9번, 12년4회산업13번, 19년1회산업기사19번)

① 열작용 ② 자극작용 ③ 광학작용 ④ 비열작용

해설 ㉠ 열작용 : 저항체에 전류를 흘리면 열이 발생하는데 이러한 발열작용은 빛을 내는 전등, 전열등, 열을 내는 전기다리미와 전기히터 등에 이용된다.
㉡ 화학작용 : 전해액에 전류를 통하면 화학작용이 일어나며 이 작용은 전기화학공업에 응용된다.
㉢ 자기작용 : 전류가 통하고 있는 도체에 자기장이 생기는 현상이며, 이 자기작용은 전자석, 전동기, 발전기, 스피커 등에 이용된다.
㉣ 자극작용 : 강한 전류가 생체를 통하면 신경 및 근육 같은 반응성 조직에 대해 자극을 가하여 근육의 지속적 수축, 호흡근 마비, 신경자극에 따른 심장박동의 억제나 심실세동이 생기는 현상이다.
㉤ 비열작용 : 열적 작용이 미약한 전자기장의 장시간 누적효과에 의한 작용이다.

03 다음 인체에 대한 전류작용 중 근육의 지속적 수축, 호흡근 마비, 미주신경자극에 따른 심장의 억제나 심실세동이 발생할 수 있는 작용은? (17년4회산업2번)

① 열작용 ② 자극작용 ③ 화학작용 ④ 자기작용

해설 02 의료기기 안전-3. Electric Shock(기출 02번 해설)

04 다음 중 전기안전에 대한 설명이 아닌 것은? (13년1회산업18번)

① 외장접지 사이와 환자 도입선의 임피던스는 가능한 한 크게 한다.
② 모든 제어용 손잡이나 개폐기의 손잡이는 단일 절연한다.
③ 마이크로 쇼크를 방지하기 위해 심장에 전기적인 연결을 분리 제거한다.
④ 환자보호 회로는 제세동기에서 나오는 높은 전압이 인가될 때 단선 혹은 단락된다.

해설 모든 제어용 손잡이나 개폐기의 손잡이는 반드시 이중으로 절연되어야 한다.

정답 | 〈기출문제〉 01.① 02.③ 03.② 04.②

05 다음 중 전기쇼크 방지방법에 대한 내용이 아닌 것은? (14년1회산업10번, 17년1회기사17번, 21년4회기사08번)

① 환자를 모든 접지된 물체나 모든 전류원으로부터 분리 및 절연시킨다.
② 환자가 닿을 수 있는 모든 전도체를 같은 전위(등전위) 상태로 유지하는 것이므로 반드시 접지전위로 만들어야 한다.
③ 의료용 접지방식을 준수하여 전기쇼크를 방지한다.
④ 장치설계시 전기쇼크 안전을 고려하고, 사용절차 중 전기쇼크 방지에 주의한다.

해설 ㉠ 전기쇼크(Annoyance Shock) : 정상상태 전류나 방전 전류로 인한 전기쇼크이다. 쇼크의 강도에 따라 짜증을 느끼는 쇼크(Annoyance Shock), 충격을 받는 쇼크(Aversive Shock) 등으로 구분한다.
ⓐ 환자가 접촉할 수 있는 곳에 있는 모든 전도성 물체표면을 같은 전위상태로 유지시키는 것이다.
ⓑ 환자를 모든 접지된 물체나 전류원으로부터 완벽하게 분리시키거나 절연시키는 것이다.
㉮ 물체표면의 전위를 접지전위와 반드시 같게 할 필요는 없다.
㉯ 실제 환경에서는 어느 한 가지 방법이라도 완벽하게 실현할 수 있기 때문에 두 가지 방법을 적재적소에 조합하여 사용하여야 한다.
㉡ 전기쇼크 방지방법
ⓐ 전기기기 및 배선 등의 모든 충전부는 노출시키지 않는다.
ⓑ 전기기기 사용시에는 필히 접지를 시켜야 한다. 누전 차단기를 시설하여 감전사고시의 재해를 방지한다.
ⓒ 전기기기의 스위치 조작은 아무나 함부로 하지 않도록 한다.
ⓓ 젖은 손으로 전기기기를 만지지 않는다.
ⓔ 개폐기에는 반드시 정격 퓨즈를 사용하고, 동선/철선 등을 사용하지 않는다.
ⓕ 불량하거나 고장난 전기제품은 사용하지 않도록 한다.
ⓖ 배선용 전선은 중간에 연결한 접속부분이 있는 것을 사용하지 않는다.

06 다음 중 전기쇼크에 대한 설명이 아닌 것은? (12년4회산업15번, 17년기사4회1번)

전기적 안전에서 가장 중요한 것은 전기쇼크이다.

① 전자제품을 만졌을 때 짜릿하다고 느낄 정도의 최소한의 전류를 최소 감지전류라 한다.
② 전기쇼크로 인하여 자력으로 손을 뗄 수 없게 되는 한계를 이탈전류라 한다.
③ 전류가 피부를 통하여 체내에 흘러들어가고 다시 체외에 나올 때 발생하는 전기쇼크를 매크로 쇼크라고 한다.
④ 마이크로 쇼크란 인체에 1[A] 이상의 전류에 의한 감전이다

해설 ㉠ 1[mA] : 짜릿하게 느끼는 전류(최소 감지전류)
㉡ 5[mA] : 손에서 손 또는 발에 허용할 수 있는 최대전류(최대 허용전류)
㉢ 10~20[mA] : 지속된 근육수축(자력으로 이탈할 수 있는 한계 = 이탈전류)
㉣ 50[mA] : 아픔, 기절, 심한 피로, 인체 구조의 손상 가능성, 심장, 호흡계통은 흥분
㉤ 100[mA] ~ 3[A] : 심실세동의 발생, 호흡 중추는 정상을 유지(치명적인 결과를 초래)
㉥ 6[A]이상 : 심근의 지속된 수축, 일시적인 호흡마비, 화상 등

07 다음 중 생체에서의 전기쇼크에 대한 설명이 아닌 것은? (17년1회산업9번)

① 최소 감지전류 : 손으로 만졌을 경우 찌릿하게 느낄 수 있는 정도의 전류이다.
② 이탈전류 : 생체에 흐르는 전류가 10~20[mA] 이상이 되면 팔다리의 근육을 자유롭게 움직일 수 없게 되는 한계이다.
③ 심실세동 : 생체에 흐르는 전류가 생체 표면뿐만 아니라 체내에도 흐르게 되어 심장에 전류가 흐르게 되면 일으킬 수도 있다.
④ 마이크로 쇼크 : 전류가 피부를 통해 체내로 흘러 들어가고 다시 체외로 나올 때 발생하는 전기쇼크이다.

정답 | 05.② 06.④ 07.④

해설 전기쇼크(Annoyance Shock) : 정상상태 전류나 방전 전류로 인한 전기쇼크이다. 쇼크의 강도에 따라 짜증을 느끼는 쇼크(Annoyance Shock), 충격을 받는 쇼크(Aversive Shock) 등으로 구분한다.

㉠ 최소 감지전류 : 교류(상용주파수 60[Hz])에서 이 값은 2[mA]이하로서 이 정도의 전류로서는 위험이 없다.

㉡ 고통한계전류 : 전류의 흐름에 따른 고통을 참을 수 있는 한계 전류로서 교류(상용주파수 60[Hz]) 에서 성인남자의 경우 대략 7~8[mA]이다.

㉢ 교착전류 : 통전전류가 증가하면 통전경로의 근육 경련이 심해지고 신경이 마비되어 운동이 자유롭지 않게 되는 한계의 전류이다.

㉣ 이탈전류 : 운동의 자유를 잃지 않는 최대한도의 전류를 이탈 전류라 하는데, 교류(상용주파수 60[Hz])에서 이 값은 대개 10~15[mA]이다.

㉤ 심실세동전류 : 심장의 맥동에 영향을 주어 혈액순환이 곤란하게 되고 끝내는 심장기능을 잃게 되는 현상이다.

㉥ 마이크로 쇼크 : 전류의 유입점, 유출점의 어느 한 쪽이 심근에 접하거나 가까운 거리에 있는 경우의 쇼크. 최소 감지전류는 수십[μA]이다,

ⓐ 의료용 전기기구에 흐르는 전류의 유입점, 유출점 중 적어도 어느 한 쪽이 심근에 접하고 있다 던가 또는 심장에 근접한 거리에 있는 경우의 감전이다.

ⓑ 의료용 전기기구의 일부를 인체에 삽입하는 경우, 환자 주위에 있는 노출 도전성 부분 및 계통의 도전성 부분 사이에 미소한 전위차가 존재함에 따라 환자의 내부 장기에 수[μA]의 미약한 전류가 통전되어 감전사고가 일어나는 것이다.

08 다음 중 전기쇼크에 대한 설명이 아닌 것은? (15년4회기사16번, 19년1회기사10번)

① 매크로 쇼크의 전류치는 체중이 무거울수록 높아진다.
② 매크로 쇼크에 대한 작용은 전류밀도와 관계있다.
③ 매크로 쇼크는 전류의 주파수가 높을수록 위험하다.
④ 매크로 쇼크는 몸의 끝부분에서 끝부분으로 흐르는 큰 전류이다.

해설 ㉠ 매크로 쇼크(Macro Shock) : 외부에서 가해진 전류가 인체의 표면을 통해 유입되어 일으킨 경우 심장을 세동시키기 위해 필요한 전류의 크기는 전류가 심장에 직접 가해졌을 때보다 인체표면에 가할 때 더 큰 전류가 필요하다.

ⓐ 일반적인 감전에서 심실세동을 일으키는 전류는 수십[mA]정도로 보고되고 있다.

ⓑ 심장과 떨어진 곳에서의 감전이고, 100[μA] 마이크로암페어를 한계전류로 채택한다.

㉡ 사람의 최소 감지전류 : 1[mA] 정도여서 심실세동을 일으키는 전류보다는 매우 작지만 의료용 기기에서 누설된 전류를 환자나 시술자 또는 보조원이 감지할 때는 심리적인 악영향을 초래하고 또한 2차적인 장해를 일으킬 위험이 있다.

ⓐ 체중과 관계가 있고 체중이 무거운 동물일수록 매크로 쇼크를 일으킬 수 있는 전류치가 높다.

ⓑ 접촉 면적이 넓으면 감지전류 값이높다.

㉢ 매크로 쇼크 위험(Macro Shock Hazards) : 생체에 전기적인 충격을 받을 때 심실세동의 위험이 그리 크지 않는 이유는 신체를 통하여 흐르는 전류가 공간적으로 분산되고 건조한 피부의 접촉저항이 크기 때문이다.

ⓐ 대책 : 설계시 또는 제작시에 누설전류를 최소화 한다.

㉮ 의료기기 사용장소의 청결과 기기의 정리정돈 등의 환경이 중요하다.

㉯ 접촉가능한 금속부위에 대해 등전위 접지를 한다.

㉣ 피부 및 몸의 저항(Skin and Body Resistance)

ⓐ 피부저항 : 젖었거나 상처가 있는 경우(건조한 피부의 약 1[%]에 해당하는 저항이 생긴다)이다.

ⓑ 피부 바깥쪽의 단단한 층에 존재한다.

㉤ 신체의 내부저항 : ⓐ 몸통의 경우 100[Ω] 정도이다.

ⓑ 각 사지의 경우 200[Ω] 정도이다.

ⓒ 두 사지 간의 경우 500[Ω] 정도이다.

ⓓ 건조하고 흠집이 없는 경우 : 10[kΩ/cm^2]~1[MΩ/cm^2]이다.

ⓔ 천연 지방성분의 양에 따라 달라지며 접촉면적에 반비례한다.

ⓕ 비만환자는 보다 높은 저항(지방질의 높은 저항계수)을 가진다.

ⓖ 피부저항을 제거하거나 감소시키는 의료처치를 한다.

ⓗ 매크로 쇼크의 가능성이 높다. ㉮ 전도체로 동작할 수 있는 액체, 생체전위 측정시의 겔(Gel)을 포함한 정맥 카테터이다.

정답 | 08.③

09 다음 중 매크로 쇼크(Macro Shock)에 대한 설명이 아닌 것은? (12년1회기사11번)

① 접촉 면적이 넓으면 감지전류 값이 낮다.
② 전류의 주파수가 높아지면 감지전류 값이 높다.
③ 체중이 무거우면 감지전류 값이 높다.
④ 마이크로 쇼크에 비해 심실세동의 위험이 적다

해설 02 의료기기 안전-3. Electric Shock(기출 08번 해설)

10 다음 중 매크로 쇼크에 대한 설명이 아닌 것은? (14년1회기사12번)

① 몸의 끝부분(팔, 발 등)에서 몸의 끝부분 사이를 흐르는 [mA] 정도의 큰 전류로서 궁극적으로는 심장으로 흐르게 되어 치명적인 타격을 주게 된다.
② 체중과 관계가 있고, 체중이 무거운 동물일수록 매크로 쇼크를 일으킬 수 있는 전류치가 높다.
③ 주파수에 따라 다르다. 주파수가 높으면 보다 강한 전류에 대해서도 상대적으로 안전하다.
④ 100[μA]라는 인간이 감지할 수 없는 상당히 낮은 전류에서 일어나기 때문에 의료 시설에서 매크로 쇼크의 우려가 있는 경우에는 세심한 주의가 필요하다.

해설 02 의료기기 안전-3. Electric Shock(기출 08번 해설)

11 다음 전기쇼크 중 매크로 쇼크에 대한 설명이 아닌 것은? (15년1회산업15번)

① 매크로 쇼크는 마이크로 쇼크에 비하여 심실세동의 위험이 적다.
② 체중이 무거운 동물일수록 매크로 쇼크를 일으킬 수 있는 전류값은 높아진다.
③ 고주파 전류가 저주파 전류에 비해서 더 위험하다.
④ 통전전류가 같을 때 접촉면적이 적을수록 매크로 쇼크의 위험이 더 크다.

해설 02 의료기기 안전-3. Electric Shock(기출 08번 해설)

12 다음 중 매크로 쇼크에 대한 설명이 아닌 것은? (16년1회산업15번)

① 체표로 흐르는 큰 전류에 의하여 생기는 전기쇼크이다.
② 매크로 쇼크 최소 감지전류는 10[mA]이다
③ 체중이 무거울수록 감지전류가 높다.
④ 마이크로 쇼크보다 심실세동의 위험이 적다.

해설 02 의료기기 안전-3. Electric Shock 08번 해설)

13 다음 중 매크로 쇼크에 대한 설명이 아닌 것은? (11년4회산업20번)

① 접촉면적이 넓은 쪽이 좁은 쪽에 비해 감전되기 쉽다.
② 전류의 주파수가 낮은 쪽이 높은 주파수보다 감전되기 쉽다.
③ 체중이 가벼운 쪽이 무거운 쪽보다 감전되기 쉽다.
④ 마이크로 쇼크에 비해 심실세동의 위험이 적다.

해설 02 의료기기 안전-3. Electric Shock(기출 08번 해설)

14 다음 중 매크로 쇼크에 대한 안전대책으로 의료기기의 금속제 외함 등 노출도전성 부분에 시설하는 접지방식은? (14년4회산업14번)

① 등전위 접지 ② 보호접지 ③ 정전기 방지용 접지 ④ 잡음방지용 접지

해설 가장 기본적인 접지방식
㉠ 매크로 쇼크에 대한 안전대책이며, 의료기기, 전기기기의 금속제 외함 등 노출도전성 부분의 시설하는 접지이다.

정답 | 09.① 10.④ 11.③ 12.② 13.① 14.②

ⓛ 일반적으로 보호접지단자(기계기구의 프러그 및 핀)와 보호접지로 연결된 모든 접촉가능 금속 사이의 임피던스 0.1 이하로 규정하고 있다.

15 다음 중 마이크로 쇼크를 일으키는 감지전류에 대한 설명이 아닌 것은? (15년1회기사16번)

① 체중이 무거우면 감지전류가 높다.
② 주파수가 높을수록 감지전류가 크다.
③ 매크로 쇼크 최소 감지전류는 10[mA]이다.
④ 접촉면이 커질수록 감지전류 값이 커진다.

해설 매크로 쇼크 : 산업현장에서 일어나는 감전현상으로 보통 수십[uA]에서 심실제동을 일으키는 전격으로 전류경로는 체표면이다.

㉠ 의료기기에서 팔을 통해 신체내부에 전달되면 팔로쇼크가 전달되어 도전성 부분을 통하여 접지로 흐른다.
ⓛ 발생원인 : 누전상태에 있는 의료기기의 접촉에 의해 발생하고, 전기기기 고장 점에서 누전이 될 경우 의료기기 외함에 충전되었다가 사람이 외함에 접촉함으로써 인체를 통하여 접지로 흐르게 되면 매크로 쇼크를 느끼게 된다.

16 다음 중 마이크로 쇼크에 대한 설명인 것은? (10년4회기사15번)

① 피부표면에 흐르는 큰 전류에 의한 전기적 충격이다.
② 마이크로 쇼크를 방지하기 위해 의료기기의 누설전류는 10[μA] 이하를 요구하고 있다.
③ 개인이 감지할 수 있는 최소의 전류이며, 약 1[mA] 정도이다.
④ 마이크로 쇼크는 100[mA] 이상의 인간이 감지할 수 있는 전류에서 일어난다.

해설 마이크로 쇼크 : 심장 카테터법 또는 페이스 메이커를 시행할 때에 전극을 심장 내로 삽입하는 것에 의하여 종종 발생된다. 즉 심장 내 전극과 외부전극 사이에 전류가 흐르기 때문이다.

㉠ 마이크로 쇼크를 방지하기 위해 안전 전류한도는 10[μA] 이하로 하여야 한다.
ⓛ 인체 심근의 지근 거리에 전류의 유입점, 유출점이 있는 경우의 쇼크로서 마이크로 쇼크에 대한 안전전류는 10[μA] 정도이므로 인체의 저항을 1000[Ω]으로 하여 10[μA]x1000[Ω]=10[mv], 즉 10[mv] 이상의 전위차가 발생되지 않도록 조치가 필요하다.
ⓒ 마이크로 쇼크는 전류 유입점 또는 유출점 중에 한 점이 심장근처의 체내에서 발생하는 감전사고이다.
ⓔ 의료용 전기기구 일부를 인체에 삽입시 환자 주위에 있는 노출 도전성 부분 사이에 미소한 전위차로 인해 내부 장기에 수 마이크로암페어의 미약한 전류가 통전되어 쇼크가 발생한다.
ⓜ 마이크로 쇼크의 한계전류
  ⓐ 일반적으로 병원의 안전기준은 안전계수를 적용하여 10[μA]를 채택한다.
  ⓑ 환자가 마취상태 또는 의식이 없는 경우는 그 이하에서 감전사고 발생할 수 있다.

17 다음 중 마이크로 쇼크에 대한 내용으로 아닌 것은? (21년4회기사13번)

① 마이크로 쇼크는 0.1[mA] 이다.
② 심장에 직접 가해지는 매우 낮은 전류에 의한 전기적 충격인데, 심장의 비정상적 동작인 심장정지(심실세동)를 일으키게 되므로 치명적이다.
③ 의료기기의 누설전류는 이 수치의 1/100이상, 즉 100[µA] 이상을 요구하며 이것을 기초로 안전 기준이 마련되어 있다.
④ 심장이 심실세동을 일으켜 정지한 경우에는 심장에 극히 큰 전류를 순간적으로 인가함에 따라 세동을 제거하여 심박동을 회복하는 것이 가능하다.

해설 02 의료기기 안전-3. Electric Shock(기출 16번 해설)

18 다음 중 전기쇼크 중 마이크로 쇼크에 대한 설명이 아닌 것은? (17년4회산업17번)

① 마이크로 쇼크는 [A] 정도의 전류다.

정답 | 15.③ 16.② 17.③

② 마이크로 쇼크는 심장에 직접 가해지는 매우 낮은 전류에 의한 전기적 충격이다.
③ 마이크로 쇼크는 100[μA] 정도의 매우 낮은 전류에서도 일어날 수 있다.
④ 전류의 유입점, 유출점 어느 한쪽이 심근에 접하고 있거나 가까이 있을 때 일어날 수 있는 쇼크이다.

해설 마이크로 쇼크 : 인체 내부의 심장 근처에 있는 전도성 물질에 의해 심장으로 전류자극을 일으키는 경우 심장근육에 직접 접촉되는 경우 아주 작은 전류도 심실세동을 초래, 보통 80[μA]에서 600[μA] 범위의 마이크로 쇼크가 심실세동을 나타낸다고 하나 공인된 전류 안전 전류한도는 10[μA]이다.

19 다음 중 인체에 흐르는 전류와 인체반응에서 전류는 실효치, 주파수 60[Hz], 1초간 통전-매크로 쇼크 전류조건에서 통증, 혼절가능, 기절, 허탈, 피로감을 느끼는 최소 전류값은? (17년1회기사6번)

① 1[mA] ② 6[A] ③ 50[mA] ④ 1[A]

해설 전류의 세기에 따른 인체의 생리적 반응

구 분	전류량	인체반응	비 고
주파수 : 60[Hz] 통전시간 : 1초 전류값 : 실효값	1[mA]	전류감지 최소 한계값	불수전류 (freezing current)
	5[mA]	전류감지 최대값	
	10~20[mA]	이탈할 수 없는 전류 : 근육의 지속적 수축으로 전원으로부터 이탈 불가	
	50[mA] 이상	고통(근육수축, 호흡마비, 심장억제, 통증, 허탈, 피로감)	
	100~300[mA]	심실세동	
	6[A] 이상	지속적 심장수축, 호흡정지, 3도 화상	

20 다음 중 전류가 인체에 흘렀을 때 통증, 혼절가능, 기절, 허탈, 피로감을 느낄 수 있는 전류값은? (단, 이 때 흐른 전류 값은 실효치, 주파수는 60[Hz], 1초간 통전 및 매크로 쇼크 전류로 한다.) (09년4회산업14번)

① 1 [mA] 이상 ② 10[mA] 이상 ③ 50[mA] 이상 ④ 100[mA] 이상

해설 02 의료기기안전 및 교육-3. Electric Shock(기출19번 해설)

21 다음 중 전류의 세기에 따른 인체의 생리적 반응이 아닌 것은? (12년4회45번)

① 1[mA] : 이탈할 수 없는 전류
② 50[mA] 이상 : 근육수축, 호흡마비, 심장억제, 통증
③ 100~300[mA] : 심실세동
④ 6[A] 이상 : 호흡정지, 3도 화상

해설

전류의 세기	인체의 반응
0.2~0.6[mA]	전류의 느낌이 부드러움
0.8~1[mA]	약간 따끔거리는 느낌을 갖음
5[mA]	수축으로 느낄 수 있는 전류의 한계
10~20[mA]	근육마비, 자신의 의사로 움직일 수 없는 전류
50[mA]	기절, 심장이나 호흡기에 이상적인 흥분
5~6[mA]	전류에 의한 화상 발생

22 다음 중 인체에 흐르는 전류 중 인체반응에서 최대 감지전류 값은? (19년4회산업기사14번)

① 1[mA] ② 5[mA] ③ 10~20[mA] ④ 50[mA] 이상

해설 02 의료기기 안전-3. Electric Shock(기출 21번 해설)

정답 | 18.① 19.③ 20.③ 21.① 22.②

23 다음 중 인체에 흐르는 전류와 인체반응 중 전류는 실효치, 주파수 60[Hz], 1초간 통전-매크로 쇼크 전류조건에서 3도 화상의 증상이 나타나는 전류값은 최소 몇 [A] 이상인가? (17년4회기사1번)

① 1　② 6　③ 15　④ 24

해설 02 의료기기 안전-3. Electric Shock(기출 21번 해설)

24 다음 중 인체에 전류를 흘렸을 때 심실세동을 일으키기 시작하는 전류값은? (18년4회산업2번)

① 10[μA]　② 100[mA]　③ 10[A]　④ 100[kA]

해설 심실세동 : 심실의 여러 부위가 계통 없이 수축, 확장함으로써 심박출량이 없는 상태이다.

㉠ 3~5분 내에 적극적인 치료가 없으면 사망하게 되고, 급성 심근경색증의 가장 흔한 원인이며, 대부분의 돌연심장마비로 인한 사망의 원인이다.

㉡ 심실세동이 발생할 수 있는 전류 : 약 100[mA] 정도이다.

25 다음 중 심실세동 전류에 대한 설명은? (19년1회산업기사16번)

① 개인이 감지할 수 있는 최소의 전류이다.
② 사람에 따라 다르나 약 1[mA] 정도이다.
③ 인체에 인가되는 전류가 증가되었을 때 자발적으로 손을 뗄 수 있는 상태를 유지할 수 있는 최대 전류값으로 약 10[mA]이다.
④ 인체통과 전류가 100[mA]에 달하고 경과시간이 길어지면 심장이 경련을 일으켜 심장이 멎는 전류치이다.

해설 심실세동전류 : 개인이 감지할 수 있는 최대의 전류이다.

26 다음 중 각각의 장비 또는 시스템간의 전위차를 해소하기 위한 접지방식으로 각 장비 간에 전위차가 발생하면 전기적 감전을 당할 수 있으므로 모든 장비 또는 주변의 금속부분을 상호 결합하여 전위를 같게 만들어 주는 의료용 접지방식은? (13년1회기사12번, 19년1회기사20번)

① 보호접지　② 등전위 접지
③ 정전기 장해방지용 접지　④ 잡음방지용 접지

해설 ㉠ 바닥도전 접지 : 병원의 수술실에 정전기에 의한 방전을 방지한다.

㉡ 등전위 접지 : 등전위중 등이란 같을 등자의 한문으로, 즉 전위가 같도록 접지한다. 의료용 전자기기와 정보설비를 조합시킨 병원자동화시스템(Hospital Automatic System)이 구축되고 있다. 의료시스템의 고도화는 인체의 외상을 치료하는 것과는 다르게 인체를 일부로 하거나 인체 기능의 일부에 대응하고 있기 때문에 의료용 전자기기의 개발과 보급에 수반되어 발생하는 문제점도 증가하고 있다.

㉢ 보호접지 : 매크로 쇼크에 대한 대책이며, 의료기기(ME) 등의 외함에 행하는 접지로 기기로부터의 누설전류에 의한 기기 외함의 전위 상승을 억제하기 위한 것이다.

㉣ 잡음방지용 접지 : 내·외부의 강한 전계의 침입으로 인한 잡음으로 검사장해, 통신기기의 장해로 인한 기능저하를 방지하기 위한 접지이다.

27 다음 중 등전위 접지에 대한 설명이 아닌 것은? (19년4회기사06번)

① 인체를 약 1[kΩ]의 저항을 가지는 등가회로로 가정하여 의료기기의 허용전위차를 계산 할 수 있다.
② 둘 이상의 전기기기를 동시에 사용할 때 각 전기기기들의 전위차를 없애는 접지이다.
③ 환자를 중심으로 한 반경 2.5[m] 이내의 공간에는 모든 장치는 완전한 등전위로 있어야 한다.
④ 매크로 쇼크에 대한 방지대책으로 의료기기를 접지하는 방식이다.

해설 02 의료기기 안전-3. Electric Shock(기출 26번 해설)

정답 | 23.② 24.② 25.④ 26.② 27.④

28 다음 중 등전위에 대한 설명이 아닌 것은? (16년4회기사16번)

① 둘 이상의 전기기를 동시에 사용할 때
② 접지점을 여러개 사용해도 각각의 접지점은 접지가 되어 있으므로 전위는 같게 된다.
③ 벽의 접지단자나 창틀, 손잡이, 수도꼭지 등의 사이에서 전위차가 존재할 수 있다.
④ 접지점은 2점이나 3점으로 하면 접지선을 매개로 하여 전류가 인체에 흘러 들어갈 수 있다.

해설 ㉠ 수술실, 중환자실, 인큐베이터실 등이 있다.
㉡ 실내급수관, 가스관, 금속창문 틀, 침대 금속체 등으로 0.002[m] 이상 또는 길이 20[cm]이상으로 손에 접촉할 가능성이 금속부를 접지하여 전위차를 10[mV]이하로 제한한다(모두 1개의 소의 접지센터에 배선한다).
㉢ 인체의 최소저항은 1000이므로 전위차(1000×10[uA]=10[uA])를 억제가 가능하다.

29 다음 중 등전위에 대한 설명이 아닌 것은? (13년1회산업4번)

① 둘 이상의 전기기기를 동시에 사용할 때는 접지점이 두 곳 이상이어야 한다.
② 환자를 중심으로 한 반경 2.5[m]의 공간을 환자환경이라고 한다.
③ 환자반경 2.5[m] 이내의 범위에 10[mV] 이상의 전위차가 발생되지 않도록 해야 한다.
④ 근소한 접지 전위차를 검출하는 일은 곤란하지만, 그대로 놓았을 때는 치명적인 사고를 일으킬 수 있다.

해설 둘 이상의 전기기기를 동시에 사용할 때는 접지점이 반드시 한 곳이어야 한다.

30 다음 등전위 접지에 관한 설명이 아닌 것은? (08년4회산업9번, 10년2회산업20번)

① 수술실, 중환자실은 등전위 접지로 할 필요가 있다.
② 환자반경 2.5[m] 이내의 범위 내 10[mV] 이상의 전위차가 발생되지 않도록 해야 한다.
③ 마이크로 쇼크를 방지하기 위하여 인체에 100[mA] 이상의 전류가 흐르지 않게 하기 위한 접지방식이다.
④ 접지 점을 2~3점으로 하면 각 점의 미소한 전위차로 인하여 접지선을 매개로 하여 전류가 인체에 흘러 들어가는 위험성이 있기 때문에 등전위로 할 필요가 있다.

해설 등전위 접지
㉠ 마이크로 쇼크에 대하여 안전한 전류값 : 10[mV] 정도이기 때문에 저항을 1[Ω]으로 계산하면 10[mV] 밖에 안되므로 두 금속부 사이나 기기 간에 10[mV] 이상의 전위차가 나타나지 않도록 할 필요가 있다.
㉡ 등전위 접지 : 보호접지와는 달리 전기기기가 아닌 일반 금속부도 접지할 필요가 있으며, 마이크로 쇼크 방지용이므로 병원 내의 모든 금속부분 및 전기기기를 한 곳의 접지센터에 연결할 필요는 없고, Micro Shock의 위험이 있는 수술실 등을 중심으로 각 방마다 따로 설치한다.
㉢ 환자가 직 · 간접적으로 접촉하는 범위는 모두 등전위로 해야 하기 때문에 병상이나 수술대 등으로부터 주위 2.5[m] 높이 2.3[m]까지의 금속부는 모두 등전위 접지시켜야 하며, 환자가 직접 또는 타인을 매개로 하여 접촉할 수 있는 범위로 환자보호 범위라고도 한다.
㉣ 흉부수술실, 실험관 엑스선 촬영실, 집중치료실, 관상동맥환자 집중치료실 등은 보호접지시설 이외에 실내의 모든 금속체 에는 등전위 접지시스템으로 구축되어야 한다.

31 다음 중 병원에서 등전위 접지가 필요없는 곳은? (09년2회산업20번, 10년2회산업6번)

① 동맥환자 집중치료실 ② 흉부수술실 ③ 중환자실 ④ 집중치료실

해설 02 의료기기 안전-3. Electric Shock(기출 30번 해설)

32 다음 보기의 마이크로 쇼크를 방지하기 위해 필요한 측정 전위차의 값은? (11년1회기사10번, 15년4회기사19번)

등전위 접지시스템을 검사하기 위해 측정기를 등전위 접지점과 환자환경내의 각종 노출 도체에 접속하여 각각의 전위차를 측정하였다.

정답 | 28.② 29.① 30.③ 31.③

① 10[mV] ② 1[mV] ③ 0.5[mV] ④ 0.05[mV]

해설 02 의료기기 안전-3. Electric Shock(기출 30번 해설)

33 다음 중 등전위 접지시스템에서 마이크로 쇼크가 발생하지 않는 전위차의 크기는? (16년4회산업19번)

> 단, 환자환경의 2.5[m] 이내의 범위에서 마이크로 쇼크의 허용전류를 10[μA] 이하로 하고 인체를 약 1[kΩ]의 저항을 가지는 등가회로로 가정한다.

① 10[mV] ② 50[mV] ③ 100[mV] ④ 500[mV]

해설 02 의료기기 안전-3. Electric Shock(기출 30번 해설)

34 다음 중 환자를 중심으로 2.5[m]의 범위 내에 있는 침대 및 모든 장치를 같은 전위상태로 만드는 접지시스템은? (21년1회기사01번)

① 보호 접지시스템 ② 등전위 접지시스템
③ 바닥도 전접지시스템 ④ 잡음방지용 접지시스템

해설 02 의료기기 안전-3. Electric Shock(기출 30번 해설)

35 다음 설명에서 ( ) 안에 알맞은 것은? (08년4회기사16번)

> 접지방식 중 전기기기의 금속제 외함 등 노출 도전성 부분에 시설하는 접지방식은 (ⓐ)이며, 수술실 등에서 각각의 장비 또는 시스템 간의 전위차를 해소하기 위한 접지방식은 (ⓑ)이다.

① ⓐ : 보호접지, ⓑ : 등전위 접지 ② ⓐ : 보호접지, ⓑ : 정전기 장해방지용 접지
③ ⓐ : 잡음방지용 접지, ⓑ : 등전위 접지 ④ ⓐ : 바닥도전 접지, ⓑ : 정전기 장해방지용 접지

해설 02 의료기기 안전-3. Electric Shock(기출 30번 해설)

36 다음 중 흉부수술실, 집중치료실 등의 전기설비에 시설하여야 할 접지는? (11년1회기사14번)

① 보호접지, 등전위 접지 ② 잡음방지용 접지, 등전위 접지
③ 보호접지, 정전기 장해방지용 접지 ④ 바닥도전 접지, 정전기 장해방지용 접지

해설 02 의료기기 안전-3. Electric Shock(기출 30번 해설)

37 다음 중 수술실에서 유기될 수 있는 누설전류 및 정전기 등을 신속히 대지로 방류시키기 위한 설비로 등관을 도전성 몰탈에 매설하는 접지방식은? (16년1회산업1번)

① 바닥보호 접지 ② 등전위 접지 ③ 보호접지 ④ 잡음방지용 접지

해설 02 의료기기 안전-3. Electric Shock(기출 30번 해설)

38 다음 중 병원의 관상동맥질환 처치실, 심혈관 조영실, 마취실, 흉부수술실, 관상동맥환자 집중치료실, 응급실 등 장착부를 환자의 심장부위에 삽입 또는 접촉시켜 사용하는 의료장소에서 각 장비 또는 시스템 간의 전위차를 해소하기 위해서 반드시 전기설비에는 보호접지시설 이외에 무슨 접지를 보통 추가 시설해야 하는 접지는? (10년4회기사6번, 12년4회기사4번, 20년3회기사14번)

① 보호접지 ② 기능 접지 ③ 계통 접지 ④ 등전위 접지

해설 02 의료기기 안전-3. Electric Shock(기출 30번 해설)

정답 | 32.① 33.① 34.② 35.① 36.① 37.① 38.④

39 다음 ( ) 안에 알맞은 것은? (11년1회기사17번)

> 환자가 직접, 간접적으로 접촉할 우려가 있는 범위는 환자가 점유하는 장소로부터 수평방향 (ⓐ), 의료실의 바닥으로부터 높이 (ⓑ)의 범위이다.

① ⓐ : 1[m], ⓑ : 1[m]
② ⓐ : 2.5[m], ⓑ : 2.3[m]
③ ⓐ : 5[m], ⓑ : 5[m]
④ ⓐ : 10[m], ⓑ : 12[m]

해설 등전위 접지 : 환자가 점유하는 장소로부터 수평방향으로 2.5[m] 수직방향으로 2.3[m] 이내에 있는 단면적 200[cm^2]를 초과하는 금속제에 사용하며, 공간을 환자환경이라고 한다. 이 범위 내에 있는 침대 및 모든 장치를 같은 전위상태인 완전한 등전위로 해야 한다.

40 다음 중 누설전류의 종류가 아닌 것은? (13년1회산업19번, 15년4회산업15번, 19년4회산업기사03번)

① 환자누설전류 ② 외장누설전류 ③ 접지누설전류 ④ 내장누설전류

해설 누설전류의 종류 : 환자누설전류, 외장누설전류, 접지누설전류가 있다.
㉠ 접지누설전류 : 전원부에서 절연물을 통하여 내부 또는 표면을 통해 보호접지선으로 흐르는 누설전류이다.
㉡ 환자누설전류 : 장착부에서 환자를 통하여 대지로 흐르든가 또는 외부전원으로부터 환자와 F형 장착부를 통하여 대지로 흐르는 누설전류이다.
㉢ 외장누설전류 : 정상적인 사용시에 장착부를 제외하고 조작자 또는 환자가 접촉할 수 있는 외장에서 보호접지선 이외의 도전, 도체를 통하여 대지 또는 외장으로 흐르는 누설전류이다.

41 다음 중 누설전류의 종류에 대한 설명이 아닌 것은? (19년1회산업기사20번)

① 접지누설전류 : 전원부에서 절연물을 통하여 내부 또는 표면을 통해 보호접지선으로 흐르는 누설전류
② 외장누설전류 : 정상적인 사용 시에 장착부 및 조작자 또는 환자가 접촉할 수 있는 외장에서 보호접지선 이외의 도전체를 통하여 대지 또는 외장으로 흐르는 누설전류
③ 환자누설전류 : 장착부에서 환자를 통하려 대지에 흐르거나 외부 전원으로부터 환자와 F형 장착부를 통화여 대지로 흐르는 누설전류
④ 환자측정전류 : 환자를 통해 환자 접속부와 다른 모든 환자 접속부 간에 흐르는 생리학적 효과를 발생시키는 것을 의도하지 않은 전류

해설 02 의료기기 안전 – 3. Electric Shock(기출 40번 해설)

42 다음 중 인체에 전류가 흘렀을 때 인체에서 나타나는 현상이 아닌 것은? (17년4회기사19번)

① 세포 내 이온의 이동이 발생
② 피부저항에 의한 저항성 발열이 발생
③ 전자기 유도에 의해 강한 자기가 생김
④ 근육의 지속적 수축, 호흡근 마비, 미주신경자극에 따른 심장의 억제나 심실세동이 발생

해설 인체에 전류가 흘러서 발생하며, 가벼운 것은 단순 충격(Shock) 정도의 것으로부터 위중한 것은 고통이 따르는 과격한 충격, 근육의 장해, 호흡곤란에 의한 질식사망, 그 위에 심실세동에 의한 소위 전격 사망에 이르기까지 여러 가지 현상이 보인다.

43 다음 중 인체에 전류가 흘렀을 때 세포내 이온의 이동이 발생했다면 어떤 작용에 속하는가? (18년1회기사6번)

① 자극작용 ② 열작용 ③ 화학작용 ④ 자기작용

해설 화학작용 : 이온의 이동에 따라 전류가 생기는 것이다. 세포내 이온의 이동이 발생하여 화학적인 반응이 일어난다.

정답 | 39.② 40.④ 41.② 42.③ 43.③

44 다음 중 생체에 대한 전류의 작용에 대한 설명이 아닌 것은? (15년2회47번)

① 인체조직에서의 저항성 발열로 인한 열작용
② 이온의 이동에 따라 전류가 생기는 화학작용
③ 호흡 메커니즘에 의한 폐의 팽창 및 수축작용
④ 전자기 유도에 의해 미약한 자기가 형성되는 자기작용

해설 생체에의 전류작용
㉠ 열작용 : 전류 I가 저항 R을 시간 t 만큼 흐르면 열에너지(줄열)가 발생하는 영향이다. 조직에서의 저항성 발열이 일어난다.
㉡ 화학작용 : 이온의 이동에 따라 전류가 생기는 것이다.
㉢ 자극작용 : 강한 전류가 생체를 통하면 신경 및 근육 같은 반응성조직에 대해 자극을 가하여 근육의 지속적 수축, 호흡근 마비, 미주신경 자극에 따른 심장박동의 억제나 심실세동이 생기는 현상이다.
㉣ 자기작용 : 생체에 전류가 흐르면 전자기유도에 의해 미약한 자기마당이 형성된다. 자기작용은 안전에 별 영향을 주지 않는다.
※ 호흡 메커니즘 : 압력차이에 의해 일어난다.

> [참고] ⓐ 영양 물질 흡수, 독소배출
> ⓑ 신경 전달 작용
> ⓒ 자율신경전달 작용 : 호흡계, 순환계, 소화계, 내분비계 각기 맡은일 원활하게 수행
> ⓓ 피부질환예방 : 아토피, 검버섯, 여드름, 쥐젖 등
> ⓔ 염증 및 통증, 국소 발열, 부종, 발작 등을 본래 상태로 복귀
> ⓕ 근육의 수축이완
> ⓖ 혈액 순환 및 호르몬 활성화
> ⓗ 면역력 강화

45 다음 중 생체전기신호를 검출할 때 전원선 잡음을 제거하기 위해 사용하는 방법이 아닌 것은?
(08년5회1번, 11년4회42번, 14년2회5번)

① 신호평균화
② 인체의 접지
③ 차동증폭기의 사용
④ 전원선 주파수의 대역소거 필터 사용

해설 ㉠ 생체신호 : ⓐ 일반적으로 생체가 갖고 있는 고유의 잡신호를 수반한다.
ⓑ 교류유도에 의한 잡신호의 영향이 매우 크기 때문에 신호평균화, 차동증폭기와 전원선 주파수의 대역소거 필터 사용 등으로 잡 신호를 제거하거나 줄일 수 있는 방법이 필요하다.
㉡ 생체전기계측기(Biological Electric Instrument) : ⓐ 생체는 각종기관의 활동에 의해서 특유한 전압이나 전류를 발생한다.
ⓑ 활동 전압이나 활동전류를 검출 기록하고, 이것을 분석하여 생체 기능의 연구나 진단에 이용하는 측정기를 생체전기 계측기라고 한다.
ⓒ 현재 실용되고 있는 주요한 것으로 뇌파계, 심전계, 근전계 등이 있다.
㉢ 차동증폭기 : 2개의 입력 단에 차동적으로 주어진 입력신호에 의해서만 출력을 일으키는 증폭기이며, 잡음이 많은 생체신호는 반드시 잡음을 제거해야 하는데 잡음을 제거하기 위해 사용되는 것이 차동증폭기이다.

46 다음 중 의료용 접지방식이 아닌 것은? (08년5회60번)

① 외벽접지 ② 잡음방지용 접지 ③ 등전위 접지 ④ 보호접지

해설 의료용 접지방식 : 의료용 접지(기능 접지 + 감점보호용 접지)의 필요성 : 최근 ME(Medical Electronic)기기의 급속한 보급으로 ME기기의 전격에 대한 철저한 대책을 요한다.
㉠ 잡음방지용 접지
ⓐ 내외부의 강한 전계의 침입으로 인한 잡음으로 검사장해, 통신기기의 장해로 인한 기능저하의 방지하기 위한 접지이다.
ⓑ 외부에서 침입한 잡음원에 의해서 전자회로나 컴퓨터, 정보통신기기, 의료기기 등 전자기기가 오동작을 하거나 기능의 상실, 통신품질의 저하를 방지하기 위한 목적 또는 이러한 전자기기 등의 동작으로 발생하는 고주파의 전자에너지가 외부로 누출되어 다른 기기에 영향을 미치지 않도록 하기 위한 목적으로 시설하는 접지 즉 잡음원의 에너지를 대지로 방출시키기

정답 | 44.③ 45.② 46.①

위한 것을 잡음방지용 접지한다.

ⓒ 뇌파검사실, 심전도실 등에 필요한 접지방식이다.

㉡ 등전위 접지

ⓐ 각각의 장비 또는 시스템 간의 전위차를 해소하기 위한 접지방식으로 각 장비 간에 전위차가 발생하면 전기적 감전을 당할 수 있으므로 모든 장비 또는 주변의 금속부분을 상호 결합하여 전위를 같게 만들어 주는 접지형태이다.

ⓑ 흉부수술실, 심혈관엑스선 촬영실, 집중치료실, 관상동맥환자 집중치료실 등은 보호접지시설 이외에 실내의 모든 금속체에는 등전위 접지 시스템으로 구축되어야 한다.

ⓒ 심장에 직접 또는 아주 가까운 부분에 전기를 사용하는 의료기기를 쓰는 경우 마이크로 쇼크를 방지하기 위해서 접지하는 것이다.

ⓓ 수술실, 중환자실, 인큐베이터실 등에서 사용한다.

㉢ 보호접지

ⓐ 가장 기본적인 접지방식으로 매크로 쇼크에 대한 안전대책이며 의료기기, 전기기의 금속제 외함 등 노출 도전성 부분에 시설하는 접지이다.

ⓑ 일반적으로 보호접지단자와 보호접지로 연결된 모든 접촉가능 금속사이의 임피던스는 0.1[Ω] 이하로 규정하고 있다.

ⓒ 매크로 쇼크에 대한 대책이며 의료기기(ME) 등의 외함에 행하는 접지로 기기로부터의 누설전류에 의한 기기 외함의 전위상승을 억제하기 위한 것이다.

㉣ 정전기 장해방지용 접지

ⓐ 마찰 등으로 인한 정전기 축적을 방지하고 발생된 정전기를 안전하게 대지로 방류하기 위한 접지이다.

ⓑ 절연상태의 물체에 축적된 전하는 높은 전압을 띠고 있으며, 정전기 현상이 발생할 때 폭발성 가스 등이 존재하면 화재의 원인이 되고, 전자기기에 내장된 IC나 의료장비에 장해를 주거나 오동작을 초래하며 인체에 불쾌감등을 유발한다.

ⓒ 환자용 승강기, 수술대 및 Push Button Sw(푸시 버튼 스위치) 등에 필요한 접지이다.

47 다음 중 환자환경 2.5[m] 이내의 범위에는 적어도 10[mV] 이상의 전위차가 발생하면 안 된다. 인체의 저항을 1[kΩ]이라고 가정하였을 경우 전류는 어느 정도 이상 흐르면 안 되는가? (12년2회41번)

① 1[mA] ② 1[μA] ③ 10[mA] ④ 10[μA]

해설 안전전류10[μA], 인체저항 1,000[Ω]이므로 → 10[μA]×1,000[Ω] = 10[mV]
따라서 범위기간 10[mV]이상의 전위차가 없어야 하므로 등전위 접지가 필요하다.

48 다음 인체에 접속하는 기간에 따른 분류 중 "24시간 이상 30일 이내에 1회 혹은 반복 노출하는 의료기기"에 해당하는 것은? (15년4회53번, 16년2회59번)

① 제한접촉 ② 지속접촉 ③ 누적접촉 ④ 영구접촉

해설 의료기기의 생물학적 안전에 관한 공통기준규격

㉠ 접촉기간에 따른분류 : 인체에 접촉하는 기간에 따라 다음과 같이 분류된다.

ⓐ 제한접촉(A)[limited exposure(A)] : 24시간 이내에 1회 혹은 반복 노출하는 의료기기

ⓑ 지속접촉(B)[prolonged exposure(B)] : 24시간 이상 30일 이내에 1회 혹은 반복 노출하는 의료기기

ⓒ 영구접촉(C)[permanent contact(C)] : 접촉기간이 30일을 초과하며 1회 노출 혹은 반복 노출되는 의료기기

※ 의료기기 또는 원자재가 2개 이상의 접촉기간 분류에 해당되면 보다 엄격한 시험기준이 적용되어야 한다. 반복 노출이 발생되는 의료기기에 대한 분류를 할 때는 잠재적인 누적 효과와 노출이 지속되는 시간을 고려하여야 한다.

49 다음 중 전기적 쇼크를 방지하는 방법은? (기능사 11년4회55번, 13년2회50번)

① 전원 코드선의 접지선을 제거한다. ② 고전압 전원을 사용한다.
③ 전류제한기를 사용한다. ④ 이중 절연방식 대신 단일 절연방식을 사용한다.

해설 전기적 쇼크를 방지하는 방법은 전류제한기를 사용하는 것이다.

㉠ 전류 제한기 : 정해진 크기 이상의 사고 전류가 흐르면 자동적으로 회로를 차단하는 개폐기로 전자식 · 열식(바이메탈 · 온도퓨즈) · 퓨즈식이 있다. 최근의 분전반에 사용되는 노퓨즈 브레이커도 전류 제한기의 하나이다.

정답 | 47.④ 48.② 49.③

50 다음 중 누설전류의 종류가 아닌 것은? (기능사 15년2회55번)

① 감지누설전류 ② 접지누설전류 ③ 외장누설전류 ④ 환자누설전류

해설 누설전류의 종류

㉠ 환자누설전류 : ⓐ 장착부에서 환자를 통하여 대지로 흐르는 누설전류이다.
ⓑ 신호 입출력부에서 옮겨진 전원전압에 의해서 창작부로부터 환자를 거쳐 대지로 흐르는 누설전류이다.
ⓒ (F형 절연)장착부에 환자를 거쳐서 옮겨진 전원전압에 의해서 기기로부터 대지로 흐르는 누설전류이다.

㉡ 외장누설전류 : 조작자 또는 환자가 접촉할 수 있는 외장에서 보호접지선 이외의 도전체를 통하여 대지 또는 외장으로 흐르는 누설전류이다.

㉢ 접지누설전류 : 전원부에서 절연물을 통하여 내부 또는 표면을 통해 보호접지선으로 흐르는 누설전류이다.

4 의료기기 안전표시

예 · 상 · 문 · 제

01 다음 ICE(국제전기표준회의)에서 기기장애를 일으키는 9가지 항목은?

① 생물학적으로 완전한 물질의 접촉 ② 1가지 형태의 에너지
③ 체표면의 과열에 의한 반사운동이나 열상 ④ 조직에서의 저항성 발열

해설 IEC(국제전기표준회의)에서 기기 장애를 일으키는 9가지 항목

㉠ 부품의 고장(특히 생명유지장치 등)이다.
㉡ 조작 미숙, 전기적 또는 기계적 손상에 의한 동작불량이다.
㉢ 여러 가지 형태의 에너지(인체에 흐르는 전류, 방사선 초음파, 고주파 에너지, 가속입자 등)이다.
㉣ 화학적 부식제, 독물, 고온 유체의 방출, 생물학적으로 불완전한 물질의 접촉이다.
㉤ 기기의 손상에 따른 용융금속이나 연고물체 등이 기기 외로 누출되어서 생기는 화재이다.
㉥ 고주파 간섭에 의한 진단, 데이터수집, 자동시스템, 치료 등의 방해이다.
㉦ 부적절한 부품의 교환, 조작순서의 오류, 부정출력이다.
㉧ 체표면의 과열에 의한 반사운동이나 열상이다.
㉨ 전원공급의 정지이다.

02 다음 ISO 기준 중 의료기기 분야의 품질경영시스템의 인증기준은?

① ISO300 ② ISO13485 ③ ISO4001 ④ ISO9001

해설 ISO13485 : ISO9000 품질경영시스템 요구사항이 기존 의료기기 관련 산업 분야의 특성을 충분히 반영하지 못하고 있기에 기존 ISO9001/2의 요구사항을 모두 포함하며, 의료기기 분야의 특성에 따른 추가적인 요구사항을 포함하여 구성된다.

03 다음 빈칸에 해당하는 내용은?

> 의료기기는 특히 환자에게 사용되며, 그 역할이 사람의 생명, 건강에 직접 영향을 끼친다. 이러한 특성으로 의료기기에 대하여 일반적인 제품에 비하여 훨씬 '높은 수준의 안전성'이 요구된다. 이를 보장하기 위하여 ( ) 규격에서는 의료기기에 대하여 규제적인 의도로 적용되는 특별 요구사항을 포함하고 있다. 이에 따라 일반적으로 의료기기 생산업체나 관련업체에서 ( ) 규격이 요구되는 추세이다. ( )는 의료기기를 설계, 개발, 생산, 설치 및 부가 서비스를 제공하는 조직의 시스템에 대한 요구사항을 규정한 규격으로 조직의 신뢰성이나 능력을 평가하기 위한 기준으로 사용된다.

정답 | 50.① 〈예상문제〉 01.③ 02.②

① ISO 13485 ② ISO 10993 ③ ISO 9002 ④ ISO 9001

해설 02 의료기기 안전 – 4. 의료기기 안전표시(02번 해설)

04 다음 중 한국식품의약품안전처의 약어는?

① FDA ② CFDA ③ MFDS ④ IMDRF

해설 ㉠ MFDS(Ministry of Food of Drug Safety) : 한국식품의약품안전처
㉡ FDA(US Food Drug Administration) : 미국보건후생성소속연방정부기관
㉢ CFDA(China Food and Drug Administration) : 중국식품의약품감독관리총국
㉣ IMDRF : 의료기기국제조화위원회

05 다음 중 이 모든 것을 관장하는 기관은?

> 의료기기에 대한 확인과 관리・감독이 법으로 규정되어야 하는 것은 인체에 직접적으로 사용하는 기기인 만큼 그 어느 것보다 안전성이 가장 중요시 된다.

① KFDA ② GMP ③ FTSC ④ ISO

해설 기관설명
㉠ KFDA : 식품의약품안전처 ㉡ GMP : 대한민국 의료기기 관리제도
㉢ FTSC : 연방표준화위원회 ㉣ ISO : 국제표준화 기구

06 다음 보기의 제품 인증마크?

> 제품이 안전, 건강, 환경 그리고 소비자 보호와 관련된 유럽규격의 조건들을 준수한다.

① Q 마크 ② CE 마크 ③ NSF 마크 ④ ISO 마크

해설 ㉠ Q 마크 : 소비자는 적정품질의 제품을 안심하고 구입 할 수 있고, 생산자는 제품의 품질을 유지하고 품질 이미지를 고양할 수 있도록 하기 위해 붙여진 기술 성능 인증마크이다.
㉡ CE 마크 : 제품이 안전, 건강, 환경 그리고 소비자 보호와 관련된 유럽규격의 조건들을 준수한다는 의미의 제품 인증마크이다.
㉢ ISO 마크(International Organization for Standardization : 국제표준화기구) : 재화 및 서비스와 관련된 제반설비와 활동의 표준화를 통하여 국제교역을 촉진하고 지적, 학문적, 기술적, 경제적 활동 분야에서의 협력증진을 하기 위한 목적으로 만들어진 시스템 인증마크이다.
㉣ NSF 마크(National Sanitiation Foundation : 미국 위생규격) : 보건과 의료에 관련된 제품들을 인증하는 미국 위생규격 마크이다.

07 다음 중 품질보증의 약어는?

① QA ② RA ③ OA ④ OQ

해설 품질보증(QA : Qulity Assurance)
㉠ QA(Qulity Assurance) : 제품개발 전 과정에서 품질문제를 미연에 예방하기 위한 활동이다.
㉡ RA(Regulatory Affairs) : 의약품의 연구, 개발, 사용, 사후관리까지 허가・심사하는 과정이다.
㉢ OA(Office Automation) : 사무자동화의 약어로 조직의 사무업무를 수행하기 위해 사무기능을 자동화한 것이다.
㉣ OQ(Operational Qualification) : 의료기기를 생산하기 위한 장치 및 시스템이 규정된 운영범위에서 기준에 맞게 작동하는지 증거를 확보하고 문서화 하는 과정이다.

정답 | 03.① 04.③ 05.① 06.② 07.①

08 다음 중 의료기기의 안전성을 고려할 사항이 아닌 것은?

① 기기의 안전성을 확실하게 확보하여야 한다.
② 다른 의료기기의 고장이나 위험을 유발해서는 안된다.
③ 기기의 기능 및 성능이 손상되지 않도록 상호 간의 서브 외란의 영향, 신뢰성 등을 고려한다.
④ 위험을 의식하거나 위험하다고 판단할 수 없거나 위험을 느껴도 피할 수 없을 수도 있다.

해설 의료기기의 안정성
㉠ 다른 의료기기의 위험이나 고장을 유발해서는 안된다.
㉡ 의료기기의 성능 및 그 자체가 환자의 건강 유지나 생명에 연관되는 경우가 많으므로 기기의 기능 및 성능이 손상되지 않도록 상호 간 서브외란의 영향, 신뢰성 등을 고려해야 한다.
㉢ 의료기기의 안전성은 아주 엄격히 적용되어야 할 필요성이 있다. 특히 환자의 안전성을 확실하게 확보하지 않으면 안된다.
※ ④번은 의료기기 대상인 환자에 대한 설명이다.

09 다음 중 안전상 위험에 대한 보호를 위해 준비된 모든 수단이 완전한 상태는?

① 연속 가동
② 단시간 부하의 연속 가동
③ 정상상태
④ 간헐 가동

해설 정상상태 : 안전상 위험에 대한 보호를 위해 준비된 의료진 · 환자 · 의료장비가 완전한 상태이다.

10 다음 중 의료기기 안정성 · 유효성 심사에 관한 자료 및 자료의 요건에 대한 설명은?

① 국내에서의 사용 현황과 제조 품목허가 경위와 관련된 자료이다.
② 의료기기의 안전성과 유효성을 증명하기 위해 동물을 대상으로 시험한 임상시험성적에 관한 자료이다.
③ 구조 · 원리, 사용목적, 사용방법 등에 관하여 국내 · 외 유사제품과의 비교 검토 및 당해 의료기기의 특성에 관한 자료이다.
④ 당해 제품을 개발하기 위하여 적용하지 않은 원리 등에 대한 경험적인 타당성을 입증할 수 있는 기원 또는 발견 및 개발 경위에 관한 자료이다.

해설 일반적인 사용조건에서의 사람신체접촉과 접촉의 정도, 시간, 횟수의 상태와 환자의 신체 크기에 의한 의료기기 접촉 표면적과의 관계를 고려한다.
㉠ 첫 번째 목적 : 의료기기 사용시 사용자의 생물학적 안전을 보장하는 것이다.
㉡ 두 번째 목적 : 시험동물 보호를 위하여 시험시 사용되는 시험동물의 수와 시험동물 시험을 최소화하고자 하는 것이다.

11 다음 중 의료기기에 의한 장해형태가 아닌 것은?

① 유해물질, 병원체의 오염으로 인한 세균감염 등이다.
② 기기로부터 방출된 에너지로 인한 X-ray 감염 등이다.
③ 조직에서의 저항성 발열로 인한 수분부족 현상이다.
④ 기기성능의 결함, 정지로 인한 가동시 환자진료시 위험을 초래한다.

해설 ㉠ 의료기기에 의한 장해 형태 : ⓐ 유해 물질, 병원체의 오염으로 인한 세균감염 등이다.
ⓑ 기기로부터 방출된 에너지로 인한 X-ray 감염 등이다.
ⓒ 성능의 열화, 동작의 불량으로 기기의 파손 등이다.
ⓓ 기기성능의 결함, 정지로 인한 가동시 환자진료시 위험을 초래한다.
㉡ 장해를 일으키는 요인 : ⓐ 부품의 고장(특히 생명 유지 장치 등)으로 인한 치료나 시술시 위험을 초래한다.
ⓑ 조작 미숙, 전기적 또는 기계적 손상에 의한 동작 불량으로 인한 위험 등이다.
ⓒ 여러 가지 형태의 에너지(인체에 흐르는 전류, 방사선 초음파, 고주파 에너지, 가속입자 등)이다.
ⓓ 화학적 부식제, 독극물, 고온 유체의 방출, 생물학적으로 불완전한 물질의 접촉 등이다.
ⓔ 의료기기의 손상에 따른 용융금속이나 연고물체 등이 의료기기 외부로 누출되어 생기는 화재이다.

정답 | 08.④ 09.③ 10.③ 11.③

ⓕ 고주파 간섭에 의한 진단, 데이터 수집, 자동시스템, 치료 등의 방해로 인한 오동작이다.
ⓖ 부적절한 부품의 교환, 조작순서의 오류, 부정출력으로 인한 오진 등이다.
ⓗ 체표면의 과열에 의한 반사운동이나 열상으로 인한 환자의 화상 등이다.
ⓘ 전원공급의 정지이다.

12 다음 의료기기에 의한 장해의 형태 중 위험의 기본요소가 아닌 것은?

① 낮은 저항계수 ② 기기로부터 방출된 에너지
③ 기기 성능의 결함, 정지 ④ 병원체의 오염, 유해 물질

해설 기기에 의한 장해의 형태는 다양 하지만 그 기본적인 요소는 다음의 4가지이다.
㉠ 기기로부터 방출된 에너지 ㉡ 기기성능의 결함, 정지 ㉢ 동작의 불량, 성능의 열화 ㉣ 병원체의 오염, 유해 물질

13 다음 중 지속접촉에 대한 설명은?

① 24시간 이상 30일 이내에 일회, 수회 및 장기간 접하는 의료기기
② 일회, 수회 및 장기간 이용되거나 접촉 기간이 30일을 초과하는 의료기기
③ 24시간 이내에 일회 접하는 의료기기
④ 24시간 이내에 수회 접하는 의료기기

해설 ㉠ 24시간 이내 : 제한된 접촉 ㉡ 24시간 이상 30일 이내 : 지속 접촉 ㉢ 30일 초과 : 영구 접촉

14 다음 중 전자의료 장비검사에 포함되지 않는 것은?

① 서류 ② 안전 ③ 육안검사 ④ 격리여부 검사

해설 격리 여부 검사 : 전기안전 검사절차에 포함된다.

15 다음 중 의료용 전기기기의 직접적 사고가 아닌 것은?

① 잘못된 정보로 인한 사고이다. ② 정전으로 인한 사고이다.
③ 과대한 에너지로 인한 사고이다. ④ 감전으로 인한 쇼크로 인한 사고이다.

해설 ㉠ 전기기기의 직접적 사고 : 정전 또는 감전으로 인한 쇼크 등이다.
㉡ 잘못된 정보 : 직접적 사고는 아니다.

16 다음 중 기기의 일부로서 정상작동시 환자와 접촉되는 부분은?

① 개폐커버 ② 접촉가능 금속부 ③ 부속품 ④ 장착부

해설 장착부 : 기기의 일부로서 정상적인 가동시에 다음의 상태가 되는 부분이다.
㉠ 기기가 그 기능을 수행하기 위해 환자와의 물리적 접촉이 필연적일 때이다.
㉡ 환자와 접촉될 때이다.
㉢ 환자와 접촉할 필요가 있는 부분이다.

17 다음 중 표시등의 색과 의미가 바르게 연결된 것은?

① 녹색 : 동작 준비 완료 ② 노랑 : 위험, 경고
③ 빨강 : 주의 ④ 파랑 : 동작

해설 표시등의 색과 그 의미
㉠ 녹색 : 동작준비 완료이다.
㉡ 노랑 : 주위 또는 준비의 요구이다.

정답 | 12.① 13.① 14.④ 15.① 16.④ 17.①

㉢ 빨강 : 위험의 경고, 즉시 대처할 것을 요구한다.
㉣ 기타 : 빨강, 노랑 이외의 뜻이다.

18 다음 중 의료기기 사용대상인 환자에 대하여 주의할 사항이 아닌 것은?

① 외부로부터의 작용에 특히 미세한 전기적 신호상태에 주의한다.
② 여러 가지 외부적 요인이 존재한다는 것을 인식하고 환자의 주위에도 각별한 주의가 필요하다.
③ 위험을 의식하거나 위험하다고 판단할 수 없거나 위험을 느껴도 피할 수 없을 수도 있다.
④ 의료기기의 상호간 서브외란의 영향, 신뢰성 등을 고려한다.

해설 의료기기의 안전성과 환자의 주의사항
㉠ 의료기기 대상인 환자에 대한 주의사항
ⓐ 외부로부터의 작용에 특히 미세한 전기적 신호상태에 주의하여야 한다.
ⓑ 여러 가지 외부적 요인이 존재한다는 것을 인식하고 환자의 주위에도 각별한 주의가 필요하다.
ⓒ 위험을 의식하거나 위험하다고 판단할 수 없거나 위험을 느껴도 피할 수 없는 경우도 있다.
㉡ 의료기기의 안전성에 대한 고려사항 : ⓐ 다른 의료기기의 위험이나 고장을 유발해서는 안된다.
ⓑ 의료기기의 성능 및 의료기기 자체가 환자의 건강유지나 생명에 연관되는 경우가 많으므로 기기의 기능 및 성능이 손상되지 않도록 상호 간 서브외란의 영향, 신뢰성 등을 고려해야 한다.
ⓒ 의료기기의 안전성은 아주 엄격히 적용되어야 할 필요성이 있다. 특히 환자의 안전성을 확실하게 확보하지 않으면 안된다.

19 다음 중 의료기기에 의한 위험의 기본요소가 아닌 것은?

① 유해 물질, 병원체의 오염으로 인한 세균감염이 일어난다.
② 기기로부터 방출된 에너지로 인한 X-ray 감염이 일어난다.
③ 성능의 열화, 동작의 불량으로 기기가 파손된다.
④ 조직에서의 저항성 발열로 인한 수분 부족 현상이 일어난다.

해설 의료기기에 의한 위험의 기본요소
㉠ 유해물질 ㉡ 병원체의 오염으로 인한 세균감염 ㉢ 기기로부터 방출된 에너지로 인한 X-ray 감염성능의 열화
㉣ 동작의 불량으로 기기의 파손 ㉤ 기기성능의 결함 ㉥ 정지로 인한 가동시 환자진료시 위험

20 다음 중 기기에 갖추어진 안전상 위험에 대한 보호수단의 하나가 고장나거나 또는 외부에 하나의 이상 상태가 존재하는 상태는?

① 정상상태 ② 정상사용 ③ 올바른 설치 ④ 단일 고장상태

해설 ㉠ 단일 고장상태 : 기기에 갖추어진 안전상 위험에 대한 보호수단의 하나가 고장나거나 또는 외부에 하나의 이상 상태가 존재하는 상태이다.
㉡ 정상상태 : 안전상 위험에 대한 보호를 위해 준비된 모든 수단이 완전한 상태이다.

21 다음 중 시험의 대상이 되는 단일 고장상태가 아닌 것은?

① 산소와 가연성 마취 가스의 누출 ② 하나의 전원도선의 단선
③ 신호 입력부에 외부 전압이 나타낼 때 ④ 환자의 접지상태

해설 시험의 대상이 되는 단일 고장상태
㉠ 보호접지선의 단선 ㉡ 하나의 전원도선의 단선 ㉢ F형 장착부에 외부전압이 나타날 때
㉣ 산소와 가연성 마취가스 ㉤ 신호입력부 또는 신호출력부에 외부전압이 나타날 때
㉥ 아산화질소와 가연성 마취가스의 외장으로부터의 누설 ㉦ 액체의 누출
㉧ 위험을 발생할 가능성이 있는 전기부품의 사고 ㉨ 위험을 발생할 가능성이 있는 기계부품의 사고
㉩ 온도제한기의 사고 ㉪ 환자의 접지 : 정상상태로 간주한다.

정답 | 18.④ 19.④ 20.④ 21.④

22 다음 중 어떤 제품이 규정에 따른 의료기기에 해당하는지 검토해 줄 것을 의뢰하고자 하는 사람이 식품의약품안전처장에게 제출하여야 하는 서류가 아닌 것은?

① 그 제품의 사용목적에 관한 자료
② 그 제품의 형상 및 구조, 원자재, 성능, 사용방법 등에 관한 자료
③ 그 제품의 만든 회사 및 제작자 등에 관한 자료
④ 그 제품에 대한 작용원리 및 규격 등에 관한 자료

해설 의료기기 검토 의뢰를 위해 식품의약품안전처장에게 제출해야 한다.
㉠ 어떤 제품이 규정에 따른 의료기기에 해당하는지 검토해 줄 것을 의뢰하고자 하는 사람이 식품의약품안전처장에게 제출하여야 하는 서류이다.
㉡ 그 제품의 사용목적에 관한 자료이다.
㉢ 그 제품의 형상 및 구조, 원자재, 성능, 사용방법 등에 관한 자료이다.
㉣ 기타 그 제품에 대한 작용원리 및 규격 등에 관한 자료이다.

23 다음 중 식품의약품안전처장은 검토 의뢰가 있는 경우에 그 제품이 규정에 부합하는지, 별도의 개별 품목에 해당하는지, 등급분류와 지정을 할 수 있는지 검토하고 결과를 며칠 이내에 신청인에게 통보해야 하는가?

① 3일 ② 5일 ③ 7일 ④ 10일

해설 식품의약품안전처장 : 검토 의뢰가 있는 경우에 그 제품이 규정에 부합하는지, 별도의 개별 품목에 해당하는지, 등급분류와 지정을 할 수 있는지 검토하고 결과를 10일 이내에 신청인에게 통보해야 한다.

24 다음 중 조정, 검사, 교환 또는 수리의 목적으로 기기의 부분에 접근할 수 있도록 마련된 외장 또는 가드의 일부는?

① 접촉 가능 금속부 ② 부속품 ③ 부속문서 ④ 개폐커버

해설 기기의 부분 설명
㉠ 접촉가능금속부 : 공구를 사용하지 않고 접촉할 수 있는 기기의 금속부분 부속품은 기기가 의도한 사용을 가능케 하거나 편리하게 하거나 혹은 보다 좋게 하거나 또는 부가적인 기능을 완전하게 하기 위해 기기와 병용하는 것이 필요 하거나 또는 적절하게 수시로 사용되는 것이다.
㉡ 부속문서 : 기기 또는 부속품에 부속되고 또 기기의 사용자, 조작자, 설치업자 또는 조립업자에 있어 중요한 모든 문서, 특히 안전에 관한 정보를 기재한 문서이다.
㉢ 장착부 : 기기의 일부로서 정상작동시 환자 외 접촉되는 부분이다.

25 다음은 의료용 경보장치에 관한 설명이다. 빈 칸에 알맞은 말은?

> 기계실의 의료가스 기계에 대한 이상유무의 경보를 나타내는 ( )가 있으며, 상시인원이 거주하는 감시실 및 통제실 등에 설치하는 것이 바람직하다.

① 지역경보장치 ② 주경보장치 ③ 응급경보장치 ④ 보안장치

해설 지역경보장치 : 응급실 및 중환자실, 수술실 등 중요한 부서의 복도에 설치되며 쉽게 공급압력을 확인할 수 있으며, 이상 압력시 경보음을 발생하여 교체시기 및 돌발상황에 신속하게 대처하여 주는 장치이다.

26 다음 설명에 해당하는 의료기기의 전기 · 기계적 안전에 대한 공통 기준규격 전부 개정고시(국내)의 주요 내용은?

> • 전자 의료기기와 관련한 국제적 시험기준 등이 일부 변경된다.
> • 누설전류, 내전압, 온도시험, 부품 추가 사항 등 의료기기의 전기 · 기계적 안전에 대한 규정값, 시험조건 등이 변경된다.
> • 전자 의료기기의 안전성 및 성능기준을 국제적 수준에 조화되게 한다.

정답 | 22.③ 23.④ 24.④ 25.②

① 일부 시험 기준값 변경 ② 전체 시험 기준값 변경
③ 일부 시험 평균값 변경 ④ 전체 시험 평균값 변경

해설 ㉠ 전자 의료기기와 관련한 국제적 시험기준 등이 일부 변경된다.
㉡ 누설전류, 내전압, 온도 시험, 부품 추가 사항 등 의료기기의 전기·기계적 안전에 대한 규정값, 시험조건 등이 변경된다.
㉢ 전자 의료기기의 안전성 및 성능기준을 국제적 수준에 조화되게 한다.

27 다음 설명에 해당하는 의료기기의 전기·기계적 안전에 대한 공통 기준규격 전부 개정고시(국내)의 주요 내용은?

- 의료용 전기시스템 장비 및 소프트웨어를 사용한 전자의료기기가 일반화됨에 따라 이에 대한 안전관리 강화가 필요하다.
- 기존 규제에 포함되어 있지 않아 제조회사가 임의 적용하였던 보조 기준 IEC 60601-1-1(의료용 전기시스템에 대한 안전 요구사항), IEC 60601-1-4(프로그램이 가능한 전자 매체 시스템에 대한 안전 요구사항)의 내용을 본 규정에 포함·신설한다.
- 의료용 시스템 및 소프트웨어를 사용한 의료기기에 대한 안전기준을 강화한다.

① 전체기준 포함 ② 보조기준 포함
③ 일부기준 포함 ④ 일부기준미 포함

해설 ㉠ 의료용 전기 시스템 장비 및 소프트웨어를 사용한 전자 의료기기가 일반화됨에 따라 이에 대한 안전관리 강화가 필요하다.
㉡ 기존 규제에 포함되어 있지 않아 제조회사가 임의 적용하였던 보조기준 IEC 60601-1-1(의료용 전기시스템에 대한 안전 요구사항), IEC 60601-1-4(프로그램이 가능한 전자 매체 시스템에 대한 안전 요구사항)의 내용을 본 규정에 포함·신설한다.
㉢ 의료용 시스템 및 소프트웨어를 사용한 의료기기에 대한 안전기준을 강화한다.

28 다음 보기를 설명하는 것은?

( )의 목적은 안전관리와 관련된 체제를 수립하여 필요한 정보·자료 및 외부 출처 등의 문서가 올바르게 작성되고, 유효한 문서가 필요한 장소에 적합하게 사용되도록 하는데 있다.

① 안전관리 문서화 ② 정기점검
③ 안전관리자 ④ 안전점검

해설 안전관리 문서화의 목적은 안전관리와 관련된 체제를 수립하여 필요한 정보·자료 및 외부 출처 등의 문서가 올바르게 작성되고 유효한 문서가 필요한 장소에 적합하게 사용되도록 하는데 있다.

29 다음 장착부 기호(Symbol) 중 제세동기가 연결되지 않고 심장에 직접 사용하지 않는 비전도성 장착부 심볼은?

의료기기 장착부는 전기적 충격에 대한 보호 정도에 따라 분류한다.

① 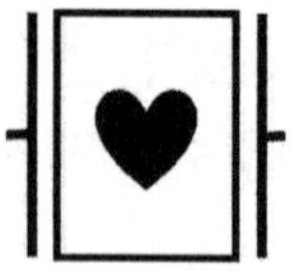
② 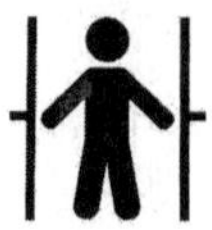
③ 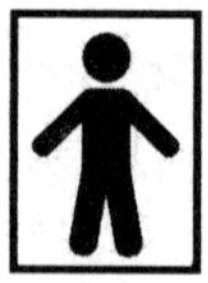
④ 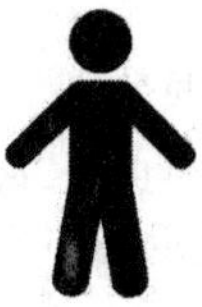

해설 의료기기 장착부는 전기적 충격에 대한 보호 정도에 따라 분류한다.

㉠ 내제세동 CF형장착부 
㉡ B형 장착부 
㉢ 내제세동 B형 장착부 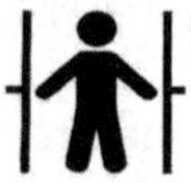
㉣ BF형 장착부 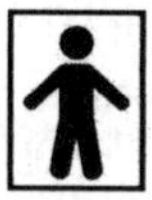
㉤ 내제세동(제세동기를 사용하는) B형 장착부 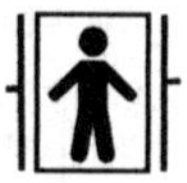

기 · 출 · 문 · 제

01 다음 중 의료기기와 관련하여 부여할 수 있는 인증마크가 아닌 것은? (12년1회기사9번, 17년4회기사14번)

① GH 마크 ② ISO 마크 ③ EMI 마크 ④ HACCP 마크

해설 ㉠ GH(Goods of Health) 마크 : 한국보건산업진흥원의 품질인증 기준에 합격한 식품, 화장품, 의약품, 의료기기 등에 부여되는 우수품질 인증마크이다.

ⓐ 보건산업 분야 국내 유일 법적 품질인증제도로 국내 보건산업 제품의 다양한 품질 및 기능성에 대한 과학적이고 합리적인 평가 및 인증을 통하여 소비자에게 정확한 정보를 제공하며, 또한 산업체는 우수한 제품 개발의욕 고취와 차별화된 제품이미지 부각으로 인한 브랜드가치를 창출하는 것을 목적으로 하고 있다.

ⓑ 안전성, 우수성, 신뢰성 등의 항목별로 공장심사 및 엄격한 품질평가를 한 뒤 우수품질 기준에 적합하다고 판정된 제품에 대해 품질인증서와 GH마크 1년 사용권한이 주어진다.

ⓒ 국민건강과 밀접한 관련이 있는 식품, 의약품, 화장품, 의료기기 등 보건산업 제품의 안전성 및 기능성에 대하여 한국보건산업진흥원이 보증하는 사업이다.

㉡ ISO(International Organization for standardization) 마크

ⓐ 전기 관계를 제외한 과학, 기술, 경제활동 분야에서 국제표준화를 촉진할 것을 목적으로 하는 국제기구이다.

ⓑ 재활용품을 원료로 사용하였거나 폐기시 환경을 해치지 않는 상품에 환경처가 주는 녹색상품 제도이다.

㉢ EMI(Electromagnetic Interference : 전자파장애) 마크 : 대부분의 전기에너지 이용설비는 어느 정도의 전자파잡음을 발생시키며 이러한 잡음은 공중을 통한 전자파 방사의 형태나 전원선 같은 도선을 통한 전도의 형태로 전달된다.

ⓐ 전자파 장애현상에는 3가지 요소가 존재 : 전도나 방사 형태의 전자에너지를 방출하는 잡음원과 전자에너지를 전달하는 전파매체 및 잡음에 의하여 방해를 받는 피해 기기이며, 어느 한 가지만 배제되어도 전자파 장애(EMI) 현상은 일어나지 않게 된다.

ⓑ 가전제품에서 발생하는 유해 전자파를 억제하는 장치가 부착되었다는 표시이고, 세탁기 · TV모니터 · 냉장고 등을 정보통신부가 심사한 후 합격필증을 붙인다.

㉣ HACCP(위해요소중점관리기준 : Hazard Analysis and Critical Control Points) : 생산 – 제조 – 유통의 전 과정에서 식품의 위생에 해로운 영향을 미칠 수 있는 위해요소를 분석하고, 이러한 위해 요소를 제거하거나 안전성을 확보할 수 있는 단계에 중요 관리점을 설정하여 과학적이고 체계적으로 식품의 안전을 관리하는 제도이다.

02 다음 중 의료기기 관련 인증의 설명은? (15년1회기사7번)

① IS014001 : 의료기기 분야의 품질경영시스템 인증기준
② GE 마크 : 가전제품에서 발생하는 유해 전자파를 억제하는 장치가 부착되었다는 표시
③ CE 마크 : 제품이 안전과 건강, 환경, 소비자 보호와 관련된 유럽 규격의 조건들을 준수한다는 의미
④ HD 및 HH마크 : 식품, 약품, 화장품, 의료기기 등의 품질과 기능을 엄격히 평가해 기준을 통과한 제품에 부여하는 표시

해설 CE 마킹 인증

㉠ EU 규제 당국은 의료기기가 유럽 의료기기 지침(MDD), 체외진단용 의료기기 지침(IVDD) 또는 능동형 이식의료기기 지침(AIMDD) 중에 의료기기에 적용되는 지침의 요건을 충족하였다.

㉡ EU 회원국에 상품을 마케팅, 유통, 판매하기 전에 CE 마킹 인증을 받아야 한다.

03 다음 중 보건과 의료에 관련된 제품들을 인증하는 미국 위생규격의 마크는?
(08년4회산업3번, 10년2회산업18번, 13년1회산업16번, 18년1회산업3번)

① Q 마크 ② CE 마크 ③ NSF 마크 ④ ISO 마크

해설 ㉠ Q 마크 : 소비자는 적정품질의 제품을 안심하고 구입 할 수 있고, 생산자는 제품의 품질을 유지하고 품질 이미지를 고양할 수 있도록 하기위해 붙여진 기술성능 인증마크이다.

㉡ CE 마크 : 제품이 안전, 건강, 환경, 소비자 보호와 관련된 유럽 규격의 조건들을 준수한다는 제품인증 마크이다.

㉢ NSF 마크 : 제품의 보건 위생에 대한 규격으로 제 3의 독립적 비영리 기관이 공정하고 정확하게 제품의 품질검사를 함으로써

정답 | 〈기출문제〉 01.④ 02.③ 03.③

같은 규격을 취득한 제품은 위생에 관련된 안전과 품질에 대해서는 국제적으로 공인되었다.

㉣ ISO 마크 : 국제 표준화기구는 재화 및 서비스와 관련된 제반 설비와 활동의 표준화를 통하여 국제교역을 촉진하고 지적, 학문적, 기술적, 경제적 활동 분야에서의 협력증진을 하기 위한 목적으로 만들어진 시스템 인증마크이다.

04 다음 중 한국보건산업진흥원이 국내 최초로 개발된 보건기술에 부여하는 인증마크로 연구 개발사업 지원 및 인센티브 혜택 등을 제공하는 것은? (18년1회기사4번)

① ISO 인증마크 ② NET 인증마크 ③ EMT 인증마크 ④ CE 인증마크

해설 02 의료기기 안전-4. 의료기기 안전표시(기출 03번 해설)

05 다음 중 품질인증마크 중 유일하게 환불 보상제가 보장되어 불량품이거나 하자가 발생하면 현품으로 바꾸어 주거나 100[%] 현금으로 보상받을 수 있는 마크는? (19년1회기사06번)

① Q 마크 ② CE 마크 ③ HD 마크 ④ NSF 마크

해설 Q 마크 : 공산품의 품질을 인증하는 민간 규격으로 제조업체의 요청으로 해당 분야 민간 시험검사소에 품질테스트를 마쳤음을 인증해 주는 민간 인증마크이다.

㉠ 전기전자제품 및 기타 공산품의 품질을 보증하고 성능평가 및 안전성 평가를 거쳐 합격된 제품은 Q마크를 부착할 수 있다.

㉡ 2022년 현재 한국기계전기전자시험연구원, 한국건설생활환경시험연구원, 한국화학융합시험연구원, 한국의류시험연구원, FITI시험연구원 등의 기관에서 Q 마크를 인증해 주고 있다.

06 다음 그림의 기호는 심장충격기 방전에 대한 안전표시 중 하나로 어떤 유형의 기기에 기재해야 하는가? (08년4회기사8번)

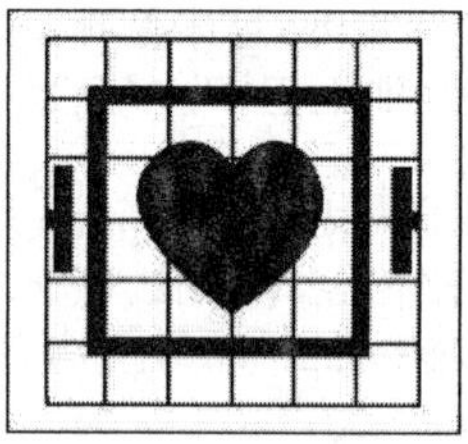

① B형 기기 ② F형 기기 ③ BF형 기기 ④ CF형 기기

해설 ㉠ B형 기기 : 전격보호를 위하여 기준규격에서 규정한 요구조건을 따르는 기기이다.

㉡ F형 기기 : 단일 고장상태에서 허용되는 환자누설전류를 초과하지 않도록 그 기기의 다른 부분으로부터 절연된 기기이다.

㉢ BF형 기기 : B형기기보다 더 높은 전격에 대한 보호를 갖춘 F형 기기이다.

㉣ CF형 기기 : BF형기기보다 더 높은 전격에 대한 보호를 갖춘 F형 기기이다.

07 다음 중 의료기기의 전기충격 보호정도에 따른 분류에 속하지 않는 것은? (15년1회기사12번, 19년4회기사13번)

① B형 ② BF형 ③ CF형 ④ C형

해설 ㉠ B형 : 환자를 보호하기 위한 최소한의 형태, 심장부위에 직접 노출될 것에 대비되어 있지 않다.

㉡ BF형 : 심장부위에 직접 노출될 것에 대비되어 있지 않다.

㉢ CF형 : 심장에 직접 가용이 가능하다.

08 다음 의료기기 안정성, 유효성 심사에 관한 자료 중 임상 시험성적에 관한 자료에 반드시 포함되어야 할 내용에 해당 되지 않는 것은? (10년2회산업11번)

① 병용요법의 유무 ② 증례기록 요약

③ 임상시험대상 의료기기의 제조번호 ④ 기존 다른 유사 의료기기와의 유효성 비교

해설 의료기기 기술문서 등 심사에 관한 규정 제7조(임상 시험성적에 관한 자료) : 식품의약품안전처장의 승인을 받은 임상 시험계획

정답 | 04.② 05.① 06.④ 07.④ 08.④

서에 의하여 식품의약품안전처장이 지정한 임상 시험기관에서 실시되고, 임상시험기관의 장이 발급한 자료로서 다음 사항이 포함되어야 한다.
㉠ 임상시험의 목적 ㉡ 실시기관명 및 주소 ㉢ 의뢰자명 및 주소
㉣ 관리자, 책임자, 담당자 및 공동연구자의 성명 및 직위 ㉤ 대상질환 및 적응증
㉥ 임상시험대상 의료기기의 제품명, 제조번호, 형상, 성능, 규격 등 ㉦ 임상시험기간
㉧ 임상시험방법 : ⓐ 피험자의 선정기준, 제외기준 및 목표한 피험자의 수
ⓑ 조작 방법 또는 사용방법과 그 설정사유 ⓒ 비교 시험용 의료기기를 사용하는 경우 그 선택사유
ⓓ 병용요법의 유무 ⓔ 관찰 항목, 측정항목, 임상검사항목, 측정기준 및 검사방법
ⓕ 성능의 평가기준, 평가방법 및 해석방법(통계분석방법) ⓖ 부작용을 포함한 안전성의 평가기준 및 시험방법
㉨ 임상시험의 성적(임상례에 대한 계획된 수, 실제 대상수, 완료된 수, 중도탈락자 수 및 이유 등을 기재하고, 이 경우 피험자별 부작용 등에 대한 사항이 포함되어야 함)
㉩ 증례기록 요약 ㉪ 기타 임상시험성적의 확인에 필요한 자료

09 다음 중 의료기기 안정성, 유효성 심사에 관한 첨부자료 요건 중 임상시험 성적에 관한 자료에 포함되는 일반사항이 아닌 것은? (11년4회기사16번)

① 실시기관명 및 주소 ② 임상시험기간
③ 성능의 평가기준, 평가방법 및 해석방법 ④ 3, 4등급 품목의 임상데이터

해설 02 의료기기 안전－4. 의료기기 안전표시(기출 08번 해설)

10 다음 중 인체에 접촉하는 기간에 따른 분류 중 '24시간 이상 30일 이내에 1회 혹은 반복 노출하는 의료기기'에 해당하는 것은? (08년4회산업4번, 10년2회산업13번, 16년4회산업2번)

① 제한접촉 ② 반복접촉
③ 지속접촉 ④ 영구접촉

해설 ㉠ 의료기기의 접촉 특성에 의한 분류 : 비접촉, 표면접촉, 체내삽입, 체내이식형 의료기기이다.
㉡ 접촉기간에 따란 분류 : 제한접촉기기, 지속접촉기기, 영구접촉기기로 나뉜다.
ⓐ 제한접촉 : 24시간 이내에 일회 또는 수회 접하는 의료기기이다.
ⓑ 지속접촉 : 24시간 이상 30일 이내에 일회, 수회(누적되는) 및 장기간 접하는 의료기기이다.
ⓒ 영구접촉 : 일회, 수회(누적되는) 및 장기간 이용되거나 접촉 기간이 30일을 초과하는 의료기기이다.

11 다음 중 의료기기를 인체에 접촉하는 기간에 따라 분류할 때 이에 해당 되지 않는 것은? (10년4회산업19번)

① 제한접촉 ② 임시접촉
③ 지속접촉 ④ 영구접촉

해설 02 의료기기 안전－4. 의료기기 안전표시(기출 10번 해설)

12 다음 중 접촉특성에 따라 의료기기를 분류할 때, 뼈, 조작, 혈액과 같은 인체에 접촉하는 의료기기는? (09년4회기사1번, 11년1회기사13번, 15년4회기사12번)

① 제한접촉형 의료기기 ② 표면접촉형 의료기기
③ 체내외 연결형 의료기기 ④ 체내 이식형 의료기기

해설 접촉특성에 의한 분류 : 비접촉 기기, 표면접촉 기기, 체내 삽입 기기, 체내 이식형 기기가 있으며 접촉기간에 따라 제한된 접촉기기, 지속접촉 기기, 영구접촉 기기로 나눈다.
㉠ 접촉기간에 의한 분류 : 지속접촉 기기, 영구접촉 기기로 나눈다.
㉡ 표면접촉 기기 : 피부, 점막, 외상표면
㉢ 체내 이식형 기기 : 뼈, 조직, 혈액

정답 | 09.④ 10.③ 11.② 12.④

13 다음이 설명하는 용어는? (10년2회산업15번)

> 심사의뢰 한 의료기기와 품목 · 원자재 · 구조 · 원리 · 성능 · 사용목적 및 사용방법 등이 본질적으로 동등한 제품의 임상 시험성적에 관한 자료(SCI 논문, 문헌 등)

① 임상데이터　　② 임상시험논문
③ 임상시험 결과보고서　　④ 임상시험자료

해설 SCI(Science Citation Index : 과학인용색인) : 미국의 ISI에서 1960년에 만든 인용 색인이며, 지금은 Thomson Scientific이 소유하고 있고, 온라인 버전인 SCI 확장판(SCIE, Science Citation Index Expanded)이 있으며, 2009년 기준 3,768개의 SCI 저널과 8,060개의 SCIE 저널을 싣고 있다.

14 다음 중 의료기기의 일부로서 정상동작시 환자와 접촉되는 부분은? (14년4회산업9번)

① 외장함　　② 증폭기
③ 선택기　　④ 장착부

해설 장착부 : 기기의 일부로서 정상작동시 환자와 접촉되는 부분을 장착부라고 한다.

15 다음 중 제조사가 별도로 기술하지 않은 경우 성인 환자를 지지 및 현수하는 부분을 설계할 때의 환자 최소질량은? (17년4회산업18번)

① 65[kg]　　② 80[kg]
③ 110[kg]　　④ 135[kg]

해설 ㉠ 기계적 위험의 대한 안전 : 환자를 지지 고정하는 기기의 부분은 물리적인 상해나 고장불량의 위험을 가능한 한 적게 하도록 설계하고 제작해야 한다.
ⓐ 성인환자의 지지부는 환자가 135[kg](정상부하)의 체중을 갖는 것으로 설계할 것
ⓑ 제조업자가 소아과 용과 같은 특정 용도를 지정하고 있는 경우에는 정상부하를 감소할 것
ⓒ 환자지지의 파손이 안전상 위험을 일으킬 경우에는 현수 질량 요구사항에 적용할 것
㉡ 현수질량 : 다음 요구사항은 현수지지 기구의 기계적 결함이 안전상 위험을 발생할 우려가 있는 경우에, 질량(환자를 포함)을 현수지지 하는 기기의 부분에 관한 것이다.
㉢ 안전장치를 갖춘 현수지지 기구
ⓐ 현수지지의 완전성이 그 제조과정에 의한 숨어있는 결함이 있을지도 모르는 스프링과 같은 부품이나 또는 안전율이 28.4에 적합하지 않은 부품에 의존하고 있을 경우에는 파손시의 지나친 움직임이 제한되어 있지 않는 한, 안전장치를 갖출 것
ⓑ 안전장치는 28.4에 적합한 안전율을 지닐 것
ⓒ 현수지지 기구가 파손되고 안전장치(예 예비 로프)가 동작하고 있는 상태가 된 후에도 기기를 사용할 수 있는 경우에는 안전장치가 동작하고 있음을 조작자에게 분명히 할 것
㉣ 안전장치를 갖추고 있지 않은 금속제 현수지지 기구이다.

16 다음 중 현수지지 특성이 마모, 녹, 재료의 노화나 경시변화에 의해 손상될 우려가 없는 경우, 모든 현수지지 부품의 안전율 기준은? (12년4회기사14번, 13년1회기사5번, 16년4회기사6번)

① 안정율의 2 이상으로 할 것　　② 안전율을 4 이상으로 할 것
③ 안전율을 5 이상으로 할 것　　④ 안전율을 8이상으로 할 것

해설 ㉠ 안전율을 2 이상으로 할 것 : 토목보다는 건축물의 품질관리가 양호하다는 것으로 가정하여 토목 구조물
㉡ 안전율을 5 이상으로 할 것 : 동하중
㉢ 안전율을 8 이상으로 할 것 : 충격하종

정답 | 13.① 14.④ 15.④ 16.②

17 다음 안전표지가 나타내는 설명은? (단, 삼각형 내부는 황색이다.) (18년4회기사3번)

① 경고 : 전기 ② 일반적인 위험 표시
③ 미는 것을 금지 ④ 일반적인 의무적 행위 표시

해설 안전보건표지 종류 : 안전보건표지는 사용목적에 따라 금지, 경고, 지시, 안내 4가지로 나눌 수 있다.
㉠ 금지표지 : 출입금지, 보행금지, 차량통행금지, 사용금지, 금연 · 화기금지, 물체이동금지 등
㉡ 경고표지 : 인화성 물질경고, 산화성 물질경고, 폭발물 경고, 독극물 경고, 부식성 물질경고, 방사성 물질경고, 고압전기경고, 매달린 물체경고, 낙하물 경고, 고온경고, 저온경고, 몸균형상실 경고, 위험장소 경고 등
㉢ 지시표지 : 보안경착용, 방독마스크착용, 방진마스크착용, 보안면 착용, 안전모 착용, 안전복 착용 등
㉣ 안내표지 : 녹십자표지, 응급구호표지, 들 것, 세안장치, 비상구, 좌측비상구, 우측비상구 등

18 다음 설명의 ( )안에 들어갈 용어가 아닌 것은? (10년2회산업12번, 12년1회산업16번, 15년4회산업1번)

> 의료기기의 용어 중 "동일제품군"은 ( ), ( ), ( )이(가) 동일한 의료기기 중 사용목적, 사용방법, 제조방법 및 원재료가 동일한 것으로 색상, 치수 등의 차이가 있거나 구성 부분품이 변경 또는 추가되는 일련의 모델들로 구성된 제품군이다.

① 제조국 ② 제품가격 ③ 제조사 ④ 품목명

해설 동일제품군 : 제조국, 제조사, 품목명이 동일한 의료기기로서 기계 기구인 경우에는 사용목적 사용방법 및 제조방법이 의료용품 및 치과재료인 경우에는 원자재 사용목적 사용방법 및 제조방법이 동일하고 색상 치수 등의 차이가 있거나 구성 부분품이 변경 또는 추가되는 일련의 제품들로 구성된 품목이다, 다만, 「의료기기번 시행규칙」(이하 "시행규칙"이라 한다). 제7조 2항 제2호의 자료를 제출하여야 하는 제품의 경우에는 제외한다.

5 기타 의료기기 안전

기 · 출 · 문 · 제

01 다음 중 전자기적 주위환경에 영향을 받지 않고 다른 것에 영향을 주지도 않는 것은? (09년4회산업8번, 12년4회산업14번)

① EMC ② EMI ③ EMS ④ IRE

해설 ㉠ 전자파 적합성(ElectroMagnetic Compatibility : EMC) : 전자파 환경에서 정상적으로 동작하고 자체에서 발생하는 전자파 방해를 제한하여 다른 시스템에 나쁜 영향을 주지 않도록 하는 것이다.
ⓐ 전자환경 문제에서의 전자기적 양립성 또는 전자적합성이다.
ⓑ 주변환경에 대한 전자파 간섭의 허용범위를 준수하면서도 기능은 완벽하게 수행하는 능력, 즉 전자기적 주위환경에 영향을 받지 않고 다른 것에 영향을 주지도 않는 것이다.
ⓒ 모든 전자기기들은 기기 본래의 기능을 최대한 발휘하는 동시에, 자체에서 발생하는 전자파 방해를 억제하여 다른 시스템에 나쁜 영향을 주지 않도록 할 필요가 있으나, 그 때문에 전자파 방사를 극도로 줄이거나 전자파 방해에 대한 내성을 과다하게 설계하는 것은 경제적 부담이 크다.
㉡ 전자파 장애(電磁波障碍 : ElectroMagnetic Interference : EMI, 전파간섭) : 전전자파 장해로 불필요한 전자기 신호 또는 전자기 잡음이 다른 기기나 시스템의 동작에 장해를 일으키는 것이다.
ⓐ 전자방해파에 의해 일어나는 기기, 장치 또는 시스템의 성능 저하이다.
ⓑ 전자기기로부터 부수적으로 발생된 전자파가 그 자체의 기기 또는 타 기기의 동작에 영향을 미치는 것, 대부분의 전자기기는 정도의 차이는 있지만 전자파 잡음을 발생하며, 발생된 전자에너지는 어떠한 매질의 경로를 통해 타기기에 방해를 주게 된다.

정답 | 17.① 18.② 〈기출문제〉 01.①

ⓒ 전자파 내성(ElectroMagnetic Susceptibility : EMS) : 일정한 정도의 전자파 장해(EMI)가 일어나도 전자기기가 정상적으로 작동될 수 있는 내성, 또는 전자파 장해로부터 보호받을 수 있는 내성이다.
ⓔ IRE : 1963년에 제안한 개념으로 전자파 환경공학의 주요한 과제 중 하나이다.

02 다음 중 전자파 장애(EMI)를 바르게 설명한 것은? (14년1회산업11번)

① 전자방해파에 의해 일어나는 기기, 장치 또는 시스템의 성능저하
② 방해전자파를 발생시키지 않으면서 동작하는 기기 또는 시스템의 능력
③ 전자방해파가 있어도 정상적으로 작동되는 시스템
④ 부수적 전자파가 기기의 동작에 영향을 미치지 않는 능력

해설 02 의료기기 안전－5. 기타 의료기기 안전(기출 01번 해설)

03 다음 중 전자파를 설명이 아닌 것은? (13년4회기사3번, 17년1회기사13번)

① 빛의 속도와 같은 속도로 진행한다.
② 전자기 에너지이다.
③ 파장이 짧을수록 에너지는 커진다.
④ 주파수가 낮을수록 높은 투과력을 갖는다.

해설 ㉠ 전자파(電磁波, 전기자기파(電氣磁氣波) : Electromagnetic Wave) : 전기 및 자기장이 반복하면서 파도처럼 퍼져나가기 때문에 전자파라 한다.
ⓐ 전계와 자계가 상호작용으로 조합하여 빛의 속도와 같이 공간에 방사되는 파동으로 먼 곳까지 전파되며, 주파수(1초에 진동하는 횟수)에 따라 극 저주파, 라디오파, TV파, 마이크로파, 적외선, 가시광선, 자외선, X-선, 감마선으로 나눈다.
ⓑ 전기 및 자기의 흐름에서 발생하는 일종의 전자기 에너지이다.
㉮ 주파수(초당 파동수) 크기에 따라 주파수가 낮은 순서대로 전파(장파, 중파, 단파, 초단파, 극초단파, 마이크로파), 적외선, 가시광선(빛), 자외선, X-선, 감마선 등으로 구분된다.
㉯ 파장이 짧을수록 에너지는 커지고 더 높은 투과력을 가진다.
㉰ 송전선로처럼 주파수가 낮을수록 파장이 길어지며, 전자파가 갖는 에너지는 감소한다.
㉱ 전기 및 자기장이 반복하면서 파도처럼 퍼져나가기 때문에 전자파라 한다.
㉲ 전자파는 전기장과 자기장이 시간에 따라 변할 때 발생하는 파동이다.
㉳ 매질이 없어도 공간을 통하여 한 영역에서 다른 영역으로 전파된다.
㉴ 전자파(전자기파)의 예 : 빛 · X-선 · 적외선 · 자외선 · 라디오 파 · 마이크로 파 등을 들 수 있다.
㉵ 전자기파의 발생
- 회로에서 스위치를 닫으면 축전기에 전하가 저장되면서 회로에는 전류가 흐른다.
- 전류가 흐르는 도선 주위에는 자기장이 만들어진다. 그런데 전류가 흐르지 않는 축전기 주위에도 자기장이 생긴다.
- 축전기가 모두 충전되어 더 이상의 전류가 흐르지 않으면 도선과 축전기 주위에 생겼던 자기장도 사라진다.
- 도선에 전류가 흐르는 동안에는 축전기에 대전되는 전하가 점점 증가하면서 전기장의 세기가 점점 증가한다.

㉡ 전파 : 주파수가 3000[GHz](초당 3조번 진동) 이하의 전자파이며, 태양빛, 적외선, 자외선도 전자파의 일종이다. 지구도 자체에서 전자파를 발생시킨다.

04 다음 중 전자파에 대한 설명이 아닌 것은? (14년4회산업15번)

① 전자파의 파장이 길수록 에너지는 커지고 높은 투과율을 갖는다.
② 전자파는 광속으로 진행한다.
③ 전자파의 주파수와 파장은 서로 반비례 관계이다.
④ 전자파는 도달거리가 멀어질수록 약해지는 성질이 있다.

해설 02 의료기기 안전－5. 기타 의료기기 안전(기출 03번 해설)

05 다음 중 전자파에 대한 설명이 아닌 것은? (10년4회기사18번, 17년4회기사6번, 21년1회기사06번)()

① 전자파는 광범위한 주파수 영역을 가지는 전자기 에너지이다.
② 전자파는 주파수(파장)의 크기에 따라 감마선, 엑스선, 가시광선, 적외선, 초단파, 무선파 등으로 분류되고 있다.

정답 | 02.① 03.④ 04.①

③ 전자파는 주파수가 높을수록 낮은 에너지를 갖는다.
④ 전자파는 빛의 속도와 같이 초당 30만[km]의 속도로 진행한다.

해설 02 의료기기 안전 – 5. 기타 의료기기 안전(기출 03번 해설)

06 다음 중 전자파의 성질이 아닌 것은? (15년1회기사20번)

① 전자파는 초당 60만[km]의 속도로 진행한다.
② 전자파의 주파수가 높으면 파장은 짧고 주파수가 낮으면 파장은 길다.
③ 전자파는 파장이 짧을수록 에너지는 커지고 더 높은 투과력을 갖는다.
④ 전자파는 거리가 멀어질수록 약해지는 성질이 있다.

해설 02 의료기기 안전 – 5. 기타 의료기기 안전(기출 03번 해설)

07 다음 중 전자파의 발생원인에 대한 설명이 아닌 것은? (11년4회기사10번, 16년1회산업12번)

① 전자파는 전류가 흐르는 송전 전력선 근처에서 발생할 수 있다.
② 높은 자장을 이용한 진단용 MRI에서 전자파가 발생할 수 있다.
③ 병원에서 진단목적으로 사용하는 초음파 기기에서는 초음파가 발생하고 전자파는 발생하지 않는다.
④ 진단용 CT에서 사용하는 X-선도 전자파이다.

해설 전자파의 발생원인
㉠ 강한 전류가 흐르는 송전 전력선과 케이블이다.
㉡ 전기를 사용하는 모든 기구이다.
㉢ 주택배선과 각종 전기기기 등 전류가 흐르는 곳이다.

08 다음 중 전자파의 성질에 관한 내용이 아닌 것은? (14년1회기사20번)

① 전자파는 빛의 속도와 같이 시간당 30만[km]의 속도로 진행한다.
② 전자파는 전류가 흐르는 주위에 형성되는 전계와 자계의 변화가 일으키는 파동이다.
③ 주기적으로 반복되는 파동의 마루(파동의 골)와 파동의 마루사이의 간격을 파장이라고 한다.
④ 파장의 주파수로 나타내는데 주파수는 초당 사이클의 수를 나타내며 단위로는 [Hz]를 사용한다.

해설 ㉠ 반사 : 전자기파는 금속을 만나면 완전반사(Total Reflection)를 하는 성질을 이용하여 금속을 통해 전자파를 차폐하거나 반사판으로 전자기파를 특정 방향으로 보내는 것이 가능하다.
ⓐ 진행 중인 매질과 성분이 다른 매질을 만났을 때는 일정량이 반사된다.
ⓑ 전자파는 입사각과 같은 각으로 반사 된다는 사실을 스넬의 법칙(Snell's Law)라고 한다.
㉡ 산란 : 전자기파가 진행하다가 만난 물체 표면에서 구조특성에 따라 사방으로 전자기파가 흩어지는 현상이다.
ⓐ 반사는 전자기파가 입사각과 반사각으로 거의 모든 에너지가 한꺼번에 움직이는 것이지만, 산란은 에너지가 분산되는 난반사이다.
ⓑ 겉보기에는 평평해서 반사만 일어나는 듯한 물체도 가까이서 무한히 확대해서 보다 보면 표면이 미세하게 울퉁불퉁하기 때문에 적든 많든 산란을 일으키게 된다.
ⓒ 금속과 유전체 등 모든 재질 표면에서 발생하는 것으로서 레이다 측정의 중요한 요소가 된다.
ⓓ 평평하거나 완만한 굴곡에서 가장 적게 발생하며, 뾰족한 모서리에서 가장 강렬하게 발생한다.
㉢ 회절 : 전자기파가 진행 중에 장애물을 만났을 때 옆으로 돌아서 진행하는 현상으로, 이 현상이 없었다면 오늘날의 이동통신은 거의 불가능했을지 모른다.
ⓐ 저주파신호가 더욱 멀리 도달하는 이유는 주파수가 낮을수록 회절성이 강해서이다.
ⓑ 주파수가 높아지면 전자기파는 점점 더 직진성이 강해져서 결국에는 가시광선처럼 LOS(Line of Sight), 즉 직선영역에서의 통신만 가능해진다.
㉣ 굴절 : 전자기파가 물리적 성분이 다른 재질에 입사했을 때 그 재질차이에 의해 진행방향이 옆으로 변화하는 것이다.
ⓐ 수저를 물에 담궜을 때 휘어 보이는 실험의 성질을 이용하면 재질차이를 이용하여 전반사를 유도해낼 수 있는 것을 이용해 만든 것이 바로 Optical Fiber(광섬유)이다.

정답 | 05.③ 06.① 07.③ 08.①

ⓑ 전자기파의 입사각이 일정 각 이상으로 비스듬히 눕기 시작하면 굴절각이 수평각을 넘어서게 되어 결국 다른 매질로 전자기파가 입사하지 못하고 완전반사(Total Reflection)하게 된다.
ⓒ 일종의 Waveguide처럼 동작하여 신호를 선로 끝까지 안전하게 보낼 수 있게 된다.
ⓓ 페라이트 전파흡수체면에 전자기파를 입사하면 내부적으로 전반사를 이루며 에너지를 소멸시키는 것도 비슷한 원리이다.

09 다음 중 전자파에 의한 잡음의 종류와 그 발생 원인의 연결이 아닌 것은? (09년4회기사20번, 13년1회기사7번)

① 저주파 잡음 : 형광등 ② 충격파 잡음 : MRI
③ 고주파 잡음 : Surgical Laser ④ 자기 잡음 : Motor

해설 전자파의 종류별 발생원인

전자파	발생원인
자기 잡음	교류전원장애, 정자계
충격파 잡음	방전잡음, 디지털기기, 컴퓨터
초저주파 잡음	베이스라인 동요
저주파 잡음	상용교류 장해, 형광등
고주파 잡음	전기수술기, 라디오, 엘리베이터, 무선전화기

10 다음 중 전자파가 인체에 가하는 작용이 아닌 것은? (08년4회기사18번, 12년4회기사20번)

① 자기장의 누적효과에 의한 비열작용 ② 활동전위를 유발하는 광학작용
③ 신경과 근육의 활동전위를 발생시키는 자극작용 ④ 전류밀도에 따른 열작용

해설 ㉠ 전자파 : 생체에서 열작용 · 비열작용 · 자극작용으로 피해를 주고, 우리 인체에 악영향을 끼치게 된다.
㉡ 전류밀도 : 도체를 흐르는 전류를 그 유선에 직각 방향의 단면적 S로 나눈 I/S를 전류밀도라고 한다.
㉢ 열작용 : 조직세포의 온도를 순식간에 비정상적으로 상승시켜 기능 이상을 일으키거나 파괴하는 것이다.
㉣ 생체에서 열작용의 피해가 가장 큰 곳 : 뇌세포 등 열에 아주 약한 조직세포와 혈관분포가 거의 없는 눈의 수정체나 생식기이다.

11 다음 중 전자기파가 인체에 가하는 작용이 아닌 것은? (18년4회기사10번)

① 전류밀도에 따른 열작용 ② 세포의 기체교환을 유발하는 호흡작용
③ 자기장의 누적효과에 의한 비열작용 ④ 신경과 근육의 활동전위를 발생시키는 자극작용

해설 02 의료기기 안전-5. 기타 의료기기 안전(기출 10번 해설)

12 다음 중 전기가 흐를 때 그 주위에 전기장과 자기장이 동시에 발생하는데 이들이 주기적으로 바뀌면서 생기는 파동은? (18년4회산업19번)

① 전자파 ② 정전기 ③ 자계 ④ 코로나

해설 02 의료기기 안전-5. 기타 의료기기 안전(기출 10번 해설)

13 다음 중 전자파가 인체에 가하는 작용이 아닌 것은? (15년1회산업10번)

① 열작용 ② 비열작용 ③ 자극작용 ④ 화학작용

해설 전자파가 인체에 미치는 영향 : 생체에서 열작용, 비열작용, 자극작용으로 피해를 준다.
㉠ 쇼크 및 화상 : 생체의 방위반응이 안전생리 범위를 넘어 생체의 기능이 저하 · 붕괴되는 쇼크라 하며, 불이나 뜨거운 물에 입은 상해를 화상이라 한다.
㉡ 비열작용 : 열적 작용이 미약한 전자기장의 장시간 누적효과에 의한 작용이다.
㉢ 자극작용 : 전자기장에 의한 유도전류에 의해 전류가 흐를 경우, 세포막 전위가 변화하고 신경이나 근육에서 활동전위가 발생하여 흥분현상이 일어난다.

정답 | 09.② 10.② 11.② 12.① 13.④

㉣ 열작용 : 조직세포의 온도를 순신 간에 비정상적으로 상승시켜 기능이상을 일으키거나 파괴하는 것이다. 흡수된 전자기장의 에너지에 의해 조직 속에 내부전계가 발생하면 전류밀도가 생기고, 그에 따른 열이 발생한다.

14 다음 중 전자파가 인체에 가하는 작용에서 열적 작용이 미약한 전자기장의 장기간 누적효과에 의한 작용은? (21년4회기사20번)

① 열작용 ② 비열작용 ③ 자극작용 ④ 화학작용

해설 02 의료기기 안전 – 5. 기타 의료기기 안전(기출 13번 해설)

15 다음 중 전자파가 인체 조직세포의 온도를 순식간에 비정상적으로 상승시켜 기능이상을 일으키거나 파괴하는 것은 전자파의 어떤 작용 때문인가? (13년4회산업17번, 19년4회산업기사08번)

① 열작용 ② 비열작용 ③ 광학작용 ④ 자극작용

해설 02 의료기기 안전 – 5. 기타 의료기기 안전(기출 14번 해설)

16 다음 중 전자파가 인체에 미치는 영향에 대한 설명이 아닌 것은? (19년1회기사08번)

① 전자파의 일종인 X-선이나 감마선은 강한 에너지를 갖고 있어 많이 쏘였을 경우 태아 기형 등 세포에 악영향을 끼친다.
② 레이더 기지나 전자레인지에 사용하는 마이크로파도 세기를 강하게 하면 음식물이 익을 정도이다.
③ 전자파 유해성 논란에 불을 지핀 고압 송전선의 경우는 30[kHz]~40[kHz]의 극저주파이다.
④ 전기장은 전압이 높을수록, 자기장은 전류가 높을수록 많이 생긴다.

해설 전자파 유해성 논란에 불을 지핀 고압 송전선의 경우는 50~60[Hz](전자레인지용은 25억[Hz])에 불과한 극저주파이다.

17 다음 중 의료기기의 허용 최고온도 중 옳은 것은? (17년1회산업5번)

① 주위온도 25[℃]에서 외부 도선 접속용의 모든 단자 : 85[℃]
② 주위온도 25[℃]에서 배선 이외의 전기절연으로 사용하는 재료로 함침 또는 바니스 처리한 직물, 종이, 프레스 보드 : 135[℃]
③ 주위온도 10~40[℃]에서 정상적인 사용시 환자에게 단시간 접촉할 가능성이 있는 기기의 부분 : 41[℃]
④ 주위온도 10~40[℃]에서 정상적인 사용시에 조작자가 단시간만 잡는 핸들, 놉, 그립 등의 접촉 가능한 자기 및 유리질 표면 : 85[℃]

해설 주위온도 25[℃]에서 외부 도선 접속용의 모든 단자 : 95[℃]
㉠ 과온 및 기타의 안전상 위험에 대한 안전
ⓐ 기기의 안전에 관계하는 기능을 지닌 부분 및 그 주위는 주위온도의 전 범위에 걸쳐 정상상태에서의 정상적인 사용시에 다음의 온도를 초과하지 않을 것

부 분	최고온도[℃]
① 권선 및 그것에 접촉하는 적층 코어	
• Y종 절연	90
• A종 절연	105
• E종 절연	120
• B종 절연	130
• F종 절연	155
• H종 절연	180
• C종 절연	180 이상
② T표시 부착한 스위치 및 온도조절기에 접해 있는 공기	T
③ T표시 부착한 내부 및 외부 배선, 가소성 코드의 천연고무 및 PVC 절연	T
④ 최고 가동온도 t[℃]의 표시부착 모터용 커패시터	tc-10
⑤ 인화점 t℃의 기름에 접촉하는 부분	t-25(7)

정답 14.② 15.① 16.③ 17.①

부 분	최고온도[℃]
⑥ 공구를 사용하지 않고 접촉할 수 있는 부분 (히터와 가드, 램프 및 정상적인 사용시에 조작자가 잡는 핸들은 제외함)	85
⑦ 정상적인 사용시에 조작자가 연속해서 잡는 모든 기기의 핸들, 놉, 그립 등의 접촉가능한 표면	
• 금속	55
• 자기 및 유리질	65
• 몰드, 고무, 나무	75
⑧ 정상적인 사용시에 조작자가 단시간만 잡는 모든 기기의 핸들, 놉, 그립 등의 접촉가능한 표면 (예 스위치)	
• 금속	60
• 자기 및 유리질	70
• 몰드, 고무, 나무	85
⑨ 정상적인 사용시에 환자에게 단시간 접촉할 가능성이 있는 기기의 부분	P50

ⓑ 주위온도 25[℃]에서, 정상상태에서의 정상적인 사용으로 기기를 동작시킬 때 기기의 부분과 그 주변은 다음에 나타낸 온도를 초과하지 않을 것

부 분	최고온도(℃)
① 전원소켓의 핀	
• 통전상태에서	155
• 기타 상태에서	65
② 외부도선 접속용의 모든 단자	95
③ T표시없는 스위치 및 온도조절기에 접해있는 공기	55
④ 내부 및 외부배선 및 가소성 코드의 천연고무 또는 PVC 절연	
• 배선에 구부림이 발생하거나 또는 그 가능성이 있는 경우	65
• 배선에 구부림이 발생하지 않거나 또는 그 가능성이 적은 경우	70
⑤ 노화가 안전에 영향을 주는 가능성이 있는 부품에 사용하는 천연고무	
• 보강 또는 강화 절연으로서 사용되고 있는 경우	60
• 기타의 경우	75
⑥ 강화 절연으로서 사용되는 코드의 피복제	60
⑦ 배선 또는 권선용 이외의 전기절연으로서 사용하는 재료	
• 함침 또는 바니스처리한 직물, 종이, 프레스보드	95
• 멜라민-포름알데히드, 페놀-포름알데히드, 페놀-furfural수지	110
• 요소-포름알데히드 수지	90
• 셀룰로오스를 넣은 페놀-포름알데히드	110
• 무기물을 넣은 페놀-포름알데히드	125
• 멜라민-포름알데히드	100
• 요소-포름알데히드	90
• 유리섬유로 강화시킨 폴리에틸렌	135
• 폴리테트라 필로로에틸렌	290
• 보강 또는 강화절연으로서 사용되는 경우의 순운모와 세라믹재료	425
⑧ 고온금속과 접촉하고 단열용으로서 사용하는 재료	
• 멜라민-포름알데히드, 페놀-포름알데히드, 페놀-furfural수지	200
• 요소-포름알데히드 수지	175
• 셀룰로오스를 넣은 페놀-포름알데히드	200
• 무기물을 넣은 페놀-포름알데히드	225
• 멜라민-포름알데히드	175
• 요소-포름알데히드	175
• 기타 재료	

부 분	최고온도(℃)
⑨ 일반목재	90
⑩ t[℃]표시없는 전해 커패시터	65
⑪ t[℃]표시없는 기타 커패시터	90
⑫ 테스트 코너의 지지대, 벽, 천정 및 바닥	90

ⓒ 환자에게 열을 주는 것을 의도하지 않는 기기 장착부의 표면온도는 41[℃]를 초과하지 않을 것

18 다음 의료기기 안전에 관한 사항 중 열적 안정은 물체의 온도가 1시간 동안 몇 [℃] 이상 상승하지 않는 상태인가? (19년1회산업기사03번)

① 1[℃] ② 2[℃] ③ 10[℃] ④ 20[℃]

해설 02 의료기기 안전 – 5. 기타 의료기기 안전(기출 17번 해설)

19 다음 중 의료기기 장착부가 피부에 접촉할 경우의 최대 허용온도는? (단, 10분 이상 환자에 접촉하고 있는 장착부일 경우로 가정한다.) (18년1회산업9번)

① 36[℃] ② 38[℃] ③ 41[℃] ④ 43[℃]

해설 02 의료기기 안전 – 5. 기타 의료기기 안전(기출 01번 해설)

20 다음 중 10분 이상 환자에 접촉하고 있는 장착부를 위한 표면 온도제한에서 제조자는 장착부의 표면온도가 섭씨 몇 도[℃]를 초과할 경우 부속문서에 그 사실을 기재하게 되어있는가? (09년4회기사2번, 11년1회기사11번, 12년1회산업19번, 13년1회기사13번, 5년4회산업2번, 16년1회산업2번, 16년4회기사13번, 18년4회기사7번, 19년1회산업기사02번)

① 41[℃] ② 43[℃] ③ 45[℃] ④ 47[℃]

해설 ㉠ 환자에게 열을 주는 것을 의도 하지 않는 의료기기 장착부의 표면온도는 몇 41[℃]를 초과하여서는 안된다.
㉡ 의료기기 장착부의 표면온도는 25℃를 초과하면 안된다.

21 다음 중 의료기기의 안전에 관한 공통 기준규격에서 환자에게 열을 주는 것을 의도 하지 않는 기기의 장착부 표면온도는 몇 도를 초과하면 안 되는가? (19년1회기사19번)

① 30 ② 36 ③ 38 ④ 41

해설 ㉠ 장착부의 표면온도가 41[℃]를 넘으면 최대 온도를 사용설명서에 밝히고 신체 표면, 환자의 성숙도, 섭취하고 있는 약물 또는 표면온도와 같은 특징과 관련된 임상효과를 결정하고 위험관리파일에 문서화해야 한다.
㉡ 41[℃]를 넘지 않는다면 정당성 입증이 요구되지 않는다.

22 다음 중 수술시 사용하는 전기수술기의 고주파 전류가 환자의 피부와 대극판 사이의 접촉불량으로 인해 생길 수 있는 사고는? (17년4회기사5번)

① 감염사고 ② 열상사고 ③ 폭발사고 ④ 피폭사고

해설 전기수술기 : 고주파 전류로 인체조직의 절개나 지혈, 응고작용을 하게 되는데 대극판이 너무 작거나 대극판과 피부간 접촉불량 시 대극판 일부에 전류밀도가 높아져 피부화상의 원인이 된다.
㉠ 감염(Infection)
ⓐ 감염의 근원이 되는 환자 · 보균자 · 감염 동물 · 매개동물 · 병원체를 포함한 배설물 및 그것들에 의하여 감염된 것들을 감염원(感染源)이라 하고, 이러한 감염원에서 직접 또는 간접으로 생체에 병원체가 침입하는 경로를 감염경로(感染經路)라고 한다.
ⓑ 감염경로 : 공기감염 · 경구감염 · 경피감염 등이 있다.
ⓒ 감염사고 : 치료간 환자에게 다른 병균이 감염되는 사고이다.

정답 | 18.② 19.④ 20.① 21.④ 22.②

ⓛ 열상(Laceration)

ⓐ 피부는 외부로부터의 자극이나 병원체의 침입을 막고 화학약품 및 햇빛 등으로부터 신체를 보호하는 기능을 할 뿐만 아니라 온도에 따라 추울 때는 수축하여 체온이 떨어지는 것을 막고, 더울 때는 이완하여 땀의 분비를 촉진하여 체온이 올라가는 것을 막아 결과적으로 일정하게 유지시켜 준다.

ⓑ 감각작용, 호흡작용, 얼굴의 표정 작용, 배설작용, 비타민D의 생성작용 등의 기능을 수행한다.

ⓒ 폭발사고(Explosion Accident) : 기기의 폭발이나 가스폭발 등의 사고이다.

ⓐ 폭발 : 가스 · 기름이 연소되지 않은 가스나 미세한 분탄이 연도에 체류하고 있는 곳에 착화 시켰을 때에 일어나는 현상이다.

ⓑ 연소 되지 않은 가스 등이 노안에 체류하는 원인으로 다음과 같은 것이 있다.

㉮ 착화하기 전에 노안에 기름이나 가스가 누설되었을 경우

㉯ 연료 안에 이상 연소시켰거나 연료가 차단되지 않은 경우

㉰ 기름의 무화 불량이나 공기량 부족에 의한 불완전 연소를 일으켰을 경우

㉱ 연도 내 등에 그을음이 퇴적 되어있는 경우이다

ⓔ 충돌사고 : 물리적 충돌에 의한 사고이다.

23 다음 중 의료현장에서 열적 안전의 주의사항이 아닌 것은? (18년4회산업20번)

① 화재　② 발열의 집중　③ 이상저온　④ 항온 유지

해설 ㉠ 의료현장에서 열적 안전에 주의해야 하는 안전문제이다.

ⓛ 이상고온, 이상저온, 발열의 집중, 항온유지 불능, 폭발, 화재 등이다.

24 다음 중 의료기기의 생물학적 안전성 평가를 위한 검체의 일반적인 용출조건이 아닌 것은? (11년4회기사17번)

① (37±1)[℃]에서 (72±2) 시간 동안　② (50±2)[℃]에서 (72±2) 시간 동안

③ (100±2)[℃]에서 (24±2) 시간 동안　④ (121±2)[℃]에서 (1±0.1) 시간 동안

해설 다음에서 제시된 경우를 제외하고는, 다음 ①~④ 중 하나의 조건에서 용출이 이루어져야 하고 의료기기의 특성 및 사용방법을 고려하여 적용하여야 한다.

① (37±2)[℃]에서 (24±2) 시간　② (50±2)[℃]에서 (72±2) 시간

③ (70±2)[℃]에서 (24±2) 시간　④ (121±2)[℃]에서 (1±0.2) 시간

㉠ 위에 기술된 용출 조건은 의료기기나 원자재의 위험평가를 위해 잠재적인 위해요소(Hazard)를 측정하기 위한 것으로 관례적인 방법에 근거하였다.

ⓛ 다른 조건, 임상적 사용 동안 발생할 수 있는 용출을 재연하거나 잠재적 위해요소를 적절하게 측정하기 위하여 37[℃]에서 보다 짧거나 길게 용출 할 수 있는데, 이때는 근거를 제시하고 기록해야 한다.

ⓒ 이식되지 않으며, 정상 피부나 정상 점막에 단기간 접촉하는 의료기기(㉑ 총 접촉 시간이 4시간 이하인 경우)는 1)에서 3)항의 조건에서 4시간 이상 24시간 이하로 용출 할 수 있다.

ⓔ (37±1)[℃]이상의 온도는 배양액의 혈청과 다른 요소들의 화학조성과/또는 안정성에 영향을 끼칠 수 있기에 혈청을 첨가한 배양액은 ①에 주어진 조건에서만 사용한다.

ⓜ 유리 전이온도 이상에서는 용출 용제의 조성이 변할 수 있기에, 중합된 시험 검체의 경우에 용출 온도가 유리 전이온도를 초과하지 않도록 한다.

25 다음 중 의료용 재료 및 의료기기 용출액을 시험동물 수명의 전 기간동안 1회 이상 노출 또는 접촉시켜 종양형성의 가능성을 평가하는 시험은? (08년4회산업13번, 11년1회산업9번)

① 발암성 시험　② 만성독성 시험

③ 유전독성 시험　④ 생분해성 시험

해설 ㉠ 발암성 시험 : 의료기기 및 의료용 재료 또는 용출액을 시험동물 수명의 전기간 동안 1회 이상 노출 또는 접속시켜 종양형성의 가능성을 평가하고, 동물에게 화합물을 투여하여 발암의 유무에 따라 발암성을 조사하는 시험이다. 또한 시험물질을 시험동물에 장기간 투여하여 암(종양)의 유발 여부를 질적, 양적으로 검사하는 시험이다.

ⓐ 단일실험으로 만성 독성 및 종양형성 여부를 동시에 관찰할 수 있도록 설계될 수 있다.

ⓑ 다른 출처로부터 제안된 자료가 있는 경우에 한하여 시행되어야 하고, 접촉방법과 시간에 대하여 적절 하여야 한다.

정답 | 23.④ 24.③ 25.①

ⓛ 만성독성 시험 : 의료기기 및 의료용 재료 또는 용출액을 최소 시험동물 수명의 10[%] 이상 이내로 1회 이상 노출시켰을 때 나타나는 현상을 결정하는 시험으로 접촉방법과 시간에 대해서 적합하여야 한다.

ⓐ 주로 불가역적이거나 점진적으로 장기간 피폭시에만 나타나는 독성 영향(암 등)을 확인할 목적이다. 또한 화학물질, 특히 식품의 경우는 식품첨가물을 규제하기 위한 안전한계를 설정하기 위하여 실시 적어도 2가지 동물의 암수(충분한 수의 다양한 양성 실험 동물)에 대해 실시 각 수준에 대해 흰쥐와 마우스는 암수 각각 80마리 정도, 개는 암수 각각 4~6마리가 이용 실험동물의 경우 흰쥐는 2~2.5년, 마우스는 1.5~2년, 비 설치류인 개, 원숭이 등은 1년 이상 사육한다.

ⓑ 모든 기간을 통해 체중, 사료 섭취량, 물 섭취량 측정 외에도 일반 증상, 사망률을 관찰하고 혈청학적 검사, 생화학적, 검사, 요검사, 병리 조직학적 검사 등을 실시한다.

ⓒ 유전독성 시험 : 포유 동물 및 비포유 동물의 세포배양 또는 다른 기법을 사용하여 의료기기 및 의료용 재료 또는 용출액에 의한 유전자 변이, 염색체 구조 및 수의 변화, DNA 또는 유전독성을 검사하기 위한 시험이며, 시험물질이 유전자 또는 유전자의 담체인 염색체에 미치는 상해작용을 검사하는 시험이다.

ⓔ 생분해성 시험 : 재흡수 또는 성질의 변형 가능성이 있을 시, 생분해성 시험은 의료기기 및 의료용 재료 혹은 용출액 에 의한 재흡수, 분포, 생물학적 변이 및 용출물 및 분해산물의 제거, 변성을 평가하는 것으로 추가적 생물학적 시험에 속한다.

ⓜ 이식시험 : 의료용 재료 또는 완제품의 검체를 이식부위 또는 적용하고자 하는 적절한 조직에 외과적으로 이식하여 직접 관찰 및 현미경관찰로 살아있는 조직에 대한 전체 가운데 병이 있는 부분 정도를 평가하는 시험으로써 초기에 하는 평가시험이다.

26 다음 중 의료기기의 생물학적 안전을 위한 초기 평가시험에 해당 되는 것은? (08년4회산업17번, 10년4회산업7번, 11년4회산업4번)

① 발암성 시험 ② 생분해성 시험
③ 이식시험 ④ 만성독성 시험

해설 02 의료기기 안전 – 5. 기타 의료기기 안전(기출 25번 해설)

27 다음 중 의료기기 생물학적 안정성 시험 중 추가평가 시험항목이 아닌 것은? (16년4회산업16번)

① 만성독성 시험 ② 세포독성 시험
③ 생식독성 시험과 발생독성 시험 ④ 생분해성 시험

해설 ㉠ 단기 생물학적 시험 : 세포독성 시험, 감각성 시험, 자극성 시험, 피내반응 시험, 급성독성 시험, 발열성 시험, 아극성 독성 시험, 유전독성 시험, 이식시험, 혈액적합성 시험, 추가적 생물학적 시험, 만성독성 시험, 발암성 시험, 생물식 독성 시험, 생분해성 시험이다.

ⓛ 생물학적 동특성 시험 : 허가품목의 지체 품질관리를 위해 다른 시판 제제와 생체이용률을 비교할 경우 실시되는 시험이다.

28 다음 중 의료기기 생물학적 안정성 시험시행의 일반적인 고려사항이 아닌 것은? (16년1회산업13번)

① 시험은 완제품 또는 완제품과 같은 방법으로 처리된 원자재에서 나온 대표적인 검체에 대해 시행되어야 한다.
② 의료기기 용출물을 제조할 때, 용출용매와 용출조건이 완제품의 특성 및 사용조건에 적합하여야 한다.
③ 생물학적 시험의 결과가 생물학적 위해가 없음을 보증한다.
④ 생물학적 평가 이전에 완제품에서 용출될 수 있는 화학물질(Extractable Chemical)에 대한 정성 및 정량평가가 이루어져야 한다.

해설 제품의 사용목적의 변화시 재평가가 고려되어야 한다. 사용자는 의료기기 취급업자만 다룰 수 있다.

29 다음 중 적절한 시험동물 모델 또는 시스템을 사용했을 때 혈액과 접촉하는 의료기기 및 의료용 재료에 의한 혈액 또는 혈액 구성요소들의 영향을 평가하는 시험은? (기능사 12년4회43번)

① 혈액적합성 시험 ② 발열성 시험
③ 피내반응 시험 ④ 아급성 독성 시험

해설 혈액적합성 시험 : 적절한 시험동물 모델 또는 시스템을 사용했을 때 혈액과 접촉하는 의료기기 및 의료용 재료에 의한 혈액 또는 혈액 구성요소들의 영향을 평가한다. 특정한 혈액적합성 시험은 의료기기의 3차 구조, 접촉조건 및 임상적 적용기간 동안의 의료기기 또는 의료용 재료의 체역학을 고려하여 설계될 수 있다.

정답 | 26.③ 27.② 28.③ 29.①

30 다음 중 동물의 점막, 눈, 피부 등과 같은 적절한 부위 혹은 이식조직을 이용하여 의료기기 및 의료용 재료 또는 용출액에 대한 자극성의 잠재성을 측정하기 위한 시험은? (기능사 11년4회60번, 16년4회57번)

① 세포독성 시험 ② 감작성 시험
③ 피내반응 시험 ④ 자극성 시험

해설 의료기기의 생물학적 안전에 관한 공통 기준규격

㉠ 초기 생물학적 시험

ⓐ 세포독성 시험 : 세포배양 기술을 이용하여 의료기기 및 의료용 재료 또는 용출액에 의한 세포의 용해(세포의 사망) 정도, 세포 성장의 저해율을 근거로 하여 세포에 미치는 영향을 결정하는 시험이다.

ⓑ 감작성 시험 : 적절한 시험동물 모델을 이용하여 의료기기 및 의료용 재료 또는 용출액에 대한 접촉 감작성의 잠재성을 측정하기 위한 시험으로 미량의 용출물의 접촉 및 노출에 의해서도 알레르기나 감작반응을 유발할 수 있다.

ⓒ 자극성 시험 : 시험동물의 피부, 눈, 점막 등과 같은 적절한 부위 혹은 이식 조직을 이용하여 의료기기 및 의료용 재료 또는 용출액에 대한 자극성의 잠재성을 측정하기 위한 시험으로 이 시험은 적절한 부위(피부, 눈, 점막)를 선택하여 의료기기 및 의료용 재료, 용출액에 대한 접촉부위 또는 접촉시간을 고려하여 적절하게 설정되어야 한다.

ⓓ 피내반응 시험 : 의료기기 용출액에 대한 조직의 국부 반응을 평가하는 시험으로서 피부 또는 점막에 대한 자극성 시험의 적용이 부적절 할 경우에 적용된다. (혈액과 접촉하는 의료기기) 본 시험은 용출액이 소수성일 경우에도 적용될 수 있다.

ⓔ 급성독성 시험 : 시험동물에 의료기기 및 의료용 재료 또는 용출액을 24시간 이내에 1회 이상 노출시켰을 때 시험동물에 나타나는 잠재적 위해를 측정한다. 본 시험은 의료기기가 접촉될 때 독성물질 및 분해산물이 흡수될 가능성이 있을 때 적절하다.

ⓕ 발열성 시험 : 의료기기 또는 의료용 재료의 용출액 내에서 발열반응을 일으키는 매개 물질을 찾아내는 시험이다. 일회의 시험만으로는 엔도톡신 감염을 발생시키는 매개 물질의 발열반응을 구별 해낼 수 없다.

ⓖ 아급성 독성 시험 : 본 시험은 의료기기 및 의료용 재료 또는 용출액을 24시간 이상 시험동물 수명의 10[%] 이하(쥐의 경우 최고 90일) 이내로 1회 이상 노출시켰을 때 나타나는 영향을 측정한다. 이 시험은 만성독성 시험자료가 있는 의료용 재료에 대해서는 시행하지 않을 수 있고, 이런 경우에는 시행하지 않는 이유를 최종보고서에 첨부시켜야 한다. 본 시험은 접촉방법과 시간에 대하여 적절하여야 한다.

ⓗ 유전독성 시험 : 포유동물 혹은 비포유 동물의 세포 배양 또는 다른 기법을 사용하여 의료기기 및 의료용 재료 또는 용출액에 의한 유전자변이, 염색체 구조 및 수의 변화, DNA 또는 유전독성을 평가하기 위한 시험이다.

ⓘ 이식시험 : 의료용 재료 또는 완제품의 검체를 이식 부위 또는 적용하고자 하는 적절한 조직에 외과적으로 이식하여 육안 관찰 및 현미경관찰로 살아 있는 조직에 대한 국부적인 병변의 정도를 평가한다. 이 시험은 접촉방법과 시간에 대하여 적절하여야 한다. 의료용 재료 이식 후 시험동물 전신에 나타난 영향을 평가하였다면, 본 시험은 아급성 독성 시험과 동일하다.

ⓙ 혈액적합성 시험 : 적절한 시험동물 모델 또는 시스템을 사용했을 때 혈액과 접촉하는 의료기기 및 의료용 재료에 의한 혈액 또는 혈액 구성요소들의 영향을 평가한다. 특정한 혈액적합성 시험은 의료기기의 3차 구조, 접촉조건 및 임상적 적용기간 동안의 의료기기 또는 의료용 재료의 유체역학을 고려하여 설계될 수 있다.

ⓚ 용혈성 시험 : 의료기기 및 의료용 재료 또는 용출액에 의한 적혈구의 용해 및 헤모글로빈의 방출정도를 측정하기 위한 시험이다.

㉡ 추가적 생물학적 시험

ⓐ 만성독성 시험 : 의료기기 및 의료용 재료 또는 용출액을 최소 시험동물 수명의 10[%] 이상(쥐의 경우 최고 90일 이상) 이내로 1회 이상 노출시켰을 때 나타나는 영향을 결정한다. 본 시험은 접촉방법과 시간에 대하여 적절하여야 한다.

ⓑ 발암성 시험 : 의료기기 및 의료용 재료 또는 용출액을 시험동물 수명의 전기간 동안 1회 이상 노출 또는 접촉시켜 종양형성의 가능성을 평가한다. 본 시험은 단일실험으로 만성독성 및 종양형성 여부를 동시에 관찰할 수 있도록 설계될 수 있다. 발암성 시험은 다른 출처로부터 제안된 자료가 있는 경우에 한하여 시행되어야 한다. 본 시험은 접촉방법과 시간에 대하여 적절하여야 한다.

ⓒ 생식독성 시험 : 의료기기 및 의료용 재료 또는 용출액이 생식기능, 배형성(배자기형 발생성), 태아기와 초기 생후기의 성장에 대한 잠재적 영향력의 여부를 평가한다. 생식독성 시험은 의료기기가 적용 개체의 생식능력에 영향을 줄 수 있는 잠재력이 있을 경우에 한하여 시행되어야 한다. 의료기기의 적용부위는 반드시 고려되어야 한다.

ⓓ 생분해성 시험 : 재흡수 또는 변성의 가능성이 있을 때, 본 시험은 의료기기 및 의료용 재료 또는 용출액에 대한 재흡수, 분포, 생물학적 변이 및 용출물 및 분해산물의 제거, 변성을 평가한다.

정답 | 30.④

31 다음 중 의료기기의 생물학적 평가에 있어 단기적인 영향을 검사하는 사항이 아닌 것은? (14년4회59번)

① 자극성 시험 ② 혈전형성 시험
③ 발암성 시험 ④ 용혈성 시험

해설 의료기기의 생물학적 안전에 관한 공통기준 규격 : 생물학적 평가에 사용되는 시험방법과 시험결과의 분석에는 의료기기 또는 부분품이 인체와 접촉하는 빈도, 시간, 접촉 상태, 원자재의 화학적 성분 등이 고려되어야 한다. 이 원리에 따라 의료기기를 분류하여 적절한 시험을 선정 한다. 본 기준규격은 원자재 또는 완제품에 대하여 행하는 시험에 적용된다. 광범위한 생물학적 위해요소(Hazard)에는 다음이 포함될 수 있다.

㉠ 단기적 영향(급성독성 시험, 피부, 안구 및 점막에 대한 자극성 시험, 감작성 시험, 용혈성 및 혈전형성(Thrombogenicity) 시험 등이 포함된다.)

㉡ 장기적 혹은 특정한 동성 영향(애만성 : 24시간 이상 시험동물 수명의 10[%] 이내로 1회 노출 또는 반복 노출시켰을 때 나타나는 독성) 및 만성독성 시험, 감작성 시험, 유전독성 시험, 발암성 시험, 최기형성(배 발생시 기형형성)을 포함한 생식 독성 시험 등이 포함된다.

32 다음 중 의료기기의 생물학적 재평가가 요구되는 내용이 아닌 것은? (09년4회50번, 12년4회12번)

① 제품의 사용횟수의 변화 ② 저장중인 완제품의 변화
③ 제품의 사용목적의 변화 ④ 제품 원자재의 출처나 사양의 변화

해설 의료기기의 생물학적 재평가의 기준

㉠ 저장중인 완제품의 변화 ㉡ 제품의 사용목적의 변화 ㉢ 제품 원자재의 출처나 사양의 변화
㉣ 사람에게 사용되었을 때 부작용이 나타날 수 있다는 증거 ㉤ 멸균방법에 대한 변화 및 조성, 공정 주요 포장

33 다음 중 의료기기의 생물학적 평가와 관련하여 고려해야 할 사항이 아닌 것은? (14년2회60번)

① 제조에 사용되는 재료 ② 완제품의 성질과 특성
③ 완제품의 제조국가 ④ 제품의 분해산물

해설 ㉠ 생물학적 평가기준 : ⓐ 공정과정에서의 잔류물, 혼합물, 첨가물
ⓑ 완제품에서의 기타 구성성분 및 구성성분의 상호작용
ⓒ 완제품의 성능과 성질
ⓓ 용출물
ⓔ 제조재료
ⓕ 제품의 분해산물

㉡ 생물학적 재평가 기준 : ⓐ 저장중인 완제품의 상태변화
ⓑ 사람에게 사용되었을 때 부작용이 나타날 수 있다는 증거
ⓒ 멸균방법에 대한 변화 및 조성
ⓓ 종정 주요 포장
ⓔ 제품재료의 출처나 사양변화
ⓕ 제품의 사용목적의 변화

34 다음 중 의료기기의 생물학적 안전에 대한 공통 기준규격의 목적이 아닌 것은? (16년4회58번)

① 의료기기의 품질관리
② 기술문서 심사의 공정성
③ 의료기기 수리의 편의성
④ 생물학적 평가시험의 선정에 관한 총체적인 지침을 제시

해설 의료기기의 생물학적 안전에 관한 공통기준규격 : 제1조(목적) 이 고시는 「의료기기법」 제19조 규정에 따라 품질에 대한 기준이 필요하다고 인정하는 의료기기에 대하여 그 적용범위, 시험규격 등을 기준규격으로 정하여 의료기기의 품질관리에 적정을 기하는 것을 그 목적으로 한다.

정답 | 31.③ 32.① 33.③ 34.③

35 다음 중 의료기기의 제품에 사용되는 재료를 선택함에 있어서 재료의 성질과 기능이 사용목적에 적당한가를 먼저 생각해야 한다. 의료기기의 생물학적 평가와 연관하여 고려되어야 하는 사항이 아닌 것은? (12년4회13번, 15년4회41번)

① 제조에 사용되는 원자재
② 용해물(Leachable Substances)
③ 완제품에서의 기타 구성성분 및 구성성분의 상호작용
④ 제품의 사용목적의 변화

해설 공정과정 : 잔류물 · 혼합물 · 첨가물 · 완제품에서의 기타 구성성분 및 구성성분의 상호작용, 완제품의 성능과 성질, 용출물, 제조재료, 제품의 분해산물 등을 고려해야 한다.

36 다음 중 미생물에 물리적 또는 화학적 자극을 가하여 완전히 사멸 제거하는 것이며, 의료기기에서 주로 산화에틸렌, 열, 감마선 등이 사용되는 방법은?(08년4회산업12번, 11년1회산업11번, 16년4회산업6번, 17년1회산업3번, 19년4회산업기사13번,20년3회기사11번)

① 세척 ② 멸균 ③ 방부 ④ 항균작용

해설 ㉠ 멸균(Sterilization) : 모든 미생물을 파괴하는 것이다.
ⓐ 몸의 내부조직 : 멸균상태이기 때문에 조직과 접촉하는 모든 장비나 물품이며 카테터, 바늘 등도 멸균상태여야 한다.
ⓑ 미생물에 물질적 · 화학적 자극을 가하여 완전히 사멸 제거하는 것이 의료기기의 경우 주로 산화에틸렌, 감마선, 열 등이 사용한다.
ⓒ 살균의 결과로서 완전히 무균상태로 만드는 것을 '멸균'이라고 한다.
ⓓ 모든 미생물을 살균 또는 제거하여 세균, 균류가 존재하지 않는 거의 무균상태에 이르게 하는 것을 '소독'이라 한다.
㉮ 유익한 세균과 유해한 세균을 모두 제거하고, 물체의 표면 또는 그 내부에 분포하는 모든 세균을 완전히 죽이는 것으로 소독의 가장 안전한 형태이다.
㉯ 멸균은 또한 세균시험의 전처리로서 중요하다.
㉰ 멸균방법 : 화염 멸균, 건조 멸균(160[℃], 1시간 정도), 고압증기 멸균, 자외선 멸균이 있다.
㉡ 멸균방법 : 증기법, 화학요법, 플라스마 이용법, 이온화 방사선법 등이 있으며, 장비에 따라 적합한 멸균법을 선택하여 멸균하고, 멸균방법에는 크게 2가지가 있다.
ⓐ 물리적 방법 : 건열 멸균법, 고압증기 멸균법, 간헐 멸균법 등이다.
㉮ 건열멸균법 : 내열성 용기를 건조시킨 뒤에 160~180[℃]의 온도로 30~60분간 가열하는 방법이다.
㉯ 고압증기 멸균법 : 압력을 높여 증기의 온도를 120[℃]까지 끌어올린 뒤 15~20분간 가열하는 방법이다.
㉰ 간헐 멸균법 : 일반 증기로 2~3일에 걸쳐 1일 1회 30분씩 멸균시키는 방법이다.
ⓑ 화학적 방법 : 살균제 · 살균성가스 등을 사용하는 방법이다.
㉢ 에틸렌옥사이드 가스 멸균법(Ethylene Oxide Gas Sterilization) : 화합물 멸균법의 일종이다.
㉣ 에틸렌옥사이드 : 가연성, 폭발성 액체로 이산화탄소나 프레온과 섞으면 효과적인 멸균제가 된다.
※ 주의사항 : 균이란 것은 증식이 빠르기 때문에 단기간 내에 완전히 멸균시키는 것이 좋다.

37 다음 중 최종 소독된 의료기기가 '멸균됨'으로 분류되기 위해서는 기구에 살아남을 수 있는 미생물이 존재할 이론적 확률은? (18년4회산업9번)

① 1만분의 1 ② 10만분의 1
③ 100만분의 1 ④ 1000만분의 1

해설 02 의료기기 안전 - 5. 기타 의료기기 안전(기출 36번 해설)

38 다음 중 멸균이 쉽고 빠르지만 테프론 재질에 맞지 않는 방법은? (21년1회기사11번)

① 스팀멸균 ② 감마멸균
③ 전자빔 멸균 ④ 산화에틸렌 멸균

정답 | 35.④ 36.② 37.③ 38.②

해설 02 의료기기 안전 - 5. 기타 의료기기 안전(기출 36번 해설)

39 다음 중 의료용 멸균방법이 아닌 것은? (18년1회산업16번)

① 감마선 멸균
② EO가스 멸균
③ 레이저 멸균
④ 고압스팀 멸균

해설 02 의료기기 안전 - 5. 기타 의료기기 안전(기출 36번 해설)

40 다음 중 주요 멸균공정과 멸균 의료기기 표기에 대한 요구사항과 관련된 규격은? (12년4회산업1번, 19년4회산업기사19번)

① 산화에틸렌(EO) 멸균 확인 및 일상관리 : EN411
② 조사 멸균 확인 일상관리 : EN 552
③ 습열에 의한 멸균 환인 및 일상관리 : EN 653
④ 멸균 의료기기 표시에 대한 요구사항 : EN 657

해설 ㉠ 산화에틸렌(EO) 멸균 확인 및 일상관리 : EN 550
㉡ 습열에 의한 멸균 환인 및 일상관리 : EN 554
㉢ 멸균 의료기기 표시에 대한 요구사항 : EN 556

41 다음 설명에서 ( ) 안에 알맞은 것은? (08년4회기사2번)

제조 방법은 ( ) · 검사 공정 및 멸균 공정 등을 포함하는 제조공정의 흐름에 따라 기재하며 각 공정에 대한 설명을 기재한다.

① 입고공정
② 출고공정
③ 위탁공정
④ 포장공정

해설 의료기기 기술문서 등 심사에 관한 규정 제정[제13조(제조방법)]
㉠ 제조방법 : 위탁공정 · 검사공정 및 멸균공정 등을 포함하는 제조공정의 흐름에 따라 기재하며 각 공정에 대한 설명을 기재한다.
㉡ 수입 의료기기에 대한 제조 방법의 경우 : '제조원의 제조방법에 따른다'라고 기재할 수 있다.
㉢ 멸균 의료기기의 제조 방법의 경우 : 멸균방법 · 멸균조건 및 포장방법을 부가하여 기재한다.

42 다음 중 멸균은 "미생물에 물리 · 화학적 자극을 가하여 완전히 사멸 제거하는 것"으로, 쉽고 빠르지만 테프론 재질에 맞지 않는 멸균 방법은? (08년4회기사9번, 10년4회기사16번, 12년1회기사19번, 18년4회기사4번)

① 스팀멸균
② 감마멸균
③ 전자빔 멸균
④ 산화에틸렌 멸균

해설 멸균
㉠ 모든 형태의 바이러스를 포함한 모든 형태의 미생물을 파괴하는 것이며, 가스멸균, 훈증처리, 열처리 방법 등 재래적으로 사용하여 오던 어떤 방법보다 탁월한 살균 · 멸균효과를 나타낸다.
ⓐ 감마멸균 : 과정이 쉽고 빠르지만 테플론 재질에는 맞지 않으며, 감마선을 이용한 식품, 제약, 화장품, 의료용품의 살균이다.
ⓑ 전자빔 멸균 : 각종 수술용 도구
㉡ 멸균이 요구되는 의료도구를 과산화수소, 전자빔을 이용하여 2차 가공없이 멸균하는 방법이다.

43 다음 중 멸균의 화학적 방법이 아닌 것은? (18년1회산업20번)

① 페놀산 방부법
② 살균제
③ 가열
④ 균성가스

해설 화학적 방법 : 살균제 · 살균성가스 등이 있으며, 가열소독이 곤란한 합성수지 · 고무제품 등외에도 사람의 손을 소독하거나 살균하는데에 쓰인다. 역사적으로는 영국의 의사 J.리스터가 창시한 페놀산 방부법에서 비롯되었다.
※ 가열방법은 물리적 방법이다.

정답 | 39.③ 40.② 41.③ 42.② 43.③

44 다음 중 의료기기의 습열멸균 공정에 대한 성과 적격성 검증기준이 아닌 것은? (17년1회기사12번, 19년4회기사09번)

① 유지시간 전체에 걸쳐 온도 및 압력이 일정하게 유지되거나 사전에 결정된 프로필을 따라야 한다.
② 수증기가 멸균 온도 대역 내의 온도 및 수증기 압력에 상응하는 온도에 해당되어야 한다.
③ 유지시간 전체에 걸쳐 측정된 온도는 멸균 온도 +10[K]를 상한선으로 하여 소정의 멸균온도 대역 내에 해당되어야 한다.
④ 평형시간은 800[L] 미만의 멸균기 챔버의 경우에 15초를, 이보다 큰 멸균기 챔버의 경우에 30초를 각기 초과해서는 안 된다.

해설 ㉠ 제조업자는 결과로 나타난 출력이 후속되는 모니터링 또는 측정에 의하여 검증될 수 없는 모든 생산 및 서비스 제공 프로세스에 대하여 유효성을 확인하여야 한다.
㉡ 유효성 확인 : 제품의 사용 또는 서비스 인도 후에만 불일치가 나타나는 모든 프로세스를 포함한다.
㉢ 유효성 확인을 통하여 계획된 결과를 달성하기 위한 프로세스의 능력을 입증하여야 한다.
㉣ 제조업자 : 해당하는 경우 다음을 포함하는 프로세스에 대한 절차를 수립하여야 한다.
ⓐ 프로세스의 검토 및 승인에 있어 규정된 기준 ⓑ 장비의 승인 및 인원의 자격인정
ⓒ 특정한 방법 및 절차의 사용 ⓓ 기록에 대한 요구사항 ⓔ 유효성 재확인(Reval!idation)
㉤ 제조업자는 규정된 요구사항을 충족하기 위하여 제품의 성능에 영향을 미치는 컴퓨터 소프트웨어 적용(소프트웨어 및/또는 적용의 변경을 포함)의 유효성 확인을 위한 문서화 된 절차를 수립하여야 한다.
㉥ 소프트웨어 적용에 있어 최초 사용 전에 유효성을 확인하여야 한다.
㉦ 유효성 확인결과 기록은 유지되어야 한다.

45 다음 중 산화에틸렌(EO) 멸균공정이 아닌 것은? (12년1회산업18번, 17년4회산업10번)

① 프리컨디셔닝 ② 플러싱 ③ 통기 ④ 커미셔닝

해설 산화에틸렌(EO) 멸균 공정 : 대부분의 EtO 멸균 공정라인에는 3가지 단계를 포함한다.
㉠ 처리할 장치의 크기나 양에 따라 3가지 셀로 분리할 수 있다.
ⓐ 사전처리 : 제품을 사전 처리 단계로 보내서 미생물을 배양시켜야 한다.
ⓑ 다음과 같은 변수가 제어된 환경에서 휴지 시간을 지나 배치로드로 진행된다(온도, 습도).
㉮ 커미셔닝(Commissioning) : 원자로를 취업시키는 것이다.
• 최초로 핵연료를 장전하여 임계에 도달한 후 각종의 시험을 하면서 출력을 상승시켜가는 과정이다.
• 상업용 원자로의 경우는 상업 운전에 들어가기까지의 단계이다.
• 효율적인 건축 · 기계설비 시스템의 성능확보를 위한 가장 중요한 요소로서 설계단계부터 공사완료에 이르기까지 전 과정에 걸쳐 건물주의 요구에 부합되도록 모든 시스템의 계획, 설계, 시공, 성능시험 등을 확인하고 최종 유지관리자에게 제공하여 입주 후 건물주의 요구를 충족할 수 있도록 운전성능 유지여부를 검증하고 문서화하는 과정이다.
㉯ 프리컨디셔닝 : 멸균 주기 이전에 멸균 적재 전체에 미리 정한 온도와 상대습도에 이르기 위한 제품의 처리과정이다.
㉰ 멸균 : 미생물에 물리적 · 화학적 자극을 가하여 완전히 사멸 제거하는 것이며, 의료기기의 경우 주로 산화에틸렌, 감마선, 열 등이 사용되는 방법이다.
㉡ 멸균기 : ⓐ 길고 복잡한 멸균지기를 통과이다.
ⓑ 다음과 같은 시스템 요구사항이 적용된다.
㉮ 정확한 온도 제어 ㉯ 제어시스템 가용성 ㉰ 정확한 압력 및 진공제어 ㉱ 공정단계의 간편한 표시
㉲ 전용 고객 레서피 ㉳ 허용 오차 테스트를 통한 자동 배치 릴리즈 ㉴ 보고
㉵ 액츄에이터들 사이의 보안 인터록 ㉶ 알람 ㉷ 가동중단 전략 ㉸ 감사 추적 기능 – 추세 ㉹ 21CFR Part11
㉺ 이 주기 동안 정확한 온도조절이 중요하며 보온 재킷이 사용
ⓒ 전체 주기는 60시간 정도이므로 높은 시스템 가용성이 매우 중요하며 시스템 중복성이 필요하고, 이러한 요소에서 교환설비, 센서, 액츄에이터, 제어기 등을 두배로 보충하면 하드웨어나 스포트웨어 장애 발생시에도 제품이 안전하게 멸균 처리된다.
ⓓ 도어를 닫고 적절히 밀폐한 후 자동 또는 수동으로 주기를 시작할 수 있다.
ⓔ 도어 밀폐에 문제가 있는 것으로 감지되면 멸균주기가 잠겨서 시작되지 않는다.
ⓕ 공기 밸브와 EtO 밸브 사이에도 보안 인터록이 사용할 수 있다.

정답 | 44.③ 45.④

ⓖ 주기가 시작된 후에는 사용하기 쉬운 디스플레이가 필요하다.

㉮ 실제 멸균단계 ㉯ 레서피에 의해 로드된 모든 주요 셋포인트와 허용 오차

㉰ 자동배치 릴리즈 기능에 필요한 모든 주요 공정밸브 ㉱ 진공과 압력제어도 필요

ⓗ EtO의 독성효과 때문에 수봉식 로터리 펌프를 사용한다.

ⓘ 진공 공정에서는 신속한 가스배출을 위한 비상 배출단계를 수행한다.

ⓒ 통기 : 멸균 공정의 일부로써 산화에틸렌 또는 그 반응물을 미리 정한 수준까지 의료기기로부터 없애는 과정이다.

ⓔ 가스분리기 : 생성물을 가스분리 단계로 보내서 EtO입자를 완전히 제거해야 한다.

ⓜ 온도를 조절한 환경에 배치로드를 둔 상태로 휴지기간을 경과한다.

46 다음 중 스팀(Steam) 대신 가스를 이용하여 바이러스 및 기타 미생물을 사멸시키는 화학적 소독방법은? (18년4회기사18번)

① 고압스팀 멸균법 ② EOG 멸균법
③ 감마선 멸균법 ④ 저온플라즈마 멸균법

해설 02 의료기기 안전 – 5. 기타 의료기기 안전(기출 45번 해설)

47 다음 중 국가에서 정하는 특정고압가스 중 의료가스에 해당하는 것은? (17년1회산업13번)

① 헬륨 ② 천연가스
③ 탄산 ④ 압축가스

해설 특정고압가스로 분류되는 대상은 보편적인 의료가스(Oxygen, Nitrous-oxide)중에서 액화산소와 압축산소이다. 저장용량에 따라 법규를 준수하여야 한다.

㉠ 의료용가스 : 산소(O_2), 질소(N_2), 탄산(H_2CO_3), 헬륨(He), 아산화질소(N_2O) 등

㉡ 특정고압가스 : 압축산소, 고압가스

48 다음 중 레이저의 등급에 대한 설명은? (17년1회산업4번)

① 레이저의 안전을 판정하고 등급을 분류할 때 참고하는 기준치로는 최소허용 노광량이 있다.
② IEC를 비롯한 국제기구에서는 레이저의 위해로부터 인체를 안전하게 보호하기 위하여 레이저의 파장, 출력 등의 특성에 따라 안전도를 등급으로 분류하고 있다.
③ 레이저 등급은 위험수준에 따라 등급 1은 위험 수준이 가장 높고, 등급 4는 위험 수준이 가장 낮은 것이다.
④ 레이저의 최대허용 노광량은 레이저의 분류 등급에 따라 허용되는 레이저광의 방사 수준이다.

해설 레이저의 등급 : 파장과 출력, 빔 특성에 따라 결정되며, 등급 4가 위험 수준이 가장 높고, 등급 1은 위험 수준이 가장 낮은 것이다.

㉠ Class1 레이저 시스템 : 본질적으로 안전하다.

ⓐ 정상적인 작동 중에 이런 레이저는 잠재적인 건강상 위험을 초래하지 않는다.

ⓑ 레이저 동작 중에 사람이 레이저 빔을 접촉하지 않도록 특별한 설계가 사용된다.

㉡ Class2 레이저 시스템 : 출력이 낮아 눈으로 볼 수 있는 레이저이다.

ⓐ 밝은 빛에 대한 본능적인 반사작용으로 눈을 깜박이는 것이 사용자를 보호할 수 있다.

ⓑ 장시간 동안 직접 쳐다보면 위험 가능성이 있을 수 있다.

ⓒ Class2 레이저에는 CAUTION(주의) 라벨을 붙여야 한다.

㉢ Class3a 레이저 시스템 : CAUTION(주의) 라벨을 붙여야 하고 어떤 경우에는 DANGER(위험) 라벨을 붙여야 한다.

ⓐ 빛에 대한 눈의 반사작용은 빔을 잠깐 볼 경우에만 사용자에게 안전할 수 있다.

ⓑ 광학기기 정렬과정에서와 같이 광학기기를 사용하여 볼경우 위험가능성이 있다.

㉣ Class3b 레이저 시스템 : 빔을 보거나 2차 빔을 직접적으로 볼경우에 위험할 수 있다.

ⓐ 일반적으로 이런 레이저는 재료표면에서 위험한 반사를 일으키지는 않는다. 이런 시스템에는 DANGER(위험) 라벨을 붙여 놓아야 한다.

정답 | 46.② 47.④ 48.②

ⓑ 시력손상 가능성이 있음에도 불구하고 화재 또는 피부에 대한 손상위험은 낮다.
ⓒ 레이저 사용시에는 레이저 보호안경을 착용해야 한다.

㉤ Class4 레이저 시스템 : 눈과 피부에 위험을 초래할 수 있다.
ⓐ 직간접 반사빔과 산란빔이 위험을 초래할 수 있다.
ⓑ 모든 Class4 레이저 시스템에는 DANGER(위험) 라벨을 붙여야 한다.
ⓒ Class4 레이저는 레이저가 설치되어 있는 주위 물질에 손상을 일으킬 수 있고, 가연성 물질에 불을 붙게 할 수도 있다.
ⓓ 레이저 사용시에는 레이저 보호안경을 착용해야 한다.

㉥ 레이저 등급의 종류와 파장

등급	설 명	파장
1	인체에 레이저광을 조사하여도 위험하지 않다.	Visible, Invisible
1M	광학기기로 레이저광을 보거나 조사하면 위험하다(단, 피폭방출한계는 1등급인 제품).	Visible
2	눈에 레이저광이 조사될 때 0.25초의 눈깜빡임으로 보호될 수 있다. (단, 펄스폭 0.25초 이하 피폭방출한계 1등급인 제품)	Visible
2M	광학기기로 레이저광을 보거나 조사하면 위험하다.	Visible
3R	눈에 레이저광이 직접 조사되면 위험하다.	Visible, Invisible
3B	인체에 레이저광이 직접 조사되면 위험하다.	Visible, Invisible
4	인체에 레이저광이 직접 또는 방사되어 조사되면 위험하다	Visible, Invisible

49 다음 중 레이저의 등급에 대한 설명은? (20년3회기사01번)

① 1M 등급 : 인체에 레이저광을 조사하여도 위험하지 않다.
② 2 등급 : 눈에 레이저광이 조사될 때 0.25초의 눈깜빡임으로 보호될 수 있다.
③ 3R 등급 : 인체에 레이저광이 직접 조사되면 위험하다.
④ 3B 등급 : 눈에 레이저광이 직접 조사되면 위험하다.

해설 02 의료기기 안전-5. 기타 의료기기 안전(기출 48번 해설)

50 다음 중 의료용 레이저 등급에 대한 설명이 아닌 것은? (09년4회기사19번, 11년4회기사6번, 17년4회기사4번, 18년1회산업15번)

① Class 1M : 광학기기로 레이저광을 보거나 조사하면 위험하다.
② Class 2 : 눈에 레이저광이 조사될 때 0.25초의 눈깜빡임으로 보호될 수 있다.
③ Class 3B : 눈에 레이저광이 직접 조사되면 위험하다.
④ Class 4 : 인체에 레이저광이 직접 또는 반사되어 조사되면 위험하다.

해설 02 의료기기 안전-5. 기타 의료기기 안전(기출 48번 해설)

51 다음 중 레이저광의 과다 노출시 발생하는 병리학적 현상을 바르게 묶은 것은? (16년1회산업17번)

① 자외선 B(280~315[nm]) : 광화학적 백내장
② 가시광선(400~780[nm]) : 광화학 효과와 온열 효과로 인한 망막 손상
③ 적외선 A(780~1400[nm]) : 피부 노화 가속 및 색소 침착증가
④ 적외선 B(1400~3000[nm]) : 각막 화상

해설 ㉠ 등급 1 : 레이저 출력이 적어 인체에 레이저광을 조사하여도 위험하지 않다.
㉡ 등급 1M(Magnifier) : 등급에 해당하는 값을 사용하고 망원경 쌍 1 AEL, 안경 광학장치 등을 통해 레이저광을 직시하게 되면 위험하다.
㉢ 등급 2 : 레이저 장치가 가시영역의 의 방사광을 400 ∞ 700[nm] 방출하며 밝은 빛에 대한 반사적인 눈의 깜빡임으로 (0.25) 눈을 보호할 수 있다. 펄스폭이 초 이하인 레이저는 등급 0.25 1 AEL, 0.25의 값을 사용하고 펄스폭이 초 이상인 레이저는 출력이 이하로 제한되어 있다(1[mW]).

ⓔ 등급 2M(Magnifier) : 등급의 값을 사용하고 망원경 쌍안경 광학 2 AEL, 장치 등을 통해 레이저광을 직시하게 되면 위험하다.
ⓜ 등급 3R(Retina) : 400[nm]∞700[nm] 1이하 또는 이상인 파장에서는 등급의 배까지의 출력이 허용되고 파장에 AEL 5, 400∞700[nm]서는 등급의 배까지의 출력이 허용된다.
ⓐ 레2 AEL 5[5mW] : 이 저광을 직시하면 눈에 손상이 올 수 있다.
ⓗ 등급 3B : 인체에 레이저광이 직접 조사되면 위험하다(IEC 60825-1(1997) 1, 2, 3A,에서는 레이저 안전등급을 3B, 4 3 A, B로 구분하여 등급을 위험 수준에 따라 나누었으며 가보다 위험하다, B A).
ⓢ 등급 4 : 등급을 초과하여 레이저가 방사되며 인 3B AEL, 물체에 직접 레이저광에 조사되는 것은 물론 산란광에 접촉하는 것도 위험하다.

52 다음 중 레이저와 인체조직 간에 발생하는 상호작용의 유형이 아닌 것은? (19년1회산업기사14번, 19년4회기사08번)

① 온열효과 ② 확산
③ 광분해 ④ 광화학효과

해설 레이저와 조직 간의 상호작용을 결정해 주는 주요 요인 : 대상 조직의 흡수 특성, 레이저의 파장 및 발광도이다.
예) 이산화탄소(CO_2) 레이저 : 물에 의해 강력하게 흡수되는 적외선 광선을 발생시키며, 대부분의 신체 세포들은 85[%]의 물로 이루어져 있기 때문에 CO_2 파장에서 쉽게 방사에너지가 흡수된다.
㉠ 흡수된 에너지 : 세포를 기화시키는 열에너지가 되며, 세포의 기화는 조직을 신속하고 정밀하게 제거한다.
㉡ 다수의 의료용 레이저 시술과정 : 에너지 흡수효과를 활용하여 다양한 신체조직들을 응고, 소작, 절개, 절제, 증발시키는 것이다.
㉢ 레이저와 조직 간에 발생하는 상호작용의 유형 : 광선 에너지를 열에너지로 변환시켜주는 온열효과(Thermal Effect)가 있고, 짧은 펄스의 레이저가 극도로 높은 파워를 발생시킬 때 나타나는 광분해(Optical Breakdown)가 있다.
㉣ 조직 내로 유입된 화학물질과 레이저 광선이 상호작용을 일으킬 때 발생하는 '광화학효과(Photochemical Effect)'가 있다.
ⓐ 온열효과 : 광선 에너지를 열에너지로 변환하고, 조직의 흡수 특성과 상호작용 부위에서의 레이저의 초점 크기, 레이저의 파장, 파워, 에너지에 좌우된다.
ⓑ 광분해 효과 : 광분해는 광교란장치(Photodisruptor) 레이저로 안과 분야에서 각막을 절개할 때 사용하고 있으며, 함유된 에너지가 일반적으로 약 1~2[mJ]로 적은 양이지만 몇 나노초(10억분의 1초) 동안 [GW]의 파워에 도달하는 높은 강도의 펄스를 이용하여 대상 조직을 이온화하는 짧은 펄스의 레이저가 극도로 높은 파워를 발생시킬 때 나타난다.
ⓒ 광화학 효과를 발생시키는 극자외선(Far-ultraviolet) : 레이저와 조직 간에 발생하는 상호작용 중 조직 내로 유입된 화학물질과 레이저 광선이 상호작용을 일으킬 때 나타나고, 에너지가 높은 레이저 방사광선의 짧은 펄스에 노출되는 표적 조직을 분리시키고 휘발시킨다.
ⓓ 굴절교정 레이저 각막 절제술(Photo-Refractive Keratectomy : PRK) : 자외선 아르곤 플루오라이드(Ultraviolet Argon Fluoride : ArF) 레이저가 대표적이다.

53 다음 중 레이저와 조직 간에 발생하는 상호작용 중 함유된 에너지가 일반적으로 약 1~2[mJ]로 적은 양이지만 몇 나노초(ns)동안 GW(giga watt)의 파워에 도달하는 높은 강도의 펄스를 이용하여 대상조직을 이온화하는 것은? (08년4회기사10번, 17년1회기사10번, 19년4회기사19번)

① 확산효과 ② 온열효과
③ 광분해효과 ④ 광화학효과

해설 ㉠ 확산(Fusion) : 물이 담겨져 있는 컵에 잉크를 한 방울 떨어뜨리면 시간이 지남에 따라 잉크가 퍼져 나가 섞이면서 물 전체가 균일한 색을 나타나는 것을 확산이라 하며 액체, 기체, 공기가 없는 진공속에서 관찰할 수 있다.
ⓐ 물보다는 공기 중에서 확산 속도가 빠르고, 공기보다는 진공속에서 확산속도가 빠르며, 물질이 퍼져 나가는 속도, 즉 확산속도는 분자의 무게가 가벼울수록, 온도가 높을수록 빠르다.
ⓑ 방안에 꽃향기나 방향제의 향기가 퍼져나가는 것, 대기나 해수가 일정한 조성을 가지는 것, 흙 속과 식물체 내의 농도차에 의해 물이 이동해가는 삼투현상도 확산이다.
㉡ 온열효과 : 광선에너지를 열에너지로 변환한다.
㉢ 광분해(Photolysis) : 짧은 펄스의 레어저 가 극도로 높은 파워 를 발생시킬 때 나타나며, 공유결합을 이루는 분자들은 결합을 형성하기 위해서 에너지를 방출하고, 분자들 간 결합을 끊기 위해서는 에너지가 필요하다.

정답 | 52.② 53.③

ⓐ 화학에서는 에너지를 결합에너지라고 하며, 드물게는 분자를 해리하는데 필요한 에너지라고 하여 분리에너지 혹은 해리 에너지라고도 한다.

ⓑ 분자를 해리시키는 에너지는 빛의 파장으로 에너지를 표현할 수 있으며, 이때 특정 파장 이상의 빛을 쪼여 공유결합을 끊을 수 있다.

ⓔ 광화학(Photochemistry) : ⓐ 조직내로 유입된 화학물질과 레이저광선이 상호작용을 일으킬 때 나타난다.

ⓑ 광화학의 기본법칙 : 제1법칙(그로투스-드레이퍼의 법칙)과 제2법칙(광화학당량의 법칙)이 있다.

㉮ 광화학 제1법칙 : '물질에 의하여 흡수된 빛만이 광화학반응을 일으킬 수 있다'는 것이다.

㉯ 광화학 제2법칙 : '빛의 흡수는 언제나 광량자(光量子)를 단위로 하여 이루어지며, 흡수는 항상 분자나 원자가 한 번에 단 하나의 광량자를 둘러싸는 꼴로 일어난다'는 것이다.

54 다음 중 눈이나 피부가 레이저에 노출되었을 때 위험한 영향이나 생물학적 부작용이 발생하지 않을 정도의 레이저광 방사 수준을 의미하는 것은? (19년4회산업기사20번)

① 피폭방출 한계
② 최대 허용 노광량
③ 레이저 파장
④ 펄스 지속기간

해설 ㉠ 최대 허용 노광량 : 눈이나 피부가 레이저광에 노출되었을 때 위험한 영향이나 생물학적 부작용이 발생하지 않을 정도의 레이저광 방사 수준이며, 레이저 파장, 펄스 지속시간 또는 노출시간에 따라 계산된 에너지값이다.

㉡ 피폭방출 한계치 : 레이저의 분류등급에 따라 허용되는 레이저광의 방사수준이고, 레이저 기기에 대한 피폭방출 한계치는 레이저 파장과 방사시간에 따라 계산된 레이저 에너지값으로 명시된다.

55 다음 중 전리방사선(Ionization Radiation)에 해당하는 것은? (17년4회산업5번, 18년4회기사11번)

① 초단파
② 가시광선
③ 자외선
④ 감마선

해설 ㉠ 눈으로 지각되는 파장 범위를 가진 빛 : ⓐ 물리적인 빛은 눈에 색채로서 지각되는 범위의 파장한계 내에 있는 스펙트럼이며, 대략 380~780[nm] (Nanometer) 범위의 파장을 가진 전자파이다.

ⓑ 780[nm] 이상의 파장은 적외선과 라디오에 사용되는 열선이고 380[nm] 이하의 파장은 자외선, X-선 등이다.

㉡ 보통 진동수가 1~300[GHz]까지이고 파장이 1[mm]에서 1[m]까지인 전자기파이다.

ⓐ 일반적으로 파장이 짧아 직진성이나 반사, 굴절, 간섭 등의 성질이 빛과 비슷하다.

ⓑ 극초단파(UHF), 센티미터파(SHF), 밀리미터파(EHF) 등이 있다.

ⓒ 레이더, 통신, 전자레인지, 텔레비전 등에 폭넓게 이용되며 물질의 분자구조 연구에서도 중요한 역할을 한다.

㉢ 물질에 작용하여 직접 또는 간접으로 전리(電離)를 일으키는 성질을 가지고 있다.

ⓐ 전리란 방사선이 물질을 통과할 때에 물질을 구성하고 있는 원자의 궤도전자를 밖으로 튕겨내는 현상이 있다.

ⓑ 방사선 종류에는 전자선, 양전자선, 중성자선, 감마선 등이 있다.

정답 | 54.② 55.④

Chapter 05
의료기기 예방점검

01 의료기기 예방점검 계획,
실시, 점검보고서 작성

01 | 의료기기 예방점검 계획, 실시, 점검보고서 작성

1 의료기기별 특성에 따른 예방점검 주기, 항목, 절차

예 · 상 · 문 · 제

01 다음 중 전기 · 기계적 안전에 관한 기준규격의 목적이 아닌 것은?

① 기술문서 심사의 공정성 및 투명성 제공
② 기술문서 작성자에 편의 제공
③ 의료기기의 품질관리에 적정을 기함
④ 전기 · 기계사용의 장기화를 위해

해설 기준규격 : 의료기기의 기술문서 작성 및 심사시 활용되는 규격으로 의료기기의 전기 · 기계적 안전에 관한 명확한 기준을 설정하여 기술문서 작성자에게 편의를 제공하고, 기술문서 심사의 공정성 및 투명성을 제공함으로써 의료기기의 품질관리에 적정을 기하는데 있다. 이 기준규격은 권장 기준규격으로서 강제요건이 아니며, 제품의 특성에 따라 개별 기준규격을 적용할 수 있다.

02 다음 중 의료기기의 기계적 안전에 관한 사항이 아닌 것은?

① 정상적인 사용시에 손으로 잡는 기기 또는 기기의 부분은 견고한 표면에 1[m]의 높이에서 자유 낙하시켰을 때 안전상 위험이 발생하지 않아야 한다.
② 환자를 지지 고정하는 기기의 경우 성인 환자의 지지부는 환자가 135[kg](정상부하)의 체중을 갖는 것으로 설계한다.
③ 휴대형 기기에 부착한 운반용 핸들이나 손잡이는 기기 중량의 2배에 해당하는 부하에 견뎌야 한다.
④ 휴대형 및 이동형 기기는 (반복된 낙하 등의)거친 취급에 의한 스트레스에 견딜 수 있어야 한다.

해설 의료기기의 전기 · 기계적 안전에 관한 공통 기준규격 제4절
㉠ 휴대형 기기가 0에서 시작해 5~10[s] 걸려 시험하는 힘에 달하도록 점차 증가하고 1분간 유지한다.
㉡ 기기에 부착한 운반용 핸들이나 그 장치수단에 그 기기 중량의 4배와 동등한 힘을 가하며, 힘은 조임쇠(클램프)를 사용하지 않고 핸들 중심부의 길이 7[cm]의 전체에 걸쳐 동시에 가하고 유지한다.

03 다음 중 의료기기의 기계 안전점검에 대한 설명이 아닌 것은?

① 외장 또는 외장의 부분 및 외장에 부착된 모든 부품에 대한 열화, 크랙, 기타 손상의 흔적을 점검한다.
② 휴대용 기기에 부착된 운반용 핸들이나 손잡이의 열화, 크랙, 기타 손상의 흔적을 점검한다.
③ 환자를 지지, 고정하는 기기의 부분이 물리적인 상해나 고정 불량의 위험이 있는지 점검한다. 또한 체인, 클램프, 와이어, 와이어의 단말부 및 접속부, 벨트, 축, 프리 등과 같은 지지 기구의 부품을 확인한다.
④ 비산하는 부분을 제외하고 보호 수단을 점검한다.

해설 ㉠ 외장 또는 외장의 부분 및 외장에 부착된 모든 부품에 대한 열화, 크랙, 기타 손상의 흔적을 점검한다.
㉡ 휴대용 기기에 부착된 운반용 핸들이나 손잡이의 열화, 크랙, 기타 손상의 흔적을 점검한다.
㉢ 환자를 지지, 고정하는 기기의 부분이 물리적인 상해나 고정 불량의 위험이 있는지 점검한다. 또한 체인, 클램프, 와이어, 와이어의 단말부 및 접속부, 벨트, 축, 프리 등과 같은지 기구의 부품을 확인한다.
㉣ 전동 구동에 의한 기계적인 움직임이 있는 장치의 비상용 절환 스위치를 점검한다.
㉤ 외상이나 손상을 줄 우려가 있는 표면, 모서리, 테두리, 거친 표면을 점검한다.
㉥ 비산하는 부분이 안전상 위험을 줄 우려가 있으므로 보호수단을 점검한다.
㉦ 현수지지 기구의 파손 등을 점검한다

정답 | 〈예상문제〉 01.④ 02.③ 03.④

04 다음 기호들은 의료기기에 대한 방전의 안전함을 의미하는 표시로 어떤 의료기기에 사용하는가?

번호	기호	IEC 규격	설명
1	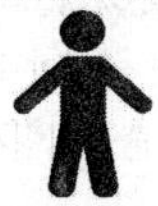	417 878-02-02	B형 기기(B형 장착부)
2		417-5333 878-02-03	BF형 기기(BF형 장착부)
3		417-5335 878-02-05	CF형 기기(CF형 장착부)

① 뇌파계 ② 심장충격기 ③ 환자감시장치 ④ 전기수술기

해설 ㉠ 심장충격기 : 다음의 사항을 포함하여 식품의약품안전처장이 별도로 고시한 의료기기 기술문서 등 심사에 관한 규정에서 정한 기재사항에 따로 기재하여야 한다.

ⓐ 제품명, 형명(모델명) ⓑ 제조업자 또는 수입자의 상호 및 주소
ⓒ 수입품의 경우 제조원(제조국, 제조회사명) ⓓ 품목 허가번호 및 사용목적
ⓔ 제조번호와 제조년월일, 중량 또는 포장단위
ⓕ 제품의 유효(사용)기간(유효 또는 사용기간이 정해진 품목에 한함)
ⓖ 성능 및 사용방법(첨부문서로 대체 가능) ⓗ 사용상의 주의사항(첨부문서로 대체 가능)
ⓘ 기타 필요한 사항
㉮ 정격전원 주파수 및 정격전원 전압
㉯ 전원 입력 또는 소비전력
㉰ 전기충격에 대한 보호의 형식 및 정도
㉱ 별도의 ECG, 감시용 전극에 접속하기 위한 심장충격기의 경우 감시기에는 심장충격기 보호회로를 포함하고 있다는 표시를 한다.
㉲ 50[Ω]의 저항성 부하에 전달되는 [J]단위의 방출 에너지로 교정하여 표시한다.

㉡ 의료기 예방점검 관리체계

ⓐ 의료기기 담당자와의 면담 및 의료기기 관리대장, 외부위탁 계약서, 지출내역서, 결산서 등을 통해 의료기기 예방점검 시행 유형을 확인하여 기재한다.
ⓑ 예방점검을 외부로 위탁할 경우 위탁 비용 지출 내역을 확인하여 '외주'에 기재한다.
ⓒ 의약품 주입기기, 환자감시장치, 제세동기, 전기수술기, 인공호흡기, 고압증기멸균기 6종 의료기기에 대한 예방점검관리 운영지침의 구비 여부를 확인하여 기재한다.
ⓓ 조사시행 전년도 1년간 의약품 주입기기(Infusion Pump), 심전도 모니터링이 가능한 환자감시장치(Patientmonitor), 제세동기(Defibrillator), 전기수술기(Electrosurgicalunit)에 대한 예방점검 실시 정도를 확인하여 기재한다.
ⓔ 조사시행 전 3개월간 인공호흡기(Ventilator), 고압증기멸균기(Pressure Steam Sterilizer)에 대한 예방점검 실시 정도를 확인하여 기재한다.
ⓕ 의료기기 관리대장을 통해 조사대상 6종의 의료기기 중 가장 최근에 예방점검이 완료된 의료기기를 선정하여 해당 기기에 정상작동 확인 라벨이 부착되어 있는지 확인하여 기재한다.

05 다음 중 의료기기의 외장 또는 외장의 부분 및 그들에 부착된 모든 부품의 강도에 대한 적합성 시험을 위한 방법이 아닌 것은?

① 용수철로 동작하는 충격시험기에 의해 0.5±0.05[J]의 충격에너지의 타격을 주어 시험한다.
② 공시품의 시험적 표면에 수직으로 발사통을 누름에 따라 충격을 준다.
③ 보강 또는 강화절연의 완전성이 의심스러울 경우에는 관련 절연에 한해(기기의 나머지 절연은 제외한다) 내전압 시험을 한다.

정답 | 04.②

④ 누르는 압력을 발사통이 발사통과 접촉될 때까지 신속하게 증가한다.

해설 의료기기의 전기 · 기계적 안전에 관한 공통 기준규격 제4절

㉠ 외장 또는 외장의 부분 및 그들에 부착된 모든 부품의 강성 : 그 표면의 모든 부분의 625[mm^2]의 면적 전체에 걸쳐 직접 45[N]의 힘을 내측 방향에 가해 시험하며 눈에 띄는 손상이 없고, 연면거리 및 공간거리는 규정한 수치 미만으로 감소하지 않아야 한다.

㉡ 외장 또는 외장의 부분 및 그들에 부착된 모든 부품의 강도 : 용수철로 동작하는 충격시험기에 의해 0.5± 0.05[J]의 충격에너지의 타격을 주어 시험한다.

ⓐ 발사 용수철 : 발사용 고리가 맞물린 위치에서 정확히 규정치를 만족하는 압력을 주도록 조정한다.

ⓑ 시험기 : 해머 축의 홈에 발사용 고리가 맞물리기까지 세트노브를 인장하여 세트한다.

ⓒ 공시품의 시험점 표면에 수직으로 발사통을 누름에 따라 충격을 준다.

ⓓ 누르는 압력을 발사통이 발사봉과 접촉될 때까지 서서히 증가시킨다. 그에 따라 발사기구가 동작하고, 해머가 타격을 준다.

ⓔ 기기 : 움직이지 않도록 지지하고, 외장이 약하다고 생각되는 각 점에 3회의 타격을 주어야 한다.

ⓕ 핸들, 레버, 노브, 표시기 등 및 외장에서 10[mm]를 초과하여 돌출해 있거나 또는 그 표면적이 4[cm^2]를 초과하는 신호등이나 그 커버에도 타격을 가하여야 한다.

ⓖ 기기 내부의 래프나 그 커버는 정상적인 사용시에 손상을 받을 우려가 있는 경우에 한해 시험한다.

㉢ 시험 후에 받은 손상이 안전상 위험을 일으켜서는 안되고, 특히 활전부에 접촉되면 요구사항에 안전에 부적합해야 한다.

㉣ 상술한 시험의 결과, 보강 또는 강화절연의 완전성이 의심스러울 경우에는 관련 절연에 한해(기기의 나머지 절연은 제외한다) 내전압 시험을 한다.

06 다음 중 조정, 검사, 교환 또는 수리의 목적으로 기기의 부분에 접근할 수 있도록 마련한 외장 또는 가드의 일부는?

① 접촉가능 금속부　② 개폐커버　③ 장착부　④ 외장

해설 ㉠ 접촉가능 금속부 : 공구를 사용하지 않고 접촉할 수 있는 기기의 금속부분이다.

㉡ 개폐 커버 : 조정, 검사, 교환 또는 수리의 목적으로 기기의 부분에 접근할 수 있도록 마련한 외장 또는 가드의 일부

㉢ 장착부 : 기기의 일부로서 정상적인 사용시에 다음의 상태가 되는 부분이다.

ⓐ 기기가 그 기능을 수행하기 위해 환자와의 물리적 접촉이 필연적인 부분이다.

ⓑ 환자와 접촉되어 있는 부분이다.

ⓒ 환자와 접촉할 필요가 있는 부분이다.

㉣ 외장 : 다음 부분을 포함한 기기 외측의 표면

ⓐ 모든 접촉 가능 금속부, 손잡이 등

ⓑ 접촉 가능한 샤프트

ⓒ 시험은 20회

ⓓ 시험을 목적으로 하는 경우에는 외측 표면에 낮은 도전성 재료 또는 절연재료를 부착시키고, 규정된 치수의 금속박이다.

07 다음 중 휴대형 및 이동형 기기의 기계적 안전에 대한 적합성 시험방법이 아닌 것은?

① 휴대형 기기는 두께 30[mm]의 견고한 목판 위에서 들어올린다.

② 목판의 치수는 적어도 기기치수의 1.5배로 하고, 평평한 곳에 둔다.

③ 기기를 정상적인 사용시에 모양으로 총 3회 낙하시킨다.

④ 이동형 기기는 힘을 가능한 한 바닥에 근접하게 한다.

해설 휴대형 및 이동형 기기의 적합 여부 시험방법은 다음과 같다.

㉠ 휴대형 기기 : 두께 50[mm]의 견고한 목판위에서 들어올린다(10[kg] 이하 : [5cm], 10[kg]~50[kg] 이하 : 3[cm], 50[kg] 초과 : 2[cm]).

㉡ 목판의 치수 : 기기치수의 1.5배로 하고 평평한 곳에 둔다.

㉢ 정상동작시 자세 : 총 3회 낙하한다.

㉣ 이동형 기기 : 힘을 가능한 바닥에 근접하게 하여 정상진행 방향으로 0.4±0.1[m/s]의 속도 또는 동력구동 기기의 경우에는 그 최고속도로 평평한 바닥에 고정한 높이 20[mm]의 하강 스텝을 초과하여 추진시킨다. 시험은 20회로 행한다.

정답 | 05.④ 06.② 07.①

08 다음 중 한계를 초과하는 움직임에 의한 위험한 힘 또는 현수수단의 사고시의 현수물체의 낙하의 위해로부터 환자 또는 조작자를 보호하는 수단은?

① 방어장치 ② 안전장치 ③ 기계장치 ④ 전자장치

해설 안전장치 : 한계를 초과하는 움직임에 의한 위험한 힘 또는 현수 수단의 사고시의 현수 물체의 낙하의 위해로부터 환자 또는 조작자를 보호하는 수단이다.

09 다음 중 물체의 가속 또는 감속에 기인하는 모든 부하를 제외한 한 부분에 대한 최대 하중은?

① 부하중 ② 총하중 ③ 정하중 ④ 고하중

해설 정하중 : 물체의 가속 또는 감속에 기인하는 모든 부하를 제외한 한 부분에 대한 최대 하중이다. 하중이 몇 개의 병렬된 지지부에 분할되고 또 이들 부분에 대한 배분이 명확히 결정되지 않은 경우는 가장 불리한 가능성을 적용한다.

10 다음 중 기기 또는 기기의 부품이 견딜 수 있는 최대 하중은?

① 안전장치 ② 정하중 ③ 안전계수 ④ 안전동작하중

해설 안전동작하중 : 기기의 사양서에 따라 설치 또는 사용한다면 그 기기 또는 기기 부품의 제공자의 사용 설명서에 의해 허용될 수 있는 기기 또는 기기의 부품이 견딜 수 있는 최대 하중이라 한다.

11 다음 중 최소 파단하중이란?

① 후크의 법칙이 성립하는 최대 하중
② 렌츠의 법칙이 성립하는 최대 하중
③ 뉴턴의 법칙이 성립하는 최대 하중
④ 키르히호프의 법칙이 성립하는 최대 하중

해설 ㉠ 최소 파단 하중 : 후크의 법칙이 성립하는 최대 하중이다.
㉡ Hooke's Law(후크의 법칙)
ⓐ 물체에 가해진 하중과 그로 인해 발생하는 변형량과의 관계를 나타내는 법칙이다.
ⓑ 어떤 임의의 물체에 하중이 가해지면 어느 한계에 이르기까지 변형량이 하중에 선형적으로 비례한다.

12 다음 기계적 안전 중에서 기기 안전기준에 적합 여부를 시험하기 위해 용기 또는 용기 부분에 적용하는 압력은?

① 시험수압
② 최대 허용부하 압력
③ 최소파 단하중
④ 압력

해설 기계적 안전성
㉠ 시험수압 : 45절에 규정한 적합 여부를 시험하기 위해 용기 또는 용기 부분에 적용하는 압력
㉡ 최대 허용부하압력 : 제조업자 혹은 시험기관 또는 전문가가 최신 시험보고서에서 지정하고 있는 압력
㉢ 최소파단하중 : 후크의 법석이 성립하는 최대하중
㉣ 압력(과압) : 대기압을 넘는 압력(게이지 압력)

13 다음 중 의료기기의 정기검사 내용 및 방법이 아닌 것은?

① 정기검사는 의료기기에서는 정기 예방점검이라는 용어로도 사용되며, 해당 의료기기의 정상가동을 유지시키기 위한 일체의 행위이다.
② 정기점검 대상 저위험 의료기기는 사용부서에서 일상점검(사용 전 점검)을 시행한다.
③ 정기검사는 예방점검 차원에서 이루어지므로 일회용과 재사용가능 의료기기로 분류하여 정기점검을 실시한다.
④ 의료기기 정기검사는 기관장의 명을 받아 의료기기 안전요원을 운영하여 현장의 안전사고를 예방, 관리한다.

해설 ㉠ 의료기기의 경우 : 연간계획을 작성한 후 계획에 따른 정기점검을 실시한다.
㉡ 정기검사 : 예방점검 차원에서 이루어지므로 중 · 고위험, 저위험 의료기기로 분류하여 정기점검을 실시한다.

정답 | 08.② 09.③ 10.④ 11.① 12.① 13.③

14 다음 중 방사선을 사용하는 기관 중 방사선 관리업무와 관계가 없는 기관은?

① WHO ② ICRP ③ ICRU ④ UNICEF

해설 기관 설명

㉠ 세계보건기구(WHO) : 보건 · 위생 분야의 국제적인 협력을 위해 설립한 UN(United Nations : 국제연합) 전문기구
㉡ 국제방사선방호위원회(ICRP) : 방사선 방호에 대해 권고하고 자문하는 국제단체
㉢ 국제 방사선단위 위원회(ICRU) : 방사선 · 방사선물질의 양과 단위 및 측정에 관하여 국제적으로 통일된 규격화를 도모하기 위한 국제기구
㉣ 국제연합아동기금(UNICEF) : UN산하 아동구호단체
㉤ 유엔 방사선 영향과학위원회 : 방사선 영향에 관한 UN 과학위원회

15 다음 중 방사선 물질의 관리상태에 대한 것 중 관련이 없는 것은?

① 개인건강상태점검 : 의학적 감시
② 방사선 내부 피폭방지 : 거리, 시간, 무게
③ 개인피폭선량 : 물리적 감시
④ 방사선종사자 건강진단 : 혈액검사, 대소변 검사

해설 ㉠ 방사선 물질 : 오염된 공기, 물, 음식물 등이 몸 안으로 들어옴으로써 체내에 들어온 방사선 물질에서 나온 방사선에 의해 피폭되는 것을 내부피폭이라고 한다.
㉡ 내부피폭 : 피폭되지 않도록 하는 것이 원칙이지만 기체상, 휘발성 혹은 위험도가 높은 방사선 물질을 취급하는 경우에는 정기적 또는 필요에 따라 체내의 오염검사를 한다.

16 다음 중 방사선에 접근시 확률적으로 영향을 제한하기 위해서 사용되는 신체장기의 하중계수가 가장 큰 것은?

① 척수골 ② 폐 ③ 유방 ④ 생식선

해설 ㉠ 신체 장기의 하중계수가 가장 큰 것 : 생식선으로 수태능력의 일시 정지 또는 정자의 일시적 감소현상이 나타난다.
㉡ 방사선의 확률론적 발생확률(조직하중계수)

ⓐ 갑상샘 : 0.05 ⓑ 식도 : 0.05 ⓒ 골수 : 0.12 ⓓ 폐 : 0.12 ⓔ 간 : 0.05 ⓕ 위 : 0.12
ⓖ 대장 : 0.12 ⓗ 뼈 표면 : 0.01 ⓘ 피부 : 0.01 ⓙ 방광 : 0.05 ⓚ 생식샘 : 0.20 ⓛ 기타 : 0.05

17 다음 중 방사선 종사자의 개인 피폭선량 측정시에 사용하지 않는 측정장치는?

① Film Badge
② Personal Alarm Meter
③ 전외조직 Surver Meter
④ 포켓 선량계

해설 개인피폭 선량 측정장치 : Film Badge, Pocket Dosimater, Film Rin, Personal Alarm Meter, 포켓 선량계 등이 있다.
※ Surver Meter : 환경방사능 측정기기이다.

18 다음 중 방사선 관리업무와 관계가 적은 것은?

① 생산관리 ② 개인피폭관리 ③ 건강관리 ④ 작업관리

해설 방사선 관계 종사자 : 지급된 개인 피폭 선량계를 올바르게 착용하고 관리하며, 적정 시기 때 교환하여 착용해야 할 의무가 있다. 또한 방사선 관리업무의 계획 및 평가점검을 지속적으로 수행해야 하며 방사선 피해로부터 방어조치를 취해야 한다.

19 다음 중 방사선의 피폭을 방지하기 위하여 진단용 방사선 발생장치를 설치한 장소의 방사선 차폐시설과 방사선 장해방어용 기구는?

① 방사선 방어시설
② 진단용 엑스선 장치
③ 전산화 단층촬영장치
④ 진단용 엑스선 발생장치

해설 방사선 방어시설

㉠ 방사선의 피폭을 방지하기 위하여 진단용 방사선 발생장치를 설치한 장소의 방사선 차폐시설과 방사선 장해방어용 기구이다.

정답 | 14.④ 15.② 16.④ 17.③ 18.③ 19.①

㉡ 1개의 촬영실에는 한 대의 방사선 기기를 설치하는 것이 원칙이나 하나의 촬영실에 두 대의 기기를 설치할 경우 변환 스위치 등을 사용하여 한 대의 기기를 사용할 경우 다른 한 대의 기기에는 전기가 통하지 않도록 전기적으로 인터록 시스템을 해야 한다.

20 다음 중 방사선 사용에 따른 환경적 관리를 위한 측정이 아닌 것은?

① 수중 방사선 물질농도의 측정　② 열중성자선 측정
③ 방사선작업자 개인피폭선량 측정　④ 공기 중 방사선 물질농도의 측정

해설 방사선 사용에 따른 환경적 관리를 위한 측정 : 개인의 외부 피폭선량 측정기에는 필름배지, 형광 Glass 선량계, 열형광 선량계, 포켓 선량계 등이 있다.
㉠ 보통 흉부 혹은 복부에 부착하여 전신피폭선량 측정에 사용된다.
㉡ 손과 같은 국부 피폭선량을 측정하기 위해서는 가락지 형태, 목걸이 형태로 만든 링 배지, 리스트 배지 등이 있다.
㉢ 필름배지 : 필름과 필름배지 케이스로 이루어져 있는데, 필름은 γ선용 필름과 속중성자용 필름이 있다.
㉣ γ선용 필름에 의해서 γ선은 물론 β선, X-선, 열중성자 선도 측정할 수 있다.
㉤ 열중성자선 측정 : 환경적 관리를 위한 측정과 관련이 없다.

21 다음 중 방사선 물질 사용 간에 부주의로 인해 방사선 물질이 엎질러진 경우의 처리법이 아닌 것은?

① 사고현장의 다른 이에게 전염시킨다.　② 책임자에게 알린다.
③ 직원에게 알린다.　④ 창문을 연다.

해설 방사선 물질이 엎질러진 경우 : 사고 현장의 다른 이에게 전염시키면 큰 피해가 가므로 재빨리 책임자와 직원에게 알리고 창문을 열어 통풍을 시켜주는 것이 좋다.
㉠ 방사성 용액을 엎질렀을 경우
ⓐ 즉시 여과지, 종이타월 등으로 오염부위가 확대되지 않도록 주의하면서 덮어 흡수시킨다(흡수시킨 여과지 등은 가연성 폐기물로 처리한다).
ⓑ 오염부위를 표시하고, 오염된 핵종등을 기입하여 타인이 접촉하지 못하도록 한다(특히 바닥에 엎질렀을 경우에는 주의를 요한다).
㉡ 방사성 분말을 엎질렀을 경우
ⓐ 즉시 여과지, 종이타월, 잡포 등을 물에 적셔 물을 짠 다음 이들 펼쳐 오염 부위에 덮고 위에서 가볍게 눌러 분말이 젖은 여과지 등에 부착되도록 하고, 이러한 조작을 여러 번 반복하여 완전히 분말을 포집하여 제거한다.
ⓑ 비산을 방지하기 위하여 오염부위를 물로 적신 여과지 등으로 덮는다.
ⓒ 오염부위를 표시하고, 오염 핵종 등을 기입 하여 타인이 접촉하지 못하도록 한다.
㉢ 오염된 유리기구 등이 파손된 경우
ⓐ 내용물의 용액이 엎질러진 경우에는 상기 ㉠과 같은 방법으로 처리한다.
ⓑ 큰 파편은 핀셋 등을 이용하여 수집하여 불연성 고체 폐기물로 처리한다. 이 때 손으로 파편을 처리하지 않도록 한다.
ⓒ 아주 작은 파편, 분말에 대하여는 상기 ㉡과 같은 방법으로 처리한다.
ⓓ 이상의 조작에 고무장갑, 보호안경, 마스크 등을 착용하는 것은 물론이고 다량의 분말의 경우에는 보호 모자를 쓸 경우도 있다. 이들의 방호용품은 항상 구비되어 있어야 한다.

22 다음 중 방사선 장해 방어용 기구의 종류가 아닌 것은?

① X-선 방어 칸막이　② X-선 방어 앞치마
③ 환자생식기방어용 기구　④ 방사선필름카세트

해설 방사선 방어용 기구
㉠ X-선 방어 칸막이, X-선 방어 앞치마, 환자 생식기 방어용 기구, 엑스선방어용 앞치마(투과장치에 제한한다) 그 밖의 방사선 장해 방어용 기구 등이다.
㉡ 안전관리 암실, 현상기, 방사선필름카세트, 산란 엑스선제거용 그리드, 엑스선 사진관찰대 등이다.

정답 | 20.② 21.① 22.④

23 다음 중 방사선량을 측정하기 위한 개인 선량 측정기가 아닌 것은?

① Film Badge ② Pocket Dosimater ③ Dust Monitor ④ Film Rin

해설 개인 피폭선량 측정장치 : Film Badge, Pocket Dosimater, Film Rin, Personal Alarm Meter, 포켓선량계 등이 있다.
㉠ Dust Monitor : 공기 중의 방사능 농도를 측정하는 것이다.

24 다음 중 방사선을 취급하는 종사자의 피폭선량 측정을 위해 측정기를 기본적으로 몇 군데에 착용해야 하는가?

① 1곳 ② 2곳 ③ 3곳 ④ 4곳

해설 개인선량계의 착용 위치
㉠ 전신이 균등 피폭시 남자는 가슴, 여자는 복부에 착용한다.
㉡ 신체를 3등분 했을 경우 어느 한 부위가 가슴의 선량보다 50[%] 이상 차이가 날 때 이 경우 TLD는 가슴과 가장 많은 피폭 예상 부위에 추가로 착용하며, 이 중 최대값을 전신선량으로 한다.

25 다음 중 방사선 관계 종사자의 유효선량은?

① 50[mSv] ② 150[mSv] ③ 350[mSv] ④ 500[mSv]

해설 방사선 관계 종사자의 유효선량 : 연간 50[mSv](5[rem]) 이하이어야 하며, 5년간 누적선량은 100[mSv]) (10[rem]) 이하이여야 한다.

26 다음 방사선 관계 종사자에 선량도가 아닌 것은?

① 등가선량(피부, 손, 발) : 연간 300[mSv] 이하 ② 등가선량(수정체) : 연간 150[mSv] 이하
③ 유효선량 : 연간 50[mSv] 이하 ④ 유효선량 : 5년간 누적선량 100[mSv] 이하

해설 방사선 관계 종사자의 개인 피폭선량계의 관리수칙
㉠ 방사선 관계 종사자 : 지급된 개인 피폭선량계를 올바르게 착용 · 관리하며, 적정시기(매분기마다)에 이를 교환하여 착용하여야 할 의무가 있다.
㉡ 개인 피폭선량 측정용으로 현재 지급되는 선량계는 전신 측정용으로서 일반적으로 올바른 착용 위치는 허리와 목 사이로서 즉 가슴부위에 착용하여야 한다.
㉢ 방어 앞치마를 착용시 : 방어 앞치마 안에 착용하며, 필요하다면 밖의 목 컬러 부분에 하나 더 선량계를 착용할 수 있다.

27 다음 중 방사선 선량한도의 수정체 등가선량의 연간 얼마인가?

① 연간 50[mSv] 이하 ② 연간 100[mSv] 이하
③ 연간 150[mSv] 이하 ④ 연간 500[mSv] 이하

해설 ㉠ 유효선량 연간 : 50[mSv] 이하
㉡ 등가선량(수정체) 연간 : 150[mSv] 이하
㉢ 등가선량(피부, 손, 발) 연간 : 500[mSv] 이하

28 다음 중 방사선 오염 상태를 알아보기 위해 인체의 피폭량을 측정하기 위한 체내의 위치는?

① 3[cm] ② 2[cm] ③ 1[cm] ④ 0.5[cm]

해설 인체의 피폭량을 측정하기 위한 체내의 위치는 1[cm]이다.

29 다음 중 5년 이상 연속 근무하는 방사선 작업종사자의 연평균 선량한도는?

① 15[mSv] ② 20[mSv] ③ 35[mSv] ④ 50[mSv]

해설 조건부로 연간 50[mSv]까지 허용되나, 연속 5년간의 평균 선량이 20[mSv]를 초과할 수 없다.

정답 | 23.③ 24.② 25.① 26.① 27.③ 28.③ 29.②

30 다음 중 필름배지를 이용한 X-선과 감마선의 측정 범위는?

① 1~1000[mrem] ② 10~1.800[mrem] ③ 400~500[mrem] ④ 200~350[mrem]

해설 필름배지 : 방사선에 의한 필름의 흑화도에서 피폭선량을 측정하는 선량계의 한 종류로써 X-선과 감마선을 측정할 수 있는 측정 범위는 10~1.800[mrem]이다.

31 다음 중 여성 방사선 종사자가 임신을 할 경우 출산 때까지 허용되는 하복부의 선량한도는?

① 20[mSv] ② 30[mSv] ③ 40[mSv] ④ 50[mSv]

해설 ㉠ 선량한도 : 인체에 해가 없다고 생각되는 방사선의 양적 한계, 미래창조 과학부 장관이 정하는 피폭방사선량의 상한값
㉡ 임신할 경우 하복부 선량한도
ⓐ 가임기 여성 ≤50[mSv/y](최대 5년 평균 20[mSv])
ⓑ 임신진단 이후, 첫 2개월 : 하복부≤20[mSv/y]
ⓒ 출산까지 연간 선량 당량 한도의 3/10, 방사선 물질 섭취량≤1/20[ALI]

32 다음 중 방사선 사용에 따른 방사선 효과의 인자 중 환경요인과 관련 없는 것은?

① 조사시간 ② 산소 ③ 온도 ④ 약물

해설 방사선 효과의 인자 중 환경요인은 산소, 약물, 온도, 습도 등이다. 조사시간 환경요인과는 관련이 없다.

33 다음 중 의료기관의 개설자 또는 관리자의 방사선 발생장치의 검사에 대한 설명은?

① 진단용 방사선 발생장치에 대하여 검사받은 날부터 5년마다 검사기관의 검사를 받아야 한다.
② 방사선 방어시설 검사기 중에 따라 당해 진단용 방사선 발생장치를 사용하기 전에 검사기관의 검사를 받지 않아도 된다.
③ 방사선 차폐시설을 변경 설치하거나 방사선 차폐시설의 설계시에 설정한 주당 최대 동작부하를 초과한 때에는 지체없이 방사선방어시설에 대한 검사기관의 검사를 받아야 한다.
④ 방사선 관계 종사자로서 티・엘 배지를 사용하게 하는 경우에는 6개월마다 1회 이상 방사선 피폭선량측정을 받도록 하여야 한다.

해설 의료기관 개설자 또는 관리자의 방사선 발생장치 검사
㉠ 진단용 방사선 발생장치에 대하여 검사받은 날부터 3년마다 검사기관의 검사를 받아야 한다.
㉡ 방사선 방어시설 검사기 중에 따라 당해 진단용 방사선 발생장치를 사용하기 전에 검사기관의 검사를 받아야 한다.
㉢ 방사선 차폐시설을 변경 설치하거나 방사선 차폐시설의 설계시에 설정한 주당 최대 동작 부하를 초과한 때에는 지체없이 방사선 방어시설에 대한 검사기관의 검사를 받아야 한다.
㉣ 방사선 관계 종사자로서 티・엘 배지를 사용하게 하는 경우에는 3개월마다 1회 이상 방사선 피폭선량 측정을 받도록 하여야 한다.

34 다음 중 진단용 방사선 발생장치의 검사를 받아야 하는 경우가 아닌 것은?

① 진단용 방사선 발생장치의 안전에 영향을 끼치는 경우이다.
② 검사를 받은 후 2년이 지난 경우이다.
③ 진단용 방사선 발생장치를 설치하거나 이전하여 설치하는 경우이다.
④ 진단용 방사선 발생장치의 전원시설을 변경하는 경우이다.

해설 의료기관의 개설자 또는 관리자
㉠ ⓐ~ⓓ 보기에 해당하는 사유가 있는 때에는 법 제32조2 제2항의 규정에 의하여 해당 진단용 방사선 발생장치를 사용하기 전에 당해 진단용 방사선 발생장치에 대하여 진단용 방사선 발생장치의 검사기준에 따라 제6조의 규정에 의한 검사기관의 검사를 받아야 한다.
㉡ 약사법시행규칙 제40조 제1항 제 5호, 제46조 제1항의 규정에 의하여 검사를 마친 경우에는 그 검사일로부터 3년 이내에 검사기관의 검사를 받아야 한다.

정답 | 30.② 31.① 32.① 33.③ 34.②

ⓐ 진단용 방사선 발생장치를 설치하거나 이전하여 설치하는 경우이다.
ⓑ 진단용 방사선 발생장치의 전원시설을 변경하는 경우이다.
ⓒ 제3조 제1항의 규정에 의하여 사용중지신고를 한 진단용 방사선 발생장치를 다시 사용하고자 하는 경우이다.
ⓓ 진단용 방사선 발생장치의 안전에 영향을 미치는 수리를 하는 경우 정기검사는 매 3년 마다 실시한다.

35 다음 중 진료용 X-선 장치가 설치되어 있는 방에서 차폐물질이 아닌 물질은?

① 철 ② 납 ③ 중정석 콘크리트 ④ 플라스틱

해설 방사선의 종류와 차폐 방법
㉠ 알파선(α-선) : 얇은 종이 한 장으로도 차폐가 가능하다.
㉡ 베타선(β-선) : 유리, 플라스틱, 나무판자, 얇은 알루미늄판 등이 있다.
㉢ 감마선(γ-선) : 두꺼운 납이나 콘크리트 등으로 차폐 한다.
㉣ X-선 : 감마선의 차폐 방법과 동일하다.
㉤ 중성자선 : 두꺼운 콘크리트 등으로 차폐한다.

36 다음 중 의료기관의 개설자 또는 관리자는 다음 설명에 해당하는 사유가 있을 경우 진단용 방사선 발생장치를 사용하기 전에 그 진단용 방사선 발생장치에 대하여 몇 개월마다 검사기관의 검사를 받아야 하는가?

ⓐ 진단용 방사선 발생장치를 설치하거나 이전하여 설치하는 경우
ⓑ 진단용 방사선 발생장치의 전원시설을 변경하는 경우
ⓒ 사용 중지 신고를 한 진단용 방사선 발생장치를 다시 사용하려는 경우
ⓓ 진단용 방사선 발생장치의 안전에 영향을 미치는 수리를 하는 경우

① 36개월 ② 24개월 ③ 18개월 ④ 12개월

해설 ㉠ 의료기관의 개설자 또는 관리자 : 제 1항의 규정에 의하여 검사를 받은 진단용 방사선 발생장치에 대하여 위 사항에 해당할 경우, 검사받은 날부터 3년(36개월)마다 검사기관의 검사를 받아야 한다.
㉡ 방사선검사 : 인체에 X-선을 투과시켜 흉부질환 등을 검사하는 것도 방사선 검사이지만, 공업재료인 경우는 이보다 훨씬 높은 에너지의 X-선 또는 γ선 등 투과력이 강한 방사선을 사용해서 투과시험을 한다.
ⓐ 목적 : 이 경우도 내부에 있는 결함을 발견하기 위한 것인데, 결함이 있는 부위와 건전한 부위와는 방사선의 투과력이 다른 점을 이용해서 투과 방사선을 형광판에 영상 시키거나 또는 필름에 감광시켜 촬영함으로써 결함의 크기와 분포 등을 알 수 있다.
ⓑ 물체 안의 결함의 위치를 정하는 것은 서로 다른 방향에서 방사선을 입사하여 각각 사진을 찍어 판단하는 방법이 취해진다.
ⓒ 선원(線源)의 방사선만으로 방사선의 강도가 부족할 때에는 의료용 증감지(增感紙)에 해당하는 것도 이용된다.
ⓓ 일반적인 X-선 또는 중성자회절(中性子回折)에 의한 결정구조결정(結晶構造決定), X-선에 의한 집합조직검사(集合組織檢査), X-선 형광분석에 의한 성분 원소의 검토도 넓은 의미에서 방사선검사에 포함된다.

37 다음 중 진단용 방사선 발생장치는?

① 초음파 진단장치 ② 진단용 X-선장치 ③ 전기수술기 ④ 인큐베이터

해설 진단용 방사선발생장치 : 방사선을 이용하여 질병을 진단하는데에 사용하는 기기로 다음과 같다.
㉠ 진단용 X-선장치
㉡ 진단용 X-선발생기
㉢ 치과진단용 엑스선 발생장치
㉣ 전산화 단층촬영장치 : 양전자방출 전산화 단층 촬영장치를 포함한다.
㉤ 유방촬영용 장치 : 방사선을 발생시켜 질병의 진단에 사용하는 기기이다.
㉥ 자기공명영상장치(Magnetic Resonnance Imaging : MRI) : 어떤 물질의 화학구조를 분석 가능하게 하는 자기공명현상과 컴퓨터를 이용한 단층촬영기술을 결합시킨 진단장치이다.

정답 | 35.④ 36.① 37.②

38 다음 중 X-선이 설치되어 있는 장치에서 X-선 방어에 납을 사용하는 가장 큰 이유는?

① 방사선 흡수율이 높아서 ② 가격이 저렴해서
③ 납이 가벼워서 ④ 납이 연하기 때문에

해설 ㉠ 납 : 방사선 흡수율이 높아 의료용 방사선 발생장치의 X-선 방어 등에 사용된다.
㉡ 비교적 낮은 에너지 (약 0.5[MeV] 정도) 범위에서는 광전효과에 의한 흡수가 주이고, 질량 흡수계수는 원자번호의 3승에 비례하여 증가하고, 따라서 원자번호(Z)가 큰 물질일수록 차폐효과가 크며, 특히 납(Z=82)은 잘 이용되는 물질이다.

39 다음 중 X-선이 설치되어 있는 장치에서 X-선 방어에 사용하는 금속은?

① 금 ② 납 ③ 은 ④ 다이아몬드

해설 ㉠ 납 : 방사선 흡수율이 높아 의료용 방사선 발생장치의 X-선 방어 등에 사용된다.
㉡ 주기율표 14족에 속하는 탄소족 원소 : 원소기호 Pb, 원자번호 82, 원자량 207.2, 녹는점 327.5[℃], 끓는점 1744[℃], 비중 11.34(20[℃])이다.

40 다음 중 X-선 장비로 투시할 때 타깃에서 피부까지의 거리는?

① 15[cm] ② 45[cm] ③ 55[cm] ④ 60[cm]

해설 ㉠ X-선 장비로 투시할 때 : 타깃(target)에서 피부까지의 거리는 45[cm]이다.
㉡ 영상의학 검사(일반촬영)에서의 촬영거리
ⓐ 가슴 : 180~200[cm] ⓑ 갈비뼈 : 100[cm] ⓒ 복장뼈 : 100[cm] ⓓ 뼈 : 100[cm] ⓔ 복부 : 100[cm]
ⓕ 손 : 45[cm] ⓖ 어깨 : 45[cm]

41 다음 중 외부 방사선량이 1주당 0.3[mSv](30[mrem]) 이상인 곳으로서 벽, 방어 칸막이 등 구획물에 의하여 구획된 곳은?

① 안전구역 ② 생산구역 ③ 방사선구역 ④ 진단구역

해설 방사선구역 : 진단용 방사선 발생장치를 설치한 장소 중 외부 방사선량이 1주당 0.3[mSv](30[mrem]) 이상인 곳으로서 벽, 방어 칸막이 등 구획물에 의하여 구획된 곳이다.

42 다음 중 치료목적으로 에너지를 사용하여 작용하는 경우 안전기준에 할당한 에너지의 작용으로 거론되는 것 중 포함되지 않는 것은?

① 작용부위 ② 에너지의 종류 ③ 흡수선량 한도 ④ 조사밀도

해설 흡수선량 한도 : 어떤 특정 지점에서의 피조사 물질의 단위질량당 입사한 방사선이 그 물질에 주는 에너지의 양이다.

43 다음 중 인체의 눈의 수정체에 대한 등가선량을 측정하기 위한 깊이는?

① 20[mm] ② 15[mm] ③ 8[mm] ④ 3[mm]

해설 등가선량 : 인체가 방사선에 노출될 경우 같은 흡수선량이라 하더라도 방사선의 종류나 에너지에 따라 인체에 주는 영향 정도가 다르다.
㉠ 조건이 다른 방사선 조사에 의하면 인체에 주는 위험도를 동일한 척도로 계산하기 위하여 방사선 방호목적으로 도입한 단위이다.
㉡ 눈의 수정체 : 등가선량 측정 깊이는 3[mm]이다.

44 다음 중 수정체에 대해 등가선량 한도는 연간 몇 [mSv]인가?

① 200[mSv] ② 250[mSv] ③ 150[mSv] ④ 50[mSv]

해설 수정체에 대한 등가선량 한도 : 연간 150[mSv] 이하여야 한다.

정답 | 38.① 39.② 40.② 41.③ 42.③ 43.④ 44.③

45 다음 중 피부에 대해 등가선량 한도는 연간 몇 [mSv]인가?

① 200[mSv] ② 250[mSv] ③ 1000[mSv] ④ 500[mSv]

해설 피부 및 손 · 발에 대한 등가선량 한도 : 연간 500[mSv]이다.

46 다음 중 사용 후 연료의 열과 방사선을 주로 물을 이용하여 관리하는 습식과 공기와 콘크리트 등의 차폐체로 관리하는 건식방식이 있는 방식은?

① 재활용방식 ② 저장방식 ③ 영구처분방식 ④ 매립방식

해설 저장방식 : 사용 후 연료의 열과 방사선을 주로 물을 이용하여 관리하는 습식과 공기와 콘크리트 등의 차폐체로 관리하는 건식방식이 있는 방식이다.

㉠ 방사성 수거물의 처분 개념 : 중 · 저준위 방사성 수거물의 경우와 고준위 방사성 수거물의 경우로 구분된다.

ⓐ 중 · 저준위 수거물의 처분방식으로는 천층 처분(지표처분) 방식과 동굴 처분 방식이 전세계적으로 이용되고 있다.

ⓑ 천층 처분은 약 10[m] 높이의 역 사다리꼴 또는 직사각형의 상자 모양 콘크리트 구조물을 만들어 처분하는 방식이다.

㉡ 동굴 처분은 지하에 인위적으로 동굴을 만들고 동굴 속에 콘크리트 구조물을 설치하여 수거물을 처분하는 방식이다.

㉢ 사용 후 연료의 저장방식은 사용 후 연료의 열과 방사선을 주로 물을 이용하여 관리하는 습식과 공기와 콘크리트 등의 차폐체로 관리하는 건식방식이 있다. 현재 원자력발전소에서 타고 나온 모든 사용 후 연료는 우선 원자력발전소 내에 있는 습식 저장조에서 냉각 및 저장되고 있으며, 월성원자력발전소에서 나오는 사용 후 연료의 일부는 일정기간 냉각 후 발전소 내에 있는 건식 저장시설로 이송하여 저장되고 있다.

47 다음 중 불필요하거나 과도한 방사선에 대한 안전점검 내용이 아닌 것은?

① 의학적 관리하에서 진단 또는 치료의 목적으로 환자에게 사용할 것을 의도하는 의료용 전기기기에서의 방사선은 일반인 전체에 대하여 보통 허용하고 있는 한계를 초과할 수 없다.

② 기기의 근방에 있는 환자, 조작자 및 기타의 사람들 및 고감도 장치에 대하여 불필요하거나 과도한 방사선으로부터 보호하기 위하여 적절한 안전점검을 실시하여야 한다.

③ 진단이나 치료목적으로 엑스선 발생을 의도하지 않는 기기에 대해서는 초과하는 조사선량을 발생하지 않도록 점검한다.

④ 의료기기의 불필요하거나 과도한 방사선에 대한 안전점검을 반드시 실시해야 한다.

해설 ㉠ 의학적 관리하에서 진단 또는 치료의 목적으로 환자에게 사용할 것을 의도하는 의료용 전기기기에서의 방사선은 일반인 전체에 대하여 보통 허용하고 있는 한계를 초과해도 된다.

㉡ 기기의 근방에 있는 환자, 조작자 및 기타의 사람들 및 고감도 장치에 대하여 불필요하거나 과도한 방사선으로부터 보호하기 위하여 적절한 안전점검을 실시하여야 한다.

㉢ 진단이나 치료목적으로 엑스선 발생을 의도하지 않는 기기에 대해서는 초과하는 조사선량을 발생하지 않도록 점검한다.

48 다음 중 의료기기 안전관리에 대한 설명이 아닌 것은?

① 의료기기 품목은 '의료기기 품목 및 품목별 등급에 관한 규정 고시'에 따라 분류된다.

② 의료기기 제조업체가 자율적으로 품목명을 정할 수 있다.

③ 의료기기 등급 분류는 '의료기기 품목 및 품목별 등급에 관한 규정 고시'에 따라 분류된다.

④ '의료기기 품목 및 품목별 등급에 관한 규정 고시'는 식약처에서 고시한다.

해설 의료기기 등급분류 : 식약처 '의료기기 품목 및 품목별 등급에 관한 규정 고시'를 적용한다. 제조업체가 정할 수 없다.

49 다음 중 의료용 가스의 안정된 공급을 유지하기 위해서 필요한 것은?

① 천연가스 ② 응급실 ③ 산업용 가스 ④ 가스감시시스템

해설 공급장치 : 작동조건과 공급조건이 언제라도 파악할 수 있는 감시 시스템을 설치하여 의료가스를 연속적으로 안전하고 완벽하게

정답 | 45.④ 46.② 47.① 48.② 49.④

공급하도록 해야 한다.

50 다음 중 의료가스의 색상별 분류로 알맞게 짝지어진 것은?

① 산소 : 녹색 ② 아산화질소 : 회색 ③ 압축공기 : 흑색 ④ 질소 : 청색

해설 의료가스의 색상별 분류

종 류	색 상	종 류	색 상	종 류	색 상
산소	녹색	아산화질소	청색	압축공기	황색
질소	적색	흡인	흑색	잉여가스	회색

51 다음 중 의료용 가스로 사용되지 않은 것은?

① O_2 ② N_2O ③ He ④ $COCl_2$

해설 의료용 가스 종류 : 산소(O_2), 질소(N_2), 탄산(H_2CO_3), 헬륨(He), 아산화질소(N_2O) 등이다.
※ $COCL_2$(포스겐) : 염화 카르보닐이며 독성이 매우 강한 무색의 기체이다.

52 다음 중 의료가스 중앙 공급장치에 들어가는 것이 아닌 것은?

① 산소 ② 아황산가스 ③ 마취가스 ④ 무균압축공기

해설 의료가스 중앙 공급장치 : 병원에서 환자를 진료, 처치 치료 및 요양하는데 필요한 의료용 가스(산소, 아산화질소, 질소) 의료용 무균공기 및 의료용 흡인을 안전하고 편리하게 사용할 수 있도록 공급원을 중앙기계실 및 가스실에 설치하여 의료용 가스를 필요로 하는 병원내의 각 실에 배관(Line)을 통하여 공급하여 주는 장치이다.
㉠ 아황산가스 : 황과 산소의 결합, 독성이 있다.
㉡ 질소(Nitrogen) : 절삭력이 뛰어나 의료용 드릴의 동력원으로 쓰이고 제혈대 보관 등의 냉동용으로 사용이 증가하고 있다.

53 다음 중 의료용 기기의 소독 · 멸균에 사용되는 의료가스는?

① 아산화질소 ② 질소 ③ 액화산소에틸렌 ④ 압축공기

해설 의료용 가스의 용도
㉠ 아산화질소 : 산소와 혼합하여 마취가스로 사용한다.
㉡ 질소 : 의료용 드릴의 동력원이다.
㉢ 압축공기 : 인공호흡기 및 치과용 공기천공기의 구동에 쓰인다.

54 다음 중 상온 · 상압에서 향기가 있는 무색의 가스로 물, 에틸, 알코올, 황산에 잘 녹으며 무통 효과가 강하고 각성효과가 신속하여 마취용으로 사용되는 가스는?

① 알코올 ② 헬륨 ③ 아산화질소 ④ 산소

해설 의료용 가스 : 아산화질소(nitrous-oxide) : 산소와 혼합하여 사용하면 인체에 거의 해가 없기 때문에 마취가스로 사용된다.
㉠ 아산화질소(N2O)의 특징 : ⓐ 상온 · 상압에서 향기가 있는 무색의 가스이다.
ⓑ 마취작용이 있고 물, 에틸, 알코올, 황산에 잘 녹는다. ⓒ 화학적 성질은 산소와 비슷하다.
㉡ 아산화질소 마취제의 장점 : ⓐ 독성이 없다. ⓑ 각성이 신속하다. ⓒ 무통 효과가 강하다.
ⓓ 기도 점막 내 자극이 없다. ⓔ 비인화성이다.

55 다음 중 질소가스에 대한 설명이 아닌 것은?

① 무색, 무미, 무취의 기체로 액체나 고체 상태에서도 무색이다.
② 고온에서 다른 원소와 직접 반응하여 암모니아를 만든다.

정답 | 50.① 51.④ 52.② 53.③ 54.③

③ 토양이나 공기 중에 있는 것이 생물체에 이용되고 다시 토양으로 돌아가는 순환과정을 갖는다.
④ 전체 공기에서 차지하는 부피 비율은 78[%]이다.

해설 질소 : 대기 중에 가장 많은 성분으로 전체 공기에서 차지하는 부피는 78[%]이며 무게는 75.5[%]이다.
㉠ 대기 중에 가스뿐만 아니라 해수나 암석 등에도 광범위하게 존재한다.
㉡ 질산이나 암모니아와 같은 단순한 화합물에서부터 단백질, 핵산(核酸)과 같이 복잡한 화합물까지 다수 존재한다.
㉢ 생체와 깊은 관계를 가지고 있는 원소로서 토양이나 공기 중의 질소가 생물체에 이용되고, 다시 토양 등으로 돌아가게 되는데 이러한 과정을 질소순환(窒素循環)이라 한다.
㉣ 토양 중의 간단한 질소화합물이 식물체내로 흡수되면 식물체가 살아가는데 필요한 단백질과 같은 물질을 합성하는데 쓰인다.
㉤ 동물이 식물을 섭취할 때 단백질 등도 함께 섭취되어 동물의 삶을 영위하는데 쓰이게 된다.
㉥ 동식물의 시체나 배출물 속에도 단백질이 들어 있어 이들이 토양 속에서 미생물에 의해 분해되고 다시 또 다른 식물체 내로 흡수되는 현상이 반복된다.
㉦ 무색 · 무취의 불연성 가스로 기체나 액체로 사용된다.

56 다음 보기의 초전도 상태를 유지하고 있는 가스는?

> 열기구용 가스로 사용되고 불연성이면서 혈액에 대한 용해도가 작기에 산소와 섞어서 잠수용 통기가스 또는 중독이나 가사 등에 대한 산소흡입에 사용되고, 자기공명영상장치(MRI)의 전자석 코일을 냉각시켜 초전도 상태를 유지

① 헬륨 ② 이산화탄소 ③ 아르곤 ④ 질소

해설 헬륨의 특성에 대한 설명
㉠ 헬륨 : 다른 물질을 냉각하는 냉각제, 호흡장치(스쿠버다이빙, 수중공사용 잠수함)로 쓰인다.
㉡ 이산화탄소 : 탄소나 그 화합물이 완전 연소하거나, 생물이 호흡 또는 발효할 때 생기는 기체로 대기의 약 0.04[%]를 차지한다.
㉢ 아르곤 : 비활성 기체로 지구 대기의 약 0.93[%]를 차지하며, 비활성 기체 중 지구에서 가장 흔하다 상온에서는 무색, 무취의 기체이다.
㉣ 질소 : 지구 대기에서 가장 많은 비중을 차지하며, 또한 지구상의 모든 생명체의 구성물이다. 아미노산, 암모니아, 질산, 시안화물과 같은 화합물을 구성하는 성분이기도 하다.

57 다음 중 의료가스의 안전 유지관리에 대한 설명이 아닌 것은?

① 통일된 규격을 사용한다.
② 설치장소를 효과적으로 배치한다.
③ 각 지역별 가스차단장치 및 경보장치를 설치한다.
④ 의료용 공급가스는 엄밀한 청정도 유지를 위해 배관의 굴곡을 최소한으로 해야 한다.

해설 의료안전 유지관리
㉠ 통일된 규격을 사용한다.
㉡ 각 지역별 가스 차단장치 및 경보장치를 설치한다.
㉢ 설치장소를 효과적으로 배치한다.
㉣ ④번 : 의료가스 청정관리에 대한 내용이다.

58 다음 중 의료가스 취급시 비상관리대책이 아닌 것은?

① 수해 및 지진 등 비상재해에 대한 대책으로 UPS 등 비상 전원시설을 갖춰야 한다.
② 의료가스 공급배관은 2계통 이상으로 하여 공급의 안정성을 확보하여야 한다.
③ 산소, 압축공기, 흡인의 경우 병동부와 그 외 부서로 나누어 배관한다.
④ 일반지역은 각 부서별 단독배관을 고려한다.

해설 비상관리 대비책
㉠ UPS 등 비상전원의 접속과 가스 실린더, 가스압축기, 흡인 펌프류 등은 추가의 예비설비를 갖춰야 한다.

정답 | 55.① 56.① 57.④ 58.④

ⓑ 의료가스 공급배관은 2계통 이상으로 하여 공급의 안정성을 확보한다.
ⓒ 산소, 압축공기, 흡인의 경우 병동부와 그 외 부서로 나누어 배관한다.
ⓓ 특수지역은 각 부서별 단독배관을 고려한다.

59 다음 중 의료가스 공급시 화재 · 지진 등의 천재지변 또는 설비 전체의 변경, 점검, 이상 등에 의해서 기능이 단절되지 않도록 두 곳 이상에서 공급이 가능하도록 설치하는 것은?

① 의료가스 청정관리 ② 의료가스 비상관리
③ 의료가스 안전유지관리 ④ 의료가스 공급분산

해설 의료가스 취급
㉠ 의료가스 청정관리 : 의료가스는 인체에 직접 투입되므로 엄밀한 청정도를 유지해야 한다.
㉡ 의료가스 비상관리 : 비상상황시 의료가스 공급에 차질이 없도록 비상전원 및 추가의 예비시설을 설치하는 것이다.
㉢ 의료가스 안전유지관리 : 의료가스 사용 간의 안전관리방법이다.

60 다음 중 의료가스가 중앙공급이 되어야 하는 조건이 아닌 것은?

① 가스압이 일정하게 유지되지 않는다.
② 가스를 제공하는데 있어서 일시적인 중단이 있어서는 안된다.
③ 고순도의 가스를 의료가스 아웃렛(Outlet)으로부터 제공되어야 한다.
④ 다른 종류의 가스를 제공해서는 안된다.

해설 병원에서 사용되는 의료가스 : 환자의 생명을 유지 하는데 직접적인 영향을 주는 생명 지탱 요소이므로 의료가스가 사용되는 부문에 있어서 의료가스는 아주 청결해야 하고 고순도이며 안정된 압력으로 제공되어야 한다.

61 다음 중 의료가스 공급장치의 배관 및 용접에 관계없는 것은?

① 동부속으로 시공하여야 한다.
② KS 규격품 및 L-TYPE 이상의 동 배관으로 해야 한다.
③ 설계도서 및 시방서에 명시되어 있지 않아도 무방하다.
④ 용접부는 용접봉(B-CUP-3)을 사용하여 세밀한 용접이 이루어져 있다.

해설 의료가스 : 환자의 생명과도 연결되므로 시공서에 맞게 설계되어 공사하여야 한다.

62 다음 중 의료공기 공급장치에 대한 설명은?

① 공급장치에서 작동조건과 공급조건을 언제라도 파악할 수 있는 정비절감 차원에서 감시시스템을 설치 안해도 된다.
② 파이프 내의 응결을 방지하기 위하여 공기는 낮은 이슬점을 가진 건조한 상태로 제공하지 않아도 된다.
③ 저 흡입력을 유지한다.
④ 입자, 일산화질소 등과 같은 불순물을 제거하여 청결하고 고순도로 압축된 공기를 공급한다.

해설 의료공기 공급장치 : 입자, 일산화질소 등과 같은 불순물을 제거하여 청결하고 고순도로 압축된 공기를 공급하여 환자가 치료받을 수 있는 상태를 만든다.

63 다음 중 의료가스 공급 감시장치로 맞는 것은?

① 산소, 마취가스, 질소, 무균압축공기 및 흡인을 각 배관을 통해 공급하는 장치이다.
② 응급실 및 중환자실 등 중요부서의 복도에 설치되며, 쉽게 공급압력을 확인하는 장치이다.
③ 일정 구역을 나눠 일부지역에 사용하는 가스에 화재 및 기타 이상이 발생하였을 때 타지역의 가스공급에 지장을 주지 않고 발생지역의 가스만 차단, 수리하는 장치이다.
④ 의료가스의 흐름, 공급압의 하락 및 공급장치의 기능불량을 추적하고 파악하기 위하여 필요한 시스템이다.

해설 의료가스 공급 감시시스템 : 의료가스의 흐름, 공급압의 하락 및 공급장치의 기능불량을 추적하고 파악하는 시스템이다.

정답 | 59.④ 60.① 61.③ 62.④ 63.④

㉠ 의료가스 공급장소 : 집중치료실, 분만실, 미숙아실, 수술실 등이 있다.
㉡ 의료가스가 사용되는 곳 : 구급용, 마취용, 인공호흡용, 고압산소 치료용 등이다.
㉢ 의료가스 중앙 공급장치 : 산소, 마취가스, 질소, 무균압축공기 등이다.
㉣ 의료가스의 종류 : 산소, 질소, 아산화질소, 탄산(carbonic-acid : 내시경 등 외과수술에서 사용되는 기복장치용으로 사용한다) 헬륨, 에틸렌옥사이드 등이 있다.
㉤ ①번 : 의료가스 중앙 공급장치, ②번 : 경보장치, ③번 : 차단장치

64 다음 중 어떤 경우에 가반식 액화산소 또는 정치식 액화산소 장치를 고려해야 하는가?

① 산소 소비용량이 일주일에 10[m^3] 초과
② 산소 소비용량이 일주일에 70[m^3] 이상
③ 산소 소비용량이 일주일에 100[m^3] 초과
④ 산소 소비용량이 일주일에 140[m^3] 이상

해설 산소 소비용량 : 일주일에 100[m^3]를 초과 하는 경우에는 가반식 액화산소 또는 정치식 액화 산소 공급장치를 고려하여야 한다.

65 다음 보기의 병원 내의 각 실에 배관 Line을 통하여 공급하여 주는 장치는?

> 의료가스 취급기기 중 병원에서 환자를 진료, 처치치료 및 요양하는데 필요한 의료용 가스, 의료용 무균공기 및 의료용 흡인을 안전하고 편리하게 사용할 수 있도록 공급원을 중앙기계실 및 가스실에 설치하여 의료용 가스를 필요로 하는 병원 내의 각 실에 배관 Line을 통하여 공급하여 주는 장치

① 의료용 압축공기 공급장치
② 의료가스 중앙공급장치
③ 가반식 액화산소 공급장치
④ 의료용 흡인 공급장치

해설 의료가스 취급기기
㉠ 의료용 압축공기 공급장치 : 복수의 공기압축기와 필터, 드라이어, 드레인 에프터 쿨러 등으로 구성되고 청정, 건조, 제유의 압축 공기를 생성 · 공급하는 장치이다.
㉡ 가반식 액화산소 공급장치 : 산소량이 많이 필요한 곳에서 사용되며, 기체산소보다 순도가 높으며 병원에서 사용, 관리하기 편하다.
㉢ 의료용 흡인 공급장치 : 흡인펌프, 리저버탱크 등으로 구성된 의료용 흡인을 공급하는 장치이다.

66 다음 설명에서 (ⓐ, ⓑ)에 들어갈 것은?

> 특정 고압가스 사용자는 특정 고압가스 시설의 정기검사를 (ⓐ)년에 (ⓑ)일 이내에 받아야 한다.

① 1년, 15일
② 1년, 30일
③ 2년, 15일
④ 2년, 30일

해설 특정 고압가스 사용신고자 : 완성 검사필증을 교부받은 날을 기준으로 매 1년이 되는 날의 전후 15일 이내에 정기검사를 받아야 한다.

67 다음 중 흡인의 특징은?

① 진공펌프를 이용하여 배관을 진공상태로 만들어 각종 이물질을 흡수한다.
② 무색, 미약한 향기의 가스로 소량을 흡입하면 취기가 돌고, 다량 흡입시 마취효과가 있다.
③ 무색 · 무미 · 무자극성의 자연성 가스로 기체와 액체로 사용한다.
④ 무색 · 무취, 불연성 가스로 기체와 액체로 사용한다.

해설 ㉠ 흡인 : 진공펌프를 이용하여 각종 이물질을 흡인하는 설비로 환자로부터 배출되는 각종 오물 및 이물질을 흡수하는 용도로 쓴다.
㉡ ②번 : 아산화질소, ③번 : 산소, ④번 : 질소의 특징이다.

정답 | 64.③ 65.② 66.① 67.①

기 · 출 · 문 · 제

01 다음 중 휴대형 의료기기의 기계적 안전을 위한 낙하시험에서 기기의 중량별 낙하 높이가 아닌 것은?
(09년4회기사15번, 10년4회산업13번, 11년4회기사20번, 12년4회산업18번, 15년4회산업4번, 17년1회기사20번, 18년1회산업4번, 19년4회기사04번)

① 8[kg] : 5[cm]　② 30[kg] : 4[cm]　③ 40[kg] : 3[cm]　④ 70[kg] : 2[cm]

해설 휴대형 및 이동형 기기의 적합 여부 시험방법은 다음과 같다.

㉠ 휴대형 기기 : 두께 50[mm]의 견고한 목판 위에서 들어올린다.

기기 중량[kg]	낙하 높이[cm]
50[kg] 초과	2[cm]
10[kg] 초과~50[kg] 이하	3[cm]
10[kg] 이하	5[cm]

㉡ 목판의 치수 : 기기 치수의 1.5배로 하고 평평한 곳에 둔다.
㉢ 정상동작시 자세 : 총 3회 낙하한다.
㉣ 이동형 기기 : 힘을 가능한 바닥에 근접하게 하여 정상 진행 방향으로 0.4±0.1[m/s]의 속도 또는 동력 구동의 기기의 경우에는 그 최고속도로 평평한 바닥에 고정한 높이 20[mm]의 하강 스텝을 초과하여 추진시킨다.

02 다음 중 의료기기의 기계적 강도시험의 종류가 아닌 것은? (17년1회산업11번, 19년4회산업기사10번)

① 밀기시험　② 거친 충격시험　③ 낙하시험　④ 누설접지시험

해설 ㉠ 누설 접지시험은 전기적 시험이다.
　ⓐ 접지누설 : 전원부에서 절연의 내부 또는 표면을 통해 보호접지선으로 흐르는 전류
　ⓑ 누설전류 : 전위가 다른 인접한 두 절연선들 사이에서 미세하게 흐르는 소전류
㉡ 충격시험 : 재료의 연성(Ductility) 또는 인성(Toughness)의 판정을 위한 것으로서 아주 짧은 시간에 큰 하중이 작용하는 하중을 충격 하중이라 하며, 재료에 충격저항이 작용할 때 에너지법을 이용하여 충격저항을 측정하며 notch부의 형상에 따른 충격저항의 변화를 구하여 이에 대한 영향을 이해해 보고자 한다.
㉢ 낙하시험 : (Drop Test)은 제품상태, 혹은 제품이 포장된 박스 상태에서 운송 중에 혹은 잘못 다루어서 떨어졌을 경우, 제품에 갑작스런 충격이 작용하여 어떠한 영향을 받는지 평가하는 시험이다.
　ⓐ 이와 같은 시험은 제품의 성능을 감소시키거나 영구적인 손상을 줄 수 있으며, 반복적인 시험을 통해 Field에서 발생하는 낙하현상과 동일한 불량을 재현할 수 있다.
　ⓑ 3축 가속도계를 사용하여 박스 내 실장되어 있는 제품이나 제품의 원하는 위치에 전달되는 충격량 [g]을 측정하여 Field에서 발생하는 낙하현상에서 제품에 미치는 영향을 분석할 수 있다.
　ⓒ 본 시험은 최대 자유낙하 높이 84[inch] (213[cm])까지 가능하며, Steel과 Concrete 그리고 Wood Base Plate를 제공할 수 있는 장비를 사용한다.
　ⓓ 낙하방향은 Flatness와 Corner, 그리고 Edge 등의 다양한 각도/방향에서 시험이 가능하며, ASTM D5276-98 시험규격에 근거하여 제품의 내구성 및 충격량에 대한 시험을 진행하고 있다.
　ⓔ 반도체 부품 상태에 대한 자유낙하시험이 응용 가능하며, Concrete Surface로부터 1.2[m] 높이에서 Package(MEMS Cavity Device) 6축 낙하시험을 규정하고 있는 AEC Q-100 시험도 제공하고 있다.

03 다음 중 고정형 또는 거치형 의료기기의 기계적 강도시험이 아닌 것은? (21년1회기사20번)

① 밀기시험　② 충격시험
③ 낙하시험　④ 몰딩응력 완화시험

해설 01 의료기기 예방점검 계획, 실시, 점검보고서 작성 - 1. 의료기기별 특성에 따른 예방점검 주기, 항목, 절차(기출 02번 해설)

정답 | 〈기출문제〉 01.② 02.④ 03.③

04 다음 중 물리적인 상해나 고정 불량의 위험을 가능한 한 적게 설계하고 제작해야 하며, 일정 중량을 견뎌야 하는 의료기기의 형태는? (10년2회산업5번, 11년1회기사18번, 15년4회기사10번)

① 휴대형 기기의 부분
② 이동형 기기의 부분
③ 손으로 잡는 기기의 부분
④ 환자를 지지 고정하는 기기의 부분

해설 ㉠ 휴대형 의료기기 : 휴대형 제세동기, 휴대형 혈압측정기 등과 같이 의료기기를 편리하게 사용하기 위하여 필요한 성능만을 추려서 최소화하고, 그 기능을 사용할 수 있도록 소형화하여 만든 의료기기이다.
㉡ 이동형 기기 : 휴대용의 성능으로는 부족하거나 휴대용으로 만들 수 없는 의료기기에 한해서 사용장소와 사용편의를 위하여 의료기기에 이동성을 부여하여 그 사용 범주를 높인 의료기기이다.

05 다음 중 기계적 강도시험의 적용을 위해 분류한 의료기기의 종류가 아닌 것은? (18년4회산업18번)

① 삽입형 기기
② 운반가능한 기기
③ 이동형 기기
④ 고정형 기기

해설 의료기기 예방점검 계획, 실시, 점검보고서 작성 – 1. 의료기기별 특성에 따른 예방점검 주기, 항목, 절차(기출 04번 해설)

06 다음 중 의료기기의 종류에서 충격시험이 필요없는 것은? (20년3회기사07번)

① 수지형 기기
② 이동형 기기
③ 고정형 기기
④ 신체착용형 기기

해설 의료기기 예방점검 계획, 실시, 점검보고서 작성 – 1. 의료기기별 특성에 따른 예방점검 주기, 항목, 절차(기출 04번 해설)

07 다음 중 의료기기의 전기 · 기계적 안전에 관한 공통 기준상 휴대형 ME기기에 장착한 운반용 핸들 또는 그립은 ME기기 중량의 몇 배로 하중을 핸들 및 그것의 부착수단에 정상사용시 및 이동시의 임의방향으로 가야 하는가? (12년4회기사2번, 15년4회기사15번, 18년1회기사2번)

① 1배
② 2배
③ 4배
④ 8배

해설 식품의약품안전처에서 [시행 2014.5.30.]에 개정 고시된 의료기기의 전기 · 기계적 안전에 관한 공통기준 규격에서 문서 제7절 5항 : 들어 올림과 운반에 대한 규정이 있다. 운반 손잡이나 그립이 기기에 부착되거나 기기에 제공 된 경우 이 손잡이나 그립은 기기 무게의 4배 힘을 견딜 수 있어야 한다.

08 다음 중 의료기기의 온도측정에 관한 내용이 아닌 것은? (18년4회기사14번)

① 시험 중에는 열감지 차단기를 정지시키지 않는다.
② 장치 또는 센서가 시험 중인 부분의 온도에 영향을 미치지 않도록 선택하고, 배치하여 측정한다.
③ 권선 절연물 이외의 전기 절연물의 온도는 고장이 단락, 보호수단의 브릿지 또는 절연물 타입에서 규정한 값 미만으로 공간거리의 감소를 발생시킬 경우, 절연물의 표면에서 결정한다.
④ 온도측정 시험시작시 권선은 실온보다 낮아야 한다.

해설 의료기기의 온도측정
㉠ 권선이 균일하지 않거나 또는 저항 측정에 필요한 접속을 하는 것이 극히 복잡하지 않는 한, 권선의 온도는 저항법에 따라 결정하고, 측정은 시험하는 부분의 온도에 줄 영향을 무시할 수 있도록 측정기를 선정하고 배치하여 실시한다.
㉡ 테스트코너의 벽, 천정 및 바닥의 표면온도의 측정에 사용하는 장치 : 표면과 동일 평면이 되도록 파묻거나 또는 동일 평면이 되도록 파묻은 직경 15[mm], 두께 1[mm]의 검은 동 또는 놋쇠의 작은 원판 속에 부착하고, 가능한 한 최고온도가 되는 부분이 작은 원판에 접촉하도록 기기를 둔다.
㉢ 시험개시시 권선의 온도와 실온이 같을 것 : 시험 종료시의 권선저항을 스위치를 off한 후 가능한 한 빨리 측정하고 이어서 단시간 간격으로 몇 회나 측정할 것을 권하며, 경과시간에 대한 저항의 변화 곡선을 그릴 수 있고, 스위치를 off한 순간의 저항값을 확인할 수 있다.
㉣ 권선 이외의 전기적 절연물의 온도 : 절연 불량에 의해 단락, 활전부와 접촉 가능 금속 부분과의 접촉, 절연 브리지 또는 연면거리 혹은 공간거리는 규정한 값 미만으로 감소할 가능성이 있는 장소의 절연물의 표면에 대해서 측정한다.

정답 | 04.④ 05.① 06.① 07.③ 08.④

09 다음 중 의료기기의 전기 · 기계적 안전에 관한 공통기준 및 시험방법에서 "열적안정"에 대한 설명은?
(17년4회기사9번, 21년1회기사02번)

① 물체의 온도가 1분 동안 10[℃] 이상 상승되지 않는 상태
② 물체의 온도가 1시간 동안 10[℃] 이상 상승되지 않는 상태
③ 물체의 온도가 1분 동안 2[℃] 이상 상승되지 않는 상태
④ 물체의 온도가 1시간 동안 2[℃] 이상 상승되지 않는 상태

해설 ㉠ 열적 안정 (THERMAL STABILITY) : 물체의 온도가 1시간 동안 2[℃] 이상 상승되지 않는 상태
㉡ 의료기기의 전기 · 기계적 안전에 관한 공통기준 규격 제4절
ⓐ 외장 또는 외장의 부분 및 그들에 부착된 모든 부품의 강성 : 표면의 모든 부분의 625[mm2]의 면적 전체에 걸쳐 직접 45[N]의 힘을 내측 방향에 가해 시험하며 눈에 띄는 손상이 없고, 연면거리 및 공간거리는 규정한 수치 미만으로 감소하지 않아야 한다.
ⓑ 외장 또는 외장의 부분 및 그들에 부착된 모든 부품의 강도 : 용수철로 동작하는 충격시험기에 의해 0.5± 0.05[J]의 충격에너지의 타격을 주어 시험한다.
㉮ 발사 용수철 : 발사용 고리가 맞물린 위치에서 정확히 규정치를 만족하는 압력을 주도록 조정한다.
㉯ 시험기 : 해머축의 홈에 발사용 고리가 맞물리기까지 세트노브를 인장하여 세트한다.
㉰ 공시품의 시험점 표면에 수직으로 발사통을 누름에 따라 충격을 준다.
㉱ 누르는 압력을 발사통이 발사봉과 접촉될 때까지 서서히 증가시킨다. 그에 따라 발사기구가 동작하고, 해머가 타격을 준다.
㉲ 기기 : 움직이지 않도록 지지하고, 외장이 약하다고 생각되는 각 점에 3회의 타격을 주어야 한다.
㉳ 핸들, 레버, 노브, 표시기 등 및 외장에서 100[mm]를 초과하여 돌출해 있거나 또는 그 표면적이 4[cm^2]를 초과하는 신호등이나 그 커버에도 타격을 가하여야 한다.
㉴ 기기 내부의 래프나 그 커버는 정상적인 사용시에 손상을 받을 우려가 있는 경우에 한해 시험한다.
ⓒ 시험 후에 받은 손상이 안전상 위험을 일으켜서는 안되고, 특히 활전부에 접촉되면 요구사항에 안전에 부적합해야 하며, 상숭한 시험의 결과, 보강 또는 강화절연의 완전성이 의심스러울 경우에는 관련 절연에 한해(기기의 나머지 절연은 제외한다) 내전압 시험을 한다.

10 다음 중 의료기기의 과온 및 기타 위해요인에 대한 보호에서 초과하는 온도에 도달하지 않아야 하는 최대 허용온도가 아닌 것은?
(17년1회기사9번, 19년4회기사12번)

① A종 절연재료 : 105[℃]
② E종 절연재료 : 100[℃]
③ F종 절연재료 : 155[℃]
④ B종 절연재료 : 130[℃]

해설 최대 허용온도
㉠ A종 절연재료 : 목면, 견, 지등의 재료로 구성, 바니스류에 함침 또는 기름에 침투시키지 않은 것으로 함유수지 또는 폴리아미드 수지를 주체로 한 에나멜, 힘참한 목면, 인견 및 종이(105[℃])이다.
㉡ E종 절연재료 : 애나멜선용 폴리우레탄 수지, 에폭시 수지, 면적층품, 종이 적층품, 가교구조의 폴리에스테르, 셀룰로즈 · 트리아세테이트 필름, 폴리에틸렌 · 텔레프타레이트 필름, 폴리비닐 · 포르마르 수지 등(120[℃])이다.
㉢ B종 절연재료 : 마이카, 석면, 그라스 섬유등의 접착 재료를 이용하여 구성한 것으로 유리섬유, 멜라민 · 포름알데히드수지 및 페놀 · 포름알데히드수지(130[℃])이다.
㉣ F종 절연재료 : B종과 같은 재료를 실리콘 알키드 수지등의 접착재료를 이용하여 유리섬유, 아르기드 · 에폭시, 망상구조의 폴리에스테르, 폴리우레탄 또는 실리콘 · 아르기드수지로 함침 혹은 접착한 와니스 처리의 유리섬유 천, 적층운모(155[℃])이다.

11 다음 중 의료기기 안전에 관계하는 기능을 지닌 부분 및 그 주위는 10~0[℃]의 전범위에 걸쳐 정상 상태일 때, 정상적인 사용시 허용 최고온도 중 아닌 것은?
(19년1회기사01번)

① T 표시를 가지는 부품 : T-25[℃]
② 권선절연물을 포함한 A종 절연재료 : 105[℃]
③ 권선절연물을 포함한 E종 절연재료 : 120[℃]
④ 권선절연물을 포함한 F종 절연재료 : 155[℃]

해설 01 의료기기 예방점검 계획, 실시, 점검보고서 작성 – 1. 의료기기별 특성에 따른 예방점검 주기, 항목, 절차(기출 10번 해설)

정답 | 09.④ 10.② 11.①

12 다음 중 의료기기의 전기 · 기계적 안전에 관한 공통기준 및 시험방법에서 권선절연물을 포함한 절연재료에 따른 최대 온도의 연결이 아닌 것은? (21년4회기사09번)

① A종 절연재료 : 105[℃]
② E종 절연재료 : 120[℃]
③ B종 절연재료 : 130[℃]
④ H종 절연재료 : 155[℃]

해설 01 의료기기 예방점검 계획, 실시, 점검보고서 작성 – 1. 의료기기별 특성에 따른 예방점검 주기, 항목, 절차(기출 10번 해설)

13 다음 중 휴대용 및 이동형 의료기기의 기계적 강도 시험에서 기기중량 10[kg]이하일 때 적당한 낙하높이는? (15년4회60번)

① 1[m]
② 2[m]
③ 3[m]
④ 5[m]

해설 의료기기의 전기 · 기계적 안전에 관한 공통기준규격

㉠ 휴대형 ME기기 : 휴대형 ME기기 및 ME기기의 휴대형 부분은 표 29의 높이에서 딱딱한 표면 위로 자유낙하시킴으로써 발생한 응력을 견뎌내야 한다. 또한 적합성은 다음 시험에 의해 확인한다. 안전동작 하중이 인가된 시험용 샘플을 콘크리트바닥 또는 동일하게 견고한 기초 위에 평평하게 놓은 두께 50[mm]±5[mm]의 두꺼운 견목판(예를 들면, 밀도〉600[kg/㎥]) 위에서, 다음 표의 높이까지 들어 올린다. 상기 목판의 치수는 시험용 샘플의 크기 이상이어야 한다. 샘플은 정상사용시 놓일 수 있는 각 자세에서 3회 낙하시킨다.

[낙하높이]

휴대형 ME기기 또는 그 부분의 질량[m] kg	낙하높이[cm]
m ≤ 10	5
10 〈 m ≤ 50	3
m 〉 50	2

시험 이후, 위험관리파일의 검사 및 ME기기 또는 ME기기의 휴대형 부분에 대한 검사를 통해 결정한, 허용할 수 없는 위험을 발생시킬 수 있는 지속된 손상은 부적합으로 간주한다.

14 다음 중 간섭전류 치료기를 사용할 때 금기해야할 사람이 아닌 것은? (13년4회56번)

① 임신부의 복구
② 순환계 질환 환자
③ 피부질환 환자
④ 심박조절기를 착용한 환자

해설 간섭전류 치료기를 사용할 때 임산부, 피부질환 환자, 심박조절기 착용자, 동맥질환자, 심부정맥 혈전증의 대상은 사용을 금기하여야 한다.

15 다음 중 의료기기의 기계적 강도 중 충격시험에 대한 설명이 아닌 것은? (11년4회51번, 14년2회44번)

① 용수철로 동작하는 충격시험기에 의해 타격을 주어 시험한다.
② 기기는 움직이지 않도록 지지한다.
③ 외장이 튼튼하다고 생각되는 각 지점에 1회 타격을 가한다.
④ 시험점 표면에 수직으로 충격을 준다.

해설 ㉠ 외장 또는 외장의 부분 및 그들에 부착된 모든 부품의 강성 : 표면의 모든 부분의 625[mm2]의 면적 전체에 걸쳐 직접 45[N]의 힘을 가해 시험하며 눈에 띄는 손상이 없고, 연면거리 및 공간거리는 규정한 수치 미만으로 감소하지 않아야 한다.

㉡ 외장 또는 부분 및 그들에 부착된 보든 부품의 강도 : 용수철로 동작하는 충격시험기에 의해 0.5± 0.05[J]의 충격에너지의 타격을 주어 시험한다.

ⓐ 발사 용수철 : 발사용 고리가 맞물린 위치에서 정확히 규정 차를 만족하는 압력을 주도록 조정한다.
ⓑ 시험기 : 해머축의 홈에 발사용 고리가 맞물리기까지 세트노브를 인장하여 세트한다.
ⓒ 공사품의 시험점 표면에 수직으로 발사통을 누름에 따라 충격을 준다.
ⓓ 누르는 압력을 발사통이 발사봉과 접촉될 때까지 서서히 증가시킨다. 그에 따라 발사 기구가 동작하고, 헤머가 타격을 준다.

정답 | 12.④ 13.④ 14.② 15.③

ⓔ 기기 : 움직이지 않도록 지지하고, 외장이 약하다고 생각되는 각 점에 3회의 타격을 주어야 한다.
ⓕ 핸들, 레버, 노브, 표시기 등 및 외장에서 10[mm]이다.
ⓖ 기기 내부의 램프나 그 커버는 정상적인 사용 시에 손상을 받을 우려가 있는 경우에 한해 시험한다.
ⓒ 시험 후에 받은 손상이 안전상 위험을 일으켜서는 안되고, 특히 환전부에 접촉되면 요구사항에 안전에 부적합해야 한다. 상술한 시험의 결과, 보강 또는 강화절연의 완전성이 의심스러울 경우에는 관련 절연에 한해 내전압 시험을 한다.

16 다음 중 진단용 방사선 발생장치에 해당하지 않는 것은?
(09년2회산업18번, 11년1회산업20번, 11년4회산업19번, 14년1회산업2번, 14년4회산업4번, 17년4회산업9번)

① 유방 촬영용 장치 ② 진단용 엑스선 장치 ③ 자기공명 영상장치 ④ 전산화 단층 촬영장치

해설 ㉠ 진단용 방사선발생장치 : 방사선을 이용하여 질병의 진단에 사용하는 기기로서 아래에 해당하는 장치이다.
ⓐ 진단용 X-선장치
ⓑ 진단용 X-선발생기
ⓒ 치과진단용 X-선발생장치
ⓓ 전산화단층촬영장치
ⓔ 유방촬영용 장치 등 방사선을 발생시켜 질병의 진단에 사용하는 기기
㉡ 자기공명영상장치(MRI) : 어떤 물질의 화학 도구를 분석가능하게 하는 자기공명 현상과 컴퓨터를 이용한 단층촬영기술을 결합시킨 진단장치이다. 사람을 큰 자석 속에 넣고 강한 자기장과 라디오 주파수의 전자기파를 사용하여 인체 내의 원자의 분포와 다른 원자와의 결합 상태를 알려주는 신호를 받아 컴퓨터로 처리하여 단면 영상을 만든다.
ⓐ X-선 단층 촬영에 비하여 조직 간의 구별능력이 탁월하다. ⓑ X-선에 의한 부작용이 없다.
ⓒ 진단능력이 뛰어난 반면 값이 비싸다. ⓓ 검사시간이 다소 오래 걸린다.
ⓔ 호흡이나 장운동에 영향을 받는 단점이 있다.
㉢ 유방촬영용 장치 : 단시간 간격에 의해 연속적으로 필름 또는 필름이 들어있는 카세트를 교환하여 촬영하는 장치로서 주로 혈관 · 순환기의 촬영에 사용한다.
㉣ 진단용 엑스선 장치 : 양극에 고속의 전자류를 충돌시켜 X-선을 발생시키고, 그것을 이용하기 위한 장치로 뢴트겐 사진 촬영 장치가 대표적 예이다.
㉤ 전산화 단층촬영 장치 : CT 스캐너를 이용한 컴퓨터단층촬영(斷層撮影)법으로 엑스선이나 초음파를 여러 각도에서 인체에 투영하고, 이를 컴퓨터로 재구성하여 인체 내부 단면의 모습을 화상으로 처리하는데, 종양 등의 진단법으로 널리 이용되고 있다.

17 다음 중 방사선 관계 종사자는 건강진단을 실시하여야 한다. 건강진단시 검사항목이 아닌 것은? (20년3회기사09번)

① 혈당 ② 적혈구 수 ③ 백혈구 수 ④ 말초혈액 중 혈색소 양

해설 01 의료기기 예방점검 계획, 실시, 점검보고서 작성 - 1. 의료기기별 특성에 따른 예방점검 주기, 항목, 절차(기출 16번 해설)

18 다음 중 진단용 방사선 발생장치의 부품 중 다른 접촉가능 도전성 부분에 흐르는 외장누설전류의 기준은 접지된 상태에서 얼마 이하인가?
(15년1회산업6번)

① 0.01[mA] ② 0.1[mA] ③ 0.5[mA] ④ 1[mA]

해설 동물 진단용 방사선발생장치 또는 동물 진단용 방사선발생장치를 구성하는 각 단위기기 및 부품 중 사람이 접촉할 우려가 있는 도전성 부분으로부터 인체 또는 동물을 통하여 지면 또는 다른 접촉가능 도전성 부분에 흐르는 외장누설전류는 확실하게 접지한 상태에서 0.1[mA] 이하이어야 한다. 다만, 거치형장치 외의 장치는 접지선을 뺀 상태에서 외장누설전류가 0.5[mA] 이하이어야 한다.

19 다음 중 진단용 방사선 촬영 장치의 차폐시설 외측에서 측정한 방사선 누설선량 및 산란선량의 주당 합계는 몇 [C/kg]이하인가?
(17년4회산업13번)

① 1.46×10^{-4}[C/kg] ② 5.2×10^{-4}[C/kg] ③ 2.58×10^{-5}[C/kg] ④ 30.9×10^{-5}[C/kg]

해설 ㉠ 진단용 엑스선관은 IEC 60601-1-31에 따라 초점으로부터 100[cm] 거리에서 주 당 누설선량이 100 [mR/week]를 초과

정답 | 16.③ 17.① 18.② 19.③

하지 않도록 규정하고 있다.
ⓛ 누설선량은 식품의약품안전청의 방사선 방어시설검사 가이드라인에 따라 누설선량을 측정하였다.
ⓒ 진단용 방사선 발생장치를 설치하여 진단목적의 촬영을 하는 곳(이하 "촬영실"이라 한다)의 천장 · 바닥 및 벽에는 도구를 사용하지 아니하고서는 이동 또는 제거할 수 없는 방사선 차폐시설(이하 "방어벽"이라 한다)이 설치되어야 하고, 방어벽의 외측에서 측정한 방사선 누설선량 및 산란선량의 합계는 주당 2.58×10^{-5}[C/kg](주당 100[mR]) 이하이어야 한다.

20 다음 중 진단용 엑스선 발생기의 주당 최대 동작 부하기준은? (13년4회산업16번)

① 1[mA · min] 이하이어야 한다. ② 5[mA · min] 이하이어야 한다.
③ 10[mA · min] 이하이어야 한다. ④ 20[mA · min] 이하이어야 한다.

해설 동물 진단용 방사선 발생장치를 설치한 동물병원 중 동물진단용 엑스선 장치의 주당 최대 동작부하의 총량이 10[mA · min] 이하인 동물병원에 대하여 방사선 관계 종사자에 대한 피폭선량 측정, 방사선 구역표시 및 안전관리 책임자의 선임 등의 안전관리 의무를 적용하지 아니하던 것을 주당 최대 동작부하의 총량이 8[mA · min] 이하인 동물병원에 대해서만 안전관리 의무를 적용하지 아니하도록 면제 기준을 강화하려고 한다.

21 다음 중 진단용 방사선 발생장치를 설치한 장소 중 외부 방사선량 기준이 1주당 몇 [mSv] 이상인 곳을 방사선 구역이라 하는가? (10년4회산업10번, 12년4회산업12번, 16년4회산업20번)

① 0.3[mSv] ② 0.5[mSv] ③ 0.7[mSv] ④ 1[mSv]

해설 ㉠ 방사선 구역 : 진단용 방사선 발생장치를 설치한 장소 중 외부 방사선량이 1주당 0.3[mSv], 30[mrem] 이상인 곳으로서 벽, 방어칸막이 등 구획물에 의하여 구획된 곳이다.
ⓛ 대상지역 : 「진단용 방사선 발생장치의 안전관리에 관한 규칙」에 규정된 방사선구역의 외부 방사선량이 주당 0.3[mSv]이다. 또한 외부 방사선량률이 1주당 30[mrem] 이상인 곳이다.
ⓐ 수중 또는 공기 중의 방사성 동위원소의 농도가 방사선을 방출하는 동위원소의 수량을 정한 규정 제9조에서 정하는 농도의 3/10 이상인 곳
ⓑ 방사성 동위원소에 의하여 오염된 물건의 표면 오염도가 최대 허용 표면 오염도의 1/10 이상인 곳

22 다음 중 방사선 관계 종사자의 선량한도가 아닌 것은? (18년4회산업11번)

① 유효선량 : 연간 5[rem] 이하
② 유효선량 : 5년간 누적선량 10[rem] 이하
③ 등가선량(수정체) : 연간 15[rem] 이하
④ 등가선량(피부 · 손 및 발) : 연간 30[rem] 이하

해설 01 의료기기 예방점검 계획, 실시, 점검보고서 작성 – 1. 의료기기별 특성에 따른 예방점검 주기, 항목, 절차(기출 21번 해설)

23 다음은 진단용 방사선 발생장치의 엑스선조사야시험에 관한 내용이다. ( ) 안에 알맞은 것은? (13년4회기사16번)

조서야 조절기구로부터 투광되는 광조사 야의 조도는 엑스선관의 초점에서 수상면 까지의 거리 (ⓐ)에서 평균조도가 (ⓑ) 이상이어야 한다.

① ⓐ : 50[cm] ⓑ : 50[Lux] ② ⓐ : 50[cm] ⓑ : 100[Lux]
③ ⓐ : 100[cm] ⓑ : 50[Lux] ④ ⓐ : 100[cm] ⓑ : 100[Lux]

해설 진단용X–선장치, 진단용X–선발생기인 경우
㉠ 진단용 방사선 발생 장치를 on으로 한다.
ⓛ SID를 50[cm] 또는 100[cm]로 고정하고 Cardboard Holder 또는 카세트를 테이블 위에 놓는다.
ⓒ Holder 위에 조사야 차이 시험기구를 놓고 침금으로 표시된 면적(10[cm]×10[cm] 또는 20[cm]×20[cm])과 일치되게 조사야 조절기구의 투광 조준기를 조정한다.
ⓔ X–선조사 조건의 설정은 Cardboard Holder의 사용시는 60[kV]에서 100[mAs]로 하고, 카세트의 사용시는 60[kV]에서

정답 | 20.③ 21.① 22.④ 23.④

20[mAs]정도로 하여 침금상이 묘사될 수 있는 X-선조사 조건으로 X-선조사한다.

ⓜ 본 검사는 진단용 방사선 발생장치의 구조, 기능 및 용도에 따라서 X-선 조사야의 제한방법이 각각 다르기 때문에 검사방법도 약간의 차이가 있다.

ⓑ 측정시 가장 문제가 되고 있는 것은 각 X-선조 사야의 주변 경계선에 대한 정확한 결정이다.

㉥ SID를 너무 크게 하면 X-선조 사야의 주변 경계선의 식별이 곤란하여 X-선조 사야를 자로 정확하게 측정하는데 문제가 있다. 따라서 이러한 점을 고려하여 현재 많이 채택하고 있는 100[cm]보다는 50[cm]의 SID로 설정하는 것이 좋다.

24 다음 중 의료가스 중 구급용, 인공호흡용, 고압산소치료용 등 주로 흡입용으로 사용되는 가스는?
(10년4회산업3번, 15년1회산업1번, 19년4회산업기사02번)

① 질소 ② 탄산 ③ 아산화질소(N_2O) ④ 산소

해설 의료가스의 종류 : 산소, 질소, 탄소, 헬륨, EO, N_2O 등이 있다.

㉠ 질소(Nitrogen) : ⓐ 무색 · 무취, 불연성 가스로 기체와 액체로 사용한다.
ⓑ 절삭력이 뛰어나 의료용 드릴의 동력원으로 쓰이고 제혈대 보관 등의 냉동용으로 사용이 증가하고 하고 있다.

㉡ 탄산(Carbonic Acid) : 내시경 등 외과수술에서 사용되는 기복 장치용으로 사용한다.

㉢ 아산화질소 : ⓐ 무색, 미약한 향기의 가스로 소량을 흡입하면 취기가 돌고 다량 흡입시 마취효과가 있다.
ⓑ 산소와 혼합하여 사용시 인체에 거의 해가 없기 때문에 마취가스로 많이 사용한다.

㉣ 산소 : 무색, 무미, 무자극성의 자연성 가스로 기체와 액체로 사용되며 구급용, 인공호흡용 등 흡입용으로 많이 쓰인다.

㉤ 헬륨(He) : ⓐ 무색 · 무취의 비활성 기체이며 화학적으로 안전하다.
ⓑ 호흡할 수 있는 혼합기체로 이용되며, 초전도를 이용한 단층 촬영장치인 MRI에서 이용된다.

25 다음 중 내시경 외과수술에서 사용되는 기복장치용으로 공급되는 가스는? (09년4회산업9번, 13년4회산업7번, 16년1회산업16번)

① 탄산 ② 질소 ③ 수소 ④ 헬륨

해설 01 의료기기 예방점검 계획, 실시, 점검보고서 작성 - 1. 의료기기별 특성에 따른 예방점검 주기, 항목, 절차(기출 24번 해설)

26 다음 중 의료가스 중앙 공급장치에서 각 배관을 통하여 공급되지 않는 것은? (21년1회기사19번)

① 산소 ② 질소 ③ 아황산가스 ④ 무균압축공기

해설 의료가스 중앙 공급장치 : 병원에서 환자를 진료, 처치치료 및 요양하는데 필요한 의료용 가스(산소, 아산화질소, 질소)로 의료용 무균 공기 및 의료용 흡인을 안전하고 편리하게 사용할 수 있도록 공급원을 중앙기계실 및 가스실에 설치하여 의료용 가스를 필요로 하는 병원내의 각 실에 배관(Line)을 통하여 공급하여 주는 장치이다.

㉠ 아황산가스 : 황과 산소의 결합, 독성이 있다.

㉡ 질소(Nitrogen) : 절삭력이 뛰어나 의료용 드릴의 동력원으로 쓰이고 제혈대 보관 등의 냉동용으로 사용이 증가하고 있다.

27 다음 중 의료가스의 종류가 아닌 것은? (13년1회기사17번, 19년4회기사01번)

① 질소 ② 헬륨 ③ 일산화탄소 ④ 산소

해설 의료가스

㉠ 헬륨 : 무색 · 무취의 비활성 기체이며 화학적으로 안전하다.

㉡ 질소 : 무색 · 무취, 불연성 가스로 기체와 액체로 사용한다.

㉢ 아산화질소 : 무색, 미약한 향기의 가스로 소량을 흡입하면 취기가 돌고 다량 흡입시 마취효과가 있다.

28 다음 의료가스 중 에틸렌옥사이드의 용도는? (12년4회기사12번)

① 냉동수술용 의료가스 ② 마취용 의료가스 ③ 살균용 의료가스 ④ 흡입용 의료가스

해설 의료가스의 종류

㉠ 냉동수술용 의료가스 : 질소 ㉡ 마취용 의료가스 : 이산화질소

정답 | 24.④ 25.① 26.③ 27.③ 28.③

㉢ 흡입용 의료가스 : 산소 ㉣ 살균용 의료가스 : 에틸렌옥사이드

29 다음 중 과거 수술실에서 사용되는 자동 메스장치의 구동원, 피부병의 냉동수술 등에 주로 사용됐지만 최근 아기 탯줄 보관 등 냉동용으로 사용하는 의료가스는? (16년1회산업15번, 19년1회산업기사12번)

① 질소 ② 탄산 ③ 헬륨 ④ 에틸렌옥사이드(EO)

해설 ㉠ 질소 : 제혈대 보관 등의 냉동용으로 사용이 증가하고 있다.
㉡ 탄산 : 내시경 등 외과수술에서 사용되는 기복 장치용으로 사용한다.
㉢ 헬륨 : 호흡할 수 있는 혼합기체로 이용되며, 초전도를 이용한 단층 촬영장치에서 이용된다.
㉣ 에틸렌옥사이드 : 살균용 의료가스로 사용된다.

30 다음 중 의료가스 중 특정 고압가스로 분류되는 것은? (13년4회기사15번)

① 압축산소 ② 질소 ③ 천연가스 ④ 이산화가스

해설 ㉠ 압축가스 상온에서 압축하여도 액화하기 어려운 가스로 임계(기체가 액체로 되기 위한 최고온도)가 상온보다 낮아 상온에서 압축시켜도 액화되지 않고 단지 기체 상태로 압축된 가스이며, 액화가스 상온에서 가압 또는 냉각에 의해 비교적 쉽게 액화되는 가스로 임계온도가 상온보다 높아 상온에서 압축시키면 비교적 쉽게 액화되어 액체 상태로 용기에 충전하는 가스이다.
㉡ 용해 가스의 독특한 특성 때문에 용매를 추진시킨 다공 물질에 용해 시켜 사용되는 가스로 아세틸렌가스는 압축하거나 액화시키면 분해 폭발을 일으키므로 용기에 다공 물질과 가스를 잘 녹이는 용제(아세톤, 디메틸포름아미드 등)를 넣어 용해시켜 충전한다.
ⓐ 압축산소 : 상온에서 높은 압력을 가하여 부피를 줄인 산소가스, 수소나 아세틸렌가스 등을 섞어 태워서 쇠붙이를 땜질하거나 절단하는데 쓴다.
ⓑ 고압가스 : 250[kg] 이상 저장용량이면 시장 · 군수 · 구청장에게 사용신고를 해야 하는 가스를 특정 고압가스라고 하며, 대표적으로 액화산소가 있다.

31 다음 중 보편적인 의료가스 중에서 특정 고압가스로 분류되는 가스는? (09년4회기사13번, 11년1회기사15번)

① 질소 ② 액화산소 ③ 탄산 ④ 헬륨

해설 ㉠ 압축산소 : 상온에서 높은 압력을 가하여 부피를 줄인 산소 가스, 수소나 아세틸렌 가스 등을 섞어 태워서 쇠붙이를 땜질하거나 절단하는데 쓴다.
㉡ 고압가스 : 250[kg] 이상 저장 용량이면(시장 · 군수 · 구청장)에게 사용 신고를 해야 하는 가스를 특정 고압가스라고 하며, 대표적으로 액화 산소가 있다.

32 다음 중 액체헬륨이 사용되는 기기는? (13년4회기사10번, 18년4회기사8번)

① 내시경 ② 마취기 ③ 전기수술기 ④ 초전도 MRI

해설 헬륨(He) : 공기보다 가볍고 불에 타지 않아 비행선이나 기구에 사용된다.
㉠ 헬륨가스 : ⓐ 비활성 기체여서 화학 반응성이 아주 낮다.
ⓑ 우주에서 수소 다음으로 많은 원소로 우주 질량의 약 1/4을 차지하고 있다.
ⓒ 헬륨이 초저온 과학실험이나 의료기기인 MRI에 사용되고 있다.
㉡ 자기장을 발생시켜 커다란 자석통 속에 인체를 들어가게 한 후 고주파를 발생시켜 신체 부위에 있는 수소원자핵을 공명시켜 각 조직에서 나오는 신호의 차이를 측정하여 컴퓨터를 통해 재구성하여 영상화하는 MRI이다
㉢ 깊은 바다에서 작업하는 잠수부들이 호흡할 수 있는 혼합기체로 이용되며, 초전도를 이용한 단층 촬영장치인 MRI에서도 이용된다.
㉣ MRI의 초전도 상태를 유지하려면 액체 헬륨을 넣어야 하고, 액체 헬륨은 다시 액체질소에 넣어두게 되면 높은 자기장을 얻을 수 있다.

33 다음 중 의료가스의 용도가 다른 것은? (09년2회산업10번, 10년4회기사13번, 11년1회산업10번, 12년1회기사10번, 14년4회산업7번, 17년4회산업1번)

① 구급용 ② 마취용 ③ 인공호흡용 ④ 특수용접용

정답 | 29.① 30.① 31.② 32.④ 33.④

해설 의료가스의 용도는 사람의 인체의 쓰이는 것이기 때문에 인체에 해가 돼서는 안된다.

㉠ 의료용 가스의 종류 : 산소(O_2), 아산화질소(N_2O), 질소가스(N_2), 압축공기(Compressed Air), 흡인(Vacuum), 잉여 마취가스 등이 있다.

㉡ 의료용 가스 : 구급용, 마취용, 인공호흡용, 고압산소치료용 등 주로 흡입용으로 사용된다.

ⓐ 마취용 : 증발된 마취가스를 일정한 농도로 산소 및 이산화질소와 함께 환자의 폐내로 주입한다.

ⓑ 인공호흡용 : 산화와 환기를 개선하고, 효과적인 호흡에 필요한 노력과 산소 요구량을 감소시키는데 효과가 있으며, 폐 기능이 적절해질 때까지 또는 급성 증상이 해소될 때까지 사용되는데 인공호흡용은 손상된 폐를 치료하는 것이 아니라 폐가 호흡과정을 회복할 수 있을 때까지 환기를 제공하는 것이다.

ⓒ 고압산소 치료용

㉮ 고압산소 치료기(Hyperbaric Therapy)는 특수 제작된 챔버의 내부에 치매성 노인질환이나 뇌졸중을 앓고 있는 환자나 화재시 유독가스 중독자 또는 연탄가스 중독자 등을 수용하고, 챔버의 내부에 압축공기를 주입하여 순수 청정산소를 호흡하도록 하여 치료효과를 거두고자 하는 것이다.

㉯ 뇌에 충분한 산소를 공급함으로써 자연 치유력을 높여서 각종 성인병 질환자의 치료 및 예방과 응급환자 등의 치료에 도움을 줄 수 있는 것이다.

㉢ 특수용접용 : 기계용접용 가스이다. 서로 분리된 금속재료를 전극봉을 이용하여 열을 발생시키고 불활성가스로 공기를 차단하여 접합하는 기술이며, 일반적으로 용접성이 좋지 않은 재료를 용접하기 위해서 사용하는 접합기술이다.

㉣ 의료가스 공급

사용처	사양조건	가스종류
수술실 · 분만실	벽체형, 천정형	산소, 이산화질소, 압축공기, 질소 등
중환자실	집중적 치료 및 전신관리 고려	산소, 압축공기
미숙아실	인큐베이터의 가동률 고려	산소, 압축공기
일반병실	진료과목별 소모량 고려	산소
전염병실	고온처리를 위한 호기배제장치	산소

34 다음 중 여러 치료서비스 조건에 적합하도록 의료가스를 설계해야하는 장소에 속하지 않는 것은? (19년4회산업기사06번)

① 수술실 ② 분만실 ③ 집무실 ④ 집중치료실

해설 01 의료기기 예방점검 계획, 실시, 점검보고서 작성 – 1. 의료기기별 특성에 따른 예방점검 주기, 항목, 절차(기출 33번 해설)

35 다음 중 의료가스의 용도가 아닌 것은? (18년1회기사12번)

① 질소는 최근 제대혈 보관 등 냉동용으로 사용이 증가하고 있다.
② 탄산은 내시경 외과 수술에서 사용되는 기복장치용으로 공급된다.
③ 이산화질소(NO_2)는 초전도 MRI 장치에 대량 사용되고 있다.
④ 에틸렌옥사이드(EO)는 수술용품 등에 대한 살균용으로 쓰인다.

해설 01 의료기기 예방점검 계획, 실시, 점검보고서 작성 – 1. 의료기기별 특성에 따른 예방점검 주기, 항목, 절차(기출 33번 해설)

36 다음 중 수술용품 등에 대한 살균을 위한 의료가스로 적당한 것은? (10년4회기사13번, 12년1회산업9번)

① 산소 ② 탄산 ③ 이산화질소 ④ 산화에틸렌(EO)

해설 ㉠ 수술과 같은 상황에서 환자는 미생물의 침입에 의한 감염이나 질병의 위험에 쉽게 노출되니 수술에서 교차오염을 막기 위한 무균처치는 중요하며, 수술장비의 적절한 준비가 여기에 포함된다.

㉡ 의료가스의 종류 : 산소, 질소, 탄산, 헬륨, 에틸렌옥사이드(EO), 아산화질소(N_2O) 등이 있다. 이 중에 살균용 의료가스는 에틸렌옥사이드이다.

ⓐ 산화에틸렌(Ethylene-oxide) : 의료용 기기류(내시경 카메라, 화이바 스코프 및 열을 가해 멸균할 수 없는 기기)의 소독 ·

정답 | 34.③ 35.③ 36.④

멸균에 사용한다.

㉮ 일회용 주사기, 수액세트, 수술용 기구, 페트리접시, 일회용 피펫 등 각종 의료기구와 실험기구는 목적에 따라 반드시 멸균 상태로 사용자에게 공급되어야 한다.

㉯ EO(에틸렌옥사이드 : Rthylene Oxide) 가스로 훈증살균을 하는 것이 일반적이었다.

㉰ 훈증 살균은 살균과정에서 작업자가 가스에 직접 노출되거나 처리 후에도 EO가 잔류할 가능성이 있어 인체에 유해위험이 있다고 지적되어 왔다.

㉱ WHO는 훈증제의 사용을 중지하도록 권고했으며, 이미 선진국은 식품간업에서는 전면 사용을 금지하였다.

㉲ 우리나라는 1991년 7월 1일자로 식품에 대해 EO가스 사용을 금지하였으나 아직도 다른 대상에 대해서는 값이 싸고 대체 기술과 시설확보가 어렵다는 이유로 EO가스 살균에 의존하는 실정이다.

ⓑ 산소(O_2) : 각종 질병상태에서 생태조직 내에 산소가 부족할 경우 및 수술시 전신마취를 할 경우에 흡입공기에 산소를 적당히 혼합해서 산소분압을 높이거나 산소를 조직 내의 가스와 교환하는 것을 도와주는데 주로 사용된다.

ⓒ 탄산(H_2CO_3) : 내시경 외과수술에서 사용되는 기복장치용으로 공급에 사용된다.

ⓓ 이산화질소(N_2O) : 산소와 혼합하여 사용하면 인체에 거의 해가 없기 때문에 마취가스로 사용된다.

㉮ 이산화질소 마취법 등에 주로 사용된다.

㉯ 산화질소 흡입에 의한 마취법으로 혈액 중에 혼입되어 중추신경계통에 작용해서 의식이 없도록 하는 작용을 한다.

37 다음 중 특정 고압가스 사용 신고자가 정기검사를 받아야 하는 기준? (16년1회산업11번)

① 완성 검사필증을 교부받은 날을 기준으로 매1년이 되는 날의 전후 15일 이내
② 완성 검사필증을 교부받은 날을 기준으로 매2년이 되는 날의 전후 15일 이내
③ 완성 검사필증을 교부받은 날을 기준으로 매3년이 되는 날의 전후 15일 이내
④ 완성 검사필증을 교부받은 날을 기준으로 매5년이 되는 날의 전후 15일 이내

해설 ㉠ 고압 가스제조자 중 대통령령으로 정하는 종류와 규모 이상의 고압 가스제조자가 제1항에 따른 고압가스 제조시설의 설치공사나 변경공사를 할 때에 제조소 경계 밖의 지하에 고압 가스배관의 설치공사나 변경공사를 하는 경우에는 허가 관청이나 신고관청의 감리(監理)를 받아야 한다.

㉡ 사업자등이 고압가스의 제조 · 저장 · 판매 · 수입의 시설이나 용기 등의 제조시설의 설치공사 또는 변경공사를 완공한 때에는 그 시설을 사용하기 전에 허가관청 · 신고관청 또는 등록관청의 완성검사를 받고 합격한 후에 이를 사용하여야 한다. 다만, 제2항에 따라 감리를 받은 시설은 완성검사를 갈음하여 감리적합판정을 받아야 한다.

㉢ 허가관청 · 신고 관청 또는 등록관청은 제2항과 제3항에도 불구하고 다음 각 호의 어느 하나에 해당하는 경우에는 사용방법과 기간을 정하여 해당 시설을 임시로 사용하게 할 수 있다. 이 경우 고압가스의 제조 · 저장 또는 판매시설은 정하여진 기간 이내로 제한하여 그 사용방법에 따라 사용하여야 한다.

㉣ 제2항과 제3항에 따른 감리나 완성검사를 한 결과, 산업통상자원부령으로 정하는 경미한 사항이 미비된 경우 고압가스 제조시설의 설치공사 중 설치가 완료되어 사용이 가능한 일부 시설에 대한 완성검사(이하 "부분완성검사"라 한다)에 합격한 경우 또는 부분 완성검사를 한 결과 제1호의 산업통상자원부령으로 정하는 경미한 사항이 미비된 경우이다.

㉤ 제2항에 따른 고압가스제조자는 지하 배관의 설치공사나 변경공사를 완공하면 산업통상자원부령 으로 정하는 바에 따라 그 시공기록과 완공도면(전산보조기억장치에 입력되어 있으면 그 입력된 자료로 할 수 있다)을 작성 · 보존하여야 한다.

㉥ 제1항부터 제3항까지의 규정에 따른 중간검사 · 감리 및 완성검사의 기준과 그 밖에 감리와 검사에 필요한 사항은 산업통상자원부령으로 정한다.

38 다음은 특정고압가스 사용신고를 하여야 하는 경우이다. ( ) 안에 알맞은 것은? (11년4회산업6번, 16년4회산업11번)

저장능력 ( ) 이상인 액화가스저장 설비를 갖추고 특정 고압가스를 사용하려는 자

① 50[kg] ② 100[kg] ③ 150[kg] ④ 250[kg]

해설 특정 고압가스의 기준 : 250[kg] 이상 저장용량이면(시장, 군수, 구청장) 사용신고를 해야 한다.

㉠ 액화가스 저장설비를 갖추고 특정 고압가스를 사용한다.

정답 | 37.① 38.④

㉡ 저장능력 50[cm] 이상 : 압축가스 저장설비를 갖추고 특정 고압가스를 사용한다.
㉢ 의료용 가스와 상업용 가스가 사용되는 시스템은 다르다.

39 다음 중 의료기기의 가스사용시 특정 고압가스 사용신고를 하여야하는 자는? (21년1회기사18번)

① 저장능력 250[kg] 이상인 액화가스 저장설비를 갖추고 특정 고압가스를 사용하고자 하는 자
② 저장능력 10[m^3] 이상인 일반가스저장설비를 갖추고 특정 고압가스를 사용하고자 하는 자
③ 배관에 의하여 일반가스를 공급 받아 사용하고자 하는 자
④ 압축가스에 관련 없는 곳에 사용하고자 하는 자

해설 01 의료기기 예방점검 계획, 실시, 점검보고서 작성 – 1. 의료기기별 특성에 따른 예방점검 주기, 항목, 절차(기출 38번 해설)

40 다음 중 고압가스 안전관리법 시행규칙에서 특정 고압가스의 신고를 하여야 하는 압축가스 저장설비의 저장능력은 몇 [m^3] 이상인가? (21년4회기사19번)

① 25 ② 50 ③ 150 ④ 250

해설 01 의료기기 예방점검 계획, 실시, 점검보고서 작성 – 1. 의료기기별 특성에 따른 예방점검 주기, 항목, 절차(기출 38번 해설)

41 다음 중 의료가스를 공급하는 경우 치료서비스 조건에 적합하도록 설계해야 하는데 적합한 장소가 아닌 것은? (08년4회산업18번, 13년1회산업17번, 13년1회기사19번, 16년1회산업2번)

① 환자휴게실 ② 분만실 ③ 미숙아실 ④ 마취실

해설 의료가스 공급장소 : 집중치료실, 분만실, 미숙아실, 수술실 등 여러 치료서비스 조건에 적합하도록 설계되어야 한다.
㉠ 의료가스가 사용되는 곳 : 구급용, 마취용, 인공호흡용, 고압산소 치료용 등 주로 흡입용으로 사용한다.
㉡ 의료가스 중앙공급 장치에 들어가는 것 : 산소, 마취가스, 질소, 무균 압축공기이다.
㉢ 의료가스의 종류 : 산소, 질소, 아산화질소, 탄산, 헬륨, 에틸렌옥사이드 등이 있다.

42 다음 중 의료가스 시스템에 제공되는 의료가스 기준에 맞는 것은? (11년1회기사19번, 20년3회기사17번)

① 의료가스로 분류된 이외의 다른 종류의 가스를 제공해도 된다.
② 특정 고압으로 연결된 장치가 있어서 안정된 가스압이 유지되어야 한다.
③ 병원에 의료가스를 제공하는데 있어서 사정에 따라 때로는 일시적으로 중단해도 된다.
④ 일반 가정용 가스를 의료가스 아우트렛(Outlet)으로부터 제공한다.

해설 의료가스 시스템의 기준
㉠ 다른 종류의 가스를 제공해서는 안된다.
㉡ 안정된 가스압이 유지되어야 한다.
㉢ 가스를 제공하는데 있어서 환자 치료시 중단 조치가 있어서는 안된다.
㉣ 고순도의 가스를 의료가스 아웃렛으로부터 제공되어야 한다.

43 다음 중 의료가스의 통일된 규격을 사용하고, 설치장소를 효과적으로 배치하며, 경보장치를 설치하는 이유는? (12년1회기사6번, 15년1회기사4번)

① 의료가스의 적정용량 확보 ② 의료가스의 안전한 유지관리
③ 의료가스의 청정상태 유지 ④ 의료가스의 비용절감

해설 ㉠ 의료가스를 사용할 때의 고려사항 : ⓐ 다른 종류의 가스를 제공해서는 안 된다.
ⓑ 가스를 제공하는데 있어서 일시적인 중단조차도 있어서는 안된다.
ⓒ 고순도의 가스를 의료가스 아우트렛으로부터 제공되어야 한다.
ⓓ 안정된 가스압이 유지되어야 한다.

정답 | 39.① 40.② 41.① 42.② 43.②

ⓛ 의료가스의 종류 : ⓐ 산소 : 마취용, 구급용, 인공호흡, 고압 산소치료기
ⓑ 질소 : 자동메스 구동원, 피부병 내동수술, 제대혈 냉동보관용
ⓒ 탄산 : 기복장치 ⓓ 헬륨 : MRI ⓔ EO : 멸균 ⓕ N_2O : 마취용

ⓒ 의료가스의 공급 이상
ⓐ 유지, 비상, 예비, 독립, 분산, 청정 등이 있다.
ⓑ 다른 가스를 공급하면 안된다.
ⓒ 고순도의 가스를 공급한다.
ⓓ 일시적으로 가스가 끊기면 안된다.
ⓔ 안정된 가스압을 유지해야 한다.

44 다음 중 의료가스의 흐름, 공급압의 하락 및 공급장치의 기능불량을 추적하고 파악하기 위해 필요한 시스템은?
(08년4회기사20번, 12년4회기사15번, 15년4회기사7번)

① 의료가스 차단시스템
② 의료가스 제습시스템
③ 의료가스 비상정지시스템
④ 의료가스 공급감시시스템

해설 ㉠ 의료가스 : 산소, 질소, 탄산, 헬륨, 에틸렌옥사이드, 아산화질소 등이다.
ⓛ 의료가스 공급감시 시스템 : 의료가스의 흐름, 공급압의 하락 및 공급장치의 기능불량을 추적하고 파악하는 시스템이다.
ⓒ 의료가스 제습 시스템 : 의료가스 사용시 습기를 없애기 위한 시스템이다.
㉣ 의료가스 비상정지 시스템 : 의료가스 사용시 비상상황이 생겼을 시 즉시 정지시키는 시스템이다.

45 다음 중 단말구까지 공급된 의료용 가스 및 흡인, 공기가 최종적으로 환자에게 투여되기 위해 필요한 것은?
(14년1회산업3번)

① Wall Suction Unit ② Shut off Valve ③ Alarm System ④ Copper Tube Piping

해설 Wall Suction Unit(벽형 흡인기) : 흡인 단말구에 연결해서 그 압력을 적절히 조정하여 환자에게서 발생하는 이물질을 제거하기 위해 사용하는 장치이다.

46 다음 중 응급실 및 중환자실, 수술실 등 중요한 부서의 복도에 설치되어 의료가스의 공급압력 이상시 신속하게 대피할 수 있게 도와주는 장치는?
(18년1회산업1번)

① MYCIN ② Alarm System ③ Outlet Unit ④ Wall Suction Unit

해설 01 의료기기 예방점검 계획, 실시, 점검보고서 작성 – 1. 의료기기별 특성에 따른 예방점검 주기, 항목, 절차(기출 46번 해설)

47 다음 보기의 시스템 구성에 있어서 필요 없는 것은?
(17년1회기사3번)

병원에서 주로 사용하는 의료가스는 가스 중앙 파이프 시스템을 통해 공급이 이루어진다.

① 고압가스 실린더
② 진공펌프
③ 콤프레서(Compressor)
④ 산업용 가스

해설 의료가스 설비의 구성 : 일반적이고 포괄적인 가스 공급 설계는 다섯 가지로 나누어 볼 수 있다. 가스생성/공급장비 부분이 비용면에서 가장 많은 부분을 차지하고, 중/개축 공사의 경우에는 많은 비용이 배관 설치, 건축 부분에 할당이 된다.
㉠ 가스생성/공급장비 : 의료용 공기, 공구용 공기, 진공 펌프, Evacuation Pump, Bulk System(주로 산소 탱크), 치과용 공기 압축기(Compressor), 치과용 진공펌프, 가스 메니폴드(액산/기산)
ⓛ 가스배관 : 차단밸브(Isolation v/v), 지역 차단밸브(Zone v/v), 주 경보와 구역 경보, 질소 컨트롤 판넬, Outlet
ⓒ 건축 : 헤드월, 전기와 Ceiling Comlumns & Pendent, 베드 콘솔과 바닥 가스공급 설비
㉣ 의료가스 이차기구(액세서리) : 유량계, 가스조정기, 어뎁터, 커플러, 흡입 조정기, 호스/호스 어셈블리, 호스retractors
㉤ 서비스 : 의료가스 테스트, 유지보수, 주변 환경 모니터링

정답 | 44.④ 45.① 46.② 47.④

48 다음 중 의료가스의 비상관리에 적당하지 않는 것은? (13년4회기사10번, 18년4회기사8번)

① 공급의 안전성 확보를 위하여 의료가스 공급배관은 2계통 이상으로 한다.
② 특수지역은 각 부서별 단독배관을 고려한다.
③ 추가의 예비설비를 갖추어 수해 및 지진 등 비상재해에 대비한다.
④ 산소, 압축공기, 흡인의 경우 효율적인 관리를 위해 병동부와 그 외부서는 함께 배관한다.

해설 비상전원 대책

㉠ 비상전원 재원 : ⓐ 비상발전기와 무정전 전원 공급장치(Uninterruptible Power Supply, UPS)로 하며, 주 비상전원은 비상발전기이며, 무중단 절체가 필요한 부하는 무정전 전원공급장치로 공급한다.
ⓑ 비상전원 시설유지 및 운용은 비상전원 공급지침에 따른다.
ⓒ 특수 부서인 수술실, 중환자실, 응급실 등에 비상전원설비(U.P.S)를 설치한다.

㉡ 정전시 대처 절차는 발전기 관리지침에 따른다.
ⓐ 원내 전체 전기가 차단되었는지 부분 차단 되었는지 여부를 확인한다.
ⓑ 부분차단시 즉시 시설관리부(☎ 615, 616)에 신고하고, 접수한 근무자는 즉시 현장확인 및 필요한 조치를 취한다.

㉢ 한전 측 정전시 시설관리부 : 관할 한전(☎ 123)에 정확한 상황 파악 및 현장조사를 한 다음 시설관리부장에게 보고하고, 원내 안내방송을 실시하여 안전사고를 예방한다.

㉣ 비상발전기 가동 및 상태를 확인하고 감시한다. 무정전 전원공급장치 가동상태 및 정전상태를 확인하고 감시한다.

㉤ 전기안전 및 기술교육
ⓐ 전기설비 : 전기 관련 유자격자만이 조작할 수 있으며, 조작시 감전 등 안전사고 예방을 위하여 안전수칙을 준수하여야 한다.
ⓑ 전기안전관리자 : 전기설비 업무담당자에 대하여 전기안전 및 기술교육을 연1회 이상 실시하여야 한다.

㉥ 의료가스, 진공시스템 점검 및 유지보수
ⓐ 의료가스 및 진공설비의 점검방법
㉮ 의료가스 일일점검 ㉯ 점검기록지 : 의료가스 운영일지 ㉰ 점검항목 : 의료가스(LO_2, O_2, N_2O, CO_2, N_2)
㉱ 점검내용 : 적정압력, 공병 및 실병현황, 메인폴더의 적정작동상태 확인 등 ㉲ 점검주기 : 일 1회 점검

㉦ 진공설비 일일점검
ⓐ 점검기록지 : 진공펌프 및 의료가스 운영일지 / 에어 · 석션펌프 월간 점검일지
ⓑ 점검항목 : 콤퓨레셔, 진공펌프
ⓒ 점검내용 : 콤퓨레셔 공급압력, 진공펌프의 진공압 등
ⓓ 점검주기 : 일 1회 점검 / 월 1회

㉧ 의료가스, 진공 공급시설 설치장소는 출입통제구역으로 지정하고 출입통제표시 및 시건장치를 설치하여 담당직원 외에는 출입할 수 없도록 한다.
ⓐ 공급시설 설치장소에는 취급시 유의사항을 게시하여 안전하게 관리되도록 한다.
ⓑ 공급시설의 운전 및 상태감시는 Master Alarm 감시장치를 활용하여 상시 확인한다.
ⓒ 공급시설은 가스안전관리책임자 또는 가스 자가 매일 1회 이상 점검하고 일지에 기록한다.
ⓓ 점검시 이상이 발견되면 즉시 보수 또는 교체한다.
ⓔ 고압가스 안전관리법 제16조에 의한 고압가스저장시설에 대해 연 1회 정기안전검사 수검(한국가스안전공사)을 한다.

㉨ 의료가스 이상발생시 신고 및 조치 : 의료가스 중단시 대응지침에 따른다.
ⓐ 의료가스 차단 및 이상발생 발견자는 즉시 시설관리부(☎ 615, 616)으로 신고한다.
ⓑ 담당자는 이상 확인을 하고, 이상이 발견될 경우에는 신속하게 조치한다.
ⓒ 시스템이 다운되었다면 Portable 가스를 환자에게 우선 공급한다.

49 다음 중 의료용 가스 중앙 파이프 시스템에 필요한 내용이 아닌 것은? (14년1회산업14번, 19년1회기사13번)

① 안정된 가스압력이 유지되어야 한다.
② 다른 종류의 가스를 제공해서는 안 된다.
③ 고순도의 가스가 의료가스 아웃렛(Outlet)으로부터 제공되어야 한다.
④ 가스를 제공하는데 있어 일시적인 중단을 할 수 있어야 한다.

정답 | 48.④ 49.④

해설 의료가스 시스템의 기준 : 의료가스는 항상 환자에게 사용되고 있으며, 일시라도 공급이 중단되거나 사고가 발생될 경우 환자의 생명과 직결되는 중대사고가 발생 될 가능성이 매우 높으므로 의료가스 배관설비는 항상 안전하고 확실하게 차단없이 공급하는 동시에 의료환경의 첨단화, 대규모화등에 대응하여 안전성의 향상, 품질 확보 등을 유지하여야 하며 병원에 있어서 가장 중요한 설비중 하나이다.
㉠ 다른 종류의 가스를 제공해서는 안된다.
㉡ 안정된 가스압이 유지되어야 한다.
㉢ 가스를 제공하는데 있어서 환자치료시 중단조치가 있어서는 안된다.
㉣ 고순도의 가스를 의료가스 아웃렛으로부터 제공되어야 한다.
㉤ 높은 순도의 가스가 제공되어야 한다.

50 다음 중 응급실 및 중환자실, 수술실, 등 중요한 부서의 복도에 설치되어 의료가스의 공급압력 이상시 대처할 수 있게 도와주는 장치는? (11년1회산업18번)

① 차단장치 ② 지역경보 장치
③ 단말구 장치 ④ 저장장치

해설 ㉠ 차단장치 : 일정 구역을 나눠 일부 지역에 사용하는 가스에 화재 및 기타 이상이 발생하였을 때 타 지역의 가스공급에 지장을 주지 않고 발생지역의 가스만 차단, 수리하는 장치이다.
㉡ 지역경보 장치 : 응급실 및 중환자실, 수술실 등 중요한 부서의 복도에 설치되며 쉽게 공급 압력을 확인 할 수 있으며, 이상 압력시 경보음을 발생하여 교체시기 및 돌발상황에 신속하게 대처하여 주는 장치이다.
㉢ 경보장치 : 응급실 및 중환자실 등 중요부서의 복도에 설치되며 쉽게 공급압력을 확인하는 장치이다.

51 다음 중 수술부, 응급부, 일반병실, 기타 실의 벽면 또는 천정 등에 설치되어 용도에 맞는 의료가스를 사용할 수 있도록 만든 장치는? (11년4회산업13번, 15년4회산업6번)

① 차단장치 ② 지역경보 장치
③ 단말구 장치 ④ 저장장치

해설 01 의료기기 예방점검 계획, 실시, 점검보고서 작성 – 1. 의료기기별 특성에 따른 예방점검 주기, 항목, 절차(기출 51번 해설)

52 다음 중 의료가스의 중앙 공급장치에 관한 설명 중이 아닌 것은? (12년1회기사8번, 17년4회기사3번)

① 입자, 일산화질소 등과 같은 불순물을 제거하고, 청결하며 고순도인 압축된 공기를 공급한다.
② 파이프 내의 응결을 방지하기 위해 공기는 높은 이슬점을 가진 습한 상태로 공급되어야 한다.
③ 감시시스템을 설치하여 작동조건과 공급조건을 쉽게 파악할 수 있도록 한다.
④ 진공펌프는 수밀형 혹은 유밀형으로 하여 고흡인력을 유지시킨다.

해설 파이프 내의 응결을 방지하기 위하여 공기는 낮은 이슬점을 가진 건조한 상태로 제공되어야 한다.
㉠ 의료가스의 중앙공급장치
ⓐ 병원에서 환자를 진료, 처치치료 및 요양하는데 필요한 의료용 가스(산소, 산화질소, 질소) 의료용 무균공기 및 의료용 흡인을 안전하고 편리하게 사용할 수 있도록 공급원을 중앙기계실 및 가스실에 설치하여 의료용 가스를 필요로 하는 병원내의 각실에 배관 LINE을 통하여 공급하여 주는 장치이다.
ⓑ 환자에게 적절한 마취제 및 산소가스의 온도와 습도를 맞춰야 하며, 호흡기를 위생적으로 유지한다. 또한 환자가 호흡이 이루어진 후 발생하는 유해성 병원균 및 먼지 배출을 방지하며, 수액 및 혈액의 온도를 환자의 체온과 비슷한 온도로 적정 유지하여 제공하며 호흡용 가스, 수액 및 혈액의 온도 제어를 용이하게 하는 목적이다.
㉡ 의료용 압축공기 공급장치 : 복수의 공기압축기와 필터, 드라이어, 드레인 에프터 쿨러 등으로 구성되고 청정, 건조, 제유의 압축공기를 생성 · 공급하는 장치이다.
㉢ 진공 펌프 : 대기압 이하의 압력에서 기체를 흡입하여 대기압에서 배출하는데 사용되는 압축기이다.

정답 | 50.② 51.③ 52.②

2 예방점검 측정기기, 인원, 시설

예 · 상 · 문 · 제

01 다음 중 의료기기의 안전관리 전기 · 기계적 안전에 관한 테스트 관련 국제규격은?

① IEC 60601-1
② ISO 14971
③ ISO 13485
④ ISO 10993-XX

해설 ㉠ IEC 60601-1 : 의료기기 전기 · 기계적 안전에 관한 공통기준규격
㉡ ISO 14971 : 의료기기 위험관리 규격
㉢ ISO 13485 : 의료기기 품질관리시스템 규격

02 다음 보기를 읽고 빈칸에 들어갈 알맞은 내용은?

> 의료기기의 전기 · 기계적 안전에 관한 공통 기준규격은 ( )이고, 의료기기 전자파 안전에 관한 공통 기준규격은 IEC 60601-1-2이다.

① IEC 60601-1
② IEC 60601-2
③ IEC 60601-3
④ IEC 60601-4

해설 ㉠ IEC60601-1(공통규격)
㉡ IEC60601-1-X(보조규격)
㉢ IEC60601-2-X(품목별 개별 규격)
㉣ IEC60601-3-X(품목별 성능 규격)

03 다음 의료기기 관련 규격 중 심전계의 개별 제품규격에 해당하는 것은?

① IEC 60601-1
② IEC 60601-1-2
③ IEC 60601-2-25
④ IEC 60601-3-25

해설 01 의료기기 예방점검 계획, 실시, 점검보고서 작성 – 2. 예방점검 측정기기, 인원, 시설(02번 해설)

04 다음 중 의료기기 안전점검 결과 적합성 판정을 위한 국제규격 내용이 바르게 연결된 것은?

① ISO 13485 : 의료기기 소프트웨어 관련규격
② ISO 10993 : 의료기기 품질경영 시스템 관련규격
③ ISO 14971 : 의료기기 위험관리 관련규격
④ ISO 62304 : 의료기기 생물학적 안전성 관련 규격

해설 ㉠ ISO 13485 : 의료기기 품질경영 시스템 관련규격
㉡ ISO 10993 : 의료기기 생물학적 안전성 관련 규격
㉢ ISO 14971 : 의료기기 위험관리 관련규격
㉣ ISO 62304 : 의료기기 소트트웨어 관련규격

05 다음 중 인체이식형 의료기기의 생물학적 안전성 테스트 관련 규격은?

① IEC 60601-1
② ISO 14971
③ ISO 13485
④ ISO 10993-XX

해설 ㉠ IEC 60601-1 : 의료기기 전기 · 기계적 안전에 관한 공통 기준규격
㉡ ISO 14971 : 의료기기 위험관리 규격

정답 | 〈예상문제〉 01.① 02.① 03.③ 04.③ 05.④

ⓒ ISO 13485 : 의료기기 품질관리시스템 규격

06 다음 보기의 규격의 인증표시는?

> • 의료기기를 설계, 개발, 생산, 설치 및 부가 서비스를 제공하는 조직의 시스템에 대한 요구사항을 규정한 규격으로, 조직의 신뢰성이나 능력을 평가하기 위한 기준으로 사용된다.
> • 의료기기에 대하여 규제적인 의도로 적용되는 특별 요구사항을 포함하고 있다.
> • 일반적으로 의료기기 생산업체 또는 관련업체에서 이 규격이 요구되는 추세이다.

① IEC 60601-1　② ISO 14971
③ ISO 13485　④ ISO 10993-XX

해설 ISO 13485 인증표시

07 다음 보기 중 빈 칸에 들어갈 말로 알맞은 것은?

> • IEC 61508 규격 : 기능안전 시스템에 대한 요구사항 명세, ( ), 개발, 설치, 운영, 유지보수의 표준이다.
> • E/E/PE(Electrical/Electronic/Programmable/Electronic) 시스템은 기능 안전에 대한 국제적인 규격이다.
> • 이 규격은 안전기능과 관련 있는 모든 기계장비에 적용되는 규격이다.

① 연구　② 설계
③ 강화　④ 진화

해설 ㉠ IEC 61508 규격 : 기능안전 시스템에 대한 요구사항 명세, 설계, 개발, 설치, 운영, 유지보수의 표준이다.
㉡ E/E/PE(Electrical/Electronic/Programmable/Electronic) 시스템 : 기능안전에 대한 국제적인 규격이다. 이 규격은 안전기능과 관련 있는 모든 기계장비를 포함한다.
㉢ IEC 61508의 목적 : 실질적인 상황에서 올바르게 작동하거나 신뢰할 만한 시스템이 달성하여야 할 요구사항을 만드는 것이다.
㉣ IEC 61508은 받아들일 수 있는 범위에서 위험을 감소시키는 것이다

08 다음 보기의 '의료기기 안전 관리하기'에 대한 내용을 읽고 빈칸에 들어갈 알맞은 용어는?

> • 환자와 사용자의 안전을 위하여 적절한 계측기기를 사용하여 기기의 안정성을 파악하는데 목적이 있다.
> • 먼저 의료기기별 안전관리 지침을 작성하고, 안전관리 범위와 주기를 설정한다.
> • 안전점검에 소요되는 ( )를 준비하고 점검을 실시한다.
> • 안전점검 결과서를 작성한다.

① 안정성　② 계측기
③ 관리도　④ 점검표

해설 의료기기 안전관리하기
㉠ 환자와 사용자의 안전을 위하여 적절한 계측기기를 사용하여 기기의 안정성을 파악하는데 목적이 있다.
㉡ 의료기기별 안전관리 지침을 작성하고 안전관리 범위와 주기를 설정한다.
㉢ 안전점검에 소요되는 계측기를 준비하고 점검을 실시한다.
㉣ 안전점검 결과서를 작성한다.

정답 | 06.③ 07.② 08.②

09 다음 보기를 읽고 빈칸에 들어갈 알맞은 용어는?

> 의료기기 기술문서 모양 및 구조 특성 항목 작성내용 중 전기적 충격에 대한 보호정도는 B형 장착부, BF형 장착부, ( )형 장착부로 분류된다.

① B ② F ③ BF ④ CF

해설 전기충격 보호 정도에 따라 의료기기를 B, BF, CF의 3종류로 분류하고 있다.

> B : 인체에 장착하는 장치의 Body, F : 입력 절연형의 Floating, C : 심장의 Cardiac이다.

10 다음은 안전관리 문서화에 대한 내용이다. 문서화 내용 및 목적이 아닌 것은?

① 문서관련 담당 부서장은 문서의 작성 및 검토, 안전 관련 정보자료 등의 사외 문서관리를 책임진다.
② 작성 후 사후 관리로서 문서의 작성, 개정, 배포하며, 최초 작성본만의 관리를 수행한다.
③ 안전관리 문서화의 대상은 안전관리 인적 조직, 연간계획 수립, 의료기기 점검에 따른 각종 점검대장, 안전교육에 따른 교육대장, 의료기기 수리 및 폐기, 재활용에 따른 해당 대장, 안전관리 이력서 작성 등이다.
④ 안전관리 문서화의 목적은 안전관리와 관련된 체제를 수립하여 필요한 정보・자료 및 외부 출처 등의 문서가 올바르게 작성되고 유효한 문서가 필요한 장소에 적합하게 사용되도록 하는데 있다.

해설 ㉠ 문서작성은 해당 기관에서 공통적으로 사용하는 설명서, 절차서, 지침서를 기준으로 작성한다.
㉡ 문서관련 담당 부서장은 문서의 작성 및 검토, 안전 관련 정보자료 등의 사외 문서관리를 책임진다.
㉢ 작성 후 사후 관리로서 문서의 작성, 개정, 배포 및 최신본의 관리를 수행한다

11 다음은 의료기기 정기점검 시행유무 확인 및 식별을 위해 안전점검 후 작성하는 아래 샘플양식은 무엇인가?

의료기기명	인공호흡기
점검 시행 부서	신경외과 중환자실
점검자	간호사000/파트장000
예방점검일자	20 . . .( )요일
점검결과	양호( ), 불량( )

① 의료기기 안전관리 대장 ② 의료기기 안전관리 필증(안전점검 필증)
③ 의료기기 안전관리 작업 기록지 ④ 의료기기 안전관리 교육대장(교육 이력카드)

해설 ㉠ 정기검사 : 의료기기에서는 정비 예방점검이라는 용어로도 사용되며, 해당 의료기기의 정상가동을 유지시키기 위한 일체의 행위이다.
ⓐ 병원의 연간 계획에 따라 일일, 주간, 월간 점검을 실시하여야 하지만, 의료기기 정비담당 부서의 상황에 따라 점검 횟수/수행 주기 등을 결정한다.
ⓑ 의료기기의 경우에는 연간 계획을 작성한 후 계획에 따른 정기점검을 실시한다.
㉡ 정기검사 : 예방점검 차원에서 이루어지므로 다음과 같이 중・고위험, 저위험 의료기기로 분류하여 정기점검을 실시한다.
ⓐ 의료기기 정기점검 시행 유무 및 현장 식별을 위하여 안전점검 필증을 부착한다.
ⓑ 정기점검 완료 후 점검 시행 부서, 점검 시행일, 점검 시행자, 다음 정기점검 일자를 정상작동 확인 라벨에 기록하여 의료기기의 잘 보이는 곳에 부착한다.
ⓒ 정기점검 대상 저위험 의료기기는 사용부서에서 일상점검(사용 전 점검)을 시행한다.

정답 | 09.④ 10.② 11.②

12 다음 보기의 의료기기 안전관리 문제제품의 조치판정에 대한 내용이다. 의료기기 상태 판정하기 내용 중 ( )안에 적당한 용어는?

> • 안전관리에 문제가 있는 의료기기의 수리, 폐기, 재활용 상태 등 기술적인 상태를 판정할 수 있다.
> • 이를 위하여 의료기기 표준값을 확보하고 현 상태, 기능, 특성을 파악, 분석하여야 한다.
> • 노후 의료기기의 경우 성능을 평가하여 수리, 폐기, 재활용 가능성을 평가한다.
> • 의료기기의 수리, 폐기, 재활용에 대한 판단이 어려울 경우 전문기관에 기기 상태의 판정을 의뢰한다.
> • 수리의 경우 고장발생 의료기기를 (㉠)와 적절한 (㉡)를 사용하여 수리함으로써 본래의 기능으로 정상화시키는데 목적이 있다.

① ㉠ 사용자 설명서 ㉡ 의료 장비
② ㉠ 사용자 설명서 ㉡ 계측 측정기기
③ ㉠ 서비스 설명서 ㉡ 계측 측정기기
④ ㉠ 서비스 설명서 ㉡ 의료 장비

해설 ㉠ 안전관리에 문제가 있는 의료기기의 수리, 폐기, 재활용 상태 등 기술적인 상태를 판정할 수 있다. 이를 위하여 의료기기 표준값을 확보하고 현 상태, 기능, 특성을 파악, 분석하여야 한다.
㉡ 노후 의료기기의 경우 성능을 평가하여 수리, 폐기, 재활용 가능성을 평가한다.
㉢ 의료기기의 수리, 폐기, 재활용에 대한 판단이 어려울 경우 전문기관에 기기상태의 판정을 의뢰한다.
㉣ 수리의 경우 고장발생 의료기기를 서비스 설명서와 적절한 계측 측정기기를 사용하여 수리함으로써 본래의 기능으로 정상화시키는데 목적이 있다.

13 다음 의료기기 장비이력관리 내용 설명이 아닌 것은?

① 장비에 대한 정보를 기록한 것을 장비이력이라고 한다.
② 의료기기의 경우 기기의 안정적 운영을 위하여 장비이력관리가 필요하다.
③ 의료기기의 안전관리를 위한 예방점검 차원의 점검결과를 기록하기 위하여 장비이력을 기록한다.
④ 의료기기의 판매완료 이후에는 개별 이력관리가 필요없다.

해설 ㉠ 의료기기의 제조에서부터 관리, 폐기까지의 개별이력 관리가 반드시 필요하다.
㉡ 중고 · 노후 의료장비 등의 안전관리와 관련된 품질관리를 위하여 장비이력은 필수적이다.
㉢ 내용연수가 오래된 노후장비에 대한 품질관리가 강화되어 자연스럽게 폐기할 수 있다.

14 다음 의료기기 안전관리 조직기구표 설계과정을 나타내고 있다. 조직표 설계수행 내용이 아닌 것은?

① 수평분화에 따라 의료기기 직능별로 분화를 실시한다.
② 계층분화에 따라 부문관리, 기초관리, 감독계층을 최대한으로 설정한다.
③ 통합구조에 따라 부문 관리자의 관리기능에 의하여 분화된 업무를 통합한다.
④ 조직기구표를 설계 한다

해설 ㉠ 수평분화에 따라 의료기기 직능별로 분화를 실시한다.
㉡ 계층분화에 따라 부문관리, 기초관리, 감독계층을 최소한으로 설정한다.
㉢ 통합구조에 따라 부문 관리자의 관리기능에 의하여 분화된 업무를 통합한다.
㉣ 조직기구표를 설계한다.

15 다음 보기의 문장에서 설명하는 의료기기는 몇 등급인가?

> 사용 중 발생하는 고장이나 이상으로 인하여 인체에 위해를 가할 수 있으나 생명의 위험 또는 중대한 기능장애에 직면할 가능성 등의 잠재적 위험성이 낮은 의료기기이다.

정답 | 12.③ 13.④ 14.②

① 1등급 ② 2등급
③ 3등급 ④ 4등급

해설 ㉠ 2등급 의료기기 : 사용 중 발생하는 고장이나 이상으로 인하여 인체에 위해를 가할 수 있으나 생명의 위험 또는 중대한 기능 장애에 직면할 가능성 등의 잠재적 위험성이 낮은 의료기기이다.
㉡ 3등급 의료기기 : 인체 내에 일정기간 삽입되어 사용되거나 잠재적 위험성이 높은 의료기기이다.

16 다음 중 의료기기 안전관리를 위한 의료기기 등급체계는 식약처 법령자료 "의료기기 품목 및 품목별 등급에 관한 기준고시" 기준으로 몇 등급 체계인가?

① 1등급 ② 2등급
③ 3등급 ④ 4등급

해설 ㉠ 의료기기 신고, 허가, 관리에서 가장 중요한 단계는 의료기기의 등급분류이다.
㉡ 2004년 5월 30일 의료기기법 시행 후 2005년 3월 23일에 제정된 '의료기기 품목 및 품목별 등급에 대한규정'에 따라 위험도를 기준으로 위해도가 가장 낮은 1등급부터 위해도가 가장 높은 4등급까지 4단계로 구분하여 관리하고 있다.

17 다음 보기의 의료기기의 위험도는?

기기별 점검주기를 근거로 하여 연간점검계획에 따라 시행한다.

① 중위험 ② 저위험
③ 고위험 ④ 특위험

해설 ㉠ 의료기기 예방 점검활동 : 저위험 의료기기의 경우 부서별로 진행하여 기록을 보관한다.
㉡ 중위험 · 고위험 의료기기 : 의공학 부서(의료기관 규정에 따름)에서 기기별 점검주기를 근거로 하여 연간점검계획에 따라 시행한다.

18 다음 보기에서 설명하는 계측기기의 종류는?

의료기기 안전점검 관련 계측기기 항목 중 전기안전 분석기, 전기수술기 분석기, 심실세동기 분석기, 생체신호 시뮬레이터, 심전도/혈압/산소 포화도 등 의료용 레이저 출력 측정기 등

① 일반 측정기기 ② 임상 계측기기
③ 정밀 측정기기 ④ 특수 측정기기

해설 임상계측기기 : 전기안전 분석기, 전기수술기 분석기, 심실세동기 분석기, 생체신호 시뮬레이터, 심전도/혈압/산소포화도 등, 의료용 레이저 출력 측정기, 잡음출력 분석기, 가스검출기, 엑스선량 측정기, 감마선량 측정기, 의료용 정량주입장치 분석기, 의료기기서비스프로그램, 순수도측정기, 분동세트(정도 관리용) 등이 있다.

19 다음 중 장비 안전점검 일지로 파악할 수 없는 것은?

① 점검비용 ② 점검일자
③ 예정일 ④ 점검내용

해설 장비 안전점검 일지 : 안전점검 일자, 예정일, 주기, 점검내용, 점검시간, 장비위치, 점검결과 등을 파악할 수 있다.

20 다음의 의료기기 안전관리의 연간관리의 계획수립 내용이 아닌 것은?

① 위험도가 낮은 심전계 모니터, 수액펌프주입기 등의 의료기기는 저위험 의료기기로 분류하여 관리한다.
② 위험도가 높은 마취기나 인공호흡기 등은 고위험 의료기기로 분류하여 관리한다.
③ 일반적으로 고위험 의료기기는 의료기기 품목 등급상 1~2 등급의 의료기기가 해당된다.

정답 | 15.② 16.④ 17.② 18.② 19.①

④ 고위험 의료기기는 예방점검 대상 의료기기로 선정하여 주기적인 안전관리를 진행한다.

해설 일반적으로 고위험 의료기기는 의료기기 품목 등급상 3~4 등급의 의료기기가 해당된다.

21 다음 중 의료기기 안전점검 결과 적합성 판정을 위한 국제규격 내용상 옳은 것은?

① 의료용 전기기기에 대한 국제 표준은 국제표준화기구(IEC : International Electrotechnical Commission)에서 제시되어 있다.
② 의료기기 국제규격(ISO 14971)의 위험관리방법을 제품 설계단계부터 도입하여 전자 의료기기 사용에 있어 잠재된 모든 위험을 체계적으로 분석, 평가, 통제할 수 있도록 한다.
③ 전기・기계적 안전에 대한 공통 기준규격은 IEC 60601-1-2이다.
④ 기타 품목별 개별규격은 IEC 60601-3-X로 표시한다.

해설 ㉠ 국제표준화기구(ISO : International Organization for Standardization)
㉡ 전기・기계적 안전에 대한 공통 기준 규격은 IEC 60601-1이다.
㉢ 품목별 개별규격은 IEC 60601-2-X로 표시한다.

22 다음 중 안전관리 문제 제품 조치판정을 위한 단계순서로 맞는 것은?

① 계획・예방 점검하기 → 수리이력 관리 → 교육훈련 → 안전관리 → 수리부품 관리 → 계측기기 관리 → 의료기기 상태 판정하기
② 계획・예방 점검하기 → 계측기기 관리 → 교육훈련 → 안전관리 → 수리부품 관리 → 수리이력 관리 → 의료기기 상태 판정하기
③ 계획・예방 점검하기 → 수리이력 관리 → 의료기기 상태 판정하기 → 안전관리 → 수리부품 관리 → 계측기기 관리 → 교육훈련
④ 계획・예방 점검하기 → 수리부품 관리 → 교육훈련 → 안전관리 → 수리이력 관리 → 계측기기 관리 → 의료기기 상태 판정하기

해설 계획・예방 점검하기 → 수리이력 관리 → 교육훈련 → 안전관리 → 수리부품 관리 → 계측기기 관리 → 의료기기 상태 판정하기

23 다음 중 장비 이력서의 항목을 크게 분류한 것이 아닌 것은?

① 담당자
② 안전점검 내용
③ 장비 취득 관련 내용
④ 자산(의료기기) 관련 내용

해설 장비 이력서의 항목 : 크게 담당자, 자산(의료기기)관련내용, 안전점검내용으로 구성된다.

정답 | 20.③ 21.② 22.① 23.③

Chapter 06
의료기기 수리, 교정

01 의료기기 수리, 교정 및
결과보고서 작성

01 | 의료기기 수리, 교정 및 결과보고서 작성

1 고장원인 분석 및 수리

1) 안전관리 문제 제품 조치판정을 위한 단계

> 계획 · 예방 점검하기 → 수리이력 관리 → 교육훈련 → 안전관리 → 수리부품 관리 → 계측기기 관리 → 의료기기 상태 판정하기

(1) 의료기기 계획 · 예방 점검하기

의료기기 점검의 계획 · 예방 점검표에 준하여 설정된 기술 점검항목을 점검한다. 또한 주기별 예방점검 계획서를 작성하고 계획 · 예방점검 지침서를 작성한다.

> 계획표에 의거한 정기적인 기술점검을 실시한 후 기술 점검결과를 기록한다.

(2) 수리이력 관리하기

기록 방법 또는 전산기록방법을 이용하여 의료기기 수리, 점검내용, 조치내용을 기록 · 관리하는데 목적이 있다.

(3) 교육훈련하기

의료기기 운용기술을 습득하여 운용자에게 교육함으로써 의료기기를 원활이 사용할 수 있도록 교육하는데 목적이 있다.

(4) 의료기기 안전관리하기

환자와 사용자의 안전을 위하여 적절한 계측기기를 사용하여 기기의 안정성을 파악하는데 목적이 있다. 먼저 의료기기별 안전관리 지침을 작성하고 안전관리 범위와 주기를 설정한다.

> - 안전점검에 소요되는 계측기를 준비하고 점검을 실시한다.
> - 안전점검 결과서를 작성한다.

(5) 수리부품 관리하기

의료기기의 수리에 소요되는 부품을 수기 또는 컴퓨터를 이용하여 원활한 공급이 될 수 있도록 관리하는데 목적이 있다.

(6) 계측기기 관리하기

계측기기의 목록과 설명서를 비치하여 수리, 기술, 점검 등에 효과적으로 즉시 대응하는데 목적이 있다.

(7) 의료기기 상태 판정하기

안전관리에 문제가 있는 의료기기의 수리, 폐기, 재활용 상태 등 기술적인 상태를 판정할 수 있다. 이를 위하여 의료기기 표준값을 확보하고 현 상태, 기능, 특성을 파악, 분석하여야 한다.

- 노후 의료기기의 경우 성능을 평가하여 수리, 폐기, 재활용 가능성을 평가한다.
- 의료기기의 수리, 폐기, 재활용에 대한 판단이 어려울 경우 전문기관에 기기상태의 판정을 의뢰한다.
- 수리의 경우 고장발생 의료기기를 서비스 설명서와 적절한 계측 측정기기를 사용하여 수리함으로써 본래의 기능으로 정상화시키는데 목적이 있다.
- 수행내용 / 안전관리 문제 제품 조치 및 판정을 한다.

예 · 상 · 문 · 제

01 다음 중 안전관리 검사자를 대상으로 안전 · 보건에 관한 교육을 정기적으로 실시하는 것과 관련 있는 법규는?

① 약사법 ② 의료법 ③ 의료기기법 ④ 산업안전보건법

해설 제5조(검사자의 안전 · 보건교육) : 기관장은 「산업안전보건법」제31조 제1항에 따라 검사자를 대상으로 안전 · 보건에 관한 교육을 정기적으로 실시하여야 한다.

02 다음 보기는 무슨 교육인가?

> 교육이라는 수단을 통하여 일상생활에서 개인 및 집단의 안전에 필요한 지식, 기능, 태도 등을 이해시키고 자신과 타인의 생명을 존중하며 안전하고 건강한 생활을 영위할 수 있는 습관을 형성시키는 활동을 의미한다.

① 정기교육 ② 경력직 교육 ③ 특별교육 ④ 안전교육

해설 안전교육 : 교육이라는 수단을 통하여 일상생활에서 개인및 집단의 안전에 필요한 지식, 기능, 태도 등을 이해시키고 자신과 타인의 생명을 존중하며 안전하고 건강한 생활을 영위할 수 있는 습관을 형성시키는 활동이다.

03 다음 중 식품의약품안전처 실험실 안전 환경 조성 등의 관리 규정에 따른 안전교육 과정별 교육시간이 아닌 것은?

① 정기교육(검사업무에 종사하는자) : 매주 2시간 이상

정답 | 〈예상문제〉 01.④ 02.④

② 정기교육(검사업무에 종사하지 않는 자) : 매주 1시간 이상
③ 신규채용시 교육(일용직 검사자) : 1시간 이상
④ 검사업무 변경시 교육(정규검사 업무 검사자) : 3시간 이상

해설 "식품의약품안전처 실험실 안전환경 조성"등의 관리규정에 따른 교육시간(실험실교육시간)

교육과정	교육대상	교육시간
정기교육	검사업무에 종사하는 자	매월 2시간 이상
	검사업무에 종사하지 않는 자	매월 1시간 이상
신규채용시 교육	일용직(연구원) 검사자	1시간 이상
	정규검사 업무 검사자	8시간 이상
검사업무 변경시 교육	일용직(연구원) 검사자	1시간 이상
	정규검사 업무 검사자	2시간 이상

04 다음 중 식품의약품안전처 실험실 안전환경 조성 등의 관리규정에 따른 안전교육의 종류가 아닌 것은?

① 정기교육 ② 신규채용시 교육 ③ 검사업무 변경시 교육 ④ 경력직 교육

해설 01 의료기기 수리, 교정 및 결과보고서 작성 – 1. 고장원인 분석 및 수리(03번 해설)

05 다음 중 '식품의약품안전처 실험실 안전환경 조성 등의 관리규정'에 따른 의료기기 안전교육 항목이 아닌 것은?

① 정기교육 ② 의료기기 변경시 교육 ③ 검사업무 변경시 교육 ④ 신규채용시 교육

해설 01 의료기기 수리, 교정 및 결과보고서 작성 – 1. 고장원인 분석 및 수리(03번 해설)

06 다음 중 의료기기 안전교육을 위한" 실험실 안전환경조성 등의 관리 규정" 상 의료용 인화성 가스 및 폭발성 물질 취급하는 검사업무 담당자가 최초 작업전 4시간 이상, 3개월 이내 12시간 교육 포함 총 16시간의 교육을 실시하는 안전교육 종류는?

① 특별교육 ② 예방교육 ③ 정기교육 ④ 검사업무 변경교육

해설 01 의료기기 수리, 교정 및 결과보고서 작성 – 1. 고장원인 분석 및 수리(03번 해설)

07 다음 중 의료기기 안전교육 중 매월 실시해야 하는 교육과정은?

① 정기교육 ② 특별교육 ③ 신규교육 ④ 예방교육

해설 01 의료기기 수리, 교정 및 결과보고서 작성 – 1. 고장원인 분석 및 수리(03번 해설)

08 다음 중 정규검사 업무 검사자 A군의 검사업무 변경시 안전교육 시간은?

① 1시간 이상 ② 2시간 이상 ③ 8시간 이상 ④ 10시간 이상

해설 01 의료기기 수리, 교정 및 결과보고서 작성 – 1. 고장원인 분석 및 수리(03번 해설)

09 의료기기 안전관리 정규검사 업무를 진행할 신입사업을 충원하여 물질안전보건자료(MSDS) 사항에 대한 교육을 진행하려한다. "실험실 안전환경조성 등의 관리 규정" 상 안전교육 시간은 매월 몇 시간 진행해야 하는가?

① 2시간 이상 ② 4시간 이상 ③ 8시간 이상 ④ 16시간 이상

해설 01 의료기기 수리, 교정 및 결과보고서 작성 – 1. 고장원인 분석 및 수리(03번 해설)

정답 | 03.④ 04.④ 05.② 06.① 07.① 08.② 09.③

10 다음 중 식품의약품안전처 실험실 안전환경 조성 등의 관리규정에 따른 액화 석유가스 등 인화성 가스 또는 폭발성 물질 중 가스의 발생장치 취급하는 검사 업무자의 교육시간은?

① 1시간 이상 ② 2시간 이상 ③ 8시간 이상 ④ 16시간 이상

해설 01 의료기기 수리, 교정 및 결과보고서 작성 – 1. 고장원인 분석 및 수리(03번 해설)

11 다음 중 '식품의약품안전처 실험실 안전환경 조성 등의 관리규정'에 따른 의료기기 안전교육 과정별 교육시간에 대한 설명이 아닌 것은?

① 신규채용시 정규검사 업무 검사자는 8시간 이상 교육실시
② 검사업무에 종사하는 자는 매월 2시간 이상 정기교육 실시
③ 검사업무에 종사하지 않는 자는 매월1시간 이상 정기교육 실시
④ 검사업무 변경시 정규 검사업무 검사자는 1시간 이상 교육 실시

해설 01 의료기기 수리, 교정 및 결과보고서 작성 – 1. 고장원인 분석 및 수리(03번 해설)

12 다음 중 "실험실 안전환경 조성 등의 관리규정" 상 안전교육 내용 중 정기교육 내용이 아닌 것은?

① 산업안전 및 사고예방에 대한 사항 ② 유해・위험작업 환경관리에 대한 사항
③ 고압가스 저장설비 및 안전 취급방법에 대한 사항 ④ 건강증진 및 질병예방에 대한 사항

해설 정기교육의 내용
㉠ 산업안전 및 사고예방에 대한 사항
㉡ 산업보건 및 직업병 예방에 대한 사항
㉢ 건강증진 및 질병예방에 대한 사항
㉣ 유해・위험 작업 환경관리에 대한 사항
㉤ 「산업안전보건법」 일반관리에 대한 사항

"고압가스 저장설비 및 안전 취급방법에 대한 사항" 교육은 특별교육에 해당한다.

13 다음 정기교육에 대한 설명이 아닌 것은?

① 산업안전 및 사고예방에 대한 사항 ② 산업보건 및 직업병 예방에 대한 사항
③ 건강증진 및 질병예방에 대한 사항 ④ 무해 작업환경관리에 대한 사항

해설 01 의료기기 수리, 교정 및 결과보고서 작성 – 1. 고장원인 분석 및 수리(12번 해설)

14 다음 중 의료기기 운반, 취급, 기타 작업의 불편한 작업방법 등으로 발생하는 위험을 방지하기 위한 조치교육에 해당하는 안전교육 과정은?

① 정기교육 ② 특별교육 ③ 신규교육 ④ 예방교육

해설 안전 교육과정의 교육 내용 중 의료기기 운반, 취급, 기타 작업의 불편한 작업방법 등으로 발생하는 위험을 방지하기 위한 조치교육은 특별교육에 해당한다.

15 다음 중 의료기기 안전교육 대장 작성시 필요한 항목이 아닌 것은?

① 기관 및 부서 ② 교육대상 ③ 교육시간 ④ 교육 강사비

해설 의료기기 안전교육 대장 항목 : 기관 및 부서, 교육장소, 교육대상, 교육일시, 교육시간, 강사, 대상인원, 주요 교육내용, 불참자, 교육 참석자이다.

정답 | 10.④ 11.④ 12.③ 13.④ 14.② 15.④

2 의료기기별 허용 오차범위에 따른 교정

예 · 상 · 문 · 제

01 다음 중 작업지시서와 검사기준서 주요 사항들을 확인하여 설비를 운영하기 위한 설명서이다. 설비운영자가 쉽게 이해하고 운영할 수 있도록 작성하며, 생산품목, 설비사양 및 구조설명, 설비작동법, 유지보수에 대한 내용을 기술하는 문서는?

① 생산메뉴얼 ② 유지보수메뉴얼 ③ 설비메뉴얼 ④ 품질메뉴얼

해설 설비매뉴얼 : 작업지시서와 검사기준서 주요 사항들을 확인하여 설비를 운영하기 위한 설명서이다. 설비운영자가 쉽게 이해하고 운영할 수 있도록 작성하며, 생산품목, 사용공정, 설비사양 및 구조설명, 설비작동법, 유지보수에 대한 내용을 기술해야 한다.

02 다음 중 외부업체로부터 반입되는 소재 및 부품이 적용된 규격을 만족하는지의 여부를 판정하기 위한 검사는?

① 공정검사 ② 수입검사 ③ 완제품검사 ④ 출하검사

해설 의료기기 품질 제품검사 (1903090109_15v1)_37페이지

공정 특성에 관한 용어 정리	1. 검사(inspection)	제품을 어떤 형태나 방법으로 측정하고, 그 결과를 판정기준과 비교하여 개개 제품의 양호, 부적합 또는 로트의 합격, 불합격 판정을 내리는 것
	2. 수입검사(purchasing inspection)	외부업체로부터 반입되는 소재 및 부품이 적용된 규격을 만족하는지의 여부를 판정하기 위한 검사
	3. 공정검사(intermediate inspection)	공정간의 부품 또는 반제품이 어떤 공정으로부터 다음공정으로 이동해도 좋은가를 판정하기 위한 검사
	4. 최종검사(final inspection)	완성된 물품이 제품으로서의 요구사항을 만족하고 있는가를 판정하기 위한 검사
	5. 시험(test)	샘플 또는 시험편의 특성을 조사하는 것
	6. 시험장비	제품이 기준에 만족하는가를 시험검사 및 측정하는데 사용되는 장비
	7. 합격품질수준(AQL)	• 샘플링 검사에서 로트의 합격, 불합격을 판정하는 경우 합격하여도 좋은 공정 평균 상한값으로 불량을 또는 100단위당 결점수로 나타냄 • AQL보다 좋은 품질의 검사 로트는 샘플링 검사에서 큰 확률로 합격
	8. 검 · 교정	시험 및 측정에 사용되는 모든 계량 계측기의 정밀도와 성능을 유지하기 위하여 규정된 주기와 절차에 따라 비교, 검사
	9. 부적합	공급업체 자체검사에서 합격되었더라도 구입품 검사 및 시험 규정에 따라 검사 및 시험한 결과 규격에 일치하지 않은 제품

03 다음 중 시험 및 측정에 사용되는 모든 계량 계측기의 정밀도와 성능을 유지하기 위하여 규정된 주기와 절차에 따라 비교, 검사에 관련해서 알맞은 것은?

① 정밀교정 ② 계량교정 ③ 측정교정 ④ 검교정

해설 의료기기 품질 제품 검사 (1903090109_15v1)_p.37~38
시험 및 측정에 사용되는 모든 계량 · 계측기의 정밀도와 성능을 유지하기 위하여 규정된 주기와 절차에 따라 비교 · 검사하여 교정하는 행위를 검교정이라 한다.

정답 | 〈예상문제〉 01.③ 02.② 03.④

04 다음 중 검사에 관한 내용으로, 의료기기의 전기적 시험(Electrical Test)에 사항은 (　　)에서 고시하는 안전에 관한 공통 기준 규격 내에 시험방법, 허용기준 등이 고시되어 있으며, 이 조건에 맞게 시험하여야 한다. (　　)에 알맞은 것은?

① 식품의약품안전처　② 한국의료기기안전정보원
③ 한국산업기술시험원　④ 의료기기산업협회

해설 의료기기 품질 제품 검사 (1903090109_15v1)_p.29
의료기기의 전기적 시험에 관한 사항은 식품의약품안전처에서 고시하는 전기 · 기계적 안전에 관한 공통기준규격, 전자파 안전에 관한 공통기준규격 내에 시험방법, 허용기준 등이 고시되어 있으며, 이 조건에 맞게 시험하여야 한다.

05 다음 중 전자를 발생시키는 기기가 다른 기기의 성능에 영향을 주지 않도록 전자파가 방사 또는 전도되는 것을 제한하는 시험은?

① 전자파 장해 시험　② 전자파 방사 시험　③ 정전기 방전 시험　④ RF 전자기장 시험

해설 의료기기 품질 제품검사 (1903090109_15v1)_30~31페이지

<table>
<tr><td rowspan="10">검사의 종류</td><td>외관검사(Visual inspection)</td><td colspan="3">• 의료기기의 모형이나 색깔 등의 외관을 보고 실시하는 검사로 입고검사, 완제품 검사, 출하검사 등 검사의 단계별로 필요에 따라 진행하는 검사이다.
• 일반적으로 변형, 파손, 변색 등을 주로 검사한다.</td></tr>
<tr><td rowspan="9">전기적 시험(Electrical Test)</td><td colspan="3">의료기기의 전기적 시험에 관한 사항은 식품의약품안전처에서 고시하는 전기 · 기계적 안전에 관한 공통기준규격, 전자파 안전에 관한 공통기준규격 내에 시험방법, 허용기준 등이 고시되어 있으며, 이 조건에 맞게 시험하여야 한다.</td></tr>
<tr><td>누설전류 시험</td><td colspan="2">누설전류란 절연체에 전압을 가했을 때 흐르는 약한 전류이며, 내부를 흐르는 것과 표면을 흐르는 것이 있으나 보통 표면을 흐르는 것이 더 크며, 이를 시험하는 것을 누설전류 시험이라 한다.</td></tr>
<tr><td>접지저항 시험</td><td colspan="2">• 접지전극에 접지전류(I)가 유입되면 접지전극의 전위는 접지전류가 흐르기 전에 비해 E[V]만큼의 전위상승이 일어나는데, 이때 E/I[Ω]을 접지저항이라 한다.
• 접지판 또는 접지봉과 대지 사이에 생기는 저항으로 이를 시험하는 것을 접지저항 시험이라 한다.</td></tr>
<tr><td rowspan="3">전자파 장해 시험(EMC : Electromagnetic Compatibility)</td><td colspan="2">전자파를 발생시키는 기기가 다른 기기의 성능에 영향을 주지 않도록 전자파가 방사또는 전도되는 것을 제한하는 시험으로 다음 2가지 시험이 있다.</td></tr>
<tr><td>전자파 방사 시험</td><td>기기에서 발생한 외부기기에 영향을 주지 않도록 공중으로 방사되는 전자파 양을 제한하는 시험이다.
• 시험은 30[MHz] ~ 1000[MHz] 주파수 대역에서 고주파응용 의료기기로부터 방사되어 방출되는 전자파를 측정하는 시험이다.</td></tr>
<tr><td>전자파 전도 시험</td><td>• 기기로부터 외부(유선)에 전도되는 전자파를 제한하는 시험으로서 전도된 전자파가 외부기기에 영향을 주지 않도록 하는 시험이다.
• 시험은 150[kHz] ~ 30[MHz] 주파수 대역에서 시험대상기기인 고주파 응용 의료기기의 전원선/통신선으로부터 전도되어 방출되는 전자파를 측정하는 시험이다.</td></tr>
<tr><td rowspan="3">전자파 내성 시험(EMS : Electromagnetic Susceptibility)</td><td colspan="2">전자파 방해가 존재하는 환경에서 기기, 자기 및 시스템이 성능의 저하없이 동작할 수 있는 능력을 평가하는 시험으로 8가지 시험으로 분류한다.</td></tr>
<tr><td>정전기 방전 (ESD) 시험</td><td>• 마찰에 의해 인체에 축적된 전하가 다른 물체 등과의 접촉으로 아주 짧은 시간에 방전되는 현상을 정전기 방전이라고 한다.
• 시험은 정전기 방전에 대한 제품의 내성을 평가하기 위한 시험이다.</td></tr>
<tr><td>방사성 RF 전자기장 시험</td><td>외부에서 방사되어 오는 전자파로 인하여 제품의 성능 저하 및 오동작 등이 유발될 수 있는데, 이로 인한 제품의 내성을 평가하기 위한 시험이다.</td></tr>
</table>

정답 | 04.① 05.①

			전기적 빠른과도현상 시험(EFT : Electrical Fast Transient)	스위칭 과도현상에 의해 발생되는 반복이 빠른 과도적 노이즈에 노출될 경우 제품의 성능 저하 및 오동작 등이 유발될 수 있는데 이로 인한 제품의 내성을 평가하기 위한 시험이다.
			서지시험	• 전압이나 전류가 일시적으로 급격히 파동치는 것에 대한 제품의 내성을 평가하기 위한 시험이다. • 낙뢰 등에 대한 상황에 대하여 불량이 나타나지 않도록 하는 것이다.
			전도성 RF 전자기장 시험	외부(유선)에서 오는 전자파에 대하여 제품의 성능 저하 및 오작동 등이 유발될 수 있는데 이로 인한 제품의 내성을 평가하기 위한 시험이다.
			전원주파수 자기장 시험	주거 및 상업지역, 산업설비 및 발전소, 중 · 고압 송전소와 관련된 전원 주파수의 자기적 장해에 대한 제품의 내성을 평가하기 위한 시험이다.
			전원공급 입력선의 전압 강하, 순간정전 및 전압변동 시험	전압 강하, 순간정전 및 전압변동에 대한 제품의 내성을 평가하기 위한 시험이다.
			전원주파수 변동 (Variation of power frequency)	교류전원의 주파수 변동에 대한 제품의 내성을 평가하기 위한 시험이다.

06 다음 중 샘플링 검사의 기준을 정하기 위한 관련 규격으로 ISO 2859-1 또는 이를 근간으로 만든 KS A ISO (　　)-1 등이 있다. (　　)에 해당하는 것은?

① 2895　　② 2896　　③ 2859　　④ 2860

해설 의료기기 품질 제품 검사 (1903090109_15v1)_p.38

관련 규격	• 샘플링 검사의 기준을 정하기 위한 관련 규격으로 ISO 2895-1 또는 이를 근간으로 만든 KS A ISO 2859-1 등이 있다. • 표준은 공급자에 대해서는 로트 불합격이라는 경제적이고 정신적인 압력을 통하여 공정/프로세스 평균을 적어도 AQL의 지정값과 같은 정도로 유지하도록 유도하고, 동시에 소비자에 대해서는 때때로 일어나는 품질이 나쁜 로트를 합격시킬 위험의 상한을 제공하는 것을 목적으로 한다.			
	이 표준에서 설정된 샘플링검사 방식은 다음과 같은 검사에 적용할 수 있다.	• 최종 아이템 • 재공품 • 데이터 또는 기록	• 부품 및 원자재 • 저장품 • 행정 절차	• 작업 • 보전 작업

07 다음은 측정장비에 관한 내용이다. 오실로스코프에서 수평축에 다른 파형을 넣어 두 파형의 무엇을 측정 하는가?

① 위상차　　② 전류　　③ 전압　　④ 저항

해설 의료기기 품질 제품 검사 (1903090109_15v1)_p.39

㉠ 측정 장비 : 제품검사를 수행하는데 있어 요구되는 측정 장비의 종류는 오실로스코프, 파형 발생기, 멀티미터 등 다양한 종류가 있으며, 제품의 종류에 따라 검사에 요구되는 장비가 다르다.

정답 | 06.③ 07.①

ⓒ 오실로스코프 : 시간에 따른 입력 전압의 변화를 화면에 출력하는 장치로 일반적으로 수평축은 시간축이고, 수직축은 입력 파형의 진폭을 나타낸다. 경우에 따라 수평축에 다른 파형을 넣어 두 파형의 위상차를 측정하기도 한다.

08 다음 중 오실로스코프 본체 기본구성에 대하여 명칭이 잘못된 것은?

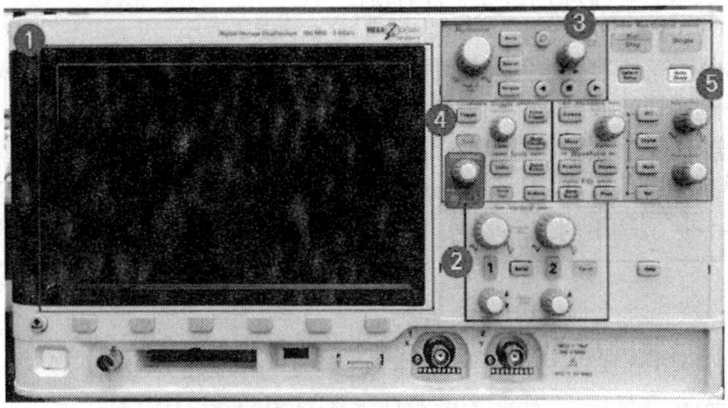

[오실로스코프의 기본 구성]

① 디스플레이 창 ② 메뉴컨트롤버튼 ③ 수평조정창 ④ 트리거조정창

해설 의료기기 품질 제품 검사 (1903090109_15v1)_p.49~50
① 디스플레이 창 ② 수직조정창(Vertical Controls)
③ 수평조정창(Horizontal Controls) ④ 트리거조정창(Trigger Controls)
⑤ 메뉴/컨트롤 버튼(Menu and Control Buttons)

09 다음 중 멀티미터를 이용한 측정방법 중 잘못된 것은?

① 저항 측정시 빨간선에서는 멀티미터의 내장전원(-)가 검은선에서는 내장전원 (+)가 나온다.
② 전압측정시 DC전압의 경우, +로 예상되는 곳에 빨간색을 연결한다.
③ 전류측정시 측정하고자 하는 전류가 흐르는 지점을 끊은 후, 양단에 테스터의 빨간선과 검은선을 각각 연결한다.
④ 전류측정시 DC전류의 경우 반드시 전압이 낮은 곳에 빨간 선을 연결한다.

해설 의료기기 품질 제품 검사 (1903090109_15v1)_p.50
전류 측정시 측정하고자 하는 전류가 흐르는 지점을 끊은 후, 양단에 테스터의 빨간선과 검은선을 각각 연결한다. DC전류의 경우, 반드시 전압이 높은 곳에 빨간 선을 연결한다.

10 다음 중 제품 검사 수행에 관한 내용으로, 측정 장비 및 계측기의 정상작동이 확인되면 작업 표준서의 계획에 따라 제품 검사는 반드시 검사기준서 혹은 ( )에 따라 진행하여 계획 한대로 이루어져야 하며, 절차상 빠짐없이 수행해야 한다. ( ) 안에 알맞은 것은?

① 검사관 ② 검사계획서 ③ 제품검사서 ④ 품질계획서

해설 의료기기 품질 제품 검사 (1903090109_15v1)_p.55
제품검사는 반드시 검사기준서 혹은 검사계획서에 따라 진행하여 계획한대로 이루어져야 하며, 절차상 빠짐없이 수행해야 한다.

구분	내용
검사계획서 작성	• 검사는 보통 규격이나 판정기준과 비교해서 각 물건의 상태를 판단하는 것이다. • 검사결과를 기준으로 합격, 불합격 여부를 판단하게 되는데, 여기까지가 검사의 과정에 포함된다. • 검사장비에 대해서 성능 및 기능이 온전한지의 여부를 검사하는 것은 물론이고, 장비의 위험성을 없애도록 검사하는 것도 검사에 포함된다.
검사계획서	• 검사를 어떻게 실시할지에 대한 전체적인 계획을 작성한 문서로 검사방법과 시기, 검사 담당자 등을 정하여 기록해놓은 것이다. • 검사계획서에는 검사의 대상이 되는 품목에 대한 정보를 기록하고, 검사항목을 기록한다. • 검사자에 대한 정보도 간략히 기재하여, 후에 검사 결과에 대한 질의가 있을 경우 참고할 수 있도록 한다.

정답 | 08.② 09.④ 10.②

11 다음 중 생산 물품을 납품하기 전에 이루어지는 단계로 거래처나 고객에게 하자가 발생하지 않도록 사전에 표준검사 기준이나 조건에 적합한지 검사과정에서 결과물로 나타난 문서는?

① 출하검사 성적서 ② 적합판정 성적서 ③ 품질보고서 ④ 제품보고서

해설 의료기기 품질 제품 검사 (1903090109_15v1)_p.65

출하검사 성적서	• 생산물품을 납품하기 전에 이루어지는 단계로 거래처나 고객에게 하자가 발생하지 않도록 사전에 표준검사기준이나 조건에 적합한지 검사하는 과정이다. • 출하 직전 마지막 검수단계라고 볼 수 있으며, 최종 검사결과에 따라 출하여부를 결정한다. • 제품출하에 따른 검사항목은 다르게 실시될 수 있으며, 불량 수와 불량률이 높을경우 불합격 판정을 받을 수 있으며 외관, 구성품, 포장 등 제품의 특성이나 품질 등을 정확하게 검사한다.

12 다음 중 제품검사성적서에 대한 설명이 아닌 것은?

① 제품품질검사는 제품이 유통되기 전에 최종적으로 시행하는 검사이다.

② 제품검사성적서는 제품에 따라 제품명, 의료기기 종류, 납품 업체 및 제품의 규격 등의 항목으로 되어 있다.

③ 제품검사성적서는 소비자에게 제품에 대한 안정성을 제공하기 위한 절차이므로 가장 중요한 절차이다.

④ 검사관은 검사항목에 따라 반드시 정확을 기하여 검사를 하여야 하며, 판정결과 및 제품검사성적서에 기록된 사항에 대한 책임은 경영 책임자가 진다.

해설 의료기기 품질 제품 검사 (1903090109_15v1)_p.69

제품 성적서의 이해	• 제품품질검사는 제품이 유통되기 전에 최종적으로 시행하는 검사이다. • 재품검사성적서는 제품에 따라 제품명, 의료기기 종류, 납품 업체 및 제품의 규격 등의 항목으로 되어 있다. • 재품검사성적서는 소비자에게 제품에 대한 안정성을 제공하기 위한 절차이므로 가장 중요한 절차이다. • 검사관은 검사항목에 따라 반드시 정확을 기하여 검사를 하여야 하며, 판정결과 및 제품검사성적서에 기록된 사항에 대해 책임을 져야 한다.
제품 성적서 작성절차	• 공정이 끝난 제품은 연구 개발팀장이 검사담당자에게 최종 검사를 의뢰한다. • 검사방법은 제품별에 따라 다르며 검사계획서에 따라 검사한다. • 최종 검사 후, 부적합품은 부적합품 관리절차에 의거해 처리한다. • 최종 검사 후, 부적합품 중 수리가 불가능한 제품은 폐기한다. • 최종 검사 후, 적합품에 한하여 제품관리절차에 의거해 제조번호를 부여하고 완제품 입 · 출고대장에 기록한 후 제품검사성적서에 이를 기록한다. • 최종검사가 완료된 제품은 제품검사성적서를 첨부하여 보관한다. • 상기내용은 회사마다 순서의 차이가 있을 수 있다.

13 다음 중 검교정 후 계측장비의 부적합이 확인된 경우 내용의 조치사항이 아닌 것은?

① 계측장비의 고장 또는 이상이 발견되어 수리를 의뢰하였으나 수리가 불가능하거 나 또는 수리 후 검교정 결과사용에 적절하지 않은 장비로 확인되면 해당 계측장비는 더 이상 검사 또는 측정시 사용하지 않도록 폐기한다.

② 검교정 수행 후 계측장비의 부적합 사항이 확인된 경우 해당 계측장비를 사용 하여 측정한 시험검사에 대하여 전체 추적검사를 수행한다.

③ 사내에서 보관 중인 완제품 및 반제품의 경우 전량 재검사를 수행하고, 출고된 경우 그 이력을 파악하여 고객과 협의 후 회수 가능한 일부 제품에 대하여 검사를 실시한다

④ 해당 부적합 사항에 대하여 이력카드에 기록하고, 수리가 가능한 경우 수리후 다시 검교정을 수행한다.

해설 의료기기 생산 수입검사 (1903090303_15v1)_78P

㉠ 검교정 수행 후 확인된 부적합 계측장비는 즉시 사용중지 라벨을 부착한다.

㉡ 재수행한 검교정에 대한 기록도 이력카드에 기록한다.

정답 | 11.① 12.④ 13.①

14 다음 그림은 검사엄격도 전환 규칙의 개략도이다. 네모의 빈칸에 들어갈 내용이 아닌 것은?

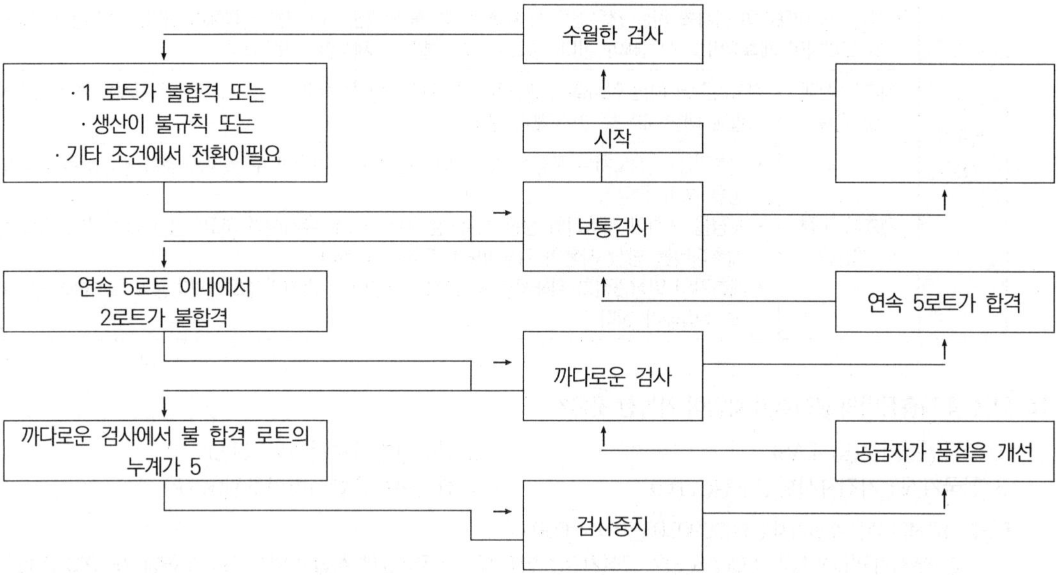

① 생산 공정의 안정
② 수월한 검사로 넘어가기 위한 전환 점수가 30점 이상일 때
③ 책임자가 수월한 검사로 넘어가도 좋다고 인정한 경우
④ 연속 5로트가 합격하였을 때

해설 의료기기 생산 수입검사 (1903090303_15v1)_9P

최초검사	보통검사 적용
보통검사에서 까다로운 검사로 변경	연속된 2~5로트 중 2로트가 불합격되었을 때
까다로운 검사에서 보통검사로 변경	연속 5로트가 합격하였을 때
보통검사에서 수월한 검사로 변경	• 수월한 검사로 넘어가기 위한 전환 점수(switching score)가 30점 이상일 때 • 생산공정의 안정 • 책임자가 수월한 검사로 넘어가도 좋다고 인정할 경우
수월한 검사에서 보통검사로 변경	• 1개의 로트라도 불합격 • 생산공정 불안정 • 기타 보통검사로 넘어가는 것이 타당하다고 판단할 때
검사중지	• 까다로운 검사개시 후 불합격 로트의 수가 5에 도달할 때

15 다음 중 계측기는 측정 오차를 포함한 측정값이 시험 기준을 만족할 수 있다는 것을 검증하기 위하여 교정을 해야 하며, ( )을 통하여 계측기의 정밀 정확도를 지속적으로 유지해야 하고, 일상점검 및 관리를 통해 계측장비를 항상 사용이 가능하도록 유지해야 하고, 계측기의 일상관리를 위해서는 사용장소, 사용빈도, 과거의 정도 이력 등을 고려하여 관리주기를 수립해야 한다. ( ) 안에 들어갈 용어는?

① 교정 ② 측정 ③ 관리 ④ 검사

해설 의료기기 생산 수입검사 (1903090303_15v1)_21P

정답 | 14.④ 15.①

<table>
<tr><td rowspan="3">계측기 사용</td><td colspan="2">• 검사기준 수립시 각 검사항목에 대하여 어떠한 계측기(측정장비)를 이용할 것인지의 선택이 중요하다.
• 계측기를 이용하여 검사를 하는 경우 반드시 제품의 공차를 반영한 계측기를 선택해야 하며, 또한 검사품의 크기를 고려하여 계측장비를 선택해야 한다. 필요한 경우 별도로 제작할 수도 있다.</td></tr>
<tr><td>계측기 선택 및 교육</td><td>검사기준에 따른 검사를 수행하기 위한 계측기를 선택하면, 반드시 해당 검사자는 계측기의 사용 방법에 대한 교육을 이수해야 한다.</td></tr>
<tr><td>계측기 교정 및 일상관리</td><td>• 계측기는 측정오차를 포함한 측정값이 시험기준을 만족할 수 있다는 것을 검증하기 위하여 교정을 해야 한다.
• 교정을 통하여 계측기의 정밀 정확도를 지속적으로 유지해야 하고, 일상 점검 및 관리를 통해 계측장비를 항상 사용이 가능하도록 유지해야 한다.
• 계측기의 일상관리를 위해서는 사용장소, 사용빈도, 과거의 정도 이력 등을 고려하여 관리주기를 수립해야 한다.</td></tr>
</table>

16 다음 중 계측장비의 교정주기 확인이 가능한 곳은?

① 한국인정기구(KOLAS)
② 한국산업기술시험원(KTL)
③ 한국기계전기전자시험연구원(KTC)
④ 한국화학융합시험연구원(KTR)

해설 의료기기 생산 수입검사 (1903090303_15v1)_66P
한국인정기구(KOLAS) : KOLAS 공인 교정기관은 법률 또는 국제기준에 적합한 인정 기구가 해당 기준(KS Q ISO/IEC 17025)에 따라 자격 있는 평가사에 의해 교정기관의 경영시스템과 기술능력을 평가하여 특정분야에 대한 교정능력이 있다는 것을 공식적으로 승인하는 것이다. KOLAS/공인기관검색/교정주기/교정주기검색(대분류-중분류)

17 다음 중 계측기 검교정 계획 수립을 할 때 각 부서장의 업무분장과 이에 관한 설명으로 알맞게 연결되지 않은 것은?

① 구매 부서장 - 사내 유관부서에서 요청한 계측장비의 구매 업무를 담당
② 품질 부서장 - 사내 계측장비의 검교정 계획을 수립하고, 정기적으로 해당 계측장비에 대한 검교정을 수행
③ 점검 부서장 - 사내 계측장비의 일상점검을 수행하고, 사용 전 상태를 점검
④ 사용 부서장 - 사내 계측장비의 일상점검을 수행하고, 사용 전 후 상태를 점검

해설 의료기기 생산 수입검사 (1903090303_15v1)_72P

<table>
<tr><td rowspan="5">업무 분장(책임과 권한) 수립하기</td><td colspan="2">일상적으로 계측장비의 검교정 수행업무 주관부서 및 관리부서의 책임과 권한을 수립하여 업무에 혼돈이 없도록 각 부서별 업무범위를 아래의 예시를 참고하여 작성한다.</td></tr>
<tr><td>품질 부서장</td><td>사내 계측장비의 검교정 계획을 수립하고, 정기적으로 해당 계측장비에 대한 검교정을 수행한다 등</td></tr>
<tr><td>사용 부서장</td><td>사내 계측장비의 일상점검을 수행하고, 사용 전 후 상태를 점검한다 등</td></tr>
<tr><td>구매 부서장</td><td>사내 유관부서에서 요청한 계측장비의 구매업무 담당 등</td></tr>
<tr><td>기타 관련부서의 업무범위를 구체적으로 작성</td><td>일상적으로 계측장비의 검교정 수행업무 주관부서 및 관리부서의 책임과 권한을 수립하여 업무에 혼돈이 없도록 각 부서별 업무 범위를 작성</td></tr>
</table>

18 다음 중 계측장비의 검교정의 목적이 아닌 것은?

① 계측장비의 체계적인 관리를 통한 사내 제품의 생산성 향상 및 원가 절감의 효과를 얻기 위한 것이다.
② 계측장비의 정밀도 및 정확도를 유지하여 검사시 정확한 측정값을 제공하고 제품의 품질을 향상시키기 위한 것이다.
③ 계측장비의 검교정 목적은 생산성 향상 및 품질향상이다.
④ 계측장비의 고장을 예방하고 검사비용을 절감하기 위한 목적이다.

해설 의료기기 생산 수입검사 (1903090303_15v1)_67P

정답 | 16.① 17.③ 18.④

<table>
<tr><td rowspan="1">계측장비의 검교정의 목적</td><td colspan="2">계측장비의 주기적인 검교정은 일반적으로 다음과 같은 목적을 두고 있다.
• 계측장비의 체계적인 관리를 통한 사내제품의 생산성 향상 및 원가절감의 효과를 얻기 위한 것이다.
• 계측장비의 정밀도 및 정확도를 유지하여 검사시 정확한 측정값을 제공하고, 제품의 품질을 향상시키기 위한 것이다.
• 계측장비의 검교정 목적 : 생산성 향상 및 품질 향상</td></tr>
<tr><td rowspan="2">계측기 유효성 평가</td><td colspan="2">• 계측장비의 유효성 평가를 위해서는 해당 검교정 성적서의 항목을 검토해야 한다.
• 주요 검토항목 : 측정 표준의 소급성, 도량형식 및 측정 불확도에 따른 측정장비의 보정값 등이다.</td></tr>
<tr><td>측정표준의 소급성 확인</td><td>• 계측장비의 교정에 사용된 측정 표준장비는 국가 측정 표준기관으로부터 측정의 소급성이 확보되거나 교정된 장비를 사용해야 한다.
• 우선 계측장비의 교정이 완료된 후 수령된 교정 성적서의 측정표준의 소급성을 확인해야 한다.</td></tr>
</table>

19 **다음 중 수입검사 및 검교정 진행에 대한 설명으로 계측장비의 사양 확인을 완료하면, 공인 검교정 기관을 통해 검교정을 수행하고 검교정 수행 후 적합한 계측장비가 유효한 것으로 확인되면 해당 계측장비를 등록 후 사용부서로 배포하는 것은?**

① 출고 ② 입고 ③ 검사 ④ 생산

해설 의료기기 생산 수입검사 (1903090303_15v1)_60P

구분	내용
계측장비 견적요청 및 견적서 수령하기	계측장비의 조사를 완료하면 해당 구매처로 견적을 유선 또는 전자 우편으로 의뢰하고, 견적서를 수령한다. 견적서 수령 후 해당 계측장비의 사양을 확인하고, 사양을 만족하면 경우 구매절차를 진행한다.
계측장비 발주 및 입고하기	• 견적서에 명기된 계측장비의 규격이 사내에서 구매하고자 하는 사양을 포함하고 있는지 검토 후 사용 가능한 계측장비로 확인되면 사내 계측장비의 구매절차에 따라 구매발주를 진행하고, 해당 계측장비가 입고되는 것을 확인한다. • 최초 견적서의 사양과 동일한 사양의 계측장비가 입고되었는지 거래명세서 등을 통하여 실물과 비교 확인한다. • 검교정을 수행한 후 입고되는 경우 외부기관을 통하여 검교정이 완료된 후 발행되는 성적서도 함께 확인한다.

20 **다음 중 계측기 유효성 평가하기의 사용 중 고장 또는 이상을 발견한 경우 내용의 조치사항에 해당하는 것이 아닌 것은?**

① 교정주기를 벗어난 계측장비가의 사용중지 이력 및 검교정 이력은 해당 계측장비 이력카드에 기록한다.
② 해당 계측장비의 이력카드에 고장 또는 이상을 발견한 일자를 기록하고, 해당 계측장비를 수리하기 이전까지 사용하지 못하도록 사용금지 식별표식을 부착한다.
③ 식별표가 부착된 계측장비는 조속히 수리를 실시하고, 수리완료 후 검교정을 실시한다. 수리기록 및 검교정 이력을 계측장비 이력카드에 기록한다.
④ 고장 또는 이상의 발견 당시 계측장비를 사용하여 측정한 시험검사는 즉시 재검사를 실시하여, 측정값의 오류가 발생했는지 확인한다.

해설 의료기기 생산 수입검사 (1903090303_15v1)_78P

<table>
<tr><td rowspan="2">계측기 유효성 평가하기</td><td>유효성 평가</td><td>계측기 검교정 후 입고된 계측장비와 검교정 성적서의 측정결과를 비교하여 계측장비의 유효성 확인을 하려면 필요지식에서 설명한 바와 같이 아래의 사항에 대한 검토가 필요하다.
• 측정표준의 소급성 확인하기
• 측정불확도 및 도량형식 확인하기
• 측정결과 및 보정값 확인 후 적용여부 검토하기</td></tr>
<tr><td>부적합 계측장비 처리하기</td><td>계측장비의 사용 중 고장이나 이상을 발견하는 경우, 교정주기에 맞게 교정을 실시하지 않은 경우, 검교정 후 계측장비 측정불확도 또는 보정값에 이상이 있는 경우에는 각각의 사항에 따라 다음과 같이 조치를 취한다.</td></tr>
</table>

정답 | 19.② 20.①

		사용 중 고장 또는 이상을 발견한 경우	• 해당 계측장비의 이력카드에 고장 또는 이상을 발견한 일자를 기록하고, 해당 계측장비를 수리하기 이전까지 사용하지 못하도록 사용 금지 식별표식을 부착한다. • 식별표가 부착된 계측장비는 조속히 수리를 실시하고, 수리완료 후 검교정을 실시한다. 수리기록 및 검교정 이력을 계측장비 이력카드에 기록한다. • 고장 또는 이상의 발견 당시 계측장비를 사용하여 측정한 시험검사는 즉시 재검사를 실시하여, 측정값의 오류가 발생했는지 확인한다.
		교정주기를 벗어난 경우	• 해당 계측장비가 교정주기를 벗어난 것이 확인된 경우 즉시 사용중지 식별표를 부착한 후 검교정을 의뢰한다. • 만일 해당 계측장비를 이용하여 시험 사를 수행한 경우 해당 검사물품에 대한 재검사를 실시한다. • 교정주기를 벗어난 계측장비가의 사용중지 이력 및 검교정 이력은 해당 계측장비 이력카드에 기록한다.
		검교정 후 계측장비의 부적합이 확인된 경우	• 검교정 수행 후 계측장비의 부적합 사항이 확인된 경우 해당 계측장비를 사용하여 측정한 시험검사에 대하여 전체 추적검사를 수행한다. • 검교정 수행 후 확인된 부적합 계측장비는 즉시 사용중지 라벨을 부착한다. • 사내에서 보관 중인 완제품 및 반제품의 경우 전량 재검사를 수행하고, 출고된 경우 그 이력을 파악하여 고객과 협의 후 회수 가능한 일부 제품에 대하여 검사를 실시한다. • 해당 부적합 사항에 대하여 이력카드에 기록하고, 수리가 가능한 경우 수리후 다시 검교정을 수행한다. • 재수행한 검교정에 대한 기록도 이력카드에 기록한다.
		계측장비의 폐기처리	계측장비의 고장 또는 이상이 발견되어 수리를 의뢰하였으나 수리가 불가능하거나 또는 수리 후 검교정 결과사용에 적절하지 않은 장비로 확인되면 해당 계측장비는 더 이상 검사 또는 측정시 사용하지 않도록 폐기한다.

21 다음 그림은 계측기 이력카드이다. 이력카드에 빈칸에 반드시 필요한 항목은?

계측기 이력카드					
계측기명		관리번호		모델명	
보유부서		규격/허용오차		제조사	
( )		제조번호		고유번호	

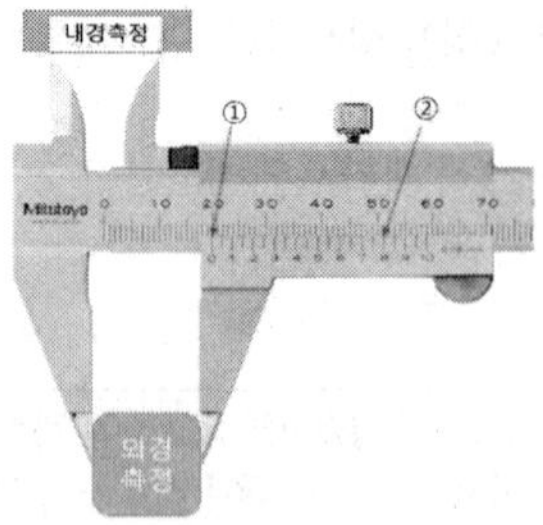

교정 이력				
No.	교정일자	유효기간	교정의뢰기관	판정
1	19'.10.1	1년	표준교정기술원	적합

구입처	가격	구입일자	비고			

① 필수 성능 ② 교정주기 ③ 업체 주소 ④ 업체 담당자

해설 의료기기 생산 수입검사 (1903090303_15v1)_21P

정답 | 21.②

계측기 사용		• 검사기준 수립시 각 검사항목에 대하여 어떠한 계측기(측정 장비)를 이용할 것인지의 선택이 중요하다. • 계측기를 이용하여 검사를 하는 경우 반드시 제품의 공차를 반영한 계측기를 선택해야 하며, 또한 검사품의 크기를 고려하여 계측장비를 선택해야 한다. • 필요한 경우 별도로 제작할 수도 있다.
	계측기 선택 및 교육	검사기준에 따른 검사를 수행하기 위한 계측기를 선택하면, 반드시 해당 검사자는 계측기의 사용방법에 대한 교육을 이수해야 한다.
	계측기 교정 및 일상관리	• 계측기는 측정오차를 포함한 측정값이 시험기준을 만족할 수 있다는 것을 검증하기 위하여 교정을 해야 한다. • 교정을 통하여 계측기의 정밀 정확도를 지속적으로 유지해야 하고, 일상점검 및 관리를 통해 계측장비를 항상 사용이 가능하도록 유지해야 한다. • 계측기의 일상관리를 위해서는 사용장소, 사용빈도, 과거의 정도 이력 등을 고려하여 관리주기를 수립해야 한다.

22 다음 중 검사기준서의 작성요건이 아닌 것은?

① 실행 가능성　　② 과거 지향적

③ 협의를 통한 표준 수립　　④ 관련 표준과의 모순성

해설 검사기준서의 작성 요건

검사기준서의 작성 요건	미래지향적	검사기준은 기술적 발전동향과 환경변화에 신속히 대응할 수 있도록 미래지향적으로 수립해야 한다.
	실행가능성	검사기준은 사내에서 실행가능한 내용으로 작성해야 한다. 수립된 검사기준을 지키지 못하면 의미가 없으므로 실행가능한 내용으로 구성해야 한다. 단, 법적 요구사항인 경우 반드시 포함되어야 한다.
	협의를 통한 표준 수립	검사기준은 사내의 관련 부서(연구, 생산, 품질 등)에서 협의되어야 하며, 협의과정이 없는 경우 준수 여부가 불투명할 수 있다.
	관련표준과의 모순성	검사표준은 국가 법령 또는 국제 규격에서 요구하는 사항은 물론 다른 사내표준과 모순되는 사항이 포함되어서는 안 된다.
	개정	검사기 준서는 작업환경, 생산활동, 관련 규정 등의 변화에 따라서 신속한 개정 또는 보완이 필요하다.

23 다음 중 계측기 유효성 평가에 대하여 설명으로, 교정 성적서의 눈금 정확도 교정 현황을 확인하고, 각 눈금 범위에서의 보정값을 검토한 후 실제 측정대상물의 측정범위 및 오차범위를 확인하여 보정값의 적용 여부를 판단하고, 만일 측정 대상물의 측정범위에서 보정값을 적용하는 경우 오차범위를 벗어날수 있으므로, 해당 측정범위를 면밀하게 검토하며, 추가적으로 오차범위가 민감한 경우 측정 불확도값을 고려하여 ( )을 결정한다. ( ) 적합한 단어는?

① 오차값　　② 보수값　　③ 고정값　　④ 보정값

해설 NCS교재 1903090303_15v.1.3 의료기기생산수입검사 P.69

계측기 유효성 평가		• 계측장비의 유효성 평가를 위해서는 해당 검교정 성적서의 항목을 검토해야 한다. • 주요 검토항목 : 측정표준의 소급성, 도량형식 및 측정 불확도에 따른 측정장비의 보정값 등이다.
	측정표준의 소급성 확인	• 계측장비의 교정에 사용된 측정 표준장비는 국가 측정표준 기관으로부터 측정의 소급성이 확보되거나 교정된 장비를 사용해야 한다. • 우선 계측장비의 교정이 완료된 후 수령된 교정 성적서의 측정표준의 소급성을 확인해야 한다.

정답 | 22.② 23.④

	도량형식 확인	• 교정기관에서 발행한 계측장비의 교정성적서 측정불확도 및 확인된 도량형식에 대하여 확인을 한다. • 국제규격에 따라 KOLAS 인정된 교정기관의 성적서인 경우 해당 성적서의 KOLAS 로고를 확인하고, 측정 불확도 및 도량형식을 확인한다.
	보정값 확인	• 교정 성적서의 눈금정확도 교정현황을 확인하고, 각 눈금 범위에서의 보정값을 검토한 후 실제 측정대상물의 측정범위 및 오차범위를 확인하여 보정값의 적용 여부를 판단한다. • 측정대상물의 측정범위에서 보정값을 적용하는 경우 오차범위를 벗어날수 있으므로, 해당 측정범위를 면밀하게 검토한다. • 추가적으로 오차범위가 민감한 경우 측정 불확도값을 고려하여 보정값을 결정한다. • 보정계수를 적용하는 경우 해당 이력카드에 보정계수를 명기하고, 해당 계측장비 사용자에게 통보하여 실측값 적용시 보정계수를 반영할 수 있도록 한다.

24 다음 중 계측기 교정을 지속적으로 유지해야 하는 이유는 측정오차를 포함한 측정값이 시험기준을 만족할 수 있다는 것을 검증하기 위하여 교정을 해야 하며, 교정을 통하여 계측기의 정밀 정확도를 (　)으로 유지해야하기 때문으로 들어갈 내용을 알맞은 것은?

① 지속적　　② 단기적　　③ 단계적　　④ 일시적

해설 계측기의 일상관리를 위해서는 사용장소, 사용빈도, 과거의 정도 이력 등을 고려하여 관리주기를 수립해서 사용해야 한다. 이와 더불어 계측기 교정을 지속적으로 유지해야 하는 이유는 측정오차를 포함한 측정값이 시험기준을 만족할 수 있다는 것을 검증하기 위하여 교정을 해야 한다. 교정을 통하여 계측기의 정밀 정확도를 지속적으로 유지해야 하기 때문이다.

기 · 출 · 문 · 제

01 다음 중 의료기기법상 의료기관 개설자 또는 동물병원 개설자에 대하여 사용중인 의료기기가 검사결과 부적합으로 판정되거나 사용시 국민건강에 중대한 피해를 주거나 치명적 영향을 줄 가능성이 있는 것으로 인정되는 의료기기의 사용중지 또는 수리 등 필요한 조치를 명할 수 없는 자는? (14년1회기사2번, 21년1회기사07번)

① 보건복지부장관　　② 식품의약품안전처장　　③ 특별자치도지사　　④ 시장, 군수, 구청장

해설 이 법에 따른 보건복지부장관 및 식품의약품안전처장의 소관 사항 중 동물용으로 전용할 것을 목적으로 하는 의료기기에 관하여는 농림축산식품부장관의 소관으로 하며, 이 법의 해당 규정 중 "보건복지부장관" 또는 "식품의약품안전처장"은 "농림축산식품부장관"으로, "총리령" 또는 "보건복지부령"은 "농림축산식품부령'으로 본다. 이 경우 농림축산식품부장관이 농림축산식품부령을 정할 때에는 미리 보건복지부장관 또는 식품의약품안전처장과 협의하여야 한다.

02 다음 중 의료기기법령상 의료기기의 수리업자가 준수하지 않아도 되는 것은? (13년1회기사16번, 14년1회산업20번, 16년4회기사2번)

① 허가를 받거나 신고한 내용과 다르게 변조하여 의료기기를 수리하지 말 것
② 의료기기를 수리한 경우 수리내용을 관할 시・도지사에게 제출할 것, 수리후 적합한 경우에만 검사필증을 붙일 것
③ 의료기기를 수리한 경우에는 상호 및 주소를 해당 의료기기의 용기 또는 외장에 기재할 것
④ 의료기기의 수리를 의뢰한 자에 대하여 수리내역을 문서로 통보할 것

해설 ㉠ 의료기기의 수리를 업으로 하려는 자(이하 '수리업자'라 한다)는 총리령으로 정하는 바에 따라 식품의약품안전처장에게 수리업신고를 하여야 한다. 다만, 제6조 제2항에 따른 제조허가・제조신고 또는 제15조 제2항에 따른 수입허가・수입신고를 받은 자가 자기 회사가 제조 또는 수입한 의료기기를 수리하는 경우에는 수리업신고를 하지 아니한다.
㉡ 제1항에 따라 수리업신고를 하려는 자(같은 항 단서에 따라 자기 회사가 수입한 의료기기를 수리하려는 자를 포함한다)는 총리

령으로 정하는 바에 따라 시설 및 품질관리체계를 갖추어야 한다. 다만, 품질관리를 위한 시험을 위탁하는 등 총리령으로 정하는 경우에는 그러하지 아니하다.

㉢ 제1항에 따른 수리업신고의 수리에 필요한 대상 품목, 기준 및 조건 등에 관하여 필요한 사항은 총리령으로 정한다.

㉣ 제1항에 따른 신고에 대하여는 제6조 제1항 단서, 제12조부터 제14조까지의 규정을 준용한다. 이 경우 '제조'는 '수리'로, '제조업허가'는 '수리업신고'로, '생산관리'는 '수리관리'로, '제조업자'는 '수리업자'로 각각 본다.

3 의료기기 유지보수 결과서 작성

예 · 상 · 문 · 제

01 다음 중 계측기 교정을 지속적으로 유지해야 하는 이유는 측정오차를 포함한 측정값이 시험기준을 만족할 수 있다는 것을 검증하기 위하여 교정을 해야 한다. 교정을 통하여 계측기의 정밀( )를 지속적으로 유지해야하기 때문이다. ( )안에 들어갈 용어는?

① 정확도 ② 신속도 ③ 정밀도 ④ 신뢰도

해설 계측기의 일상관리를 위해서는 사용장소, 사용빈도, 과거의 정도 이력 등을 고려하여 관리주기를 수립해서 사용해야 한다. 이와 더불어 계측기 교정을 지속적으로 유지해야 하는 이유는 측정오차를 포함한 측정값이 시험기준을 만족할 수 있다는 것을 검증하기 위하여 교정을 해야 한다. 교정을 통하여 계측기의 정밀 정확도를 지속적으로 유지해야 하기 때문이다.

02 다음 중 한국산업표준에 대하여 설명으로, 대한민국의 산업표준화법에 의거하여 산업표준심의회의 심의를 거쳐 국가기술표준원장 및 소관부처의 장이 고시함으로써 확정되는 국가표준으로서 KS로 약칭하여 사용한다. 한국산업표준은 기본부문(A)부터 정보부문(X)까지 몇 개 부문으로 구성되는가?

① 21 ② 22 ③ 23 ④ 24

해설 한국산업표준(KS : Korean Industrial Standard)은 제품표준, 방법표준, 전달표준 세가지로 분류하고, 기본부문(A)부터 정보부문(X)까지 21개 부문으로 구성된다.

03 다음 중 한국산업표준의 3가지 분류에 해당하지 않는 것은?

① 방법표준 ② 제품표준
③ 규격표준 ④ 전달표준

해설 한국산업표준(KS : Korean Industrial Standard)은 제품표준, 방법표준, 전달표준 세가지로 분류하고, 기본부문(A)부터 정보부문(X)까지 21개 부문으로 구성된다.

04 다음 중 ISO는 "물자 및 서비스의 국제간 교류를 용이 하게 하고, 아울러 지적, 과학적, 기술적 및 경제적 분야에서 국제간의 협력을 도모하기 위한 세계적인 표준화 및 그 관련 활동의 발전 개발을 도모하는 것"을 목적으로 설립된 국제 및 단체 표준규격에 대한 기구인가?

① 일본표준화 기구 ② 유럽표준화 기구
③ 국제표준화 기구 ④ 국내표준화 기국

해설 전기관계를 제외한 모든 분야의 규격이 발행되어 있으며, 전세계적으로 가장 널리 통용하고 있는 국제 표준규격이다. 의료기기와 관련되어 적용되는 규격으로는 ISO13485, ISO14971, ISO11135 등이 있다.

정답 | **〈예상문제〉** 01.① 02.① 03.③ 04.③

05 다음 중 의료기기의 등급분류 및 지정 기준규격 의료기기의 재심사·재평가 등을 관장하는 기구는?

① 식품의약품안전처 ② 제조업체
③ 의료기기위원회 ④ 분과위원회

해설 ㉠ 보건복지부장관 또는 식품의약품안전처장의 자문에 응하여 다음 각 호의 사항을 조사·심의하기 위하여 식품의약품안전처에 의료기기위원회를 둔다.
ⓐ 의료기기의 기준규격에 관한 사항 ⓑ 의료기기의 재심사·재평가에 관한 사항
ⓒ 추적관리대상 의료기기에 관한 사항 ⓓ 의료기기의 등급분류 및 지정에 관한 사항
ⓔ 의료기기 인증 및 신고 위탁범위 등에 관한 사항 ⓕ 그 밖에 의료기기에 관한 중요사항
㉡ 의료기기위원회의 구성 및 운영 등에 필요한 사항은 대통령령으로 정한다.

06 다음 중 의료기기위원회 구성에 대한 설명이 아닌 것은?

① 교육부에 의료기기위원회를 둔다. ② 의료기기의 기준규격에 관한 사항
③ 의료기기의 재심사 및 재평가에 관한 사항 ④ 의료기기의 등급분류 및 지정에 관한 사항

해설 01 의료기기 수리, 교정 및 결과보고서 작성-3. 의료기기 유지보수 결과서 작성(05번 해설)

07 다음 중 의료기기 제조업허가를 취득할 수 있는 자는?

① 정신질환자
② 이 법을 위반하여 제조업 허가가 취소된 날로부터 2년이 경과된 자
③ 이 법을 위반하여 금고 이상의 형의 선고를 받고 그 집행이 종료되지 아니하거나 그 집행을 받지 아니하기로 확정되지 아니한 자
④ 금치산자, 한정치산자 또는 파산자로서 복권되지 아니한 자

해설 제6조(제조업의 허가 등)
① 의료기기의 제조를 업으로 하려는 자는 식품의약품안전처장의 제조업허가를 받아야 한다. 다만, 다음 각 호의 어느 하나에 해당하는 자는 제조업허가를 받을 수 없다.
㉠ 「정신보건법」 제3조제1호에 따른 정신질환자. 다만, 전문의가 제조업자로서 적합하다고 인정하는 사람은 그러하지 아니하다.
㉡ 피성년후견인·피한정후견인 또는 파산선고를 받은 자로서 복권되지 아니한 자
㉢ 마약이나 그 밖의 유독물질의 중독자
㉣ 이 법을 위반하여 금고 이상의 형을 선고받고 그 집행이 끝나지 아니하거나 그 집행을 받지 아니하기로 확정되지 아니한 자
㉤ 이 법을 위반하여 제조업허가가 취소된 날부터 1년이 지나지 아니한 자
② 제1항 본문에 따라 제조업허가를 받은 자(이하 "제조업자"라 한다)는 제조하려는 의료기기에 대하여 다음 각 호의 구분에 따라 제조허가 또는 제조인증을 받거나 제조신고를 하여야 한다.
㉠ 인체에 미치는 잠재적 위해성이 낮아 고장이나 이상이 발생하더라도 생명이나 건강에 위해를 줄 우려가 거의 없는 의료기기로서 식품의약품안전처장이 정하여 고시하는 의료기기 : 품목류별 제조허가, 제조인증 또는 제조신고
㉡ 제1호 외의 의료기기 : 품목별 제조허가, 제조인증 또는 제조신고
③ 제1항 본문에 따른 제조업허가를 신청할 때에는 제2항 각 호에 따른 1개 이상의 제조허가 또는 제조인증을 함께 신청하거나 1개 이상의 제조신고를 함께 하여야 한다.
④ 제1항에 따라 제조업허가를 받으려는 자 및 제2항에 따라 제조허가 또는 제조인증을 받거나 제조신고를 하려는 자는 총리령으로 정하는 바에 따라 필요한 시설과 제조 및 품질관리체계를 미리 갖추어 허가 또는 인증을 신청하거나 신고하여야 한다. 다만, 품질관리를 위한 시험이나 제조공정을 위탁하는 등 총리령으로 정하는 경우에는 그러하지 아니하다.
⑤ 제조업자는 제2항에 따라 제조허가 또는 제조인증을 받거나 제조신고를 하려는 경우에는 총리령으로 정하는 바에 따라 제조 및 품질관리체계 자료, 기술문서, 임상시험자료 등 필요한 자료를 식품의약품안전처장에게 제출하여야 한다.
⑥ 의약품 또는 의약외품과 의료기기가 조합되거나 복합 구성된 것으로서 그 주된 기능이 의약품 또는 의약외품에 해당하여 「약사법」 제31조제2항에 따라 이미 제조판매품목허가를 받거나 제조판매품목신고를 한 때에는 제2항에 따라 제조허가 또는 제조

정답 | 05.③ 06.① 07.②

인증을 받거나 제조신고를 한 것으로 본다.

⑦ 제1항에 따라 제조업허가를 받으려는 자는 총리령으로 정하는 바에 따라 품질책임자를 두어 제6조의2제1항에 따른 업무를 하게 하여야 한다.

⑧ 식품의약품안전처장은 제1항 본문에 따른 제조업허가 신청을 받은 날부터 25일 이내에 제조업허가 여부를 신청인에게 통지하여야 한다.

⑨ 식품의약품안전처장이 제8항에서 정한 기간 내에 제조업허가 여부 또는 민원 처리 관련 법령에 따른 처리기간의 연장 여부를 신청인에게 통지하지 아니하면 그 기간(민원 처리 관련 법령에 따라 처리기간이 연장 또는 재연장된 경우에는 해당 처리기간이 다)이 끝난 날의 다음 날에 허가를 한 것으로 본다.

⑩ 제1항 본문에 따른 제조업허가와 제2항에 따른 제조허가, 제조인증 또는 제조신고의 대상 · 절차 · 기준 · 조건 및 관리 등에 관하여 필요한 사항은 총리령으로 정한다.

08 다음 중 처음 제조품목 허가시 제출하지 않아도 되는 서류는?

① 제조판매증명서

② 법 제29조의 규정에 의한 시험검사기관이 발행한 시험검사성적서

③ 기술문서와 안전성 · 유효성에 관한 자료 또는 제7조제3항의 규정에 의한 기술문서 등의 심사결과서로서 발행일부터 2년이 경과되지 아니한 것

④ 제조시설내역서 및 위탁계약서 사본

해설 제4조(제조허가 · 제조인증 및 제조신고의 대상)

① 법 제6조제2항제1호에 따라 품목류별 제조인증을 받거나 제조신고를 하여야 하는 의료기기는 다음 각 호의 구분에 따른다.

1. 품목류별 제조 인증 : 제2조에 따라 지정된 등급(이하 "등급"이라 한다)이 2등급인 의료기기 중 식품의약품안전처장이 정하여 고시하는 의료기기
2. 품목류별 제조신고 : 1등급 의료기기 중 식품의약품안전처장이 정하여 고시하는 의료기기

② 법 제6조제2항제2호에 따라 품목별 제조허가 또는 제조인증을 받거나 제조신고를 하여야 하는 의료기기는 다음 각 호의 구분에 따른다.

1. 품목별 제조 허가 : 다음 각 목의 의료기기
   가. 3등급 · 4등급 의료기기
   나. 2등급 의료기기 중 제1항 제1호, 이 호 다목 및 이 항 제2호에 따른 의료기기를 제외한 의료기기
   다. 1등급 · 2등급 의료기기 중 이미 허가 또는 인증을 받거나 신고한 의료기기와 구조 · 원리 · 성능 · 사용목적 · 사용방법 등이 본질적으로 동등하지 아니한 의료기기
2. 품목별 제조인증 : 2등급 의료기기 중 제1항제1호에 따른 의료기기를 제외한 의료기기로서 식품의약품안전처장이 정하여 고시하는 의료기기
3. 품목별 제조신고 : 1등급 의료기기 중 제1항 제2호 및 이 항 제1호 다목에 따른 의료기기를 제외한 의료기기

※ 제조판매증명서 : 수입품목 허가시 제조원의 제조 · 판매 사실확인을 위한 증빙서류이다.

09 다음 중 품목허가의 대상에 해당하는 것은?

① 지정된 등급이 2등급, 3등급 또는 4등급인 품목이다.

② 지정된 등급이 2등급인 품목 중 신고한 품목과 구조, 원리, 성능, 사용목적 또는 사용방법 등이 본질적으로 동등하지 아니한 품목이다.

③ 지정된 등급이 2등급인 품목 중 이미 허가를 받은 품목과 사용목적, 사용방법 등이 본질적으로 동등하지 아니한 품목이다.

④ 지정된 등급이 3등급인 품목 중 이미 허가를 받거나 신고한 품목과 구조, 원리, 성능, 사용목적 및 사용방법 등이 본질적으로 동등한 품목이다.

해설 01 의료기기 수리, 교정 및 결과보고서 작성-3. 의료기기 유지보수 결과서 작성(08번 해설)

정답 | 08.① 09.①

10 다음 중 허가에 소요되는 심사처리기간은? (단 처리기간의 단축, 연장은 없는 것으로 한다.)

> 의료기기 제조업허가가 있는 A사가 제조품목허가를 취득하려고 한다. 제품은 2등급 제품으로 안전성 유효성 심사가 필요 없고, 제품에 관한 시험기관의 시험성적서를 발급받은 상태이다.

① 80일 ② 65일 ③ 55일 ④ 10일

해설 의료기기법 시행규칙 제5조의 별지 제3호서식 및 제5호서식에 의거
㉠ 안전성 · 유효성 심사 필요 : 80일 ㉡ 기술문서 심사 필요 : 65일 ㉢ 기술문서 등 심사 불필요 : 10일
※ 안전성 심사 : 생략하고 기술문서의 심사가 필요한 관계로 65일이 소요된다.

11 다음 중 외국산 의료기기의 품질관리실태 적합을 위한 인정서류가 아닌 것은?

① 식품의약품안전처에 등록된 품질관리심사기관에서 시행규칙에 따라 심사하여 발급한 품질관리기준적합인정서
② 식품의약품안전처장이 인정하는 기관에서 발행한 품질관리기준적합인정서
③ 형명별로 시험규격, 성능에 차이가 있는 경우 각각의 시험검사성적서
④ 멸균 의료기기를 포함한 1등급 의료기기는 시험검사성적서 등 적정한 품질관리시험을 실시하고 있음이 인정되는 서류

해설 식품의약품안전처에 등록된 품질관리심사기관에서 시행규칙에 따라 심사하여 발급한 품질관리기준적합인정서 또는 식품의약품안전처장이 인정하는 기관(KTL, BSI, TUV, UL, CSA, DNV 등)에서 발행한 품질관리기준적합인정서, 형명별로 시험규격, 성능에 차이가 있는 경우 각각의 시험검사성적서를 제출한다.

12 다음 외국 제조소의 품질관리실태 적합인정서류가 아닌 것은?

① 생산국정부 또는 생산국 정부에서 위임한 기관에서 발행한 것으로서 당해 제조소가 시행규칙 별표 3에 의한 의료기기제조 및 품질관리기준과 동등하거나 또는 그 이상이 기준에 적합함을 인정하는 서류
② 생산국 정부에서 당해 품목을 의료기기로 정하지 아니한 경우 또는 1등급 의료기기(멸균 의료기기를 제외한다)인 경우에는 식품의약품안전처장이 인정하는 기관(KTL, BSI, TUV, UL, CSA, DNV 등)에서 발행한 ISO 9002 적합인정서류
③ 식품의약품안전처장이 인정하는 기관(BSI, TUV, UL, CSA, DNY 등)에서 발행한 것으로서, 당해 제조소가 시행규칙 별표 3에 의한 의료기기제조 및 품질관리기준과 동등하거나 또는 그 이상의 기준에 적합함을 인정하는 서류
④ 식품의약품안전처에 등록된 품질관리심사기관에서 시행규칙 별표 3의 의료기기 제조 및 품질관리기준에 따라 심사하여 발급한 "품질관리기준적합인정서"

해설 의료기기 허가 등에 관한 규정 제5조(외국 제조소의 품질관리실태 적합인정서류) : 시행규칙 제18조제1항제3호의 규정에 따른 외국 제조소의 품질관리실태 적합인정 서류는 다음 각 호의 어느 하나에 해당하여야 한다.
㉠ 생산국정부 또는 생산국 정부에서 위임한 기관에서 발행한 것으로서, 당해 제조소가 시행규칙 별표 3에 의한 의료기기제조 및 품질관리기준과 동등하거나 또는 그 이상의 기준에 적합함을 인정하는 서류
㉡ 식품의약품안전처장이 인정하는 기관(BSI, TUV, UL, CSA, DNV 등)에서 발행한 것으로서, 당해 제조소가 시행규칙 별표 3에 의한 의료기기제조 및 품질관리기준과 동등하거나 또는 그 이상의 기준에 적합함을 인정하는 서류
㉢ 식품의약품안전처에 등록된 품질관리심사기관에서 시행규칙 별표 3의 의료기기제조 및 품질관리기준에 따라 심사하여 발급한 "품질관리기준적합인정서"
㉣ 생산국 정부에서 당해 품목을 의료기기로 정하지 아니한 경우 또는 1등급 의료기기(멸균의료기기를 제외한다)인 경우에는 식품의약품안전처장이 인정하는 기관(KTL, BSI, TUV, UL, CSA, DNV 등)에서 발행한 ISO 9001 적합인정서류
㉤ 1등급 의료기기(멸균의료기기를 제외한다)인 경우에는 당해 품목에 대한 시험검사성적서 등 적정한 품질관리시험을 실시하고 있음이 인정되는 서류

정답 | 10.② 11.④ 12.②

13 다음 중 의료기기법에서 규정한 제조업의 허가조건에 해당하는 것은?

① 제조업허가를 신청하는 때에는 2개 이상의 제조품목허가를 동시에 신청하거나 2개 이상의 제조품목을 동시에 신고하여야 한다.
② 제조업 허가를 받는 자는 제조하고자 하는 의료기기에 대하여 품목군별로 제조허가를 받거나 제조신고를 하여야 한다.
③ 제조품목허가를 받거나 제조품목신고를 하고자 하는 자는 회사가 정하는 바에 따라 시설 및 품질관리체계를 갖추어야 한다.
④ 의료기기의 제조를 업으로 하고자 하는 자는 제조소별로 식품의약품안전처장의 제조업허가를 받아야 한다.

해설 의료기기 제조업 허가조건 : 의료기기의 제조를 업으로 하고자 하는 자 : 제조소별로 식품의약품안전처장의 제조업허가를 받아야 한다.

㉠ 제1항의 규정에 의하여 제조업허가를 받은 자(이하 "제조업자"라 한다)는 제조하고자 하는 의료기기에 대하여 품목별로 제조허가를 받거나 제조신고를 하여야 한다.
㉡ 제1항의 규정에 의한 제조업허가를 신청하는 때에는 제2항의 규정에 의한 1개 이상의 제조품목허가를 동시에 신청하거나 1개 이상의 제조품목을 동시에 신고하여야 한다.
㉢ 제2항의 규정에 의하여 제조품목허가를 받거나 제조품목신고를 하고자 하는 자는 보건복지부령이 정하는 바에 따라 시설 및 품질관리체계를 갖추어야 한다.
㉣ 제조업자 : 제2항의 규정에 의하여 제조품목허가를 받거나 제조품목신고를 하고자 하는 경우에는 보건복지부령이 정하는 바에 의하여 기술문서, 시험검사성적서, 임상시험자료 등 필요한 자료를 식품의약품안전처장에게 제출하여야 한다.

14 다음에서 의료기기의 용기나 외장에 기재할 사항을 모두 고르면?

ⓐ 제조업자 또는 수입업자의 상호와 주소	ⓑ 수입품의 경우 제조원	ⓒ 제품명, 형명, 품목허가번호
ⓓ 제조번호와 제조년월일	ⓔ 품목신고일	

① ⓐ, ⓑ, ⓒ
② ⓐ, ⓑ, ⓔ
③ ⓐ, ⓑ, ⓒ, ⓓ
④ ⓐ, ⓓ, ⓔ

해설 ㉠ 의료기기의 용기나 외장 : 다음 각 호의 사항을 기재하여야 한다. 다만, 보건복지부령이 정하는 용기나 외장의 경우에는 그러하지 아니하다.

ⓐ 제조업자 또는 수입업자의 상호와 주소 ⓑ 제조번호와 제조년월일
ⓒ 수입품의 경우는 제조원(제조국 및 제조사명) ⓓ 중량 또는 포장단위
ⓔ 제품명, 형명(모델명), 품목허가(신고)번호

㉡ 의료기기 기술문서 등의 심사를 받고자 하는 자 : 식품의약품안전처 종합민원실에 구비서류를 준비하여 제출하여야 한다.

ⓐ 심사대상 제품이다.
ⓑ 기술문서에 관한 자료 : 사용목적, 물리 · 화학적 특성, 전기 · 기계적 안전, 생물학적 안전, 방사선에 관한 안전성, 전자파장, 제품의 성능 및 안전을 확인하기 위한 시험규격 및 그 설정근거와 실측치에 관한 자료이다.
ⓒ 안전성 및 유효성에 관한 자료 : 기원 또는 발견 및 개발경위, 안전성, 임상시험, 외국의 사용현황, 국내 유사제품과 비교 · 검토한 자료 및 당해 의료기기의 특성에 관한 자료이다.

15 다음 중 의료기기의 유형군에 속하지 않는 것은?

① 치과용 의료기기
② 의료용품
③ 광을 발생하는 의료기기
④ 전기사용 의료기기

해설 의료기기 유형군

㉠ 전기를 사용하지 않는 의료기기(기구기계)이다.
㉡ 전기를 사용하는 의료기기(기구기계)이다.
㉢ 방사선을 발생하거나 사용하는(제조공정에서 방사선을 취급하는 경우를 포함) 의료기기(기구기계)이다.

정답 | 13.④ 14.③ 15.①

㉣ 레이저 등 인체에 중대한 영향을 주는 광을 발생하는 의료기기(기구기계)이다.
㉤ 의료용품(의료용품)이다.
㉥ 치과재료(치과재료)이다.

16 다음 중 의료기기 및 의료용 재료 또는 용출액의 생식기능, 배형성, 태아기와 초기 생후기의 성장에 대한 잠재적 영향력의 여부를 평가하는 시험은?

① 만성독성 시험 ② 발암성 시험
③ 생식독성 시험 ④ 생분해성 시험

해설 생식독성 시험
㉠ 의료기기 및 의료용 재료 또는 용출액의 생식기능, 배형성, 태아기와 초기 생후기의 성장에 대한 잠재적 영향력의 여부를 평가한다.
㉡ 의료기기가 적용 개체의 생식능력에 영향을 줄 수 있는 잠재력이 있을 경우에 준하여 이루어져야 한다. 의료기기의 적용부위는 필히 고려되어야 한다.

기 · 출 · 문 · 제

01 다음 중 의료기기의 기준규격, 추적관리대상 의료기기에 관한 사항을 조사, 심의하기 위하여 설치하는 위원회는? (14년4회산업5번)

① 의료기기위원회 ② 의료자원심의위원회
③ 의료심사조정위원회 ④ 보건정책기획조정위원회

해설 ㉠ 보건복지부장관 또는 식품의약품안전처장의 자문에 응하여 다음 각 호의 사항을 조사 · 심의하기 위하여 식품의약품안전처에 의료기기위원회를 둔다.
ⓐ 의료기기의 기준규격에 관한 사항 ⓑ 의료기기의 재심사 · 재평가에 관한 사항
ⓒ 추적관리대상 의료기기에 관한 사항 ⓓ 의료기기의 등급분류 및 지정에 관한 사항
ⓔ 의료기기 인증 및 신고 위탁범위 등에 관한 사항
㉡ 그 밖에 의료기기에 관한 중요 사항 : 의료기기위원회의 구성 및 운영 등에 필요한 사항은 대통령령으로 정한다.

02 다음 중 의료기기법에서 정한 의료기기위원회의 역할(조사 · 심의)이 아닌 것은? (12년1회기사12번, 19년4회기사15번)

① 의료기기의 허가에 관한 사항 ② 의료기기의 지정에 관한 사항
③ 의료기기의 등급분류에 관한 사항 ④ 의료기기의 기준규격에 관한 사항

해설 의료기기법 : 제5조(의료기기위원회)
① 보건복지부장관 또는 식품의약품안전처장의 자문에 응하여 다음 각 호의 사항을 조사 · 심의하기 위하여 식품의약품안전처에 의료기기위원회를 둔다.
㉠ 의료기기의 기준규격에 관한 사항 ㉡ 의료기기의 재심사 · 재평가에 관한 사항
㉢ 추적관리대상 의료기기에 관한 사항 ㉣ 의료기기의 등급 분류 및 지정에 관한 사항
㉤ 의료기기 인증 및 신고 위탁범위 등에 관한 사항 ㉥ 그 밖에 의료기기에 관한 중요사항
② 의료기기위원회의 구성 및 운영 등에 필요한 사항은 대통령령으로 정한다.
㉠ 의료기기법(이하 "법"이라 한다) 제5조제1항의 규정에 의한 의료기기위원회(이하 "위원회"라 한다)는 위원장 1인과 부위원장 2인을 포함한 50인 이상 100인 이하의 위원으로 구성한다.
ⓐ 위원장은 식품의약품안전처차장이 되고, 부위원장은 보건복지부 및 식품의약품안전처의 고위공무원단에 속하는 공무원 각 1명으로 한다.
ⓑ 위원회의 위원은 다음 각 호의 어느 하나에 해당하는 자 중에서 식품의약품안전처장이 임명 또는 위촉하며, 보건복지부

정답 | 16.③ 〈기출문제〉 01.① 02.①

장관은 위원을 추천할 수 있다.

㉮ 의료기기 관련 업무를 담당하는 4급 이상의 공무원 또는 고위공무원단에 속하는 일반직공무원

㉯ 의료기기 관련 단체, 시민단체(비영리민간단체지원법 제2조의 규정에 의한 비영리민간단체이다), 관련 학회 및 대학의 장이 추천한 자, 의료기기에 관한 학식과 경험이 풍부한 자

※ 의료기기의 허가에 관한 사항 : 식품의약품안전처에서 관장한다.

ⓛ 의료기기위원회 규정 제2조(분과위원회 : sectionalcommitteemeeting) : 대규모 회의 등에서 채택된 의제의 내용에 따라 각각 전문 분야별로 나누어 이루어지는 회의. 일명 '분과회' 또는 '상임위원회'라고도 한다.

ⓐ 분과위원회는 위원회 위원장(이하 "위원장"이라 한다.)이 위촉하는 20인 이내의 위원으로 구성하며, 분과위원회 위원장은 분과위원회에서 호선으로 선출한다.

ⓑ 분과위원은 해당 분야의 전문적인 지식 및 경험이 풍부한 위원중에서 위원장이 지명한다.

ⓒ 위원장은 분과위원이 윤리성과 공정성에 문제가 있는 경우 해당위원을 교체 · 해촉할 수 있다.

ⓓ 분과위원회의 회의는 재적분과위원 과반수의 출석으로 개의하고, 출석 분과위원 3분의 2 이상의 찬성으로 의결한다.

ⓔ 분과위원회가 심의 · 의결한 사항은 위원장이 다른 분과위원회에서 재심의 하여야 할 필요가 있다고 인정하는 경우를 제외하고는 위원회가 심의 · 의결한 것으로 본다.

ⓕ 분과위원회의 효율적인 심의를 위하여 영 제7조의 규정에 따라 위원회에 다음 각 호의 분과위원회를 둘 수 있다.

㉮ 의료기기제도개선분과위원회 ㉯ 의료기기기준규격분과위원회

㉰ 의료기기안전분과위원회 ㉱ 의료기기품질관리분과위원회 ㉲ 신개발의료기기분과위원회

ⓖ 분과위원회와 소분과위원회의 종류 및 운영 등에 관하여 필요한 사항은 식품의약품안전처장이 보건복지부장관과 협의한 후 위원회의 의결을 거쳐 정한다.

03 다음 중 의료기기위원회에 대한 내용이 아닌 것은? (09년2회산업13번, 11년1회산업5번)

① 의료기기의 기준규격에 관한 사항을 조사, 심의
② 추적 관리대상 의료기기에 관한 사항을 조사, 심의
③ 의료기기의 등급 분류 및 지정에 관한사항을 조사, 심의
④ 의료기기위원회의 구성 및 운영등에 관하여 필요한 사항은 식품의약품안전처장령으로 정함

해설 01 의료기기 수리, 교정 및 결과보고서 작성- 3. 의료기기 유지보수 결과서 작성(기출 02번 해설)

04 다음 중 의료기기법에 명시된 의료기기위원회에서 향하는 사항이 아닌 것은? (21년4회기사12번)

① 의료기기의 기준규격에 관한 사항
② 의료기기 사용법 및 수리에 관한 사항
③ 추적관리대상 의료기기에 관한 사항
④ 의료기기의 등급분류 및 지정에 관한 사항

해설 01 의료기기 수리, 교정 및 결과보고서 작성- 3. 의료기기 유지보수 결과서 작성(기출 02번 해설)

05 다음 중 의료기기법령상 의료기기위원회의 구성이 아닌 것은? (16년1회산업9번)

① 보건복지부장관은 위원을 추천할 수 있다.
② 위원장 1인과 부위원장 2인을 포함 50인 이상 100인 이하의 위원으로 구성한다.
③ 위원장은 식품의약품안전처차장이 된다.
④ 위원의 임기는 3년으로 한다.

해설 01 의료기기 수리, 교정 및 결과보고서 작성- 3. 의료기기 유지보수 결과서 작성(기출 02번 해설)

06 다음 중 의료기기법령상 의료기기위원회의 위원장이 될 수 있는 자는? (13년4회기사20번)

① 식품의약품안전처차장
② 관련 고위공무원
③ 보건복지부장관
④ 보건복지부차관

해설 01 의료기기 수리, 교정 및 결과보고서 작성- 3. 의료기기 유지보수 결과서 작성(기출 02번 해설)

정답 | 03.④ 04.② 05.④ 06.①

07 다음 중 보건복지부장관이 임명 또는 위촉하는 의료기기 위원회의 위원으로 구성될 수 있는 자격에 해당되지 않는 사람은? (19년4회기사18번)

① 의료기기 관련 단체에서 추천한 자
② 의료기기 관련 업무를 담당하는 5급 공무원
③ 의료기기에 관한 학식과 경험이 풍부한 자
④ 시민단체(비영리 민간단체 지원법 제 2조의 규정에 의한 비영리민간단체)에서 추천한 자

해설 01 의료기기 수리, 교정 및 결과보고서 작성- 3. 의료기기 유지보수 결과서 작성(기출 02번 해설)

08 다음 중 의료기기위원회는 분야별로 분과위원회를 둘 수 있는데 분과위원회의 구성기준은? (13년4회기사8번, 17년1회기사8번)

① 5명 이내의 위원으로 구성 ② 10명 이내의 위원으로 구성
③ 20명 이내의 위원으로 구성 ④ 30명 이내의 위원으로 구성

해설 01 의료기기 수리, 교정 및 결과보고서 작성- 3. 의료기기 유지보수 결과서 작성(기출 02번 해설)

09 다음 중 의료기기법령상 의료기기 위원회에 대한 설명이 아닌 것은? (13년1회기사1번)

① 위원장은 보건복지부차관이 한다.
② 50인 이상 100인 이하의 위원으로 구성한다.
③ 위원회의 위원은 식품의약품안전처장이 임명한다.
④ 위원의 임기는 2년으로 한다.

해설 01 의료기기 수리, 교정 및 결과보고서 작성- 3. 의료기기 유지보수 결과서 작성(기출 02번 해설)

10 다음 중 의료기기법령상 의료기기위원회의 조사, 심의사항이 아닌 것은? (14년1회기사3번, 15년1회기사14번)

① 의료기기의 안정성 평가에 관한 사항, 의료기기 제조업체의 평가에 관한 사항
② 의료기기의 기준규격에 관한 사항, 의료기기의 등급 분류 및 지정에 관한 사항
③ 의료기기의 재심사, 재평가에 관한 사항
④ 추적관리대상 의료기기에 관한 사항

해설 01 의료기기 수리, 교정 및 결과보고서 작성- 3. 의료기기 유지보수 결과서 작성(기출 02번 해설)

11 다음 중 의료기기법령상 분과 위원회의 회의시 의결기준은? (14년1회기사18번)

① 출석분과위원 3분의 2 이상의 찬성 ② 출석분과위원 과반수 이상의 찬성
③ 출석분과위원 3분의 1 이상의 찬성 ④ 출석분과위원 전원 찬성

해설 01 의료기기 수리, 교정 및 결과보고서 작성- 3. 의료기기 유지보수 결과서 작성(기출 02번 해설)

12 다음 중 보건복지부장관이 임명 또는 위촉하는 의료기기 위원회의위원으로 구성될 수 있는 자가 될 수 있는 자격에 해당되지 않는 사람은? (15년1회기사3번)

① 의료기기 관련 업무를 담당하는 5급 공무원
② 의료기기 관련 단체에서 추천한 자
③ 의료기기에 관한 학식과 경험이 풍부한 자
④ 시민단체(비영리 민간단체 지원법 제 2조의 규정에 의한 비영리민간단체)에서 추천한자

해설 01 의료기기 수리, 교정 및 결과보고서 작성- 3. 의료기기 유지보수 결과서 작성(기출 02번 해설)

정답 | 07.② 08.③ 09.③ 10.① 11.① 12.①

13 다음 중 의료기기법과 관련한 하위 법령 및 규정이이 아닌 것은? (17년4회산업3번)

① '의료기기법'은 의료기기의 효율적인 관리를 도모하고 나아가 국민보건 향상에 기여함을 목적으로 한다.
② '의료기기법 시행규칙'에서는 의료기기법 및 시행에 필요한 사항을 규정하고 있다.
③ '의료기기 임상시험계획 승인에 관한 세부사항을 정한 것이다.
④ '의료기기 기준규격'은 의료기기 재평가에 관한 세부사항을 정한 것이다.

해설 의료기기의 기준규격은 의료기기의 재평가에 관한 세부사항을 기재한 것이 아니다.
㉠ 의료기기법 : ⓐ 의료기기법의 목적, 의료기기의 정의
ⓑ 의료기기의 제조 · 수입 · 수리 · 판매 · 임대 등 관련 허가 및 신고
ⓒ 의료기기의 재심사 · 재평가
ⓓ 제조업자 등의 의무 사항(제조 및 품질관리기준 준수, 리베이트 금지 등)
ⓔ 업무의 정지 및 벌칙 등 법률 위반자에 대한 처분 등
㉡ 의료기기법 시행규칙 : ⓐ 의료업허가 및 품목허가 신청절차 및 방법 등 상위 법령 위임사항
ⓑ 의료기기 품질확보방법 및 안전과 관련한 판매질서 유지 등의 규정
ⓒ 행정처분 개별기준 및 리베이트 허용범위 등 별표 규정
ⓓ 허가심사에 대한 기준 및 절차 등 세부사항은 고시로 위임
㉢ 임상시험계획의 승인 : 의료기기로 임상시험을 하려는 자는 임상시험계획서를 작성하여 식품의약품안전처장의 승인을 받아야 하며, 임상시험계획서를 변경할 때에도 또한 같다. 다만, 시판 중인 의료기기의 허가사항에 대한 임상적 효과를 관찰하는 등 총리령으로 정하는 임상시험의 경우에는 그러하지 아니하다.

14 다음 중 의료기기의 제조, 수입 및 판매 등에 관한 사항을 규정함으로써 의료기기의 효율적인 관리를 도모하고 국민 보건 향상에 이바지함을 목적으로 하는 법은? (15년1회기사9번)

① 의료법 ② 의료기사법
③ 의료기기법 ④ 수의사법

해설 ㉠ 의료기기(Medical Instrument) : 의료기기의 제조 · 수입 및 판매 등에 관한 사항을 규정함으로써 의료기기의 효율적인 관리를 도모하고 국민보건 향상에 이바지함을 목적으로 한다.
ⓐ 기기, 기구, 재료, 물질 또는 기타 품목으로서 단독 사용이나 조합사용으로, 또한 적용을 위해 필요한 소프트웨어를 포함 제조자가 인체에의 사용을 의도하고, 사용 목적이 질병이나 장애의 진단, 예방, 조정, 치료, 경감에 있다.
ⓑ 해부학(解剖學, Anatomy) 또는 생리학적 현상을 조사하며, 약학(藥學, Pharmacy), 면역학(免疫學, Immunology) 또는 신진대사의 수단을 체내 또는 체표에서 사용하지 않지만 기능을 보조하기 위해 이러한 수단을 사용하는 기기이다.
㉡ 제2조(정의) ① 이 법에서 "의료기기"란 사람이나 동물에게 단독 또는 조합하여 사용되는 기구 · 기계 · 장치 · 재료 또는 이와 유사한 제품으로서 다음 각 호의 어느 하나에 해당하는 제품이다. 다만, 「약사법」에 따른 의약품과 의약외품 및 「장애인복지법」 제65조에 따른 장애인보조기구 중 의지(義肢) · 보조기(補助器)는 제외한다.
ⓐ 질병을 진단 · 치료 · 경감 · 처치 또는 예방할 목적으로 사용되는 제품
ⓑ 상해(傷害) 또는 장애를 진단 · 치료 · 경감 또는 보정할 목적으로 사용되는 제품
ⓒ 구조 또는 기능을 검사 · 대체 또는 변형할 목적으로 사용되는 제품
ⓓ 임신을 조절할 목적으로 사용되는 제품

[참고] 장애인 복지 서비스의 방향으로서 생애주기 관점의 타당성을 제시하였고, 이를 구체화시킬 수 있는 실행들로 두 가지의 방안을 제시하였다. 이러한 두 가지 논의를 바탕으로 구체적인 서비스 대안들을 제시하는 것은 욕구조사라는 경험적 근거와 서비스 실무담당자들의 실천적인 지혜(Practical Wisdom)를 통하여 이루어질 수 있다.

15 다음 중 의료기기법령상에서 규정하고 있는 의료기기 품목으로 아닌 것은? (11년1회기사12번, 12년1회산업1번, 14년1회기사5번, 15년1회산업4번, 15년4회기사2번, 16년4회기사11번, 17년1회산업6번, 17년1회기사19번, 19년1회산업기사10번)

① 질병을 진단 · 치료 · 경감 · 처치 또는 예방할 목적으로 사용되는 제품
② 상해(傷害) 또는 장애를 진단 · 치료 · 경감 또는 보정할 목적으로 사용되는 제품

정답 | 13.④ 14.③

③ 재활분야의 장애인 보조기구 중 의지(義肢)·보조기(補助器)에 해당하는 제품
④ 임신을 조절할 목적으로 사용되는 제품

해설 01 의료기기 수리, 교정 및 결과보고서 작성- 3. 의료기기 유지보수 결과서 작성(기출 14번 해설)

16 다음 중 의료기기에 해당 되지 않는 것은? (18년1회기사13번)

① 장애인 보조기구 중 의지(義肢)·보조기(補助器)
② 임실조절의 목적으로 사용되는 제품
③ 질병의 진단·치료·경감·처치 또는 예방의 목적으로 사용되는 제품
④ 상해(傷害)또는 장애를 진단·치료·경감 또는 보정할 목적으로 사용되는 제품

해설 01 의료기기 수리, 교정 및 결과보고서 작성- 3. 의료기기 유지보수 결과서 작성(기출 14번 해설)

17 다음 중 의료기기의 성능 및 안전성 등 품질에 관한 자료로서 해당 품목의 원자재, 구조, 사용목적, 사용방법, 적응원리, 사용시 주의사항, 시험규격 등이 포함된 문서는? (20년3회기사04번)

① 제조판매증명서
② 품목허가 별첨자료
③ 기술문서
④ 의료기기 시험검사 성적서

해설 이 법에서 "기술문서" : 의료기기의 성능 및 안전성 등 품질에 관한 자료로서 당해 품목의 원자재, 구조, 사용목적, 사용방법, 작용원리, 사용시 주의사항, 시험규격 등이 포함된 문서이다.

㉠ 제조품목허가를 받고자 하는 자 : 법 제6조 제5항의 규정에 따라 제출하여야 하는 기술문서 및 임상시험자료 등의 적합성에 관하여 미리 식품의약품안전처의 심사를 받을 수 있다. 다만, 이미 허가를 받거나 신고한 품목과 구조·원리·성능·사용목적 및 사용방법 등이 본질적으로 동등한 의료기기로서 식품의약품안전처장이 정하는 품목의 경우에는 식품의약품안전처장이 지정한 심사기관(이하 "기술문서심사기관"이라 한다)에서 간이심사를 받을 수 있다.

㉡ 제1항의 규정에 의한 기술문서 등의 심사를 받고자 하는 자 : 심사대상제품과 별지 제7호서식의 심사의뢰서(전자문서로 된 심사의뢰서를 포함한다)에 다음 각 호에 해당하는 자료(전자문서로 된 자료를 포함한다)를 첨부하여 식품의약품안전처장(제1항 단서의 경우에는 기술문서심사기관의 장)에게 제출하여야 한다.

ⓐ 의료기기 기술문서 등의 심사를 받고자 하는 자 : 식품의약품안전처 종합민원실에 구비서류를 준비하여 제출해야 한다.
㉮ 사용 목적에 관한 자료 ㉯ 물리·화학적 특성에 관한 자료 ㉰ 전기·기계적 안전에 관한 자료
㉱ 생물학적 안전에 관한 자료 ㉲ 방사선에 관한 안전성 자료 ㉳ 전자파 장해에 관한 자료
㉴ 성능에 관한 자료 ㉵ 제품의 성능 및 안전을 확인하기 위한 시험규격 및 그 설정 근거와 실측치에 관한 자료

ⓑ 안전성·유효성에 관한 자료 : 이미 허가를 받은 품목과 구조·원리·성능·사용목적 및 사용방법 등이 본질적으로 동등한 품목의 경우에는 이를 생략할 수 있다.
㉮ 기원 또는 발견 및 개발경위에 관한 자료 ㉯ 안전성에 관한 자료 ㉰ 임상시험에 관한 자료
㉱ 외국의 사용현황 등에 관한 자료 ㉲ 국내 유사제품과 비교·검토한 자료 및 당해 의료기기의 특성에 관한 자료

㉢ 제2항의 규정에 따라 심사의뢰를 받은 식품의약품안전처장 또는 기술문서심사기관의 장은 이를 심사한 후 그 결과를 신청인에게 별지 제8호서식에 의하여 통보하여야 한다.

㉣ 기술문서 등의 심사에 필요한 첨부자료의 작성요령, 각 자료의 요건과 면제범위 및 심사범위와 심사기준 등에 관한 세부사항은 식품의약품안전처장이 정하여 고시한다.

18 다음 중 의료기기법에서 정의된 기술문서에 포함되어야 하는 자료가 아닌 것은? (10년4회기사20번, 18년1회기사20번)

① 사용목적
② 작용원리
③ 시험규격
④ 교정일자

해설 이 법에서 "기술문서"란 의료기기의 성능과 안전성 등 품질에 관한 자료로서 해당 품목의 원자재, 구조, 사용목적, 사용방법, 작용원리, 사용시 주의사항, 시험규격 등이 포함된 문서이다.

정답 15.③ 16.① 17.③ 18.④

19 다음 ( ) 안에 들어갈 내용은? (09년2회산업5번, 11년1회산업2번, 17년1회산업16번)

의료기기로 임상시험을 하고자 하는 자는 ( )를 작성하여 식품의약품안전처장의 승인을 얻어야 한다.

① 임상시험계획서
② 임상시험심사의뢰서
③ 임상시험예정신청서
④ 임상시험실시기관지정신청서

해설 식품의약품안전처장의 승인이 있어야 임상시험계획서를 작성할 수 있다. 임상시험성적에 관한 자료는 식품의약품안전처장의 승인을 받은 임상시험계획서에 의하여 식품의약품안전처장이 지정한 임상시험기관에서 실시되고, 임상시험기관의 장이 발급한 자료로서 다음 사항이 포함되어야 한다.

제10조(임상시험계획의 승인 등) : ① 의료기기로 임상시험을 하려는 자는 임상시험계획서를 작성하여 식품의약품안전처장의 승인을 받아야 하며, 임상시험계획서를 변경할 때에도 또한 같다. 다만, 시판 중인 의료기기의 허가사항에 대한 임상적 효과를 관찰하는 등 총리령으로 정하는 임상시험의 경우에는 그러하지 아니하다.

② 제1항에 따라 승인을 받은 임상시험용 의료기기를 제조 · 수입하려는 자는 총리령으로 정하는 기준을 갖춘 제조시설에서 제조하거나 제조된 의료기기를 수입하여야 한다. 이 경우 제6조제2항 및 제15조제2항에도 불구하고 허가 또는 인증을 받지 아니하거나 신고를 하지 아니하고 이를 제조하거나 수입할 수 있다.

③ 식품의약품안전처장은 「의료법」에 따른 의료기관 중 임상시험에 필요한 시설 · 인력 및 기구를 갖춘 의료기관을 임상시험기관으로 지정할 수 있다.

④ 제1항에 따라 임상시험을 하려는 자는 다음 각 호의 사항을 지켜야 한다.

1. 제3항에 따라 지정된 임상시험기관에서 임상시험을 할 것
2. 사회복지시설 등 총리령으로 정하는 집단시설에 수용 중인 자(이하 이 호에서 "수용자"라 한다)를 임상시험의 대상자로 선정하지 아니할 것. 다만, 임상시험의 특성상 불가피하게 수용자를 그 대상자로 할 수 밖에 없는 경우로서 총리령으로 정하는 기준에 해당하는 경우에는 임상시험의 대상자로 선정할 수 있다.
3. 임상시험의 내용과 임상시험 중 시험대상자에게 발생할 수 있는 건강상의 피해와 그에 대한 보상 내용 및 절차 등을 임상시험의 대상자에게 설명하고 그 대상자의 동의를 받을 것

⑤ 제3항에 따라 지정된 임상시험기관은 임상시험을 한 때에는 임상시험결과보고서를 작성 · 발급하고 그 임상시험에 관한 기록을 보관하는 등 총리령으로 정하는 사항을 지켜야 한다.

⑥ 식품의약품안전처장은 제1항에 따른 임상시험이 국민보건위생상 큰 위해를 미치거나 미칠 우려가 있다고 인정되어 다음 각 호의 어느 하나에 해당하는 경우에는 임상시험의 변경 · 취소 또는 그 밖에 필요한 조치를 할 수 있다. 다만, 제4호 또는 제5호에 해당하는 경우로서 임상시험 대상자의 안전 · 권리 · 복지 또는 시험의 유효성에 부정적인 영향을 미치지 아니하거나 반복적 또는 고의적으로 위반하지 아니한 경우에는 그러하지 아니하다.

1. 임상시험 대상자가 예상하지 못한 중대한 질병 또는 손상에 노출될 것이 우려되는 경우
2. 임상시험용 의료기기를 임상시험 목적 외의 상업적인 목적으로 제공한 경우
3. 임상시험용 의료기기의 효과가 없다고 판명된 경우
4. 제1항에 따른 승인 또는 변경승인을 받은 사항을 위반한 경우
5. 그 밖에 총리령으로 정하는 의료기기 임상시험 관리기준을 위반한 경우

⑦ 제1항부터 제6항까지에서 규정한 사항 외에 임상시험계획에 포함되어야 할 사항, 임상시험 대상자의 동의 내용 · 시기 및 방법, 임상시험의 실시기준, 임상시험기관의 지정기준과 절차 및 임상시험 관리기준 등에 관하여 필요한 사항은 총리령으로 정한다.

> **[임상시험실시기준]**
> ㉠ 임상시험계획서에 의하여 안전하고 과학적인 방법으로 실시할 것
> ㉡ 식품의약품안전청장이 지정하는 임상시험실시기관에서 실시할 것
> ㉢ 임상시험의 책임자 : 전문지식과 윤리적 소양을 갖추고 해당 의료기기의 임상시험을 실시하기에 충분한 경험이 있는 자 중에서 선정할 것
> ㉣ 임상시험의 내용 및 임상시험중 피험자에게 발생할 수 있는 건강상의 피해에 대한 보상내용과 절차 등을 피험자에게 설명하고, 식품의약품안전청장이 정하는 바에 따라 동의서를 받을 것. (다만, 피험자의 이해능력 · 의사표현능력의 결여 등의 사유로 동의를 받을 수 없는 경우에는 친권자 또는 후견인 등의 동의를 받아야 한다.)

정답 | 19.①

ⓔ 피험자의 안전대책을 강구할 것

20 다음 중 시판 중이지 않는 의료기기로 임상시험을 하려는 자는 임상시험계획서를 작성하여 누구에게 승인을 받아야 하는가? (17년4회기사13번)

① 식품의약품안전처장
② 시장·군수·구청장
③ 보건복지부장관
④ 관할 보건소장

해설 01 의료기기 수리, 교정 및 결과보고서 작성- 3. 의료기기 유지보수 결과서 작성(기출 19번 해설)

21 다음 중 의료기기로 임상시험을 하고자 할 때 임상시험 기준은 임상시험계획의 승인 또는 변경승인을 얻은 날부터 몇 년 이내에 개시하여야 하는가? (10년4회산업4번)

① 1년 ② 2년 ③ 5년 ④ 10년

해설 의료기기로 임상시험을 하고자 하는 자 : 임상시험계획서를 작성하여 식품의약품안전청장의 승인을 얻은 후로부터 2년 이내에 개시하여야 한다.

22 다음 중 의료기기법령상에서 제시하는 의료기기 임상시험 실시기준이 아닌 것은? (12년4회기사16번)

① 임상시험계획서에 의하여 안전하고 과학적인 방법으로 실시할 것
② 식품의약품안전처장이 지정하는 임상시험기관에서 실시 할 것
③ 임상시험은 임상시험 계획의 승인 또는 변경승인을 얻은 날부터 2년 이내에 개시할 것
④ 임상시험 전에 임상시험자료집을 임상시험자에게 비공개로 할 것

해설 임상시험 전에 식품의약품안전청장이 정하는 바에 따라 임상시험자 자료집을 임상시험자에게 제공해야 한다.

23 다음 중 의료기기법령상 다음 ( ) 안에 알맞은 내용은? (12년4회기사17번, 16년1회산업1번)

"임상시험"이란 임상시험에 사용되는 의료기기의(㉠)과 (㉡)을 증명하기 위하여 사람을 대상으로 시험하거나 연구하는 것이다.

① 정확성, 보편성
② 보편성, 안전성
③ 안전성, 정확성
④ 안전성, 유효성

해설 ㉠ 의료기기법 시행규칙 제13조, 제10조제7항의 규정에 의한 임상시험 실시기준이다.
㉡ 의료기기법 : 의료기기의 제조·수입 및 판매 등에 관한 사항을 규정함으로써 의료기기의 효율적인 관리를 도모하고 국민보건 향상에 기여하기 위해 제정한 법이다.

24 다음 중 제조허가를 하거나 제조신고를 받은 의료기기 중 안전성 및 유효성에 대하여 재검토가 필요하다고 인정되는 의료기기에 대하여 재평가를 할 수 있고, 재평가 결과에 따라 필요한 조치를 할 수 있는 사람은? (18년4회기사1번)

① 식품의약품안전처장
② 보건복지부장관
③ 산업통상자원부장관
④ 대통령

해설 01 의료기기 수리, 교정 및 결과보고서 작성- 3. 의료기기 유지보수 결과서 작성(기출 23번 해설)

25 다음 ( ) 안에 알맞은 것은? (09년4회산업11번, 14년4회산업18번, 18년1회산업6번)

재심사 대상 의료기기(국내에 대상 질환 환자수가 적고 용도상 특별한 효용가치를 갖는 의료기기로서 식품의약품안전처장이 지정하는 희소의료기기)의 제조업자는 그 품목류 또는 품목의 제조허가일부터 4년 이상 ( )년 이하의 범위에서 식품의약품안전처장이 정하는 기간에 재심사를 신청하여야 한다.

정답 | 20.① 21.② 22.④ 23.④ 24.①

① 5 ② 7 ③ 10 ④ 20

해설 제8조(신개발의료기기 등의 재심사)

① 식품의약품안전처장은 제6조제2항에 따라 제조허가를 받으려는 품목류 또는 품목이 다음 각 호의 어느 하나에 해당하는 의료기기인 경우에는 제조허가를 하면서 해당 품목류 또는 품목이 시판된 후 일정기간 내에 그 안정성과 유효성에 대하여 재심사를 받을 것을 명할 수 있고, 재심사 결과에 따라 필요한 조치를 명할 수 있다.

1. 작용원리, 성능 또는 사용목적 등이 이미 허가 또는 인증을 받거나 신고한 품목류 또는 품목과 본질적으로 같지 아니한 신개발 의료기기
2. 국내에 대상 질환 환자 수가 적고 용도상 특별한 효용가치를 갖는 의료기기로서 식품의약품안전처장이 지정하는 희소의료기기

② 제1항에 따른 재심사 대상 의료기기의 제조업자는 그 품목류 또는 품목의 제조 허가일부터 4년 이상 7년 이하의 범위에서 식품의약품안전처장이 정하는 기간에 재심사를 신청하여야 한다. 이 경우 사용성적에 관한 자료, 부작용 사례, 그 밖에 총리령으로 정하는 자료를 첨부하여야 한다.

③ 제1항과 제2항에 따른 재심사의 방법 · 절차 · 시기 등에 관하여 필요한 사항은 총리령으로 정한다.

26 다음 중 의료기기법상 의료기기를 업무상 취급하는 "의료기기취급자"에 해당되지 않는 자는? (15년1회산업7번)

① 의료기기법에 의한 제조업소 또는 수입업소의 품질 책임자
② 의료기기법에 의하여 신고한 의료기기 임대업자
③ 수의사법에 의한 동물병원 개설자
④ 의료법에 의한 의료기관 개설자

해설 "의료기기취급자"라 함은 의료기기를 업무상 취급하는 다음 각 호의 1에 해당하는 자로서, 이 법에 의하여 허가를 받거나 신고를 한 자와 의료법에 의한 의료기관개설자 및 수의사법에 의한 동물병원개설자이다.

㉠ 의료기기제조업자 ㉡ 의료기기수입업자 ㉢ 의료기기수리업자 ㉣ 의료기기판매업자 ㉤ 의료기기임대업자

27 다음 중 의료기기법상 의료기기 취급자에 해당하지 않는 사람은? (09년4회산업6번, 12년4회기사3번, 13년1회산업11번, 17년1회산업19번, 17년4회기사16번, 21년1회기사09번, 21년4회기사05번)

① 의료기기 제조업자 ② 의료기기 수입업자
③ 의료기기 심사업자(의료기기 감시원) ④ 의료기관 임대업자

해설 01 의료기기 수리, 교정 및 결과보고서 작성- 3. 의료기기 유지보수 결과서 작성(기출 26번 해설)

28 다음 중 의료기기법에서 의료기기취급자의 범주에 해당되지 않는 사람은? (19년1회기사18번)

① 의료기기 폐기업자 ② 의료기기 제조업자
③ 의료기기 수리업자 ④ 동물병원 개설자

해설 의료기기 수리업자도 의료기기 취급자에 속한다. 의료기기법 제2조 제3항에 의거 의료기기 취급자는 의료기기 제조업자, 의료기기 수입업자, 의료기기 수리업자, 의료기기 판매업자, 의료기기 임대업자 그리고 의료기관 개설자 및 동물병원 개설자이다.

29 다음 중 의료기기법령상 의료기기의 용기나 외장에 기재할 사항이 아닌 것은? (12년1회기사15번, 16년4회기사15번, 18년1회산업2번)

① 모델명 ② 제조업자
③ 수입업자의 상호 ④ 품목신고일

해설 제20조(용기 등의 기재사항) 의료기기의 용기나 외장(外裝)에는 다음 각 호의 사항을 적어야 한다. 다만, 총리령으로정하는 용기나 외장의 경우에는 그러하지 아니하다.

㉠ 제조업자 또는 수입업자의 상호와 주소
㉡ 수입품의 경우는 제조원(제조국 및 제조사명)
㉢ 품목명, 형명(型名), 허가(인증 또는 신고)번호
㉣ 제조번호와 제조연월(사용기한이 있는 경우에는 제조 연월 대신에 사용기한을 적을 수 있다)

정답 | 25.② 26.① 27.③ 28.① 29.④

ⓜ 중량 또는 포장단위
ⓑ 의료기기라는 표시
ⓢ 일회용인 경우는 "일회용"이라는 표시와 "재사용 금지"라는 표시

> **[참조] 제조업자 또는 수입업자의 주소**
> 의료기기 제조업자 · 수입업자는 식품의약품안전청장의 허가를 받아야 한다. 제조 및 수입하려는 품목별로 허가를 받거나 신고해야 한다. 제조업자는 일정한 시설과 품질관리체계를 유지하고, 제조 및 품질관리 등에 관한 준수사항을 지켜야 한다. 수리업자는 식품의약품안전청장에게 신고해야 하며, 판매 및 임대업자는 시장 · 군수 · 구청장에게 신고해야 한다.

30 다음 중 의료기기법령상 의료기기의 용기나 외장에 기재하지 않아도 되는 사항은? (단, 총리령으로 정하는 경우는 제외한다.) (21년1회기사10번)

① 중량 ② 제조업자
③ 사용설명서 ④ 허가(인증)번호

해설 01 의료기기 수리, 교정 및 결과보고서 작성- 3. 의료기기 유지보수 결과서 작성(기출 29번 해설)

31 다음 중 의료기기의 용기나 외장에 필히 기재해야 하는 것은? (19년4회기사07번)

① 사용방법 ② 사용시 주의사항
③ "의료기기"라는 표시 ④ 보수점검에 관한 사항

해설 01 의료기기 수리, 교정 및 결과보고서 작성- 3. 의료기기 유지보수 결과서 작성(기출 29번 해설)

32 다음 중 의료기기의 용기나 외장에 필수적으로 기재해야 할 사항은? (16년4회산업17번)

① 판매업자의 상호 및 전화번호 ② 중량 또는 포장 단위
③ 대표자 이메일 ④ 국산품의 경우 제조원(제조국 및 제조사 명)

해설 ㉠ 제조연월은 "○○년○○월", "○○.○○.", "○○/○○", 또는 "○○-○○", "○○○○년○○월", "○○○○.○○.", "○○○○/○○", 또는 "○○○○-○○"의 방법으로 기재하되 일자를 추가로 기재하는 경우에는 "○○년○○월○○일", "○○.○○.○○.", "○○/○○/○○", 또는 "○○-○○-○○", "○○○○년○○월○○일", "○○○○.○○.○○.", "○○○○/○○/○○", 또는 "○○○○-○○-○○"의 방법으로 기재한다. 다만, 연, 월 또는 연, 월, 일의 기재순서가 전단의 기재순서와 다를 경우 소비자가 알아보기 쉽도록 연, 월 또는 연, 월, 일의 기재순서를 용기나 외장에 예시한다.
㉡ 사용기한은 2호와 같은 방법으로 기재한다. 다만, 다음 각 목의 구분에 따라 기재할 수 있다.
㉢ 사용기한이 서로 다른 여러 가지 제품을 함께 포장하였을 경우 그 중 가장 짧은 사용기한 하나만을 기재 중량 또는 포장단위는 허가(신고)사항을 토대로 판매되는 단위를 구체적으로 기재한다.

33 다음 중 의료기기의 용기나 외장에 기재하여야 할 사항이 아닌 것은? (16년1회산업18번)

① 쉽게 볼 수 있는 장소에 기재하여야 하고, 보건복지부령이 정하는 바에 의하여 한글로 읽기쉽고 이해하기 쉬운 용어로 정확히 기재하여야 한다.
② 의료기기의 용기나 외장에 기재한 사항이 외부의 용기나 포장에 의하여 보이지 아니할 경우에는 외부의 용기나 포장에도 같은 사항을 기재하여야 한다.
③ 의료기기의 첨부문서에는 보수점검에 관한 사항, 식품의약품안전처장이 기재하도록 정하는 사항, 보건복지부령으로 정하는 사항 등을 기재하여야 한다.
④ 의료기기의 용기나 외장에는 제품명, 형명(모델명), 품목허가(신고)번호, 제조업자 또는 수입업자의 상호와 주소, 사용방법 및 사용시 주의사항을 반드시 기재하여야 한다.

해설 ㉠ 「의료기기법」(이하 "법"이라 한다) 제20조에 따라 의료기기의 용기나 외장에 기재하는 사항은 허가(신고)사항에 따라 작성하되 항목별 기재방법은 다음 각 호와 같다.

정답 | 30.③ 31.③ 32.④ 33.④

ⓛ 사용기한을 제조일과 함께 기재하는 경우 사용기한이 1월 이내이면 "제조일로부터 ○○일까지", 사용기한이 1월 이상 12월 미만이면 "제조일로부터 ○○개월까지" 또는 사용기한이 1년 이상이면 "제조일로부터 ○○년까지"로 기재한다.
ⓒ 사용기한이 서로 다른 여러 가지 제품을 함께 포장하였을 경우 그 중 가장 짧은 사용기한 하나만을 기재한다.
ⓓ 중량 또는 포장단위는 허가(신고)사항을 토대로 판매되는 단위를 구체적으로 기재한다.
ⓜ "의료기기"라는 표시는 굵은 글씨 또는 글상자 등을 사용하여 기재한다. 「의료기기법 시행규칙」(이하 "시행규칙"이라 한다) 제26조제1호 단서에 해당하는 경우 법 제20조 각 호의 사항을 외부의 용기나 포장에 기재한다.

34 다음 중 의료기기법 제20조에서 정한 의료기기의 용기나 외장에 기재하여야 할 사항은? (15년1회기사13번, 19년1회기사07번)

① 품목명, 형명, 허가(신고)번호, 중량또는 포장단위　② 형상 및 구조
③ 원자재　④ 시험규격

해설 ㉠ 용기 또는 외장에 기재하는 사항
ⓐ 제조업자 또는 수입업자의 상호와 주소
ⓑ 수입품의 경우는 제조원(제조국 및 제조사명)
ⓒ 품목명, 형명, 허가(신고)번호
ⓓ 제조번호와 제조 연월(사용기한이 있는 경우에는 제조 연월 대신에 사용기한을 적을수 있다)
ⓔ 중량 또는 포장단위
ⓕ "의료기기"라는 표시
ⓖ 일회용인 경우는 "일회용"이라는 표시와 "재사용 금지"라는 표시

35 다음 중 의료기기의 용기나 외장(外裝)에 기록하지 않아도 되는 것은? (18년4회기사13번, 19년1회산업기사09번)

① 제조업자 또는 수입업자의 상호와 주소, 수입품의 경우는 제조원(제조국 및 제조사명)
② 허가(인증 또는 신고)번호, 명칭(제품명, 품목명, 모델명), 이 경우 제품명은 제품명이 있는 경우만 해당
③ "의료기기"라는 표시, 제조번호와 제조 연월
④ 사용방법과 사용시 주의사항

해설 ㉠ 사용방법이 아닌 사용기간을 기재한다.
ⓛ 의료기기 용기나 외장에 기재되어야 할 사항은 다음과 같다.
ⓐ 제조업자 또는 수입업자의 상호와 주소　ⓑ 수입품의 경우는 제조원(제조국 및 제조사명)
ⓒ 중량 또는 포장단위이다.
ⓓ 제조번호와 제조년월일이다.
ⓜ 제품명, 형명(모델명), 품목허가(신고)번호이다.

36 다음 의료법상 의료기관을 개설하는 자의 준수사항이 아닌 것은? (13년1회산업15번)

(　　)는 음성과 동영상으로 상대방의 얼굴을 보면서 동시에 쌍방향 대화를 나눌 수 있는 도구이다.

① 원격화상회의　② 원격감시
③ 재택진료　④ 대면진료

해설 ㉠ 원격화상회의 : 음성과 동영상으로 상대방 얼굴을 보며 동시에 의견을 나누는 원격 화상회의이다.
ⓛ 원격감시 : 가정의 안전 및 보호를 목적으로 많이 이용되고 있는 서비스로서 도난 및 화재 경보, 의료경보와 가정의 에너지 사용을 제어 및 규제하는 에너지관리 서비스 등이 포함된다.
ⓒ 재택진료 : 환자가 집안에서 진단에 필요한 정보를 전송하여 의료기관의 진료를 받는 것이다.
ⓓ 대면진료 : 서로 얼굴을 마주보고 하는 진료이다.

정답 | 34.① 35.④ 36.①

37 다음 중 의료기기 법령에 명시된 의료기기 판매업 또는 임대업 신고를 하여야 하는 자는?

(15년1회기사6번, 18년4회기사16번, 21년4회기사03번)

① 의료기기의 제조업자나 수입업자가 그 제조하거나 수입한 의료기기를 의료기기취급자에게 판매하거나 임대하는 경우
② 의료기기 판매 또는 임대를 업으로 하고자 하는 경우
③ 약국 개설자나 의약품 도매상이 의료기기를 판매하거나 임대하는 경우
④ 총리령으로 정하는 임신조절용 의료기기 및 의료기관 외의 장소에서 사용되는 자가진단용 의료기기를 판매하는 경우

해설 의료기기 임대 · 판매업 신고요건과 신고 예외대상
㉠ 신고요건 : 법에 따라 의료기기판매업 또는 임대업 신고를 하려는 사람은 의료기기법시행규칙 별지 제26호서식에 따른 신고서(전자문서로 된 신고서 포함)를 판매업소 또는 임대업소를 관할하는 시장 · 군수 또는 구청장(자치구의 구청장을 말함)에게 제출하여야 한다.
㉡ 신고를 수리한 경우 : 시장 · 군수 또는 구청장이 의료기기의 판매업 또는 임대업신고를 수리한 경우에는 신고인에게 신고증을 교부하고, 판매업 또는 임대업 신고대장에 다음의 사항을 기재한다. 신고번호 및 신고 연/월/일 의료기기의 판매업자 또는 임대업자의 성명 및 주민등록번호(법인인 경우에는 그 대표자의 성명 및 주민등록번호), 영업소의 명칭 및 그 소재지를 기재한다.
㉢ 신고예외대상
ⓐ 의료기기의 제조업자나 수입업자가 그 제조 또는 수입한 의료기기를 의료기기취급자에게 판매 또는 임대하는 경우, 판매업 신고를 한 자가 임대업을 하는 경우이다.
ⓑ 약국개설자나 의약품도매상이 의료기기를 판매 또는 임대하는 경우, 임신조절용 의료기기를 판매하는 경우이다.

38 다음 중 의료기기 판매업자가 되기 위해 신고를 해야 하는 경우는? (16년4회산업7번)

① 의료기기의 제조업자나 수입업자가 그 제조 또는 수입한 의료기기를 의료기기취급자에게 판매하는 경우
② 의료기기 취급자가 의료기기를 판매하는 경우
③ 약국개설자나 의약품도매상이 의료기기를 판매하는 경우
④ 보건복지부령이 정하는 임신조절용 의료기기 및 의료기관 이외의 장소에서 사용되는 자가진단용 의료기기를 판매하는 경우

해설 의료기기의 판매를 업으로 하려는 자(이하 "판매업자"라 한다) 또는 임대를 업으로 하려는 자(이하 "임대업자"라 한다)는 영업소마다 총리령으로 정하는 바에 따라 영업소 소재지의 특별자치도지사, 시장 · 군수 · 구청장(자치구의 구청장이다. 이하 같다)에게 판매업신고 또는 임대업신고를 하여야 한다.

39 다음 중 의료기기 판매업 신고를 하여야 하는 경우는? (19년1회산업기사13번)

① 의료기기의 제조업자나 수입업자가 제조하거나 수입한 의료기기를 의료기기 취급자에게 판매하거나 임대하는 경우
② 약국 개설자나 의약품 도매상이 의료기기를 판매하거나 임대하는 경우
③ 의료기기의 판매를 업으로 하려는 자(이하 "판매업자"라 한다) 또는 임대를 업으로 하려는자(이하 "임대업자"라 한다)의 경우
④ 총리령으로 정하는 임신조절용 의료기기 및 의료기관 외의 장소에서 사용되는 자가진단용 의료기기를 판매하는 경우

해설 의료기기법 제7조(판매업 등의 신고)벌칙규정 과태료
㉠ 의료기기의 판매를 업으로 하려는 자(이하"판매업자라 한다") 또는 임대를 업으로 하려는자(이하 "임대업자"라 한다)는 영업소마다 총리령으로 정하는 바에 따라 영업소 소재지의 특별자치도지사, 시장 · 군수 · 구청장(자치구의 구청장)에게 판매업신고 또는 임대업신고를 하여야 한다.
㉡ 다음 각호의 어느 하나에 해당하는 경우에는 제1항에 따른 신고를 하지 아니할 수 있다.
ⓐ 의료기기의 제조업자나 수입업자가 그 제조하거나 수입한 의료기기를 의료취급자에게 판매하거나 임대하는 경우

정답 | 37.② 38.② 39.③

ⓑ 제1항에 따른 판매업신고 한 자가 임대업을 하는 경우

ⓒ 양국 개설자나 의약품 도매상이 의료기기를 판매하거나 임대하는 경우

ⓓ 총리령으로 정하는 임신조절용 의료기기 및 의료기관 외의 장소에서 사용되는 자가진단용 의료기기를 판매하는 경우

㉢ 제1항에 따른 신고에 대하여는 제6조제1항제2호 제4호 제5호, 제14조를 준용한다. 이 경우 "제조"는 "판매 또는 임대"로, "제조업허가"는 "판매업신고 또는 임대업신고"로 "제조업자"는 "판매업자 또는 임대업자"로 각각 본다.

40 다음 중 의료기기법령상 추적관리대상 의료기기가 아닌 것은? (09년4회기사11번, 11년4회기사1번, 18년4회기사9번)

① 수술실에서 사용하는 마취기
② 이식형 심장 박동기
③ 혼합재질 인공심장 판막
④ 전동식 이식형 의약품주입펌프

해설 의료기기시행규칙 제49조(추적관리대상 의료기기의 지정 및 관리기준)

① 법 제29조 제1항 각 호에 따른 추적관리대상 의료기기의 지정대상은 다음 각 호와 같다.

1. 인체 안에 1년 이상 삽입되는 의료기기로서 다음 각 목의 의료기기

㉠ 이식형 심장 박동기 ㉡ 이식형 심장 박동기 전극 ㉢ 혼합재질 인공심장 판막

㉣ 생체재질 인공심장 판막 ㉤ 비생체재질 인공심장 판막 ㉥ 이식형 심장충격기

㉦ 전동식 이식형 의약품주입펌프

㉧ 그 밖에 식품의약품안전처장이 소재파악의 필요성이 있다고 정하여 고시하는 의료기기

2. 생명유지용 의료기기 중 의료기관 외의 장소에서 사용이 가능한 의료기기로서 다음 각 목의 의료기기

㉠ 개인용 인공호흡기(상시 착용하는 것으로 한정한다)

㉡ 그 밖에 식품의약품안전처장이 소재파악의 필요성이 있다고 정하여 고시하는 의료기기

② 식품의약품안전처장은 제1항에 따른 추적관리대상 의료기기에 대한 제조 또는 수입 등을 허가하는 경우에는 그 허가증에 '추적관리대상 의료기기'의 표시를 하여야 한다.

41 다음 중 의료기기법상 의료기기의 수입을 업으로 하려는 자의 절차는? (15년1회산업19번, 19년4회산업기사15번)

① 보건복지부장관의 수입업 허가를 받아야 한다.
② 보건복지부장관의 수입업 신고를 하여야 한다.
③ 식품의약품안전처장의 수입업 허가를 받아야 한다.
④ 식품의약품안전처장의 수입업 신고를 하여야 한다.

해설 ㉠ 의료기기의 수입을 업으로 하려는 자는 품질검사를 위한 시설 및 품질관리체계를 갖추어 1개 이상의 수입허가 또는 신고와 함께 수입업허가를 받아야 한다. 이 경우 기술문서, 임상시험자료 등 필요한 자료를 제출하여야 하며, 품질책임자를 두어 수입관리 · 품질관리 · 안전관리 등의 업무를 하게 하여야 한다.

㉡ 수입허가를 받으려는 품목류 또는 품목이 신개발의료기기 등에 해당하는 의료기기인 경우 재심사 해당 품목류 또는 품목이 시판된 후 일정기간 내에 그 안정성과 유효성에 대한 재심사가 실시될 수 있다.

㉢ 의료기기 수입업자는 허가 · 인증받은 사항 또는 신고한 사항이 변경된 경우에는 변경허가 또는 변경신고를 실시하여야 하며, 시설 및 품질관리체계 유지, 의료기기수입실적보고 등 수입업자로서의 의무를 다하여야 한다.

㉣ 의료기기의 용기나 외장에는 "의료기기"라는 표시와 함께 수입업자의 상호와 주소, 제조원(제조국 및 제조사명), 품목명, 모델명, 허가(인증 · 신고)번호, 제조번호와 제조연월(또는 사용기한), 중량(또는 포장단위) 등을 기재하여야 하며, 의료기기의 첨부문서에는 사용방법, 사용시 주의사항, 보수점검에 관한 사항 등을 기재하여야 한다. 이 경우 한글로 읽기 쉽고 이해하기 쉬운 용어로 쉽게 볼 수 있는 장소에 정확하게 기재해야 한다.

㉤ 의료기기를 광고하려는 자는 식품의약품안전처장이 정한 심의기준 · 방법 및 절차에 따라 미리 식품의약품안전처장의 심의를 받아야 하며, 현재 심의에 관한 업무는 한국의료기기산업협회에 위탁하여 운영되고 있다.

정답 | 40.① 41.③

42 다음 중 의료기기법 시행규칙에서 수입업자의 준수사항이 아닌 것은? (15년1회기사5번)

① 보건위생상 위해가 없도록 여업소의 시설을 위생적으로 관리할 것
② 중고의료기기를 수입하는 경우에는 시험검사기관의 검사필증을 부착하여 판매할 것
③ 2년마다 수입실적을 보건복지부장관에게 보고할 것
④ 멸균제품인 경우에는 멸균되었음을 검증한 후 출고할 것

해설 ㉠ 의료기기의 수입을 업으로 하려는 자는 식품의약품안전처장의 수입허가를 받아야 한다.
㉡ 제1항에 따라 수입업허가를 받은 자(이하 "수입업자"라 한다)는 수입하려는 의료기기에 대하여 다음 각 호의 구분에 따라 수입허가를 받거나 수입신고를 해야 한다.
㉢ 인체에 미치는 잠재적 위해성이 낮아 고장이나 이상이 발생하더라도 생명이나 건강에 위해를 줄 우려가 거의 없는 의료기기로서 식품의약품안전처장이 정하여 고시하는 의료기기 : 품목류별 수입허가 또는 수입신고를 해야 한다.
㉣ 제1항에 따른 수입업허가를 신청할 때에는 제2항 각 호에 따른 1개 이상의 수입허가를 함께 신청하거나 1개 이상의 수입신고를 함께 해야 한다.
㉤ 제1항에 따라 수입업허가를 받으려는 자 및 제2항에 따라 수입허가를 받거나 수입신고를 하려는 자는 총리령으로 정하는 바에 따라 품질검사를 위한 시설 및 품질관리체계를 갖추어야 한다. 다만, 품질관리를 위한 시험을 위탁하는 등 총리령으로 정하는 경우에는 그러하지 아니하다.
㉥ 의약품 또는 의약품과 의료기기가 조합되거나 복합 구성된 것으로서 그 주된 기능이 의약품 또는 의약외품에 해당하여 약사법에 따라 이미 수입품목 허가를 받거나 수입품목신고를 한 때에는 제2항에 따라 수입허가를 받거나 수입신고를 한 것으로 본다.

43 다음 중 의료기기의 수입을 업으로 하려는 자는 누구에게서 수입허가를 받아야 하는가? (20년3회기사13번)

① 의사협회
② 보건복지부장관
③ 관할자치구장
④ 식품의약품안전처장

해설 01 의료기기 수리, 교정 및 결과보고서 작성 - 3. 의료기기 유지보수 결과서 작성(기출 42번 해설)

44 다음 중 의료기기 수입업소의 시설 중 반드시 구비해야 할 시설이 아닌 것은? (15년4회기사8번)

① 고객센터
② 제품보관창고
③ 영업소
④ 시험시설(시험이 필요한 경우)

해설 수입업소의 시설에 대하여 수입업자 : 수입업소에 다음 각 목의 시설 및 기구를 갖추고 유지하여야 하며, 이를 정기적으로 점검하여 의료기기의 수입 및 품질관리에 지장이 없도록 하여야 한다.
㉠ 수입업무를 행하는 영업소이다.
㉡ 제품을 보관하는 창고이다.
㉢ 품질관리를 위한 시험이 필요한 경우 시험실과 당해 시험에 필요한 시험시설. 다만, 시험을 위탁하는 경우 위탁시험에 관련된 시험실 또는 시험시설을 갖추지 아니할 수 있다.
㉣ 고객센터는 필요하다고 판단되는 경우 설치하며, 반드시 구비해야 할 시설은 아니다.

45 다음 중 의료기기법령과 관련하여 의료기기를 품목별로 분류할 때 방사선 진료장치에 포함되지 않은 것은? (12년4회산업9번, 16년1회산업13번)

① PET
② 핵단층촬영장치
③ 체외충격파치료기
④ 감마카메라

해설 ㉠ PET : 양전자 단층촬영(PET)은 양전자를 방출하는 방사성 의약품을 이용하여 인체에 대한 생리적, 화학적, 기능적 영상을 3차원으로 나타낼 수 있는 핵의학 검사방법 중 하나이다.
ⓐ 현재 각종 암을 진단하는데 주로 활용되고 있으며 암에 대한 감별 진단, 병기 설정, 재발평가, 치료효과 판정 등에 유용한 검사로 알려져 있다.

정답 | 42.③ 43.④ 44.① 45.③

ⓑ 양전자 단층촬영(PET)을 이용해 심장병은 심장 질환, 뇌 질환 및 뇌 기능평가를 위한 수용체 영상이나 대사 영상도 얻을 수 있다.

㉡ 체외충격파 치료기 : 병변이 있는 근골격계를 충격파로 자극함으로서 세포막의 물리적 변화를 통하여 건이나 관절주위의 석회질 제거와 재혈관화를 촉진하고 자극 부위에 화학적 변화 및 복합체를 생성함으로써 통증의 전달을 억제하여 물리치료, 약물치료, 한방치료 등 기존의 보존적 요법으로 쉽게 호전되지 않던 인체내부조직의 여러병변을 근본적으로 회복시키는 치료방법이다.

㉢ 감마카메라 : 체내에 투여된 방사성핵종 또는 그 화합물이 방출하는 감마선을 피검체에 고정시킨 검출기로 측정하여 체내 분포나 장기 내 분포를 기록하여 화상정보를 제공하는 장치이다.

46 다음 중 의료기기 감시원의 자격이 있는 자는? (09년4회기사4번, 11년4회기사12번, 19년4회기사10번)

① 10년 이상 경험이 있는 대학 교수
② 1년 이상 보건의료행정에 관한 업무에 종사한 경험이 있는 소속 공무원
③ 5년 이상 경험이 있는 의료기기 판매업자
④ 3년 이상 경험이 있는 의료기기 수리업자

해설 의료기기법 시행규칙 제36조1항(의료기기감시원의 자격 및 직무범위)
의료기기 감시원 : 식품의약품안전처장, 시장 · 군수 · 구청장이 다음 각 호의 1에 해당하는 소속 공무원 중에서 임명한다.
㉠ 전문대학 또는 대학에서 의학 · 약학 · 치의학 · 한의학 · 수의학 · 의공학 또는 이공계학과를 졸업한 자 또는 이와 동등 이상의 자격이 있는 자
㉡ 1년 이상 보건의료행정에 관한 업무에 종사한 경험이 있는 자

47 다음 중 의료기기법령상 의료기기의 수리업자가 준수하지 않아도 되는 것은? (17년4회산업6번)

① 허가 또는 인증을 받거나 신고한 내용과 다르게 변조하여 의료기기를 수리하지 말 것
② 의료기기를 수리한 경우 수리내용을 관할 시 · 도지사 에게 제출할 것
③ 의료기기를 수리한 경우에는 상호 및 주소를 해당 의료기기의 용기 또는 외장에 적을 것
④ 의료기기의 수리를 의뢰한 자에 대하여 수리내역을 문서로 통보할 것

해설 제16조(수리업의 신고) : 의료기기의 수리를 업으로 하려는 자(이하 "수리업자"라 한다)는 총리령으로 정하는 바에 따라 식품의약품안전처장에게 수리업신고를 하여야 한다. 다만, 제6조 제2항에 따른 제조허가 · 제조신고 또는 제 15조 제2항에 따른 수입허가 · 수입신고를 받은 자가 자기회사가 제조 또는 수입한 의료기기를 수리하는 경우에는 수리업신고를 하지 아니 한다. 이미 제조나 수입에 대한 허가를 받거나 신고를 한 경우에는 해당 의료기기의 수리 시 수리업신고를 하지 않아도 된다. 그러나 해당하지 않는 자가 의료기기의 수리를 진행할 경우에는 수리업신고를 하여야 한다.
㉠ 의료기기의 수리를 업으로 하려는 자(이하 "수리업자"라 한다)는 총리령으로 정하는 바에 따라 식품의약품안전처장에게 수리업신고를 하여야 한다. 다만, 제6조 제2항에 따른 제조허가 · 제조인증 · 제조신고 또는 제15조 제2항에 따른 수입허가 · 수입인증 · 수입신고를 받은 자가 자기 회사가 제조 또는 수입한 의료기기를 수리하는 경우에는 수리업신고를 하지 아니한다.
㉡ 제1항에 따라 수리업신고를 하려는 자(같은 항 단서에 따라 자기 회사가 수입한 의료기기를 수리하려는 자를 포함한다)는 총리령으로 정하는 바에 따라 시설 및 품질관리체계를 갖추어야 한다. 다만, 품질관리를 위한 시험을 위탁하는 등 총리령으로 정하는 경우에는 그러하지 아니하다. 시설 및 품질관리체계의 구축으로 안전성과 효과성을 보증하기 때문이다.
㉢ 제1항에 따른 수리업신고의 수리에 필요한 대상 품목, 기준 및 조건 등에 관하여 필요한 사항은 총리령으로 정한다.
㉣ 제1항에 따른 신고에 대하여는 제6조제1항 단서, 제12조부터 제14조까지의 규정을 준용한다. 이 경우 "제조"는 "수리"로, "제조업허가"는 "수리업신고"로, "생산관리"는 "수리관리"로, "제조업자"는 "수리업자"로 각각 본다.

48 다음 중 의료기기 제조업자, 수입업자 또는 수리업자는 전년도의 생산 및 수출 · 수입 · 수리의 실적보고서를 한국의료기기산업협회에 언제까지 제출하는가? (17년4회산업7번)

① 1월 31일
② 3월 15일
③ 4월 15일
④ 5월 31일

정답 | 46.② 47.② 48.①

해설 법 제13조 제2항에 따라 제조업자는 해당 연도의 생산실적 및 수출실적을 식품의약품안전처장이 정한 법에 따라 1월31일까지 보건복지부장관 및 식품의약품안전처장에게 보고하여야 한다.

49 다음 중 의료기기법에서 5년 이하의 징역 또는 5천만원 이하의 벌금에 해당하는 경우는? (17년1회기사5번, 20년3회기사06번)

① 허가 또는 인증을 받지 아니하거나 신고를 하지 아니한 의료기기를 수리・판매・임대・수여를 한 경우
② 사용시 국민건강에 중대한 피해를 주거나 치명적 영향을 줄 가능성이 있는 것으로 인정되는 의료기기에 대해 사용중지의 명령을 위반한 자의 경우
③ 의료기기의 첨부문서에 사용방법과 사용시 주위사항을 기입하지 않은 경우
④ 고의 또는 중대한 과실로 거짓의 기술문서 심사결과 통지서, 임상시험 결과보고서, 비임상시험 성적서를 작성 또는 발급에 해당하는 위반행위를 한 자의 경우

해설 의료기기법 제26조(일반행위의 금지)

① 누구든지 제6조 제2항 또는 제15조 제2항에 따라 허가 또는 인증을 받지 아니하거나 신고를 하지 아니한 의료기기를 수리 · 판매 · 임대 · 수여 또는 사용하여서는 아니 되며, 판매 · 임대 · 수여 또는 사용할 목적으로 제조 · 수입 · 수리 · 저장 또는 진열하여서는 아니 된다. 박람회 · 전람회 · 전시회 등에서 전시할 목적으로 총리령으로 정하는 절차 및 방법 등에 따라 의료기기를 제조 · 수입 · 저장 또는 진열하는 경우에는 그러하지 아니하다.

제26조제1항의 규정을 위반한 자는 5년 이하의 징역 또는 5천만원 이하의 벌금에 처한다.

㉠ 식품의약품안전처장 또는 특별자치도지사, 시장 · 군수 · 구청장은 제36조 제1항 또는 제3항에 따라 업무정지처분을 명하여야 하는 경우로서 의료기기를 이용하는 자에게 심한 불편을 주거나 공익을 해칠 우려가 있는 경우에는 대통령령으로 정하는 바에 따라 업무정지처분을 갈음하여 5천만원 이하의 과징금을 부과할 수 있다.

㉡ 제1항에 따라 과징금을 부과하는 위반행위의 종류와 위반 정도 등에 따른 과징금의 금액 및 징수방법 등에 관하여 필요한 사항은 대통령령으로 정한다.

㉢ 식품의약품안전처장 또는 특별자치도지사, 시장 · 군수 · 구청장은 과징금의 징수를 위하여 필요한 경우에는 다음 각 호의 사항을 적은 문서로 관할 세무관서의 장에게 과세정보의 제공을 요청할 수 있다.

※ ② 번의 경우 : 3년 이하의 징역 또는 3천만원 이하의 벌금
③ 번의 경우 : 500만원 이하의 벌금
④ 번의 경우 : 500만원 이하의 벌금

50 다음 보기의 5년 이하의 징역 또는 얼마 이하의 벌금인가? (09년4회산업3번, 13년1회산업6번)

> 품목허가를 받지 아니하거나 품목신고를 하지 아니한 의료기기를 판매, 임대, 수여 또는 사용하여 규정을 위반한 자는 5년 이하의 징역 또는 얼마 이하의 벌금

① 1천만원 ② 2천만원
③ 5천만원 ④ 1억원

해설 01 의료기기 수리, 교정 및 결과보고서 작성 – 3. 의료기기 유지보수 결과서 작성(기출 49번 해설)

51 다음 중 허가 또는 인증을 받지 아니하거나 신고를 하지 아니한 의료기기를 수리 · 판매 · 임대 · 수여 또는 사용하여서는 안 되는 규정을 위반한 자에 대한 벌칙은 얼마 이하의 벌금인가? (18년4회산업3번)

① 1천만원 이하의 벌금 ② 2천만원 이하의 벌금
③ 5천만원 이하의 벌금 ④ 7천만원 이하의 벌금

해설 01 의료기기 수리, 교정 및 결과보고서 작성 – 3. 의료기기 유지보수 결과서 작성(기출 49번 해설)

정답 | 49.① 50.③ 51.③

52 다음 중 의료기기법령상 위반행위의 횟수에 따른 과태료의 부과기준은? (14년1회기사9번)

① 최근 1달간 같은 위반행위로 과태료 부과처분을 받은 경우
② 최근 6개월간 같은 위반행위로 과태료 부과처분을 받은 경우
③ 최근 1년간 같은 위반행위로 과태료 부과처분을 받은 경우
④ 최근 2년간 같은 위반행위로 과태료 부과처분을 받은 경우

해설 제75조(과태료) ① 다음 각 호의 어느 하나에 해당하는 자에게는 5천만원 이하의 과태료를 부과한다.
㉠ 제15조제1항을 위반하여 개인정보를 수집한 자
㉡ 제22조제5항을 위반하여 법정대리인의 동의를 받지 아니한 자
㉢ 제25조제2항을 위반하여 영상정보처리기기를 설치 · 운영한 자
㉣ 다음 각 호의 어느 하나에 해당하는 자에게는 3천만원 이하의 과태료를 부과한다.
ⓐ 제15조제2항, 제17조제2항, 제18조제3항 또는 제26조제3항을 위반하여 정보주체에게 알려야 할 사항을 알리지 아니한 자
ⓑ 제16조제2항 또는 제22조제4항을 위반하여 재화 또는 서비스의 제공을 거부한 자
ⓒ 제20조제1항을 위반하여 정보주체에게 같은 항 각 호의 사실을 알리지 아니한 자
ⓓ 제21조제1항을 위반하여 개인정보를 파기하지 아니한 자
ⓔ 제24조제2항을 위반하여 정보주체가 주민등록번호를 사용하지 아니할 수 있는 방법을 제공하지 아니한 자
ⓕ 제24조제3항, 제25조제6항 또는 제29조를 위반하여 안전성 확보에 필요한 조치를 하지 아니한 자
ⓖ 제25조제1항을 위반하여 영상정보처리기기를 설치 · 운영한 자
ⓗ 제34조제1항을 위반하여 정보주체에게 같은 항 각 호의 사실을 알리지 아니한 자
ⓘ 제34조제3항을 위반하여 조치 결과를 신고하지 아니한 자
ⓙ 제35조제3항을 위반하여 열람을 제한하거나 거절한 자
ⓚ 제36조제2항을 위반하여 정정 · 삭제 등 필요한 조치를 하지 아니한 자
ⓛ 제37조제4항을 위반하여 처리가 정지된 개인정보에 대하여 파기 등 필요한 조치를 하지 아니한 자
ⓜ 제64조제1항에 따른 시정명령에 따르지 아니 한 자
ⓝ 다음 각 호의 어느 하나에 해당하는 자에게는 1천만원 이하의 과태료를 부과한다.
㉮ 제21조제3항을 위반하여 개인정보를 분리하여 저장 · 관리하지 아니한 자
㉯ 제22조제1항부터 제3항까지의 규정을 위반하여 동의를 받은 자
㉰ 제25조제4항을 위반하여 안내판 설치 등 필요한 조치를 하지 아니한 자
㉱ 제26조제1항을 위반하여 업무위탁시 같은 항 각 호의 내용이 포함된 문서에 의하지 아니한 자
㉲ 제26조 제2항을 위반하여 위탁하는 업무의 내용과 수탁자를 공개하지 아니한 자
㉳ 제27조 제1항 또는 제2항을 위반하여 정보주체에게 개인정보의 이전 사실을 알리지 아니한 자
㉴ 제30조 제1항 또는 제2항을 위반하여 개인정보처리방침을 정하지 아니하거나 제75조 과태료를 공개하지 아니한 자
㉵ 제31조제1항을 위반하여 개인정보 보호책임자를 지정하지 아니한 자
㉶ 제35조 제3항 · 제4항, 제36조제2항 · 제4항 또는 제37조제3항을 위반하여 정보주체에게 알려야 할 사항을 알리지 아니한 자
㉷ 제63조 제1항에 따른 관계 물품 · 서류 등 자료를 제출하지 아니하거나 거짓으로 제출한 자
㉸ 제63조 제2항에 따른 출입 · 검사를 거부 · 방해 또는 기피한 자
㉹ 제1항부터 제3항까지의 규정에 따른 과태료는 대통령령으로 정하는 바에 따라 행정안전부장관과 관계 중앙행정기관의 장이 부과 · 징수한다. 이 경우 관계 중앙행정기관의 장은 소관 분야의 개인정보 처리자에게 과태료를 부과 · 징수한다.

정답 | 52.③

‖‖‖ 저자약력 ‖‖‖

■ 나 승 권

- 한국폴리텍대학교 원주캠퍼스 의료공학과 교수(현)
- 서울청량초교, 경희중, 한양공업고등학교 졸업
- 한국폴리텍대학 동부산캠퍼스 전기, 전자과 2년 수료
- 한국폴리텍대학 인천캠퍼스 전기과 기능장 과정 졸업
- 세명대학교 대학원 전기전자학과 졸업(의공학 및 전력전자응용전공, 공학박사)
- 삼육부산병원 의공기사, 한국수자원공사 전기기사 근무
- 의공기사, 의공산업기사, 병원코디네이터(Hospital Coordinator)사, 의료정보관리사
- ISO13485:2016심사원, ISO9001:2015국제심사원, 의료기기상품기획사
- 전기·전자기술지도사, 전기기기기능장, 전기공사기능장, 산업안전기사
- 한국전력기술인특급기술자, 한국전력기술인특급감리사, 전기공사특급기술자
- 한국전력기술인설계사면허, 전자산업기사 외 20개의 자격증과 면허취득
- 한국산업인력공단 의공(산업)기사, 의료전자기능사 이론, 실기(출제, 검토, 채점)위원(현)
- 강원특별자치도 교육청 인정도서심의회 심의위원장(현)
- 강원특별자치도 인적자원개발위원회 자문위원 및 평가위원(현)
- 대한석탄공사, 한국보훈복지의료공단 감사자문위원 및 안전평가위원(현)
- 식품의약품안전처 의료기기자문위원 및 평가위원(현)
- (재)원주의료기기테크노밸리, (사)강원의료기기산업협회 의료기기 자문위원 및 평가위원(현)
- 한국산업단지공단 원주단지혁신클러스터추진단 기술과제 평가위원(현)
- 국가직무능력표준(NCS) 훈련과정편성 주강사, 직업능력심사평가원 개발훈련사업심사, 평가의원(현)
- 강원특별자치도 경제진흥원 강원지식재산 전문위원 및 평가위원(현)
- 강원테크노파크 기술개발사업선정(의료기기) 평가위원(현)
- 한국방송통신전파진흥원 강원본부 ICT산학동반성장협의회 자문위원(현)
- 강원일보, 원주투데이, 메디저널, 매월 의료기기기술 및 포럼기고(현)
- ㈜메디아나, ㈜리스템, ㈜씨유메디칼시스템, ㈜태연메디칼, ㈜미라클헬스케어, ㈜네오닥터, ㈜조양디엠, ㈜메디코넷, 엔트리인증원 의료기술 자문위원(현)
- 대한의용생체공학회 교육이사, 한국모바일학회 총무부회장, 한국컴퓨터정보학회이사, 한국통신학회 학술이사, 대한의공협회 · 한국산업기술재단 · 한국신학기술학회 · 한국항행학회 회원

❹ 필기 **의료기기 유지보수**

2025년 3월 10일 1판 1쇄 발행

저 자 나 승 권
발행인 남 승 우

발행처 도서출판 상尙 학學 당堂
서울특별시 동작구 사당로9가길 6
TEL : 02) 595-1692~4
FAX : 02) 595-1394
E-mail : shdbooks@naver.com
신고 : 2-155호 (1968. 11. 29)

정가 34,000원

ISBN 978-89-6587-247-4 93560

〈디자인〉 편집 엄해숙 / 표지 토틀컴